Burgerstein
Handbuch Nährstoffe

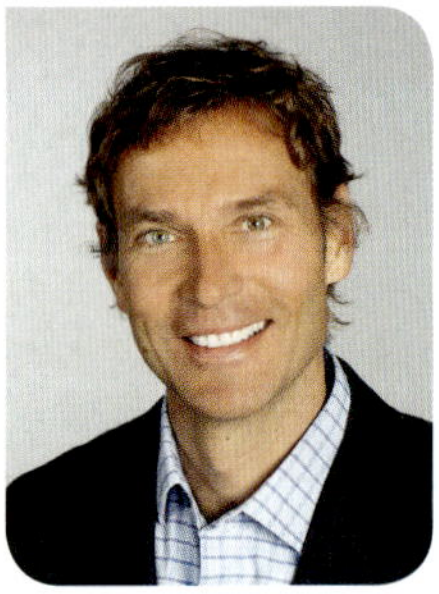

Prof. Dr. med. Michael Zimmermann ist seit 2012 Ordentlicher Professor für Humanernährung am Departement Gesundheitswissenschaften und Technologie, ETH Zürich, Schweiz. Nach seiner Promotion in Medizin 1988 in den USA hielt er ein Postdoktorandenstipendium im Bereich Diabetes, Ernährung und Stoffwechsel und erwarb den Master in Ernährungswissenschaften an der University of California, San Francisco/Berkeley, CA, USA. Seit 1996 war er leitender wissenschaftlicher Mitarbeiter und ab 2004 Privatdozent an der ETH Zürich wie auch Ordentlicher Professor für Ernährung an der Universität Wageningen, NL (2006-2011).

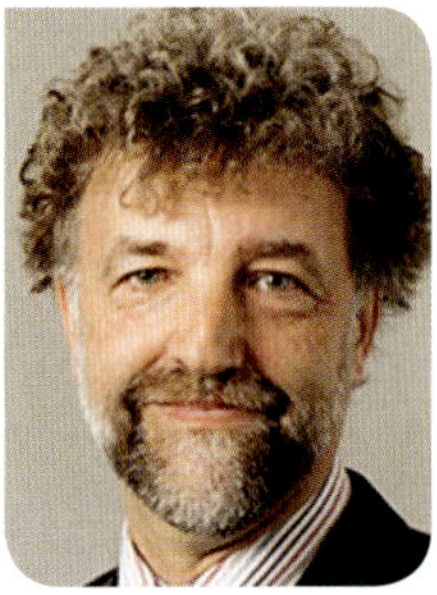

Hugo Schurgast eidg. dipl. Apotheker, Pharmazie-Studium an der ETH Zürich. Nach dem Tod von Dr. Lothar Burgerstein übernahm er 1988 die wissenschaftliche Leitung der Firma Antistress AG / Burgerstein Vitamine. Seit 2016 besitzt er die Funktion des Principal Scientific Advisors. Hugo Schurgast verfasste zahlreiche wissenschaftliche Publikationen über Mikronährstoffe in Fachzeitschriften und hält Fachvorträge im In- und Ausland. Zu seinen Spezialgebieten gehören die Einflüsse von chronischen Schwermetall-Belastungen auf die Gesundheit sowie laboranalytische Untersuchungen von Mikronährstoffen.

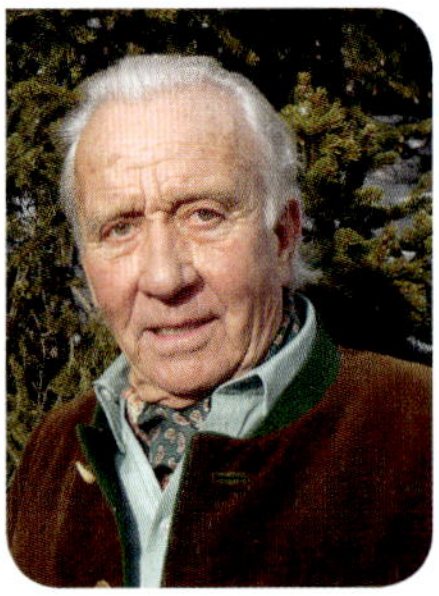

Uli P. Burgerstein (geb. 1938), lic.oec. Universität in St. Gallen, baute nach dem Studium international mehrere Firmen auf und gründete 1972 mit seinem Vater, Dr. Lothar Burgerstein, die Antistress AG, Gesellschaft für Gesundheitsschutz, Hersteller der Burgerstein Produkte, in der Schweiz. Nach dem Ableben von Dr. Lothar Burgerstein gründete er die heutige BURGERSTEIN Foundation – Micronutrients for Health sowie 2006 die Burgerstein GmbH Wien. Er ist heute Präsident und Delegierter der Burgerstein Gruppe und hat auch zum Gelingen dieses Buches beigetragen.

Prof. Dr. med. Michael Zimmermann · Hugo Schurgast ·
Uli P. Burgerstein

# Burgerstein Handbuch Nährstoffe

Vorbeugen und heilen durch ausgewogene Ernährung: alles über Vitamine, Mineralstoffe und Spurenelemente

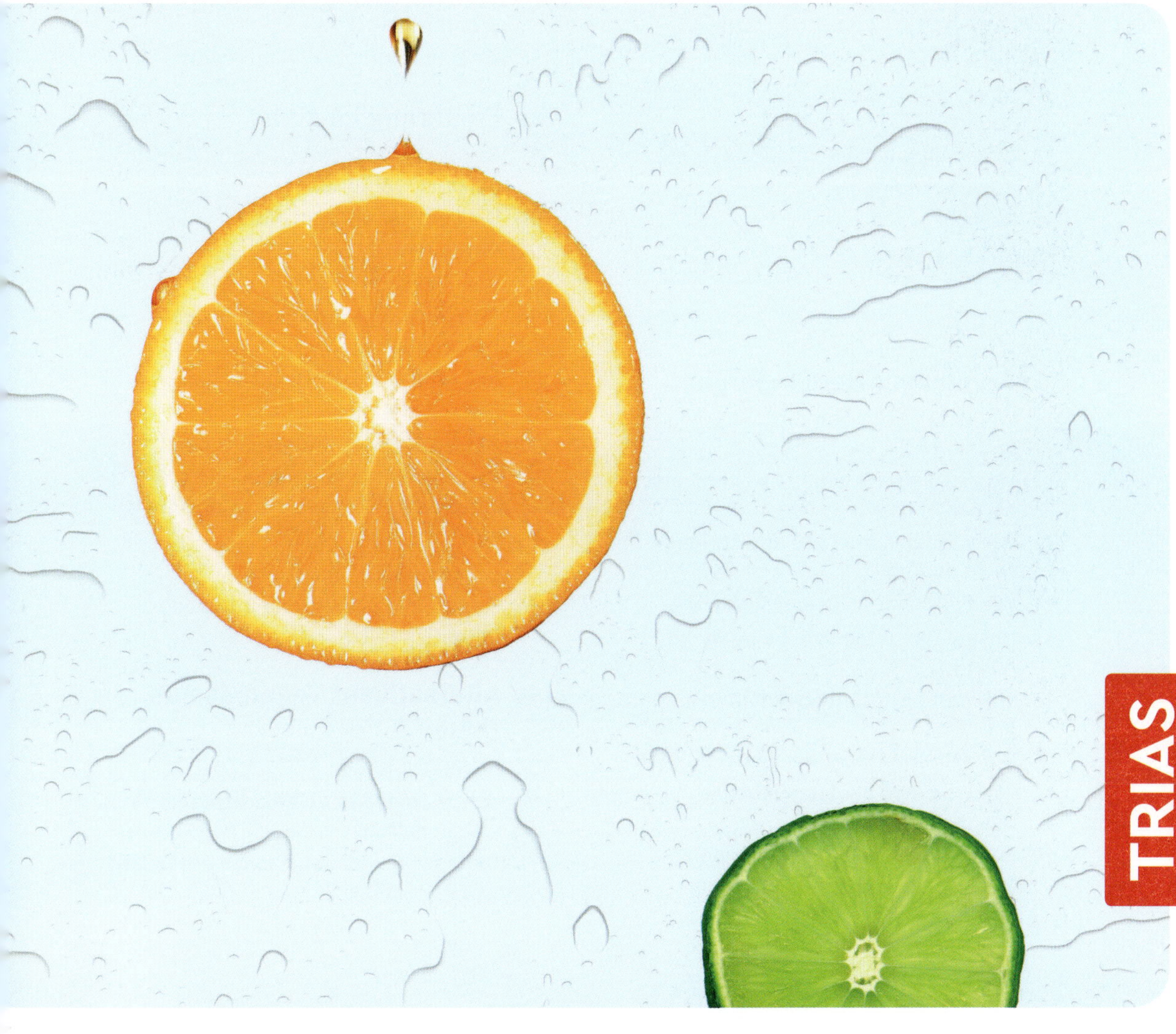

TRIAS

# Vorwort zur 13. Auflage

Diese 13., vollständig überarbeitete Auflage erscheint 30 Jahre nach dem Tod von Dr. Lothar Burgerstein. Burgerstein war einer der Pioniere der orthomolekularen Medizin.

Das »Burgerstein Handbuch Nährstoffe« gehört heute zu den Standardwerken in diesem Bereich. Es hat wie kaum ein anderes Sachbuch zu diesem Thema eine große Verbreitung im deutschsprachigen Raum gefunden. Das Buch wird sowohl von Fachleuten wie auch von interessierten Laien in gleichem Maße gelesen und auch gerne als übersichtliches Nachschlagewerk konsultiert.

In dieser neuen, überarbeiteten 13. Auflage haben wir die gewohnte Kapitelstruktur (Ernährung, Nährstoff-Supplemente, Ernährung in verschiedenen Lebensabschnitten, Prävention und Therapie) beibehalten. In den letzten fünf Jahren hat es aber doch zahlreiche neue Fakten und Erkenntnisse gegeben, welche in diese Auflage eingeflossen sind.

Die wissenschaftliche Datenlage hat sich auf dem Gebiet der Mikronährstoffe nochmals wesentlich verbessert. Zu vielen Substanzen ist die Datenlage mittlerweile so breit, dass die vorliegenden Ergebnisse von placebokontrollierten und randomisierten Doppelblindstudien immer häufiger – wie dies auch in der klassischen Medizin üblich ist – mittels sogenannter Meta-Analysen oder systematischer Reviews statistisch ausgewertet werden können. Bei gewissen Nährstoffen, dazu gehören beispielsweise Vitamin $D_3$ und Omega-3-Fettsäuren, konnte in den vergangenen Jahren eine besonders intensive weltweite Studientätigkeit festgestellt werden. Daneben haben sich gewisse Mikronährstoffe neu in den Vordergrund geschoben. Dazu gehört auch das Vitamin $K_2$. Seine interessanten Anwendungsmöglichkeiten im Bereich des Knochenstoffwechsels und seine weiteren Wechselwirkungen mit dem Kalziumstoffwechsel werden uns sicherlich auch noch in den nächsten Jahren weiter beschäftigen.

Einiges mehr an Informationen haben wir auch aus dem Gebiet der Genetik. Die Einflüsse der Umwelt, des Lebensstils und unserer Ernährung auf unsere genetische Situation – die sogar schon in der Schwangerschaft die Gesundheit des ungeborenen Kindes stärker prägen, als man früher angenommen hat – werden unter dem Stichwort »Epigenetik« immer mehr diskutiert. Es wird auch klar, dass der Mikronährstoff-Stoffwechsel nicht bei allen Menschen genau gleich funktioniert. Auf Grund unterschiedlicher genetischer Voraussetzungen (Polymorphismen) sind wir nicht alle in gleichem Maße in der Lage, z. B. die Folsäure und Omega-3-Fettsäuren weiterzuverarbeiten – und auch die Bildung von Vitamin A aus Carotinoiden funktioniert nicht bei allen Personen im gleichen Ausmaß. Aber: Die Aussagekraft der heute angebotenen genetischen Analysen ist noch limitiert und eine genau darauf abgestimmte Nährstoffempfehlung sollte kritisch beurteilt werden.

Auch die Erkenntnisse über den Einfluss von Probiotika auf das Mikrobiom sind breiter geworden. Es konnten viele neue Zusammenhänge gezeigt werden – nicht nur im Bereich der Darmgesundheit. Das Mikrobiom spielt für die Nährstoffaufnahme und auch für die körpereigene Nährstoffproduktion eine wichtige Rolle.

Für einen möglichst guten präventiven oder therapeutischen Erfolg ist in der Regel nicht nur ein einziger Nährstoff verantwortlich. Meist stehen hinter der biochemischen Ursache eines Krankheitsbildes die Störungen mehrerer Mikronährstoffhaushalte. Daher gewinnt auch die individuelle und personalisierte Zusammenstellung von Mikronährstoffen oder von gut durchdachten Kombinationspräparaten für den einzelnen Kunden oder Patienten immer mehr an Bedeutung.

Mit dem vorliegenden Handbuch der Nährstoffe möchten wir Ihnen die Möglichkeit geben, Ihren ganz persönlichen Weg zur Erhaltung der Gesundheit zu finden. Zudem soll das Buch auch als wichtiges und verlässliches Arbeitsinstrument für die Beratung Ihrer Kunden oder Patienten dienen.

Hauptverantwortlich für die Überarbeitung dieser Auflage sind wiederum die Autoren Hugo Schurgast, eidg. dipl. Apotheker, Principal Scientific Advisor Burgerstein Vitamine, Rapperswil (Schweiz), sowie Prof. Dr. med. Michael Zimmermann, Leiter des Labors für Humanernährung, Institut für Lebensmittelwissenschaften, Ernährung und Gesundheit, ETH Zürich.

Die Autoren bedanken sich bei Herrn Richard Brun, Arzt und Molekularbiologe, Frau Dr. Monika Leonhardt, Ernährungswissenschaftlerin, Frau Beate Kehrli, Apothekerin/MAS Nutrition, und Frau Dr. Simone Salvadó, Apothekerin, für die Durchsicht sowie für die wichtigen Ergänzungen und Korrekturen.

Uli P. Burgerstein

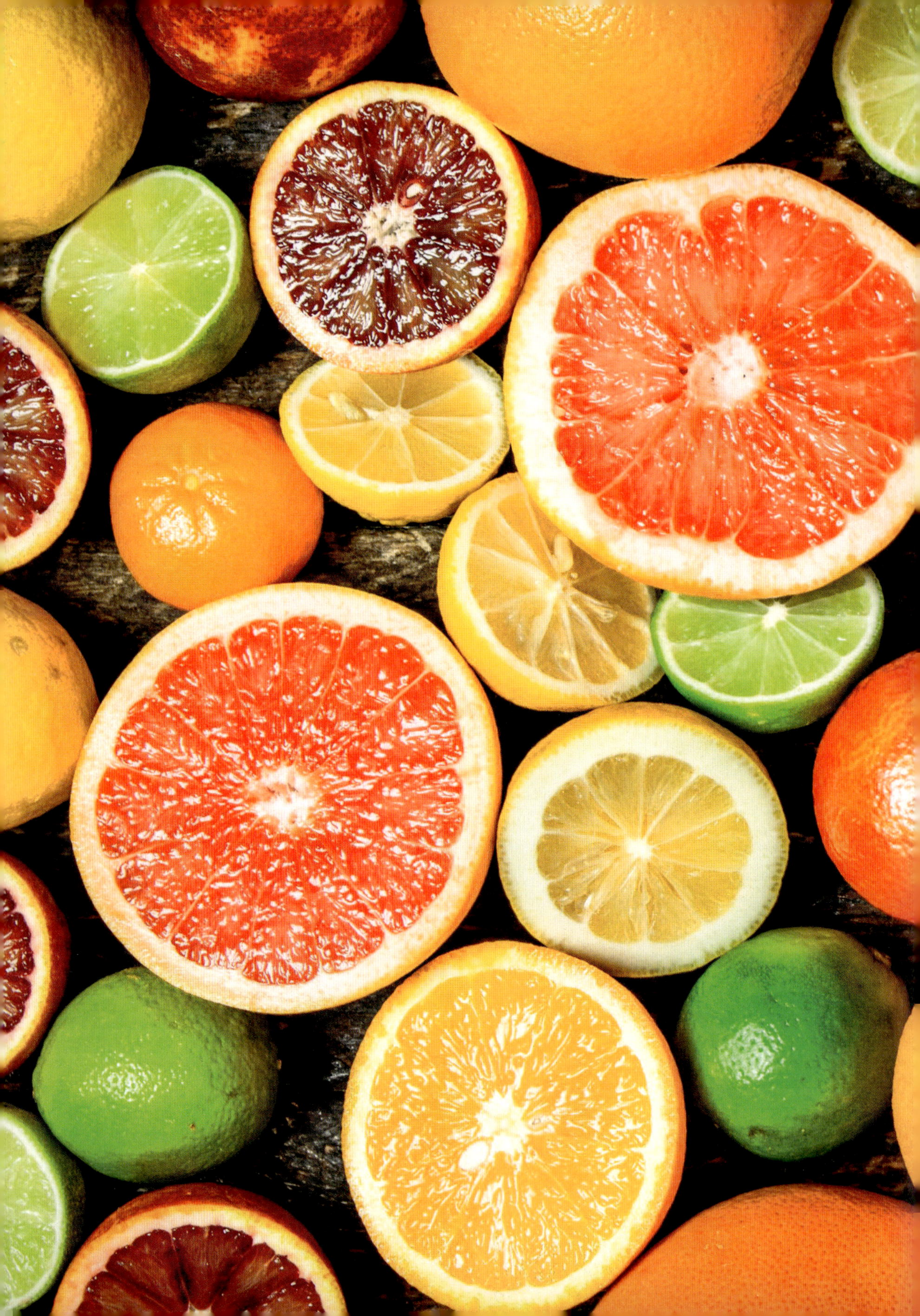

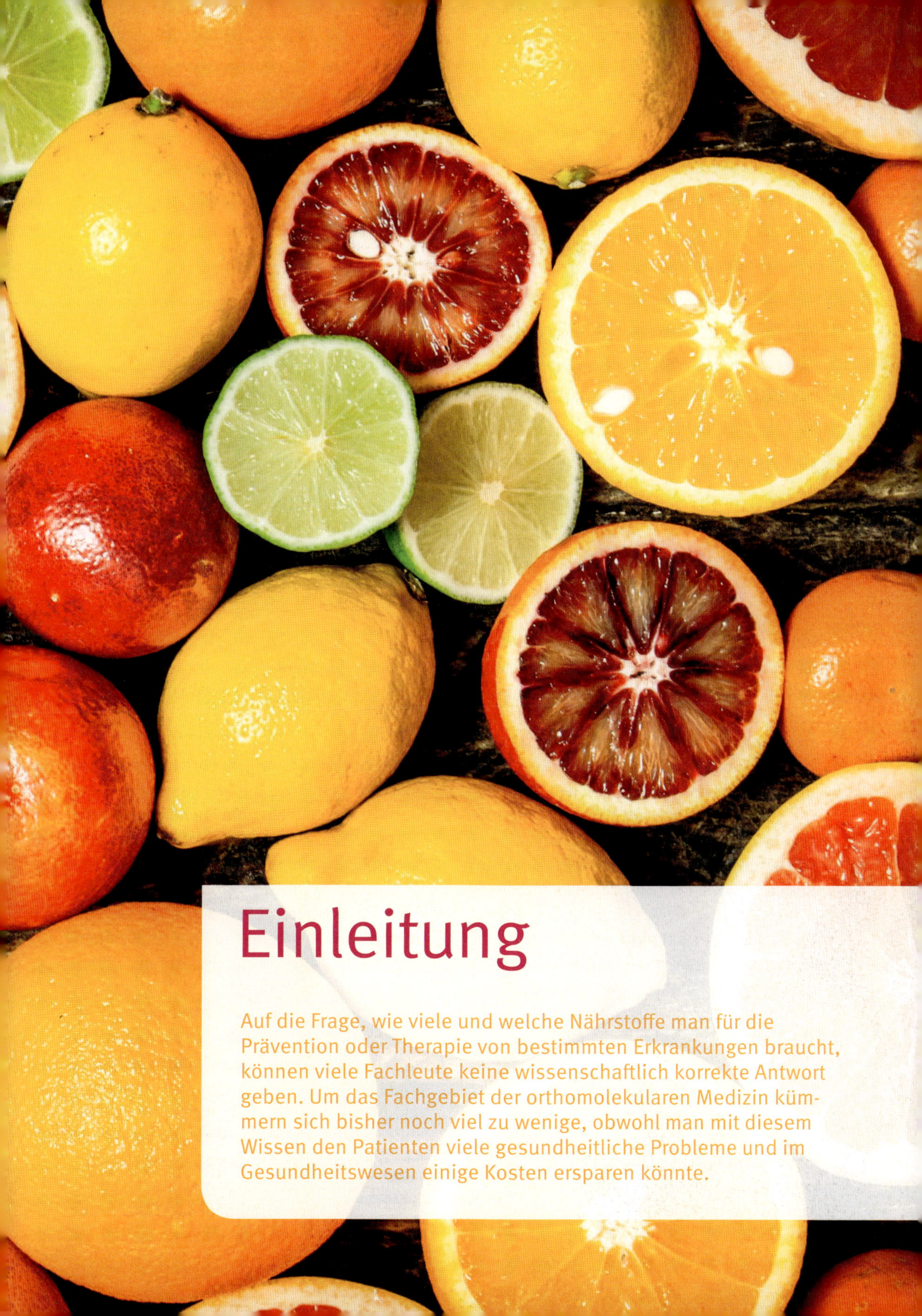

# Einleitung

Auf die Frage, wie viele und welche Nährstoffe man für die Prävention oder Therapie von bestimmten Erkrankungen braucht, können viele Fachleute keine wissenschaftlich korrekte Antwort geben. Um das Fachgebiet der orthomolekularen Medizin kümmern sich bisher noch viel zu wenige, obwohl man mit diesem Wissen den Patienten viele gesundheitliche Probleme und im Gesundheitswesen einige Kosten ersparen könnte.

# Was ist orthomolekulare Medizin?

»Nicht die Krankheit, sondern die Gesundheit müssen wir pflegen«
(Dr. Lothar Burgerstein, 1895–1987)

## Die Anfänge der orthomolekularen Medizin

Heute sind wir Zeugen einer »Revolution« im Gesundheitswesen. Immer mehr Menschen wollen die Verantwortung für die eigene Gesundheit selbst übernehmen. Immer klarer treten uns die Bedeutung der optimalen Ernährung und des ausgewogenen Lebensstils ins Bewusstsein. Viele Menschen beginnen, die gesundheitsfördernden Eigenschaften der Mikronährstoffe – der Vitamine, der Mineralstoffe und Spurenelemente, der Fett- und Aminosäuren sowie der sekundären Pflanzenstoffe – für sich zu entdecken. Eine optimale »Mikro-Ernährung« wirkt nicht nur vorbeugend. Bei den meisten Krankheitsbildern kann die bezüglich Art und Dosierung gezielte Supplementierung mit Mikronährstoffen einen wesentlichen Beitrag zur Optimierung der Behandlung (Physiologie, Wirksamkeit, Reduktion von unerwünschten Nebenwirkungen von Medikamenten usw.) leisten. Optimale Ernährung kann uns Elan und Energie liefern, unser körperliches und geistiges Wohlbefinden steigern und uns ganz allgemein helfen, ein langes, gesundes und produktives Leben zu führen.

**TIPP** Für unsere Gesundheit brauchen wir nicht nur die richtige Nahrung, sondern auch

- gute genetische Voraussetzungen,
- einen gesunden Lebensstil,
- eine positive Lebenseinstellung,
- eine gesunde Umwelt und
- ein gutes soziales Umfeld.

Schon der berühmte griechische Arzt Hippokrates sagte: »Deine Nahrung soll deine Medizin sein.« Mehr und mehr beginnt die moderne Wissenschaft, den Wert dieses einfachen Grundsatzes zu erkennen. Das »Nährstoffbewusstsein« der Moderne wurde zu einem großen Teil durch die Arbeit von Pionieren der Biochemie in den 1960er-Jahren geprägt, allen voran Dr. Abram Hoffer, Professor Roger Williams und Professor Linus Pauling, zweimaliger Gewinner des Nobelpreises. Es entwickelte sich eine neue, auf optimaler Ernährung aufbauende Sicht zur Vorbeugung und Behandlung von Krankheiten. Man erkannte, dass alltägliche Erkrankungen dann auftreten, wenn die Biochemie des Körpers durch Störungen im Mikronährstoffhaushalt oder durch chronische Belastungen mit körperfremden Substanzen aus dem Gleichgewicht gebracht wird. Es stellte sich heraus, dass die Korrektur dieser Mängel und Stoffwechselstörungen durch die möglichst gezielte Gabe der benötigten Nährstoffe ein wirksames Behandlungsverfahren darstellt. Man gab dieser Therapieform den Namen orthomolekulare Medizin und definierte sie folgendermaßen:

»Orthomolekulare Medizin ist die Erhaltung der Gesundheit und die Behandlung von Krankheiten durch Veränderung der Konzentration von Substanzen im menschlichen Körper, die normalerweise im Körper vorhanden und für die Gesundheit erforderlich sind.«

### Mikronährstoffe: ein Orchester mit 45 Mitgliedern

Zu den körpereigenen Substanzen im orthomolekularen Sinne gehören die Vitamine, Mineralien, Spurenelemente, Aminosäuren und Fettsäuren, die zur Erhaltung des Lebens unbedingt notwendig sind. Viele davon sind essenziell, das heißt, sie müssen dem Körper über Nahrung oder Supplemente zugeführt werden, weil er sie nicht selbst herstellen kann. Einige dieser Nährstoffe, darunter die Vitamine und Mineralstoffe, insbesondere die Spurenelemente, werden nur in kleinen Mengen benötigt und daher als Mikronährstoffe bezeichnet.

Zahlreiche wichtige Nährstoffe kann der Körper selbst herstellen. Dazu gehören Vitamin $D_3$, gewisse Aminosäuren, Fettsäuren (wie z. B. die Omega-3-Fettsäuren EPA, DHA), Coenzym $Q_{10}$, Carnitin usw. Gewisse Darmbakterien sind auch in der Lage, Vitamine herzustellen. Dazu gehören Vitamin K sowie die B-Vitamine $B_1$, $B_2$, Pantothensäure, Folsäure und Biotin. Gewisse Umstände (z. B. Wechselwirkungen von Medikamenten, Lebensstil, Alter, Mangelzustände, Ernährungsfaktoren usw.) können bei diesen Nährstoffen dazu führen, dass die körpereigene Synthese gestört oder blockiert wird. Dann ist eine Supplementierung von außen nötig, um Mangelzustände und Stoffwechselstörungen korrigieren zu können.

Vitamin $D_3$ ist insofern ein Sonderfall, als dieses »Vitamin« unter dem Einfluss von UV-Strahlen grundsätzlich im Körper gebildet werden kann. Das Ausmaß der körpereigenen Synthese hängt aber auch hier von verschiedenen Faktoren ab. Zu diesen gehören der Wohnort (geographische Breite), der Lebensstil und andere biochemische Einflussfaktoren.

Die Bausteine der orthomolekularen Prävention und Therapie

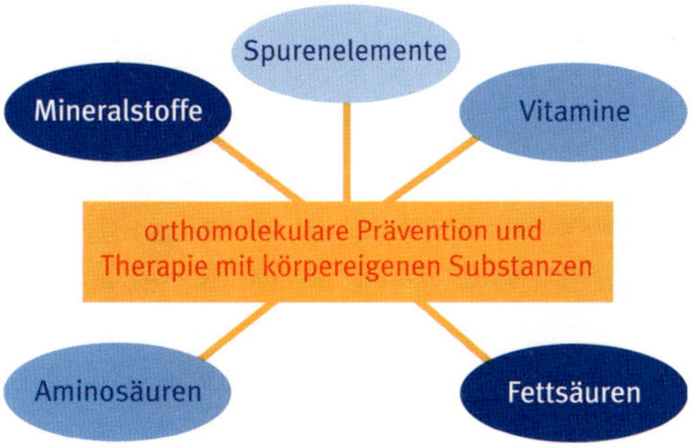


## Welche Bedeutung haben Mikronährstoffe?

Mikronährstoffe sind nicht nur einfach da, »um ein wenig zu stärken«! Eine ungenügende Mikronährstoffversorgung und ein gestörter Mikronährstoffhaushalt des Körpers führt zu Leistungseinbußen und begünstigt alltägliche Krankheitsbilder. Die Mikronährstoffe übernehmen in jeder einzelnen der Billionen von Zellen im Körper wichtige Aufgaben. Die Kontraktion von Muskelfasern, die Impulsübertragung in Nervenzellen, die Bildung von neuen Zellen und Geweben, die Produktion von Hormonen und Neurotransmittern, die Regulation des Immunsystems und unzählige weitere Funktionen hängen von einer stetigen und ausgewogenen Versorgung mit diesen Nährstoffen ab. Mikronährstoffe fungieren als Botenstoffe, Bausteine und Cofaktoren von Enzymen bei einer Unzahl von komplizierten chemischen Reaktionen in den Zellen. Damit Zellen und Gewebe effizient für eine optimale Gesundheit zusammenspielen können, müssen alle Mikronährstoffe in exakten Mengen und in der richtigen Form vorhanden sein, und zwar zur richtigen Zeit und am richtigen Ort.

Mikronährstoffe werden laufend verbraucht – sie werden zerlegt, aus dem Körper ausgeschieden und müssen rasch ersetzt werden. Weil die meisten von ihnen nicht in großen Mengen gespeichert werden können, setzt ein reibungsloser Betrieb im Gewebe eine stetige, tägliche Nährstoffversorgung voraus.

Enzyme katalysieren chemische Reaktionen innerhalb und außerhalb der Zellen. Viele benötigen ein Coenzym bzw. einen Cofaktor für ihre Funktion.

Eine unregelmäßige Zufuhr schwächt die Zellen, wodurch sie weniger effizient funktionieren, was unsere Widerstands- und Leistungsfähigkeit sowie unser Wohlbefinden beeinträchtigt.

## Wichtig ist, wie viele Nährstoffe in der Zelle ankommen

Eine ausreichende Mikronährstoffzufuhr, vorzugsweise mit einer ausgewogenen Ernährung, ist eine wichtige Voraussetzung für die Erhaltung oder Wiederherstellung des Stoffwechselgleichgewichtes. Sie ist aber noch längst keine Garantie für eine ausreichende Mikronährstoffversorgung und für ein optimales Funktionieren des Stoffwechsels. Wir gehen immer davon aus, dass alles, was wir essen und trinken (inkl. der Mikronährstoffe), automatisch an den richtigen Ort im Körper – d. h. zur Zelle oder zum Erfolgsorgan – gelangt. Dies ist jedoch nicht selbstverständlich. Aus Sicht der einzelnen Zelle ist es nämlich nicht entscheidend, wie viel »oben in den Mund geschoben wird«, sondern wie viel von einem Nährstoff schlussendlich in der einzelnen Zelle wirklich ankommt. Unterwegs warten auf die Nahrung und auf die Mikronährstoffe einige Hindernisse:

**Resorptionsfläche Magen und Darm:** Damit die Nahrung und die Nährstoffe vom Kör-

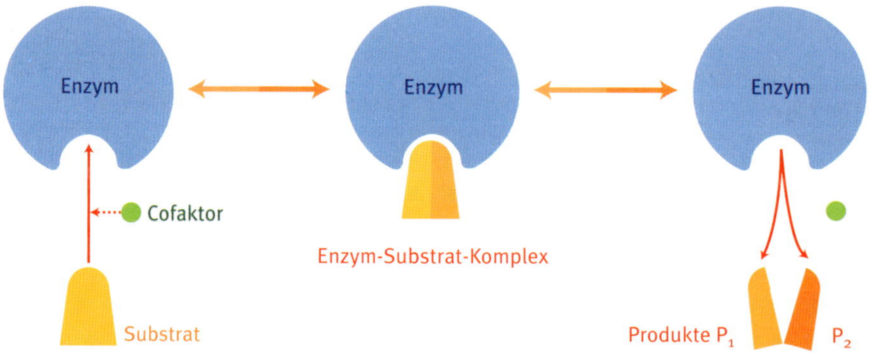

## Disziplinen der orthomolekulare Medizin

Die orthomolekulare Medizin basiert auf den wissenschaftlichen Erkenntnissen der Medizin und der Ernährung. Einen besonderen Stellenwert nehmen dabei folgende Disziplinen ein:

- praktische Biochemie und Pathophysiologie
- praktische Toxikologie
- Ernährungswissenschaft
- Genetik, Epigenetik
- Funktion und Wirkung von Nährstoffen in Prävention und Therapie
- Chemie, Physiologie und Kinetik der Nährstoffe, Bioverfügbarkeit, Synergien (gegenseitige positive Beeinflussung) und Antagonismen (gegenseitige negative Beeinflussung)
- Folgen von Überschuss oder Mangel an Nährstoffen
- Beeinflussung der Enzymfunktion durch Nähr- und Schadstoffe
- Entgiftung des Körpers mittels Nährstoffen (z. B. von schädlichen Schwermetallen wie Quecksilber, Blei, Cadmium, aber auch von Aluminium und organischen Schadstoffen)
- ernährungsmedizinische Korrektur von Stoffwechselbeeinflussungen oder Nebenwirkungen, welche durch körperfremde Arzneimittel oder andere therapeutische Maßnahmen verursacht werden

per auch verwertet werden können, müssen diese mittels spezifischer Transportmechanismen und mit aktiven Carriersystemen durch eine intakte Magen- und insbesondere Darmschleimhaut aufgenommen werden. Bei Verdauungsproblemen, Entzündungen der Darmschleimhaut, erhöhter Darmdurchlässigkeit, Verstopfung und Durchfällen gibt es Verluste bei der Nährstoffaufnahme: Ein Teil wird unverwertet wieder ausgeschieden.

**Transport der Nährstoffe im Blut:** Auch wenn die Nährstoffe ins Blut gelangt sind, bietet dies noch keine Gewähr, dass diese dann auch an ihren richtigen, ganz individuellen Bestimmungsort gelangen. Hierfür sorgen beispielsweise spezifische Transportproteine wie das Transferrin, das für den Eisentransport zuständig ist. Transportmoleküle stehen jedoch nicht unbegrenzt zur Verfügung. Oft sind sie durch andere Elemente, z. B. durch Blei oder Aluminium, belegt und können ihre Funktion daher nicht mehr wahrnehmen. Dies sind Fakten, die aus der toxikologischen Fachliteratur seit langem bekannt sind – aber im medizinischen Alltag praktisch nie berücksichtigt werden.

**Enzyme sind mit toxischen Elementen belegt:** Die für die Stoffwechselaktivitäten benötigten Enzyme sind häufig nicht mit den lebensnotwendigen Spurenelementen (Selen, Zink, Mangan, Kupfer, Eisen usw.) belegt, sondern mit toxischen Metallen. Diese können aufgrund ähnlicher Atomradien den Platz im aktiven Zentrum eines Enzyms einnehmen. Da dies die Stelle ist, an der die biochemische Reaktion katalysiert wird, ist natürlich in solchen Fällen die Enzymaktivität stark reduziert bis gänzlich lahmgelegt. Beispiel: Zinkenzyme sind durch chronische Cadmiumbelastungen (z. B. bei Rauchern) blockiert.

Dadurch zeigen sich typische »Zinkmangelkrankheiten«.

**Stoffwechselvorgänge werden durch Schwermetalle blockiert:** Die Aktivierung von Vitamin $D_3$ bis hin zum stoffwechselaktiven Metaboliten 1,25-Dihydroxy-Cholecalciferol kann beispielsweise durch chronische Belastungen mit toxischen Metallen (Aluminium, Blei, Quecksilber, Cadmium usw.) blockiert werden. Dadurch können z. B. Knochenstrukturstörungen und immunologische Dysregulationen entstehen.

**Gestörte Feinelektronik:** Damit ein Nährstoff in die Zelle hinein- oder aus der Zelle heraustransportiert werden kann, muss er die Zellmembran passieren. An der Zellmembran erfolgt der Transport entlang eines bestimmten Membranpotenzials. Dieses kann durch elektromagnetische Felder (Hochspannungsleitung, Fahrleitungen von Eisen- und Straßenbahn, Bildschirme, Handy-Relaisstationen usw.) beeinflusst werden. Es gibt Hinweise darauf, dass dadurch der Zellstoffwechsel gestört werden kann.

**Fehlende Cofaktoren:** Wenn die für die Verstoffwechselung nötigen Cofaktoren fehlen, können trotz ausreichend zugeführter Nährstoffe entsprechende Stoffwechselstörungen mit den typischen Mangelbildern dieses Nährstoffes entstehen. Wir sprechen dann jedoch bewusst nicht mehr von Mängeln, sondern eben von Stoffwechselstörungen. Beispiele sind Kalziumstoffwechselstörungen bei fehlendem Vitamin D und Störungen des Omega-3- und Omega-6-Stoffwechsels bei Magnesium-, Zink-, Vitamin-$B_6$-, Niacin- und Vitamin-C-Mängeln (reduzierte Aktivität der δ-6-Desaturase).

## Bei Arthritis hat man keinen Aspirin-Mangel

»Professor Williams hat einmal in meiner Gegenwart eine Person, die reichlich Aspirin zu sich nahm und es sehr lobte, gefragt: Glauben Sie wirklich, dass Sie an Arthritis leiden, weil Ihrem System Aspirin fehlt?« (Zitat Dr. Lothar Burgerstein).

Sicher wartet die Zelle nicht auf ein körperfremdes Arzneimittel. In der Medizin sind wir es aber gewohnt, einem diagnostizierten Symptom eine geeignete – meist körperfremde und symptomatisch funktionierende – Wirksubstanz zuzuordnen.

In der orthomolekularen Medizin geht man nicht primär von den Symptomen aus, sondern es interessieren vor allem das biochemische Profil und das biochemische Gleichgewicht. Ausgehend von Laboranalysen können Störungen im 45-köpfigen »Mikronährstoff-Orchester« festgestellt werden, sodass gezielte Empfehlungen zur Korrektur der Stoffwechselstörungen gegeben werden können. Oft zeigt es sich, dass bei einem Patienten verschiedene gesundheitliche Probleme den gleichen Stoffwechselstörungen zugeordnet werden können. Wie das folgende Fallbeispiel zeigt, ergibt die biochemische Betrachtung manchmal erstaunliche Zusammenhänge, die zu einfachen, kausal wirksamen Empfehlungen führen können. Diese Zusammenhänge werden bei einer rein symptomatischen Betrachtung der Krankheitsbilder meist übersehen.

### Fallbeispiel einer 48-jährigen Patientin

**Symptome:**

- immer wieder Angina (häufig Antibiotika)
- Haarausfall
- Antriebslosigkeit, Depressionen

**Maßnahmen und Verordnungen:**

- vor kurzem Tonsillektomie (Mandeloperation)
- diverse Präparate gegen Haarausfall
- erhält verschiedene Psychopharmaka
- verursachte Kosten: einige Tausend Euro
- Probleme sind noch nicht gelöst

**biochemisches Profil (Laboranalysen):**

- Zinkmangel

**typische Erscheinungsbilder einer Störung des Zinkstoffwechsels:**

- Infektanfälligkeit
- Haarausfall
- Depressionen u. a.

Die Störung des Zinkstoffwechsels ist in diesem Fall wahrscheinlich die Hauptursache für die gesundheitlichen Probleme der Patientin. Diese können mittels einer kostengünstigen und gut verträglichen Supplementierung positiv beeinflusst werden.

# Mikronährstoffe in Prävention und Therapie

Die Anwendung von Mikronährstoffen ist in der Medizin zu einem Grundpfeiler der Vorbeugung und Behandlung von Krankheiten geworden. Allerdings ist die Wissensvermittlung auf dem Gebiet der Mikronährstoffe bei Ärzten und Apothekern sowie bei der Aus- und Weiterbildung an den Hochschulen noch stark ausbaufähig.

## Üblicher Einsatz von Mikronährstoffen in der Medizin

Da Vitamine, Mineralstoffe, Spurenelemente, Fett- und Aminosäuren an allen Stoffwechselvorgängen beteiligt sind, stehen Mängel und Störungen des Mikronährstoffhaushalts auch in direktem Zusammenhang mit den wichtigsten Volks- und Stoffwechselkrankheiten. Aus diesem Grund werden einige Nährstoffe im normalen medizinischen Alltag häufig eingesetzt.

Einige Beispiele hierzu:

- Eisen zur Behandlung von Anämien
- Kalzium bei Osteoporose
- Magnesium bei Krämpfen, Präeklampsie, Migräne
- Zink bei Infektanfälligkeit
- Vitamin D bei Osteoporose
- Vitamin K zur Blutgerinnung
- Vitamin $B_1$, $B_6$, $B_{12}$ bei Neuropathien
- Niacin bei erhöhten Blutfettwerten
- Folsäure zur Prävention von offenen Rücken (Schwangerschaft)
- Vitamin $B_{12}$ bei Asthenie, Depressionen, Anämie und in der Geriatrie
- Vitamin C bei Sepsis
- Omega-3-Fettsäuren bei Störungen der Blutfettwerte
- α-Liponsäure bei diabetischer Neuropathie
- L-Tryptophan und Hydroxy-Tryptophan bei Schlafstörungen und Depressionen
- L-Carnitin bei Dialysepatienten
- Aminosäuren in der parenteralen Ernährung
- Multivitaminpräparate während der Schwangerschaft und Stillzeit, in der Rekonvaleszenz
- lebenslange Mikronährstoff-Supplementierung in der Bariatrie (nach operativen Eingriffen zur Gewichtsabnahme)

Das Wissen rund um die Mikronährstoffe ist in den letzten Jahrzehnten – nicht zuletzt wegen der verfeinerten Analysentechniken im Labor – wesentlich breiter und detaillierter geworden. Damit sind auch die Akzep-

### Warum die Mikronährstoffgabe bei Krankheiten so wichtig ist

Der begleitende Einsatz von Mikronährstoffen ist bei vielen Erkrankungen möglich. Zahllose Beispiele aus der Fachliteratur zeigen, dass damit folgende Vorteile verbunden sind:

- lebensverlängernde Wirkung bzw. Reduktion der Mortalität
- Verbesserung der Wirkung der klassischen Medikamente (Add-on-Effekte)
- eigene pharmakologische Wirkungen der Mikronährstoffe
- direkte und ursächliche Behebung der Krankheitsursache durch Korrektur von Mangelzuständen oder Stoffwechselstörungen
- weniger unerwünschte Nebenwirkungen von Medikamenten dank Dosisreduktion
- Reduktion der Nebenwirkungen dank Kompensation der häufigen Arzneimittelwechselwirkungen auf den Mikronährstoffhaushalt
- markante sekundärpräventive Wirkungen der Mikronährstoffe
- Verdrängung und beschleunigte Elimination von toxischen Metallen, die nicht selten an der Entstehung von Stoffwechselerkrankungen wesentlich beteiligt sind



tanz und die Anwendungshäufigkeit in der ärztlichen Praxis deutlich gestiegen.

## Jeder hat einen individuellen Nährstoffbedarf

Professor R. J. Williams entwickelte bereits im Jahr 1975 das Konzept der »biochemischen Individualität«, ein grundlegendes Prinzip der orthomolekularen Medizin. Er umschrieb es folgendermaßen: »Jedes Individuum verfügt über ein eigenes Nährstoffumfeld. Obwohl die Art der Nährstoffe, die wir brauchen, für uns alle gleich ist, müssen die Mengen, in denen wir sie benötigen, nicht zwangsläufig für jedes Individuum dieselben sein.«

Einfacher ausgedrückt bedeutet dies, dass jeder Mensch seinen eigenen, persönlichen Nährstoffbedarf hat. Aufgrund unserer individuellen genetischen Voraussetzungen sowie aufgrund des Lebensstils und anderer Rahmenbedingungen funktioniert die Biochemie des Körpers bei jedem von uns ein wenig anders. Was für den einen ausreicht, kann für den anderen bereits zu wenig sein. So ist beispielsweise das Spektrum des Kalziumbedarfs gesunder Menschen sehr breit – manche Erwachsene benötigen, je nachdem, wie viel Fleisch bzw. Eiweiß sie essen, ein Mehrfaches dessen, was andere brauchen, um bei bester Gesundheit zu bleiben.

Biochemische Individualität erklärt auch, weshalb verschiedene Menschen auf Ernährungsfaktoren verschieden reagieren. Bei manchen Menschen löst zum Beispiel der Verzehr großer Mengen Salz Bluthochdruck aus, während er bei anderen keine Auswirkungen zeigt. Zu viel raffinierter Zucker und Fett führt bei vielen Menschen zu Altersdiabetes, jedoch nicht bei allen. Manche Menschen sind aufgrund ihrer genetischen

Voraussetzungen deutlich anfälliger für Bluthochdruck oder Diabetes.

Neuere Arbeiten zeigen, dass nicht alle Menschen gleich gut Vitamin A aus Carotinverbindungen bilden können. Auch der Folsäurehaushalt unterliegt Polymorphismen (unterschiedlichen genetischen Voraussetzungen), die einen unterschiedlichen Bedarf bewirken.

Darüber hinaus können neben diesen genetischen Unterschieden andere Faktoren einen wesentlichen Einfluss auf den Nährstoffbedarf haben. Dazu gehören Alter, Umwelt und Lebensweise. Ein Raucher benötigt im Vergleich zu einem Nichtraucher das Zwei- bis Dreifache an Vitamin C. In der Schwangerschaft steigt der Eisenbedarf markant an. Menschen, die sehr aktiv sind, brauchen mehr B-Vitamine. Folgende Faktoren führen dazu, dass der Nährstoffbedarf von Mensch zu Mensch variiert, und sollten in der Praxis berücksichtigt werden:

- Aktivität und sportliche Betätigung
- Alkoholkonsum
- Alter
- berufliches und psychosoziales Umfeld
- Kaffee- oder Teekonsum
- genetische Unterschiede
- Geschlecht
- Kontakt mit Umweltgiften
- Krankheit oder Operation
- Lebensstil
- psychischer und emotionaler Stress
- Rauchen
- Resorptionsprobleme
- Schwangerschaft und Stillen
- Wachstum

### Laboranalysen durchführen

In vielen Fällen ist es empfehlenswert zum Nachweis von Nährstoffdefiziten, Risikofaktoren oder toxikologisch relevanten Belastungen Laboranalysen durchzuführen. Mithilfe der Laboranalytik ist es in der Regel möglich, sehr genau auf die individuelle Stoffwechsellage und die persönlichen Nährstoffbedürfnisse einzugehen. Damit kann der Nutzen für den Patienten deutlich optimiert werden. Bei der Besprechung der diversen Krankheitsbilder geben wir daher in diesem Buch – wo möglich und sinnvoll – konkrete Hinweise zur Durchführung von Laboruntersuchungen.

## Es kommt auf die richtige Dosierung an

Wie viel Vitamin C braucht man? Wie viel Kalzium ist nötig? Die Frage nach der richtigen Dosierung ist nicht nur bei klassischen Medikamenten zentral, sondern auch wenn man therapeutisch mit Vitaminen, Mineralstoffen, Spurenelementen, Amino- und Fettsäuren arbeitet. Wenn man die Empfehlungen auf den Etiketten der Nahrungsergänzungspräparate ansieht, könnte man meinen, es gebe nur eine einzige, richtige Nährstoffdosierung.

Dem ist nicht so! Die Zeiten, in denen man Mikronährstoffe nach dem Prinzip »mehr ist besser« empfohlen hat, sind definitiv vorbei. Auch bei den Mikronährstoffen ist der Bedarf von Individuum zu Individuum unterschiedlich. Zudem hängt die Dosierung auch stark vom Einsatzzweck ab. Es ist ein großer Unterschied, ob ein Nährstoff präventiv zur Erhaltung des Stoffwechselgleichgewichts oder therapeutisch eingesetzt wird (siehe Abb.).

- Dosierungen zur Verhinderung von klassischen Mangelzuständen wie Skorbut oder Rachitis. In diesem Bereich befinden sich die meisten behördlichen Empfehlungen und auch die durchschnittlichen täglichen Zufuhrmengen von Mikronährstoffen mit der Nahrung (z.B. Vitamin C 80–100 mg).
- Dosierungen mit dem Ziel eines individuellen, präventiven Nutzens (z.B. Infektprophylaxe bei Infektanfälligkeit, Reduktion des Risikos für Geburtsfehler mittels Folsäure). Diese Dosierungen liegen oft höher als die behördlichen Empfehlungen.
- Gezielte Korrektur von Mangelzuständen. Zum Wiederauffüllen von leeren Depots braucht es höhere, therapeutische Dosierungen als zur Aufrechterhaltung eines ausgeglichenen Nährstoffhaushalts.
- Dosierungen unter Ausnützung von eigenen pharmakologischen Wirkungen (Arzneimittelwirkungen) des Mikronährstoffes. Dazu zählt beispielsweise der Einsatz von Vitamin E in Dosierungen von > 400 I.E./Tag. Bei diesen Dosierungen kommt die entzündungshemmende und schmerzstillende Wirkung von Vitamin E zum Tragen. Hier geht es also nicht mehr um die Vorbeugung oder Korrektur eines Vitaminmangels, der mit 10–20 I.E./Tag supplementiert werden könnte.

**Vor jeder Mikronährstoffempfehlung sollte man sich demnach die folgenden Fragen stellen:**

- Was will ich mit der Nährstoff-Supplementierung erreichen?
- In welcher Situation befindet sich die Person, die supplementiert werden soll?
- Geht es um Prävention oder Therapie?
- Welches Krankheitsbild will ich behandeln?
- Welche evidenzbasierten Erfahrungen gibt es hierzu?

**Eine gute Beratung durch eine Fachperson sollte folgende Schritte beinhalten:**

- Auswahl der richtigen Mikronährstoffe
- Wahl der richtigen Dosierung
- Wahl der optimalen Zeitdauer der Supplementierung

Die Wirkungen verschiedener Nährstoffdosierungen auf die Gesundheit des Menschen (modifiziert nach Brubacher 1993).

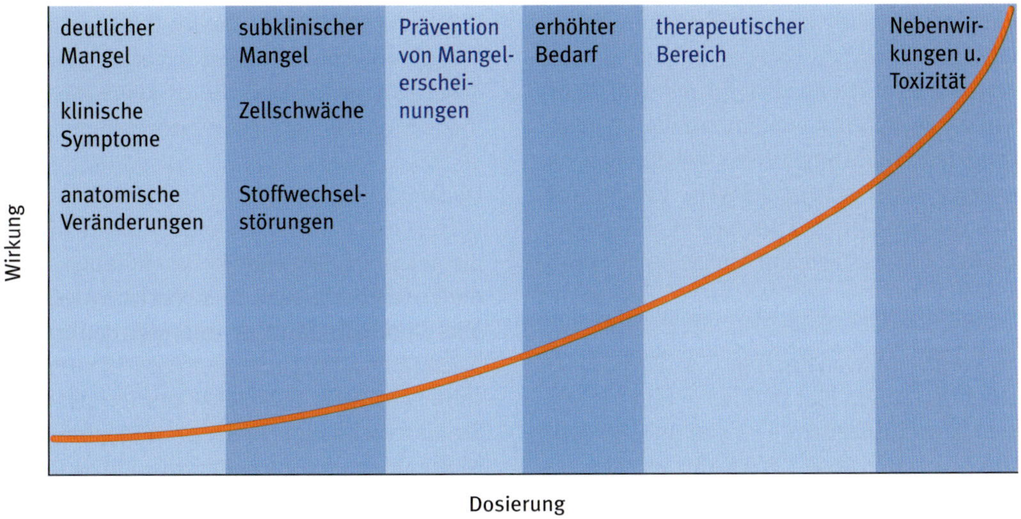

Wenn alle diese Punkte berücksichtigt und umgesetzt werden, funktionieren Mikronährstoffe gut – sowohl in der Prävention als auch therapeutisch.

## Bei Nährstoffmängeln Supplemente nehmen

Es ist keine Frage, dass möglichst alle benötigten Nährstoffe über die tägliche Ernährung zugeführt werden sollten. Im täglichen Essen liegen die Nährstoffe in einer physiologischen Matrix vor, aus der sie in der Regel gut verwertet werden können. Da nun aber unsere durchschnittliche Ernährung nicht immer ausgewogen ist und der Nährstoffbedarf beim Einzelnen durch den Einfluss zahlreicher Faktoren sehr unterschiedlich und speziell sein kann, kommen Nährstoffdefizite häufig vor.

Wenn Nährstoffmängel vorliegen, ist es selten möglich, das Defizit alleine mittels einer Ernährungsumstellung innerhalb nützlicher Zeit zu beheben. Einerseits ist die Konzentration einzelner Vitamine, Mineralstoffe und Spurenelemente in einem Lebensmittel meist zu gering. Andererseits würde eine Ernährungsumstellung aufgrund von Nährstoffmängeln selbst wieder zu einer unausgewogenen Ernährung führen. Bei einem Zinkmangel macht es beispielsweise keinen Sinn, sich während einiger Monate nur noch von zinkreichen Austern und Muscheln zu ernähren …

Fehlende Mikronährstoffe sollten daher möglichst durch klar definierte und gut verwertbare Supplemente – weniger in Form von Functional Food – zugeführt werden. Dadurch wird die tägliche Nahrung, die möglichst hochwertig und dem eigenen Bedarf angepasst sein soll, ideal ergänzt. Ernährung oder Supplemente? Dies ist eine Frage des persönlichen Bedarfs. Das eine lässt sich durch das andere nicht ersetzen.

## Mikronährstoffe in der Kritik

In den letzten Jahren sind in Fachzeitschriften und vor allem in publikumsnahen Medien kritische Berichte und Studien zu Mikronährstoffen publiziert worden. Dabei werden auch mögliche unerwünschte Wirkungen von »Vitaminpräparaten« – insbesondere von Antioxidanzien – beschrieben. Unter anderem sind folgende Aussagen immer wieder zu lesen:

- Vitaminpräparate seien wirkungslos.
- Ein Übermaß an Vitaminen könne schädlich sein.
- β-Carotin erhöhe das Lungenkrebsrisiko von Rauchern.
- Vitamin E erhöhe die Mortalität.
- Vitamin C sei für die Prävention von Infekten nutzlos.
- Selen erhöhe das Risiko für Prostatakrebs.
- Vitamine seien unnötig – bei ausgewogener Ernährung brauche es keine zusätzliche Mikronährstoff-Supplementierung.

Diese Statements sind nicht gänzlich aus der Luft gegriffen. Häufig werden aber lediglich die negativen Resultate hervorgehoben, ohne die Zusammenhänge zu berücksichtigen. Es gibt durchaus Studien mit Mikronährstoffpräparaten, die zu keinen signifikanten Ergebnissen geführt haben – und es gibt auch Studien, bei denen es bei der Einnahme von Mikronährstoffen zu unerwünschten Resultaten und zu Nebenwirkungen gekommen ist. Tatsache ist jedoch: Den vereinzelten negativen Studien steht eine überaus große Anzahl von qualitativ hochstehenden Mikronährstoffstudien mit positiven Ergebnissen gegenüber. Es ist bedauerlich, dass diese in der öffentlichen Wahrnehmung nicht mehr Gewicht erhalten und dass bei Fachleuten wie auch bei Konsumenten durch eine einseitige Berichterstattung übertriebene Zweifel und Ängste geschürt werden.

Medizinische Fachpersonen, die sich nur am Rande mit dem Thema befassen, haben oft zu wenig Zeit – der Laie zu wenig fachliches Hintergrundwissen –, um das Original einer wissenschaftlichen Studie einzusehen und diese objektiv beurteilen zu können. Viele der kritischen und negativen Studien mit Mikronährstoffen weisen bei genauerer Betrachtung und Fachdiskussion erhebliche Mängel auf. Es gibt nämlich zahlreiche Fehler, die bei der Planung, der Durchführung und der Auswertung von Mikronährstoffstudien immer wieder gemacht werden:

- Wenn in einer Studie nicht die natürliche, in der Nahrung vorkommende Form eines Vitamins, sondern eine davon abweichende, synthetische Form, eingesetzt wird, ist das Resultat nur sehr beschränkt aussagekräftig (z. B. besitzt synthetisches Vitamin E = dl-α-Tocopherol bezüglich Wirkungen und Nebenwirkungen nicht die gleichen Eigenschaften wie natürliches Vitamin E = d-alpha-Tocopherol).
- Bei sogenannten Meta-Analysen, welche eine große Anzahl Studien mit demselben Studienziel zusammenfassen und vergleichen, werden oft völlig unterschiedliche Dosierungen und Interventionszeiträume miteinander verglichen. Beispiel: Vitamin C zur Vorbeugung gegen Infekte. In den Studien wurden Vitamin-C-Dosierungen

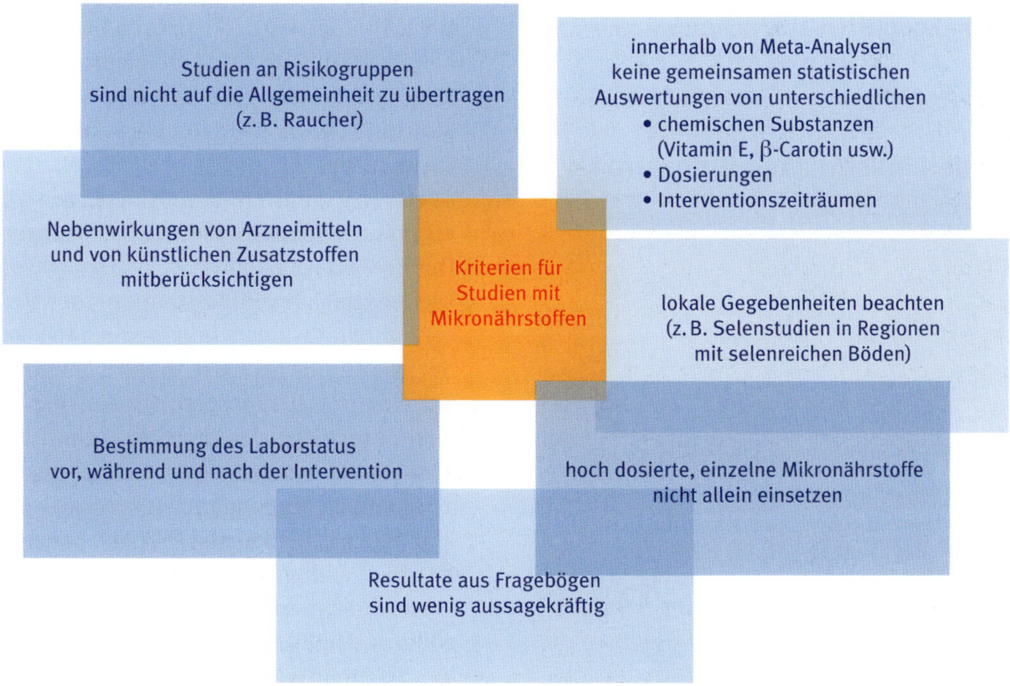


Kriterien für Mikronährstoffstudien.

zwischen 100 und 2000 mg/Tag (= Faktor 20!) und Anwendungszeiträume zwischen 1 Woche und 1 Jahr (Faktor 50!) für dieselbe statistische Auswertung verwendet. Bei solchen methodischen Fehlern würden sich auch für die Anwendung von Schmerzmitteln bei Kopfschmerzen kaum signifikante Wirksamkeitsbelege ergeben!

- Bei Meta-Analysen hängt es sehr davon ab, welche Studien in die statistischen Berechnungen miteinbezogen werden. Der viel beachteten Meta-Analyse von Bjelakovic aus dem Jahr 2007, wonach Antioxidanzien mit einem erhöhten Mortalitätsrisiko behaftet seien, hat derselbe Autor im Jahr 2012 mit einer weiteren Meta-Analyse selbst widersprochen: »When all of the trials were combined, antioxidants may or may not have increased mortality depending on which statistical combination method was employed.« (Zitat aus Bjelakovic et al. 2012, Plain language summary)
- Resultate von Studien an Risikogruppen (wie beispielsweise an Rauchern oder stark übergewichtigen Menschen) sind nicht auf die Allgemeinheit übertragbar.
- In einigen der Studien wurden Einnahmemengen und Effekte lediglich durch Befragung der Studienteilnehmer ermittelt. Solche Werte sind mit großen Fehlern und Unsicherheiten verbunden, weil sie vom Gedächtnis der Teilnehmer und der Qualität der Fragen abhängen. Es wird dann beispielsweise nach der Einnahme von Supplementen gefragt. Dabei wird aber nicht differenziert, welche Qualität die in den verschiedenen Präparaten enthaltenen Nährstoffe haben und in welcher Dosierung sie enthalten sind. Bei Studien, welche sich über einen langen Zeitraum erstrecken, können zudem viele weitere für das Ergebnis relevante Einflüsse (Krankheiten, Einnahme von Medikamenten, besondere Belastungen, Lebensstil, Einnahmezuverlässigkeit) nicht berücksichtigt werden. Die Resultate sind entsprechend ungenau.
- Die Wirkungen der in den Präparaten enthaltenen Hilfsstoffe (Emulgatoren, Tenside, Farbstoffe, Konservierungsmittel, Süßstoffe usw.) werden meist nicht berücksichtigt. Diese können nicht selten zu unerwünschten Nebenwirkungen wie allergische Reaktionen, Verhaltensstörungen, Durchfällen usw. führen.
- Weiter fehlt oft die Bestimmung des Versorgungsstatus der Studienteilnehmer vor der Verabreichung der Mikronährstoffe. Bei einem gut versorgten Organismus ist eine zusätzliche Verabreichung eines Mikronährstoffes nicht zwingend mit positiven Effekten verbunden. Ein gutes Beispiel sind Selenstudien in den USA. Die Böden in den USA sind im Unterschied zu Alpenländern oft sehr selenreich. Dies ergibt eine völlig andere Ausgangslage für Studien, da die Selenblutwerte von Amerikanern im

### Mikronährstoffpräparate gezielt einsetzen und dosieren

Der unkontrollierte Konsum von hoch dosierten Supplementen ist nicht sinnvoll. Wenn immer möglich, sollte für die Prävention gegen Nährstoffdefizite ein ausgewogen dosiertes, möglichst physiologisches, natürliches und gut verwertbares Mikronährstoff-Basispräparat gewählt werden. Erst wenn eine Bedarfssituation aufgrund von Symptomen oder Laborwerten offensichtlich geworden ist, sollte man gezielt zu höher dosierten Einzelnährstoffen greifen.

Durchschnitt viel höher sind und Selenmängel weniger häufig vorkommen.

- Unberücksichtigt bleibt bei Studien außerdem oft die Tatsache, dass die Wirkung vieler Mikronährstoffe erst im Zusammenspiel mit anderen Nährstoffen zum Tragen kommt. Dies ist zum Beispiel bei den Antioxidanzien der Fall, die wenn immer möglich in Kombinationen eingesetzt werden sollten. Bei alltäglichen gesundheitlichen Problemen und Volkskrankheiten liegt selten nur ein einziger Mikronährstoffmangel vor.

Häufig wird im Zusammenhang mit der Berichterstattung über negative Studien die Aussage gemacht, dass eine »übermäßige« Einnahme von Vitaminen schädlich sei. Etwas im Übermaß zu tun, ist nie gut. Man sollte sich aber bei den Mikronährstoffen nicht mit verallgemeinernden und unpräzisen Aussagen zufriedengeben. Tatsache ist, dass der Mikronährstoffbedarf eines jeden Einzelnen sehr unterschiedlich ist. Er hängt ab vom Lebensstil und den aktuellen Lebensumständen, den Ernährungsgewohnheiten und vom Gesundheitszustand.

## Wirkung als Arzneimittel

Mikronährstoffe in hoher, therapeutischer Dosierung wirken wie Arzneimittel und sind nicht mehr nur als »Vitamine« zu betrachten. Dabei ist stets – wie bei einem Arzneimittel – das Nutzen-Risiko-Verhältnis abzuschätzen. Dieses Verhältnis liegt bei Mikronährstoffen in aller Regel günstiger als bei konventionellen Arzneimitteln, d. h., das Nebenwirkungspotenzial von Nährstoffen ist bei fachmännischer Verwendung eher gering. Zudem werden die Wirksamkeit und Sicherheit von Nährstoffen in Europa durch die EFSA (European Food Safety Association) wissenschaftlich beurteilt. Die rechtliche Umsetzung und der Vollzug in den einzelnen Ländern lassen jedoch teilweise noch zu wünschen übrig. Es liegt daher immer in der Verantwortung der Fachleute sowie auch der Konsumenten, die Produktwahl mit Umsicht vorzunehmen. Besonders Angebote aus dem Internet sind besonders sorgfältig zu prüfen auf Qualität, Wirkstoffe und Dosierungen.

Damit ein größtmöglicher präventiver oder therapeutischer Nutzen erzielt werden kann, ist eine Beratung durch gut ausgebildete und am Thema interessierte Fachleute (Arzt, Apotheke, Drogerie, Heilpraktiker usw.) sehr wichtig. Es lohnt sich deshalb immer, sich seine Mikronährstoff-Präparate im Fachhandel bei einem Spezialisten – und nicht im Internet oder Supermarkt – zu beschaffen.

## Literatur

Biesalski HK et al. Reexamination of a meta-analysis of the effect of antioxidant supplementation on mortality and health in randomized trials. Nutrients 2010;2(9):929–949.

Bjelakovic G et al. Antioxidant supplements for prevention of mortality in healthy participants and patients with various diseases. Cochrane Library. 2012; published online March 14:DOI.10.1002/14651858 CD007176.pub2.

Bjelakovic G et al. Mortality in randomized trials of antioxidant supplements for primary and secondary prevention: systematic review and meta-analysis. JAMA 2007;297(8):842–857.

Dunn BK et al. A nutrient approach to prostate cancer prevention: the selenium and vitamin E cancer prevention trial (SELECT). Nutr Cancer 2010;62(7):896–918.

Milner JD et al. Early infant multivitamin supplementation is associated with increased risk for food allergy and asthma, Pediatrics 2004;114(1):27–32.

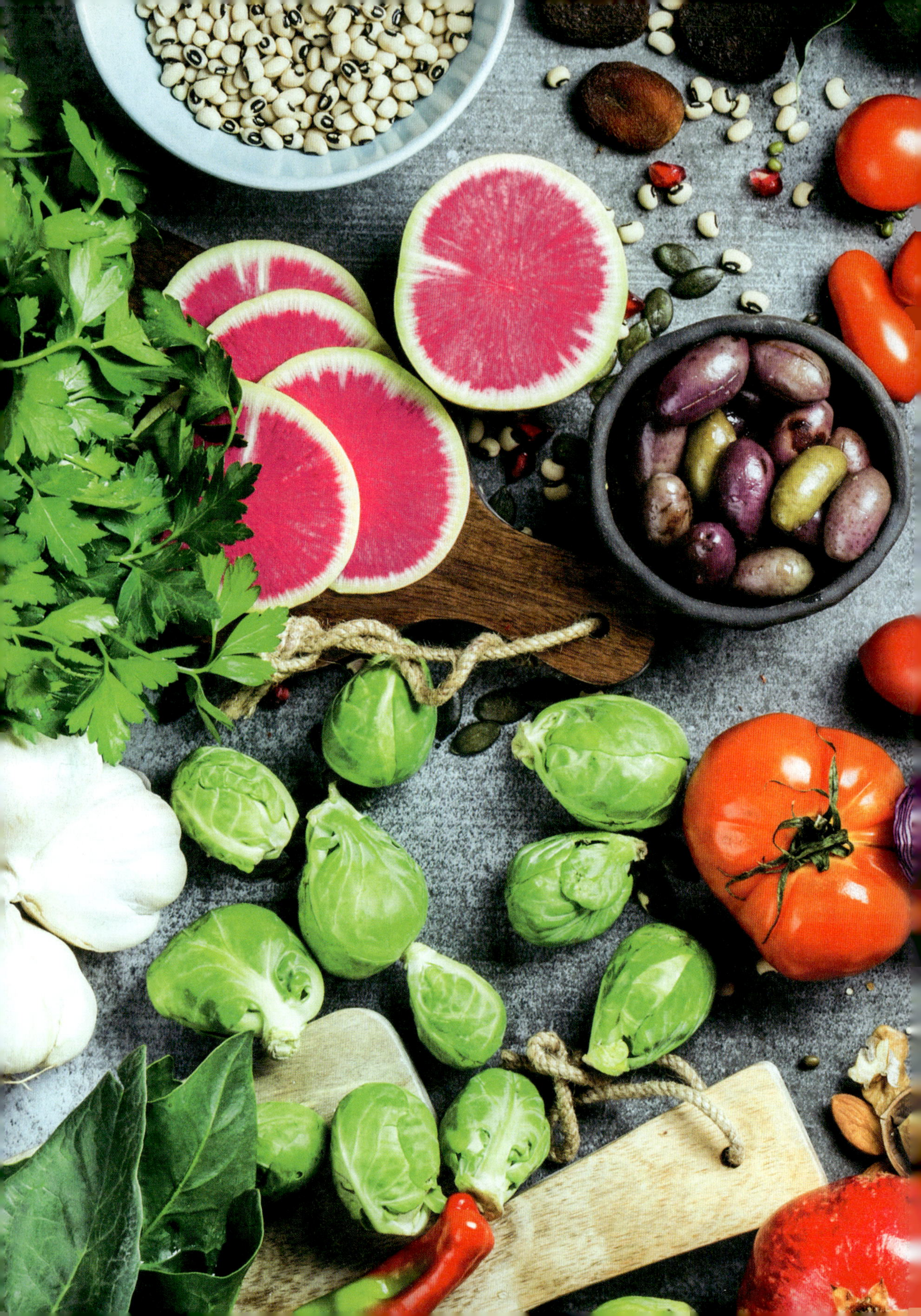

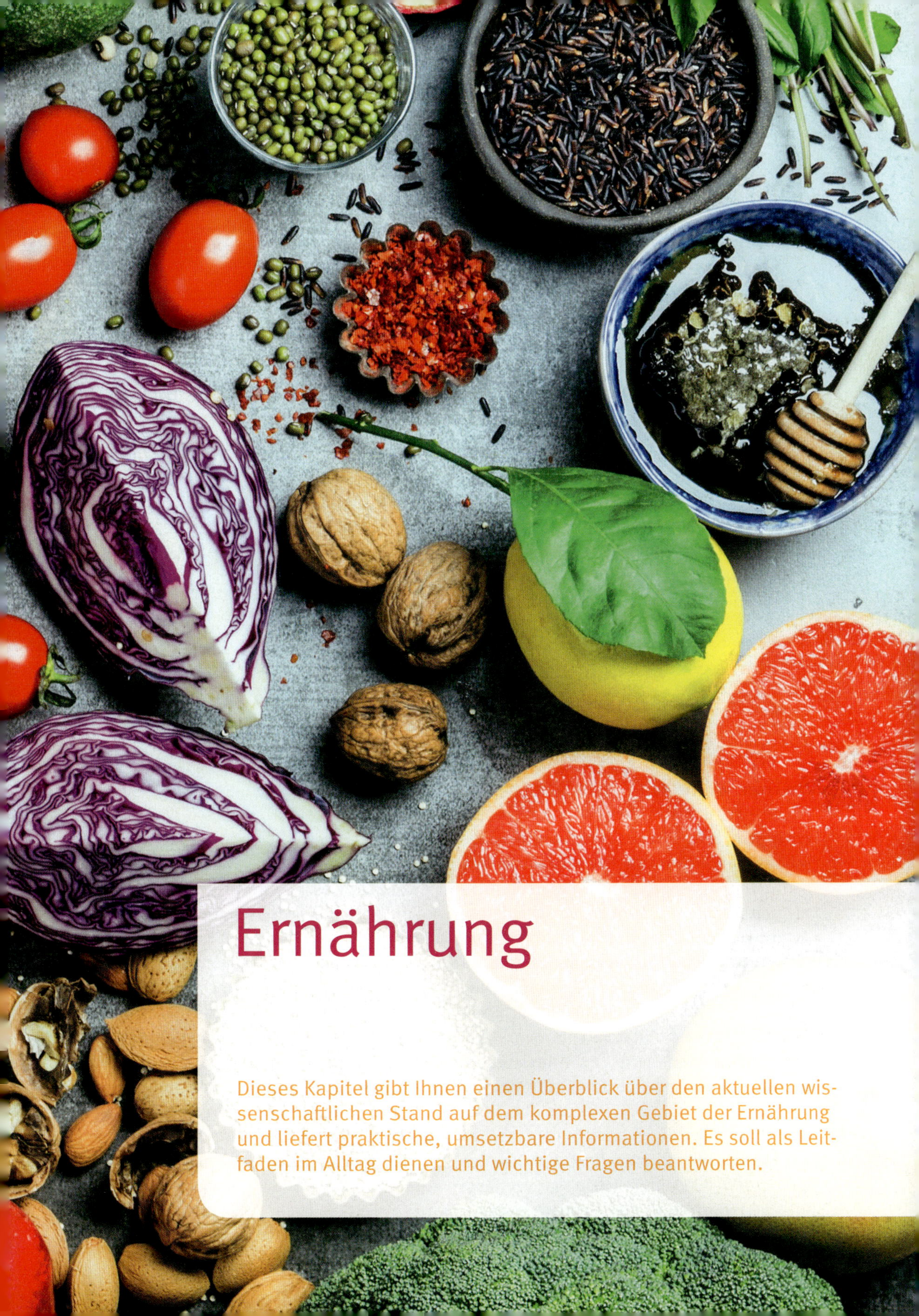

# Ernährung

Dieses Kapitel gibt Ihnen einen Überblick über den aktuellen wissenschaftlichen Stand auf dem komplexen Gebiet der Ernährung und liefert praktische, umsetzbare Informationen. Es soll als Leitfaden im Alltag dienen und wichtige Fragen beantworten.

# Grundlagen der Ernährung

Die Ernährungswissenschaft ist keine neuzeitliche Erfindung – im Gegenteil: Schon vor fast 3000 Jahren (8./7. Jh. v. Chr.) erkannte der Grieche Homer den Zusammenhang zwischen Ernährung und Gesundheit. Und zu Zeiten von Hippokrates stand die Ernährung sogar im Mittelpunkt bei der Behandlung von Krankheiten. Heute wird in der Ernährungswissenschaft intensiv geforscht, und der Einfluss der Ernährung auf unsere Gesundheit sowie auf die Entstehung und den Verlauf zahlreicher Erkrankungen ist allgemein anerkannt.

## Wie entwickelte sich die menschliche Ernährung?

Die Frage, welche Kost – pflanzliche oder tierische – der menschlichen Natur am ehesten entspricht, lässt sich aus ernährungswissenschaftlicher Sicht relativ leicht beantworten. Wir gelten als sogenannte Allesesser (Omnivoren), denn wir können verschiedenste Arten von tierischer und pflanzlicher Nahrung verwerten. Unser Verdauungstrakt ähnelt demjenigen typischer Allesfresser wie Affe und Schwein. Das Gleiche gilt für unser Gebiss. Diese Flexibilität verleiht dem Menschen eine große Fähigkeit zur Anpassung an extrem unterschiedliche Ernährungsweisen und Lebensbedingungen, was das Überleben und die Entwicklung in den vergangenen Jahrtausendenden ermöglicht hat. In den letzten 100–200 Jahren haben sich vor allem in den industrialisierten Ländern Lebensstil und Ernährungsgewohnheiten gleichzeitig so schnell und stark verändert wie nie zuvor. Sehr viele Menschen müssen heute nicht mehr körperlich arbeiten, um sich zu ernähren; ein Gang zum Kühlschrank genügt oft, um sich Essen zu beschaffen. Wir bewegen uns durchschnittlich also viel zu wenig und brauchen deshalb auch weniger Energie. Obwohl wir wesentlich weniger brauchen würden, besteht unsere Ernährung aber oft aus zu vielen und zu schnell verfügbaren Kalorien, die zudem häufig aus stark verarbeiteten Lebensmitteln stammen – anders als die ballaststoffreiche, sättigende und aus Grundnahrungsmitteln bestehende Nahrung unserer Vorfahren. All diese Umstellungen übersteigen auch die große Anpassungsfähigkeit des menschlichen Körpers und führen vor allem in den Industrienationen, zunehmend aber auch in Schwellen- und Entwicklungsländern zu großen Gesundheitsproblemen wie Fettleibigkeit, Diabetes mellitus und

Herz-Kreislauf-Erkrankungen und zu einer Kostenexplosion im Gesundheitswesen.

Dieser Überfluss herrscht bekanntlich nicht überall. In vielen Ländern hungern die Menschen und mehrere Millionen sterben jährlich, weil sie zu wenig zu essen haben. Oft hungern Menschen sogar in Ländern, welche Lebensmittel für uns anbauen und exportieren. Sie arbeiten unter Bedingungen, die kaum zum Überleben reichen, und die landwirtschaftlichen Methoden schädigen vielerorts ihren Lebensraum. Soziale, ökologische und politische Themen sind heute aus der Diskussion rund um die Ernährung und um die Beschaffung von Nahrungsmitteln nicht mehr wegzudenken.

Essen heißt also mehr als sich ernähren. Viele verschiedene Faktoren beeinflussen einerseits unsere Bedürfnisse und andererseits unser Konsum- und Ernährungsverhalten. Denn Essen dient nicht nur dazu, dem Körper Nährstoffe zuzuführen, sondern erfüllt auch viele kulturelle und soziale Aufgaben, die wichtig sind für die Gemeinschaft und unser Zusammenleben. Faktoren wie Erziehung, Traditionen, Kultur, Religion, Tabus, Erfahrungen, Emotionen und das soziale Umfeld haben einen wichtigen Einfluss darauf, wie wir uns ernähren.

Von Bedeutung ist auch, dass wir nicht alle denselben Bedarf an Nährstoffen haben. Dieser wird bestimmt durch unsere eigenen Gene, unsere Umwelt und unsere individuelle Situation (z.B. Alter und Geschlecht). Heute weiß man auch, dass die Gene nicht unveränderlich sind, sondern durch die Umwelt beeinflusst (Epigenetik) werden. Daraus kann man schließen, dass es keine Einheitsernährung gibt, die für jeden gleichermaßen



## Definitionen: Ernährung und Nährstoffe

**Ernährung:**
Rein wissenschaftlich versteht man unter Ernährung die Aufnahme von Nährstoffen in Form von Nahrung. Mithilfe dieser Stoffe wird die Körpersubstanz aufgebaut oder erneuert und der für alle Lebensvorgänge notwendige Energiebedarf gedeckt.

**Nährstoffe:**
Dies sind chemische Elemente und Verbindungen in der Nahrung, die für den Ablauf sämtlicher Körperfunktionen einschließlich Fortpflanzung und Wachstum benötigt werden. Sie werden wie folgt eingeteilt:

energieliefernde Nährstoffe (Makronährstoffe):
- Fette
- verwertbare Kohlenhydrate
- Proteine (= Eiweiße)
- Alkohol

nicht energieliefernde Nährstoffe:
- Mikronährstoffe:
  - Mineralstoffe und Spurenelemente
  - Vitamine
- unverdauliche, nicht verwertbare Nahrungsfasern (Ballaststoffe)
- Wasser
- sekundäre Pflanzenstoffe

stimmig ist. Vielmehr muss jeder Mensch seine eigene optimale Ernährung finden, die zu seinen persönlichen Bedürfnissen, seinem Gesundheitszustand und seinem Lebensstil passt. Herauszufinden, wie wir leben und essen sollten, um uns gesund zu erhalten, was unser Körper braucht, was gut für uns ist und gut schmeckt, ist eine spannende Herausforderung.

## Wasser, Fett ... – woraus besteht unser Körper?

Wenn man sich damit beschäftigen möchte, was man seinem Organismus über die Ernährung zuführen muss, damit er gesund bleibt und gut funktionieren kann, ist es sinnvoll, sich zunächst anzuschauen, wie der Körper eigentlich zusammengesetzt ist. Dass wir zu einem Großteil aus Wasser bestehen, wissen viele. Ein Teil dieses Wassers wird im Rahmen der Körperfunktionen und Stoffwechselvorgänge ausgeschieden. Wir müssen also täglich Wasser »nachfüllen«, damit alles im wahrsten Sinne des Wortes flüssig abläuft. Die Stabilität und Bewegungsfähigkeit wird dem Körper durch Knochen, Muskeln und Sehnen verliehen, die aus Proteinen und Mineralien aufgebaut sind. Fett dient v.a. als Energiespeicher, Schutzpolster und zur Wärmeisolation.

Interessant ist in diesem Zusammenhang die Feststellung, dass die Zusammensetzung des menschlichen Körpers nicht über die gesamte Lebensspanne gleich bleibt, sondern dass sie sich mit zunehmendem Alter verändert. Der Proteinanteil nimmt beispielsweise ab, während der Fettanteil zunimmt. In einem gewissen Ausmaß kann man hier mit einer Steigerung der körperlichen Aktivität und einer dem Verbrauch angemessenen Ernährung gegensteuern. Dasselbe gilt für die ab Mitte 30 abnehmende Knochendichte. Die Körperzusammensetzung ist in der Tabelle für einen normalgewichtigen Erwachsenen beispielhaft dargestellt.

## Wie werden Körperbau und Körpergewicht beurteilt?

Bin ich zu schwer? Habe ich zu viel Fett am Bauch? Diese Fragen stellen sich in unserer Wohlstandsgesellschaft viele Menschen. Es gibt zwei einfache Methoden zur Beurteilung von Körpergewicht und Körperfettanteil. Zur groben Orientierung und für den Hausgebrauch reichen diese aus; zur differenzierteren fachlichen Betrachtung oder bei bestimmten Krankheitsbildern müssen weitere klinische Parameter hinzugenommen werden.

### Körperzusammensetzung eines normalgewichtigen Erwachsenen (70 kg) (nach Elmadfa 2009)

| | Gewicht | Prozent des Körpergewichts (durchschnittlich) | typische Veränderung mit zunehmendem Alter |
|---|---|---|---|
| Protein | 12 kg | 17 % | abnehmend |
| Fett | 11–12 kg | 16 % | zunehmend |
| Wasser | 42 kg | 60 % | abnehmend |
| Mineralstoffe | 4 kg | 6 % | abnehmend |

### Grundklassifikation des Gewichts anhand des BMI (WHO)

| BMI (kg/m²) | Bewertung | Risiko für Begleiterkrankungen im Zusammenhang mit dem BMI |
|---|---|---|
| < 18,5 | Untergewicht | gering (aber erhöhtes Risiko für andere klinische Probleme) |
| 18,5–24,9 | Normbereich | durchschnittlich |
| ≥ 25,0<br>25,0–29,9 | Übergewicht<br>Prä-Adipositas | <br>etwas erhöht |
| 30,0–34,9 | Fettleibigkeit Grad I | moderat erhöht |
| 35,0–39,9 | Fettleibigkeit Grad II | stark erhöht |
| ≥ 40,0 | Fettleibigkeit Grad III | sehr stark erhöht |

## Body-Mass-Index (BMI)

Zur Klassifikation des Körpergewichts hat sich heute weltweit der BMI durchgesetzt. Dieser setzt das Körpergewicht zur Körperoberfläche in Beziehung, die annäherungsweise aus dem Quadrat der Körpergröße berechnet wird:

$$\text{BMI} = \frac{\text{Körpergewicht in Kilogramm}}{(\text{Körpergröße in Meter})^2}$$

**Berechnungsbeispiel:** Gewicht 70 kg, 1,75 m groß → 70: (1,75 × 1,75) = 22,9 → BMI 23 (gerundet)

Da der BMI aber weder die Statur eines Menschen noch sein Geschlecht oder die von Mensch zu Mensch unterschiedliche Zusammensetzung der Körpermasse aus Fett- und Muskelgewebe berücksichtigt, gilt er nur als Richtwert. Ein typisches Beispiel, bei welchem die klassischen BMI-Richtwerte nicht gelten, sind sehr muskulöse Menschen, z. B. Kraftsportler. Sie besitzen ein im Verhältnis »zu hohes Gewicht« durch die große Muskelmasse. Die WHO veröffentlicht Empfehlungen zum BMI – diese können zur Orientierung in der Praxis verwendet werden.

Bei Kindern und Jugendlichen wird nicht die klassische Form des BMI als Kriterium für den Ernährungsstatus herangezogen. Da sich die Zusammensetzung des Körpers im Laufe der Entwicklung und des Wachstums von Kindern und Jugendlichen immer wieder ändert, wird im Kindesalter der BMI anhand von altersabhängigen »Perzentilekurven« beurteilt.

## Bauchumfang und Taillen-Hüft-Verhältnis

Bei der Beurteilung von Bauchumfang und Taillen-Hüft-Verhältnis wird die Körpergröße nicht berücksichtigt. Dies ermöglicht eine Abschätzung der Körperfettverteilung und des Körperfettgehalts. Die Bestimmung des Bauchumfangs ist dabei die einfachere und gängigere Methode. Man misst den Bauchumfang im entspannten Zustand auf Bauchnabelhöhe. Es wird zwischen zwei Formen von Fettverteilung unterschieden:

- »Birnenform« oder gynoide Fettverteilung bei Fettansammlung im Hüftbereich, die typischerweise eher bei Frauen vorkommt.
- »Apfelform« oder androide Fettverteilung bei Ansammlung als Bauchfett, die typischerweise eher bei Männern vorkommt.

Um den Taillenumfang zu messen, legen Sie ein Maßband an der schmalsten Stelle Ihrer Taille an. Der Hüftumfang wird an der brei-

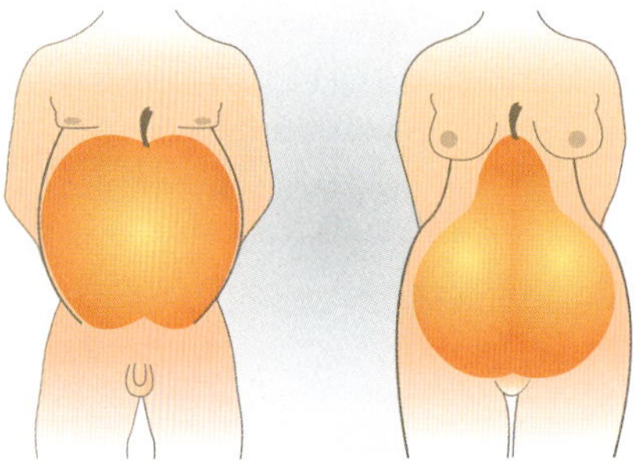

Körperfettverteilung: Bei Männern ist die Apfelform mit Fettansammlung am Bauch und bei Frauen die Birnenform mit Fettansammlung an der Hüfte häufiger.

testen Stelle der Hüfte bestimmt. Ein zu hoher BMI, eine androide Fettverteilung und ein Bauchumfang über bestimmten Grenzwerten gelten als Risikofaktoren für verschiedene Erkrankungen (z.B. Herz-Kreislauf-Erkrankungen, Diabetes) und für eine erhöhte Sterblichkeit.

**WHO-Grenzwerte für ein stark erhöhtes Risiko bei Europäern:**

- Taillenumfang: Männer > 102 cm, Frauen > 88 cm
- Taillen-Hüft-Verhältnis: ≥ 0,9 bei Männern und ≥ 0,85 bei Frauen

Allerdings reicht die Bestimmung von BMI und Bauchumfang allein nicht aus, um das Risiko verlässlich abzuschätzen – dafür sind weitere klinischen Parameter wie Blutdruck, Blutzucker und Blutfettwerte nach wie vor nötig.

## Literatur

Aune D et al. Body mass index, abdominal fatness, and heart failure incidence and mortality – a systematic review and dose-response meta-analysis of prospective studies. Circulation 2016;133:639–49.

Going S, Hingle M, Farr J. Chapter 48: Body composition. Aus: Ross AC et al. Modern Nutrition in Health and Disease. Lippincott, Williams & Wilkins. 11th Edition, 2014.

Mechanick JI, Hurley DL, **Garvey WT**. Adiposity-based chronic disease as a new diagnostic term: American Association of Clinical Endocrinologists and the American College of Endocrinology Position Statement. Endocrine Practice 2017;23(3):372–8.

Muller DC et al. Modifiable causes of premature death in midlle-age in Western Europe: results from the EPIC cohort study. BMC Medicine 2016;14:87.

Seidell JC. Waist circumference and waist/hip ratio in relation to all-cause mortality, cancer and sleep apnea. Eur J Clin Nutr 2010;64(1):35–41.

The emerging risk factors collaboration et al. Separate and combined associations of body-mass index and abdominal adiposity with cardiovascular disease: collaborative analysis of 58 prospective studies. Lancet 2011;377(9771):1085–95.

World Health Organisation (WHO). Report of the commission on ending childhood obesity. WHO 2016.

World Health Organisation (WHO). Waist circumference and waist-hip-ratio. Report of a WHO Expert Consultation, 2008.

World Health Organization (WHO). Population nutrient intake goals for preventing diet-related chronic diseases. Disease-specific recommendations. [Online, Zugriff 16. 03 2011].

# Wie funktioniert unsere Verdauung?

Entscheidend bei unserer Ernährung ist nicht nur, was wir essen, sondern was davon tatsächlich im Körper ankommt. Für die Aufnahme der Nährstoffe aus den verzehrten Lebensmitteln ist unser Verdauungssystem zuständig, das hier kurz vorgestellt werden soll. Die Hauptaufgabe unseres Magen-Darm-Systems besteht darin, die eingenommene Nahrung in für den Darm aufnehmbare Nährstoffe zu zerlegen (= Verdauung), die dann in den Kreislauf aufgenommen werden (= Absorption). Außerdem sollen nicht verdaute Nahrungsbestandteile in Form von Stuhl wieder ausgeschieden werden. Der Verdauungstrakt wird zunehmend als wichtiger Bestandteil unseres Abwehrsystems anerkannt. Der Magen-Darm-Trakt hilft aktiv mit, dass Krankheitserreger wie Bakterien, Viren, Parasiten sowie allergieauslösende Lebensmittelbestandteile nicht in unseren Körper eindringen können.

**Mundhöhle:** Der Verdauungstrakt beginnt bereits bei der Mundhöhle, was heutzutage häufig vergessen wird. Wir schlingen unser Essen hastig in uns hinein und spülen die unzerkauten Brocken mit Getränken herunter. Damit haben wir aber den ersten Schritt der Verdauung übersprungen und wundern uns, wenn die Mahlzeit »schwer im Magen« liegt. Alles, was wir essen, sollte gründlich und ausgiebig gekaut und eingespeichelt werden. Technisch ausgedrückt dient dies der Zerkleinerung, Oberflächenvergrößerung, Durchmischung und Befeuchtung. Im Speichel befinden sich bereits Enzyme, die vor allem Kohlenhydrate aufschließen, zum Beispiel kann das im Speichel enthaltene Enzym α-Amylase Stärke spalten.

**TIPP** **In Ruhe zu essen und ausgiebig zu kauen, sind wichtige Bestandteile einer gesunden Ernährungsweise! Schlucken Sie erst, wenn der Speisebrei flüssig ist, dann hat es Ihr Verdauungssystem viel leichter.**

**Magen:** In den nachfolgenden Abschnitten des Magen-Darm-Traktes (Seite 36) wird die Nahrung immer mehr aufgeschlossen, damit die Nährstoffe in den Organismus aufgenommen werden können. Im Magen wird der Speisebrei mit dem sauren Magensaft durchmischt und »desinfiziert«. Dabei werden eventuell mit der Nahrung aufgenommene Bakterien zu einem großen Teil durch die Magensäure abgetötet. Der Nahrungsbrei wird durch die Magenmuskulatur regelrecht durchknetet und anschließend portionsweise an den Dünndarm abgegeben. Der Magensaft und seine Bestandteile spielen eine entscheidende Rolle, z.B. für die Vorverdauung der Eiweiße.

**Dünndarm:** Der Darm besteht aus Dünndarm, Dickdarm und Enddarm, wobei der Dünndarm der längste Teil ist. Im Dünndarm wird die Nahrung weiter verdaut; der allergrößte Teil der Mikro- und Makronährstoffe wird hier aufgenommen. Die Ausgänge der Gallenblase und der Bauchspeicheldrüse (Pankreas) münden in den Dünndarm. Die Galle wird in der Leber produziert, in der Gallenblase gespeichert und in den Dünndarm ausgeschüttet, wenn wir fettreiche Nahrung essen. Die eigentlichen Verdauungsenzyme stammen aus der Bauchspeicheldrüse. Diese produziert zudem die beiden blutzuckerregulierenden Hormone Insulin und Glucagon, welche aber nicht in den Darm, sondern in die Blutbahn abgegeben werden.

**Dickdarm:** Nachdem die meisten Nährstoffe im Dünndarm absorbiert wurden, gelangt der Darminhalt in den Dickdarm. Von allen Abschnitten des Verdauungstraktes verweilt die Nahrung bzw. deren Bestandteile hier am längsten, zwischen 5 und 70 Stunden. Anders als im Dünndarm, der gewöhnlicherweise nur gering mit Bakterien besiedelt ist, wartet im Dickdarm eine wahre Bakterien-Armada auf »Futter«. Viele Nahrungsbestandteile, für die wir keine Abbauenzyme haben, werden von den Darmbakterien verstoffwechselt. Unser Verdauungstrakt ist nur bis zur Geburt steril. Später bildet er einen optimalen Lebensraum für eine Gemeinschaft zahlreicher Bakterien. Die Zusammensetzung dieser Bakterienflora (Seite 37) ist von Mensch zu Mensch verschieden und sehr wichtig für un-

### Verdauungstrakt: Oberfläche, Länge, pH-Werte und Verweilzeiten des Inhaltes (adaptiert nach Mutschler 2007, Klein 2006)

| Abschnitt | Oberfläche [m²] | Länge [cm] | pH-Wert | Verweilzeit des Inhaltes |
|---|---|---|---|---|
| Mundhöhle | 0,02 | – | 7–8 | 1–2 Minuten |
| Speiseröhre | | 23–28 | 7–8 | 10 Sekunden |
| Magen | 0,1–0,2 | – | 1–3 | 1–5 Stunden |
| Dünndarm | 100–200 | 375–600* | 4,8–7,8 | 2–5 Stunden |
| Dickdarm | 0,5–1 | ca. 120 | 7,9–8,0 | 5–70 Stunden |
| Mastdarm | 0,04–0,07 | 15 | 7,8 | |

* Länge in kontrahiertem bis entspanntem Zustand.

ser Wohlbefinden und unsere Gesundheit. Da der Körper sparsam ist, wird der Darminhalt nicht in flüssigem Zustand ausgeschieden (Ausnahme: Durchfall), sondern ein Großteil des Wassers und auch andere wichtige Bestandteile werden im Dickdarm zurückgewonnen (Eindickung des Darminhaltes durch Wasserentzug). Der eingedickte Stuhl (Fäzes) wird dann via Enddarm ausgeschieden.

Verdauungstrakt des Menschen.

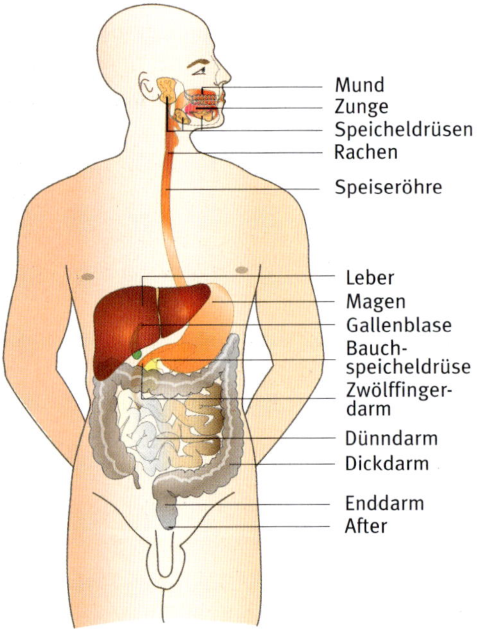


## Wie lange dauern die Verdauungsvorgänge?

Wie lange der Nahrungsbrei in den verschiedenen Abschnitten des Verdauungstraktes bleibt, ist sehr unterschiedlich und hängt unter anderem auch stark von seiner Zusammensetzung und der Energiemenge ab (siehe Tab.). So erhöhen zum Beispiel Fett, Protein und Nahrungsfasern die Verweildauer der Nahrung im Magen-Darm-Trakt. Interessant ist auch der Wechsel des Säuregrades von alkalisch in der Mundhöhle zu stark sauer im Magen und dann wieder zunehmend alkalisch im Verlauf des Darmes. Der pH-Wert ist das Maß für die sauren oder basischen Eigenschaften, wobei pH 7 neutral bedeutet, pH-Werte < 7 als sauer gelten und pH-Werte > 7 als basisch.

## Wie werden die Nährstoffe aufgenommen

Betrachtet man die Nährstoffaufnahme etwas genauer, so stellt man fest, dass dafür verschiedene Mechanismen infrage kommen. Fast alle Stoffe können nur in die Zellen aufgenommen werden, wenn sie gelöst sind. Wasser ist dabei das generelle »Lösungsmittel« in unserem Körper. Je nach Eigenschaft der verschiedenen Nährstoffe lassen sich die Aufnahme- und Transportmechanismen grob in zwei Gruppen einteilen:

- den passiven Transport durch Zellwände oder spezifische Transportkanäle; passiv, weil dafür keine Energie benötigt wird. Passive Transportmechanismen sind dafür auf einen Konzentrations- oder Ladungsunterschied als treibende Kraft angewiesen.
- verschiedene aktive Transportmechanismen, bei welchen Energie verbraucht wird und/oder spezifische Moleküle als »Transportvehikel« eingesetzt werden. Diese Transportsysteme verfügen meist über eine beschränkte Kapazität, sind von Mensch zu Mensch unterschiedlich »speditiv« und anfällig für Störungen durch Fremdmoleküle, beispielsweise durch Schwermetalle.

### Literatur

Sullivan S, Alpers D, Klein S. Chapter 42: Nutritional physiology of the alimentary tract. Aus: Ross AC et al. Modern Nutrition in Health and Disease. Lippincott, Williams & Wilkins. 11th Edition, 2014.

## Unsere Darmflora spielt eine wichtige Rolle

Unser gesamter Verdauungstrakt vom Mund bis zum Mastdarm ist natürlicherweise von einer Gemeinschaft von Mikroorganismen, in erster Linie Bakterien, besiedelt. Diese Mikroflora im Darm wird als Intestinalflora oder Darmflora bezeichnet. Der größte Teil davon im ist Dickdarm zu finden.

Es handelt sich bei unserer Darmflora um ein von Mensch zu Mensch unterschiedliches und dynamisches Ökosystem, welches in Symbiose mit dem Menschen als Wirt lebt. Etwa 1 000 verschiedene Bakterienspezies sind bei Menschen beschrieben worden. Allerdings finden sich in der Darmflora eines einzelnen Menschen oft nur 100–200 verschiedene Bakterien-Spezies. Das Gesamtgewicht der Darmflora bei einem Erwachsenen beträgt ca. 1–2 kg, und unser Stuhlvolumen besteht zu bis zu 60 % aus Bakterien dieser Flora.

### Normale Mikroflora

Zur genauen Unterscheidung werden Bakterien in einem hierarchischen, im Aufbau einem Stammbaum gleichenden System unterteilt. Die Unterteilung beginnt mit der Zuteilung zu einem Stamm (Phylum) bis hin zur Unterscheidung von Unterarten: Phylum (Abteilung, Stamm) > Klasse > Ordnung > Familie > Gattung > Spezies (Art) > Sub-Spezies (Unterart). 95 % aller Bakterien im Darm gehören in die Abteilungen Bacteroidetes und Firmicutes.

Bisher ist nicht bekannt, wie eine »normale« oder »gesunde« Darmflora zusammengesetzt sein soll: Oft lässt sich die Darmflora eines Menschen einem von drei Grundtypen zuordnen; dem Bacteroides-, dem Prevotella- oder dem Ruminococcus-Enterotyp. Die physiologische Relevanz dieser Enterotypen ist jedoch weitgehend ungeklärt. Man weiß jedoch, dass eine Ernährung, die von tierischen Lebensmitteln dominiert wird, Bacteroides und Ruminococcus fördert. Eine pflanzenbasierte Ernährung begünstigt hingegen das Wachstum von Prevotella.

Ebenfalls ist bekannt ist, dass eine Reduktion der bakteriellen Diversität (Vielfalt) mit zahlreichen Erkrankungen im Zusammenhang steht und verschiedene Bakterien-Arten möglicherweise die Dickdarmschleimhaut vor Entzündungen schützen. Dazu gehören Akkermansia muciniphila (schützende Wirkung durch Förderung der Schleimproduktion), Faecalibacterium prausnitzii (Ernährung der Dickdarmschleimhaut durch Produktion der kurzkettigen Fettsäure Buttersäure), Laktobazillen und Bifidobakterien.

Das Wachstum dieser und weiterer Spezies kann durch Präbiotika wie Fructo-Oligosaccharide, Galacto-Oligosaccharide und resistente Stärke gefördert werden.

## Welche Aufgaben erfüllen die Bakterien im Darm?

Wegen ihrer vielseitigen Stoffwechselaktivität wird unsere Darmflora auch manchmal als »vergessenes Organ« bezeichnet. Viele Abbauprodukte, die aus Nahrungsresten bei der Verarbeitung durch die Darmflora entstehen, haben einen wichtigen, positiven Effekt, v.a. die kurzkettigen Fettsäuren. Andere Substanzen, die beim Zerlegen der unverdauten Nahrungsreste entstehen, besitzen aber potenziell schädliche Eigenschaften, z.B. Schwefelwasserstoff oder Abbauprodukte aus Gallensäuren. Aus diesem Grund ist eine ausgeglichene Zusammensetzung der Bakterienflora äußerst wichtig. Die wichtigsten Funktionen der Darmflora sind:

- Schutz der Darmwand und Aufrechterhaltung der Barrierefunktion
- Abbau unverdauter und im Dünndarm nicht verdaubarer Kohlenhydrate (v.a. der löslichen Ballaststoffe) zu kurzkettigen Fettsäuren
  - zusätzliche Energiegewinnung des Körpers durch die absorbierten kurzkettigen Fettsäuren (Energiegehalt ca. 2 kcal/g)
  - bis zu 50% der Energieproduktion für die Dickdarmschleimhaut (kurzkettige Fettsäuren)
- Optimale Verdauung durch Veränderung der Bakterienflora bei verändertem Lebensmittelangebot
- Ansäuerung des Milieus im Dickdarm, dadurch
  - Hemmung des Wachstums von krankmachenden Keimen
  - Reduktion der Bildung von potenziell krebsfördernden Abbauprodukten von Gallensäuren
- Beitrag zum Funktionieren des Darmassoziierten Immunsystems
- Produktion verschiedener Vitamine wie Vitamin K, Biotin, Folsäure und Vitamin $B_{12}$
- Beitrag zur Absorption von Mineralstoffen (Eisen, Magnesium, Kalzium)
- Regulation des enterischen Nervensystems (ENS) und des Zentralnervensystems (ZNS) durch die sogenannte Mikrobiom-Darm-Hirn-Achse

## Wie entsteht unsere Darmflora?

Bis zur Geburt ist der Verdauungstrakt des Menschen weitgehend keimfrei. Die erste Besiedlung mit Bakterien findet während der Geburt mit mütterlichen Keimen durch die Mundhöhle des Säuglings statt. Kinder, die natürlich geboren wurden, haben in den ersten Monaten eine Mikrobiota, die stark der mütterlichen vaginalen bzw. fäkalen Mikrobiota ähnelt. Bei Kindern, die durch einen Kaiserschnitt zur Welt kommen, dominiert hingegen die Hautmikrobiota der Mutter. Die weitere Entwicklung hängt von mehreren Faktoren ab, z.B. ob der Säugling gestillt wird oder nicht. Im Laufe der ersten zwei bis drei Lebensjahre stabilisiert sich die Darmflora und bleibt bis in das Seniorenalter relativ stabil.

Auch wenn die Zusammensetzung der Mikroflora des Erwachsenen relativ stabil ist, kann sie durch verschiedene Faktoren empfindlich gestört werden. Störungen in der Zusammensetzung der Darmflora werden mit

## Verteilung einiger wichtiger Bakterienspezies (auch pathogene Bakterien) im Verdauungstrakt und in der Scheide des Menschen

| | **Bakterien-Abteilung (Phylum, Stamm)** | **Bakterien-Gattung** | **Bakterien-Art (Spezies)** |
|---|---|---|---|
| Mund<br>0,1 bis 10 Mrd./ml Speichel | Firmicutes<br>Fusobacteria<br>Actinobacteria | Streptococcus*<br>Lactobacillus*<br>Fusobacterium<br>Actinomyces | Streptococcus salivarius<br>Streptococcus pyogenes<br>Streptococcus mutans<br>Lactobacillus casei<br>Fusobacterium nucleatum<br>Actinomyces naeslundii |
| Magen<br>10 bis 1 000/ml | Firmicutes<br>Proteobacteria | meist Streptococcus*<br>Helicobacter | Helicobacter pylori |
| Dünndarm<br>10 000 bis 100 000 000/ml | Firmicutes | Streptococcus*<br>Enterococcus*<br>Lactococcus<br>Pediococcus*<br>Lactobacillus*<br>Clostridium<br>Ruminococcus | Clostridium difficile |
| Dickdarm<br>100–1 000 Mrd./ml | Firmicutes<br>Actinobacteria<br>Bacteroidetes<br>Proteobacteria<br>Verrucomicrobia | Streptococcus*<br>Enterococcus*<br>Lactocoocus<br>Pediococcus*<br>Lactobacillus*<br>Rominococcus<br>Roseburia<br>Bifidobacterium*<br>Coriobacterium<br>Bacteroides<br>Prevotella<br>Parabacteroides<br>Alistipes<br>Escherichia coli<br>Brucella<br>Akkermansia | Faecalibacterium prausnitzii<br>Enterococcus faecium<br>Pediococcus acidilactici<br>Lactobacillus acidophilus<br>Rominococcus bromii<br>Rosburia sp.<br>Bifidobacterium bifidum<br>Bacteroides vulgatus (Hauptkomponente der normalen Stuhlflora)<br>Akkermansia muciniphila |
| Scheide<br>100 000–100 000 000/ml | Firmicutes<br>Actinobacteria | Lactobacillus*<br>Gardnerella | Lactobacillus crispatus<br>Lactobacillus jensenii<br>Lactobacillus gasseri<br>Lactobacillus rhamnosus<br>Lactobacillus iners<br>Lactobacillus acidophilus<br>Lactobacillus delbrueckii<br>Gardnerella vaginalis |

*Verschiedene Spezies dieser Gattungen werden häufig in probiotischen Präparaten eingesetzt.

funktionellen Störungen des Darms und anderen Erkrankungen in Zusammenhang gebracht.

### Kann man die Darmflora beeinflussen?

Da der Nahrungsbrei den Darmbakterien als hauptsächliche Energiequelle dient, hat seine Zusammensetzung einen Einfluss auf das Wachstum einzelner Bakterienstämme. Im Moment kann noch nicht definitiv ausgesagt werden, ob durch eine langfristige Ernährungsumstellung die Zusammensetzung der Darmflora bleibend beeinflusst werden kann. Als gesichert gilt, dass eine ausreichende Zufuhr von Nahrungsfasern über Lebensmittel das Wachstum erwünschter und gesundheitsfördernder Bakterienstämme positiv unterstützt.

**Probiotika:** Probiotika sind lebende Mikroorganismen, die bei oraler Aufnahme in ausreichender Menge einen positiven Effekt auf die Gesundheit der Menschen ausüben. Sie können in Form von Kapseln, Pulver und Tabletten oral aufgenommen werden. Auch verschiedene Lebensmittel (z.B. Joghurt) werden mit speziellen probiotischen Kulturen angereichert. Mit einem probiotischen Präparat kann nicht nur die Darmflora beeinflussen werden, sondern auch die Mund- und Scheidenflora. Probiotika können zum Beispiel dazu beitragen, dass krankheitserregende Keime verdrängt, die Barrierefunktion der Darmwand verbessert und das Immunsystem unterstützt wird. Mittlerweile werden Probiotika bei ganz unterschiedlichen Erkrankungen eingesetzt. (siehe Tab.)

**Ballaststoffe, Präbiotika:** Im Dünndarm unverdauliche Kohlenhydrate gehören zu den Nahrungsfasern (Ballaststoffen) und sind die mengenmäßig wichtigste Energiequelle der Darmflora. Eine ausreichende und abwechslungsreiche Zufuhr an solchen Nah-

### Erkrankungen in Zusammenhang mit einer gestörten Mikroflora

| Erkrankung, Veränderung | Beispiele |
|---|---|
| entzündliche Darmerkrankungen | • akute Infektionen: durch krankmachende Keime wie Bakterien, Viren, Pilze (Durchfallerkrankungen, Cholera etc.)<br>• chronische entzündliche Darmerkrankungen wie Morbus Crohn, Colitis ulcerosa |
| funktionelle Darmerkrankungen | • Reizdarmsyndrom<br>• chronische Verstopfung<br>• chronischer Durchfall<br>• Störungen in der Muskeltätigkeit des Darmes (Peristaltik) |
| weitere Erkrankungen, (einige davon stehen im Zusammenhang mit einem reduzierten Immunsystem und/oder chronischen Entzündungsprozessen) | • Insulinresistenz (Diabetes Typ 2)<br>• atopische Erkrankungen (Heuschnupfen, Ekzeme, allergisches Asthma, Neurodermitis, allergische Augenentzündung)<br>• Adipositas (Übergewicht, Fettsucht)<br>• Fettleber<br>• Krebs (Darmkrebs)<br>• Herz-Kreislauf-Erkrankungen<br>• psychische Erkrankungen<br>• Karies, Parodontitis, Mundgeruch, Streptokokken-Angina, Otitis media<br>• Scheidenentzündungen, Harnwegsinfektionen |

rungsfasern wirkt sich positiv auf die Zusammensetzung der Darmflora und den Anteil bestimmter Bakterienstämme aus. Bei der Vergärung der Ballaststoffe im Dickdarm entstehen hauptsächlich kurzkettige Fettsäuren (Acetat, Butyrat und Propionat), Kohlendioxid und Methan. Durch diese sinkt der pH-Wert (lokal) ins Saure. Diese pH-Verschiebung hat diverse positive Effekte. Nahrungsfasern mit einer vorteilhaften und wachstumsfördernden Wirkung auf die Darmflora werden als Präbiotika bezeichnet. Inulin, Fructo-Oligosaccharide (FOS), Galacto-Oligosaccharide (GOS) und resistente Stärke stehen bei den Präbiotika im Vordergrund.

**Vielseitige Ernährung:** Unsere Darmflora ernährt sich aber nicht nur von Kohlenhydraten – auch Fette und Eiweiße werden von speziellen Bakterienstämmen gezielt abgebaut. Eine einseitig zusammengesetzte Ernährung kann daher die Lebensbedingungen für einzelne Bakterienstämme verändern und so zu ungünstigen Verschiebungen in der Zu-

## Eigenschaften und mögliche positive gesundheitliche Wirkungen von Probiotika

| **Probiotika, z. B. Laktobazillen, Bifidobakterien** | |
|---|---|
| Einnahme führt zu | • Wiederherstellung bzw. Aufrechterhaltung einer diversen Darmflora, dadurch veränderter Stoffwechsel der Darmflora (z. B. erhöhter Abbau von Präbiotika zu kurzkettigen Fettsäuren, pH-Verschiebungen im Dickdarm)<br>• Verdrängung von potenziell krankmachenden Keimen<br>• Verbesserung der Barrierefunktion der Darmwände<br>• Stärkung des Immunsystems, Reduktion von Allergien und Autoimmunerkrankungen<br>• Verkürzung der Dauer verschiedener akuter Durchfallerkrankungen<br>• Normalisierung der Darmtätigkeit, Linderung bei Reizdarmsymptomen<br>• Geeignete Stämme können in der Mundflora Streptococcus pyogenes (Erreger von Streptokokken-Angina), aber auch Streptococcus mutans (Leitorganismus der Zahnkaries) bekämpfen.<br>• In der Scheidenflora kann der Anteil der Laktobazillen erhöht werden und dadurch das Risiko einer bakteriellen Vaginose und von Harnwegsinfektionen reduziert werden. Positive Effekte werden auch bei folgenden Erkrankungen diskutiert: Allergien, Nahrungsmittelunverträglichkeiten, metabolische Erkrankungen (Adipositas, Diabetes, Fettleber), respiratorische Infektionen und psychische Erkrankungen (z. B. Depressionen). |
| potenzielle unerwünschte Wirkungen | Bei kritisch kranken Personen oder bei Personen mit supprimiertem Immunsystem sollten probiotische Produkte nur unter ärztlicher Aufsicht eingesetzt werden.<br>Die Einnahme von Probiotika kann (meist vorübergehend) zu Verdauungsbeschwerden wie Blähungen und Durchfall führen. |
| Kommentar | Die Wirksamkeit von Produkten, die Probiotika enthalten, hängt von vielen Faktoren ab. Besonders wichtig ist die Auswahl der geeigneten Stämme, da jeder Bakterienstamm ein eigenes Wirkungsspektrum besitzt.<br>Die Dosis bzw. Bakterienmenge ist auch wichtig. Es sollten mindestens 1 Millarde Mikroorganismen (beziehungsweise koloniebildende Einheiten) pro Tag aufgenommen werden. Noch wichtiger als Anzahl der Mikroorganismen ist jedoch die Stabilität der Bakterienstämme gegen Magensäure, Galle und Verdauungsenzyme.<br>Trotz bestehender Unsicherheiten bezüglich Anwendung und Dosierung zeigt ein durch Fachpersonen begleiteter Einsatz von Probiotika bei verschiedenen Indikationen oft positive Effekte. |

## Eigenschaften und mögliche positive gesundheitliche Wirkungen von Präbiotika

| Präbiotika, z. B. Inulin, lösliche Nahrungsfasern | |
|---|---|
| Einnahme führt zu | • Veränderungen der Darmflora (erhöhte Anteile von bestimmten Bakterienstämmen, v. a. Bifidobakterien, Laktobazillen), Bindung von pathogenen Bakterien (z. B. durch Mannan-Oligosaccharide (MOS), die aus Hefezellwänden gewonnen werden)<br>• vermehrter Bildung von kurzkettigen Fettsäuren (z. B. Butyrat) im Dickdarm. Diese tragen zur Ernährung der Darmschleimhaut bei.<br>• Normalisierung der Darmtätigkeit bei Verstopfung<br>• positiven Effekten auf die Verdauung und vermutlich reduziertem Risiko für die Entwicklung von allergischen Hautkrankheiten bei Säuglingen (präbiotischer Effekt der Muttermilch)<br>• Verbesserung der Barrierefunktion der Darmwände<br>• Steigerung der Mineral- und Spurenelement-Aufnahme, v. a. Kalzium, aber auch Eisen<br>• wachstumsfördernden Effekten v. a. auf Bifidobakterien und Laktobazillen; daher werden für Präbiotika auch einige der gesundheitsfördernden Effekte von Probiotika diskutiert |
| potenzielle unerwünschte Wirkungen | Bei empfindlichen Menschen können Präbiotika zu Blähungen und Durchfall führen. |
| Kommentar | Auch wenn noch viele offene Fragen bezüglich der Effekte auf den menschlichen Stoffwechsel und der Darmflora bestehen, zeichnet sich dennoch bereits ab, dass die Bedeutung von Präbiotika zunehmen wird. |

sammensetzung der Darmflora führen. Unvorteilhaft ist beispielsweise ein verstärktes Wachstum von Fäulnisbakterien durch einen hohen Konsum von Eiweiß.

**Medikamente:** Zahlreiche Medikamente verändern als unerwünschter Nebeneffekt die Zusammensetzung der Darmflora. Dies äußert sich typischerweise durch unangenehme Nebenwirkungen wie Durchfall, Blähungen oder auch Verstopfung. Bekannte Beispiele sind: Antibiotika, Chemotherapeutika oder ein chronischer Gebrauch von Abführmitteln. Antibiotika töten nicht nur pathogene Bakterien ab, sondern auch die Darmbakterien, die sich positiv auf unsere Gesundheit auswirken. Werden Kinder sehr früh wiederholt mit Antibiotika behandelt, steigt das Risiko, später von entzündlichen Magen-Darm-Erkrankungen betroffen zu sein. Antibiotika sollten nur dann eingesetzt werden, wenn tatsächlich eine bakterielle Infektion vorliegt.

**Stress:** Stress reduziert den Anteil der Laktobazillen. Ein Mangel an Laktobazillen beeinträchtigt die Darmbarriere und beeinträchtigt zudem den Tryptophanstoffwechsel. Dies kann zu einem Serotoninmangel führen und das Auftreten von Depressionen begünstigen.

## Literatur

Bienenstock J, Kunze W, Forsythe P. Microbiota and the gut-brain axis. Nutr Rev 2015;73(S1):28–31.

Blaser M. Stop the killing of beneficial bacteria. Nature 2011;476:393–4.

Falony G, Joossens M, Vieira-Silva S et al. Population-level analysis of gut micorbiome variation. Science 2016;352: 560–5.

Hörmannsperger G, Blesl A, Haller D. Intestinales mikrobiom. Intestinal Microbiome. Akt Ernährungsmed 2016;41:207–217.

Marin I, Goertz JE, Ren T. et al. Microbiota alteration is associated with the development of stress-induced despair behavior. Scientific Reports 2017;7:43859.

Simpson HL & Campell BJ. Review article: dietary fibre-microbiota interactions. Aliment Pharmacol Ther 2015;42: 158–79.

Slavin J. Review: Fiber and prebiotics: mechanisms and health benefits. Nutrients 2013;5:1417–35.

Sun J & Kato I. Gut microbiota, inflammation and colorectal cancer. Genes Dis 2016;3(2):130–43.

Yao CK, Muir JG, Gibson PR. Review article: Insights into colonic protein fermentation, its modulation and potential health implication. Aliment Pharmacol Ther 2016; 43(2):181–96.

# Wie wird die Nahrungsaufnahme reguliert?

Unser Körpergewicht wird langfristig erstaunlich konstant gehalten. Diese langfristige Regulation findet nicht um einen fixen Sollwert (»setting point«) statt, sondern bewegt sich innerhalb einer gewissen Bandbreite (»settling point«), die durch unsere Gene und die Umwelt bestimmt ist. Einen wichtigen Einfluss auf diese Bandbreite haben aber auch die körperliche Aktivität, die Ernährung und das Alter. Ein »Verlassen« der genetisch bestimmten Bandbreite ist nur durch eine markante und langfristige Änderung des Lebensstils, vor allem im Bereich der körperlichen Aktivität und der Energiezufuhr, möglich.

## Hunger und Sättigung

Die kurzfristige Regulation unserer Nahrungsaufnahme wird durch Hunger und Sättigung gesteuert. Hunger ist ein innerer Trieb, der dazu führt, dass wir essen. Ist dieser Trieb befriedigt, treten Sättigung und Sattheit ein. Diese führen zur Beendigung der Mahlzeit (Sättigung) und bestimmen die Zeitdauer bis zum nächsten Hungergefühl (Sattheit).

Über den Sättigungsmechanismus, der bestimmt, wie viel wir während einer Mahlzeit essen, ist bereits einiges bekannt (siehe Tab.). Weniger bekannt hingegen ist, wie die Mahlzeitenhäufigkeit reguliert wird. Auch hier scheint die Zusammensetzung der Mahlzeiten eine Rolle zu spielen: In verschiedenen Studien konnte gezeigt werden, dass die Einnahme einer Extraportion Eiweiß vor dem Essen und/oder Gerichte mit einem hohen Eiweißanteil zu einem schnelleren und länger andauernden Sättigungsgefühl füh-

### Physiologische Hunger- und Sättigungssignale

| Signal | Erläuterung |
|---|---|
| Sättigungssignale | • Sättigung durch Sinneswahrnehmungen wie Geschmack, Geruch, Aussehen, »Mundgefühl« der Nahrung<br>• Füllungszustand des Magen-Darm-Traktes<br>• Nährstoffe in Darm und Blut (z. B. eiweißreiche Mahlzeit, Anstieg der Glukose im Blut)<br>• Ausschüttung von Signalstoffen wie Leptin, Insulin, Glucagon-like Peptid 1 (GLP-1), Cholecystokinin Peptid YY (PYY) |
| Hungersignale | • Sinneswahrnehmungen wie Sehen, Riechen und Essen der Nahrung<br>• Kontraktion des leeren Magens (»Magenknurren«)<br>• sinkende Körpertemperatur<br>• Nährstoffe im Blut (z. B. Abfall der Glukose im Blut)<br>• Ausschüttung von Signalstoffen wie Glucocorticoiden, Sexualhormonen, Ghrelin, Noradrenalin, Dopamin |

ren als solche mit hohem Kohlenhydratanteil. Auch Trinken kann einen Einfluss auf die Nahrungsaufnahme haben, denn vor allem warme Getränke weisen einen kurzfristigen Sättigungseffekt auf (Fülleffekt).

## Sättigungszentrum im Gehirn

Das Kontrollzentrum für Hunger und Sättigung sitzt in einem zentralen Teil des Gehirns, dem Hypothalamus. Zahlreiche unterschiedliche Signale gelangen via Blut- oder Nervenbahn in unser Gehirn und steuern dort unser Sättigungszentrum. So führt beispielsweise das typische »Hungerhormon« Ghrelin, welches in speziellen Magenzellen gebildet wird, dazu, dass wir Hunger verspüren und zu essen beginnen. Denselben Effekt haben auch niedrige Blutspiegel diverser Nährstoffe (z. B. Glukose), welche anzeigen, dass unser Körper wieder Energie braucht. Ein gefüllter Magen hingegen sowie verschiedene Moleküle, z. B. aus unserem Fettgewebe oder aus den Darmzellen, verursachen ein Gefühl von Sattheit. Weitere wichtige Faktoren sind unsere erlernten Vorlieben für Speisen und Geschmacksrichtungen sowie die Auswahl an verschiedenen Speisen. Wir alle haben schon erfahren, dass wir viel mehr essen, wenn uns etwas gut schmeckt oder ein ganzes Buffet verschiedenster Leckereien zur Auswahl steht.

## Warum ist Abnehmen so schwer?

Weshalb ist es so schwer, nach einer Gewichtsreduktion das niedrigere Körpergewicht langfristig zu erhalten? Unser Körper wehrt sich gegen eine Gewichtsabnahme, denn die Eigenschaft, Energie- bzw. Fett-

Die Nahrungsaufnahme wird durch verschiedene Regelkreise gesteuert (nach Langhans 2010).

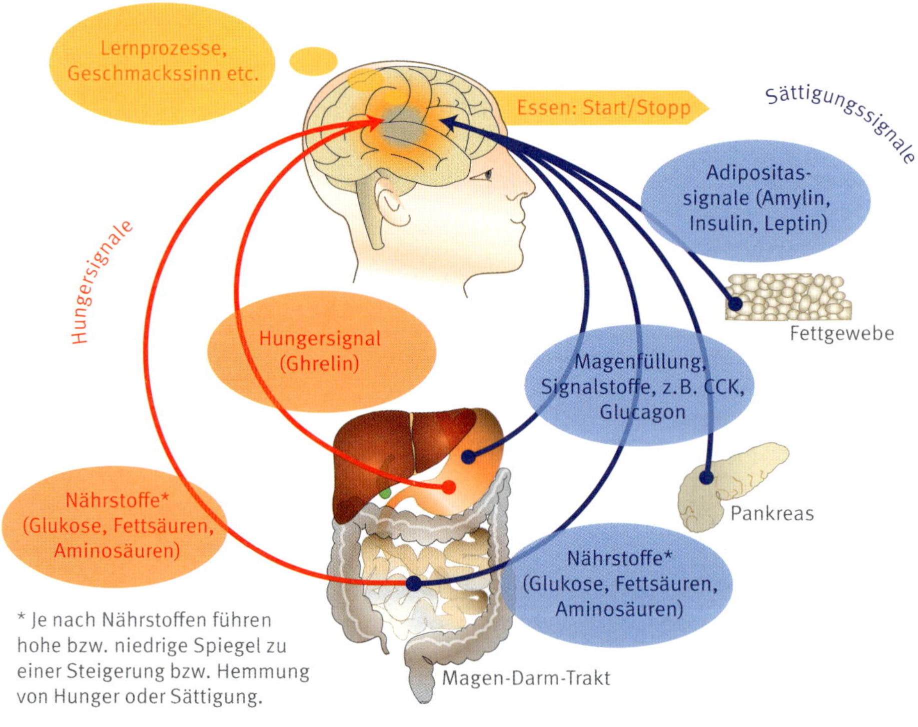


* Je nach Nährstoffen führen hohe bzw. niedrige Spiegel zu einer Steigerung bzw. Hemmung von Hunger oder Sättigung.

speicher anzulegen, sichert dem Menschen in Zeiten des Hungers oder der Nahrungsknappheit das Überleben. Ohne Fettspeicher hätte die menschliche Spezies kaum bis heute überlebt – unser Organismus ist darauf programmiert, aus überschüssiger Energie eine Reserve in Form von Fettspeichern anzulegen. Eben diese Eigenschaft wirkt sich im heutigen Zeitalter des ständigen Nahrungsüberflusses aber als Nachteil aus; wenn die Fettdepots nur gefüllt und nie geleert werden, kann das zu krankhaftem Übergewicht und Adipositas führen.

### Den Lebensstil konsequent ändern

Nur eine konsequente Änderung des Lebensstils über viele Monate führt dazu, dass die Informationszentrale »neu programmiert« und ein niedrigeres Sollgewicht akzeptiert wird. Dazu sind folgende Lebensstiländerungen nötig:

- körperliche Aktivität erhöhen:
  - Für eine Gewichtsreduktion von 5–7 kg/Jahr sind wöchentlich 3–6 Stunden Aktivität nötig – zusätzlich zu der alltäglichen Bewegung (z. B. Spaziergänge).
  - Um das reduzierte Gewicht zu erhalten, braucht es wöchentlich durchschnittlich 3–5 Stunden Aktivität.
- Ernährungsumstellungen:
  - Weniger Gesamtenergie bei ausreichenden Mengen an essenziellen Nährstoffen wie Vitaminen, Mineralstoffen, essenziellen Fett- und Aminosäuren zuführen. Eine Energiezufuhr unter dem Grundumsatz ist ohne Begleitung durch eine Fachperson nicht zu empfehlen.
  - Möglichst wenig Energie in Form von Flüssigkeit (Limonaden, Fruchtsäfte, alkoholische Getränke) zu sich nehmen.
  - Den Verzehr von Kohlenhydraten an das Ausmaß der körperlicher Aktivität anpassen; Vollkornprodukte als Kohlenhydratquellen bevorzugen.
  - Auf einen ausreichend hohen Eiweißanteil achten, um den Abbau von Knochen- und Muskelmasse zu verhindern (ca. 1,5 g/kg Körpergewicht).
  - Durchführung von Intervall-Fasten (periodisches Fasten): An fünf bis sechs Tagen in der Woche darf man wie gewohnt essen. An ein bis zwei Tagen wird die Nahrungszufuhr auf ca. 500 Kilokalorien pro Tag reduziert (Vitamine und Mineralstoffe werden supplementiert). Alternativ kann man auch längere Essenspausen in den Tagesablauf einbauen (z. B. mehr als 12 Stunden am Stück auf Nahrung verzichten). Personen mit einem niedrigen Blutdruck und auch Schwangere, Stillende und Hochbetagte sollten nicht fasten. Bei chronischen Krankheiten sollte vorher ein Arzt konsultiert werden.
- genügend Schlaf (ca. 8 Stunden)
- möglichst wenig Freizeit vor Bildschirmen verbringen (Fernsehen, Computer, Videogames)

## Literatur

American College of Sports Medicine (ACSM) Position Stand. Appropriate physical activity intervention strategies for weight loss and prevention of weight regain for adults. Med Sci Sports Exerc 2009;41(2):459–71.

Amin T, Mercer JG. Hunger and satiety mechanisms and their potential exploitation in the regulation of food intake. Curr Obes Rep 2016;5:106–12.

Blatt AD, Roe LS, Rolls BJ. Increasing the protein content of meals and its effect on daily energy intake. J Am Diet Assoc 2011;111(2):290–4.

Carter S, Clifton PM, Keogh JB. Intermittent energy restriction in type 2 diabetes: A short discussion of medication management. World J Diabetes 2016;7(20):627–30.

Delaere F, Magnan C, Mithieux G. Hypothalamic integration of portal glucose signals and control of food intake and insulin sensitivity. Diabetes Metab 2010;36(4):257–62.

Farias MM, Cuevas AM, Rodriguez F. Set-Point Theory and Obesity. Metab Syndr Relat Disord 2011;9(2):85–89.

Langhans W. Hunger und Sättigung. Ernährungs Umschau 2010;10:550–58.

Moran TH, Ladenheim EE. Adiposity signaling and meal size control. Physiol Behav 2011;103(1):21–24.

Rogers PJ, Brunstrom JM. Appetite and energy balancing. Physiol Behav 2016;164:465–71.

Zuo L, He F, Tinsley GM, Pannell BK, Ward E, Arciero PJ. Comparison of high-protein, intermittent fasting low-calorie diet and heart healthy diet for vascular health of the obese. Front Physiol 2016;7:article 350.

## Die Nahrung liefert uns Energie

Der menschliche Körper benötigt Energie für die Aufrechterhaltung verschiedenster lebenswichtiger Funktionen. Unser Organismus muss diese Energie in Form von Nahrung aufnehmen – im Gegensatz zu sogenannten autotrophen (sich selbst ernährenden) Organismen wie grünen Pflanzen.

### Maßeinheiten für den Energiegehalt

Als Maßeinheit für den Energiegehalt dient die Wärmeeinheit Kalorie (cal) bzw. bei Lebensmitteln die Kilokalorie (1 kcal = 1 000 cal). 1 kcal entspricht definitionsgemäß der Energie, die bei einem Atmosphärendruck von 760 µmol/l nötig ist, um 1 kg Wasser von 14,5 auf 15,5 °C zu erhitzen. Zudem wird für den Energiegehalt von Nahrungsmitteln oft die aus dem Internationalen System abgeleitete Einheit Joule (J) oder Kilojoule (kJ; 1 kJ = 1000 J) verwendet. Dabei entspricht 1 cal = 4,186 J bzw. 1 J = 0,0239 cal.

Diese decken ihren Energiebedarf mit Sonnenenergie.

**Brennwerte der Makronährstoffe:** Als Energiequellen dienen uns in erster Linie die Makronährstoffe (Kohlenhydrate, Fette und Proteine) und gegebenenfalls Alkohol. Sie weisen unterschiedliche Brennwerte auf:

- Fett 9 kcal/g
- Kohlenhydrat 4 kcal/g
- Protein 4 kcal/g
- Alkohol 7 kcal/g

Alkohol ist also fast so energiereich wie Fett! Aber auch im Dickdarm abgebaute Nahrungsfasern (Ballaststoffe) können als zusätzliche Energiequelle dienen. Man schätzt den durchschnittlichen Brennwert der durch die Darmflora zu kurzkettigen Fettsäuren abgebauten Nahrungsfasern auf ca. 2 kcal pro Gramm.

Unser Magen-Darm-Trakt schafft es aber nicht, alle Nahrungsbestandteile zu verdauen: Zirka 5–10 % der Nahrungsenergie gehen daher normalerweise unverdaut mit dem Stuhlgang verloren.

### Was passiert mit der aufgenommenen Energie?

Die Energie, die der Organismus aus der Verstoffwechselung der Nährstoffe gewinnt, wird in Form der äußerst energiereichen Verbindung ATP (Adenosintriphosphat) gespeichert. ATP ist quasi der Treibstoff für alle Zellen und die Energiequelle für zahlreiche biochemische Prozesse im Körper. Allerdings wird die Nahrungsenergie bei den Verbrennungsvorgängen in unseren Zellen nur zu 30 % in ATP umgewandelt – der Rest geht als Wärme »verloren«.

**Kohlenhydrate:** Kohlenhydrate bzw. ihr wichtiges Abbauprodukt Glukose (Traubenzucker) sind als Energiequelle am besten und schnellsten verfügbar. Die aufgenommene Menge an Kohlenhydraten beeinflusst die Kohlenhydratverbrennung – je höher die Zufuhr, umso höher ist der davon verbrannte Anteil. Die Glukose, die nicht sofort »verheizt« wird, kann durch unseren Organismus weiterverarbeitet und in Energiereserven umgewandelt werden: entweder in Glykogen (limitierte Menge) oder in Fett (besonders in der Leber). Glykogen ist eine sofort verfügbare Energiequelle aus langen, stark verzweigten Glukoseketten. Insgesamt kann der Körper nur etwa 450 g Glykogen speichern: 100–150 g in der Leber und den Rest in der Muskulatur. Dies entspricht einem Energiegehalt von ca. 1 800 kcal.

**Eiweiß (Protein):** Auch die Verwertung von Eiweiß als Energiequelle wird durch die aufgenommene Menge bestimmt. Unser gesamter Eiweißbestand (beim durchschnittlichen Erwachsenen etwa 10–11 kg) wird zwar laufenden auf- und abgebaut, aber wir besitzen nur eine sehr geringe Menge an Protein, die tatsächlich abgebaut werden kann, ohne dass Körperfunktionen gestört werden (ca. 1 %, v. a. in Leber, Niere, Muskeln und Darmschleimhaut). Wir verfügen also nicht über Eiweißspeicher im eigentlichen Sinn, anders als dies bei Fetten und – in beschränktem Ausmaß – bei Kohlenhydraten der Fall ist. Da unser Stoffwechsel aber laufend Aminosäuren benötigt, baut der Körper bei Eiweißmangel wertvolle Proteine aus dem Darm und der Muskulatur ab. Aus diesem Grund ist eine konstante, ausreichende Versorgung mit hochwertigen Proteinen über die Ernährung wichtig.

**Fett:** Im Gegensatz zu Proteinen und Kohlenhydraten hat ein höherer Fettverzehr keine Steigerung der Fettverbrennung zur Folge. Bei einer positiven Energiebilanz (mehr Energiezufuhr als -verbrauch) wird der Energieüberschuss in Form von Fett direkt in die Fettdepots des Körpers transportiert und dort gespeichert.

### Literatur

Butte NF, Caballero B. Chapter 5: Energy Needs: Assessments and requirements. Aus: Ross AC et al. Modern Nutrition in Health and Disease. Lippincott, Williams & Wilkins. 11th Edition,2014.

Goichon A et al. Enteral delivery of proteins enhances the expression of proteins involved in the cytoskeleton and protein biosynthesis in human duodenal mucosa. Am J Clin Nutr 2015;102:359–67.

## Wie lässt sich der Energiebedarf bestimmen?

Als Nährstoffbedarf gilt diejenige Menge eines Nährstoffes, die für die Erhaltung einer optimalen Gesundheit und Leistungsfähigkeit benötigt wird. Faktoren wie Alter, Geschlecht, Körperbau, Gesundheitszustand und die Genetik haben einen Einfluss auf unseren Bedarf an Nährstoffen und Energie, es handelt sich dabei also um individuelle und schwankende Größen. Ebenso wichtig sind die körperliche Aktivität und das Klima (v. a. die Umgebungstemperatur). All diese Variablen führen dazu, dass es sich bei den Angaben zum Energie- und Nährstoffbedarf immer um Schätzungen handelt und der Ausdruck »empfohlene Zufuhr« eigentlich zutreffender wäre als »Bedarf«.

**Energiebedarf.** Der Energiebedarf des Menschen setzt sich zusammen aus der Summe von

- Grundumsatz
- Leistungsumsatz inklusive Energiebedarf für die Bildung von neuem Gewebe,

z. B. Blutzellen, Schleimhäute, Wachstum, Schwangerschaft
- Wärmebildung (Thermogenese)

Diese Einzelkomponenten können in etwa berechnet werden, variieren aber individuell sehr stark.

## Grundumsatz (GU)

Auch bei völliger Entspannung brauchen wir Energie, um die Funktionen wie das Herz-Kreislauf-System, die Atmung oder die Verdauung aufrechtzuerhalten. Dieser Energieanteil wird als Grundumsatz (GU) bezeichnet. Der GU wird vom Alter und Geschlecht, der Körperzusammensetzung und vom Gesundheitszustand sowie von den Hormonfunktionen (v. a. Schilddrüsenhormone) bestimmt. Bei Frauen liegt der Grundumsatz wegen der geringeren Muskelmasse um durchschnittlich 10 % niedriger.

Beispiele für die Berechnung des Grundumsatzes, Leistungsumsatzes und des Gesamtenergieverbrauchs für einen Mann und eine Frau gemäß der Formel von Harris und Benedict.

Zur Berechnung des Grundumsatzes kann die Formel von Harris und Benedict verwendet werden. Bei dieser Berechnungsmethode werden die Parameter Körpergewicht, Größe, Alter und Geschlecht berücksichtigt.

Wenn man es nicht so genau berechnen will, sondern nur eine grobe Orientierung braucht, kann man für den Grundumsatz eines gesunden, normalgewichtigen erwachsenen Mannes 1 kcal pro kg Körpergewicht und Stunde ansetzen (in geistiger und kör-

**Beispielrechnung**

(Durch große individuelle Unterschiede bei den einzelnen Faktoren kann der Energieumsatz immer nur annäherungsweise berechnet werden.)

| | | | |
|---|---|---|---|
| Beispiel Mann: | 1,80 m | 80 kg | 50 Jahre |
| Beispiel Frau: | 1,70 m | 65 kg | 35 Jahre |

**Grundumsatz (GU)**

66 + (13,7 x 80 [kg]) + (5,0 x 180 [cm]) – (6,8 x 50 [Jahre]) = 1 722 (kcal/24 h)
655 + (9,6 x 65 [kg]) + (1,8 x 170 [cm]) – (4,7 x 35 [Jahre]) = 1 431 (kcal/24 h)

**Leistungsumsatz (LU = GU x [PAL – 1])**

bei fast ausschließlich sitzender Tätigkeit und wenig Freizeitaktivitäten
1 722 x (1,4 – 1) = 689 (kcal/24 h)
1 431 x (1,4 – 1) = 572 (kcal/24 h)

bei zusätzlicher sportlicher Aktivität von 4–5 x 30–60 Minuten pro Woche
1 722 x (1,7 – 1) = 1 205 (kcal/24 h)
1 431 x (1,7 – 1) = 1 001 (kcal/24 h)

**Gesamtumsatz (LU + GU)**

sitzende Tätigkeit und wenig Freizeitaktivitäten
1 722 + 689 = 2 411 (kcal/24 h)
1 431 + 572 = 2 003 (kcal/24 h)

bei zusätzlicher sportlicher Aktivität von 4–5 x 30–60 Minuten pro Woche
1 722 + 1 205 = 2 927 (kcal/24 h)
1 431 + 1 001 = 2 432 (kcal/24 h)

## PAL-Werte bei unterschiedlichen Berufs- und Freizeittätigkeiten von Erwachsenen (DACH 2008)

| Leistung | PAL | Beispiele |
|---|---|---|
| ausschließlich sitzende oder liegende Lebensweise | 1,2 | alte gebrechliche Menschen |
| ausschließlich sitzende Tätigkeit mit wenig oder keiner anstrengenden Freizeitaktivität | 1,4–1,5 | Büroangestellte, Feinmechaniker |
| sitzende Tätigkeit, zeitweilig auch zusätzlicher Energieaufwand für gehende oder stehende Tätigkeit* | 1,6–1,7 | Laboranten, Kraftfahrer, Studierende, Fließbandarbeiter |
| überwiegend gehende und stehende Arbeit* | 1,8–1,9 | Hausfrauen, Verkäufer, Kellner, Mechaniker, Handwerker |
| körperlich anstrengende Arbeit* | 2,0–2,4 | Bauarbeiter, Landwirte, Waldarbeiter, Bergarbeiter, Leistungssportler |

* Für sportliche Betätigungen oder für anstrengende Freizeitaktivitäten (30–60 Minuten, vier- bis fünfmal pro Woche) können zusätzlich pro Tag 0,3 PAL-Einheiten veranschlagt werden.

perlicher Ruhe, nüchtern, bei 20–25 °C Umgebungstemperatur).

Obwohl das Gehirn beim Erwachsenen nur ca. 2 % des Körpergewichts ausmacht, benötigt es wegen seines intensiven Stoffwechsels mehr als 25 % des gesamten Grundumsatzes für die Aufrechterhaltung der Grundfunktionen ohne geistige Tätigkeit. Es verbrennt ausschließlich Kohlenhydrate in Form von Traubenzucker (Glukose). Der Bedarf liegt bei ca. 150 g/Tag. In Fastenzeiten kann es einen Teil seiner Energie aus sogenannten Ketonkörpern beziehen, die der Körper aus Fett gewinnt. Dies ist gewissermaßen das Notprogramm.

### Leistungsumsatz (LU)

Der Leistungsumsatz ist jene Energie, die der Mensch bei seinen zusätzlichen täglichen Tätigkeiten benötigt. Dieser ist vom Ausmaß der körperlichen Aktivität (Physical Activity Level – PAL) eines Menschen abhängig (siehe Tab.). Zum Leistungsumsatz zählt neben der direkten körperlichen Aktivität auch der Energiebedarf für die laufende Neubildung von Geweben, für Wachstum, in der Schwangerschaft und der Stillzeit. Der Anteil für die geistige Tätigkeit ist eher gering. Je nach sportlicher oder beruflicher Aktivität verbraucht der Körper also mehr oder weniger Kalorien. Eine Berechnung kann aber immer nur näherungsweise erfolgen. Die Formel dazu lautet:

$$LU = GU \times (PAL-1)$$

### Wärmebildung (Thermogenese)

Auch die Wärmebildung erhöht den Energiebedarf des Menschen, allerdings unabhängig von der Muskelarbeit. Stimuliert wird die körpereigene Wärmebildung durch die Nahrungsaufnahme und die Umgebungstemperatur. Die Wärmebildung wird auch durch gründliches Kauen, aber auch durch Nikotin und Koffein angeregt. Der Anteil der temperaturabhängigen Wärmebildung ist in der industrialisierten Welt heutzutage eher gering, da wir unsere Kleidung der Umgebungstemperatur anpassen und durch Heizen/Kühlen der Räume meist nur noch kleinen Temperaturschwankungen ausgesetzt sind. Bei körperlicher Aktivität vor allem in sehr kalter, aber auch in sehr warmer Umgebung steigt der temperaturbedingte Energieverbrauch durch Frieren bzw. Schwitzen markant an. Zusätzlich findet auch Wärmebildung im braunen Fettgewebe statt, was den Energiebedarf unter Umständen ebenfalls erhöht. Der Anteil des braunen Fettgewebes (Seite 61) ist individuell verschieden).

**Gesamtenergiebedarf:** Der Gesamtenergiebedarf ergibt sich zu 60–85 % aus dem Grundumsatz (inkl. Wärmebildung) und zu 15–40 % aus dem Leistungsumsatz.

Snacks und Grundnahrungsmittel, die jeweils 500–550 kcal (1/4 des täglichen Energiebedarfs) liefern, und die Aktivitäten, die nötig sind, um diese Energiemenge wieder zu verbrauchen.

| Snacks, Getränke | |
|---|---|
| 1 Tafel Schokolade | 100 g |
| 2 Schokoladenriegel | 115 g |
| 5 Handvoll Erdnüsse, gesalzen | 90 g |
| 2 kleine Packungen Chips | 100 g |
| 1,2 l Cola | 12 dl |
| 2 Flaschen Bier | 12 dl |
| 1 Flasche Rotwein | 7,5 dl |

entsprechen ungefähr einem Viertel des täglichen Energiebedarfs

| Grundnahrungsmittel, zubereitet | |
|---|---|
| 9 mittelgroße Kartoffeln | 800 g |
| 18 Esslöffel Reis | 540 g |
| 16 Esslöffel Mais | 470 g |
| 2 Suppenteller Teigwaren | 400 g |
| 2 große Salatteller mit Sauce | 700 g |
| 1,2 kg Gemüse, gekocht | 1200 g |
| 7 Teller Gemüsesuppe | 17 dl |
| 7 Äpfel | 1050 g |
| 4 Bananen | 530 g |
| 3 Körbchen Erdbeeren | 1600 g |

Energieaufnahme

Energieverbrauch

| | |
|---|---|
| Holz hacken | 26 min |
| Langlaufen, mäßige Intensität | 55 min |
| Inlineskating | 35 min |
| Seilspringen, mittlere Intensität | 44 min |
| Fahrradfahren, mittlere Intensität | 55 min |
| Jogging, allgemein | 64 min |
| Skifahren | 64 min |
| Putzen | 2 h, 27 min |
| mit Hund spazieren gehen | 2 h, 27 min |
| Schlafen | 8 h, 9 min |

## Energiebilanz und Energiebalance

Ein gesundes Körpergewicht zu halten, bedeutet nicht, Diäten und Hungerkuren zu machen oder Wunderpillen zu schlucken. Es bedeutet, die individuelle Balance (Seite 51) zwischen Energieaufnahme (Essen und Trinken) und Energieverbrauch (Bewegen) zu finden.

Daraus lässt sich einfach schließen, dass – wenn wir einen Gewichtsverlust erreichen möchten – der Energieverbrauch größer sein muss als die Energieaufnahme. Dabei ist es leider so, dass auch bei ähnlicher Körperzusammensetzung sowohl die Energieverwertung als auch der Verbrauch individuell stark variieren. Außerdem wird die Energiemenge, die wir bei körperlicher Arbeit und sportlicher Betätigung verbrauchen, oft überschätzt und der Kaloriengehalt von Le-

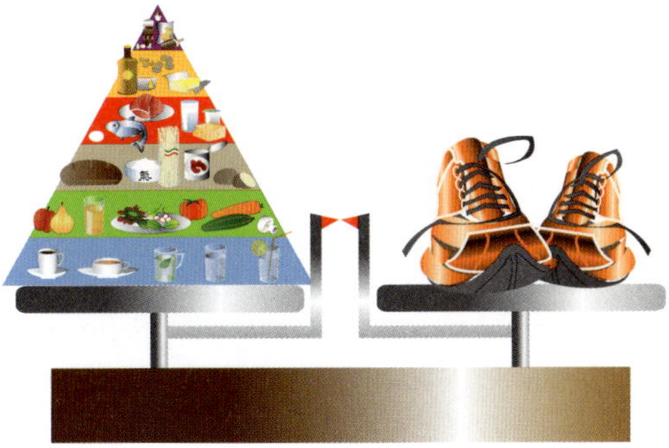

Die Energiebilanz ist nur dann ausgeglichen, wenn man nicht mehr Energie zuführt, als man verbraucht.

bensmitteln (v.a. Snacks) oft unterschätzt (siehe Abb. oben).

Bei der Durchführung einer Diät zur Gewichtsreduktion sollten die Einschränkungen nur im Bereich der Energie-, nicht aber bei der Mikronährstoffzufuhr erfolgen. Eine ausreichende Zufuhr von essenziellen Nährstoffen ist in Phasen von Reduktionsdiäten sogar besonders wichtig.

### Literatur

Butte NF, Caballero B. Chapter 5: Energy Needs: Assessments and requirements. Aus: Ross AC et al. Modern Nutrition in Health and Disease. Lippincott, Williams & Wilkins. 11th Edition,2014.

Komai N, Motokubota NSuzuki M, Hayashi I, Moritani T, Nagai N. Thorough mastication prior to swallowing increases postprandial satiety and the thermic effect of a meal in young women. J Nutr Sci Vitaminol 2016;62:288–94.

## Mangelernährung

Mangelernährung ist die generelle Bezeichnung für eine falsch oder ungenügend zusammengesetzte Ernährung. Dabei unterscheidet man zwischen Unter- und Fehlernährung.

### Unterernährung

Bei der Unterernährung nehmen die Betroffenen zu wenig Energie auf – sie ist vor allem in Entwicklungsländern weit verbreitet. Unterernährte Menschen leiden dabei meist gleichzeitig unter einem Mangel an Energie, Eiweiß und essenziellen Fettsäuren sowie einer Unterversorgung mit Vitaminen, Mineralstoffen und Spurenelementen.

Trotz unseres Nahrungsmittelüberflusses und des hohen Anteils Übergewichtiger gibt es aber auch in unseren Breiten unterernährte Menschen. Besonders gefährdet sind:

- alte Menschen (Appetitverlust u. a.)
- Personen mit Essstörungen wie Magersucht (Anorexia Nervosa), Bulimie
- aktive Hobbysportler und Hochleistungssportler (hoher Verbrauch)
- Menschen mit bestimmte Krankheitsbildern (z.B. fortgeschrittene Krebserkrankungen)

**Auswirkungen:** Da dem Organismus nicht mehr genügend Energie für den Grundumsatz zur Verfügung steht, entstehen langfristig Schäden an Organen. Typische Symptome einer Unterernährung sind z.B. Wachstums- und Entwicklungsstörungen im Kindesalter, gestörte Wundheilung, Infektanfälligkeit, verminderte Knochendichte oder Störungen der Wärmebildung (ständiges Frieren) und des Hormonhaushaltes. So führen zu niedrige Energiezufuhr sowie markanter, plötzlicher Gewichtsverlust bei Frauen im gebärfähigen Alter z.B. zu Störungen im Menstruationszyklus und reduzierter Fruchtbarkeit. Besonders problematisch ist auch die geringe Knochendichte, die zu kurzfristigem Auftreten von Osteoporose und Knochenbrüchen führen kann.

### Fehlernährung

Fehlernährung bezeichnet eine Ernährung, die falsch zusammengesetzt ist, sodass sie auf Dauer zu einem Mangel an wichtigen Nährstoffen, Vitaminen und Mineralstoffen oder aber zu einer gesundheitsschädlichen Überversorgung führt. Fehlernährung ist also kein Synonym für Unterernährung. Wichtige Gründe für eine Fehlernährung sind einseitige Ernährungsgewohnheiten, krankheitsbedingte Nährstoffverluste (z. B. chronische Durchfälle) oder ein erhöhter Bedarf an Nährstoffen z. B. in Schwangerschaft und Stillzeit, bei Wachstum, Stress und Sport.

Es gibt auch Mängel bei Übergewicht – wie ist das möglich? Man geht heute davon aus, dass bei Überernährung und Fettleibigkeit die Gefahr besteht, dass v. a. fettlösliche Nährstoffe im Fettgewebe oder anderem Gewebe blockiert werden und daher dem Körper nicht mehr ausreichend zur Verfügung stehen (z. B. fettlösliche Vitamine, Eisen).

**Auswirkungen:** Ein Mangel an Mikronährstoffen kann sich auf praktisch alle Organsysteme auswirken und zu vielfältigen Störungen und Erkrankungen führen. Übergewicht und Fettleibigkeit sind außerdem Risikofaktoren für zahlreiche Erkrankungen wie Diabetes, Herz-Kreislauf-Erkrankungen und Krebs, welche heute zu den häufigsten Todesursachen zählen.

### Literatur

Forsythe KL, Livingstone MB, Barnes MS et al. Effect of adiposity on vitamin D status and the 25-hydroxycholecalciferol response to supplementation in healthy young and older Irish adults. Br J Nutr 2011;28:1–9.

Misra M, Klibanski A. Endocrine consequences of anorexia nervosa. Lancet Diabetes Endocrinol 2014; 2(7):581–92.

Stanga Z. Mangelernährung: Erkennung, Prävalenz und Folgen. Revue Médicale Suisse 2011;7:266–8.

Vonzun N, Sterchi AB, Imoberdorf R, Rühlin M. Mangelernährung und DRG – Die Schweizer Lösung. AktErnahrungsmed 2014;39:392–6.

## Ohne Wasser geht gar nichts

Obwohl es sich nicht so anfühlt: Der Mensch besteht zum größten Teil aus Wasser. Je nach Alter, Geschlecht und Körperzusammensetzung variiert der Wassergehalt unseres Körpers zwischen 40 und 80 %. Er beträgt bei Neugeborenen zunächst 70–80 % und nimmt dann mit zunehmendem Alter ab. Bei erwachsenen Frauen liegt der Wassergehalt bei ca. 50 % und bei erwachsenen Männern bei ca. 60 %. Das Wasser befindet sich eigentlich überall: in den Gefäßen (z. B. Blut- und Lymphgefäßen), in den Zellen und zwischen den Zellen.

Die fettfreie Körpermasse besitzt einen relativ konstanten Wassergehalt von ca. 70–75 % gegenüber dem Fettgewebe mit 10–40 %. Übergewichtige bzw. Adipöse verfügen daher über einen geringeren Wasseranteil als muskulöse Menschen.

Wasser liefert keine Energie, ist aber lebensnotwendig. Es ermöglicht als Lösungsmittel nicht nur den Transport vieler Substanzen (Nährstoffe, Stoffwechselprodukte, Medikamente etc.), sondern ist zugleich auch Reaktionspartner und Endprodukt von vielen biochemischen Prozessen, die laufend in unserem Organismus stattfinden. Außerdem sorgt Wasser für die Aufrechterhaltung des Wanddruckes in den Zellen (Turgor), welcher für die stabile Form unseres Körpers verantwortlich ist. Nicht zuletzt ist Wasser auch an der Regulation des Säure-Basen-Haushalts und der Körpertemperatur beteiligt.

### Die Wasserbilanz

Normalerweise besteht ein dynamisches Gleichgewicht zwischen Wasseraufnahme und -abgabe. Unser Körper ist bestrebt, dieses Gleichgewicht aufrechtzuerhalten (Wasserbilanz). Die Ausscheidung von Wasser erfolgt über Nieren, Haut, Lunge und Darm. Der Bedarf an Wasser ist abhängig von:

- der Ernährung
- dem Alter
- dem Gewicht
- Umgebungsfaktoren (Temperatur, Luftfeuchtigkeit)
- den individuell und je nach Aktivität stark variierenden Verlusten durch
  - Urin
  - Schwitzen
  - Atmung

**Urinbildung:** Nicht nur die Trinkmenge und der Wassergehalt der festen Nahrung, sondern auch das im Stoffwechsel bei der Verbrennung produzierte Wasser (Oxidationswasser) und die Ernährung (z. B. Kochsalz- und Eiweißzufuhr) haben einen wesentlichen Einfluss auf die Menge und die Zusammensetzung des Urins. Im Normalfall scheiden wir ca. 1,5 Liter Urin pro Tag aus; bei sehr hoher Flüssigkeitsaufnahme kann die Urinmenge bis auf mehrere Liter pro Tag ansteigen, wobei die Kapazität der Nieren beschränkt ist.

**Schwitzen, Abatmung:** Die zusätzliche Ausscheidung von Flüssigkeit in Form von Wasserdampf über die Haut (Schweiß) und über die Lungen ist individuell verschieden und unterliegt großen Schwankungen. Wichtige »schweißtreibende« Faktoren sind starke körperliche Aktivität, erhöhte Körpertemperatur (Fieber) und hohe Umgebungstemperatur. Hohe Luftfeuchtigkeit hingegen stört die Wärmeabgabe. Der Schweiß fließt reichlich, verdunstet aber nicht und kühlt somit auch nicht. Bei Fieber, Verbrennungen und Durchfallerkrankungen ist der Wasserverlust zum Teil massiv erhöht und kann lebensbedrohliche Ausmaße annehmen.

Wassergehalt von Lebensmitteln: Gurken bestehen bekanntlich fast vollständig aus Wasser. Wenn man 104 g Gurke isst, hat man damit 100 g Wasser aufgenommen; aber auch Champignons, die gar nicht so einen »wässrigen« Eindruck machen, haben einen hohen Wassergehalt. In folgenden Lebensmitteln sind 100 g bzw. 100 ml Wasser enthalten:

- 104 g Gurke
- 110 g Champignons
- 120 g Joghurt (vollfett)
- 120 g Kartoffeln (gekocht)
- 140 g Teigwaren (gekocht)
- 140 g Rindfleisch
- 200 g roher Schinken
- 250 g dunkles Brot
- 280 g Hartkäse
- 550 g getrocknete Aprikosen

### Regulation des Flüssigkeitshaushaltes

Warum sind wir durstig? Damit unser Organismus reibungslos funktioniert, ist es wichtig, dass Mineralstoffe wie Natrium, Kalium, Magnesium und Kalzium in einem konstanten Verhältnis stehen. Die Regulation des Wasserhaushaltes erfolgt daher über spezielle Sensoren, welche in spezifischen Bereichen des Gehirns (dem Hypothalamus) und in anderen Organen zu finden sind. Sie messen die Konzentration der gelösten Teilchen in unserem Körper und regeln mithilfe eines hormonellen Regelkreises unser Durstempfinden.

**Durstgefühl.** Bereits bei einem Wasserverlust von 1 % des Körpergewichts entsteht ein Durstgefühl; es ist Ausdruck einer negativen Wasserbilanz. Das Auslösen eines Durstsignals ist sehr wichtig für unseren Flüssigkeitshaushalt; normalerweise ist dieses Durstgefühl ein gutes Maß für den Wasserbedarf des Körpers. Besonders bei Kleinkindern und älteren Menschen, aber auch bei Erwachsenen in speziellen Situationen (z. B. während sportlicher Betätigung oder konzentrierter Tätigkeit wie Autofahren, Arbeiten am PC) kann das Durstempfinden abgeschwächt sein. In solchen Fällen muss auch ohne Durstgefühl regelmäßig getrunken werden.

**Dehydratation (Austrocknung).** Wenn wir über einen bestimmten Zeitraum zu wenig Flüssigkeit aufnehmen, führt dies zur Dehydratation (Austrocknung). Bereits bei einem Flüssigkeitsverlust von 2–3 % des Körpergewichts erscheinen die ersten Symptome einer Dehydratation. Zu ihnen gehören ein starkes Durstgefühl, Mundtrockenheit, Kopfschmerzen, reduzierte Leistungsfähigkeit, Müdigkeit, Verstopfung und deutlich verminderte Urinbildung mit einem konzentrierten, dunkel gefärbten, intensiv riechenden Urin. Ein Verlust von > 8 % des Körpergewichtes führt bei den meisten Personen zu einem lebensbedrohlichen Zustand mit Kreislauf- und Nierenversagen. Ein ausgeglichener Flüssigkeitshaushalt kennzeichnet sich durch einen klaren, hellgelben und weitgehend geruchlosen Urin (1 bis 2 Liter pro Tag). Neben einer zu geringen Trinkmenge können aber auch Lebensmittel wie Rote Bete sowie Mikronährstoffe wie beispielsweise Vitamin $B_2$ zu Färbungen des Urins führen.

Da der Körper nie nur Wasser, sondern immer Wasser und Mineralstoffe (v. a. Kochsalz, aber auch Kalium und Magnesium) verliert, sollte man bei hohen Flüssigkeitsverlusten unbedingt darauf achten, dass nicht nur das Wasser, sondern auch die verlorenen Salze ersetzt werden. Bei einer alleinigen Zufuhr von großen Mengen reinem Wasser ohne Salz kann es zu einer gefährlichen Erhöhung des Körperwassergehalts kommen. Diese führt v. a. durch einen Natriummangel binnen weniger Stunden zu einem lebensbedrohenden Zustand (Hyponatriämie).

Passen Sie die Flüssigkeitszufuhr dem jeweiligen Bedarf an. Obwohl wir tendenziell eher

## Durchschnittliche tägliche Wasserbilanz eines Erwachsenen (nach Thews, Mutschler 2007)

| Wasseraufnahme | l/Tag | Wasserabgabe | l/Tag |
|---|---|---|---|
| Getränke | 1,3 | Urin | 1,5 |
| Wasser in fester Nahrung | 0,9 | Stuhl | 0,1 |
| Oxidationswasser | 0,3 | Haut, Lunge | 0,9 |
| **Gesamtmenge** | **2,5** | **Gesamtmenge** | **2,5** |

**Beim Verbrennen von Nährstoffen entstehen:**
pro g Kohlenhydrat 0,60 ml Wasser
pro g Fett 1,09 ml Wasser
pro g Eiweiß 0,44 ml Wasser

zu wenig trinken – Ungleichgewichte des Flüssigkeitshaushaltes können in beide Richtungen rasch zu gesundheitlichen Problemen führen.

## Flüssigkeitsbedarf

Ziel einer ausreichenden Flüssigkeitsaufnahme ist es, die Verluste zu ersetzen und gleichzeitig die Ausscheidungskapazität der Nieren nicht zu überschreiten. Der Richtwert für die Gesamtzufuhr von Wasser (Essen und Trinken) bei einem 70 kg schweren Erwachsenen beträgt 2,25–2,5 l pro Tag (in Abhängigkeit vom Alter, bei mitteleuropäischen klimatischen Verhältnissen, einer leichten körperlichen Tätigkeit und einer Energiezufuhr, die dem Bedarf entspricht).

Säuglinge haben wegen ihrer relativ großen Körperoberfläche und ihrer nicht voll entwickelten Nieren einen in Bezug auf das Körpergewicht höheren Wasserbedarf als Erwachsene; die Wasserverluste über Haut und Lunge betragen etwa das Dreifache.

Die Wasseraufnahme erfolgt aber nicht nur durch Trinken – wer sich an die allgemeinen Ernährungsempfehlungen (z. B. der Schweizerischen oder der Deutschen Gesellschaft für Ernährung) hält, »isst« bereits mehr als einen Liter Wasser. Einen großen Anteil liefern dabei Gemüse und Früchte (80–95 % Wasser), aber auch Fleisch und Fisch (65–70 %) oder Brot (35 %) enthalten beträchtliche Mengen an Wasser. Die empfohlene Trinkmenge besteht daher aus der Differenz zwischen der empfohlenen Gesamtzufuhr und der Zufuhr durch feste Nahrungsmittel.

**TIPP** **Im Normalfall können Sie davon ausgehen, dass Sie täglich 1–2 Liter trinken sollten. Das ideale Getränk zur Deckung des Flüssigkeitsbedarfs ist Wasser.**

Um die Flüssigkeitszufuhr über Getränke zu decken, steht ein reichhaltiges Angebot zur Verfügung. Dabei sollte der Energiegehalt von einigen Getränken unbedingt berücksichtigt werden. So weisen Erfrischungsgetränke (z. B. Limonaden, Fruchtsaftgetränke, Eistees) durch ihren Zuckergehalt eine hohe Energiedichte auf. Sie tragen zur Entwicklung von Übergewicht und Karies bei. Getränke mit anregenden Stoffen, wie z. B. Koffein, und alkoholhaltige Getränke sind als Durstlöscher eher ungeeignet und als Genussmittel zu betrachten.

## Literatur

Bailey JL, Sands JM, Franch HA. Chapter 6: Water, electrolytes, and acid-base metabolism. Aus: Ross AC et al. Modern Nutrition in Health and Disease. Lippincott, Williams & Wilkins. 11th Edition,2014.

Baker LB. Sweating rate and sweat sodium concentration in athletes: a review of methodology and intra/interindividual variability. Sports Med 2017: DOI 10.1007//s40279-017-0691-5.

Cheuvront SN et al. The void in using urine concentration to assess population fluid intake adequacy or hydration status. Am J Clin 2016;104:553–6.

# Makronährstoffe

Unsere Nahrung besteht aus Makro- und Mikronährstoffen. Zu den Makronährstoffen gehören jene Bestandteile der Nahrung, die Energie liefern. Wie der Name sagt, machen die Makronährstoffe den Hauptteil der Ernährung aus, während Mikronährstoffe nur in vergleichsweise geringen Mengen vorkommen – was aber nicht heißt, dass sie deswegen weniger wichtig sind.

## Fette

Fette oder Lipide bilden eine Gruppe von sehr unterschiedlich zusammengesetzten Substanzen, die kein einheitliches Bauprinzip aufweisen, wie dies bei den Kohlenhydraten oder Proteinen der Fall ist. Lipide können in reiner Form (z. B. Triglyceride) oder in Verbindung mit anderen Substanzen, beispielsweise Eiweißen (Lipoproteine) vorkommen.

Entsprechend vielfältig sind die zu den Lipiden zählenden Substanzen und ihre Bedeutung im Organismus und in der Ernährung. Lipide haben aber gemeinsam, dass sie alle in Wasser unlöslich sind. Zu den Lipiden werden u. a. gezählt:

- Triglyceride (bestehend aus einem Molekül Glycerin und drei Fettsäuren)
- freie Fettsäuren
- Phospholipide (z. B. Lezithin)
- Steroide (z. B. Cholesterin)
- die fettlöslichen Vitamine A, D, E und K

Aufbau von Triglyceriden und Fettsäuren.

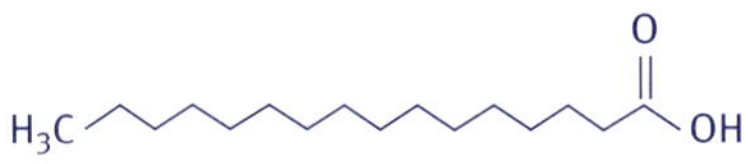


Palmitinsäure (gesättigte Fettsäure)

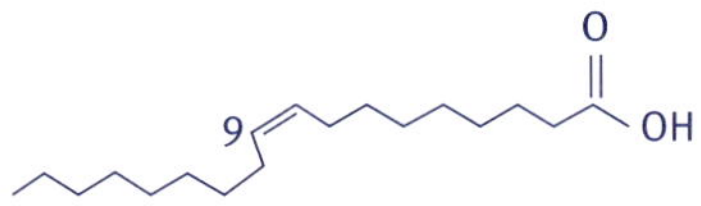


Ölsäure
(Omega-9-Fettsäure,
einfach ungesättigte Fettsäure)

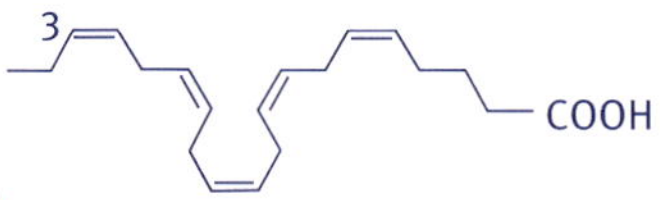


EPA
(Omega-3-Fettsäure,
mehrfach ungesättigte Fettsäure)

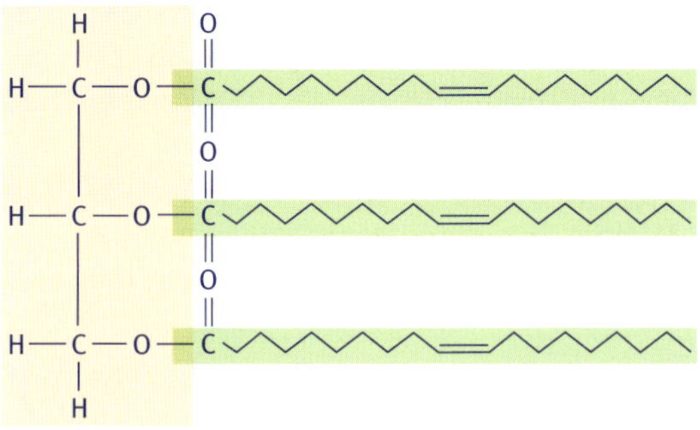


Aufbau von Triglyceriden
(orange: Glycerin, grün: Fettsäuren)

## Unterscheidung und Vorkommen der Fettsäuren nach Kettenlänge

| Bezeichnung | Anzahl C-Atome | Beispiele (Kettenlänge, Anzahl C-Atome) | Vorkommen |
|---|---|---|---|
| kurzkettig | ≤ 4 | Propionsäure (3)<br>Buttersäure (4) | Nahrung: selten, entstehen beim Abbau von Nahrungsfasern im Darm |
| mittelkettig | 6–12 | Capronsäure (6)<br>Caprinsäure (8),<br>Laurinsäure (12) | Nahrung: geringe Mengen, in Milchfett, Kokosfett |
| langkettig | › 12 | Palmitinsäure (16)<br>Ölsäure (18)<br>Linolsäure (18)<br>Arachidonsäure, DHA (20)<br>EPA (22) | Nahrung: am häufigsten, in Pflanzenölen, tierischen Fetten, Fischölen |

Die meisten Nahrungsfette enthalten bis zu 98 % Triglyceride – damit sind die Triglyceride sowohl in der Nahrung als auch im Körper die am häufigsten vorkommende Gruppe von Lipiden.

### Fettsäuren

Fettsäuren sind Bestandteil von allen Fetten und Ölen, die in Lebensmitteln enthalten sind. Die vielen Fettsäuren unterscheiden sich in folgenden Merkmalen:

- der Kettenlänge (Anzahl Kohlenstoff(C)-Atome)
- dem Sättigungsgrad (Anzahl der Doppelbindungen in der Kette)
- der Lage der Doppelbindungen (Omega 3, 6 oder 9)
- dem Typ der Doppelbindung (trans/cis)

**Doppelbindungen.** Fettsäuren ohne Doppelbindung werden als gesättigt bezeichnet, jene mit Doppelbindung als ungesättigt. Bei den ungesättigten Fettsäuren wird zwischen einfach ungesättigten (1 Doppelbindung) und mehrfach ungesättigten (mehrere Doppelbindungen) unterschieden. Mehrfach ungesättigte Fettsäuren werden je nach Stellung ihrer ersten Doppelbindung vom Methylende her in verschiedene »Fettsäure-Familien« eingeteilt (z. B. Omega-3- oder Omega-6-Fettsäuren). Auch die Anordnung der Atome an den Doppelbindungen (Konfiguration) spielt eine wichtige Rolle. Dabei unterscheidet man Fettsäuren mit der »trans«-Konfiguration (Transfettsäuren) von Fettsäuren mit der natürlichen cis-Konfiguration (siehe Abb.).

cis- und trans-Konfiguration.

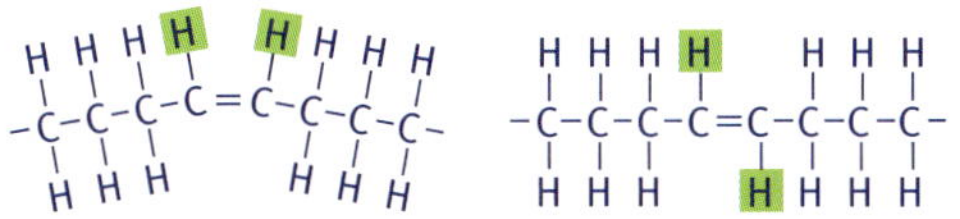


### Transfettsäuren

Natürlicherweise liegen die Fettsäuren in cis-Konfiguration vor, dadurch haben die Moleküle einen Knick an der Stelle der Doppelbindung. Transfettsäuren haben keinen Knick. Der überwiegende Teil der Transfettsäuren entsteht bei der unvollständigen industriellen »Verfestigung« flüssiger Fette (partielle Härtung) sowie bei der Erhitzung von Ölen, welche ungesättigte Fettsäuren enthalten. Hauptquellen für Transfette sind daher:

- nicht vollständig gehärtete Back-, Brat- und Frittierfette sowie Lebensmittel, welche diese Fette enthalten
- unsachgemäß zubereitete Lebensmittel (Verwendung von ungeeignetem Fett beim Frittieren und Braten, zu hohes Erhitzen von Fetten)

Es gibt aber auch natürliche Transfettsäuren – sie entstehen in den speziellen Vormägen von Wiederkäuern (Pansen) wie Kühen, Ziegen und Schafen durch die dort lebenden Mikroorganismen. So enthalten Lebensmittel, die von diesen Tieren stammen, einen geringen natürlichen Anteil von Transfettsäuren (z. B. Milch, Milchprodukte, Fleisch).

Industrielle Transfettsäuren werden als grundlegend gesundheitsschädlich eingestuft – dieser Vorbehalt gilt aber nicht für den Konsum von Lebensmitteln, welche natürliche Transfettsäuren enthalten. Das hat mehrere Gründe:

- In der Natur kommen Transfettsäuren nur in kleinen Mengen vor.
- Bei der unvollständigen Härtung in der Industrie entstehen Formen der Transfette, welche in der Natur nur in sehr geringen Mengen zu finden sind.
- Lebensmittel sind Vielstoffgemische. Lebensmittel mit einem natürlichen Gehalt an Transfettsäuren enthalten parallel dazu auch Bestandteile, welche als Schutzfaktoren für die Gesundheit wirken. So zum Beispiel Milch: Sie enthält auch schützende Fettsäuren wie konjugierte Linolensäure sowie spezifische Milcheiweiße, Vitamine, Mineralstoffe etc.

Der Verzehr von industriellen Transfettsäuren steigert den Anteil des LDL-Cholesterins (»schlechtes Cholesterin«) und reduziert jenen des »guten« HDL-Cholesterins. Dies führt zu einem erhöhten Risiko für Herz-Kreislauf-Erkrankungen. Zudem können Transfettsäuren durch ihre veränderte räumliche Anordnung die Eigenschaften von Zellmembranen verändern. Die Rolle der Transfettsäuren bei der Entstehung von Diabetes, Krebs und Übergewicht ist noch unklar. In der Schweiz ist heute der Gehalt an Transfettsäuren auf 2 % des Gesamtfettes limitiert. Eine neuere Studie, die in der Schweiz durchgeführt wurde, zeigte, dass wenn 2 % der Gesamtenergie durch Transfettsäuren aufgenommen wird, das Risiko für Herz-Kreislauf-Erkrankungen nicht erhöht wird.

### So meiden Sie ungesunde Transfettsäuren

Reduzieren Sie den Konsum von Lebensmitteln, die industrielle Transfettsäuren (partiell/zum Teil gehärtete Fette) enthalten, z. B. nicht fachgerecht zubereitete Pommes frites, Chips, Kekse, Blätterteiggebäck oder Fertiggebäck. Achten Sie bei der Zubereitung von Speisen darauf,

- nur vollständig gehärtete Spezialfette zum Braten und hohen Erhitzen zu verwenden (z. B. Kokosfett),
- Fette, die ungesättigte Fettsäuren enthalten, nicht stark zu erhitzen (das Fett darf beim Erhitzen keinen Rauch entwickeln).

## Essenzielle Fettsäuren

Die mehrfach ungesättigten Fettsäuren α-Linolensäure (Omega-3-Fettsäure) und Linolsäure (Omega-6-Fettsäure) sind essenziell. Grundsätzlich ging man bisher davon aus, dass der Mensch alle anderen Fettsäuren in ausreichender Menge selbst herstellen kann. Es wird aber zunehmend diskutiert, ob bei ungenügender Umwandlung im Körper nicht auch gewisse andere längerkettige Fettsäuren essenziell sein können. Dies betrifft vor allem die Omega-3-Fettsäuren EPA (Eicosapentaensäure) und DHA (Docosahexaensäure), bei welchen in solchen Situationen eine Zufuhr nötig wird.

## Vorkommen

Natürliche Fettquellen sind Speiseöle und Speisefett. Weitere fettreiche Nahrungsmittel sind: Nüsse und Samen (z.B. Sonnenblumenkerne) sowie Butter, Backwaren, fettreiche Käse-, Fleisch und Wurstsorten, welche auch reichlich Cholesterol enthalten.

Durch ihre Verarbeitung können aber auch Lebensmittel, die natürlicherweise wenig Fett enthalten, zu Fettlieferanten werden (z.B. Kartoffelprodukte wie Chips und Pommes frites). In vielen, vor allem stark verarbeiteten Lebensmitteln ist das Fett zudem nicht direkt erkennbar. Aus diesem Grund wird dieser Fettanteil als »verstecktes Fett« bezeichnet.

Tierische Fette bestehen häufig zu einem hohen Anteil aus gesättigten und einfach ungesättigten Fettsäuren. Fette Fische wie Lachs, Makrele und Hering weisen hingegen einen hohen Gehalt an wertvollen, mehrfach ungesättigten Omega-3-Fettsäuren (EPA und DHA) auf.

**TIPP** **Pflanzliche Fette, vor allem jene aus Nüssen, Kernen und hochwertigen Ölen (z.B. Rapsöl, Weizenkeimöl, Walnussöl, Olivenöl, Leinöl) sind wertvoll für die Versorgung mit den beiden essenziellen Fettsäuren α-Linolensäure und Linolsäure.**

## Verdauung, Absorption und Transport

Die Verdauung und die Absorption von Fetten sind wegen deren Unlöslichkeit in Wasser eine große Herausforderung für unseren Organismus und benötigen mehrere Schritte. Nach intensiven Zerkleinerungsprozessen in Mund und Magen werden die Nahrungsfette mithilfe der Verdauungssäfte aus Gallenblase und Bauchspeicheldrüse gespalten und als feine Tröpfchen zu sogenannte Mizellen zusammengeschlossen. Nach Aufnahme der Mizellen in die Zellen der Darmschleimhaut werden die langkettigen Fettsäuren in spezielle Fett-Eiweiß-Tröpfchen, die Chylomikronen, verpackt und an die Lymphbahn abgegeben. Via Lymphe gelangen die Chylomikronen in die Leber und werden dort in Form verschiedener Fett-Eiweiß-Partikel, der Lipoproteine, in die Blutbahn abgegeben und im Organismus verteilt (siehe Abschnitt »Cholesterin«). Bei den kurz- und mittelkettigen Fettsäuren ist der Einbau in Chylomikronen nicht notwendig – sie gelangen direkt von der Darmschleimhautzelle in die Blutbahn und zur Leber.

Die Verdaulichkeit und Verfügbarkeit der Nahrungsfette wird vor allem von ihrem Aggregatzustand bestimmt: Bei Zimmertemperatur flüssige Fette (Öle) werden rascher gelöst und gespalten und sind daher leichter verdaulich als feste Fette mit höherem Schmelzpunkt.

## Funktionen

Aufgrund ihres unterschiedlichen Aufbaus erfüllen Fette mehrere unterschiedliche Funktionen:

- **Energielieferant:** Mit einem Brennwert von 9 kcal pro Gramm liefern Fette mehr als doppelt so viel Energie wie Kohlenhydrate oder Proteine.

- **Energiespeicher:** Bei einem normalgewichtigen Erwachsenen beträgt das Depotfett ca. 12 kg, entsprechend einer Energiemenge von ca. 84 000 kcal. Bei fehlender Nahrung liefert dieser Speicher Energie für mehrere Wochen.
- **Wärmeschutz und Schutzpolster:** Das Depotfett fungiert außerdem noch als Wärmeschutz sowie als Schutzpolster diverser Organe (siehe Abschnitt »Fettgewebe«).
- **Ausgangssubstanz** für die Bildung von
  - **Hormonen:** Cholesterin ist die Vorstufe der Steroidhormone (z. B. Östrogen, Testosteron, Cortison) und
  - **hormonähnlichen Substanzen:** Langkettige, mehrfach ungesättigte Fettsäuren dienen als Ausgangssubstanz für die Produktion der Eicosanoide (Prostaglandine, Prostacycline, Thromboxane, Leukotriene), die unter anderem an entzündlichen Prozessen im Körper beteiligt sind.
- **Strukturelle Funktion:** In allen Körperzellen, v. a. in jenen des Nervensystems, finden sich Lipide als wesentliche Bestandteile der Zellwände, aber auch der Wände diverser Zellorgane. Relativ gesehen enthält unser Gehirn am meisten Strukturfett, das auch bei langem Fasten nicht abgebaut wird.

Verdauungsschritte von Fetten, Kohlenhydraten und Proteinen.

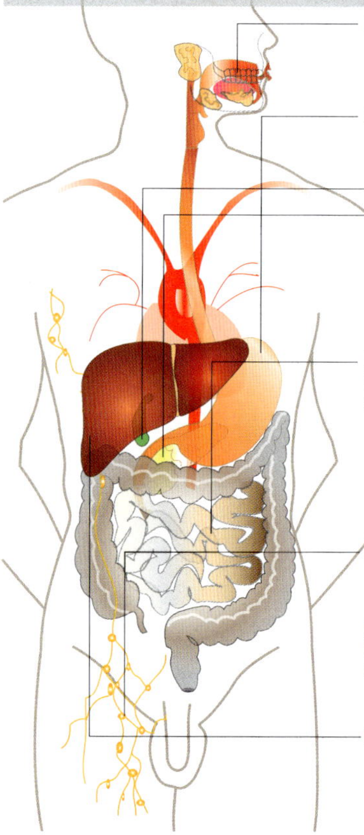

| Organ | Fett | Kohlenhydrat | Eiweiß |
|---|---|---|---|
| Mund | Zerkleinerung | Zerkleinerung und erste Spaltung von Stärke | Zerkleinerung |
| Magen | Zerkleinerung | | Spaltung u. Entfaltung (Pepsin u. Magensäure) |
| Gallenblase, Bauchspeicheldrüse | Gallensäuren u. Verdauungsenzyme: Bildung feiner Fetttröpfchen u. Mizellen | Verdauungsenzyme: Spaltung zu Einzelzuckern | Verdauungsenzyme: zuerst Spaltung in kürzere Ketten (Peptide), weitere Spaltung in Bruchstücke aus 1–3 Aminosäuren |
| Dünndarm: Schleimhautzelle | • langkettige Fettsäuren, Umbau zu Chylomikronen → Abgabe an Lymphe<br>• kurz- u. mittelkettige Fettsäuren → Abgabe an Blutbahn | Aufnahme von Einzelzuckern u. Abgabe an Blutbahn | Aufnahme von Bruchstücken aus 1–3 Aminosäuren, Abgabe an Blutbahn |
| Lymphe | Chylomikronen: Transport zur Leber | | |
| Blutbahn (Portalblut zur Leber) | kurz- u. mittelkettige Fettsäuren: Transport zur Leber via Blutbahnen | Transport zur Leber oder in den Kreislauf/Speicherung | Transport zur Leber |
| Leber | Umbau in div. Fett-Eiweiß-Transportpartikel (Lipoproteine) | Umbau zu Glukose/Aufbau von Glykogen | Einschleusen in komplexen Eiweißstoffwechsel der Leber/Aufbau div. Proteine etc. |

### Hormonfabrik Bauchfett – warum das Fett am Bauch besonders »gefährlich« ist

Wenn anhaltend zu viel Nahrungsenergie zugeführt wird, lagert der Körper das Fett nicht nur unter der Haut (subkutan), sondern auch in der Bauchhöhle (viszeral), in Organen (Leber, Bauchspeicheldrüse; ektopisch) sowie in der Herz- und der Skelettmuskulatur ein. An all diese Orte gehört eigentlich kein Fett. Viszerales Fettgewebe und ektopisches Fett sind hormonell aktiv und können zudem Entzündungsfaktoren produzieren. Diese Entzündungsfaktoren führen zu chronischen Entzündungsprozessen (Gefäßwände!) und spielen eine zentrale Rolle bei der Entstehung von Arteriosklerose. Ein Überschuss an viszeralem und ektopischem Fett stellt daher einen erheblichen Risikofaktor für diverse Erkrankungen wie Diabetes und Herz-Kreislauf-Erkrankungen dar. Die Signalverbindungen, die von den Fettzellen gebildet werden, nennt man Adipokine. Diese können im Labor bestimmt werden.

- **Absorptionsförderer** der fettlöslichen Vitamine A, D, E, K, anderer fettlöslicher Lebensmittelinhaltsstoffe (z.B. Carotinoide) und Träger von Geschmacksstoffen (Nahrungslipide).

## Fettgewebe

Fett findet man im menschlichen Körper in verschiedenen Formen von Fettgewebe mit unterschiedlichen Funktionen.

**Weißes Fettgewebe:** Das weiße Fettgewebe dient vor allem als Speicher, aber auch als Schutz von Organen und als Isolation. Weißes Fettgewebe lässt sich in verschiedene Typen einteilen:

- Speicher- und Isolierfett:
  - subkutanes Fett unter der Haut, z.B. an Gesäß, Beinen
  - viszerales Fett (Bauchfett): in der Bauchhöhle, um Organe
- Baufettgewebe (z.B. Fußsohlen, Wangen, Organpolster). Das Baufett wird bei Nahrungsmangel als letzte Reserve mobilisiert.

**Braunes/beiges Fettgewebe:** Während der letzten Jahre ist eine weitere Art von Körperfett wieder vermehrt ins Interesse der Wissenschaft gerückt: das braune Fettgewebe. Es besitzt die Eigenschaft, Energie in den zahlreichen Mitochondrien nur in Wärme umzuwandeln. Es ist also gewissermaßen eine reine Heizquelle. Braunes Fettgewebe kommt vor allem bei Säuglingen im Nacken- und Brustbereich vor. Nach neuen Erkenntnissen wird bei Personen, die Kälte ausgesetzt sind, braunes/beiges Fettgewebe aufgebaut. Bei diesen Menschen trägt dieses dazu bei, dass ein Teil der aufgenommenen Kalorien unbesehen in Wärme umgewandelt wird, statt in Fettdepots zu wandern.

## Cholesterin

Das vieldiskutierte Cholesterin ist nicht nur ein Risikofaktor, sondern auch ein lebensnotwendiger Bestandteil unserer Körperzellen. Cholesterin ist eine fettähnliche Substanz, die im menschlichen Körper zahlreiche wichtige Funktionen erfüllt, so z.B.:

- als essenzieller Bestandteil aller Zellmembranen
- als Ausgangssubstanz für die Synthese der
  - Steroidhormone; hierzu zählen z.B. die Sexualhormone Östrogen, Progesteron, Testosteron sowie Cortison und Vitamin $D_3$
  - Gallensäuren
- als Substanz mit hoher Bedeutung für das Wachstum des Embryos in den ersten 8 Wochen der Schwangerschaft

Der durchschnittliche tägliche Cholesterinumsatz eines Erwachsenen beträgt etwa 1–1,5 g. Cholesterin kann entweder durch die Nahrung (kommt nur in tierischen Lebensmitteln vor) aufgenommen oder vom Körper selbst hergestellt werden. Der größte Teil (> 70 %) stammt dabei aus der körpereigenen Produktion. Hauptproduktionsort des Cholesterins ist die Leber.

**Transportpartikel.** Cholesterin wird wie andere Lipide als Bestandteil von spezifischen Partikeln aus Eiweiß und Fett (Lipoproteine) im Körper transportiert (siehe Tab.) Dabei wird Cholesterin in VLDL- und LDL-Partikeln von der Leber weg über die Blutbahn im Gewebe verteilt. Der Überschuss aus dem Gewebe wird über HDL-Partikel wieder zurück in die Leber transportiert und dort um- oder abgebaut.

Lipoproteine haben keinen starren Aufbau, sondern werden laufend um- und abgebaut. Die Unterscheidung der Lipoproteine erfolgt aufgrund ihres unterschiedlichen Gehalts an Eiweiß, Fetten, Cholesterin und ihrer dadurch verschiedenen Dichte. Je höher der Gehalt an Eiweißen und je niederer der Gehalt an Fetten, umso dichter sind sie. Daher auch die Nomenklatur:

- HDL ist die Abkürzung für »High Density Lipoprotein«, übersetzt »Lipoprotein hoher Dichte«,
- LDL steht für »Low Density Lipoprotein«, übersetzt »Lipoprotein geringer Dichte« und
- VLDL bedeutet »Very Low Density Lipoprotein«, also »Lipoprotein sehr geringer Dichte«.

## Transportpartikel für Fette im Körper (Lipoproteine)

| Bezeichnung | hauptsächlich transportierte Fette und Ort der Abgabe | Gehalt an Cholesterin (frei und gebunden) | Verhältnis Fett zu Eiweiß | Risiko für Arteriosklerose |
|---|---|---|---|---|
| Chylomikronen | Triglyceride: Leber → Körpergewebe | 4–8 % | 98 : 2 | + |
| VLDL | Triglyceride: Leber → Körpergewebe | 15–25 % | 92 : 7 | ++ |
| LDL | Cholesterin: Leber → Körpergewebe | 40–50 % | 80 : 20 | ++ |
| HDL | Cholesterin: vom Körpergewebe zur Leber | 15–20 % | 50 : 50 | Schutzfaktor* |

* Schutzeffekt abhängig von den diversen HDL-Unterfraktionen.

### Gibt es gutes und schädliches Cholesterin?

Ein »hoher Cholesterinwert« gilt als Risikofaktor v.a. für Arteriosklerose und Herz-Kreislauf-Erkrankungen. Man muss aber zwischen den verschiedenen cholesterintransportierenden Partikeln differenzieren. Ungünstig ist, wenn man zu wenig vom »guten« HDL-Cholesterin und zu viel vom »schlechten« LDL- und VLDL-Cholesterin hat. Bei Menschen ohne weitere Risikofaktoren sind folgende Werte anzustreben: HDL-Cholesterin > 55 mg/dl und LDL-Cholesterin ≤ 150 mg/dl.

Hohe LDL-Konzentrationen gelten als Risikofaktor, weil die Partikel besonders leicht oxidieren. In ihrer oxidierten Form können sie das von ihnen transportierte Cholesterin nicht mehr ins Gewebe abgeben – sie »passen« nicht mehr an die Rezeptoren der Gewebezellen. Diese oxidierten LDL-Partikel lagern sich dann an den Wänden der Blutgefäße ab und gelten als treibender Faktor der Arteriosklerose, bei der entzündliche Ablagerungen und Veränderungen der Gefäßwände zur Verengung der Blutgefäße führen.

HDL-Cholesterin-Partikel tragen zu einer Senkung des Cholesterinspiegels bei, weil sie Cholesterin aus dem Gewebe in die Leber transportieren. Dort wird es abgebaut oder für die Produktion von Gallensäuren verwendet. Außerdem scheint HDL auch einen positiven Effekt auf Entzündungsprozesse in den Blutgefäßen zu haben. Neuere Daten weisen aber darauf hin, dass für eine Senkung des gesundheitlichen Risikos eine alleinige Steigerung des Gesamt-HDLs nicht genügt. Es existieren verschiedene Arten von HDL mit unterschiedlichen Eigenschaften – nicht alle scheinen im gleichen Ausmaß schützend zu wirken.

Der Zusammenhang zwischen Cholesterin, den verschiedenen Cholesterinpartikeln und den damit verbundenen Risiken für unsere Gesundheit ist noch nicht vollständig geklärt und wird sicher weiterhin ein wichtiges Thema in der Forschung bleiben, denn Herz-Kreislauf-Erkrankungen gehören weltweit zu den häufigsten Todesursachen.

### Beim Thema Fett tut sich was

Viele lange vertretene Meinungen zu den Fettsäuren befinden sich im Umbruch. Außer bei den industriellen Transfettsäuren, die als rein gesundheitsschädlich eingestuft werden, sind bei der heutigen Datenlage nur wenige Aussagen zu den gesundheitlichen Effekten einzelner Fettsäuren und Fettsäurefamilien möglich. So geht man z.B. davon aus, dass die bisher als generell gesundheitsschädlich eingestuften gesättigten Fettsäuren kein Schadenspotenzial bezüglich Herz-Kreislauf-Erkrankungen aufweisen. Weitere neue Beurteilungen finden sich in der Tab. Empfehlungen für Fette (Seite 64).

### Wie viel und welche Fette sollten wir essen?

Bei Jugendlichen und Erwachsenen sollte der Gesamtbeitrag der Fette zu der täglichen zugeführten Energiemenge ca. 30 % betragen (ca. 1 g pro kg Körpergewicht) (D-A-CH Referenzwerte, 2013). Bei Kindern, die älter als 4 Jahre sind, wird ein Bereich von 30 bis 35 % angegeben.

Dabei sollten langkettige, gesättigte Fettsäuren höchstens 10 %, mehrfach ungesättigte Fettsäuren etwa 7 % und einfach ungesättigte Fettsäuren mindestens 13 % der Nahrungsenergie ausmachen (siehe Tab.). Erwachsenen wird eine Zufuhr von täglich 2,5 % der Nah-

## Empfehlungen für Fette und Fettsäuren.

| | empfohlener Anteil an der Nahrungsenergie | ca. in g (bei 2 400 kcal/Tag) | enthalten z. B. in |
|---|---|---|---|
| gesättigte Fettsäuren | maximal 10% | maximal 26 g | 30 g Kokosfett<br>50 g Butter<br>56 g Palmfett<br>150 g Landjäger<br>150 g Hartkäse, vollfett |
| mehrfach ungesättigte Fettsäuren | 7% | 19 g | 25 g Distelöl<br>61 g Rapsöl<br>210 g Olivenöl |
| Linolsäure (Omega-6-Fettsäure) | 2,5% | 7 g | 9 g Distelöl<br>32 g Rapsöl<br>87 g Olivenöl |
| α-Linolensäure (Omega-3-Fettsäure) | 0,5% | 1,5 g | 2,8 g Leinöl<br>17 g Rapsöl<br>150 g Olivenöl |
| Gesamtfettmenge | ca. 30% | 80 | 96 g Butter<br>200 g Kartoffelchips<br>1½ Bratwurst à 180 g<br>250 g Emmentaler<br>11 kg Hähnchenbrust, ohne Haut, frisch<br>4 Croissants à 70 g<br>2 Avocado à 170 g<br>20 kg Zucchini |

rungsenergie in Form der essenziellen Omega-6-Fettsäure Linolsäure und etwa 0,5% in Form der Omega-3-Fettsäure α-Linolensäure empfohlen. Das Verhältnis von Omega-6- zu Omega-3-Fettsäuren sollte 5 : 1 nicht überschreiten. Beim Cholesterin sollte die Zufuhr nicht mehr als 300 mg/Tag betragen.

## Literatur

DACH Referenzwerte für die Nährstoffzufuhr. 2013: http://www.sge-ssn.ch/grundlagen/lebensmittel-und-naehrstoffe/naehrstoffempfehlungen/dachreferenzwerte/

Del Gobbo LC et al. Omega-3 polyunsaturated fatty acid biomarkers and coronary heart disease: pooling project of 19 chort studies. JAMA Intern Med 2016;176(8):1156–66.

Gomez-Hernandez A, Beneit N, Diaz-Castroverde S, Escribano O. Differential role of adipose tissues in obesity and related metabolic and vascular complications. Int J Endocrinol 2016; Article ID 1216783.

Kautzky-Willer A et al. Sex and gender differences in risk, pathophysiology and complications of type 2 diabetes mellitus. Endocr Rev 2016;37:278–316.

Kleber ME, Delgado GE, Lorkowski S et al. Trans-fatty acids and mortality in patients referred for coronary angiography: the Ludwigshafen Risk and Cardiovascular Health Study. Eur Heart J 2016;37(13):1072–8.

Mozaffarian D. Dietary and policy priorities for cardiovascular disease, diabetes, and obesity – a comprehensive review. Circulation 2016;133(2):187–225.

Radtke t, Schmid A, Trepp A et al. Short-term effects of trans fatty acids from ruminant and industrial sources on surrogate markers of cardiovascular risk in healthy men and women: a randomized, controlled, double-blind trial. Eut J Prev Cardiol 2017;24(5):534–43.

Sozen E, Ozer NK. Impact of high cholesterol and endoplasmic reticulum stress on metabolic diseases: an updated mini-review. Redox Biology 2017;12:456–61.

Symonds ME, Bloor I, Ojha S, Budge H. The placenta, maternal diet and adipose tissue development in the newborn. Ann Nutr Metab 2017; DOI:10.1159/000464301.

Vaupel P, Biesalski HK. Lipide. Biesalski HK, Bischoff SC, Puchstein C. Ernährungsmedizin. Georg Thieme Verlag. 4 Auflage, 2010.

Wolfram G, Bechtold A, Boeing H et al. Evidence-based guideline of the German Nutrition Society: Fat intake and prevention of selected nutrition-related diseases. Ann Nutr Metab 2015;67:141–204.

# Kohlenhydrate

Kohlenhydrate sind heute der mengenmäßig bedeutendste Bestandteil der menschlichen Nahrung. Sie kommen im Wesentlichen in Pflanzen vor. Dort werden sie während der Photosynthese gebildet und dienen der Pflanze als Reserve-, Bau- und Stützsubstanzen. Im tierischen Gewebe finden sich verhältnismäßig wenige Kohlenhydrate – die wichtigste Form ist das Reservekohlenhydrat Glykogen im Muskelgewebe.

Für den Menschen gehören Kohlenhydrate zu den Grundnährstoffen; als Energielieferant, aber auch als nicht verdauliche Nahrungsfasern. Wichtigste Energiequelle für den Menschen ist das langkettige, pflanzliche Reservekohlenhydrat Stärke. Kartoffeln und Getreideprodukte stellen die wichtigsten Stärkequellen dar.

Kohlenhydrate bestehen aus Kohlenstoff (C), Wasserstoff (H) und Sauerstoff (O) und werden nach ihrer Verdaulichkeit und der Kettenlänge eingeteilt.

- **Monosaccharide (Einfachzucker)** sind die einfachsten Kohlenhydrate aus 1 Zuckermolekül und dienen gleichzeitig als Baustein längerkettiger Kohlenhydrate.
- **Disaccharide (Zweifachzucker)**sind Verbindungen aus 2 gleichen oder 2 verschiedenen Monosacchariden.
- **Oligosaccharide (Mehrfachzucker)** bestehen aus 3–10 Zuckermolekülen und Polysaccharide (Vielfachzucker) aus mehr als 10 Zuckermolekülen.

## Vorkommen

Kohlenhydrate nehmen wir vor allem in Form von Stärke mit pflanzlichen Nahrungsmitteln auf. Zu den wichtigsten Kohlenhydratquellen zählen Getreide, Kartoffeln, Reis, Mais, Hülsenfrüchte, Obst und Gemüse. Die freien Einfachzucker Glukose und Fruktose kommen natürlicherweise in nennenswerten Mengen nur in Obst und Honig vor. Der Zweifachzucker Saccharose aus Zuckerrüben oder Zuckerrohr (Rohrzucker, »Haushaltszucker«) ist das wichtigste Süßungsmittel.

Der wichtigste Einfachzucker ist Glukose (links); Stärke besteht aus einer langen Kette von Glukosemolekülen.

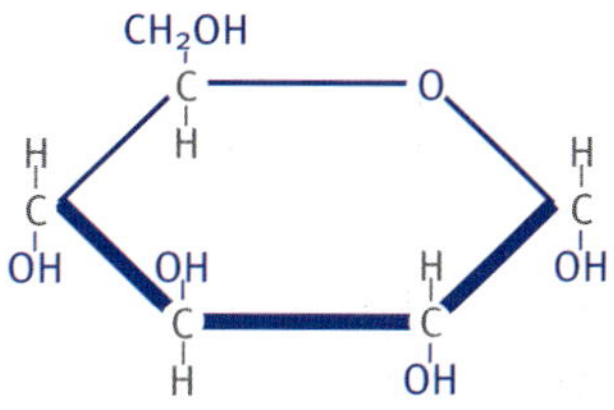


Glukose (Traubenzucker)

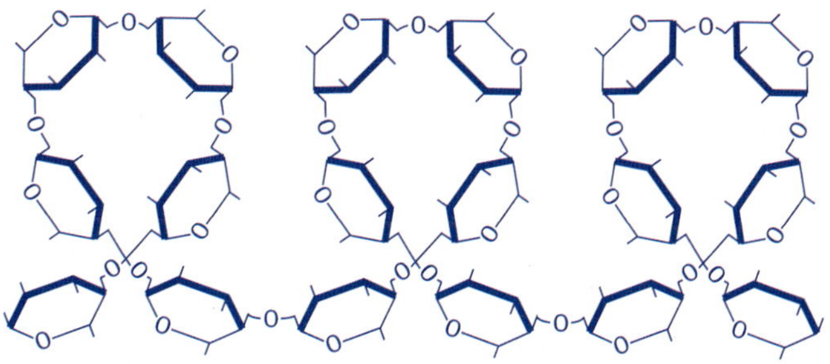

Stärkemolekül (schematisch) aus X-Glukosemolekülen

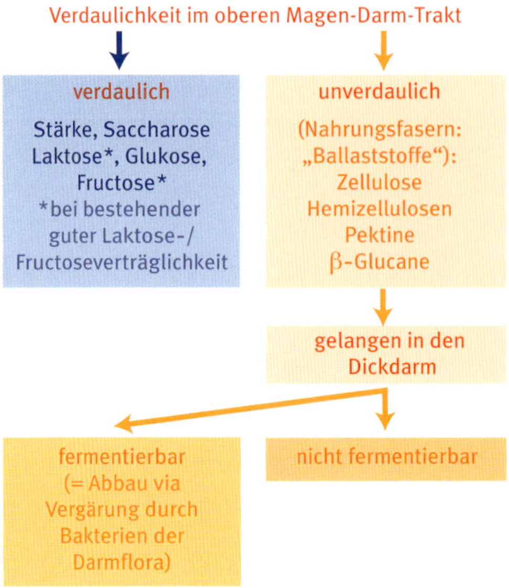


Physiologische Einteilung der Kohlenhydrate (nach Arrigoni et al. 2009).

## Verdauung, Absorption und Verfügbarkeit

Kohlenhydrate können nur in Form von Einfachzuckern von der Darmschleimhaut aufgenommen (absorbiert) werden – alle Verbindungen, die aus mehr als einem Zucker bestehen, müssen zuerst enzymatisch in Einfachzucker gespaltet werden.

Die Kohlenhydratverdauung beginnt bereits im Mund, wo die Nahrung durch das Kauen mechanisch zerkleinert und mit dem Speichel vermischt wird. Der Speichel enthält ein kohlenhydratspaltendes Enzym, das Ptyalin (eine α-Amylase), die bei intensivem, langem Kauen mit der Spaltung der Stärkemoleküle beginnt. Der Magen produziert keine Enzyme für den Kohlenhydratabbau. Die hauptsächliche Verdauung der Kohlenhydrate findet im Dünndarm statt. Der Verdauungssaft der Bauchspeicheldrüse und die Oberfläche der Darmzellen enthalten die für die Spaltung der Zwei- und Mehrfachzucker notwenigen Enzyme. Die dabei entstehenden Einfachzucker werden durch spezifische Transportmechanismen in den Organismus aufgenommen.

Während Glukose und Galaktose schnell und praktisch vollständig aus dem Darm aufgenommen werden, ist die Aufnahme von Fruktose, aber auch der als Zuckeraustauschstoffe verwendeten Zuckeralkohole Sorbitol, Xylitol, Mannitol etc. eher gering. Bei höherer Zufuhr dieser Zucker können deren Aufnahmemechanismen überfordert sein. Dies hat zur Folge, dass diese Zuckerstoffe im Dickdarm landen, wo sie von den Bakterien verstoffwechselt werden, was zu Blähungen und Durchfall führen kann.

Wie gut Nahrungsmittelkohlenhydrate für unseren Organismus verfügbar sind, wird stark von ihrer Struktur (Kettenlänge) und der Ausstattung des Menschen mit gewissen Enzymen beeinflusst. Diese Enzyme haben den Zweck, die Verbindungen zwischen den Zuckermolekülen »aufzubrechen«, damit diese als Einfachzucker aufgenommen werden können. Ein typisches Beispiel für die ungenügende Funktion eines dieser Enzyme ist die Laktose-Intoleranz (Seite 132).

Stärke ist in gekochtem, gequollenem Zustand für die Enzyme deutlich leichter spaltbar und somit besser verdaulich und verfügbar als in »roher« Form.

## Funktionen

Kohlenhydrate erfüllen im menschlichen Organismus verschiedene Funktionen. Die weitaus wichtigste ist dabei jene als Energielieferant. Vor allem die roten Blutkörperchen, das Nervengewebe (Gehirn!) und das Nie-

## Nahrungskohlenhydrate: Hauptquellen und Verdaulichkeit (nach Arrigoni 2009, Meier 2010)

| Kohlenhydrat | Bausteine | Vorkommen | Verdaulichkeit |
|---|---|---|---|
| **Monosaccharide** | | | |
| Glukose (Traubenzucker)<br>Fruktose (Fruchtzucker)*<br>Galaktose (Schleimzucker) | | Obst, Gemüse<br>Obst, Gemüse<br>fermentierte Milchprodukte | gut |
| **Disaccharide** | | | |
| Saccharose (Kristallzucker)<br>Laktose (Milchzucker)**<br>Maltose (Malzzucker) | Glukose + Fruktose<br>Glukose + Galaktose<br>Glukose + Glukose | Zuckerrohr und -rüben<br>Milch, Milchprodukte<br>Malz, Stärkesirup | gut |
| **Oligosaccharide** | | | |
| Raffinose<br>Stachyose | Galaktose + Glukose | Melasse<br>Hülsenfrüchte (Soja, Erbsen, Bohnen etc.) | schlecht |
| **Polysaccharide** | | | |
| Stärke<br>Glykogen (tierische Stärke) | Glukosekette<br>Glukosekette | Getreide, Kartoffeln<br>Leber, Muskel | gut |
| **Nahrungsfasern (Ballaststoffe)** | | | |
| Zellulose | Glukose | Pflanzenzellwände | schlecht |
| Hemizellulosen | Arabinose, Xylose, Glukose, Mannose | | |
| Pektine | Galakturonsäuren, Rhamnose, Galaktose | | |
| Gummiarten | Arabinose, Xylose, Uronsäure, Galaktose | | |
| Schleimstoffe | Arabinose, Rhamnose, Uronsäure, Galaktose | Algen | |
| resistente Stärke | Anhydro-Galaktose, Glukose | Kartoffeln, Getreideprodukte | |
| Galaktooligosaccharide (GOS) | Glucose, Galaktose | Milch | |
| Fruktane (Fruktooligosaccharide (FOS), Inulin) | Fruktose, Glukose | Chicorée, Endivie, Artischocken, Schwarzwurzeln | |

* Für Menschen mit Fruktose-Malabsorption ist Fruktose schlecht verdaulich.
** Für Menschen mit Laktose-Intoleranz ist Laktose schlecht verdaulich.

renmark sind auf eine laufende Versorgung mit Glukose angewiesen. Allein unser Nervensystem benötigt täglich ca. 150 g Glukose.

Als Glykogen kann unser Körper ein limitiertes Maß an Kohlenhydraten in der Muskulatur und in der Leber speichern (ca. 450 g entsprechend ca. 1 800 kcal). Dieser Glykogenspeicher ist unsere am schnellsten verfügbare Energiereserve – wir verbrauchen sie, wenn wir uns kurzfristig körperlich anstrengen.

Außerdem sind Kohlenhydrate in Verbindung mit Proteinen (Glykoproteine, Proteoglykane) und Lipiden (Glykolipide) Bestandteile von wichtigen Strukturen:

- Strukturproteine (z. B. Kollagen in Haut, Knochen, Sehnen und Bändern)
- Enzyme (z. B. Amylase = stärkespaltendes Enzym)
- Antikörper (Immunoglobuline)
- Chondroitinsulfat (essenzieller Knorpelbestandteil) und Hyaluronsäure (wichtiger Bestandteil des Bindegewebes)
- Cerebroside, Ganglioside (essenzielle Strukturbestandteile der Nervenzellen)

Kohlenhydrate dienen zudem als Bausteine und Grundsubstanzen für die Bildung von Triglyceriden, Cholesterol, Steroidhormonen, nicht essenziellen Aminosäuren und den Grundbausteinen unserer Erbsubstanz DNA, den Nucleotiden.

## Regulation des Glukosestoffwechsels

Grundsätzlich kann unser Organismus Kohlenhydrate aus verschiedenen Vorläufersubstanzen selbst herstellen (Gluconeogenese). Bei andauerndem Glukosemangel wird der Verbrauch eingeschränkt – die meisten Organe nutzen in dieser Situation Fettsäuren und Abbauprodukte des Fettstoffwechsels statt Glukose als Energiequellen.

Um den Blutzucker (Blutglukosespiegel) konstant zu halten, wird unser Glukosestoffwechsel laufend reguliert. Dies erfolgt hauptsächlich über hormonelle Systeme. Die wichtigsten Hormone, die in den Kohlenhydratstoffwechsel eingreifen, sind Insulin und Glucagon. Beide Hormone stammen aus der Bauchspeicheldrüse. Die beiden Hormone fungieren dabei als Gegenspieler: Während Insulin für die Aufnahme der Glukose in die Zellen sorgt und somit den Blutzucker senkt, führt Glucagon zu höheren Blutzuckerspiegeln (v. a. durch Steigerung der Neubildung von Glukose in der Leber und einem erhöhten Glykogenabbau).

Verlauf der Blutglukosekonzentration nach Zufuhr von 50 g verwertbaren Kohlenhydraten mit verschiedenen Lebensmitteln (Strohm, 2013).

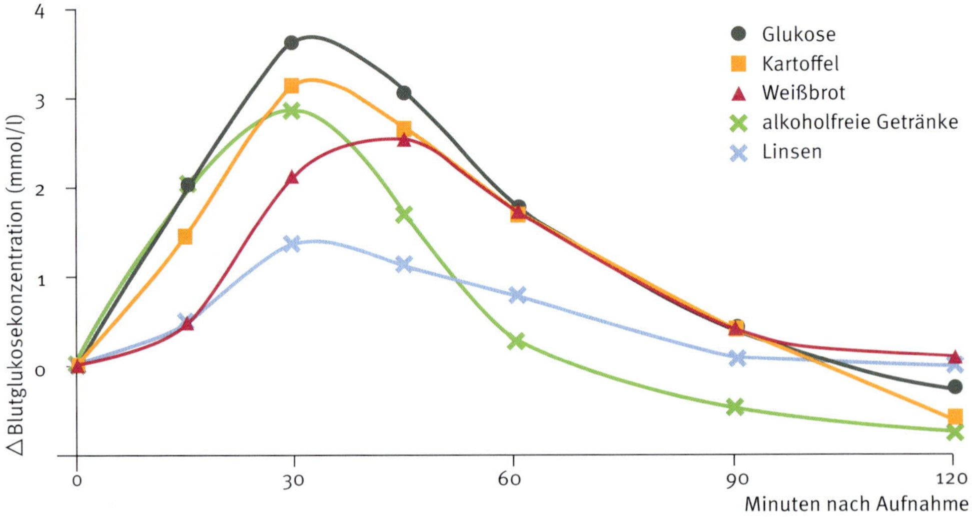

## Resistente Stärke

Beim Abkühlen von gekochten Kartoffeln (Pellkartoffeln) und gekochten Teigwaren sowie bei der Lagerung von Brot wandelt sich ein Teil der gequollenen, verdaulichen Stärke wieder um und bildet spezielle Stärkekristalle, die von den Enzymen unserer Verdauung nicht aufgebrochen werden können. Solche unverdaulichen Stärkeformen nennt man resistente Stärke. Andere Formen von resistenter Stärke findet man auch in ungekochten Teigwaren, rohen Kartoffeln und unreifen Bananen oder in grob gemahlenem Getreide. Je nach Nahrungszusammensetzung gelangen ca. 10 % der aufgenommenen Stärke unverändert in den Dickdarm. Im Dickdarm wird resistente Stärke von Bakterien unserer Darmflora zu kurzkettigen Fettsäuren abgebaut – manchmal zählt man sie aus diesem Grund zu den Nahrungsfasern oder Ballaststoffen. Resistente Stärke besitzt auch einige der für Nahrungsfasern bekannten gesundheitsfördernden Eigenschaften.

Glukose, die in zu hohen oder geringen Mengen im Blut zirkuliert, kann zu oxidativem Stress führen. Dieser gesundheitsschädliche Prozess spielt nicht nur bei chronisch hohen Blutzuckerwerten (Diabetes) eine Rolle, sondern auch bei starken Schwankungen des Blutzuckers, wie sie nach Verzehr von größeren Mengen an Kohlenhydraten vorkommen. Die Abb. zum Verlauf der Blutglukosekonzentration (Seite 68) zeigt deutlich, dass die gleiche Menge Glukose aus verschiedenen Nahrungsmitteln unterschiedlich schnell ins Blut gelangt. Am schnellsten erfolgt die Aufnahme von reiner Glukose, welche ohne Spaltung sehr schnell im Blut ankommt. Je höher der Ballaststoffgehalt und je komplexer ein Lebensmittel ist, umso langsamer erfolgt die Zuckeraufnahme und auch der Anstieg des Blutzuckers.

### Der Glykämische Index und die Glykämische Last

Wie stark unser Organismus auf die Einnahme von Kohlenhydraten mit Schwankungen des Blutzuckers reagiert, wird mithilfe des Glykämischen Index (GI) oder der Glykämischen Last (GL) erfasst.

Der GI gibt an, wie stark die Einnahme von 50 g Kohlenhydraten aus dem getesteten Lebensmittel den Blutzucker ansteigen lässt – also wie schnell die Kohlenhydrate in Form von Glukose im Blut erscheinen. Als Vergleich dient reine Glukose (der GI von Glukose beträgt definitionsgemäß 100).

Ein GI von < 55 wird im Allgemeinen als niedrig, ein GI von > 70 als hoch eingeschätzt.

Wovon hängt der Glykämische Index eines Lebensmittels ab? Neben der Art und Eigenschaft der Kohlenhydrate (z. B. Kettenlänge) wird der GI auch durch weitere im Lebensmittel vorkommende Nährstoffe (Ballaststoffe, Fett etc.) sowie durch die Verarbeitung und Zubereitung des Lebensmittels (z. B. die Kochzeit von Nudeln) und weitere, gleichzeitig konsumierte Nahrungsmittel beeinflusst.

Beim GI werden nur Mengen von Lebensmitteln verglichen, welche jeweils 50 g Kohlenhydrate enthalten und nicht die üblicherweise verzehrte Portionen. Im Alltag ist daher der GI wenig hilfreich. Sinnvoller ist die Berechnung der Glykämischen Last (GL) eines Nahrungsmittels, welche neben dem GI auch die Portionsgröße berücksichtigt.

Zum Beispiel hat Wassermelone einen GI (80), der über dem von Weißbrot (70) liegt. Für die im GI verglichenen 50 g Kohlenhydrate benötigt man aber 1 kg Wassermelone und nur 110 g Weißbrot – es ist deswegen kaum sinnvoll, diese beiden »Portionen« miteinander zu vergleichen.

Die Glykämische Last GL eines Lebensmittels wird vom Glykämischen Index GI unter Berücksichtigung der Portionsgröße abgeleitet. Mahlzeiten setzen sich aber in den meisten Fällen aus mehreren verschiedenen Lebensmitteln zusammen – diese Zusammensetzung, also gleichzeitig verzehrte Lebensmittel und Getränke, sowie der Einfluss der unterschiedlichen Verarbeitungs- und Zubereitungsarten werden bei der GL nicht berücksichtigt.

$$GL = \frac{GI \times \text{Kohlenhydratgehalt pro Portion in Gramm}}{100}$$

### Mit GI und GL lassen sich nur einzelne Lebensmittel bewerten

GI und GL sind sicher interessante Werkzeuge zur Einschätzung einzelner Lebensmittel z. B. beim Einkauf. Wegen der erwähnten Einschränkungen sind sie aber für die Beurteilung einer komplexen Mahlzeit nicht geeignet. Vor allem bei körperlich wenig aktiven Menschen scheint eine Ernährung aus Lebensmittelkombinationen, die keine häufigen und starken Blutzucker- und Insulinschwankungen bewirken, einen vorbeugenden gesundheitlichen Effekt zu besitzen. Nach einer erfolgreichen Reduktionsdiät scheint zudem das Erhalten des geringeren Gewichts einfacher zu sein, wenn die Mahlzeiten einen niedrigen GI und einen höheren Anteil von Proteinen enthalten.

## Wie viel und welche Kohlenhydrate sollten wir essen?

**Bedarf:** Das schweiz. Bundesamt für Lebensmittelsicherheit und Veterinärwesen (BLV) sieht einen Kohlenhydratverzehr von 45–55 % der Gesamtenergie als angemessen an. Die DGE gibt einen Richtwert von > 50 % der Gesamtenergie an. Zugesetzte Zucker sollen maximal 10 % der täglichen Energieaufnahme ausmachen. Die Kohlenhydratzufuhr muss der körperlichen Aktivität angepasst werden – je mehr wir uns bewegen, umso wichtiger ist die Zufuhr von Kohlenhydraten als Energiequelle. Menschen mit einer niederen Alltagsaktivität sollten die Zufuhr von Kohlenhydraten jedoch reduzieren. Im Alltag sind Vollkornprodukte, Obst, Gemüse und Hülsenfrüchte als Quellen für Kohlenhydrate zu bevorzugen. Lebensmittel mit einem hohen Anteil von raffinierten, also stark verarbeiteten Kohlenhydratquellen wie Zucker und Weißmehl sollten nur selten konsumiert werden, da diese stärkere Schwankungen des Blutzuckers und eine starke Insulinausschüttung zur Folge haben.

**Mangel:** Bei einer durchschnittlichen Ernährung ist ein Mangel an Kohlenhydraten nicht zu erwarten. Eine Kohlenhydratzufuhr von ca. 130 g (ca. 25 % der Gesamtenergie) in Form von Vollkornprodukten sollte nicht unterschritten werden. Damit stehen ausreichend Kohlenhydrate für den Hirnstoffwechsel (ohne auf Ketonkörper angewiesen zu sein) und Nahrungsfasern für die Mikroorganismen im Darm zu Verfügung. Ketogene Diäten können jedoch durchaus positive Wirkung bezüglich verschiedener metabolischer Parameter aufweisen. Ketonkörper sind beispielsweise neuroprotektiv. Eine ketogene Diät sollten allerdings nur unter Aufsicht einer Fachperson durchgeführt werden.

**Zu hohe Zufuhr:** Bei wenig körperlich aktiven Personen ist ein Überschuss an Kohlenhydraten (v. a. von einfachen Zuckern z. B. aus Süßigkeiten und zuckerhaltigen Getränken) mit diversen gesundheitlichen Risiken behaftet. Dazu gehören hauptsächlich die Entstehung von Übergewicht und Adipositas, aber auch Fettstoffwechselstörungen sowie Diabetes.

Die heute weit verbreitete, zu kalorienreiche Ernährung enthält meistens sowohl zu viele Kohlenhydrate als auch zu viel Fett. In diesem Fall bevorzugt unser Stoffwechsel die Verarbeitung der Kohlenhydrate und schränkt gleichzeitig den Abbau der Fette ein. Diese nicht verarbeiteten Fette werden dann in Fettdepots v. a. unter der Haut am Bauch oder in Organen gespeichert und können so zu den erwähnten Stoffwechselstörungen führen.

## Warum wir Ballaststoffe brauchen

Unter der Bezeichnung Nahrungsfasern oder Ballaststoffe werden jene Bestandteile unse-



### Einteilung der Ballaststoffe nach ihrer Löslichkeit

| Ballaststoff | Vorkommen |
|---|---|
| **unlösliche Ballaststoffe, Füllstoffe** | |
| Zellulose<br>Hemizellulosen<br>Lignin | pflanzliche Zellwand<br>pflanzliche Zellwand<br>verholzte Teile pflanzlicher Zellwände |
| **lösliche Ballaststoffe, natürliche Quellstoffe** | |
| Pektin | pflanzliche Zellwand (Zitrusfrüchte, Apfeltrester, Zuckerrübenschnitzel etc.). |
| β-Glucan<br>Carubin<br>Guar | pflanzliche Zellwand<br>Johannisbrotbaumsamen<br>Guarbohne |
| Gummi arabicum,<br>Carrageen<br>Agar<br>Alginate | Akazien (Milchsaft)<br>Rotalgen<br>Rotalgen<br>Braunalgen |
| Galaktooligosaccharide (GOS)<br>Fruktane (Fruktooligosaccharide (FOS), Inulin) | Milch<br>Chicorée, Endivie, Artischocken, Schwarzwurzeln |
| **halbsynthetische Quellstoffe** | |
| Methylzellulose, Carboxymethylzellulose | |

rer Nahrung zusammengefasst, die von den Verdauungsenzymen im Magen-Darm-Trakt nicht oder nur unvollständig abgebaut werden können. Ballaststoffe gelangen meist unverändert in den Dickdarm, wo sie zum Teil durch Darmbakterien v.a. zu kurzkettigen Fettsäuren und Gasen abgebaut oder ausgeschieden werden.

Chemisch betrachtet gehören die meisten Ballaststoffe zu den Kohlenhydraten bzw. Polysacchariden. Auch resistente Stärke wird manchmal zu den Nahrungsfasern gezählt, weil sie ähnliche Wirkungen und Eigenschaften aufweist wie einige »typische« Ballaststoffe. Ballaststoffe werden üblicherweise in »wasserlösliche« (stark wassereinlagernde) und »wasserunlösliche« (gering wassereinlagernde) Stoffe unterteilt (siehe Tab.).

## Funktionen

Nahrungsfasern besitzen vielfältige, v.a. positive Effekten für den Organismus. Ihre Wirkungen beruhen vor allem auf ihren physikalischen Eigenschaften wie der Faserstruktur, dem Wasserbindungsvermögen, der Quellfähigkeit, der Bindung von Schwermetallen sowie der Förderung des Wachstums gesundheitsfördernder Keime der Darmflora.

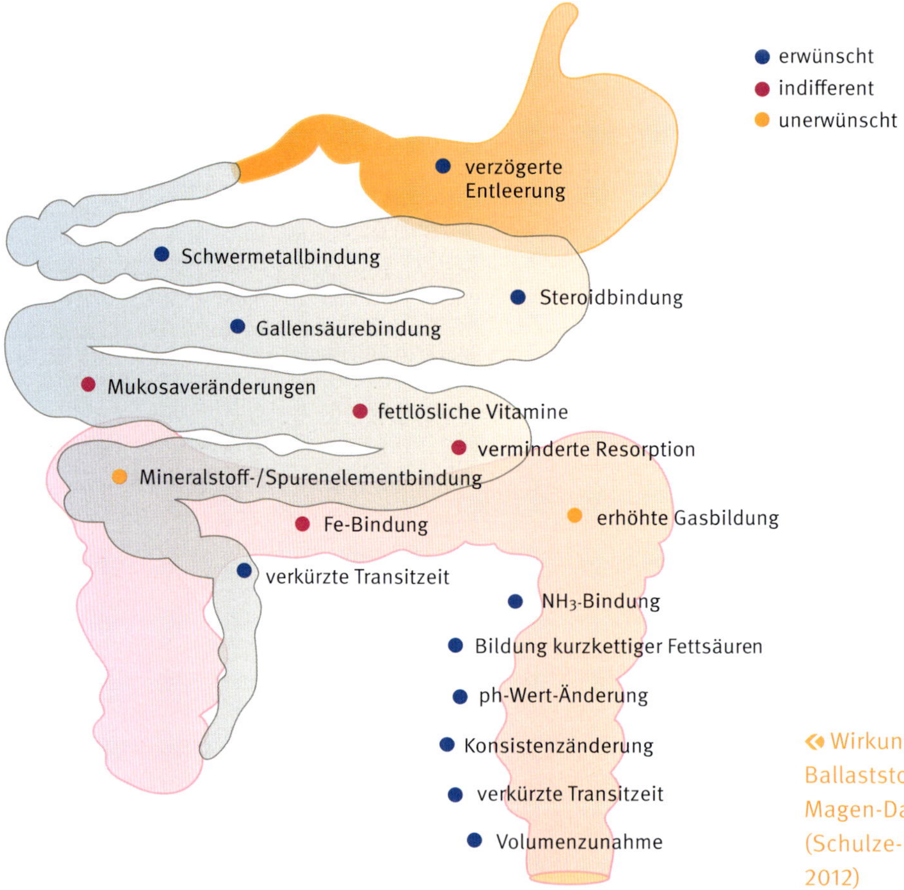


Wirkungen von Ballaststoffen im Magen-Darm-Trakt (Schulze-Lohmann, 2012)

Eine zu hohe Zufuhr von Ballaststoffen kann bei empfindlichen Menschen zu Unverträglichkeiten wie Blähungen führen. Außerdem kann bei einer einseitigen Ernährung mit einem zu hohen Anteil von Ballaststoffen die Verfügbarkeit von Mineralstoffen durch Komplexbildung reduziert sein.

### Wie viel Ballaststoffe werden empfohlen?

Der Richtwert für die tägliche Zufuhr von Nahrungsfasern gemäß DACH-Empfehlungen liegt bei mindestens 30 g Ballaststoffen pro Tag für Erwachsene. Dies entspricht (bei einer bedarfsgerechten Energiezufuhr) etwa 12,5 g/1 000 kcal bei Frauen und 10 g/1 000 kcal bei Männern.

**TIPP** Der tägliche Ballaststoffbedarf sollte über verschiedene Lebensmittel wie Vollkornprodukte, Gemüse und Obst abgedeckt werden. Es ist nicht sinnvoll, nur einmal pro Tag sehr ballaststoffreich – z. B. mithilfe von Weizenkleie – zu essen und sich ansonsten ballaststoffarm zu ernähren.

Ballaststoffreich sind neben Weizenkleie und Leinsamen z. B. auch getrocknete Äpfel; ca. 10 g Ballaststoffe sind enthalten in:

- 22 g Weizenkleie
- 28 g Leinsamen
- 100 g Apfel (getrocknet)
- 100 g Pecannüsse (unverarbeitet)
- 120 g Haselnüsse (unverarbeitet)
- 120 g Vollkornbrot
- 184 g Haferflocken
- 300 g Karotten frisch
- 330 g grüne Bohnen (frisch zubereitet)
- 350 g Toastbrot (weiß)
- 500 g Apfel (frisch, ganz)
- 1 kg Tomaten

## Literatur

Arrigoni E, Amadò R. Chemische und physiologische Aspekte von Nahrungskohlenhydraten. Schweizerische Zeitschrift für Ernährungsmedizin 2009;3:8–14.

BLV (Bundesamt für Lebensmittelsicherheit und Veterinärwesen). Kohlenhydrate in unserer Ernährung – Empfehlungen des BLV. www.blv.admin.ch (Stand Mai 2017).

Buyken AE, Flood V, Empson M et al. Carbohydrate nutrition and inflammatory disease mortality in older adults. Am J Clin Nutr 2010;92(3):634–43.

Chiu CJ, Liu S, Willett WC, Wolever TM, Brand-Miller JC, Barclay AW, Taylor A. Informing food choices and health outcomes by use of the dietary glycemic index. Nutr Rev 2011;69(4):231–42.

DGE (Deutsche Gesellschaft für Ernährung) – DGE-Position: Richtwert für die Energiezufuhr aus Kohlenhydraten und Fett. Januar 2011.

DGE (Deutsche Gesellschaft für Ernährung) – Strohm D. Glykämischer Index und glykämische Last – ein für die Ernährungspraxis des Gesunden relevantes Konzept? Ernährungs-Umschau 2013;60:M26-M38.

EFSA (European Food Safety Authority). Scientific Opinion on the substantiation of health claims related to pectins. EFSA Journal 2010;8(10):1747.

Larsen TM, Dalskov SM, van Baak M et al. Diets with high or low protein content and glycemic index for weight-loss maintenance. N Engl J Med 2010;363(22):2102–13.

Meier RF. Ballaststoffe. Biesalski HK, Bischoff SC, Puchstein C. Ernährungsmedizin. Georg Thieme Verlag. 4. Auflage, 2010.

Newman JC & Verdin E. Ketone bodies as signaling metabolites. Trend Endocinrol Metab 2014;25(1):42–52.

Schulze-Lohmann P. Ballaststoffe: Grundlagen – präventives Potenzial – Empfehlungen für die Lebensmittelauswahl. Ernährungs-Umschau 2012;59:408–17.

Strohm D. Glykämischer Index und glykämische Last – ein für die Ernährungspraxis des Gesunden relevantes Konzept? Wissenschaftliche Stellungnahme der DGE. Ernährungs-Umschau 2013;60(1):M26–M38.

# Proteine

Proteine (Eiweiße) sind große, komplexe Moleküle, die aus Aminosäureketten bestehen und dreidimensional gefaltet sind. Die Anzahl der Aminosäuren, ihre Reihenfolge in der Kette und die dreidimensionale Struktur sind verantwortlich für die spezifische Funktion eines Proteins in unserem Körper. Kürzere Ketten aus 2–100 Aminosäuren nennt man Peptide, ab 100 Aminosäuren spricht man von Proteinen. Reine Proteine bestehen nur aus Aminosäuren, zusammengesetzte Proteine enthalten zusätzliche Komponenten wie Metalle (Metalloproteine), Lipide (Lipoproteine) oder Kohlenhydrate (Glykoproteine).

## Aminosäuren

Man kennt heute über 100 Aminosäuren – nur 20 davon, die sogenannten proteinogenen Aminosäuren, sind am Aufbau von Proteinen im menschlichen Körper beteiligt. Essenzielle Aminosäuren kann der Körper nicht selbst synthetisieren und diese müssen deshalb in ausreichender Menge mit der Nahrung aufgenommen werden (siehe Tab.). Bedingt essenzielle Aminosäuren können unter gewissen Bedingungen essenziell sein, z.B. bei erhöhtem Bedarf, bei ungenügend zur Verfügung stehenden Vorstufen oder bei Defekten an Enzymen, die für ihre Produktion benötigt werden.

## Vorkommen, biologische Wertigkeit

Sehr proteinreich sind Fleisch, Fisch (20–30%), bestimmte Milchprodukte, Eier und Hülsenfrüchte (12–20%). Mit Ausnahme der Hülsenfrüchte enthalten pflanzliche Lebensmittel allgemein weniger Protein als tierische und liefern dem Körper weniger essenzielle Aminosäuren.

Enthält ein Protein einen hohen Anteil von essenziellen Aminosäuren in einer Zusammensetzung ähnlich jener im menschlichen Körper, so weist es eine hohe biologische Wertigkeit auf. Hingegen hat es einen

### Einteilung der Aminosäuren (Vaupel & Biesalski, 2011)

| Einteilung der Aminosäuren | |
|---|---|
| **Essenziell** | |
| Threonin, Lysin | absolut essenziell |
| Valin, Leucin, Isoleucin, Phenylalanin, Tryptophan, Methionin | essenziell sind die C-Skelette der jeweiligen Ketosäuren |
| Histidin | langfristig bei Säuglingen und Kleinkindern |
| **Bedingt essenziell** | |
| Arginin | bei Säuglingen, Kleinkindern und Schwerstkranken |
| Serin | bei chronischem Nierenversagen |
| Tyrosin | bei Phenylalanin-Mangel, Frühgeborenen, Sepsis, Phenylketonurie |
| Cystein | bei Methionin-Mangel, Leberzirrhose |
| **Nicht essenziell** | |
| Alanin | |
| Glycin | |
| Prolin | |
| Asparaginsäure/Asparagin | |
| Glutaminsäure/Glutamin | |

geringeren biologischen Wert, wenn eine oder mehrere essenzielle Aminosäuren in zu geringen Mengen enthalten sind. Diejenige Aminosäure, die im Verhältnis zum Bedarf am wenigsten enthalten ist, wird als limitierende Aminosäure bezeichnet. Die biologische Wertigkeit wird heute durch den DIAAS (digestible indispensable amino acid score)-Wert beurteilt. Hat ein Protein oder ein Proteingemisch einen DIAAS-Wert von > 100, gilt es als exzellente Proteinquelle. Bei einem DIAAS-Wert von 75 bis 100 spricht man von einer guten Proteinquelle.

Durch die Kombination von verschiedenen proteinhaltigen Nahrungsmitteln kann die Proteinqualität durch eine Ergänzungswirkung der einzelnen Aminosäuren erheblich verbessert werden. Eine gute Kombination von verschiedenen pflanzlichen Proteinen kann somit eine gute Proteinquelle darstellen.

## Verdauung, Absorption

Da Proteine sehr komplex aufgebaute Moleküle sind, erfordert ihre Verdauung (Seite 36) mehrere Schritte.

- Sie beginnt im Magen durch Spaltung der Struktur mithilfe von Pepsin und Magensäure.
- Im Dünndarm werden die langen Aminosäureketten mithilfe verschiedenster Enzyme, die wie Scheren funktionieren, erst in kürzere Peptidketten und dann in Bruchstücke aus 1–3 Aminosäuren gespalten.
- Diese Bruchstücke werden über spezifischer Transportsysteme der Darmschleimhaut aufgenommen und über das Pfortadersystem direkt zur Leber transportiert. Die Leber spielt eine zentrale Rolle im Aminosäurestoffwechsel und im Auf- und Abbau von Proteinen.
- Nur ein geringer Teil des Nahrungsproteins wird unverdaut mit dem Stuhlgang wieder ausgeschieden.
- Unser Körper kann Eiweiß nur sehr begrenzt speichern.

## Funktionen

Aminosäuren und Proteine erfüllen zahlreiche wichtige Aufgaben:

- beim Aufbau von Körpergeweben (z.B. Muskel-, Organ-, Bindegewebe)
- als wichtiger Bestandteil unserer Knochen
- als Struktureiweiße, z.B. in Haaren, Haut, Nägeln
- als Ausgangssubstanz für die Bildung von körpereigenen Proteinen wie
  - Transportprotein, Enzym, Hormon, Immunoprotein
- bei der Synthese von
  - Signalstoffen wie Neurotransmittern (Adrenalin, Serotonin u.a.)
  - biogenen Aminen (Histamin, Dopamin u.a.)
  - Nukleinsäuren (Bausteine z.B. der DNA)
- zur Glukoseneubildung (Gluconeogenese) im Hungerzustand; dazu dienen die als »glucogen« bezeichneten Aminosäuren (z.B. Glutamin, Arginin, Aspargin)

Einzelne Aminosäuren oder Mischungen davon sind als Nahrungsergänzungsmittel im Handel und werden gezielt und in therapeutischen Dosen (d.h. höher als in Lebensmitteln vorkommend) bei verschiedenen Befindlichkeitsstörungen und Krankheiten eingesetzt (siehe Kapitel »Aminosäuren«).

### Wie viel Protein sollte man täglich verzehren?

Die DACH-Empfehlungen für die tägliche Proteinzufuhr liegen bei 0,8 g pro kg Körpergewicht. Das ergibt für eine 70 kg schwere Person 56 g Protein pro Tag. Diese Angaben entsprechen auch den amerikanischen Empfehlungen (Dietary Reference Intakes (DRI)) für Erwachsene. Für ältere Menschen wird eine Zufuhr von 1,0 bis 1,2 g pro kg Köpergewicht empfohlen (ESPEN, 2014)

**Eiweißgehalt:** Die folgende Liste nennt den Eiweißgehalt einiger Nahrungsmittel. Jeweils ca. 10 g Eiweiß sind enthalten in:

- 35 g Bergkäse (vollfett)
- 45 g Linsen (getrocknet)
- 50 g Schinken (gekocht)
- 50 g magerem Fleisch (Rind, Kalb, Lamm)
- 60 g Lachs (frisch)
- 80 g Hüttenkäse (4 % Fett)
- 80 g Haselnüssen
- 80 g Haferflocken
- 230 g Joghurt mit Früchten (3,5 % Fett)
- 500 g Pellkartoffeln
- 3,5 kg Äpfel (frisch)

Proteinmangel tritt in den westlichen Industrieländern normalerweise nur im Zusammenhang mit Erkrankungen auf. Mit Ausnahme der Proteinzufuhr bei älteren Menschen liegt der Proteinverzehr im Allgemeinen in diesen Regionen über der Empfehlung. Anders in den Entwicklungsländern: Dort sind vor allem Bevölkerungsgruppen mit erhöhtem Bedarf (Kinder, Schwangere, Stillende) häufig von Proteinmangel betroffen. Oft ist dieser Proteinmangel kombiniert mit einer ungenügenden Zufuhr von Gesamtnahrungsenergie und anderen Nährstoffen (PEM, Protein-Energy-Malnutrition). PEM kostet weltweit rund 6 Millionen Kinder pro Jahr das Leben.

Eine übermäßige Proteinzufuhr hat beim (Nieren-)Gesunden keine gravierenden nachteiligen Folgen. Es besteht jedoch die Gefahr von Fäulnisprozessen im Dickdarm aufgrund der bakteriellen Zersetzung von nicht-absorbierten Proteinen.

## Alkohol

Alkohol ist die allgemein übliche Bezeichnung für Ethylalkohol oder Ethanol. Er entsteht bei der Vergärung von Kohlenhydraten (Mono- und Disacchariden). Durch die natürliche Vergärung wird maximal ein Alkoholgehalt von ca. 15 Vol.-% erreicht. Spirituosen mit einem sehr hohen Alkoholgehalt werden durch eine anschließende Destillation erzeugt.

Wie Kohlenhydrate, Fette und Proteine gehört Alkohol zu den energieliefernden Nahrungsbestandteilen. Natürlicherweise kommt Alkohol nur in wenigen Lebensmitteln und in geringen Mengen vor (z. B. sehr reife Früchte). Ein wichtiger Unterschied zu den anderen Energielieferanten besteht darin, dass Alkohol im Körper nicht gespeichert und von der Muskulatur nicht verwertet werden kann. Daher muss er sofort nach seiner Einnahme laufend abgebaut werden. Dieser Abbau erfolgt fast vollständig in der Leber.

Mit einem Brennwert von ca. 7 kcal pro g liefert Ethanol fast doppelt so viel Energie wie Kohlenhydrate oder Proteine. Alkoholhaltige Getränke sind daher zwar energiereich und können je nach Lebensstil einen erheblichen Teil der Energiezufuhr ausmachen. Sie sind jedoch frei von bzw. sehr arm an wichtigen Mikronährstoffen.

## Stoffwechsel

Alkohol ist sowohl fett- als auch wasserlöslich und kann deshalb leicht in die Zellen eintreten. Die Absorption erfolgt vor allem über die Schleimhäute des oberen Magen-Darm-Traktes (Magen ca. 20 %, oberer Dünndarm 80 %). Die Geschwindigkeit der Alkoholaufnahme (Seite 77) kann durch mehrere Faktoren beeinflusst werden, nicht aber durch die aufgenommene Menge.

Der aufgenommene Alkohol verteilt sich rasch und vollständig im Körper (inklusive Gehirn); bereits 1–2 Stunden nach der Einnahme ist das Maximum des Blutspiegels erreicht (je nach getrunkener Menge). Der Abbau des Alkohols findet zum größten Teil in der Leber statt – nur gerade etwa 5 % wird unverändert über Nieren und Lunge ausgeschieden. Das beim Alkoholabbau entstehende Zwischenprodukt Acetaldehyd ist giftig und sehr reaktiv. Acetaldehyd ist für viele negative Folgen eines zu hohen Alkoholkonsums verantwortlich. Wenn man normale Alkoholmengen trinkt, wird weder die Aufnahme- noch die Abbaugeschwindigkeit durch die Menge beeinflusst. Erst sehr hohe Alkoholkonzentrationen im Blut und vor allem ein chronisch hoher Alkoholkonsum aktivieren und beschleunigen den Alkoholabbau.

## Gesundheitsschäden durch Alkohol

Bei einem hohen Alkoholblutspiegel werden unsere Körperzellen (vorwiegend die Nervenzellen) geschädigt und der Stoffwechsel in unserem Gehirn beeinflusst. Alkoholkonsum führt ab einem bestimmten Blutspiegel zu eingeschränkter Reaktionsfähigkeit, Benommenheit, unsicherem Gang bis hin zu Störungen der Orientierung und des Bewusstseins. Eine akute Alkoholvergiftung kann tödlich sein.

**Ernährungsstatus:** Ein moderater, regelmäßiger Alkoholkonsum kann wegen des Energiegehaltes von Alkohol zu Gewichtszunahme und Übergewicht führen. Menschen mit langfristig viel zu hoher Alkoholzufuhr (Alkoholiker) verlieren hingegen meist an Gewicht, weil der Alkohol als Nahrungsersatz dient. Die damit verbundene reduzierte Zufuhr von wichtigen Nährstoffen führt zu einer Mangel- bzw. Unterernährung (v. a. Proteinmangel). Außerdem schädigt Alkohol in großen Mengen die Schleimhäute im Magen-Darm-Trakt. Dies führt zu einer Störung der Verdauung und einer zum Teil markant reduzierten Aufnahme und erhöhten Ausscheidung von Makro- und Mikronährstoffen (z. B. B-Vitamine, Magnesium, Zink, Selen).

**Stoffwechselveränderungen:** Weil der Alkohol sofort abgebaut werden muss, werden andere Vorgänge in unserem Organismus

### Faktoren mit Einfluss auf die Geschwindigkeit der Aufnahme von Alkohol ins Blut

| Aufnahme | Faktoren |
|---|---|
| beschleunigt | • erhöhte Temperatur des Getränks (z. B. Glühwein)<br>• hoher Zuckergehalt des Getränks (z. B. Liköre)<br>• Kohlensäuregehalt (z. B. Sekt)<br>• Konsum auf leeren Magen |
| verzögert | • Milch<br>• protein- und fettreiche Mahlzeiten |

durch Alkohol zum Teil massiv gestört (z. B. der Glukosestoffwechsel). Wenn ein Mensch chronisch und in überhöhten Mengen Alkohol trinkt, aktiviert der Körper Enzymsysteme, die den Alkohol beschleunigt abbauen. Dabei wird einerseits mehr vom giftigen Abbauprodukt Acetaldehyd gebildet. Andererseits kommt es zu komplexen Veränderungen im Stoffwechsel anderer Substanzen, die ebenfalls mithilfe dieser Enzyme um- und abgebaut werden. Dies kann bei chronisch Alkoholabhängigen z. B. zu nachteiligen Reaktionen auf Arzneimittel führen, weil diese schneller oder langsamer als gewöhnlich abgebaut werden. Zusätzlich führt Alkohol zu erhöhtem oxidativem Stress.

**Körperliche Schäden:** Obwohl Alkohol fast alle Organe schädigt, ist die Leber (als Hauptabbauort) am stärksten betroffen. Alkohol erhöht die Darmpermeabilität und fördert eine bakterielle Fehlbesiedlung im Darm. In der Folge werden vermehrt bakterielle Toxine zur Leber transportiert. Bereits moderate Mengen können zu Veränderungen in der Leber führen – ein »risikofreier« Schwellenwert existiert daher nicht. Genetische Faktoren spielen dabei eine wichtige Rolle. Zu den alkoholbedingten Lebererkrankungen gehören: Fettleber, Alkoholhepatitis (Leberentzündung), Leberzirrhose und Leberkrebs (primäres Leberzellkarzinom).

Neben der Leber betreffen die durch Alkohol ausgelösten körperlichen Schäden auch den gesamten Verdauungstrakt (Speiseröhre, Magen, Darm), die Bauchspeicheldrüse, das Skelett, die Muskulatur, die Haut sowie das Nerven-, Immun- und Herz-Kreislauf-System.

### Mögliche positive Effekte eines maßvollen Alkoholkonsums

Beobachtungsstudien zeigen für moderaten Alkoholkonsum einen gesundheitlichen Nutzen – vor allem in Bezug auf Herz-Kreislauf-Erkrankungen, aber auch auf die Gesamtsterblichkeit.

### Den Alkoholgehalt in der Atemluft abschätzen

Früher wurde der Blutalkoholgehalt bestimmt. Dieser wurde üblicherweise in Promille angegeben und bedeutet Milligramm Alkohol pro Gramm Blut. Heute kommen im Normalfall nur noch Alkoholmessgeräte zum Einsatz, die den Alkoholgehalt im Atem messen. Ein Wert von 0,25 mg Alkohol in der Atemluft entspricht 0,5 Promille. Wie schnell wir Alkohol aufnehmen, hängt von verschiedenen Faktoren wie Geschlecht, Körpergewicht, Alter und zusätzlich konsumierten Nahrungsmittel ab. Daher kann man den Effekt des Alkoholkonsums auf den Blutalkoholspiegel bzw. auf den Alkoholgehalt in der Atemluft immer nur annäherungsweise voraussagen und berechnen.

Frauen bauen ungefähr 85 mg Alkohol pro Stunde und kg Körpergewicht ab; Männer etwas mehr, nämlich 100 mg. Eine Frau, die 65 kg wiegt, baut also stündlich ca. 5,5 g Alkohol ab und ein Mann (75 kg) 7,5 g Alkohol. In Promille ausgedrückt kann man als groben Richtwert von einem Abbau von ca. 0,1 Promille Alkohol pro Stunde ausgehen.

Dies lässt sich möglicherweise dadurch erklären, dass moderate Alkohol-Mengen, den HDL-Spiegel erhöhen, die Bildung von Blutgerinnseln hemmen, fibrinolytisch wirken und die Auflösung von Blutgerinnseln begünstigen.

Trotz dieser möglichen positiven Effekte von moderatem Alkoholkonsum sollten aber die gesundheitlichen Risiken und die Suchtgefahr durch Alkohol nie aus den Augen verloren werden. Schon kleine Alkoholmengen können die Suchtgefahr bei einzelnen Menschen steigern und das Risiko für gewisse Krebsarten erhöhen. Aus diesem Grund werden von den entsprechenden Fachgesellschaften auch keine Empfehlungen für einen moderaten Alkoholkonsum ausgesprochen.

### Richtwerte für Alkoholkonsum

Gemäß der europäischen DACH ist es nicht möglich, einen Schwellenwert für die Alkoholzufuhr anzugeben, ab dem Alkohol schädlich wirkt. Als akzeptabel werden 10 g Alkohol/Tag für Frauen und 20 g Alkohol/Tag für Männer angesehen. Das ist nicht besonders viel, wenn man bedenkt, dass

- 1 Glas Rotwein (150 ml, 12 % Alkohol) etwa 14 g Alkohol enthält,
- 1 Glas Bier (300 ml, 5 % Alkohol) etwa 12 g Alkohol und
- 1 Glas Sekt (100 ml, 10 % Alkohol) etwa 8 g Alkohol.

Mit täglich zwei Gläsern Rotwein würde ein Mann die momentan definierte akzeptable Menge Alkohols also bereits überschreiten. Abgesehen davon sollten schwangere und stillende Frauen auf jeden Fall komplett auf Alkohol verzichten, weil dieser durch Nabelschnur und Muttermilch 1 : 1 an das Kind weitergegeben wird. Bereits geringe Mengen Alkohol führen beim Embryo/Fetus zu schweren Entwicklungsstörungen. Kinder, Jugendliche, Suchtgefährdete und Menschen, die Medikamente einnehmen, sollten ebenfalls keinen Alkohol trinken.

### Alkohol plus Rauchen ist besonders schädlich

Insbesondere in Verbindung mit Rauchen stellt Alkohol den Hauptrisikofaktor für die Entstehung gewisser Krebsarten im oberen Verdauungssystem (Mund, Rachen, Speiseröhre) dar. Auch das Risiko für Darm- und Brustkrebs ist erhöht. Tumorfördernd wirken in diesem Zusammenhang das Abbauprodukt Acetaldehyd und die Eigenschaft von Alkohol als Lösungsmittel und aufnahmebegünstigender Faktor für andere krebsfördernde Substanzen.

## Literatur

Brien SE, Ronksley PE, Turner BJ et al. Effect of alcohol consumption on biological markers associated with risk of coronary heart disease: systematic review and meta-analysis of interventional studies. BMJ 2011;342:d636.

Bundesamt für Strasse (ASTRA): Atem-Alkoholkontrolle: Neue Messmethode – alte Regeln. www.astra.admin.ch (Stand Mai 2017).

Food and Agriculture Organization of the United Nations (FAO) 2013: Dietary protein quality evaluation in human nutrition. ISBN 978–92–5-107417–6.

DACH Referenzwerte für die Nährstoffzufuhr. 2013: http://www.sge-ssn.ch/grundlagen/lebensmittel-und-naehrstoffe/naehrstoffempfehlungen/dachreferenzwerte/

Deutz NE, Bauer JM, Barazzoni R. et al. Protein intake and exercise for optimal muscle function with aging: recommendations from the ESPEN Expert Group.Clin Nutr. 2014:33(6):429–36.

DGE (Deutsche Gesellschaft für Ernährung). Mit jedem Glas Alkohol steigt das Krebsrisiko. Presseinformation 02/2011.

DRI – Dietary Reference Intake: RDA and AI for total water and macronutrients. 2011: http://www.nal.usda.gov/fnic/dri-tables-and-application-reports

Kalla A, Figueredo VM. Alcohol and cardiovascular disease in the geriatric population. Clin Cardiol.2017. DOI 10.1002/clc.2261.

Sung H, Kim SW,Hong M et al. Microbiota-based treatments in alcoholic liver disease. World J Gastroenterol 2016; 22(29):6673–82.

Vaupel P & Biesalski HK. Proteine. Biesalski HK, Bischoff SC, Puchstein C. Ernährungsmedizin. Georg Thieme Verlag. 4 Auflage, 2010.

# Bunt und gesund – sekundäre Pflanzenstoffe

Unter »sekundären Pflanzenstoffen« versteht man eine Gruppe von chemisch unterschiedlichen Stoffen aus der Pflanzenwelt. Im Gegensatz zu den Nährstoffen, die im primären Stoffwechsel der Pflanze gebildet werden (Kohlenhydrate, Fette und Eiweiße), stammen sie aus dem sogenannten »Sekundärstoffwechsel« der Pflanzen und kommen nur in geringen Mengen vor.



## Es gibt eine große Fülle von sekundären Pflanzenstoffen

Sekundäre Pflanzenstoffe erfüllen viele verschiedene Funktionen für die Pflanze. Sie dienen u.a. als Abwehrstoffe gegen Schädlinge und Krankheiten, als Wachstumsregulatoren und als Farbstoffe. Die Zahl der sekundären Pflanzenstoffe (Seite 83) kann nur geschätzt werden; wahrscheinlich handelt es sich um mehr als 100 000 verschiedene Verbindungen, von denen bisher nur ca. 30 000 bekannt sind. Es wurde erst ein kleiner Prozentsatz der Pflanzen untersucht. Dennoch mehren sich die Daten zu den bislang bekannten sekundären Pflanzenstoffen, ihren Wirkungen, ihrem Gehalt in Lebensmitteln, ihrer Verfügbarkeit und ihrer Verstoffwechselung im menschlichen Körper. Die Mechanismen, die für die Wirkung der bekannten sekundären Pflanzenstoffe verantwortlich sind, wurden erst teilweise geklärt; und auch die optimalen Einnahmemengen sind zum Teil noch nicht bekannt. Diverse sekundäre Pflanzenstoffe haben aber nachgewiesenermaßen gesundheitsfördernde Eigenschaften für den Menschen. Einige entfalten dosisabhängig auch unerwünschte Wirkungen; und es gibt natürlich auch toxische sekundäre Pflanzenstoffe (z.B. Blausäure). Bei normaler Mischkost nehmen wir nur rund 1–1,5 g sekundäre Pflanzenstoffe pro Tag auf. Bei vegetarischen Ernährungsformen ist die Zufuhr deutlich höher. Im Folgenden werden die wichtigsten Klassen der sekundären Pflanzenstoffe dargestellt.

## Warum Möhren orange sind und Rettich scharf schmeckt

Einige Vertreter der sekundären Pflanzenstoffe haben sichtbare und/oder schmeckbare Merkmale. So sind beispielsweise Carotinoide und Polyphenole verantwortlich für die Farben vieler Früchte und Gemüse oder Glukosinolate verleihen bestimmten Gemüsesorten ihren typischen, senfartigen bis scharfen Geschmack. Diese Vielfalt an Farben und den typischen Geschmack können wir auch gezielt nutzen, um uns abwechslungsreich mit diesen wichtigen Substanzen zu versorgen. Wer zum Beispiel darauf achtet, dass seine Auswahl an Gemüse und Obst möglichst farbenfroh ist, hat automatisch schon eine ganze Pallette von verschiedenen Carotinoiden und/oder Polyphenolen konsumiert.

## Carotinoide

Bei den Carotinoiden handelt es sich um eine große Gruppe von weit verbreiteten, fettlöslichen roten und gelben Farbstoffen. Bisher sind über 700 verschiedene Vertreter der Carotinoide bekannt. Carotinoide verleihen vielen Früchten und Gemüsen ihre typische gelbe, orange oder rote Farbe (z.B. Tomaten, Aprikosen, Paprika, Karotten und Mais). Aber auch in vielen grünen Pflanzen kommen Carotinoide in erheblichen Mengen vor (z.B. im Grünkohl oder Spinat) – dort wird ihre Farbe aber vom grünen Chlorophyll überdeckt. Manche Carotinoide sind als Lebensmittelfarbstoffe zugelassen. Für die menschliche Ernährung werden momentan v.a. folgende Carotinoide als wichtig eingestuft: α- und β-Carotin, Lycopin, Lutein, Zeaxanthin, Cryptoxanthin, Astaxanthin.

**Gesundheitsfördernde Wirkungen:** In den Pflanzen besteht eine zentrale Aufgabe der Carotinoide darin, Lichtenergie zu absorbieren und zu übertragen. Auf einer weiteren Fähigkeit, nämlich Elektronen abzugeben, beruht das hohe antioxidative Potenzial der Carotinoide. Für den Menschen äußerst wichtig ist der Pro-Vitamin-A-Charakter einzelner Carotinoide; das heißt, dass sie der Körper bei Bedarf in Vitamin A umwandeln kann. Allerdings besitzen nur etwa 50, also weniger als 10% der 700 bis heute bekannten Carotinoide, diesen Charakter. Die höchste Pro-Vitamin-A-Aktivität hat β-Carotin.

Weitere Funktionen sind Immunmodulation und Stimulation der Zellkommunikation. Resultate aus mehreren Beobachtungsstudien, bei denen die Ernährungsgewohnheiten diverser Bevölkerungsgruppen ausge-

### Sekundäre Pflanzenstoffe und diskutierte Wirkungen (modifiziert nach DGE, 2014)

| sekundäre Pflanzenstoffe | Carotinoide | Glukosinolate | Phytoöstrogene |
|---|---|---|---|
| antikanzerogen | (●) | ● | (●) |
| antimikrobiell | | | |
| antioxidativ | ● | ● | ● |
| antithrombotisch | | | |
| immunmodulierend | ● | ● | ● |
| entzündungshemmend | ● | | |
| blutdruckbeeinflussend | | | ● |
| cholesterinsenkend | (●) | | |
| blutzuckerbeeinflussend | | | |
| neurologische Wirkung | | | |

wertet wurden, weisen auf eine vielfältige Schutzwirkung von Carotinoiden gegenüber Krebs- und Herz-Kreislauf-Erkrankungen hin. Diese Beobachtungen beziehen sich allerdings nicht auf die Gabe von höheren Dosen an isoliertem β-Carotin, sondern auf den Konsum obst- und gemüsereicher Kost. Denn nur wenn die Carotinoide als Teil der Ernährung aufgenommen werden, sind diese in komplexer Zusammensetzung enthalten.

Daher ist es nicht erstaunlich, dass in Studien hohe Dosen an isoliertem β-Carotin zu einem erhöhten Auftreten von Lungenkrebs bei Rauchern geführt haben.

Eine geringe Zufuhr bzw. niedrige Serumspiegel von Carotinoiden (z.B. Zeaxanthin, Lutein) scheinen bei der Entstehung von Augenkrankheiten wie der altersbedingten Makuladegeneration und der Katarakt eine Rolle zu spielen. Diese beiden Carotinoide werden in diesem Zusammenhang auch präventiv in Form von Nahrungsmittelsupplementen eingesetzt, oft in Kombination mit anderen Mikronährstoffen.

## Glukosinolate

Glukosinolate oder Senfölglukoside kommen vor allem in der Familie der Kreuzblütler vor – der typische, scharf-stechende Geschmack von Senf, Meerrettich, Kohl und Rettich ist auf sie zurückzuführen. Die höchsten Konzentrationen enthalten Senf, Gartenkresse und Kohlrabi. Glukosinolate sind fettlöslich und können vom Körper sehr gut aufgenommen werden. Bei Erhitzung entstehen aber markante Verluste.

**Gesundheitsfördernde Wirkungen:** Die Effekte der Glukosinolate auf den menschlichen Organismus sind nur ansatzweise bekannt. Diskutiert werden:

- erhöhter Abbau von krebsfördernden Stoffen in der Leber
- antioxidative Aktivität
- Beeinflussung der Zellreifung

Resultate aus diversen Studien deuten darauf hin, dass der Verzehr von glukosinolathaltigen Lebensmitteln v. a. das Risiko für einzelne Krebsformen reduzieren kann. Die Glukosinolate entfalten ihre Wirkung vermutlich vor allem in der Frühphase der Krebsentstehung.



| tosterine | Polyphenole/Flavonoide | Saponine | Sulfide/Sulforaphane | Monoterpene |
|---|---|---|---|---|
| | ● | ● | ● | ● |
| | ● | ● | ● | |
| | ● | | ● | |
| | ● | | ● | |
| | ● | | | |
| | ● | | | |
| | ● | | ● | |
| | | | ● | ● |
| | ● | | | |
| | ● | | | |

**Risiken:** Glukosinolate haben in hohen Dosen kropfbildende Eigenschaften, weil sie die Jodaufnahme in die Schilddrüse hemmen. Allerdings wird diese Wirkung nur durch längerfristige, sehr hohe Verzehrmengen der entsprechenden Lebensmittel (z.B. Kohlarten) erreicht.

## Phytoöstrogene

Phytoöstrogene sind keine Östrogene im chemischen Sinne, sondern besitzen lediglich eine ähnliche chemische Struktur. Diese Ähnlichkeit ermöglicht eine Bindung an Östrogenrezeptoren im Organismus. Phytoöstrogene können wie Östrogene oder wie Antiöstrogene wirken – je nach Konzentration, Gewebe und vorhandener Menge an körpereigenen Östrogenen. Die erzielte Wirkung ist jedoch vergleichsweise sehr viel schwächer (um den Faktor 100–10000 geringer im Vergleich zum wichtigsten natürlichen Östrogen, dem 17β-Estradiol). Ein Einfluss auf den Hormonhaushalt ist aber durchaus möglich, denn die Konzentrationen von Phytoöstrogenen im Blut können sehr viel höher sein, als jene der vom Körper produzierten Östrogene. Chemisch gehören die Phytoöstrogene zu den Polyphenolen.

Zu den Phytoöstrogenen zählen in erster Linie die Isoflavone und Lignane. Bedeutendste Nahrungsquelle für Isoflavone sind die Sojabohne und daraus hergestellte Lebensmittel wie Tofu. Aber auch Alfalfa-Sprossen und Erdnüsse sind gute Isoflavonquellen. Lignane sind als Bestandteil pflanzlicher Zellwände weit verbreitet; einen besonders hohen Gehalt weisen Vollkornprodukte und Leinsamen auf.

**Gesundheitsfördernde Wirkungen:** Im Zusammenhang mit Phytoöstrogenen werden verschiedene vorbeugende und therapeutische Effekte diskutiert:

- Reduktion typischer Wechseljahresbeschwerden
- positiver Einfluss auf Knochendichte und Blutfette
- Risikominderung (prophylaktisch) für gewisse hormonabhängige Tumorarten (Brust-, Prostata-, Gebärmutterkrebs).

**Risiken:** Da Soja-Isoflavone auch östrogenähnlich wirken, wird immer wieder diskutiert, ob sie einen negativen Einfluss auf den Verlauf von bestehenden Tumorerkrankungen haben könnten. Die wissenschaftliche Datenlage ist aber nicht klar und lässt im Moment keine Schlüsse zu.

## Phytosterine

Die Phytosterine oder Phytosterole sind in ihrer Struktur dem Cholesterin sehr ähnlich. Man kennt etwa 40 verschiedene Phytosterine. Für die menschliche Ernährung am wichtigsten sind: β-Sitosterol, Stigmasterol und Campesterol. Phytosterine finden sich vor allem in fettreichen Pflanzenteilen. Besonders reichhaltig sind Sonnenblumenkerne, Sesam, Weizenkeime und verschiedene Nüsse.

**Risiken:** Resultate aus neueren Untersuchungen weisen darauf hin, dass ein erhöhter Blutspiegel an Phytosterinen bei bestimmten Bevölkerungsgruppen das Risiko für Herz-Kreislauf-Erkrankungen nicht senkt, sondern im Gegenteil erhöht. Dieses erhöhte Risiko scheint mit einer Veränderung an bestimmten Genen (Genpolymorphismen) zusammenzuhängen. Menschen, die diese genetischen Variationen tragen, weisen ein signifikant erhöhtes Risiko für Herz-Kreislauf-Erkrankungen und gleichzeitig eine besonders hohe Aufnahme von Phytosterinen aus dem Darm auf.

## Polyphenole

Zu den Polyphenolen gehören mehrere tausend Verbindungen. Im Pflanzenreich sind sie als Farb-, Geschmack-, Bitter- und Gerbstoffe weit verbreitet. Die Polyphenole lassen sich in folgende Untergruppen einteilen:

- Flavonoide (z. B. Flavanole wie Catechine (z. B. EGCG, Epigallocatechin Gallate aus Grüntee), Flavone wie Quercetin, Anthocyane)
- Phenolsäuren (z. B. Kaffeesäure)
- Phytoöstrogene (s. dort)
- weitere wichtige Polyphenole (z. B. Resveratrol, das unter anderem in Rotwein, Weintrauben, Himbeeren vorkommt, und Curcumin aus dem Gewürz Curcuma longa

Zu den Flavonoiden zählen Flavanole und Flavone als gelbe Farbstoffe und die Anthocyane, die für die typische rote, blaue und violette Färbung vieler Pflanzenteile verantwortlich sind. Sowohl Flavonoide als auch Phenolsäuren (z. B. Kaffeesäure) finden sich vorwiegend in den Randschichten und den äußeren Blättern von Pflanzen. Der Gehalt in Nahrungsmitteln kann je nach Anbau, Pflanzensorte und Lichtintensität bei Wachstum und Reifung stark variieren. Anthocyane finden sich vor allem im Beerenobst (Brombeeren, Heidelbeeren, schwarze Johannisbeeren) und Auberginen. Grüntee, Kaffee und dunkle Schokolade sind gute Quellen von gesundheitsfördernden Polyphenolen (Flavanolen). Besonders reich an Quercetin, dem wichtigsten Flavon, sind Zwiebel- und Kohlgewächse.

**Gesundheitsfördernde Wirkungen:** Für Flavonoide und Phenolsäuren werden verschiedene Wirkmechanismen und zahlreiche gesundheitsfördernde Effekte diskutiert. Dazu gehören: antioxidative, antikanzerogene (durch erhöhten Abbau und Ausscheidung von möglicherweise krebsfördernden Substanzen), antientzündliche Aktivität und Immunmodulation sowie ein schützender Ef-



### Die komplexe Zusammensetzung ist wichtig

Es herrscht großes Interesse daran, sekundäre Pflanzenstoffe zu isolieren und herauszufinden, welche Substanzen für die positiven Effekte von pflanzlichen Lebensmitteln verantwortlichen sind. Das ist nicht nur für Ernährungswissenschaftler spannend, sondern auch für die Medizin, denn unter den sekundären Pflanzenstoffen befinden sich einige Substanzen, die großes therapeutisches Potenzial besitzen. Es hat sich aber immer wieder gezeigt, dass man durch die isolierte, hoch dosierte Gabe eines einzelnen Nahrungsmittelbestandteils dessen gesundheitsfördernde Wirkung oft nicht einfach kopieren oder gar verstärken kann. Beispiele dafür sind β-Carotin und Isoflavon. Vermutlich ist in vielen Fällen nicht eine einzelne Gruppe oder gar ein einzelner Bestandteil von Lebensmitteln, sondern deren komplexe Zusammensetzung mit verschiedenen sekundären Pflanzenstoffen und anderen Nährstoffen (Ballaststoffe, Vitamine etc.) für die wichtigen gesundheitsfördernden Effekte verantwortlich.

fekt bei Herz-Kreislauf-Erkrankungen. Eine gute Datenlage existiert für präventive Effekte bei regelmäßigem Konsum von Kaffee (ca. 4 Tassen pro Tag) betreffend Diabetes, koronaren Herzerkrankungen, Alzheimer, Fettleber und bestimmten Krebsarten.

Der schützende Effekt von Polyphenolen bei Tumorerkrankungen beruht bis heute vor allem auf Daten aus Tierstudien und konnte bisher für den Menschen nicht eindeutig bestätigt werden. Dass ein hoher Konsum von polyphenolhaltigem Obst und Gemüse vor bestimmten Tumorerkrankungen schützt, gilt hingegen als sehr wahrscheinlich (v. a. bei Tumoren der Speiseröhre, des Magens und des Dickdarms).

In den letzten Jahren wurden die Wirkungen der Polyphenole Curcumin und Resveratrol auf die Gesundheit besonders intensiv untersucht. Resveratrol hat möglicherweise aufgrund seiner antioxidativen und entzündungshemmenden Wirkung eine Bedeutung in der Prävention und Behandlung von Herz-Kreislauf-Erkrankungen, Krebs und neurodegenerativen Erkrankungen wie Alzheimer. Eine abschließende Beurteilung ist jedoch noch nicht möglich. Curcumin ist eigentlich sehr schlecht bioverfügbar, durch neue Formulierungen (z. B. Liposomen) konnte die Aufnahme von Curcumin in den Stoffwechsel jedoch deutlich verbessert werden. Curcumin werden antioxidative, entzündungshemmende, antitumorale und immunmodulierende Eigenschaften zugeschrieben. Zahlreiche Studien zeigen positive Effekte insbesondere bei der Behandlung von entzündlichen Erkrankungen wie Arthrose, Arthritis und entzündlichen Darmerkrankungen, aber auch in der Therapie von Depressionen.

### Bei zu viel Lakritze steigt der Blutdruck

Lakritze enthält Glycyrrhizin, das für den typischen Lakritzgeschmack verantwortlich ist und die 50-fache Süßkraft von Zucker besitzt. Höhere Dosen Glycyrrhizin können bei empfindlichen Personen zu Blutdruckanstieg und Wasseransammlungen führen. Der wissenschaftliche Lebensmittelausschuss der europäischen Kommission empfiehlt daher, täglich nicht mehr als 100 mg Glycyrrhizinsäure aufzunehmen. Lakritzprodukte, die mehr als 200 mg Glycyrrhizin pro 100 g Lakritze enthalten, müssen in Deutschland als Starklakritz gekennzeichnet werden.

## Saponine

Saponine sind stark bitter schmeckende und oberflächenaktive Substanzen. Durch ihre Oberflächenaktivität reagieren sie in wässriger Lösung seifenartig und neigen zur Schaumbildung. Hohe Konzentrationen finden sich in Hülsenfrüchten (v. a. Sojabohnen, Kichererbsen) und in Lakritz (Glycyrrhizin).

Saponine wirken hämolytisch, das heißt, sie lösen die roten Blutkörperchen auf. Daher wurden sie lange als gesundheitsschädlich eingestuft. Da Saponine im Darm aber nur in geringem Ausmaß aufgenommen werden, beschränkt sich ihre Wirkung vor allem auf den Magen-Darm-Trakt. Zur möglichen gesundheitsfördernden Wirkungen von Saponinen existieren bisher nur wenige Daten. Es werden krebshemmende (Darmkrebs), entzündungshemmende, cholesterinsenkende und immunmodulierende Wirkungen diskutiert.

### Sulfide, Sulforaphan

Zu den Sulfiden zählen die schwefelhaltigen Verbindungen des Knoblauchs und anderer Liliengewächse (Zwiebeln, Lauch, Schnittlauch etc.). Das Hauptsulfid des Knoblauchs, Allicin, ist auch für den typischen Knoblauchgeruch verantwortlich.

Sulforaphan kommt als Senfölglykosid Glucoraphanin insbesondere in Kreuzblütengewächsen wie Kohl und Brokkoli vor. Es ist ein starkes indirektes Antioxydanzien, das schädliche freie Radikale durch Aktivierung bestimmter Enzyme neutralisiert.

**Gesundheitsfördernde Wirkungen:** Vor allem die aus dem Knoblauch stammenden Sulfide sind hinsichtlich ihrer gesundheitsfördernden Wirkungen recht gut untersucht. Dazu gehören:

- Senkung des Blutdrucks
- erhöhter Abbau und Ausscheidung von möglicherweise krebsfördernden Substanzen
- antioxidative Aktivität
- antimikrobielle Aktivität
- entzündungshemmende Aktivität
- Hemmung der Cholesterolsynthese

Eine gute Datenlage existiert vor allem zu Herz-Kreislauf-Erkrankungen: Der Konsum von konzentrierten Knoblauchzubereitungen zeigte in Studien positive Effekte bei Bluthochdruck, im Fettstoffwechsel (senkt LDL-Cholesterol) und bei der Blutgerinnung (senkend). Zudem wird vermutet, dass der Konsum von Lebensmitteln mit einem hohen Sulfidgehalt das Risiko für Tumore des Magens und des Dickdarms reduzieren könnte. Sulforaphan kann möglicherweise das Tumorwachstum hemmen.

### Monoterpene

Terpene sind sehr geruchsintensiv und spielen eine wichtige Rolle als Aromastoffe. Zudem gehören sie zu den wichtigsten Bestandteilen von ätherischen Ölen (z. B. Menthol, Limonen, Carvon). Terpene kommen vorwiegend in Früchten (v. a. Zitrusfrüchte) sowie in Gewürzpflanzen (Pfefferminze, Ingwer etc.) vor. Sie zeigen unterschiedliche antimikrobielle Aktivität und man vermutet, dass sie außerdem den Abbau und die Ausscheidung von potenziell krebsfördernden Substanzen aktivieren und einen negativen Einfluss auf das Wachstum von Tumoren haben könnten (z. B. D-Limonen).

## Weitere sekundäre Pflanzenstoffe

Es gibt zahlreiche weitere sekundäre Pflanzenstoffe, die sich nicht in die neun erwähnten Gruppen einteilen lassen.

### Ätherische Öle

Ätherische Öle sind leichtflüchtige Substanzgemische aus Pflanzen oder Pflanzenteilen, die einen starken und charakteristischen Geruch aufweisen. Sie enthalten zahlreiche sekundäre Pflanzenstoffe vor allem aus den Gruppen der Terpene oder Phenole. Diese in den ätherischen Ölen enthaltenen sekundären Pflanzenstoffe dienen der Pflanze zum Beispiel dazu, Insekten zur Bestäubung anzulocken, Schädlinge fernzuhalten und sich gegen Krankheiten durch Bakterien oder Viren zu schützen. Dementsprechend wirken viele dieser Verbindungen desinfizierend. Ätherische Öle werden in Öldrüsen von Pflanzen gebildet und im Pflanzengewebe gespeichert. Sie befinden sich in Blüten, Blättern, Samen,

Fruchtschalen, Wurzeln, Harzen, Rinden oder im Holz.

**Anwendungseinschränkungen:** In reiner Form sind die meisten ätherischen Öle haut- und schleimhautreizend. Sie werden daher nur stark verdünnt angewendet. Auch Allergien und Unverträglichkeiten gegen ätherische Öle kommen vor, ebenso asthmatische Anfälle bei Personen, die auf einzelne Substanzen (z.B. Menthol) empfindlich reagieren. Bei einigen ätherischen Ölen ist von einer Anwendung in der Schwangerschaft abzuraten (z.B. die Öle von Salbei, Rosmarin, Wacholder). Bei Kindern unter drei Jahren ist vor allem bei der Anwendung von Kampfer-, Eukalyptus-, Thymian- und Pfefferminzöl Vorsicht geboten.

### Die vielfältigen Wirkungen ätherischer Öle

Aufgrund ihres Gehaltes an ätherischem Öl werden viele Pflanzen als Gewürze und/oder als Heilpflanzen eingesetzt. Mögliche Wirkungen ätherischer Öle:

- antimikrobiell
- reizend
- durchblutungsfördernd
- wärmend
- auswurffördernd (Schleim)
- appetitanregend
- lindernd bei Blähungen
- gallentreibend
- beruhigend oder auch anregend

## Literatur


Belitz HD, Grosch W, Schieberle P. Lehrbuch der Lebensmittelchemie. Springer Verlag, 6. Auflage 2008.

Boots AW, Haenen GR, Bast A. Health effects of quercetin: from antioxidant to nutraceutical. Eur J Pharmacol 2008;585(2–3):325–37.

Butt MS, Sultan MT. Coffee and its consumption: benefits and risks. Crit Rev Food Sci Nutr 2011;51(4):363–73.

Corbi G, Conti V, Davinelli S, Scapagnini G, Filippelli A, Ferrara N. Dietary phytochemicals in neuroimmunoaging: a new therapeutic possibility for humans? Front Pharmacol 2016;7;364;doi:10.3389.

Deutsche Gesellschaft für Ernährung (DGE). Sekundäre Pflanzenstoffe und ihre Wirkung auf die Gesundheit – Eine Aktualisierung anhand des Ernährungsberichts 2012. DGEinfo (12/2014):S178–86.

Gallicchio L, Boyd K, Matanoski G et al. Carotenoids and the risk of developing lung cancer: a systematic review. Am J Clin Nutr 2008;88(2):372–83.

Kursvietiene L, Staneviciene I, Mongirdiene A, Bernatoniene J. Multiplicity of effects and health benefits of resveratrol. Medicina 2016;52:148–55.

Omenn GS, Goodman GE, Thornquist MD et al. Risk factors for lung cancer and for intervention effects in CARET, the Beta-Carotene and Retinol Efficacy Trial. J Natl Cancer Inst. 1996;88(21):1550–9.

Pulido-Moran M, Moreno-Fernandez J, Ramirez-Tortosa C, Ramirez-Tortosa MC. Curcumin and health. Molecules 2016:21,264;doi:10.3390.

Rahman K, Lowe GM. Garlic and cardiovascular disease: a critical review. J Nutr 2006;136(3 Suppl): 736S-740S.

Scarpa ES, Ninfali P. Phytochemicals as innovative therapeutic tools against cancer stem cells. Int J Mol Sci 2015;16:15727–42.

Setchell KD, Brown NM, Zhao X et al. Soy isoflavone phase II metabolism differs between rodents and humans: implications for the effect on breast cancer risk. Am J Clin Nutr 2011;94(5):1284–94.

Weingärtner O et al. Controversial role of plant sterol esters in the management of hypercholesterolaemia. Eur Heart J 2009;30(4):404–9.

Yu X, Bao Z, Zou Y et al. Coffee consumption and risk of cancers: a meta-analysis of cohort studies. BMC Cancer 2011;11:96.

Zhou Y, Zhuang W, Hu W et al. Consumption of Large Amounts of Allium Vegetables Reduces Risk for Gastric Cancer in a Meta-analysis. Gastroenterology 2011;141(1):80–9.

# Ernährung im Alltag

Das Wort »Lebensmittel« verdeutlicht den zentralen Aspekt dieser Stoffe und Erzeugnisse – Lebensmittel sind Mittel für unser Leben. Um eine Richtlinie für die Auswahl aus der Fülle angebotener Lebensmittel zu geben, stellen wir Ihnen im Folgenden die Lebensmittelpyramide der SGE (Schweizerische Gesellschaft für Ernährung) vor, die den aktuellsten Stand der Ernährungswissenschaft widerspiegelt.

## Nachhaltigkeit: Was bedeutet das für unsere Ernährung?

Die Bewertung von Lebensmitteln basiert oft »nur« auf wissenschaftlichen und gesundheitlichen Argumenten in Bezug auf ihre Zusammensetzung. In der heutigen Zeit werden aber auch ökologische und soziale Aspekte immer wichtiger. Einerseits trägt die Beschaffung von Lebensmitteln in vielen Fällen zu den wachsenden Umwelt- und Abfallproblemen bei – z.B. durch hohen Energieverbrauch bei Verarbeitung, Lagerung und Transport, durch Monokulturen oder übertriebenen Einsatz von Düngern, Pestiziden und Fungiziden.

Andererseits sind mit der Lebensmittelproduktion zahlreiche soziale Missstände verbunden und in den Herkunftsländern herrscht oft akuter Hunger. All diese Bereiche sind vernetzt und nicht mehr voneinan-



### Wodurch wird der ernährungsphysiologische Wert eines Lebensmittels bestimmt?

Definitionsgemäß umfasst der Begriff »Lebensmittel« alle Stoffe, die der Mensch im rohen, zubereiteten oder verarbeiteten Zustand zu sich nimmt, um sich zu ernähren. Dazu gehören neben den Nahrungsmitteln auch Getränke und Genussmittel. Der ernährungsphysiologische Wert eines Lebensmittels wird durch die darin enthaltenen »wertgebenden« und »wertmindernden« Inhaltsstoffe bestimmt. Zu den wertgebenden Bestandteilen gehören die Nährstoffe (Makro- und Mikronährstoffe) sowie der Gehalt an Nahrungsfasern und an sekundären Pflanzenstoffen. Wertmindernd sind hingegen unerwünschte Bestandteile wie Schadstoffe, Verunreinigungen und krankmachende Keime.

der zu trennen. Daher gewinnt das Thema Nachhaltigkeit auch in der Ernährung zunehmend an Bedeutung.

Nachhaltigkeit im Ernährungsbereich bedeutet, dass wir das System so nutzen und ausrichten, dass die Erhaltung der Lebensgrundlagen und der Umwelt auch für künftige Generationen gewährleistet ist:

- Lebensmittel nicht verschwenden (nicht überessen, möglichst keine Lebensmittel wegwerfen)
- lokal und saisonal konsumieren:
  - regionales, möglichst wenig behandeltes Gemüse und Obst bevorzugen
  - Fleischkonsum in Grenzen halten und regionale Produkte aus artgerechter Haltung und Fütterung bevorzugen
  - Lebensmittel saisongerecht auswählen und verzehren
- stark verarbeitete Lebensmittel mit vielen Zusatzstoffen meiden
- bei importierten Lebensmitteln auf Herkunft und Nachhaltigkeit achten (Fair Trade)
- bei Fischen auf eine nachhaltige Zucht/Fang achten und vom Aussterben bedrohte Arten meiden
- unnötig aufwändig verpackte Lebensmittel meiden
- Lebensmittel wie Konfitüre, Kompott, Gebäck aus hochwertigen Zutaten selbst herstellen

Es liegt an uns, dass wir bei der Ernährung nicht nur darauf achten, unsere Gesundheit zu fördern bzw. zu erhalten und unseren Genuss zu maximieren, sondern uns die Zeit nehmen, die erwähnten Aspekte umzusetzen.

### Was gehört zu einem gesunden Lebensstil?

Um gesund zu leben, reicht eine ausgewogene Ernährung allein nicht aus.

- Sie sollten täglich körperlich aktiv sein. Bewegen Sie sich mindestens eine halbe Stunde pro Tag.
- Stehen Sie mehr und sitzen Sie weniger (z. B. am Bildschirm).
- Halten Sie sich jeden Tag auch im Freien auf. Gehen Sie raus an die frische Luft.
- Sorgen Sie für Ausgleich und Entspannung nach Stress und Hektik.
- Achten Sie darauf, dass Sie ausreichend schlafen.
- Verzichten Sie aufs Rauchen und gehen Sie maßvoll mit Alkohol um.

## Die Lebensmittelpyramide

Wenn wir essen, tun wir das in Form von Lebensmitteln und nicht von einzelnen Nährstoffen. Wie aber kann man sich bei der enormen Auswahl an Lebensmitteln zurechtfinden? Damit Empfehlungen für eine ausgewogene Ernährung auch praktisch umgesetzt werden können, werden Lebensmittel inklusive Getränken und Genussmitteln in Gruppen eingeteilt und dargestellt. Geläufig und zweckmäßig ist die Darstellung mithilfe einer Pyramide – einer Lebensmittelpyramide.

Es existieren zahlreiche unterschiedliche Lebensmittelpyramiden – von staatlichen Organisationen, Ernährungsgesellschaften oder privaten Unternehmen. Wir haben uns in diesem Buch für die Ende 2011 aktualisierte

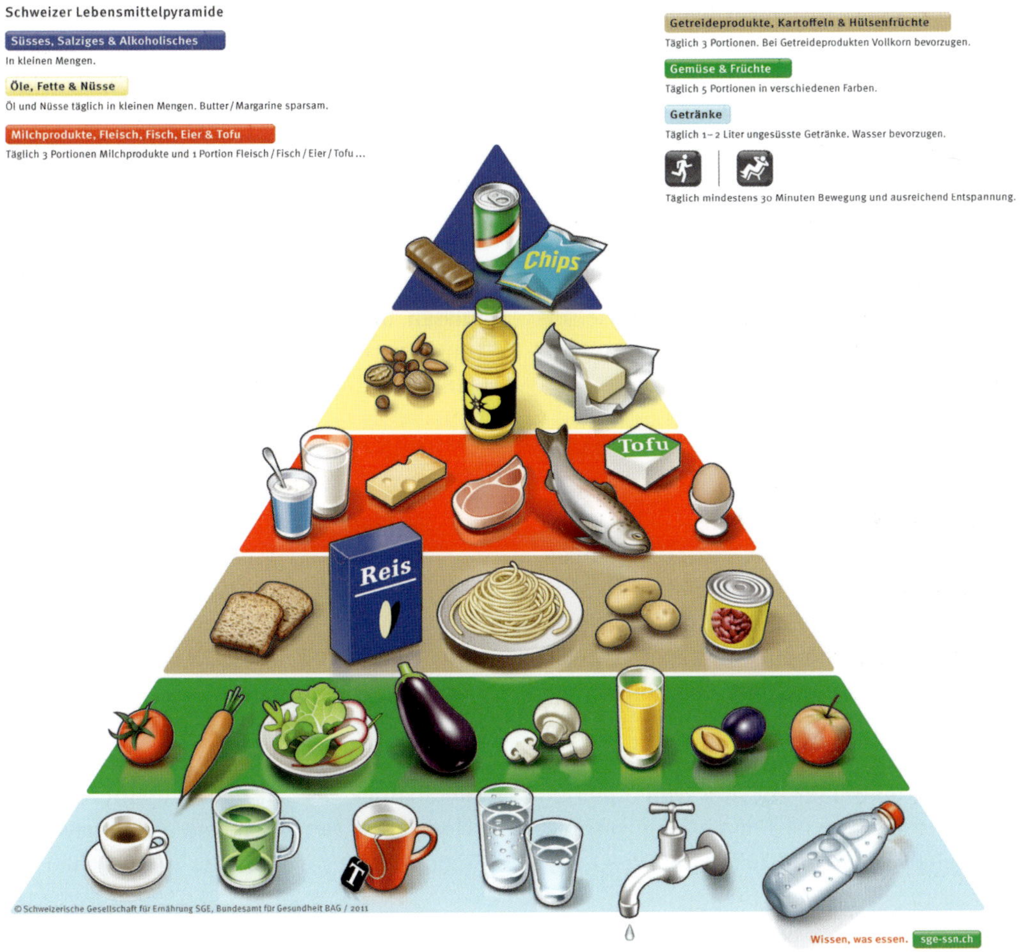


Die Lebensmittelpyramide gemäß SGE (Schweiz. Gesellschaft für Ernährung).

Version der SGE (Schweizerische Gesellschaft für Ernährung) entschieden, weil das empfohlene Verhältnis der energieliefernden Nährstoffe den neusten Erkenntnissen entspricht und die Empfehlungen das Element »Bewegung« einschließen. In ihren wesentlichen Aussagen entspricht sie jener der Deutschen Gesellschaft für Ernährung (DGE).

Je weiter unten, an der Basis der Pyramide, umso größer ist die Fläche der einzelnen Gruppen und umso wichtiger sind die darin enthaltenen Nahrungsmittel im Alltag. So bilden Getränke die Basis unserer Ernährung und sollten quantitativ den größten Anteil ausmachen. Süßwaren und alkoholische Getränke sind hingegen an der Spitze der Pyramide zu finden – als Nahrungsmittel, die wir nicht unbedingt brauchen und nur in geringem Maße verzehren sollten. Eine ausgewogene Ernährung soll abwechslungsreich zusammengesetzt und an den persönlichen Energieverbrauch angepasst sein. Berücksichtigen Sie dabei stets verschiedene »Pyramidenstufen«, aber auch unterschiedliche Lebensmittel innerhalb einer Stufe.

Die nachfolgenden Empfehlungen gelten für gesunde erwachsene Menschen, die sich täglich mindestens eine halbe Stunde bewegen. Für spezifische Alters- und Bevölkerungsgruppen (z. B. Kinder, Senioren, Schwangere, Leistungssportler, Menschen mit geringer körperlicher Aktivität) gelten teilweise andere Empfehlungen, die in den entsprechenden Kapiteln besprochen werden.

## Getränke

SGE-Empfehlung: Täglich 1–2 Liter trinken, bevorzugt in Form von ungesüßten Getränken, z. B. Trink-, Mineralwasser oder Früchte-, Kräutertee. Koffeinhaltige Getränke wie Kaffee, schwarzer und grüner Tee können zur Flüssigkeitszufuhr beitragen.

Wasser: Trinkwasser ist frei von Kalorien und eignet sich am besten als Grundgetränk. Sein Gehalt an Mineralstoffen unterliegt großen regionalen Schwankungen. In günstigen Fällen kann der Mineralstoffgehalt von Trinkwasser sogar ähnlich hoch sein wie jener von angebotenen Mineralwässern aus dem Getränkehandel. Als Lebensmittel untersteht das Trinkwasser der Lebensmittelgesetzgebung – Reinheit und Qualität werden streng kontrolliert. Doch auch der Zustand der Wasserleitungen und des Boilers beeinflussen die Qualität und Reinheit des Leitungswassers.

**TIPP** Umfassende Informationen rund um unser Trinkwasser finden Sie unter www.trinkwasser.ch und http://www.forum-trinkwasser.de

Weitere Getränke: Getränke mit einem hohen Gehalt an Energie, an Alkohol und/oder anregenden Stoffen wie Koffein eignen sich nicht als Durstlöscher. Dazu gehören z. B. Milch, Milchgetränke, Fruchtsäfte, Smoothies (»Nährlösungen«), Limonaden und alkoholhaltige Getränke (»Genussmittel«). Beachtenswert bei Fruchtsäften und gewissen Smoothies ist vor allem der Zuckergehalt: Sie

### Getränke: Was eignet sich als Durstlöscher?

| Getränk | Kommentar |
|---|---|
| **geeignete Durstlöscher** | |
| Trinkwasser | unterschiedlicher Gehalt an gut verfügbaren Mineralstoffen |
| Mineralwasser | unterschiedlicher Gehalt an gut verfügbaren Mineralstoffen |
| ungesüßter Kräuter- und Früchtetee | Sorten wechseln |
| **weniger geeignet als Durstlöscher** | |
| Limonaden | hoher Zuckergehalt bzw.<br>Gehalt an künstlichen Süßstoffen; die gesundheitlichen Wirkungen und Nebenwirkungen von Süßstoffen werden kontrovers diskutiert |
| Fruchtsäfte, Smoothies | hoher Zuckergehalt |
| Milch und Milchgetränke | hoher Energiegehalt |
| mit Koffein angereicherte Getränke | Genussmittel |
| alkoholhaltige Getränke | Genussmittel |

enthalten mit 50–150 g/l etwa gleich viel Zucker wie Limonade. Fruchtsäfte eignen sich daher wenn, dann nur stark verdünnt und ausnahmsweise als Durstlöscher. Von Natur aus koffeinhaltige Getränke wie beispielsweise Kaffee und Grüntee können im Bereich von einigen Tassen täglich auch zur Deckung des Flüssigkeitsbedarfs beitragen. Sie enthalten neben Koffein auch noch weitere wertvolle sekundäre Pflanzenstoffe.

**Verpackung von Getränken:** Noch nicht abschließend beurteilen lässt sich zum heutigen Zeitpunkt, ob Getränkeverpackungen (PET, Kunststoffverpackungen) gesundheitsschädliche Stoffe an das Getränk abgeben.

## Gemüse und Früchte

**SGE-Empfehlung:** Täglich 5 Portionen in verschiedenen Farben, davon 3 Portionen Gemüse und 2 Portionen Früchte essen; 1 Portion entspricht 120 g. Pro Tag kann eine Portion durch 2 dl ungezuckerten Frucht- bzw. Gemüsesaft ersetzt werden. Gemüse kann gegart sowie in Form von Rohkost/Salat verzehrt werden.

Gemüse, Salate, Früchte und Beeren sind wertvolle Quellen für Vitamine, Mineralstoffe, sekundäre Pflanzenstoffe und Nahrungsfasern. Durch ihren hohen Gehalt an Wasser und den meist geringen Fettanteil liefern die meisten Gemüse wenige Kalorien. Der Energiegehalt von Früchten wird hingegen oft unterschätzt – je nach Obstsorte sind der Zuckeranteil und damit der Kaloriengehalt beachtlich. Am meisten wertvolle Nährstoffe enthalten saisonale, frische Gemüse, Salate und Früchte. Doch auch tiefgefrorene, schonend zubereitete (dämpfen), gedörrte oder anderweitig konservierte Gemüse und Früchte können (z. B. bei saisonal reduzierter



### Tipps und Bemerkungen zu Gemüse und Früchten

| Merkmale | Bemerkung |
|---|---|
| **frisches Gemüse und Obst** | |
| Saisonal | saisonale Früchte und Gemüse/Salate bevorzugen (z. B. keine Erdbeeren im Winter) |
| Regional | Früchte und Gemüse/Salate aus der Region bevorzugen |
| Reifegrad | Früchte und Gemüse kaufen, die reif geerntet wurden |
| umweltgerechte Anbaumethode | möglichst geringe Fremdstoffbelastung |
| Verarbeitungsgrad | möglichst wenig industriell verarbeitete Früchte und Gemüse bevorzugen |
| **konserviert: Wenn saisonal eine geringe Verfügbarkeit und Auswahl an frischem Obst und Gemüse herrscht, eignen sich auch schonend konservierte Zubereitungen.** | |
| Tiefgekühlt | Nährstoffgehalt bleibt bei fachgerechtem Gefrieren und Lagern über Monate weitgehend erhalten |
| Gedörrt | Produkte ohne Konservierungsmittel bevorzugen |
| Gefriergetrocknet | die meisten wichtigen Nährstoffe bleiben erhalten |
| Eingemacht | eignet sich v. a. für Gemüse (z. B. Sauerkraut, Dosentomaten/Pelati, Tomatenmark)<br>weniger geeignet für Obst (zusätzlich zugefügter Zucker) |

Verfügbarkeit) mit eingesetzt werden, um die »5 am Tag« zu erreichen.

**TIPP** Wann welche Früchte und Gemüse Saison haben, finden Sie z.B. auf der Website www.landwirtschaft.ch, Rubrik: Ernährung/Saisonkalender oder auf der Website des WWF (www.wwf.ch), Rubrik: das können Sie tun/Tipps für den Alltag/Ernährung.

Suppen: Frisch zubereitete Suppen aus ganzem oder püriertem (je nach Verfügbarkeit auch tiefgefrorenem) Gemüse sind eine wertvolle Gemüsequelle und eignen sich auch gut als kleinere Hauptmahlzeiten – warm konsumiert, weisen sie zudem einen höheren Sättigungseffekt auf als kalte Flüssigkeiten.

Säfte: Da Säfte nur aus der ausgepressten Flüssigkeit und den darin enthaltenen Stoffen bestehen, ist es von Vorteil, wenn sie nicht mehr als eine der fünf empfohlenen Portionen Gemüse oder Früchte ersetzen (Nahrungsfasern und andere wichtige Nährstoffe bleiben im Pressrückstand zurück).

## Getreideprodukte, Kartoffeln und Hülsenfrüchte

SGE-Empfehlung: Pro Tag 3 Portionen verzehren; bei Getreideprodukten Vollkorn bevorzugen, 1 Portion entspricht:

- 75–125 g Brot, Teig oder
- 60–100 g Hülsenfrüchten (Trockengewicht) oder
- 180–300 g Kartoffeln oder
- 45–75 g Knäckebrot, Vollkornkräckern, Flocken, Mehl, Teigwaren, Reis, Mais oder anderen Getreidekörnern (Trockengewicht).

Achten Sie bei den Stärkelieferanten auf die Vielseitigkeit; wechseln Sie ab, beispielsweise zwischen Haferflocken, Reis, Mais, Quinoa, Amaranth, Kartoffeln, Vollkornteigwaren, Vollkornbrot etc.

Bevorzugen Sie Vollkornbrot bzw. Mehle mit hoher Type-Nummer (z.B. 1050), weil hier die Kohlenhydrate langsamer verfügbar sind und damit der Blutzucker verzögert ansteigt. Der Ausmahlungsgrad entspricht der Ausbeute nach dem Mahlen und beschreibt, wie viel Mehl bei der Getreideverarbeitung in der Mühle aus 100 kg Getreide hergestellt wird. Je länger Getreidekörner gemahlen werden, umso geringer ist die Ausbeute, weil die Randschichten entfernt werden und nur das stärkehaltige, weiße Mehl übrigbleibt. Weißes Mehl (niedrige Type-Nummer, z.B. 405, 550) hat nur noch einen geringen Gehalt an Vitaminen, Mineralstoffen, sekundären Pflanzenstoffen und Nahrungsfasern. Ein Nachteil von Mehlen mit hoher Type-Nummer ist allerdings die geringere Verfügbarkeit von Mineralstoffen durch den höheren Gehalt an Phytinsäure und Nahrungsfasern. Außerdem können Vollkornmehle einen höheren Gehalt an Fremdstoffen wie Pflanzenschutzmitteln, Herbiziden, Fungiziden aufweisen, weil auch die äußeren Schichten des Korns enthalten sind. Achten Sie bei Vollkornprodukten auch auf die individuelle Verträglichkeit.

Sauerteigbrot und Brote mit langer Teigführung sollten bevorzugt werden. Durch die langsame Verarbeitung (Teigführung) reduziert sich der Gehalt an Phytinsäure, was die Verfügbarkeit von Mineralstoffen erhöht.

Die konsumierte Menge von Stärkelieferanten sollte an das Ausmaß der körperlichen Aktivität angepasst werden. Die Ernährung von Menschen mit hoher körperlicher Aktivität darf mehr einfach verfügbare Kohlenhydrate enthalten.

## Milchprodukte, Fleisch, Fisch, Eier, Tofu

**SGE-Empfehlung:** Täglich 3 Portionen Milch bzw. Milchprodukte verzehren; 1 Portion entspricht:

- 2 dl Milch oder
- 150–200 g Joghurt, Quark, Hüttenkäse oder anderen Milchprodukten oder
- 30 g Halbhart-, Hartkäse oder
- 60 g Weichkäse.

**Zusätzlich:** täglich 1 Portion Fleisch, Geflügel, Fisch, Eier, Tofu, Quorn, Seitan, Käse oder Quark. Zwischen diesen Eiweißlieferanten abwechseln; 1 Portion entspricht:

- 100–120 g Fleisch, Geflügel, Fisch, Tofu, Quorn, Seitan (Frischgewicht) oder
- 2–3 Eiern oder
- 30 g Halbhart-, Hartkäse oder
- 60 g Weichkäse oder
- 150–200 g Quark, Hüttenkäse.

### Milch und Milchprodukte

**Milcheiweiß:** Dieses besteht zu 80% aus Kasein und zu 20% aus Molkenprotein. Kasein ist das Hauptprotein in Käse und Quark. Es gilt als häufigster Auslöser von Kuhmilchallergien. Molkenproteine sind ernährungsphysiologisch von großem Interesse; sie weisen antioxidative, immunmodulierende und antimikrobielle Eigenschaften auf. Diese Eigenschaften werden mit dem hohen Anteil gewisser Aminosäuren (z. B. des schwefelhaltigen Cysteins als Baustein von Glutathion) und einem in der Molke enthaltenen Mix aus z. T. direkt immununterstützenden Proteinen in Zusammenhang gebracht.

**Milchzucker (Laktose):** Das hauptsächliche Kohlenhydrat in Milch und Milchprodukten ist der Milchzucker (Laktose). Menschen mit einer Milchzucker-Unverträglichkeit (Laktose-Intoleranz) können die Laktose nicht oder nur unvollständig abbauen, sodass es zu Verdauungsstörungen kommt. Trotz Laktose-Intoleranz müssen sie aber nicht gänzlich auf Milch und Milchprodukte verzichten. Halbhart- und Hartkäse sind praktisch laktosefrei



### Milch und Milchprodukte – möglichst artgerecht, regional und wenig verarbeitet

Bevorzugen Sie Milch und Milchprodukte von Tieren aus artgerechter Fütterung und Haltung, die regional produziert wurden. Für Süddeutschland und die Schweiz gilt, dass man Milch und Milchprodukte alpiner Herkunft bevorzugen sollte, weil sie einen höheren Gehalt an sekundären Pflanzenstoffen aus Bergkräutern sowie Omega-3-Fettsäuren haben. Milch und Milchprodukte sollten möglichst keine Zusätze wie Zucker, Süßstoffe, Farbstoffe, Aromastoffe etc. enthalten. Greifen Sie z. B. beim Jogurt oder Quark zur Naturvariante und aromatisieren Sie bei Bedarf mit einigen Früchten oder selbstgemachter Konfitüre. Beachten Sie, dass Vollmilch und Vollmilchprodukte einen höheren Gehalt an fettlöslichen Vitaminen, aber auch einen höheren Energiegehalt haben. Also nur in Maßen verzehren.

und zusätzlich sind immer mehr laktosefreie Milch- und Milchprodukte erhältlich.

## Fleisch, Fisch, Eier und Tofu

Fleisch:

- Die Tiere sollen artgerecht gefüttert und gehalten werden (z.B. freier Auslauf).
- Bevorzugen Sie regionale Fleischsorten (z.B. Wild, Lamm).
- Essen Sie nicht immer nur eine Fleischsorte, sondern konsumieren Sie Fleisch von verschiedenen Tierarten.
- Greifen Sie zu möglichst wenig verarbeiteten Fleisch- und Fleischprodukten.
- Essen Sie nicht täglich Fleisch – aus ökologischen und gesundheitlichen Aspekten.

Fisch:

- Auf verlässliche Nachhaltigkeits-Label achten.
- Keine Fischsorten konsumieren, die vom Aussterben bedroht sind (s. Tipp).
- Fisch aus Wildfang verwenden bzw. auf artgerechte Haltung/Züchtung achten.
- Nur Fisch von zuverlässigen Lieferanten kaufen (seriöse Qualitätskontrolle).
- Fette Fische (z.B. Lachs, Makrele, Hering) enthalten besonders viel Omega-3-Fettsäuren.
- Große Raubfische (Haifisch, Thunfisch und Schwertfisch) haben oft einen hohen Gehalt an Schwermetallen und anderen Umweltgiften und sollten zurückhaltend verzehrt werden.

Fleisch und Fisch sollten Sie nicht zu stark anbraten und möglichst nicht frittieren. Essen Sie zu Fleisch nach Möglichkeit immer eine bunte Mischung aus frischem oder schonend zubereitetem Gemüse beispielsweise auch in Form von Gemüsesuppen, -saucen bzw. -säften.

**TIPP** **Einen Einkaufsratgeber für Fleisch und Fisch finden Sie beispielsweise auf der Website des WWF (www.wwf.ch) unter der Rubrik: das können Sie tun/Tipps für den Alltag/Ernährung.**

Eier: Bei Eiern ist es durch den vorgeschriebenen Aufdruck einfach, auf frische, artgerecht und regional produzierte Eier zurückzugreifen.

- Kaufen Sie Eier von Hühnern aus artgerechter Haltung (Freilauf), die in Ihrer Region produziert wurden.
- Achten Sie beim Einkauf auch auf das Legedatum. Im Kühlschrank lagern.
- Eier müssen vor dem Verzehr gut durcherhitzt werden (Salmonellengefahr).

Tofu, Quorn, Seitan: Tofu ist ein rein pflanzlicher Eiweißlieferant, der (ähnlich wie Käse) aus der rohen Milch der Sojabohnen hergestellt wird. Tofu enthält, im Gegensatz zu tierischen Eiweißquellen, auch Nahrungsfasern, aber kein Vitamin $B_{12}$. Sojabohnen enthalten verschiedene potenzielle Allergene. Vor allem aus rohen Sojabohnen hergestellte Produkte wie Tofu sind bekannte Auslöser von Allergien. Quorn und Seitan haben einen hohen Gehalt an Protein und können als Fleischersatz eingesetzt werden. Quorn wird aus Pilzeiweiß hergestellt, Seitan besteht aus Gluten (Weizeneiweiß).

# Öle, Fette & Nüsse

SGE-Empfehlung:

- Täglich 2–3 Esslöffel (20–30 g) Pflanzenöl verzehren, davon mindestens die Hälfte in Form von Rapsöl.
- Täglich 1 Portion (20–30 g) ungesalzene Nüsse, Samen oder Kerne.

- Zusätzlich können sparsam Butter, Margarine, Rahm etc. verwendet werden (ca. 1 EL = 10 g/Tag).

## Kalte Küche

- Bevorzugen Sie für die kalte Küche Sorten mit einem hohen Anteil von Omega-3 Fettsäuren und/oder sekundären Pflanzenstoffen (z. B. Oliven-, Raps-, Weizenkeim-, Nuss-, Leinöl).
- Nehmen Sie kaltgepresste Öle sowie Öle, die wenig gefiltert und raffiniert sind, denn sie haben einen höheren Anteil von sekundären Pflanzenstoffen – sind allerdings kürzer haltbar.
- Da Öle mit mehrfach ungesättigten Fettsäuren durch den Kontakt mit Wärme, Licht und Luft schnell verderben, sollte man sie kühl, in gut schließenden (luftdichte Behälter) und lichtgeschützt (dunkle Behälter) lagern. Legen Sie sich keine großen Vorräte an, sondern verbrauchen Sie diese Öle zügig.
- Achten Sie auch auf den ökologischen/biologischen Anbau.
- Hochwertige Pflanzenöle sind ideal für Salatsaucen, Dips usw. geeignet. Sie können aber auch ein warmes, fettfrei zubereitetes Gemüsegericht durch die Zugabe von etwas hochwertigem Pflanzenöl direkt vor dem Servieren aufwerten.
- Als Streichfett eignet sich maßvoll eingesetzt z. B. qualitativ hochwertige Butter (Kriterien s. Milchprodukte).
- Achten Sie auf versteckte Fette in Fertigprodukten wie Wurstwaren, Chips, Gebäck etc.

## Warme Küche

- Für die warme Küche (z. B. Dünsten) eignen sich vor allem Olivenöl und Rapsöl, sofern sie nicht über ihren Rauchpunkt (ca. 180 °C) erhitzt werden.
- Bei höheren Temperaturen entstehen gesundheitsschädliche Abbauprodukte.
- Die in der warmen Küche verwendeten Fette und Öle sollen zurückhaltend eingesetzt werden.
- Bei scharfem Anbraten und Frittieren entstehen sehr hohe Temperaturen, welche nur wenige Fette unbeschadet überstehen. Dazu gehören Kokos- und Palmfett sowie spezielle Butterzubereitungen und raffinierte (heißgepresste) Erdnussöle.



### Sind Nüsse nicht viel zu fettig?

Über 600 kcal stecken in 100 g Nüssen, davon sind 65 g Fett. Allerdings hat es dieses Fett in sich: Es besteht zu einem großen Teil aus gesundheitsfördernden Fettsäuren. Neben gesunden Fettsäuren enthalten Nüsse auch andere wertvolle Inhaltsstoffe wie B-Vitamine, Vitamin E oder Magnesium, Eisen und Kalium, sekundäre Pflanzenstoffe und Nahrungsfasern. Auch die in den Nüssen enthaltenen Eiweiße weisen eine vorteilhafte Zusammensetzung auf, da in größeren Mengen essenzielle Aminosäuren enthalten sind. Ein bis zwei Handvoll möglichst unverarbeitete, gut verträgliche Nüsse pro Tag sind also (unter Berücksichtigung der enthaltenen Energie) ein sehr wertvoller und »gesunder« Snack.

## Süßes, Salziges & Alkoholisches

SGE-Empfehlung: Süßigkeiten, gesüßte Getränke, salzige Knabbereien und alkoholhaltige Getränke in Maßen genießen.

Unsere Empfehlungen: Das Leben besteht nicht nur aus Kalorien und Nährstoffen – auch Lebensfreude und Genuss gehören dazu! Genießen braucht Zeit und geht nicht nebenbei und wirklicher Genuss bedeutet automatisch auch Maßhalten. Empfehlungen zu Genussmitteln:

- Qualitative Unterschiede beachten.
- Timing: Genussmittel sind keine Hungerstiller! Genießen Sie beispielsweise Süßigkeiten nach dem Essen und nicht als Haupt- oder Zwischenmahlzeit.
- Süßigkeiten sollten in fester Form und nicht flüssig als Getränk konsumiert werden (Sättigungsgefühl).
- Bei Schokolade und anderen Kakaoerzeugnissen die Varianten mit einem höheren Kakaogehalt bevorzugen, weil diese einen höheren Anteil sekundärer Pflanzenstoffe und einen geringeren Fett- und Zuckergehalt haben.
- Alkohol nur maßvoll genießen. Kinder und Jugendliche sowie Schwangere und Stillende sollten vollständig auf Alkohol verzichten.
- Die Wirkungen und Nebenwirkungen einer regelmäßigen und hohen Zufuhr von künstlichen Süßstoffen sind noch nicht restlos geklärt. Sie sind aus diesem Grund keine Alternative zu Zucker. Zum Süßen empfehlen wir daher einen sparsamen Umgang mit Zucker und Honig.

## Kräuter und Gewürze gern reichlich verwenden

Ein Großteil der Wirkungen von Gewürzen beruht auf deren Gehalt an ätherischen Ölen. Aufgrund ihrer leichten Flüchtigkeit geben sie der Speise einen angenehmen Geruch und Geschmack. Daneben wirken sie auch appetitanregend, verdauungsfördernd und verleihen vielen Gerichten ihre typische Färbung. Viele Gewürze und Kräuter finden auch Verwendung in der Medizin.

Die in den Gewürzen enthaltenen sekundären Pflanzenstoffe können physiologische Wirkungen entfalten. So findet man in vielen Gewürzen und Kräutern hohe Anteile von äußerst potenten Antioxidanzien. Diese starke antioxidative Wirksamkeit be-

### Würzen Sie mit frischen Kräutern

- Verwenden Sie großzügig möglichst frische Kräuter und Gewürze.
- Bei schlechter Verfügbarkeit sind auch qualitativ hochwertige getrocknete oder tiefgekühlte Varianten einsetzbar.
- Eventuell vor Gebrauch frisch mahlen, zerkleinern, vermörsern, um enthaltene Wirk- und Aromastoffe (z. B. ätherische Öle) freizusetzen.
- Luftdicht verschlossen (flüchtige Bestandteile), trocken, dunkel und nicht zu lange lagern.
- Großzügig einsetzen (hoher Gehalt an sekundären Pflanzenstoffen).

ruht auf der Synergie der enthaltenen komplexen Stoffgemische – es sind z.B. mehrere Hundert verschiedene Carotinoide bzw. sogar mehrere Tausend verschiedene phenolische Verbindungen aus Kräutern und Gewürzen bekannt.

In Beobachtungsstudien wurde gezeigt, dass die positiven gesundheitlichen Aspekte der mediterranen Küche auch im Zusammenhang mit den darin großzügig verwendeten Gewürzen und Kräutern stehen. Beispiele dafür sind Knoblauch, Zwiebeln, Chili, Salbei, Rosmarin, Petersilie und Basilikum. Frische Gewürze, Kräuter oder Mischungen davon machen die Speisen also nicht nur schmackhafter, sondern auch gesünder.

Unterirdische Pflanzensprosse (Rhizome) aus der Familie der Ingwergewächse werden vor allem im asiatischen Raum sehr häufig sowohl als Gewürz als auch als Heilpflanze verwendet. Dazu gehören Ingwer, Javanische Gelbwurz (Curcuma) oder Galgant. Auch die moderne Forschung befasst sich mit den potenziellen gesundheitlichen Wirkungen bzw. Heilkräften von Ingwergewächsen (z.B. Curcuma im Zusammenhang mit Tumorerkrankungen).

## Salz

Kochsalz (Speisesalz, Tafelsalz) besteht fast ausschließlich aus Natriumchlorid und spielt in unserer Ernährung eine bedeutende Rolle als Gewürz und Konservierungsmittel sowie als Natrium- und Jodlieferant (jodiertes Kochsalz). Der Mensch besitzt einen eigenen Geschmackssinn für »salzig« – nicht von ungefähr spricht man vom »Salz in der Suppe«, denn ungesalzene Speisen schmecken oft fad. Salz war lange Zeit ein rares und daher äußerst wertvolles Gut; es wurde vor allem für die wichtige Konservierung von Fleisch (Pökeln) eingesetzt.

Heute ist das Gegenteil der Fall, denn Salz kostet nur wenig und wird vielen Produkten (z.B. Brot, Käse, Wurst) zugesetzt. Bei weitem den größten Teil des verzehrten Salzes nehmen wir mit verarbeiteten Lebensmitteln auf (70–80%) und nicht durch direktes Salzen der Speisen. In 100g Brot sind beispielsweise bereits ca. 1,1 g Salz enthalten, in 100g Salami mindestens 3g und in 100g Salzstangen sogar über 4g.

Empfohlen wird jedoch eine moderate tägliche Salzaufnahme von 5 bis 6g. In der Schweiz konsumieren Frauen ungefähr 8 g Salz pro Tag und Männer ca. 11 g Salz pro Tag. Ob eine (zu) hohe Kochsalzzufuhr der Gesundheit schadet, ist umstritten. Sicher ist, dass wir heute sehr viel mehr Salz konsumieren, als dies vor der Industrialisierung der Fall war. Es existieren Hinweise, dass vor allem bei »Salz-sensiblen« Personen eine erhöhte Zufuhr von Kochsalz negative gesundheitliche Auswirkungen in den Bereichen Bluthochdruck und Osteoporose haben kann. Es wird geschätzt, dass 30 bis 50% der Menschen mit Bluthochdruck und 10 bis 20% der Menschen mit normalem Blutdruck »salz-sensitiv« sind und somit von einer Reduktion der Salzzufuhr profitieren könnten. Leider ist es in der klinischen Praxis nicht einfach zu bestimmen, ob man »Salz-sensitiv« ist oder nicht. Des Weiteren scheint eine hohe Salzaufnahme auch das Risiko von Magenkrebs zu erhöhen. Es muss jedoch auch berücksichtigt werden, dass Kochsalz in der Schweiz und in Deutschland eine der wichtigsten Jodquellen ist. Um auch bei einer reduzierten Salzzufuhr zu gewährleisten, dass genug Jod aufgenommen wird, wurde im Jahr 2014 der Jod-Gehalt im

Salz von 20 mg auf 25 mg pro kg Salz erhöht. Generell sollten sowohl die Lebensmittelindustrie als auch Privathaushalte nach Möglichkeit jodiertes Kochsalz einsetzen, um einem Jodmangel in der Bevölkerung vorzubeugen.

Nicht zu vergessen ist außerdem, dass der Salzbedarf auch erhöht sein kann: bei hohen Flüssigkeitsverlusten z. B. durch Schwitzen beim Sport oder körperlicher Arbeit, bei Durchfallerkrankungen oder Erbrechen verliert der Körper nie nur Wasser, sondern immer auch Salz. Daher muss die Salzeinnahme diesen erhöhten Verlusten angepasst werden. Das Auftreten einer Hyponatriämie muss verhindert werden, da diese zu schwersten gesundheitlichen Problemen führen kann (Lethargie bis hin zu Koma).

Für Schwangere, Stillende und auch für älteren Menschen ist eine strenge Salz-arme Ernährung nicht empfehlenswert.

## Lebensmittelzusatzstoffe

Lebensmittelzusatzstoffe sind Verbindungen, die den Lebensmitteln zugegeben werden, um chemische, physikalische oder auch physiologische Effekte zu erzielen. Es kommen natürliche und synthetische Stoffe zum Einsatz, um Struktur, Geschmack, Farbe und die chemische und mikrobiologische Haltbarkeit verarbeiteter Lebensmittel zu stabilisieren sowie die störungsfreie Produktion der Lebensmittel sicherzustellen. Zusatzstoffe dürfen nur nach ausdrücklicher Zulassung verwendet werden. Eine Zulassung wird nur erteilt, wenn wissenschaftlich erwiesen ist, dass keine Gesundheitsrisiken für den einzelnen Stoff bestehen, der Zusatz technologisch notwendig ist und den Verbraucher nicht täuscht. Zudem müssen Zusatzstoffe kenntlich gemacht werden. Hierfür gibt die EU jedem zugelassenen Stoff eine E-Nummer.

**TIPP** **Es sind vor allem stark verarbeitete Lebensmittel und Fertigprodukte, die mehrere Zusatzstoffe auf einmal enthalten (siehe Zutatenliste). Wenn Sie Ihre Speisen möglichst oft aus frischen, unverarbeiteten Lebensmitteln zubereiten, können Sie die Aufnahme von Zusatzstoffen reduzieren.**

Von Bedeutung sind Zusatzstoffe vor allem in schnell verderblichen Lebensmitteln – zum Beispiel gegen unerwünschte Schimmelpilze, die ein gesundheitliches Risiko darstellen. Zu bedenken ist aber, dass nicht alle Zusatzstoffe von allen Menschen gut vertragen werden; z. B. reagieren manche Menschen auf den Geschmacksverstärker Glutamat mit

### Salzarten

| Arten | Bemerkung |
|---|---|
| Kochsalz | zum Kochen und Nachwürzen jodiertes und fluoriertes Kochsalz bevorzugen |
| Meersalz | enthält neben Natriumchlorid noch Spuren von anderen Mineralstoffen (z. B. Kalium, Magnesium, Mangan), enthält kaum Jod |
| Himalayasalz | rosafarbenes Speisesalz (Färbung durch geringe Mengen an Eisenoxid) enthält neben ca. 98 % Natriumchlorid noch Spuren anderer Mineralstoffe (z. B. Magnesium, Eisen), aber kaum Jod |

Kopfschmerzen und Unwohlsein. Während die Unbedenklichkeit der einzelnen Substanzen ausgiebig untersucht ist, kann die Auswirkung mehrerer, im selben Lebensmittel eingesetzter Zusatzstoffe nicht beurteilt werden. Die Wechselwirkung mehrerer Zusatzstoffe wird mit dem Auftreten von zahlreichen Nahrungsmittelallergien und -Unverträglichkeiten in Zusammenhang gebracht.

## Fremd- und Schadstoffe in Lebensmitteln

Lebensmittel können sowohl natürlicherweise als auch in Form von Verunreinigungen und Rückständen aus der Verarbeitung Stoffe enthalten, welche gesundheitsschädlich (toxisch) sind.

### Natürliche Nahrungsgifte

Neben den erwünschten Nährstoffen enthalten einige pflanzliche und tierische Lebensmittel natürliche, potenziell gesundheitsschädigende Verbindungen. Diese Lebensmittel werden daher so zubereitet, dass das enthaltene Gift zerstört oder verringert wird. Man isst beispielsweise Kartoffeln nicht roh, weil sie giftiges Solanin enthalten, das zum großen Teil ins Kochwasser übergeht. Lektine in grünen Bohnensorten werden durch Erhitzen zerstört (siehe Tab.). Akut zu Vergiftungen kann eine hohe Einnahme von Blausäureverbindungen führen, welche u.a. in den Kernen von Steinobst (Aprikosen, Pfirsiche etc.) vorkommen. Besonders reich



**Beispiele natürlich vorkommender toxischer Stoffe in Lebensmitteln**

| Gruppe (Beispiel) | Vorkommen | Wirkungsweise im Körper | Tipps für den Alltag |
|---|---|---|---|
| Alkaloide (Solanin) | Nachtschattengewächse (grüne Tomaten, grüne Teile der Kartoffeln etc.) | reizen Haut und Schleimhaut<br>lösen rote Blutkörperchen auf (hämolysierend) | putzen, schälen, grüne Teile entfernen<br>wasserlöslich – gehen ins Kochwasser über |
| biogene Amine (Histamin, Tyramin) | gereifte, gelagerte Lebensmittel (reifer Käse, Wein) | bei hoher Dosis: blutdrucksenkend und gefäßerweiternd<br>bei Unverträglichkeit: Juckreiz, Kopfweh, Erbrechen | hitzestabil!<br>bei Unverträglichkeit meiden |
| Blausäureverbindungen (Amygdalin) | Kerne von Steinobst, Bittermandeln | hemmen Sauerstofftransport im Körper<br>kann bis zum Tod durch Atemstillstand führen | Meiden der Quellen (erhitzen) |
| Phytohämagglutine (Lektine) | Sojabohnen, einige grüne Bohnen | verklumpen rote Blutkörperchen oder Darmschleimhautzellen | beim Erhitzen zerstört |
| Proteaseinhibitoren | Erbsen, Bohnen, Erdnüsse | hemmen proteinspaltende Enzyme im Dünndarm | beim Erhitzen zerstört |
| Oxalsäure | Spinat, Rhabarber, Rote Bete | bindet Kalzium im Darm (resorptionshemmend)<br>stört die Blutgerinnung<br>harnsteinfördernd | blanchieren |

an diesen Verbindungen sind bittere Mandeln oder insbesondere das Bittermandelöl.

## Mikrobielle Verunreinigungen

Lebensmittelvergiftungen werden oft durch Mikroorganismen oder ihre Toxine ausgelöst. Häufig betroffene Lebensmittel sind Fleisch, Fleischwaren, Geflügel, Milch- und Eiprodukte. Die bakterielle Verunreinigung kann durch unsachgemäße Verarbeitung, Behandlung oder Lagerung entstehen. Zu den mikrobiellen Verunreinigungen gehören:

**Pilzgifte (Mykotoxine):** Am bekanntesten sind die Aflatoxine aus der Schimmelpilzgattung Aspergillus. Sie sind stark lebertoxisch und krebsfördernd. Vorkommen: v.a. auf Nüssen, Mais und Getreidearten. Bei Anzeichen von Schimmel sollten diese Lebensmittel daher umgehend entsorgt und keinesfalls konsumiert werden.

**Enterobakterien:** Von größter Bedeutung sind dabei die Salmonellen. Viele Nutztiere (Geflügel) sind Träger von Salmonellen; ein großes Risiko geht z.B. von Eiern aus. Salmonellenbefall ist mit bloßem Auge nicht erkennbar. Zudem vermehren sich Salmonellen bei Wärme sehr schnell, werden aber durch Hitze zerstört. Daher ist Hygiene in der Küche besonders wichtig (Hände waschen, saubere Spüllappen verwenden, Arbeitsflächen und Geräte rein halten etc.). Um das Risiko einer Salmonelleninfektion zu umgehen, sollten gefährdete Lebensmittel wie Geflügel, Schweinefleisch, Fisch schnell verarbeitet und durchgegart sowie Speisen aus rohen Eiern gemieden werden.

**Botulismus:** Das Toxin von Clostridium botulinum (Botulinustoxin) gehört zu den gefährlichsten und potentesten Giften. Die toxinproduzierenden Sporen des Botulinus-Bakteriums keimen nur bei Abwesenheit von Sauerstoff, also in luftdicht verpackten Lebensmitteln wie Konservendosen. Das Botulismusrisiko bei Konservendosen aus industrieller Produktion kann heute als gering eingestuft werden; problematischer sind hausgemachte Konserven mit ungenügender Sterilisation. Verdächtige Konserven daher umgehend entsorgen und auf keinen Fall verzehren. Verdächtig sind alle Konserven, die durch eine Gasentwicklung aufgetrieben sind, bzw. Gläser, deren Deckel nicht auf der Gummidichtung haften.

## Schad- und Fremdstoffe

Mehr und mehr gelangen heute Substanzen in die Umwelt, die dort von Natur aus nicht vorkommen. Dabei kann es sich um ungewollte Verunreinigungen (z.B. Schwermetalle) oder um Substanzen handeln, die bewusst eingesetzt werden, aber als Rückstände ungewollt zurückbleiben (z.B. Medikamente, Pflanzenschutzmittel). Eines der Hauptprobleme in diesem Zusammenhang ist die Anreicherung solcher Verunreinigungen im Laufe der Nahrungskette oder auch im Körper. Zudem sind viele diese Substanzen auch in kleinen Dosierungen schon biologisch aktiv.

**Rückstände:** Pflanzenschutzmittel wie Pestizide (Schädlingsbekämpfungsmittel) und Herbizide (Unkrautbekämpfungsmittel) sowie Tierarzneimittel und Futterzusätze (Antibiotika, Hormone) gehören zu den Rückstandsbildnern. Für beide Gruppen gibt es in der Lebensmittelgesetzgebung klar definierte Höchstmengen.

**Kontaminanten:** Kontaminanten sind unerwünschte Stoffe, die einem Lebensmittel nicht absichtlich hinzugefügt werden, jedoch infolge einer Verunreinigung im Lebensmittel vorhanden sind. Zahlreiche Substanzen können Lebensmittel kontaminieren. Von Bedeutung sind vor allem diverse Schwermetalle (z.B. Blei, Cadmium, Quecksilber) und organische Chlorverbindungen wie PCB (polychlorierte Biphenyle). Beide können sich im menschlichen Körper anreichern. Belastungen mit Schwermetallen können zu zahlreichen gesundheitlichen Beeinträchtigungen führen. PCBs sind leberschädigend und stehen im Verdacht, das Wachstum von bösartigen Tumoren zu fördern

**Endokrine Disruptoren:** Als endokrine Disruptoren (EDCs) oder Umwelthormone bezeichnet man Stoffe, die wie Hormone wirken und so das empfindliche Gleichgewicht des Hormonsystems von Menschen und Tieren stören können. Es handelt sich dabei meist um synthetisch hergestellte chemische Verbindungen beispielsweise aus Medikamenten, Kosmetika oder Verpackungsmaterial (Kunststoff). Diese weltweit in sehr großen Mengen verwendeten Substanzen gelangen zunehmend direkt (z.B. Kosmetika) oder indirekt über die Nahrungskette (z.B. über verschmutztes Wasser) in unseren Organismus. Ein eindrückliches Beispiel sind die Hormone aus Verhütungsmitteln. Viele dieser Chemikalien können sich in der Umwelt und im Organismus anreichern und stellen potenzielle Gesundheitsgefahren dar. Man vermutet, dass die zunehmende Belastung der Menschen durch EDCs neben hormonellen Störungen, die sich z.B. als Fruchtbarkeitsstörungen äußern, auch zur zunehmenden Häufigkeit typischer »moderner« Stoffwechselstörungen beitragen könnte. Dazu gehören vor allem Adipositas und die damit verbundenen Folgeerkrankungen (z.B. im Herz-Kreislauf-System, Zucker- und Fettstoffwechsel etc.), aber auch psychologische und soziale Probleme sowie einige Krebsarten werden in diesem Zusammenhang diskutiert. Zu den EDCs zählen Verbindungen aus der Gruppe der Pestizide



### Nitrate haben nicht nur negative Wirkungen

Nitrate sind Stickstoffverbindungen, die immer wieder als Schadstoffe diskutiert werden. Es handelt sich dabei aber um Substanzen, die in nutritiven Mengen durchaus gesundheitsfördernde, aber unter gewissen Umständen auch gesundheitsschädigende Wirkungen besitzen. Trinkwasser und pflanzliche Lebensmittel sind die Hauptquellen von Nitraten in der Ernährung. Anorganische Nitrate aus pflanzlichen Lebensmitteln scheinen an den gesundheitsfördernden Wirkungen einer gemüsereichen Ernährung beteiligt zu sein (Bildung von Stickstoffmonoxid, Erweiterung und Schutz der Blutgefäße etc). Nitrit ist vor allem für Säuglinge gefährlich – sie verfügen noch nicht über die Enzyme, welche die schädliche Wirkung von Nitrit an Hämoglobin verhindern. Außerdem können Nitrite mit Stickstoffverbindungen aus dem Nahrungsprotein unter Umständen krebsfördernde Nitrosamine bilden. Fleischwaren und gepökelte Fleischprodukte können beträchtliche Mengen an Nitrit enthalten (Nitritpökelsalz). Ein regelmäßiger hoher Konsum von gepökelten Fleischwaren wird als gesundheitsschädlich eingestuft.

(z.B. DDT), Dioxine sowie diverse Produkte aus der Kunststoffindustrie wie Phthalate (als Weichmacher eingesetzte Verbindungen) und Bisphenol A (BPA). Da ihre effektive Bedeutung für den menschlichen und tierischen Stoffwechsel immer noch zu wenig erforscht ist, werden diese synthetischen EDCs in den kommenden Jahren mit Sicherheit Gegenstand vieler Diskussionen und Untersuchungen sein.

## Literatur

Agroscope, Bundesverwaltung Schweizerische Eidgenossenschaft. [Online, Zugriff 25.11.2011].

BAG (Bundesamt für Gesundheit). Phthalate – machen Weichmacher Männer unfruchtbar? [Online, Zugriff 8.9.2011].

BfR, Bundesinstitut für Risikobewertung. Sojaprodukte können bei Birkenpollen-Allergikern schwere allergische Reaktionen auslösen. Stellungnahme Nr. 016/2007 des BfR vom 17. April 2007.

Burnier M, Wuerzner G, Bochud M. Salt, blood pressure and cardiovascular risk: what is the most adequate preventive strategy? A Swiss perspective. Front Physiol 2015;6:227.doi:10.3389/fphys.2015.00227.

Butt MS, Sultan MT. Coffee and its consumption: benefits and risks. Crit Rev Food Sci Nutr 2011;51(4):363–73.

Casals-Casas C, Desvergne B. Endocrine Disruptors: from endocrine to metabolic disruptors. Annu Rev Physiol 2011;73:135–62.

Cazzola R et al. Anti-oxidant, anti-glycant, and anti-inhibitory activity against α-amylase and α-glucosidase of selected spices and culinary herbs. Int J Food Sci Nutr 2011;62(2):175–84.

Cheng XJ, Lin JC, Tu SP. Etiology and prevention of gastric cancer. Gastrointest Tumors 2016;3:25–36.

Drake-Holland AJ & Noble MIM. The hyponatremia epidemic: a frontier too far? Front Cardiovasc Med 2016;3:35;doi:10.3389/fcvm.2016.00035

Gore AC, Chappaell VA, Fenton SE. EDC-2: The Endocrine Society's second scientific statement on endocrine-disrupting chemicals. Endocrine Rev 2015;36(6):E1-E150.

Hord NG, Tang Y, Bryan NS. Food sources of nitrates and nitrites: the physiologic context for potential health benefits. Am J Clin Nutr 2009;90(1):1–10.

Ring J, Brockow K, Behrendt H. Adverse reactions to foods. J Chromatogr B Biomed Sci App 2001;756(1–2): 3–10.

SGE (Schweizerische Gesellschaft für Ernährung). Schweizer Lebensmittelpyramide – Empfehlungen zum ausgewogenen und genussvollen Essen und Trinken für Erwachsene. 2011, aktualisiert 2014. Viuda-Martos M, Navajas-Ruiz Y et al. Spices as functional foods. Crit Rev Food Sci Nutr 2011;51:13–28.

Woo J, Kwok T, Leung J, Tang N. Dietary intake, blood pressure and osteoporosis. J Hum Hypertens 2009;23(7):451–5.

# Alternativen? Vegetarismus, Diäten & Co

Unter einer »alternativen Ernährungsform« versteht man alle Arten von Ernährung, die von der heute im westlichen Kulturkreis üblichen Mischkost abweichen und für eine dauerhafte Anwendung vorgesehen sind. Verschiedenste Gründe führen dazu, dass Menschen ihre Ernährung alternativ gestalten: gesundheitliche, ethische, religiöse, soziale Gründe etc. Die wichtigsten alternativen Ernährungsformen werden in den folgenden Kapiteln kurz dargestellt und bewertet.



## Vegetarismus

Die meisten alternativen Ernährungsformen orientieren sich an der vegetarischen Lebensweise, bei der je nach Ausprägung möglichst wenig oder keine Nahrungsmittel tierischen Ursprungs konsumiert und ökologisch angebaute, möglichst wenig verarbeitete Lebensmittel bevorzugt werden. Einige dieser alternativen Ernährungsformen können, wenn sie ausgewogen zusammengestellt sind, positive Wirkungen auf die Gesundheit haben. Oft spielt für die positiven gesundheitlichen Effekte aber nicht nur die anders zusammengestellte Ernährung, sondern auch die insgesamt gesündere Verhaltens- und Lebensweise eine wichtige Rolle, z.B. weitgehender Verzicht auf Alkohol und Nikotin, viel Bewegung etc. Äußerst kritisch müssen aber solche alternativen Formen der Ernährung beurteilt werden, die zu Mangelerscheinungen bei gewissen Nährstoffen führen können oder als Heilmittel angepriesen werden.

Der Begründer des klassischen Vegetarismus war Pythagoras im 6. Jahrhundert vor Christus. Er glaubte an die Seelenwanderung und lehnte es daher ab, Fleisch zu essen. Grundlage der Ernährung waren Lebensmittel aus Pflanzen und von lebenden Tieren (Honig, Milch, Eier). Seit der Antike haben sich aber unzählige Formen des Vegetarismus mit unterschiedlichen Beweggründen und Zielen entwickelt. Zu den häufigsten Beweggründen für eine vegetarische Ernährungsweise gehören:

- gesundheitliche Aspekte
- religiöse Überzeugungen
- ethische Gründe (Tierschutz)
- Umweltschutz ($CO_2$-Produktion)
- Problem des Welthungers (Nahrungsmittel als Futtermittel)

### Lebensmittelauswahl

Der Vegetarismus wird in zahlreichen unterschiedlichen Varianten praktiziert. Die

Einteilung der verschiedenen vegetarischen Lebensweisen erfolgt nach ihrer Lebensmittelauswahl (Tab.). Alle Formen vegetarischer Ernährung basieren auf pflanzlichen Nahrungsmitteln, die zum Teil mit Nahrungsmitteln tierischer Herkunft ergänzt werden: Während Ovo-, Lacto- und Ovo-Lacto-Vegetarier neben pflanzlichen Produkten auch gewisse tierische Lebensmittel verzehren, verzichten Veganer auf alle vom Tier stammenden Lebensmittel, im Extremfall auch auf Honig.

Eine Sondergruppe der Vegetarier sind die sogenannten Pudding-Vegetarier; bei dieser Gruppe stehen nicht gesundheitliche, sondern moralische oder ethische Gründe im Vordergrund. Sie meiden zwar Fleisch und Fisch, legen aber sonst keinen großen Wert auf die Auswahl der Nahrungsmittel. Ein hoher Anteil ihrer Ernährung besteht nicht aus hochwertigen pflanzlichen Lebensmitteln, sondern aus kalorienreichen, stark verarbeiteten Produkten. Diese einseitige Ernährung führt oft zu gesundheitlichen Problemen wie Übergewicht und Mangelernährung.

Eine weitere Sondergruppe sind die Rohköstler, die alle gekochten bzw. erhitzten sowie (je nach Auslegung) auch die meisten bis alle tierischen Nahrungsmittel meiden. Einige wertvolle Nährstofflieferanten wie zum Beispiel Reis, Kartoffeln, Hülsenfrüchte oder einige Pilzarten werden aber erst durch Kochen genießbar oder leichter verdaulich. Die langzeitige strenge Anwendung der Rohkost ist als dauerhafte, gesunde Ernährung wenig geeignet und kann zu Nährstoffmängeln und den damit verbundenen gesundheitlichen Problemen führen.

### Formen vegetarischer Ernährung.

| Bezeichnung | Meiden von* |
|---|---|
| Pesco-Vegetarier | Fleisch |
| Ovo-Vegetarier | Fleisch, Fisch und Milch |
| Lacto-Vegetarier | Fleisch, Fisch und Eiern |
| Ovo-Lacto-Vegetarier | Fleisch und Fisch |
| Veganer | alle von Tieren stammenden Lebensmittel (Fleisch, Fisch, Milch, Eier, Honig) |

* Bei allen Lebensmitteln sind auch die daraus hergestellten Produkte eingeschlossen.

## Bewertung

Wissenschaftliche Untersuchungen belegen, dass Vegetarier mit einer ausgewogenen und gezielten Lebensmittelauswahl auch aufgrund ihrer insgesamt gesunden Lebensweise oft einen sehr guten Gesundheitszustand aufweisen. Da es aber so viele verschiedene Formen von Vegetarismus gibt, die sich in der Lebensmittelauswahl stark unterscheiden, ist es nicht möglich, den Vegetarismus einheitlich zu bewerten. Jede Form des Vegetarismus muss einzeln beurteilt werden (siehe Tab.).

## Risikogruppen

In verschiedenen Lebensphasen birgt vor allem eine unausgewogene vegetarische Ernährung das Risiko für Nährstoff- und Mikronährstoffmängel.

**Klein- und Schulkinder:** Die Zeit des Wachstums und der Entwicklung in den ersten Lebensjahren stellt besondere Anforderungen an die Energie- und Nährstoffversorgung. Milchprodukte, Eier und möglichst auch Fleisch und Fisch sollten regelmäßig konsumiert werden, damit die Versorgung mit Eiweiß, Vitamin $B_2$, Vitamin $B_{12}$, Jod, Vitamin D, Kalzium und Eisen sichergestellt ist.

## Ernährungsphysiologische Bewertung vegetarischer Kost.

| Nährstoffgruppe | Bewertung | kritisch | Bemerkungen |
|---|---|---|---|
| Energie | Die Energiezufuhr wird bei ausgewogener vegetarischer Ernährung seltener überschritten, was zu einem durchschnittlich niedrigeren Körpergewicht führt. | Veganer | Insbesondere Veganer weisen oft Untergewicht auf. |
| **Hauptnährstoffe** | | | |
| Kohlenhydrate | • generell mehr Kohlenhydrate als Mischköstler, auch Einfachzucker (hoher Obstverzehr) | | |
| Ballaststoffe | • generell höhere Zufuhr als Mischköstler | | |
| Fette | • weniger Fette als Mischköstler<br>• überwiegend pflanzliche Fette<br>• mehr mehrfach ungesättigte Fettsäuren<br>• deutlich geringere Cholesterinzufuhr (Veganer minimale Zufuhr) | Bei strikter veganer Ernährung werden kaum EPA und DHA (Omega-3-Fettsäuren) zugeführt. | Fettzufuhr bei Ovo-Lacto-Vegetariern höher als bei anderen Gruppen (Milchprodukte) |
| Proteine | • Bei ausgewogener vegetarischer Ernährung ist eine ausreichende Proteinzufuhr gewährleistet. | Veganer: Engpässe in Zeiten erhöhten Bedarfs (Wachstum, Schwangerschaft, Stillzeit) | Pflanzliche Nahrungsmittel enthalten weniger essenzielle Aminosäuren; die Kombination von hochwertigen Eiweißquellen ist sehr wichtig (v. a. bei Veganern). |
| **Mikronährstoffe** | | | |
| Vitamine | überwiegend positiv | Vit. $B_2$, Vit. $B_{12}$ (v. a. Veganer – sehr kritisch)<br>Vit. D | |
| Mineralstoffe und Spurenelemente | bis auf wenige Ausnahmen eher günstig | Kalzium<br>Zink<br>Jod<br>Eisen<br>Selen | geringer verfügbar wegen des hohen Anteils von Komplexbildnern wie Phytin-, Oxalsäure und Ballaststoffen; bei Eisen z. T. aufgehoben durch hohe Aufnahme von Vitamin C |
| sekundäre Pflanzenstoffe | höhere Aufnahme aller Gruppen | | Die gesundheitsfördernden Eigenschaften dieser Pflanzenstoffe sind ein wichtiger, positiver Aspekt der vegetarischen Ernährung. |

**Schwangerschaft und Stillzeit:** In dieser Zeit erhöht sich der Bedarf an vielen Nährstoffen, z.B. Eiweiß, essenziellen Fettsäuren, Eisen, Jod und einigen Vitaminen. Deshalb gehören Milch, Milchprodukte, Eier und wenn möglich Fleisch und Fisch auf den Speiseplan. Die Zufuhr der kritischen Nährstoffe (insbesondere Vitamin $B_{12}$) sollte bei ungenügender Versorgung über geeignete Nahrungssupplemente erfolgen.

**Seniorenalter:** Im Seniorenalter sinkt die Aktivität vieler Enzymsysteme und der Verdauungsorgane, z.B. ist die Aufnahme von Vitamin $B_{12}$ reduziert. Vegetarisch lebende Senioren sollten deshalb auf einen Konsum von Sauermilchprodukten, wie z.B. Joghurt, Kefir oder Quark, und zwei bis drei Eiern pro Woche achten. Ein regelmäßiger Konsum von fettem Fisch erhöht die Versorgung mit den langkettigen Omega-3-Fettsäuren DHA und EPA, die im Zusammenhang mit der Prävention gegen verschiedene Erkrankungen (z.B. Demenzerkrankungen) diskutiert werden. Bei Senioren, die auf Fisch verzichten, sollte eine Nahrungsergänzung mit EPA und DHA in Betracht gezogen werden

**TIPP** **Fachgesellschaften raten von einer veganen Ernährung für Klein- und Schulkinder ab. Auch Frauen sollten sich gemäß Fachgesellschaften während der Schwangerschaft und in der Stillzeit nicht vegan ernähren.**

### Abschließende Bewertung

Einige vegetarische Kostformen (v.a. die pesco-vegetabile und die ovo-lacto-vegetabile) eignen sich aus ernährungswissenschaftlicher Sicht auch als Dauerkost; sie können Übergewicht, Bluthochdruck, ungünstigen Blutfettwerten, Herz-Kreislauf-Erkrankungen und manchen Formen von Krebs vorbeugen. Voraussetzung ist allerdings eine gute bis sehr gute Kenntnis des ernährungsphysiologischen Wertes der Lebensmittel, eine sorgfältige Lebensmittelauswahl und -kombination. Bei Unsicherheiten ist es ratsam, eine professionelle Ernährungsberatung in Anspruch zu nehmen. Verzichtet man nicht nur auf Fleisch und alle Meerestiere, sondern auch auf weitere Produkte von lebenden Tieren, kann die Versorgung mit diversen Nährstoffen kritisch werden, dazu gehören: Protein und aminosäureähnliche Substanzen wie Taurin, Omega-3-Fettsäuren, Eisen, Zink, Jod, Kalzium sowie die Vitamine D, $B_2$ und $B_{12}$.

Um den Bedarf an Grundnährstoffen, Vitaminen und Mineralstoffen zu decken, sollten bei ungenügendem Nährstoffstatus geeignete Supplemente eingesetzt werden.

## Was ist von Makrobiotik, Glyx-Diät etc. zu halten?

Es existiert eine Vielzahl weiterer alternativer Ernährungsformen. Eine Auswahl davon, ihre wichtigsten Merkmale und ihre ernährungsphysiologische Bewertung sind in der folgenden Tab. zusammengestellt.

## Auswahl alternativer Ernährungsformen: Merkmale und ernährungsphysiologische Bewertung

| Kostform | Merkmale | Ernährungsphysiologische Bewertung |
|---|---|---|
| Hay'sche Trennkost | • überwiegend lacto-vegetabile Ernährung<br>• Ziel: Trennung von Proteinen und Kohlenhydraten zur Verbesserung des Säure-Basen-Gleichgewichts<br>• Nach Hay'scher Theorie können Kohlenhydrate und Proteine nicht gleichzeitig optimal verdaut werden. | • Die Trennung von Proteinen und Kohlenhydraten ist wissenschaftlich nicht begründbar.<br>• Deckung des Nährstoffbedarfs grundsätzlich möglich.<br>• als Dauerernährung bei ausgewogener Lebensmittelauswahl geeignet<br>• kritisch bei Risikogruppen wie Kindern, Schwangeren und Stillenden |
| Makrobiotik (ursprüngliche Form nach Ohsawa) | • rein vegane Kost mit hohem Anteil von Naturreis<br>• wenig gekochtes Gemüse, Hülsenfrüchte, Meeresalgen, viel Kochsalz<br>• Minimum an Flüssigkeit<br>• Ziel: »Ausgewogenheit zwischen Yin und Yang, Einklang mit dem Kosmos, Gesundheit als Grundlage von Glück, Freiheit, Wohlbefinden« | • extrem einseitige, protein- und vitaminarme Ernährungsweise<br>• als Dauerkost ungeeignet |
| anthroposophisch orientierte Ernährungslehre | • vorwiegend lacto-vegetabil, hoher Anteil von Vollkorngetreide (v. a. Hirse), Lebensmittel aus biologisch-dynamischer Landwirtschaft<br>• keine Nachtschattengewächse, Fertigprodukte, stark verarbeitete Lebensmittel<br>• kein Alkohol<br>• Ziel: »bewusstes Leben mit der Natur, Gesunderhaltung und Heilung« | • Vorteile: vergleichbar mit anderen lacto-vegetabilen Ernährungsformen<br>• als Dauerernährung bei ausgewogener Lebensmittelauswahl geeignet<br>• verdünnte Rohmilch als Muttermilchersatz nicht zu empfehlen |
| Vollwertkost (nach Bruker) | • vorwiegend ovo-lacto-vegetarisch, hoher Anteil von Vollkornprodukten und Rohkost<br>• Meiden aller industriell verarbeiteten Nahrungsmittel (Mehle, Zucker etc.)<br>• Ziel: »Erhaltung der Gesundheit, Prävention und Heilung verschiedener Krankheiten« | • wissenschaftlich nicht haltbare Heilversprechen (»Krebs lässt sich bis zu einem gewissen Grad durch Vollwertkost verhüten und heilen« etc.)<br>• trotzdem für Erwachsene eine bedarfsgerechte Ernährung möglich (bei ausgewogener Lebensmittelauswahl)<br>• bedenklich und ungeeignet für Säuglinge und Kleinkinder (Frischkornmilch) |

| Kostform | Merkmale | Ernährungsphysiologische Bewertung |
|---|---|---|
| Glyx-Diät | • Es werden nur Lebensmittel verzehrt, die einen niedrigen glykämischen Index aufweisen, empfehlenswerte Kohlenhydratträger sind Vollkornprodukte, Hülsenfrüchte, fast alle Gemüsearten, Soja, verschiedene Früchte<br>• Lebensmittel mit einem hohen glykämischen Index, wie z. B. Weißmehlprodukte, Cornflakes, Trauben, Rosinen und Ananas, werden gemieden. | • Der glykämische Index ist schwierig zu berechnen und hängt von vielen Faktoren ab (Kochgrad bei Nudeln).<br>• Die meisten Empfehlungen decken sich mit dem Konzept der vollwertigen Ernährung, die empfohlenen Kohlenhydratträger sättigen sehr gut. |
| Metabolic Balance® | • Ernährungskonzept, das auf den individuellen Stoffwechsel abgestimmt ist<br>• Auf Basis von 36 ermittelten Blutwerten und persönlichen Angaben zu Vorlieben, Abneigungen, Krankheiten und Unverträglichkeiten erstellt ein PC-Programm einen individuellen Ernährungsplan.<br>• Die empfohlenen Lebensmittel sollen dazu beitragen, den individuellen Hormonhaushalt und den Stoffwechsel wieder zu harmonisieren. | • Dieses Ernährungskonzept ist recht teuer: ca. 360 Euro für die Blutuntersuchungen und den Ernährungsplan.<br>• Ernährungsregeln sind fragwürdig, die Lebensmittelzuweisungen sind nicht nachvollziehbar.<br>• Insgesamt ist die Kost wenig abwechslungsreich und deshalb als Dauerernährung nicht geeignet. |

## Diäten – wie nimmt man langfristig ab?

Im allgemeinen Sprachgebrauch wird »Diät halten« oft mit »abnehmen« gleichgesetzt. Ernährungswissenschaftlich versteht man unter einer Diät allgemein eine kurzfristige Veränderung der Ernährungsform. Diese kann sowohl zum Abnehmen (z. B. Reduktionsdiät) als auch zum Zunehmen (z. B. bei Magersucht) dienen. Eine längerfristige bis dauerhafte Diät kann aber auch zur unterstützenden Behandlung einer Krankheit eingesetzt werden (z. B. bei Nahrungsmittelunverträglichkeiten oder -allergien).

**Reduktionsdiät:** Reduktionsdiäten führen tatsächlich zu einer Reduktion des Körpergewichtes. In erster Linie sollte aber bei Übergewicht der zu hohe Anteil von ungesundem Körperfett (v. a. im Bauchbereich) reduziert werden. Dies ist nur möglich, wenn sowohl die Ernährung als auch der Lebensstil nachhaltig verändert werden. Besonders wichtig ist dabei eine Erhöhung der körperlichen Aktivität. Was die Lebensmittelauswahl betrifft, gibt es eine Vielzahl von Diätvarianten, die einen schnellen und starken Gewichtsverlust versprechen (siehe Tab.) Allen Reduktionsdiäten gemeinsam ist eine starke Reduktion der Energiezufuhr, normalerweise deutlich unter den täglichen Bedarf, damit der Körper auf eigene Energiereserven zurückgreifen muss.

**Radikaldiät:** Vor allem von einer länger dauernden Anwendung von Radikaldiäten (»Crash-Diäten«) sowie Diäten mit sehr einseitiger Nährstoffzusammensetzung ist aus medizinischer Sicht abzuraten (siehe Tab.). Meist sind sie ungeeignet für eine effiziente Therapie von Übergewicht oder gar Fettleibigkeit (Adipositas), führen nicht zu einer wichtigen Veränderung im Essverhalten (Lerneffekt) und bergen langfristig auch gesundheitliche Risiken. Crash-Diäten führen zwar zu einem schnellen Erfolgserlebnis, nämlich einer kurzzeitigen Gewichtsreduktion. Allerdings besteht das verlorene Gewicht vor allem aus Wasser und Muskeln und nur in geringem Ausmaß aus Körperfett. Das verlorene Gewicht wird zudem meist schnell wieder zugenommen (Jo-Jo-Effekt). Diese Gewichtsschwankungen demotivieren die Betroffenen, erschweren einen langfristigen Behandlungserfolg und stellen ein gesundheitliches Risiko dar.

**Fastenkuren, intermittierendes Fasten (Intervallfasten):** Fastenkuren erfreuen sich zunehmender Beliebtheit. Unter Fasten versteht man den freiwilligen, zeitlich begrenzten Verzicht auf feste Nahrung und Genussmittel, während sich die tägliche Energieaufnahme durch nährstoffhaltige Getränke zwischen 200 und 500 Kilokalorien bewegen darf. Durch Aufnahme einer geringen Menge an Proteinen kann der Körperproteinverbrauch stark reduziert werden. Gesunde Personen können unter Anleitung einer Fachperson problemlos eine Fastenkur von 5 bis 10 Tagen durchführen. Wird Fasten zur Gewichtsreduktion eingesetzt, ist es für den langfristigen Erfolg jedoch unabdingbar, dass eine nachhaltige Lebensstil- und Ernährungsmodifikation erfolgt. Eine besondere Form des Fastens ist das »Intermittent Fasting«, auch Intervallfasten genannt. In der Regel wird ein- bis zweimal die Woche 16 bis 24 Stunden gefastet. An den anderen Tagen gibt es keine Restriktionen. Diese Diät kann helfen, das Körpergewicht zu halten. Langfristig ist das Intervallfasten jedoch nur zu empfehlen, wenn an den verbleibenden 5 bis 6 Tagen eine gesundheitsfördernde Ernährung erfolgt.

## Ernährung umstellen und mehr bewegen!

Für das Erreichen einer gesunden, langfristig stabilen Gewichtsreduktion eignet sich eine

- durch Fachpersonen begleitete,
- energiereduzierte,
- ausgeglichene,
- ballaststoffreiche Mischkost mit ausreichender Eiweißzufuhr,
- kombiniert mit einer Erhöhung der körperlichen Aktivität.

Außerdem kann eine zusätzliche, weiterführende Behandlung (z.B. Verhaltenstherapie) in vielen Fällen nötig und sinnvoll sein.

Je nach Ziel bzw. Ausmaß des Übergewichtes liefert eine Reduktionsdiät 1 000–1 500 kcal pro Tag und führt zu einem wöchentlichen Gewichtsverlust von 0,5–1 kg. Die Basis einer solchen Mischkost sollte eine reichliche Zufuhr von »gesunden«, also ernährungsphysiologisch sinnvollen Lebensmitteln bilden. Dazu gehören Gemüse und Hülsenfrüchte, Obst, Vollkornprodukte, hochwertige Öle, Nüsse, Milchprodukte, Fisch, mageres Geflügel und Fleisch.

Jede Art der energiereduzierten Diät sollte mit einer Erhöhung der körperlichen Aktivität (Ausdauer und Kraft) verbunden werden, damit der Körper möglichst wenig Muskelmasse und möglichst viel Körperfett (v.a.

Bauch) verliert oder sogar zusätzlich Muskulatur aufgebaut werden kann. Ein Verlust an Muskelmasse senkt den Grundumsatz (Energiebedarf), behindert verschiedene Stoffwechselfunktionen und bremst den Erfolg einer Reduktionsdiät. Deshalb ist wichtig ist, dass die Proteinzufuhr in der Diätphase ausreichend hoch ist (ca. 1,5 g Protein pro Kilogramm Körpergewicht). Besondere Aufmerksamkeit sollte während einer Reduktionsdiät den wichtigen (essenziellen) Nährstoffen und Mikronährstoffen gelten – bei einer einfachen Reduktion der Nahrung nach dem Prinzip fdH (»friss die Hälfte«) besteht das Risiko einer Mangelernährung.

**TIPP** Denken Sie daran, dass der Bedarf an Proteinen, essenziellen und mehrfach ungesättigten Fettsäuren sowie Mikronährstoffen (Vitaminen und Spurenelementen) auch bei einer reduzierten Energiezufuhr ausreichend gedeckt werden muss. Nehmen Sie daher v. a. während ausgeprägter Reduktionsdiäten geeignete Nahrungsmittelsupplemente ein.

**Formula-Diäten:** Beim Vorliegen einer Adipositas (> BMI 30–35) kann zu Beginn unterstützend eine Formula-Diät eingesetzt werden, um die Gewichtsreduktion in der ersten Phase zu beschleunigen. Formula-Diäten sind industriell hergestellte Fertigmischungen, z. T. trinkfertig oder auch zum Anrühren als Shake, Suppe oder Creme. Pro Tag müssen Formula-Diäten zwischen 800 und 1 200 kcal enthalten und ihre Zusammensetzung (Anteil Eiweiß, Kohlenhydrate, Fett, Ballaststoffe, Vitamine, Mineralstoffe und Spurenelemente) ist gesetzlich geregelt. Die langfristige Anwendung von Formula-Diäten ist aber nicht empfehlenswert, weil die Betroffenen dabei nicht lernen, ihre Ernährung dauerhaft umzustellen (Lerneffekt). Der Einsatz von Formula-Diäten ist nur sinnvoll, wenn ein Therapiekonzept existiert, welches als Ziel hat, das Ess- und Bewegungsverhalten dauerhaft zu verändern. Formula-Diäten eignen sich außerdem nicht für einen Einsatz bei

- Kindern und Jugendlichen
- Essstörungen (Magersucht, Bulimie)
- Schwangeren und Stillenden
- Schwerkranken sowie Patienten mit Herzrhythmusstörungen und frischem Herzinfarkt

## Auch unterwegs: gesunde Snacks statt Junkfood!

Da heute angeblich alles schnell gehen muss, findet auch das Essen oft im Stehen, schnell mal zwischendurch statt: an der Wurstbude, im Schnellimbiss oder in entsprechenden Fastfoodketten. Häufig handelt es sich nicht nur um Fastfood, sondern tatsächlich um Junkfood, also minderwertige Lebensmittel, die vor allem fettig oder stark zuckerhaltig sind: wie Pommes frites, Currywurst, Hamburger, Cheeseburger, Pizza, Cola, Limonade etc. Wenn Sie häufig außer Haus essen, sollten Sie vorausplanen und entsprechende Zwischenmahlzeiten mitnehmen.

**Als kleine Hauptmahlzeit:**

- Vollkorn-Sandwich mit Hüttenkäse und frischen Kräutern, dazu ein paar Nüsse oder ein Gemüsesaft
- Salat aus frischem, saisonalem Gemüse mit magerem Fleisch (z. B. Hühnerbrust), Hüttenkäse oder Feta und einem Dressing aus hochwertigem Öl (Rapsöl, Olivenöl) und Essig; dazu ein Vollkornbrötchen

## Ausgewählte Diäten und Diätprogramme zur Gewichtsreduktion

| Diät, Methode | Merkmale | ernährungsphysiologische Bewertung |
|---|---|---|
| **Diäten mit extremer Nährstoffverteilung** | | |
| Mayo-Diät (»Eier-Diät«) | • hohe Aufnahme von Eiern (25 pro Woche), magerem Fleisch, Fisch, Salat und Gemüse, kaum Kohlenhydrate<br>• 1 000–1 500 kcal pro Tag | • sehr hohe Protein-, niedrige Kohlenhydratzufuhr<br>• Mineralstoffe und Vitamine ausreichend<br>• einseitig – für dauerhafte Anwendung und längerfristige Gewichtsreduktion ungeeignet |
| Low-Carb-Diät | • Fett und Protein als Hauptenergieträger; der Körper soll gezwungen werden, auf Fettverbrennung umzuschalten<br>• hohe Aufnahme von proteinhaltigen Lebensmitteln wie Fleisch, Fisch, Eiern, Speck, Käse und anderen Milchprodukten<br>• Gemüse | • gute Sättigung und relativ schneller Gewichtsverlust, niedrige Kohlenhydratzufuhr,<br>• hohe Aufnahme von Purinen und gesättigten Fettsäuren: für Risikogruppen (z. B. Personen mit eingeschränkter Nierenfunktion) problematisch<br>• Moderate Variationen mit genügend vollwertigen Kohlenhydraten pro Tag können jedoch ein sinnvolles Diätkonzept darstellen. |
| **Radikaldiäten (Crash-Diäten) und Fastenkuren** | | |
| Ananas-Diät<br>Apfel-Diät<br>Traubenkur etc. | • häufig Diäten, bei denen nur ein oder wenige Lebensmittel erlaubt sind (Monodiäten) | • extrem einseitige Auswahl mit ungenügender Zufuhr an Nährstoffen<br>• kein Lernerfolg<br>• kurzfristige Anwendung (Obsttag) unbedenklich<br>• ungeeignet für längerfristige Anwendung und dauerhafte Gewichtsreduktion |
| **ausgewählte Diätprogramme** | | |
| Brigitte-Diät | • bevorzugter Konsum von Obst, Gemüse und Vollkornprodukten<br>• Meiden von fettem Fleisch und Wurst 1 000–1 500 kcal/Tag | • ausgewogene Nährstoff- und Mikronährstoffzufuhr, kontinuierlicher Gewichtsverlust<br>• Lerneffekt und -erfolg |
| Weight Watchers | • Vier-Säulen-Programm: Ernährung, Verhalten, Bewegung, Gruppentreffen<br>• drei Phasen: Abnehmphase, Erhaltungsphase und aktive Nachsorge<br>• farbliche Einteilung der Lebensmittel in fettfrei, fettarm und fettreich<br>• bevorzugt: Obst, Gemüse, Vollkornprodukte 1 200–1 700 kcal/Tag | • ausgewogene Nährstoff- und Mikronährstoffzufuhr<br>• Lerneffekt und -erfolg<br>• kontinuierlicher Gewichtsverlust<br>• Bewegungsprogramm verstärkt den Erfolg<br>• Einsatz von zahlreichen z. T. stark verarbeiteten Fertigprodukten der Eigenmarke |

- Salat aus Reis, Linsen, Quinoa oder Amaranth mit magerem Fleisch oder Feta, Gemüse und einem Dressing aus hochwertigem Öl

Als Zwischenmahlzeit:
- Gemüsestreifen- oder stücke (Möhren, Paprika, Selleriestangen, Gurke, Tomate etc.) oder Obst (je nach Saison: Apfel, Birne, Beeren, Trauben etc.)
- ungeschwefelte Trockenfrüchte
- ein Becher Quark, Joghurt oder Hüttenkäse verfeinert mit Beeren oder Gemüse
- eine Handvoll Nüsse

Getränke:
- vor allem Wasser oder (ungesüßter) Tee
- Kaffee (bis 2–4 Tassen)
- ab und zu auch stark verdünnte Fruchtsäfte

## Literatur


Bundesministerium für Ernährung, Landwirtschaft und Verbraucherschutz: Kompass Ernährung – Diäten im Test 2010; 1

Chiappa AC. Fasten – Moderne Aspekte eines klassischen Naturheilverfahrens. Ernährung im Fokus (aid) 2015; 3.

Craig, WJ. Nutrition concerns and health effects of vegetarian diets. Nutr Clin Pract 2010;25(6):613–20.

Richter M, Boeing H, Grünewald-Funk D et al. für die DGE (Deutsche Gesellschaft für Ernährung). Vegane Ernährung: Ernährungs Umschau 2016;63(4):92–102.
Verbraucherzentrale: Diäten und Schlankheitsmittel: Erfolgsaussichten und Gesundheitsgefahren: Stoffwechsel-Diäten. Stand 9.1.2017; www.verbraucherzentrale.de/stoffwechsel-diaeten-1


# Funktionelle Lebensmittel – Functional Food

Als »Functional Food« werden heute allgemein alle Lebensmittel bezeichnet, welche dem Konsumenten neben Sättigung und Nährstoffzufuhr einen zusätzlichen, positiven gesundheitlichen Nutzen versprechen. Als Zusatznutzen gelten dabei in den meisten Fällen eine generelle Verbesserung des individuellen Gesundheitszustandes und/oder die Vorbeugung gegen Erkrankungen, deren Entstehung mit Ernährungsfaktoren in Zusammenhang gebracht wird (z. B. Fehlernährung, Fettstoffwechsel, Magen-Darm-Störungen).

Wie wird ein Lebensmittel zum Functional Food? Grundsätzlich ist dafür immer ein Verarbeitungsprozess notwendig, oft sogar mehrere. So können beispielsweise
- die Mengen von bereits im Lebensmittel vorhandenen Inhaltsstoffen auf einen Wert erhöht werden, der den gesundheitsförderlichen Nutzen verstärkt (z. B. Nahrungsfasern, Vitamine),
- zusätzliche Stoffe zugegeben werden, welche das Lebensmittel nicht oder nur in geringen Mengen enthält (z. B. Bakterienkulturen, Ballaststoffe, Omega-3 Fettsäuren, sekundäre Pflanzenstoffe, Vitamine, Mineralstoffe), oder
- Bestandteile reduziert werden, die nicht erwünscht sind (z. B. Fett).

Bei den funktionellen Inhaltsstoffen handelt es sich überwiegend um Substanzen, die auch über die normale, tägliche Ernährung aufgenommen werden.

## Probiotika

Wie bereits besprochen, können Probiotika die Mikroflora (Mund, Darm und Scheide) so verändern, dass daraus ein gesundheitsfördernder Einfluss auf den Organismus entsteht. In probiotischen Lebensmitteln (Joghurt etc.) finden sich vor allem Vertreter der Milchsäurebakterien (Lactobacillus und

## Beispiele für Functional Food

| | funktioneller Inhaltsstoff | Beispiele Lebensmittel | erwünschter Effekt |
|---|---|---|---|
| Zugabe von | lebensfähigen Bakterienkulturen, z. B. Bifidobakterien (Probiotika) | Joghurtzubereitungen | Förderung, Erhalt optimaler Mikroflora, Linderung von Verdauungsproblemen, Stärken des Immunsystems u.a. |
| | verdaulichen Nahrungsfasern (Präbiotika) | Joghurtzubereitungen, Milchgetränke, Brot, Müslis | günstige Beeinflussung der Darmflora (v. a. Bifidobakterien, Lactobacilli)<br>Erhöhung des Stuhlvolumens (Linderung von Verstopfung) u.a. |
| | Synbiotika (Kombination von Pro- und Präbiotika) | Milchprodukte | Durch die kombinierte Aufnahme wird die Wirksamkeit beider gesteigert |
| | Beta-Glucanen (lösliche Nahrungsfasern) | Haferprodukte | reduziert den Cholesterinspiegel im Blut<br>blutzuckersenkende Wirkung<br>Verlangsamung der Magenentleerung, dadurch erhöhte Sättigung |
| | unverdaulichen Nahrungsfasern | Müslis, Riegel, Frühstückscerealien | Erhöhung des Stuhlvolumens (Linderung von Verstopfung) |
| | Vitaminen und Mineralstoffen | Fruchtsäfte, Frühstückscerealien | erhöhte Zufuhr an Vitaminen und Mineralstoffen |
| | Pflanzensterinen | Margarine | Verringerung der Cholesterinaufnahme im Dünndarm. Davon erhofft man sich eine Verbesserung der Blutlipidwerte. |
| Entfernung von | Fett | Käse, Streichfett, Backwaren, Joghurt | Fettreduzierte Nahrungsmittel sollen eine Gewichtsreduktion begünstigen. |
| | Laktose | Milch, Milchprodukte | ermöglicht Konsum von Milchprodukten trotz Laktose-Intoleranz |
| weitere | Omega-3-Eier: stammen von Hühnern, die mit Leinsamen oder Leinöl gefüttert werden. Die Eier sollen die Zufuhr von langkettigen Omega-3-Fettsäuren erhöhen. | | |

Bifidobacterium), während in Nahrungsergänzungsmitteln und probiotischen Arzneimitteln auch andere, nicht krankheitserregende Bakterienstämme vorkommen (z.B. Escherichia coli Nissle 1971 oder der Hefestamm Saccharomyces boulardii). Probiotika sind säureresistenter als beispielsweise herkömmliche Joghurtbakterien, überleben daher in größeren Mengen die Passage durch Magen und Dünndarm und siedeln sich im Dickdarm als Teil der Bakterienflora an. Dadurch soll das Gleichgewicht der Darmflora positiv beeinflusst werden (siehe Tab.).

## Präbiotika

Präbiotika sind im Dünndarm nicht verdaubare Lebensmittelbestandteile (v.a. Kohlenhydrate), die im Dickdarm selektiv Wachstum und/oder Aktivität bestimmter, für den Menschen vorteilhafter Bakterien anregen und so einen positiven Einfluss auf seine Gesundheit ausüben. Eine präbiotikareiche Ernährung kann also beispielsweise »gesunden« Mikroorganismen (z.B. Bifidobakterien und Laktobazillen) einen Wettbewerbsvorteil gegenüber Krankheitserregern verschaffen und deren Zahl verringern. Außerdem entstehen beim Abbau von Präbiotika kurzkettige Fettsäuren, die ebenfalls positive gesundheitliche Effekte aufweisen.

Eine besondere Bedeutung haben die Präbiotika auch bezüglich der Steigerung der Mineral- und Spurenelementaufnahme. Die Aufnahme von Kalzium, Magnesium und Eisen beträgt nie 100 %. Ein großer Teil wird unverwertet ausgeschieden. Im Dünndarm gelangen die Mineral- und Spurenelemente meistens über eine aktive Aufnahme in den Körper. Im Dickdarm können diese aber auch über eine passive Diffusion aufgenommen werden. Präbiotika wie Inulin, aber auch Galakto-oligosaccharide werden im Dickdarm zu kurzkettigen Fettsäuren fermentiert. Dadurch wird der pH-Wert im Dickdarm abgesenkt. Durch den niedrigen pH-Wert erhöhen sich die Löslichkeit der Mineralstoffe und Spurenelemente und somit auch deren Aufnahme über die Dickdarmschleimhaut. In einer neuen Humanstudie konnte gezeigt werden, dass durch Zusatz von Galakto-Oligosacchariden die Eisenaufnahme bei Säuglingen um 62 % gesteigert werden kann.

Beispiele für Präbiotika sind: Mehrfachzucker aus Fruktose- (z.B. Inulin, Fructooligosaccharide) oder Galaktose-Einheiten (Galaktooligosaccharide, z.B. in der Muttermilch) und resistente Stärke (z.B. in gekochter und abgekühlter Pasta und Kartoffeln) oder Pektine (z.B. in Äpfeln, Zitrusschalen). In vielen pflanzlichen Lebensmitteln sind Präbiotika natürlicherweise als Reservekohlenhydrat vorhanden (z.B. Inulin in Chicorée, Artischocke, Spargel, Topinambur). Für den industriellen Einsatz werden sie vor allem aus den entsprechenden Pflanzenteilen gewonnen oder aus unterschiedlichen Ausgangssubstanzen hergestellt.

Bei Lebensmitteln, die mit Präbiotika angereichert sind, muss berücksichtigt werden, dass man sich erst an diese Lebensmittel adaptieren muss. So können bei empfindlichen Personen Präbiotika zu Flatulenz führen.

## Synbiotika

Dies sind Kombinationen von Pro- und Präbiotika. Verschiedene wissenschaftliche Untersuchungen deuten darauf hin, dass durch die kombinierte Anreicherung die Wirksamkeit erhöht werden kann. So wird zum Beispiel das Überleben von probiotischen Bakterienkulturen im Verdauungstrakt durch

Präbiotika verbessert. Milchprodukte, die mit Bakterienkulturen und Galakto-Oligosacchariden angereichert werden, zählen z.B. zu den Synbiotika.

## Wie notwendig sind funktionelle Lebensmittel?

Eine einfache Anreicherung eines Nahrungsmittels mit einer Mixtur aus funktionellen Nährstoffen führt nicht zwingend zu einer höheren Lebensmittelqualität und macht auch nicht aus jedem Lebensmittel ein »wertvolles Lebensmittel«. Wer qualitativ hochwertige Lebensmittel auswählt und isst, dürfte nur in speziellen Situationen auf Functional Food angewiesen sein; dazu gehören zum Beispiel:

- Laktose-Intoleranz (laktosefreie Produkte)
- Therapie mit Prä- oder Probitika
- Leistungssport (gezielte Unterstützung der Leistungs- und Regenerationsfähigkeit z. B. mit Sportgetränken, Mahlzeitenersatzprodukten etc.)

Functional Food ist aber trotz einiger Vorteile nicht unproblematisch. Bei unkontrolliertem Konsum von angereicherten Lebensmitteln verliert der Konsument die Übersicht über die eingenommene Menge der einzelnen Mikronährstoffe. Dies kann zu Ungleichgewichten in der Versorgung bis hin zu Überdosierungen bei einzelnen Mikronährstoffen führen. Außerdem ist Functional Food nicht geeignet, um (im Labor) nachgewiesene Mängel an Mikronährstoffen auszugleichen.

Problematisch wird es dann, wenn Functional Food einer qualitativ hochwertigen Ernährung vorgezogen wird. Functional Food kann eine hochwertige Ernährung in bestimmten Fällen sinnvoll ergänzen, diese aber keinesfalls ersetzen.

## Literatur

Aureli P, Capurso L, Castellazzi AM. Probiotics and health: An evidence-based review. Pharmacol Res 2011;63(5):366–76.

Belorkar SA, Gupta AK. Oligosaccharides: a boon from nature's desk. AMB Expr 2016:6:82;DOI 10.1186/s13568–016–0253–5.

Bron PA, Kleerebezem M, Brummer RJ et al. Can probiotics modulate disease by impacting intestinal barrier function? Br J Nutr 2017;117:93–107.

Märki M. Fokus: Essen statt Pillen. ETH Zürich – Magazin Globe 2013: www.ethz.ch/de/news-und-veranstaltungen/eth-news/news/2013/09/fokus-essen-statt-pillen.html.

Paganini D, Uyoga MA, Cercamondi CI et al. Consumption of galacto-oligosaccharides increases iron absorption from a micronutrient powder containing ferrous fumarate and sodium iron EDTA : a stable-isotope study in Kenyan infants. Am J Clin Nutr 2017;106(4):1020-1031

Siró I, Kápolna E, Kápolna B, Lugasi A. Functional food. Product development, marketing and consumer acceptance – a review. Appetite 2008;51(3):456–67.

Slavin J. Fiber and prebiotics: mechanisms and health benefits. Nutrients 2013;5:1417–35.

Syngai GG, Gopi R, Bharali R et al. Probiotics – the versatile functional food ingredients. J Food Sci Technol 2016;53(2):921–33.

Wallace TC, Guarner F, Madsen K et al. Human gut microbiota and its relationship to health and disease. Nutr Rev 2011;69(7):392–403.

# Ernährung für Sportler

Viele Menschen betreiben als Ausgleich zum Arbeitsalltag und aus Freude an der Bewegung Sport in ihrer Freizeit. Die Spanne reicht vom gemütlichen Joggen bis zu intensiven, ehrgeizigen Trainingseinheiten und Wettkämpfen, die bis an die Leistungsgrenze des Einzelnen gehen. Bei starker und häufiger Belastung braucht der Körper mehr Nährstoffe. Wann sind Anpassungen der Ernährung nötig? Und welche Nährstoffe sind davon betroffen?

## Wer braucht eine spezielle Sporternährung?

Ab welchem Ausmaß an körperlicher Aktivität sind Anpassungen in der Ernährung nötig? Das Festlegen einer genauen Grenze ist nicht einfach, weil viele Faktoren dabei eine Rolle spielen. So haben neben der Dauer und der Intensität einer Einzelbelastung (Trainingseinheit) und dem Belastungsumfang pro Woche auch Umweltfaktoren wie Außentemperatur und Luftfeuchtigkeit einen Einfluss auf den Bedarf des Athleten an Nährstoffen und Flüssigkeit; unter besonders kalten oder warmen Bedingungen erhöht sich der Energiebedarf. Die Ernährungsempfehlungen sollten die Sportart und individuelle Bedürfnisse berücksichtigen. Eine Ernährungsanpassung in Richtung Sporternährung sollte bei Personen in Betracht gezogen werden, die an den meisten Tagen pro Woche ein ziel- und leistungsorientiertes Training absolvieren (Trainingsvolumen von 6 und mehr Stunden pro Woche).

### In welchen Bereichen sind Anpassungen nötig?

Grundsätzlich verfolgt die Ernährung von Sportlern identische Ziele wie die Ernährung von weniger aktiven Personen: Sie soll für eine individuell ausreichende Zufuhr von Wasser, Makro- und Mikronährstoffen sorgen. Durch den erhöhten Bewegungsumfang verbrauchen körperlich aktive Personen deutlich mehr Energie als weniger aktive Menschen und verlieren oft beträchtliche Mengen an Flüssigkeit und Mineralstoffen in Form von Schweiß. So erstaunt es nicht, dass Sportler oft ein Mehrfaches an energieliefernden Lebensmitteln essen und auch überdurchschnittliche Mengen an Flüssigkeit trinken.

**TIPP** Sind diese Kriterien erfüllt, können Sie viel trainieren und schnell regenerieren. Das sind essenzielle Voraussetzungen dafür, Ihren Körper gesund und leistungsfähig zu erhalten sowie die Bedingungen für einen Zuwachs an sportlichen Leistungen zu schaffen.

**Sporternährung:** Die Basis einer Sporternährung sollte aus einer vielseitigen Auswahl an qualitativ hochwertigen Lebensmitteln bestehen und

- dem Körper genügend Energie liefern,
- ausreichende Mengen an essenziellen Nährstoffen enthalten,
- genügend Flüssigkeit zur Verfügung stellen,
- gut verträglich sein,
- hohe Belastungsintensitäten und Belastungsumfänge zulassen und
- die schnelle Erholung nach intensiven Belastungen fördern.

## Wie hoch ist der Energiebedarf?

Für einen gesunden leistungsfähigen Athleten ist die ausreichende Zufuhr von Energie essenziell. Die zugeführte Energie muss dabei einerseits ausreichen, um den erhöhten Bedarf durch die sportliche Aktivität zu decken. Andrerseits muss dem Körper zusätzlich noch genügend Energie für alle »normalen« Körperfunktionen zur Verfügung stehen. Ist dies nicht der Fall, kann ein »relativer Energiemangel im Sport« (engl. RED-S) entstehen, der v.a. langfristig zu weitreichenden negativen Folgen für Gesundheit und Leistung führt.

Bei zu geringer Kalorienzufuhr braucht der Körper die zur Verfügung stehende Energie in erster Linie, um den akuten Bedarf durch die körperliche Aktivität zu decken. Eine negative Energiebilanz ist daher kurzfristig oft nicht auffällig. Längerfristig beginnt der Organismus aber bei wichtigen Stoffwechselgrundfunktionen zu sparen. Typischerweise finden sich bei RED-S Probleme wie hormonelle Störungen (z.B. Menstruationsstörungen), verminderte Knochengesundheit, Beschwerden im Magen-Darm-Trakt, psychische Instabilität, Beeinträchtigungen im kardiovaskulären System und im Immunsystem. Die Leistungsfähigkeit nimmt ab (Kraft, Ausdauer, Konzentration) und die Verletzungsgefahr steigt.

Falls das Training zu einem Zuwachs an Muskelmasse führen soll, muss die Sporternährung in dieser Phase Zusatzenergie und eine ausreichende und ans Training angepasste Menge an Eiweiß liefern, damit dieses vom Körper zum Aufbau von Muskeln verwendet werden kann.

Bei einer im Verhältnis zum Verbrauch mittelfristig zu hohen Kalorienzufuhr kommt es auch beim Sportler zur Zunahme von Körpermasse in Form von Fett, was in den meisten Sportarten unerwünscht ist und zu einer verringerten Leistung führt (ungünstigeres Verhältnis von Kraft zu Körpermasse).

Sporternährung muss dem Athleten genug Energie, Makro- und Mikronährstoffe liefern, damit Gesundheit, Leistungsfähigkeit, Muskelmasse und Trainingseffekt erhalten bleiben.

## Der Bedarf an Makronährstoffen

Je nach Trainingsumfang, -intensität und Umgebungsfaktoren erhöht sich zwar der Gesamtenergiebedarf von Athleten – aber nicht alle Makronährstoffe sind von diesem Mehrbedarf im selben Ausmaß betroffen. Eine ungefähre Richtlinie für den Bedarf der einzelnen energieliefernden Nährstoffe findet sich in der Tabelle. Dabei ist zu beachten, dass Lebensmittel im Normalfall nie nur ei-

## Empfohlener Anteil Makronährstoffe in der Ernährung von Sportlern mit praktischen Beispielen

| Nährstoffgruppe | empfehlenswerter Anteil an Ernährung | Bermerkungen |
|---|---|---|
| Kohlenhydrate | ca. 5–10 g/kg Körpergewicht und Tag<br>bei 70 kg Körpermasse: 350–700 g/Tag<br>enthalten in Lebensmitteln:<br>• Teigwaren ohne Eier (gekocht): 1 100–2 200 g (roh: 500–1 000 g)<br>• Weißbrot: 750–1 500 g<br>• Reis (gekocht): 1 400–2 800 g (roh: 450–900 g)<br>• Haferflocken: 550–1 100 g<br>• Bananen: 1 700–3 400 g | bei extremen Belastungen bis 12 g/kg Körpergewicht<br>Der Bedarf an Kohlenhydraten ist abhängig von:<br>• gesamter täglich benötigter Energiemenge<br>• Sportart<br>• Geschlecht<br>• Umweltfaktoren (z. B. Umgebungstemperatur)<br>Ziel der Kohlenhydratzufuhr:<br>• Erhalten des Blutzuckerspiegels während der Belastung<br>• Aufrechterhalten hoher Belastungsintensitäten<br>• Auffüllen bzw. Wiederauffüllen der Glykogenspeicher |
| Eiweiß | ca. 1,2–2,0 g/kg Körpergewicht und Tag<br>bei 70 kg Körpermasse: ca. 85–140 g<br>enthalten in Lebensmitteln:<br>• Bergkäse: 290–480 g<br>• mageres Fleisch: 425–710 g<br>• Fleischkäse: 300–500 g<br>• Magerquark: 630–1 050 g<br>• Haferflocken: 650–1 080 g<br>• Teigwaren ohne Eier (gekocht): 1 600–2 670 (roh: 700–1160 g) | In Phasen des Muskelaufbaus v. a. bei Kraftsportarten ist der Proteinbedarf am höchsten.<br>Normalerweise ist die Deckung des Proteinbedarfs von Athleten problemlos über eine ausgewogene Ernährung möglich (höhere Gesamtzufuhr an Lebensmitteln liefert auch mehr Eiweiß). Es ist empfehlenswert, die Proteinzufuhr so aufzuteilen, dass jede (Haupt-)Mahlzeit ca. 30 g Protein enthält.<br>Neben der Proteinzufuhr ist eine ausreichende Zufuhr von Gesamtenergie sehr wichtig, um:<br>• eine optimale Proteinverwertung (z. B. Reparatur und Aufbau von Muskulatur) zu ermöglichen,<br>• die Energiegewinnung aus Protein zu verhindern. |
| Fett | ca. 2 g/kg Körpergewicht und Tag<br>bei 70 kg Körpermasse: ca. 70–140 g<br>enthalten in Lebensmitteln:<br>• Bergkäse vollfett: 230–460 g<br>• Haselnüsse: 110–220 g<br>• Butter: 85–170 g<br>• Olivenöl: 70–140 g (8–16 Esslöffel à 10 ml) | Ein Fettanteil von weniger als 20 % der Gesamtenergiezufuhr hat keinen positiven Effekt auf die Leistungsfähigkeit.<br>Hochfettdiäten sind nicht empfehlenswert.<br>wichtiger Bestandteil einer Sporternährung, da:<br>• gute Energiequelle<br>• Quelle für fettlösliche Vitamine<br>• Quelle für Fettsäuren |

nen Makronährstoff enthalten und liefern. So enthalten beispielsweise Lebensmittel aus Getreide neben einem sehr hohen Anteil von Kohlenhydraten auch Eiweiß.

Wie aus der Tab. ersichtlich wird, ist die Deckung des Bedarfes an Eiweiß und Fett mit normalen Mengen an eiweiß- bzw. fettreichen Lebensmitteln gut möglich. Bei den Kohlenhydraten können mit den benötigten Lebensmittelmengen Mengen erreicht werden, die in der Praxis oft schwierig zu essen sind (z. B. 1–2 kg gekochte Teigwaren/Tag).

Ob der Gehalt an Gluten in der Ernährung von Athleten deren Leistungsfähigkeit beeinflusst, wird immer wieder kontrovers diskutiert. Aktuelle Daten zeigen, dass gesunde Personen, welche weder an Zöliakie leiden noch eine Glutensensitivität aufweisen, kaum von einer glutenfreien Ernährung profitieren.

## Welche Mikronährstoffe fehlen häufig?

Ohne eine ausreichende Versorgung mit Mikronährstoffen ist das Aufrechterhalten von Gesundheit und sportlicher Leistung nicht möglich. Viele Stoffwechselvorgänge sind auf eine ausreichende Mikronährstoffzufuhr angewiesen. Die stark erhöhte körperliche Aktivität führt bei Sportlern zu einer Beschleunigung und Aktivierung vieler Stoffwechselprozesse. Es muss laufend Gewebe repariert und aufgebaut werden und zusätzlich gehen auch vermehrt Mikronährstoffe verloren (z. B. Salz, v. a. über die erhöhte Bildung von Schweiß); diese Verluste sind allerdings individuell sehr unterschiedlich. Darüber hinaus konnten im Schweiß auch Zink (bis zu ca. 2 mg/Liter) sowie Eisen (bis zu ca. 1 mg/Liter) nachgewiesen werden. Dadurch kann sich ihr Mikronährstoffbedarf individuell über den Normalbedarf hinaus steigern. Grundsätzlich sollten Athleten mindestens die für ihre Altersgruppe und ihr Geschlecht empfohlene tägliche Menge eines Mikronährstoffes einnehmen. Häufige Beispiele von Mikronährstoffen, deren Versorgung bei Athleten kritisch sein kann, führt die folgende Tab. auf. Die Gefahr von Mikronährstoffmängeln besteht vor allem bei Athleten mit einer unzureichenden Energiezufuhr (z. B. während einer ausgeprägten Reduktionsdiät), bei einseitiger Ernährung oder sehr hohen Nährstoffverlusten (z. B. Schwitzen).



### Kritische Mikronährstoffe bei Sportlern

| Mikronährstoff | Funktionen | Bemerkungen |
|---|---|---|
| **Vitamine** | | |
| Vitamin D* | Vitamin D hat wichtige Funktionen für den Knochenstoffwechsel, die Skelettmuskulatur, das Nervensystem, das Immunsystem und den Entzündungsstoffwechsel. | Eine zusätzliche Zufuhr von Vitamin D empfiehlt sich vor allem im Winter, bei Indoor-Sportarten (z. B. Eiskunstlauf, Kunstturnen) sowie bei Athleten aus nördlichen Ländern. Die Dosierung richtet sich nach dem Vitamin-D-Status. |

| Mikronährstoff | Funktionen | Bemerkungen |
|---|---|---|
| Multivitamine | Eine ausreichende und ausgeglichene Zufuhr von Vitaminen ist wichtig, um bei Athleten die optimale Energieproduktion sowie den Aufbau und die Reparatur von Gewebe und der Produktion von Blutzellen sicherzustellen. | Häufig ist bei weiblichen Athletinnen (v. a. bei Vegetarierinnen oder Athletinnen mit Essstörungen) ein Mangel an den Vitaminen $B_2$, $B_6$, $B_{12}$ und Folsäure festzustellen. |
| Vitamin C | Vitamin C hat zahlreiche wichtige Funktionen, die auch bei Sportlern von essenzieller Bedeutung sind (Immunsystem, Antioxidans, Gewebeaufbau etc.). | Der tageweise Einsatz von Vitamin C ist sehr interessant im Zusammenhang mit Situationen hoher Kälteexposition. |
| **Antioxidanzien** | | |
| Vitamin E, β-Carotin, Vitamin C, Selen | Man geht davon aus, dass intensive sportliche Aktivität wegen des 10–15-fachen Sauerstoffbedarfs zu einer erhöhten Belastung mit freien Radikalen und damit verbundenen Zellschäden führen kann. Antioxidativ wirksame Mikronährstoffe tragen zum Schutz der Zellwände vor solchen oxidativen Schäden bei. | Es bestehen Bedenken, dass vor allem eine langzeitige, zu hohe Zufuhr jenen Teil des Trainingseffektes negativ beeinflussen könnte, der durch die Signalwirkung von freien Radikalen entsteht. |
| Multimineralstoffe | In vielen Fällen führen v. a. das Meiden von tierischen Produkten und/oder eine zu geringe Energiezufuhr zu Mineralstoffmängeln. Ein weiterer Grund ist der erhöhte Verlust über den Schweiß und/oder den Urin. | |
| Kalzium* | Vor allem der gleichzeitige Mangel von Kalzium und Vitamin D erhöht das Risiko für Ermüdungsbrüche und eine zu geringe Knochendichte.<br>Vor allem weibliche Athleten weisen ein erhöhtes Risiko für eine zu geringe Knochendichte auf, wenn die gesamte Energie- und Nahrungszufuhr zu niedrig ist und/oder kalziumreiche Nahrungsmittel (Milchprodukte) gemieden werden. | Die Supplementierung von Kalzium erfolgt im Normallfall in Kombination mit Magnesium, Vitamin D und Vitamin K. |
| Eisen* | Das Funktionieren des maßgeblich durch Eisen beeinflussten Transports von Sauerstoff in unserem Körper ist zentral für die körperliche Leistung (v. a. Ausdauer), aber auch für das normale Funktionieren von zahlreichen weiteren Körperfunktionen (z. B. Immunsystem). | Vor allem Ausdauersportler (Langstreckenläufer) weisen einen stark erhöhten Eisenbedarf auf. Ein zu geringer Eisenstatus (mit oder ohne Anämie) ist daher im Sport häufig anzutreffen, v. a. bei weiblichen Athleten und Vegetariern. Bei nachgewiesenem Eisenmangel ist eine zusätzliche Gabe von eisenhaltigen Supplementen sinnvoll und führt zu einer Leistungssteigerung. |

| Mikronährstoff | Funktionen | Bemerkungen |
|---|---|---|
| Zink | Aufgrund der vielfältigen Funktionen von Zink (u. a. Immunsystem, Schilddrüse, Energiebereitstellung, Reparatur von Muskeln) hat ein Zinkmangel einen negativen Einfluss auf die Gesundheit und die Leistung von Athleten. | Vor allem Athleten, deren Ernährung wenig tierisches Eiweiß, einen hohen Anteil von Nahrungsfasern (v. a. vegetarische Ernährungsweise) enthält, weisen ein erhöhtes Risiko für einen Zinkmangel auf. |
| Magnesium | Wegen der vielseitigen Wirkung von Magnesium im Zellstoffwechsel beeinträchtigt ein Magnesiummangel die Ausdauerleistung und erhöht gleichzeitig den Sauerstoffbedarf im Sport. | Bei Athleten verschiedener Sportarten konnte eine ungenügende Versorgung mit Magnesium nachgewiesen werden. In solchen Fällen ist die zusätzliche, über den Tag verteilte Gabe von Magnesium über gut verträgliche Supplemente sinnvoll. |
| Natriumchlorid (Kochsalz), Kalium | Hoher Schweißverlust führt zu einem markant erhöhten Natriumbedarf. Dasselbe, allerdings in geringerem Ausmaß, gilt für Kalium. Dadurch können Verschiebungen im Elektrolythaushalt entstehen, welche ungünstige Auswirkungen auf die Gesundheit und die Leistung des Athleten haben. | Vor allem bei längeren, intensiven Leistungen sollten Personen mit »salzigem« Schweiß Sportgetränke einsetzen, die adäquate Mengen an Kochsalz und Kohlenhydraten enthalten. |

Die mit * bezeichneten Mikronährstoffe werden von der Swiss Sports Nutrition Society SSNS zu den A-Supplementen gezählt. Bei adäquater Dosierung ist mit A-Supplementen eine positive Leistungsbeeinflussung möglich.

## Ausreichend und richtig trinken

Das Ziel einer bedarfsgerechten Flüssigkeitsaufnahme im Sport ist, sowohl einer Dehydratation (Flüssigkeitsdefizit) als auch einer Hyperhydratation (zu hohe Zufuhr von Wasser ohne Salz) vorzubeugen. Sowohl ausgeprägte Dehydratation als auch Hyperhydratation haben einen negativen Einfluss auf die körperliche Leistungsfähigkeit und die Gesundheit. Daher ist eine adäquate Flüssigkeitszufuhr vor, während und nach der sportlichen Aktivität sehr wichtig. Der Flüssigkeitsbedarf bei Sportlern ist individuell stark verschieden und wird zudem von mehreren äußeren Faktoren mit beeinflusst.

Erhöhter Flüssigkeitsverlust bzw. -bedarf besteht bei:

- hoher Intensität und/oder langer Dauer des Trainings
- hoher Lufttemperatur, hoher oder sehr geringer Luftfeuchtigkeit
- nicht atmungsaktiver Kleidung mit zu hoher Isolationswirkung
- Männern, diese brauchen mehr als Frauen

Außerdem ist der Bedarf von individuellen Faktoren wie Menge und Zusammensetzung des Schweißes abhängig. Athleten können (je nach Trainingszustand und Gewöhnung) einen relativ breiten Bereich von Flüssigkeitsdefiziten auch ohne Einfluss auf die Leistungsfähigkeit ertragen – bei der Empfehlung von Trinkmengen handelt es sich daher immer nur um Richtwerte. Generell können Sie davon ausgehen, dass Sie je nach Dauer und Intensität des Trainings sowie weiterer Faktoren (Umgebung) 0,4–0,8 l Getränk/Stunde

(Sportgetränk oder Wasser) benötigen, das Sie schluckweise trinken sollten.

Sehr oft genügt es unter normalen Umweltbedingungen, wenn nach dem Durstempfinden getrunken wird. Erst bei hohen Schweißverlusten bzw. lang andauernden, intensiven Belastungen sollten Sportgetränke und bei Bedarf ein gezielter Trinkplan zum Einsatz kommen.

**TIPP** **Sie können grob abschätzen, ob Sie genug trinken, wenn Sie sich vor und nach dem Sport wiegen. Ist das Gewicht nach der Belastung höher als vorher, haben Sie zu viel getrunken; ist das Gewicht niedriger, sollte entsprechend getrunken werden.**

Eine detailliertere Unterstützung zur Berechnung der benötigten Flüssigkeitsmenge bietet der Trinkmengen-Rechner der Schweizer Gesellschaft für Sporternährung SSNS:

http://www.ssns.ch/sportsnutrition/trinkmengenrechner/

### Was eignet sich als Sportgetränk?

Neben Wasser steht dem Sportler eine große Auswahl an Sportgetränken (mit Salz und unterschiedlichen Mengen an Kohlenhydraten) zur Verfügung. Außerdem kann man sich Sportgetränke auch selbst herstellen (siehe Tab.), idealerweise auf der Basis von Wasser oder Tee, angereichert mit Saccharose, Sirup oder Maltodextrin. Fruchtsäfte können (wenn verträglich) ebenfalls verwendet, sollten aber mindestens 1 : 1 bis 1 : 2 mit Wasser verdünnt werden.

Neben der Zusammensetzung, der Verträglichkeit und der Temperatur ist auch der Geschmack ein wichtiger Faktor – das Sportgetränk muss Ihnen schmecken bzw. Sie sollten auch größere Mengen ohne Widerwillen trinken können.

Der Einsatz von kohlenhydrathaltigen Sportgetränken ist dann sinnvoll, wenn es sich um ein intensives Training von über eine Stunde handelt – in allen anderen Fällen eignen sich Wasser oder ungesüßter Früchtetee bestens, um den Flüssigkeitsbedarf zu decken. Achten Sie darauf, den Körper vor jedem Training gut mit Flüssigkeit zu versorgen. Tipps und Richtwerte zum Flüssigkeitsbedarf vor, während und nach dem Sport finden Sie in der Tabelle Timing von Flüssigkeits- und Energiezufuhr (Seite 127).

## Nahrungsmittelsupplemente

Nahrungsmittelsupplemente sollten bei Sportlern nie dazu dienen, eine ausgewogene Ernährung zu ersetzen, sondern immer als ergänzender Baustein in der Sporternährung behandelt sowie gezielt und bedarfsgerecht eingesetzt werden.

Die Schweizer Gesellschaft für Sporternährung SSNS und das Australian Institute of Sport (AIS) teilen Supplemente je nach dem heutigen Wissensstand in die Gruppen A–D ein. Im Sportbereich sind vor allem jene Supplemente von Interesse, welche potenziell (d. h. in der richtigen Dosierung zum richtigen Zeitpunkt eingesetzt) die Leistung unterstützen (Gruppe A). Die Einteilung der Supplemente betreffend Leistungsunterstützung:

- A: Einsatz in spezifischen Situationen im Sport gestützt durch gute Evidenz. Unter-

## Beispiele für einige A-Supplemente mit nachgewiesener möglicher leistungsfördernder Wirkung

| Substanz/Zuteilung | Wirkung | Bemerkungen, Nebenwirkungen |
|---|---|---|
| **Sportnahrung** | | |
| Produkte für Regeneration, Proteinpräparate und Mahlzeitenersatz | • v. a. Muskelreparatur und -aufbau | • Die erhöhte Zufuhr einer Kombination von essenziellen Aminosäuren zum richtigen Zeitpunkt erhöht die Eiweißspiegel im Blut und führt zu einem gesteigerten Eiweißaufbau. |
| **medizinische Supplemente** | | |
| Probiotika | • Die Einnahme von geeigneten Probiotika kann Störungen im Gastrointestinalbereich verringern (z. B. Übelkeit, Krämpfe, Durchfall). | • Bei der Wahl des Probiotikums ist auf dessen Zusammensetzung zu achten. |
| Mikronährstoffe: Eisen, Kalzium, Vitamin D | • Sauerstoff-Transport, Knochenstoffwechsel | • Ein Mangel an diesen und auch weiteren Mikronährstoffen führt zu einer Leistungseinbuße. |
| **Multivitamin/Multimineralstoff-Präparate** | | |
| **Performance-Supplemente** | | |
| Kreatin | • v. a. bei Kraftsportarten, Kraftaufbau<br>• Bei sehr intensiven, repetitiven, kurz dauernden Belastungen bewirkt Kreatin eine höhere Verfügbarkeit von energiereichen Verbindungen im Muskel.<br>• führt zu Zunahme an Körpermasse (Muskulatur und Wasser) | • keine langzeitige Einnahme da:<br>• Einnahme Eigensynthese hemmt<br>• unklarer Effekt der Abbauprodukte<br>• eventuell verringerte Magnesiumverfügbarkeit<br>• Zunahme an Körpermasse nicht immer erwünscht |
| Koffein | • v. a. in Wettkampfsituationen<br>• stimuliert das zentrale Nervensystem<br>• verringert das Empfinden von Anstrengung<br>• verändert den Stoffwechsel von Fett und Kohlenhydraten | • je nach Dosierung und Verträglichkeit: Zittern, Schlafstörungen, Herzklopfen, Magen-Darm-Beschwerden<br>• Gewöhnungseffekte möglich |

teilt in Sportnahrung, medizinische Supplemente und Performance-Supplemente
- B: Noch nicht ausreichend erforscht. Einsatz bedarf spezifischer, individualisierter Protokolle
- C: Kein oder kaum Nutzen im Sport. Einsatz nicht empfohlen.
- D: Verboten oder hohes Risiko einer Kontamination mit verbotenen Substanzen

Weitere Details rund ums Thema Leistungsförderung und Doping sind auf der Website http://www.ssns.ch/sportsnutrition/supplemente/supplementguide/ zu finden.

### Vitamine und Mineralstoffe

Der Bedarf an einigen Mikronährstoffen kann vor allem bei intensiver sportlicher Belastung erhöht sein (siehe Tab.). Bei nachgewiesenen Mängeln sowie bei erhöhtem Risiko für die Entwicklung eines Mangels sollte der gezielte Einsatz von geeigneten Mikronährstoffen in Form von qualitativ hochwertigen Supplementen erfolgen. Dabei sind folgende Punkte wichtig:

- Beratung: Der Einsatz von Mikronährstoffsupplementen, v. a. von einzelnen Mikronährstoffen und/oder von Präparaten mit Dosierungen, die über den täglichen Bedarf hinausgehen, sollte von einer Fachperson empfohlen und überwacht werden.
- Messen, Dosieren: In vielen Fällen ist eine Einschätzung der Versorgungslage mithilfe von gezielten Labormessungen möglich. Diese erlauben eine gezielte Dosierung der benötigten Mikronährstoffe.
- Qualität: Es gibt eine enorme Auswahl an zum Teil unseriösen Anbietern (Internet). Bei der Wahl eines Supplementes sollten der Qualität der Produkte und der Seriosität des Anbieters höchste Priorität beigemessen werden (Fachhandel).

## Tipps für die Praxis

- Anpassungen im Bereich der Ernährung von sportlich aktiven Menschen werden erst nötig, wenn an den meisten Tagen pro Woche ein ziel- und leistungsorientiertes Training absolviert wird (Trainingsvolumen von 6 und mehr Stunden)
- Generell besteht der Unterschied zwischen einer »normalen« und einer Sporternährung in erster Linie in der Menge. Anpassungen finden (je nach Trainingsaufwand) v. a. bei der Energiezufuhr und der Trinkmenge statt.
- Beim Einsatz von Nahrungssupplementen, die mehr als die empfohlene Tagesdosierung einzelner Mikronährstoffe enthalten, sollte eine Fachperson hinzugezogen werden, welche den Bedarf sorgfältig abklärt (Laborstatus) und entsprechende Empfehlungen ausspricht. Dabei sollte ein spezielles Augenmerk auf die Seriosität und die Qualität des gewählten Produktes gerichtet werden (keine Einkäufe von zweifelhaften Produkten übers Internet).
- Beim Wunsch, potenziell leistungsfördernde Substanzen einzusetzen, sollte ebenfalls unbedingt eine Fachperson hinzugezogen werden, die ausschließt, dass die Substanz auf der Dopingliste aufgeführt ist, und eine professionelle Indikationenstellung und Dosierung vornimmt.
- Sportler, die sich vegetarisch ernähren, sollten spezielles Augenmerk auf die ausreichende Einnahme von Gesamtenergie, Eiweiß, Kohlenhydraten mit ausreichend Ballaststoffanteil und kritischen Nährstoffen wie Eisen, Kalzium, Zink, Vitamin $B_{12}$ und Omega-3-Fettsäuren richten. Bei gesundheitlichen Problemen (z. B. erhöhte Infektanfälligkeit, auffällige Veränderungen an Haut, Haaren und Nageln), Leistungseinbruch, schlechter Regeneration ist das Zuziehen einer professionellen Ernährungsberatung sowie der gezielte Einsatz von Nahrungsmittelsupplementen sinnvoll.
- Praktische Tipps zum Timing von Flüssigkeits- und Energiezufuhr vor, während oder nach intensiven Trainingseinheiten finden Sie in der folgenden Tab.

## Timing von Flüssigkeits- und Energiezufuhr rund ums Training

| Timing | Kommentar | Empfehlung (Richtwert) |
|---|---|---|
| **vor Belastung** | • je nach Versorgungszustand, geplanter Leistung | |
| Flüssigkeit | • Grundsätzlich sollte der Körper zu Beginn jedes Trainings und Wettkampfs mit ausreichend Flüssigkeit versorgt sein. | • 0,3–0,5 l Wasser oder Sportgetränk vor Belastungen mit hohem Flüssigkeitsverlust |
| Energie | • 3–4 Stunden vor sehr intensiven Leistungen in Form von leicht bekömmlichen Mahlzeiten mit einem hohen Gehalt an Kohlenhydraten, wenig Nahrungsfasern und Fett und einem moderaten Eiweißgehalt<br>• kurz vor der Belastung in Form von kleineren, leicht bekömmlichen Snacks | • Kartoffelpüree, Reis, Teigwaren (keine Eierteigwaren) mit Sauce (fettarm)<br>• Bananenstücke, Weißbrot mit Honig<br>• gut verträgliches Sportgetränk |
| **unter Belastung** | • vor allem bei langen, intensiven Belastungen und/oder unter extremen Umweltbedingungen (Wärme, Feuchtigkeit, Kälte):<br>• hohe Flüssigkeits- und Mineralstoffverluste ersetzen<br>• je nach Belastungsdauer ausreichend Kohlenhydrate zuführen, um die Leistungsfähigkeit zu erhalten und Unterzuckerungen zu vermeiden | |
| Flüssigkeit | • Die Menge sollte dem Flüssigkeitsverlust angepasst werden und je nach Situation und Trainingsdauer sowohl Salz auch Kohlenhydrate enthalten, damit die Leistung während der Aktivität erhalten bleibt. | • ca. 0,4–0,8 l/Stunde dem Durstempfinden entsprechend; idealerweise aufgeteilt in Portionen von ca. 0,2 l alle 15–20 Minuten |
| Energie | • Bis zu einer Stunde bringt der Einsatz von kohlenhydrathaltigen Getränken meistens keine Leistungssteigerung (Ausnahme: extreme Klimabedingungen und sehr hohe Belastung).<br>• vor allem in Form von sehr schnell verfügbaren, gut verträglichen Kohlenhydraten | • 30–60 (–90) g Kohlenhydrate/Stunde in Form von Sportgetränken, Energieriegel und -gels.<br>• Bei Mengen › 60 g empfiehlt sich eine Kombination von Glukose und Fruktose. |

| Timing | Kommentar | Empfehlung (Richtwert) |
|---|---|---|
| **nach Belastung** | • Verluste möglichst rasch ersetzen, Speicher auffüllen | |
| Flüssigkeit | • Der Verlust an Flüssigkeit und Salzen sollte möglichst rasch ersetzt werden. | • gut verträgliches salz- und kohlenhydrathaltiges Sportgetränk |
| Energie | • kurze Regenationszeiten (z. B. mehrere intensive Trainings in kurzen Abständen) in Form von schnell verfügbaren, gut verträglichen Kohlenhydraten (Auffüllen der Glykogenspeicher)<br>• leicht bekömmliche Eiweißquellen oder bei kurzer Regenationszeit Kombinationen von Kohlenhydraten und Eiweißen (liefern wichtige Bestandteile für Erholung, Aufbau und die Reparatur der Muskeln) | • leicht verdauliche, kohlenhydratreiche Mahlzeit oder Snack |
| essenzielle Aminosäuren | • Wiederaufbau, neue Eiweißstruktur | • Mahlzeiten mit ca. 30 g Protein bzw. mindestens 10 g essenziellen Aminosäuren in Form von Lebensmitteln oder Supplementen |

## Literatur


Thomas DT et al. American College of Sports Medicine Joint Position Statement: Nutrition and athletic performance. Med Sci Sports Exerc 2016; 48(3):543–68.

Australian Institute of Sport, AIS. AIS Supplement group classification system. [Online, Zugriff 24.1.2017].

Baker LB, Stofan JR, Lukaski HC, Horswill CA. Exercise-Induced trace mineral element Concentration. Int J Sport Nutr Exercise Metab 2011;21:233–39.

Brouns, F. Essentials of Sports Nutrition. 2. Ausgabe 2002, John Wiley & Sons.

Burke L, Deakin V. Clinical Sports Nutrition. 5. Ausgabe 2015, McGraw-Hill.

Campbell B, Kreider RB, Ziegenfuss B et al. International society of sports nutrition position stand: protein and exercise. J Int Soc Sports Nutr 2007;4:8.

La Bounty PM, Campbell BI, Wilson J et al. International society of sports nutrition position stand: meal frequency. J Int Soc Sports Nutr 2011;8:4.

Lis DM, Fell JW, Ahuja KD et al. Commercial hype versus reality: our current scientific understanding of gluten and athletic performance. Curr Sports Med Rep 2016;5:262–8.

Mountjoy M, Sundgot-Borgen J, Burke L et al. The IOC consensus statement: beyond the female athlete triad–relative energy deficiency in sport (RED-S). Br J Sports Med 2014;48(7):491–7.

Mountjoy M, Sundgot-Borgen J, Burke L et al. Author's additions to the IOC consensus statement: Relative energy deficiency in sport (RED-S). BMJ 2015;49:417–20.

# Nahrungsmittel-Unverträglichkeiten

Wenn Menschen nach dem Konsum von spezifischen Lebensmitteln an unterschiedlichsten unerwünschten Reaktionen und Beschwerden leiden, spricht man von einer Nahrungsmittel-Unverträglichkeit. Eine häufige Unverträglichkeit ist beispielsweise die Laktose-Intoleranz, bei der der Verzehr von Milchzucker zu Blähungen und Durchfall führen kann.



## Welche Unverträglichkeiten gibt es?

Die verschiedenen Formen von Nahrungsmittel-Unverträglichkeiten lassen sich aufteilen in:

- Reaktionen mit Beteiligung des Immunsystems
- Reaktionen ohne Beteiligung des Immunsystems
- toxische Reaktionen

Je nach Ausprägung und Lebensmittel können v.a. allergisch bedingte Reaktionen (Nahrungsmittelallergien) sehr schwere (bis lebensbedrohliche) Reaktionen hervorrufen. Diese kommen aber glücklicherweise nur sehr selten vor.

Weniger schwere Symptome betreffen vor allem die Organe Haut, Magen-Darm-Trakt und die Atemwege. Typische Beschwerden, die die Haut betreffen, sind Juckreiz und Hautrötungen; Schnupfen, Husten, Verschlei-

### Unterteilung der Nahrungsmittel-Unverträglichkeiten

| Typ | Beschreibung | Beispiele für Auslöser |
|---|---|---|
| **Immunologisch** | | |
| klassische Allergie: Typ I–IV Allergien | Typ I (Soforttyp): am häufigsten bei Nahrungsmitteln | Kuhmilch, Eier, Nüsse, Sellerieknolle |
| Kreuzallergien (Pollen/Nahrungsmittel) | Heuschnupfen (Pollenallergien) kann kombiniert mit Allergien gegen Nahrungsmittel auftreten, deren allergener Bestandteil jenem der Pollen ähnelt. | Birken-, Erlen-, Haselpollen und Äpfel, Kiwi, Haselnuss<br>Latex und Kiwi, Banane, Avocado |
| autoimmunologisch | Zöliakie (Gluten-Unverträglichkeit) | Gluten |

| Typ | Beschreibung | Beispiele für Auslöser |
|---|---|---|
| **nicht immunologisch** | | |
| »Pseudoallergien« | gleichen in ihrer Symptomatik stark einer allergischen Reaktion, genaue Ursachen und die Beteiligung des Immunsystems oft unbekannt | Nahrungsmittelzusatzstoffe (Konservierungsmittel, Farbstoffe, Emulgatoren) |
| Enzymdefekte | mangelhafter Abbau von bestimmten Molekülen im Darm oder im Organismus durch Mangel an entsprechenden Enzymen oder zu hohe Zufuhr | Milchzucker<br>Fruchtzucker<br>Histamin |
| Malabsorption | Transportstörung vom Darm in den Kreislauf | Fruchtzucker (Fruktose-Malabsorption) |
| **toxikologisch** | | |
| Lebensmittelvergiftung | durch generelle Giftigkeit einzelner Nahrungsmittelbestandteile für den Körper | Verzehr von giftigen Pilzen |

mung bis zu Asthma betreffen die Atemwege. Bauchschmerzen, Blähungen, Übelkeit und Durchfall sind häufige Reaktionen des Magen-Darm-Trakts.

## Nahrungsmittelallergie

Eine klassische Allergie gegen Nahrungsmittel ist relativ selten (4–8% bei Kindern und 1–2% bei Erwachsenen) und liegt nur vor, wenn die Symptome durch eine Immunantwort hervorgerufen werden. Je nach den zugrundeliegenden immunologischen Mechanismen und Dauer bis zum Auftreten der klinischen Symptome können Nahrungsmittelallergien in vier verschiedene Typen eingeteilt werden (siehe Tab.). Dabei bezeichnen IgE, IgG und IgM verschiedene Typen von Immunglobulinen bzw. Antikörpern. T-Lymphozyten sind bestimmte Typen weißer Blutkörperchen mit wichtigen Immunfunktionen. Bei Erwachsenen kommt der IgE-vermittelte Soforttyp mit Abstand am häufigs-

### Klassifizierung der Nahrungsmittelallergien

| Typ | Auslöser Immunreaktion | Zeit bis zum Auftreten der Symptome |
|---|---|---|
| I | IgE | sofort |
| II | IgG, IgM | unterschiedlich |
| III | IgG, IgM | 6–8 Stunden |
| IV | T-Lymphozyten | 12–48 Stunden |

ten vor, bei Kindern finden sich häufiger verzögerte Reaktionen (III und IV). Für das Auftreten der klinischen Reaktion genügen in vielen Fällen bereits Spuren des entsprechenden Nahrungsmittels.

## Symptome

Symptome und betroffene Organe bei Nahrungsmittelallergien sind:

- Magen-Darm-Trakt:
  - Übelkeit
  - Durchfall, Verstopfung
  - Bauchweh
  - Blähungen
- Haut:
  - Ekzeme, Nesselfieber
  - Juckreiz
- Atemwege:
  - Atemnot durch Bronchialasthma, Kehlkopfschwellung (kann lebensbedrohend sein)
  - gereizte, juckende, geschwollene Schleimhäute (Nase, Augen)
  - Husten
- sonstige:
  - Kopfweh
  - Fieber
  - schockartige Symptome
  - Verhaltensauffälligkeiten

## Auslöser

Grundsätzlich kann jedes Nahrungsmittel bzw. eines seiner Inhaltsstoffe eine Allergie auslösen. Häufig sind Allergene Eiweiße aus pflanzlichen Nahrungsmitteln, aber auch Milch, Milchprodukte, Hühnereier und Meerestiere (Fische, Krustentiere) enthalten bekannte Allergene.

Häufigste Auslöser von Lebensmittelallergien sind:

- Sellerie (Knolle)
- Haselnüsse
- Milch und Milchprodukte
- Karotten
- Hühnerei
- seltener, aber oft sehr heftig (lebensbedrohlich): Erdnüsse und Schalentiere (Meeresfrüchte)

## Diagnostik

Der Verdacht auf eine Nahrungsmittelallergie wird zuerst durch die Krankengeschichte (Symptome) und vor allem mithilfe eines Ernährungstagebuches untermauert. Bei entsprechenden Verdachtsmomenten führt man einen Hauttest und/oder eine gezielte Antikörperbestimmung aus dem Blut durch. Oft wird der Verdacht auch durch einen Provokationstest betätigt (effektive, vorsichtige Gabe von kleinen Mengen des allergieauslösenden Nahrungsmittels in Anwesenheit eines Arztes). Bei Kreuzallergien sollte der Test auf die Inhalationsallergene (Pollen) und nicht auf die Nahrungsmittel erfolgen.

## Therapie

Je nach Schweregrad einer Allergie entscheidet der Arzt, ob das Allergen strikt gemieden werden muss, ob geringe Mengen tolerabel sind oder sogar therapeutisch genutzt werden können (Reduktion der Sensibilität, Hyposensibilisierung).

**TIPP** **Wenn Sie ein Nahrungsmittel strikt meiden müssen (Ausschlussdiät), verzichten Sie auch auf verarbeitete Lebensmittel, die Spuren des Allergens enthalten könnten (z.B. Schokolade, Backwaren und Nüsse). Bei starken Allergenen haben die Lebensmittel eine entsprechende Auf-**

**schrift, z. B. »Kann Spuren von Nüssen enthalten«.**

## Nahrungsmittel-Intoleranzen

Der größte Teil der Nahrungsmittel-Unverträglichkeiten gehört aber nicht zu den klassischen Allergien, sondern wird als Nahrungsmittel-Intoleranz bezeichnet. Ca. 20 % aller Erwachsenen in Industrienationen klagen über Nahrungsmittel-Intoleranzen. Das Auftreten von Nahrungsmittel-Intoleranzen kann verschiedene Gründe haben:

- Enzymmangel (z. B. Laktose-Intoleranz, Fruktose-Intoleranz)
- Mangel an Transportproteinen in der Darmwand (z. B. Fruktose-Malabsorption)
- direkte Reaktionen auf eine hohe Konzentration von bestimmten Nahrungsmittelbestandteilen (zu hohe Zufuhr oder mangelhafter Abbau: z. B. Histamin)
- unbekannte Mechanismen (Pseudoallergien

Nahrungsmittel-Intoleranzen, v. a. Histamin-Intoleranz und Pseudoallergien, können aber täuschend ähnliche Symptome hervorrufen wie klassische Allergien und sind daher ohne detaillierte Diagnose (Hauttest, Laborbestimmungen) in vielen Fällen kaum von diesen zu unterscheiden.

### Laktose-Intoleranz (Milchzucker-Unverträglichkeit)

Unter Laktose-Intoleranz versteht man eine mangelnde Verdauung von Milchzucker, die zu Verdauungsbeschwerden führt. Sehr weit verbreitet (50–100 %) ist die Milchzucker-Unverträglichkeit in afrikanischen und asiatischen Populationen. In Europa besteht ein Nord-Süd-Gefälle: Während Nordeuropäer Milchzucker sehr gut vertragen, ist in südeuropäischen Ländern die Laktose-Intoleranz viel häufiger anzutreffen (60–85 %). In Mitteleuropa liegt die Häufigkeit schätzungsweise bei 10–20 %.

Milchzucker muss zur Verdauung mittels eines speziellen Enzyms, der Laktase, gespalten werden. Erst die dabei entstehenden Einzelzucker Glukose und Galaktose können über die Darmschleimhaut aufgenommen werden. Haben wir zu wenig Laktase oder ist unsere Laktase zu wenig aktiv, bleibt ein Teil des Milchzuckers unverdaut im Darm zurück und gelangt in den Dickdarm, wo er von den Darmbakterien vergoren wird. Die im Darm zurückbleibende Laktose wirkt abführend und ihre bakteriellen Abbauprodukte können zu Völlegefühl, Blähungen und krampfartigen Bauchschmerzen führen. Die Stärke der Symptome ist individuell unterschiedlich, da je nach Ausmaß des Enzymmangels unterschiedliche Mengen an Milchzucker ohne Probleme verdaut und vertragen werden.

**Diagnose:** Milchzucker-Unverträglichkeit kann entweder mittels eines spezifischen Atemtests oder mittels Laktosetoleranztest im Blut festgestellt werden.

**Therapie:** Bei Laktose-Intoleranz sollte man die Ernährung dahingehend anpassen, dass sie nur noch verträgliche Mengen an Laktose enthält. Diese Grenzen müssen individuell »ausgetestet« werden. Vorschläge zur Ernährung bei Laktose-Intoleranz:

- Möglichst laktosefreie Lebensmittel verzehren.

- Laktosehaltige Lebensmittel immer gemeinsam mit anderen Lebensmitteln und über den Tag verteilt konsumieren.
- Hartkäse enthält im Gegensatz zu Weichkäse kaum mehr Laktose und wird daher meist gut vertragen.
- In vielen Fällen werden Sauermilchprodukte und Joghurt ebenfalls gut toleriert.
- Probiotika können günstig sein.
- Auf laktosearme Milchprodukte oder Enzymersatzprodukte zurückgreifen.
- Beim Verzicht auf Milchprodukte Kalziumsupplemente einnehmen.

### Fruktose-Malabsorption

Die Aufnahme von Fruchtzucker ist beim Menschen grundsätzlich limitiert. Meist werden die Grenzen der Fruktose-Aufnahme aber erst bei einer hohen Zufuhr von Fruchtzucker (z. B. in Form von Softdrinks, Früchten oder Fruchtsäften) spürbar. Bei manchen Menschen scheint die Transportkapazität des Fruktose-Transportproteins aber zusätzlich reduziert zu sein, und bereits kleinere Mengen Fruktose führen zu Beschwerden – sie leiden an einer Fruktose-Malabsorption. Diese führt zu Beschwerden wie Völlegefühl, Blähungen, krampfartige Bauchschmerzen und Durchfall, welche durch die hohe Fruchtzuckerkonzentration im Darm sowie durch die beim bakteriellen Abbau von Fruktose im Dickdarm entstehenden Gärungsprodukte entstehen.

**Diagnose:** Zur einfachen Diagnose der Fruktose-Malabsorption kann ein Atemgastest (Bestimmung der Wasserstoff-Konzentration) durchgeführt werden.

**Therapie:** Von Vorteil ist eine Kost, mit der keine großen Mengen an Fruktose auf einmal zugeführt werden (Kohlenhydrate mit langsamer Verfügbarkeit bevorzugen, kleinere Mengen an fruchtzuckerhaltigen Lebensmitteln über den Tag verteilen). Eine fruktosefreie Ernährung ist aber nicht sinnvoll, weil der Körper bei völliger Abwesenheit von Fruchtzucker gar keine Transportmoleküle im Darm mehr herstellt. Dies hat zur Folge, dass auch geringe Mengen, die früher noch toleriert wurden, nun bereits zu Symptomen führen. Eventuell kann auch eine FODMAP-arme Ernährung hilfreich sein. FODMAP steht für »fermentierbare Oligosaccharide, Disaccharide, Monosaccharide und Polyole«. Fruktose gehört auch zu dieser Gruppe. Diese Diät wird häufig bei Patienten mit Reizdarmsyndrom eingesetzt. Sie sollte jedoch nur unter Anleitung einer erfahrenen Fachperson durchgeführt werden.

### Histamin-Intoleranz

Bei der Histamin-Intoleranz handelt es sich um eine Abbaustörung von Histamin, verursacht durch einen Mangel an dem Histamin-abbauenden Enzym Diaminooxidase (DAO). Meist wird die Erkrankung im Laufe des Lebens erworben. In Mitteleuropa sind ca. 3 % der Bevölkerung betroffen. Davon sind bis zu 80 % Frauen ab 40 Jahren.

Histamin ist ein sehr wichtiger, körpereigener Botenstoff, der zahlreiche Funktionen steuert und normalerweise sehr schnell abgebaut wird. In Lebensmitteln entsteht Histamin durch Bakterien vor allem bei Reifungsprozessen. Dabei bauen bakterielle Enzyme in der Nahrung enthaltene Aminosäuren zu Histamin um. Daher steigt mit zunehmender Lagerungsdauer der Histamingehalt an. Gereifte Lebensmittel wie Käse und Wein sind häufige Auslöser von Histamin-Intoleranzen. Ein erhöhter Histaminspiegel führt zu Symptomen, die ähnlich ausfallen können wie bei einer Allergie, einer Lebensmittelvergiftung oder einer Erkältung.

**Diagnose:** Die zuverlässigste Methode der Diagnosestellung erfolgt durch den Ausschluss von Nahrungsmitteln, die zu einer Histamin-Intoleranz führen können. Zwar sind Aktivität und Menge des Enzyms DAO mittels Labordiagnostik messbar, allerdings sind damit nicht alle Fälle diagnostizierbar.

**Therapie:** Histaminarme Ernährung.

**TIPP** Ausführliche Informationen gibt es bei der Schweiz. Gesellschaft für Histamin-Intoleranz SIGHI: www.histaminintoleranz.ch

## Zöliakie, Glutensensitivität und Weizenallergie

Die Zöliakie ist eine lebenslange, genetisch bedingte Überempfindlichkeit gegen das in vielen Getreidesorten (Weizen, Roggen, Gerste etc.) vorkommende Kleberprotein Gluten. Es handelt sich nicht um eine Allergie, sondern um eine Autoimmunerkrankung, bei der sich das Immunsystem fälschlicherweise gegen Abbauprodukte des Glutens »wehrt«. In Europa und in den USA sind etwa 1 % der Bevölkerung von Zöliakie betroffen, Frauen häufiger als Männer.

Schon kleine Mengen glutenhaltiger Nahrungsmittel schädigen die Dünndarmschleimhaut von Zöliakiebetroffenen schwer und irreversibel. So finden sich bei einem Zöliakiepatienten typische Antikörper gegen körpereigene Strukturen wie z.B. gegen die Gewebstransglutaminase Typ 2. Die durch die Autoimmunreaktion hervorgerufenen Dünndarm-Schädigungen führen zu einer verminderten Aufnahme von Nährstoffen und damit zu Nährstoffmängeln (z.B. Eisen, Kalzium, Vitamin $B_{12}$) mit entsprechenden Folgeschäden. Dazu gehören Entwicklungsstörungen bei Kindern und Jugendlichen, Gewichtsverlust, Osteoporose, Blutarmut, eingeschränkte Immunfunktion, erhöhtes Risiko für bestimmte Krebserkrankungen. Zudem sind verschiedene weitere Krankheiten mit autoimmunem Hintergrund oft mit Zöliakie assoziiert (z.B. Diabetes Typ 1).

Die Ursache von Zöliakie ist nicht bekannt. Neben der erblichen Veranlagung scheinen auch Faktoren wie die Ernährung im Säuglingsalter (abruptes Einführen von glutenhaltigen Nahrungsmitteln) oder Virusinfekte im Säuglingsalter eine Rolle zu spielen.

Nicht jede Getreideunverträglichkeit ist auf eine Zöliakie zurückzuführen. Es kann auch eine Weizenallergie oder Glutensensitivität vorliegen. Eine Weizenallergie ist eine Immunglobulin-E-vermittelte Reaktion, bei der innerhalb von Minuten bis Stunden nach dem Weizenverzehr Allergie-Symptome auftreten. Kann eindeutig eine Weizenallergie nachgewiesen werden, muss nur Weizen gemieden werden. Alle anderen Getreidesorten können weiterhin verzehrt werden. Bei einer nicht zöliakiebedingten Glutensensitivität ähneln zwar die Symptome nach dem Genuss glutenhaltiger Lebensmittel denjenigen einer Zöliakie, es kommt jedoch weder zum Auftreten typischer Autoantikörper noch zu einer Schädigung der Darmschleimhaut. Möglicherweise ist auch nicht nur das Gluten Auslöser von Symptomen, es können auch andere Getreidebestandteile, wie z.B. die sogenannten ATI (alpha-Amylase-Trypsin-Inhibitoren), für die Unverträglichkeit verantwortlich sein.

**Diagnose:** Bei der Diagnose ist sehr wichtig, dass Zöliakie, Weizenallergie und Glutensensitivität abgegrenzt werden. Mittels spezifischer Laboruntersuchungen werden die Antikörper gegen Glutenabbauprodukte festgestellt. Zur Bestätigung des Verdachts auf eine Zöliakie muss die Diagnose aber in jedem Fall durch eine endoskopische Entnahme einer Gewebeprobe aus dem unteren Zwölffingerdarm gesichert werden. Der eindeutige Nachweis einer Weizenallergie wird durch einen Allergologen mittels verschiedener Haut- und Blutuntersuchungen (Prick, IgE) und diätetischer Verfahren erbracht. Die nicht zöliakiebedingte Glutensensitivität ist eine Ausschlussdiagnose, wenn weder eine Zöliakie noch eine Weizenallergie nachgewiesen werden kann und Symptome bei glutenfreier Ernährung rasch verschwinden.

**Therapie:** Bis jetzt kann Zöliakie nicht geheilt werden. Betroffene können aber beschwerdefrei und gesund leben, solange sie eine konsequente, total glutenfreie Ernährung einhalten. Das bedeutet, dass auf alle Nahrungsmittel, die in irgendeiner Form glutenhaltige Getreide enthalten, verzichtet werden muss.

**TIPP** **Von einer glutenfreien Ernährung aufgrund einer »Selbstdiagnose« ist dringend abzuraten. Eine glutenfreie Ernährung sollte nur nach eindeutiger Diagnose und unter Anleitung einer Fachperson erfolgen. Wegen der großen Gefahr von Nährstoffmängeln ist der Einsatz eines ausgewogenen Multivitamin-Mineralstoff-Präparats bei Zöliakie-Betroffenen sehr zu empfehlen.**

Weiterführende Links: www.zoeliakie.ch und www.dzg-online.de

Die Häufigkeit von Lebensmittel-Unverträglichkeiten und Lebensmittelallergien nimmt vor allem in den Industrieländern zu. Gründe sind beispielsweise die globale Vernetzung (Einfuhr von Lebensmitteln aus anderen Kulturkreisen und damit Kontakt mit neuen, potenziellen Allergenen), der zunehmende Verbreitungsgrad und der Einsatz von neuen Technologien bei der Verarbeitung von Lebensmitteln (versteckte Allergene).

Wer bei der Wahl seiner Lebensmittel darauf achtet, möglichst auf frische, saisonale, regionale und wenig verarbeitete Produkte zurückzugreifen, kann das Risiko für die Entwicklung einer Lebensmittel-Unverträglichkeit deutlich senken.

## Literatur

Bischoff SC. Nahrungsmittelunverträglichkeiten-Update. Gastroenterologie up2date 2012;8:143–58.

Bonifer R, Furlano RI. Glutensensitivität, Weizenallergie oder Zöliakie? Unterschiede und Gemeinsamkeiten bei Getreideunverträglichkeiten. Paediatrica 2016;27(4):39–41.

Burney PG, Potts J, Kummeling I, et al. The prevalence and distribution of food sensitization in European adults. Allergy 2014;69:365–71.

Jones HF, Butler RN, Brooks DA. Intestinal fructose transport and malabsorption in humans. Am J Physiol Gastrointest Liver Physiol 2011;300(2):G202–6.

Kleuser B, Japtok L. Intoleranzen und Allergien. Pharmazeutische Zeitung (online). 2016;25: www.pharmazeutische-zeitung.de/index.php?id=63920.

Maissen S, Kiss C. FODMAP-Konzept: Praktische Umsetzung und Fallbeispiele. Schweizerische Zeitschrift für Ernährungsmedizin 2013;3:18–24.

Tack GJ, Verbeek WH, Schreurs MW, Mulder CJ. The spectrum of celiac disease: epidemiology, clinical aspects and treatment. Nat Rev Gastroenterol Hepatol 2010;7(4):204–13.

Worm et al. Leitlinie zum Management IgE-vermittelter Nahrungsmittelallergien. Allergo J Int 2015;24:256.

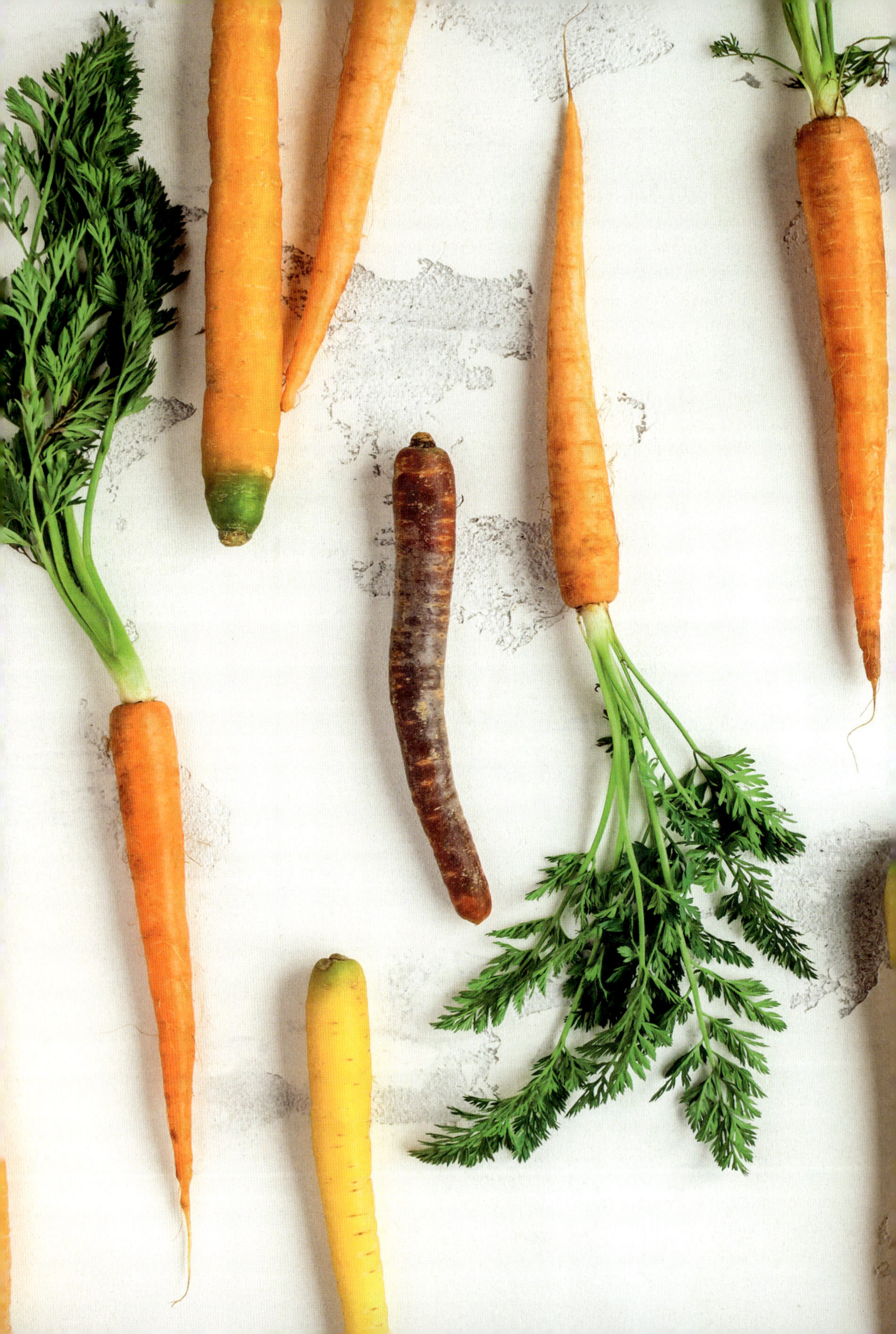

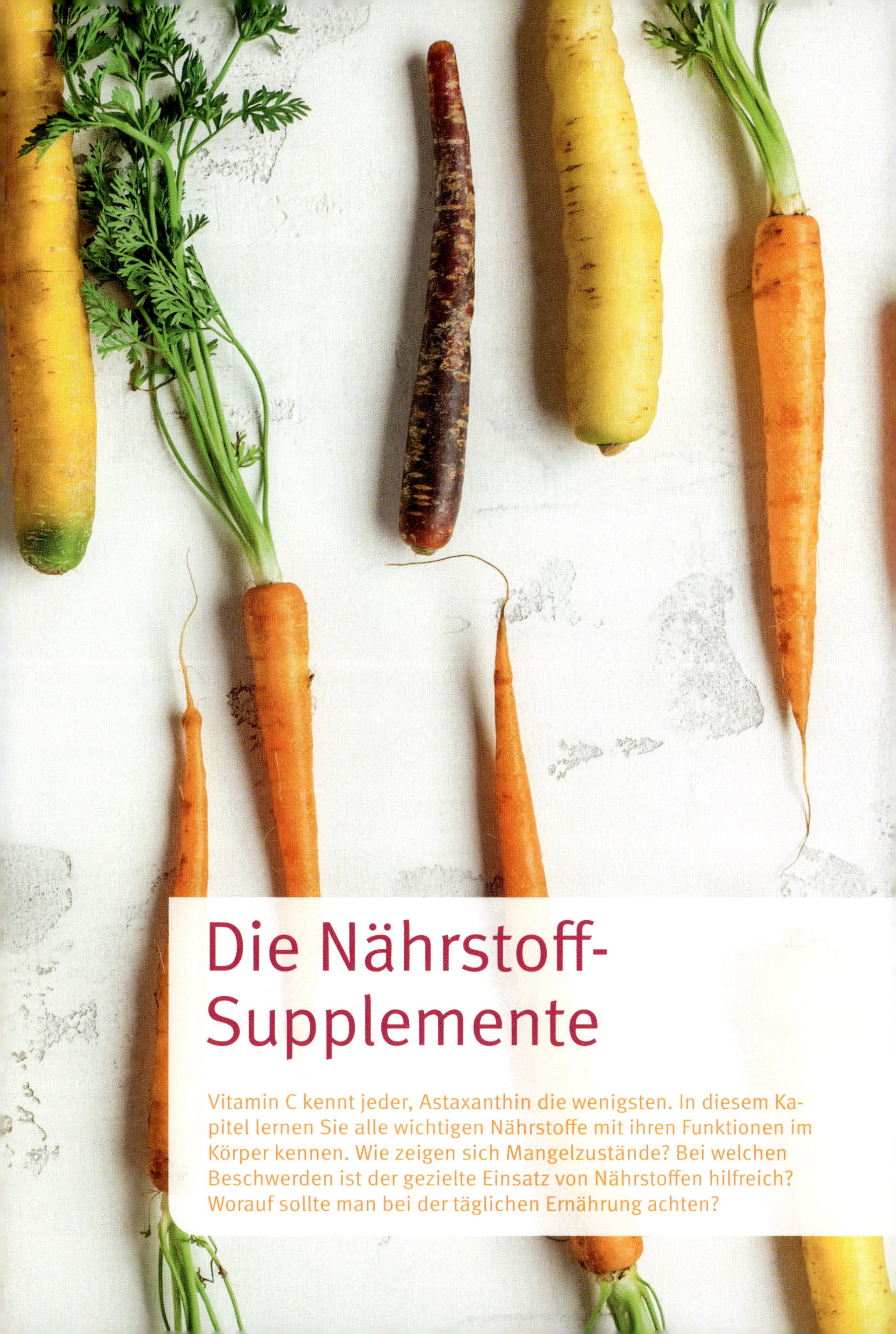

# Die Nährstoff-Supplemente

Vitamin C kennt jeder, Astaxanthin die wenigsten. In diesem Kapitel lernen Sie alle wichtigen Nährstoffe mit ihren Funktionen im Körper kennen. Wie zeigen sich Mangelzustände? Bei welchen Beschwerden ist der gezielte Einsatz von Nährstoffen hilfreich? Worauf sollte man bei der täglichen Ernährung achten?

# Was Sie über Supplemente wissen sollten

Beim Kauf eines Mikronährstoff-Präparates steht der Wunsch nach der »Natürlichkeit« bei den meisten Konsumenten im Vordergrund. »Natürlich« muss aber nicht immer »gut« und »unproblematisch« bedeuten. Wenn man sich z. B. vorstellt, dass ein Mineralstoff-Präparat aus Gesteinsmehl der Dolomiten hergestellt wird, klingt das erst mal positiv und sehr natürlich.

## Die Präparate sollten orthomolekular sein

Leider ist diese natürliche Quelle aber nicht mit »gesund« gleichzusetzen, denn in dem Gesteinsmehl ist nicht nur das erwünschte Kalzium und Magnesium enthalten – sondern auch giftiges Blei und Aluminium. Diese natürlichen toxischen Elemente möchte sicherlich kein Konsument in seinem Nährstoff-Supplement haben. Auch Alkohol, Tabak, Drogen sind natürlich – offenbar reicht also das Kriterium »natürlich« nicht aus, um die Qualität von Mikronährstoff-Präparaten zu beschreiben.

Die Qualitätsbezeichnung »orthomolekular« geht hier einen Schritt weiter. Orthomolekulare Präparate erfüllen folgende Qualitätskriterien:

- Die Zusammensetzung in Hinblick auf Wirk- und Hilfsstoffe entspricht der Definition der orthomolekularen Medizin. Vereinfacht dargestellt bedeutet das, dass das Produkt nur Stoffe enthält, die normalerweise im Organismus vorhanden und für die Gesundheit erforderlich sind.
- Auf nicht physiologische, resorbierbare Hilfsstoffe wird wo immer möglich verzichtet. Es sollten nur solche Hilfsstoffe verwendet werden, die man auch in einem Grundnahrungsmittel erwarten würde. Untersagt sind beispielsweise künstliche Farbstoffe, Konservierungsmittel, körperfremde Süßungsmittel oder Tablettier-Hilfsstoffe, die der orthomolekularen Definition nicht entsprechen.
- Die Wirkstoffe sollen ein hohes Maß an biologischer Verfügbarkeit aufweisen, d. h., sie sollen vom Körper optimal verwertet werden können.
- Ein hohes Verhältnis von Wirk- zu Hilfsstoffen. Dies ist beispielsweise bei Kapseln oder Tabletten am besten – bei flüssigen Darreichungsformen oder Brausetabletten dagegen nicht gewährleistet, da zur Herstellung (Konservierung, Emulgierung,

Aromatisierung usw.) meist viele Hilfsstoffe benötigt werden.
- Die Dosierung der Wirkstoffe muss so bemessen sein, dass damit je nach Zielsetzung ein präventiver oder therapeutischer Effekt zu erzielen ist.

### Es ist nicht egal, welche Verbindungen gewählt werden

**Vitamin E.** Wo es sinnvoll ist – und wo auch die entsprechenden Rohstoffe zur Verfügung stehen – werden sicherlich auch natürliche Quellen eingesetzt. So zum Beispiel bei Vitamin E, wo sich das sogenannte natürliche Vitamin E, das d-α-Tocopherol, bzw. Mischtocopherole und Tocotrienole vom synthetisch hergestellten Vitamin E, dl-α-Tocopherol, strukturchemisch und inhaltlich deutlich unterscheiden. Nur das d-α-Tocopherol bzw. die Mischtocopherole und Tocotrienole entsprechen der orthomolekularen Definition. Sie werden vom Körper deutlich besser verwertet und bevorzugt verstoffwechselt. Dieses Vitamin E enthält also keine körperfremden Isomeren (strukturchemisch verschiedene Verbindungen).

**Carotinoide.** Bei Carotinoiden ist es wichtig, dass kein isoliertes, synthetisch hergestelltes β-Carotin (sog. all-trans-β-Carotin) eingesetzt wird, sondern dass verschiedene Carotinoide, wie sie auch in Lebensmitteln oder Lebensmittelextrakten (z. B. aus Karottenextrakt, aus der Meeresalge Dunaliella salina usw.) vorkommen, verwendet werden. Bei der Verwendung von Präparaten mit isoliertem, synthetischem β-Carotin wurde bei Rauchern in der CARET-Studie und in der ATBC-Studie ein erhöhtes Risiko für Lungenkrebs festgestellt. Dies ist bei der Verwendung von carotinoidhaltigen Lebensmitteln oder Lebensmittel-Extrakten nicht bekannt.

#### Einteilung von Mineralstoffen und Spurenelementen

Mineralstoffe und Spurenelemente sind ursprünglich alle natürlicher Herkunft. Man teilt sie nach ihrer Bindungsart in drei verschiedene Gruppen ein:
- anorganische Verbindungen (z. B. Sulfate, Carbonate, Oxide)
- organische Verbindungen (z. B. Orotate, Citrate, Glukonate)
- proteingebundene Substanzen (z. B. Chelate, Bisglycinate, Aspartate)

Meist können die organischen und die an Aminosäuren gebundenen Mineralstoffe und Spurenelemente vom Körper am besten verwertet werden.

**Vitamin C.** Bei Vitamin C hingegen gibt es grundsätzlich keinen chemischen Unterschied zwischen Vitamin C, das aus natürlichem Material isoliert wurde, und demjenigen, das auf biochemischem, industriellem Weg gewonnen wurde. Beide Male handelt es sich chemisch gesehen um L-Ascorbinsäure. L-Ascorbinsäure ist orthomolekular, da es genau die Substanz ist, die in den Stoffwechsel passt. Vitamin C, egal ob aus natürlicher oder synthetischer Herkunft, wird vom Körper gut verwertet.

### Das Verhältnis der Nährstoffe muss stimmen

In einem kombinierten Nährstoffpräparat sollten die Nährstoffe in einem Gleichgewicht zueinander stehen, das dem physiologischen Bedürfnis des Körpers entspricht. So sollten beispielsweise Kalzium und Magnesium stets in einem Verhältnis von etwa 2–3 : 1 oder Zink und Kupfer in einem Verhältnis von mindestens 5–6 : 1 enthalten sein. Langfristig eingenommene, unbalancierte Präparate können ihrerseits zu Stoffwechselungleichgewichten oder Resorptionshemmungen anderer Nährstoffe führen. Als orthomolekular bezeichnete Produkte erfüllen in der Regel diese Voraussetzungen.

### Wie ist die Resorbierbarkeit?

Obwohl der Nährstoffgehalt in zwei verschiedenen Produkten ähnlich sein kann, können sich die verwendeten Verbindungen in ihrer Resorbierbarkeit (Bioverfügbarkeit) unterscheiden. So werden beispielsweise Vitamin-C-Präparate, in denen der Wirkstoff gleichmäßig und allmählich während mehrerer Stunden freigesetzt wird (Retardwirkung), vom Körper viel besser aufgenommen als nicht retardierte Vitamin-C-Produkte (z. B. Brausetabletten).

### Möglichst wenig Hilfsstoffe

Bei der Herstellung von orthomolekularen Nährstoff-Supplementen wird der Einsatz von körperfremden Hilfsstoffen wo immer möglich vermieden. Dies ist nicht nur für Allergiker von Bedeutung. Diese sollten sich stets darüber informieren, ob ihr Nährstoffpräparat frei von entsprechenden Allergenen ist. Viele Nährstoffpräparate enthalten einen unnötig hohen Hilfsstoffanteil, um dem Produkt Volumen und Aroma zu verleihen. So kann beispielsweise der Wirkstoffanteil einer Brausetablette, die 3–5 g wiegt, lediglich einige Milligramm betragen. Der restliche Anteil von über 95 % besteht aus Zucker, Zuckeraustauschstoffen, Säuerungsmittel, Aromastoffen usw. Im Übrigen sind Brausetabletten oft teurer als gleich dosierte Tabletten oder Kapseln.

### Welche Dosierung ist die richtige?

Moderat dosierte orthomolekulare Multivitamin-Multimineral-Supplemente sind für die tägliche, langfristige Nahrungsergänzung von gesunden Personen oft ausreichend. Da in solchen Kombinationsprodukten aus Volumengründen meist Vitamin C, Kalzium und Magnesium zu knapp bemessen sind (die Kapseln oder Tabletten würden sonst zu groß und könnten nicht mehr geschluckt werden), sollten diese Nährstoffe bei Bedarf noch separat zugeführt werden.

Um bei einer Krankheit, in Zeiten erhöhten Bedarfes oder bei einem bestehenden Stoffwechselungleichgewicht – sei es ein Mangel oder eine Überbelastung – unterstützend eingreifen zu können, bedarf es einer gezielten höher dosierten Gabe eines einzelnen oder mehrerer Nährstoffe. Dabei kann die zusätzliche Verordnung eines Multivitamin-Mineral-Basispräparates dazu dienen, mögliche Wechselwirkungen einer hochdosierten Monotherapie zu balancieren. Die jeweils benötigten Dosierungen können den einzelnen Kapiteln im Buch entnommen werden. Für die Zufuhrempfehlungen in diesem Kapitel werden folgende Referenzen benützt.

### Literatur

Deutsche Gesellschaft für Ernährung, Österreichische Gesellschaft für Ernährung, Schweizerische Gesellschaft für Ernährungsforschung, Schweizerische Vereinigung für Ernährung (Hrsg.): Referenzwerte für die Nährstoffzufuhr. Bonn, 2. Auflage, 2. Aktualisierte Ausgabe (2016).

Food and Nutrition Board. Dietary Reference Intakes for Calcium and Vitamin D. Ross AC, Taylor CL, Yaktine AL, Del Valle HB (eds). Institute of Medicine of The National Academies. The National Academies Press. Washington DC. 2011.

Institute of Medicine, Food and Nutrition Board. Dietary Reference Intakes for Vitamin A, Vitamin K, Arsenic, Boron, Chromium, Copper, Iodine, Iron, Manganese,

Molybdenum, Nickel, Silicon, Vanadium, and Zinc. National Academy Press. Washington DC. 2001.

Institute of Medicine, Food and Nutrition Board. Dietary Reference Intakes for Vitamin C, Vitamin E, Selenium and Beta-Carotene, and other Carotenoids. National Academy Press. Washington DC. 2000.

Institute of Medicine, Food and Nutrition Board. Dietary Reference Intakes for Thiamin, Riboflavin, Niacin, Vitamin B-6, Folate, Vitamin B-12, Pantothenic Acid, Biotin and Choline. National Academy Press. Washington. 1998.

Institute of Medicine, Food and Nutrition Board. Dietary Reference Intakes for Calcium, Phosphorus, Magnesium, Vitamin D and Fluoride. National Academy Press. Washington DC. 1997.

## Muss man mit Nebenwirkungen rechnen?

Bei orthomolekularen Mikronährstoff-Präparaten handelt es sich um Produkte mit lebensnotwendigen, körperfreundlichen Wirkstoffen. Auch wenn immer wieder mögliche, unerwünschte Nebenwirkungen von Mikronährstoffen diskutiert wurden, so muss in aller Deutlichkeit gesagt werden, dass bei einer fachgerechten Anwendung kaum wesentliche unerwünschte Nebenwirkungen zu erwarten sind. Das Verhältnis von Nutzen zu Risiko ist bei Mikronährstoff-Präparaten gut und in aller Regel deutlich besser als dasjenige von klassischen Medikamenten.

Auch bei den Mikronährstoffen gilt jedoch der Satz von Paracelsus: »Nichts ist Gift und alles ist Gift – nur die Dosis macht es aus!« Erstes Ziel der orthomolekularen Medizin ist stets das Erhalten und Wiederherstellen des Stoffwechselgleichgewichtes. Dies kann nur mit einer optimal angepassten Dosierung, die nicht zu gering, aber auch nicht zu hoch ist, erreicht werden. Die entsprechenden wissenschaftlichen Grundlagen stehen heute für die meisten Mikronährstoffe zur Verfügung.

### Orthomolekulare Präparate bieten Sicherheit

Orthomolekulare Mikronährstoff-Präparate enthalten ausschließlich Substanzen, die physiologisch und gut verträglich sind. Sie können und sollen bei Bedarf auch langfristig genommen werden. Mikronährstoff-Präparate sollen gezielt und nach einer Beratung durch Fachpersonen für die Vorbeugung und Therapie eingesetzt werden. Sie können nicht zu einer Abhängigkeit führen.

Um möglichst wenig Hilfsstoffe einsetzen zu müssen, werden orthomolekulare Mikronährstoffe meist als Tabletten, Kapseln, Pulver oder Granulate hergestellt. Geprägt von den Erfahrungen mit Tabletten und Kapseln aus dem normalen medizinischen Alltag, haben viele Konsumenten auch gegenüber Tabletten und Kapseln, die Vitamine, Mineralstoffe und Spurenelemente enthalten, Vorbehalte hinsichtlich der Verträglichkeit. Es ist allerdings wichtig, zu erkennen und zu kommunizieren, dass Tabletten und Kapseln nicht »von Haus aus schädlich« sind. Der Inhalt entscheidet über die Wirkung und Verträglichkeit einer Darreichungsform.

## Welche Fragen sollte man vorab klären?

Ein bestehender Nährstoffmangel kann in der Regel wegen der nicht ausreichenden Nährstoffkonzentration in den Lebensmitteln nicht alleine mit der täglichen Nahrung kompensiert werden. Zudem würden einseitige Ernährungsempfehlungen (z. B. eine Austern-Diät bei Zinkmangel) neue Nährstoff-Ungleichgewichte hervorrufen. Selbstverständlich sollten jedoch stets parallel zur Nährstoffergänzung etwaige Fehler in der Ernährung oder andere äußere Einflussfaktoren korrigiert werden, die zum Mangel geführt haben könnten.

Vor jeder Mikronährstoff-Empfehlung sollte man sich die Frage stellen:

- Welches Ziel will ich erreichen?
  - Geht es um Prävention oder Therapie?
  - Welches Krankheitsbild will ich behandeln?
- Wie erreiche ich das Ziel?
  - **Welche Mikronährstoffe** stehen gemäß dem wissenschaftlichen Erkenntnisstand im Vordergrund?
  - **Welche Dosierung** führt bei dieser Problemstellung zum Erfolg?
  - **Wie lange** muss supplementiert werden, um zu signifikanten Resultaten zu kommen?

Bei langfristig gesteckten, präventiven Zielen (z. B. gutes Gedächtnis im Alter) oder bei therapeutischem Einsatz bei chronisch degenerativen Erkrankungen muss die Supplementierung (zusammen mit allem, was man als »Lebensstil« bezeichnet) langfristig über Jahre ausgerichtet sein. Um mit Mikronährstoffen (z. B. mit Vitamin C oder Multivitamin-Präparaten) signifikante immunologische Verbesserungen zu erreichen, sind gemäß Literatur wenigstens 5–6 Monate erforderlich. Bei akuten, akzentuierten Einsätzen von Mikronährstoffen (z. B. bei akuten Erkältungskrankheiten oder Fieberblasen (Herpes simplex labialis) kommt die Wirkung (v. a. L-Lysin) sofort zum Tragen.

Bei einem durchschnittlichen Mangelzustand wird es einige Wochen bis Monate dauern, bis die leeren Pools wieder aufgefüllt sind. Bei chronischen Belastungen mit toxischen Substanzen kann deren Eliminierung mit einer gezielten Gabe von Mikronährstoffen Monate bis Jahre dauern. Die Zeitdauer der Zufuhr hängt also nicht nur von der Zielsetzung, sondern auch immer von den entsprechenden Begleitumständen (Resorptionsfähigkeit, Entgiftungskapazitäten, Ursache entdeckt und behoben? usw.) ab.

### Wann sollen die Nährstoffe genommen werden?

Bei der Beschreibung der Nährstoff-Supplemente (Kapitel 3) sowie bei der Besprechung der einzelnen Krankheiten (Kapitel 5) finden Sie ausführliche Empfehlungen zur op-

### Die Erfolge sind gut – es gibt aber keinen Knalleffekt!

Die Erfolge einer Prävention oder Therapie mit Mikronährstoffen sind gut – insbesondere, wenn sie möglichst dem individuellen Bedarf angepasst wird. Allerdings ist zu sagen, dass eine Vorbeugung mit Mikronährstoffen nicht spektakulär ist. Es gibt keinen Knalleffekt. Zudem muss man ja präventive Maßnahmen auch noch selbst bezahlen. Deshalb warten immer noch viele Menschen so lange mit vorbeugenden Maßnahmen, bis sich eine gesundheitliche Störung bemerkbar macht – deren Behandlungskosten dann von der Krankenkasse übernommen werden ...

timalen Einnahmezeit und Einnahmeart der einzelnen Nährstoffe. Wir sind allerdings der Auffassung, dass es bei der langfristigen Einnahme von Nährstoffpräparaten – im Hinblick auf eine regelmäßige Mitarbeit des Patienten (Compliance) – wichtiger sein kann, die Einnahmezeit der Supplemente möglichst bequem in den Tagesablauf des Patienten einzubauen – auch wenn dies manchmal auf Kosten einiger Prozente Bioverfügbarkeit (Verwertbarkeit) geschieht.

## Literatur

Biesalski HK et al. Multivitamin/mineral supplements: rationale and safety – a systematic review. Nutrition 2017;33:76–82.

Hathcock JN. Vitamin and mineral safety. 3rd edition MacKay D et al. (eds.), Council for responsible nutrition (CRN), Washington, 2014.

Rogovik AL et al. Safety considerations and potential interactions of vitamins: should vitamins be considered drugs? Ann Pharmacother 2010;44:311–324.

# Vitamine

Vitamine werden aufgrund ihrer chemischen Eigenschaften in fettlösliche sowie wasserlösliche Vitamine eingeteilt. Zu den fettlöslichen Vitaminen werden die Vitamine A, D, E und K gezählt. Zu den wasserlöslichen Vitaminen gehören Vitamin C sowie die B-Vitamine. Wir behandeln zunächst die fettlöslichen Vitamine.

## Vitamin A, β-Carotin und Carotinoide

Es gibt mehrere natürliche Formen von Vitamin A. Das Vitamin A in tierischen Lebensmitteln nennt man Retinol. Retinol ist in Lebensmitteln wie Milch, Fleisch und Eiern an Fett gebunden. Zum Beispiel kommt Retinol vorwiegend im Rahm der Milch vor, sodass Vitamin A verloren geht, wenn die Milch teilentrahmt ist, und daher gibt es nur wenig Vitamin A in Magermilch. Während der Aufnahme im Körper wird das Retinol vom Fett abgespalten und in der Blutbahn an ein Transportprotein gebunden, das Retinol-Bindungsprotein, welches in der Leber synthetisiert wird.

Das Retinol-Bindungsprotein ist zinkabhängig. Störungen des Zinkstoffwechsels haben zur Folge, dass Vitamin A nicht ausreichend aus der Leber freigesetzt werden kann. Störungen des Vitamin-A-Haushaltes beruhen oft auf Zinkdefiziten.

» Carotinoide und Vitamin A: Vorkommen in Nahrungsmitteln und Funktionen.

Die pflanzlichen Vorstufen von Vitamin A nennt man Carotinoide. Gewisse Carotinoide, wie β-, α-Carotin und Lutein usw., kann der Körper in Abhängigkeit von der Bedarfssituation in Vitamin A umwandeln oder als An-

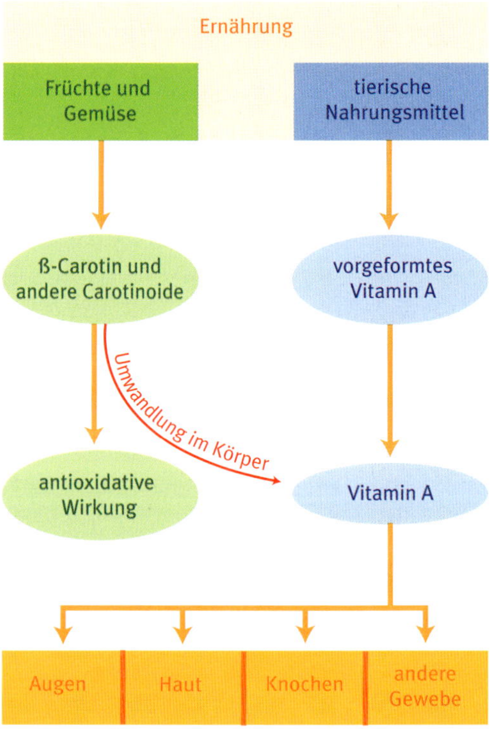

ß-Carotin und andere Carotinoide → Enzyme → Vitamin A

tioxydanzien verwenden. Besitzt das Carotinoid allerdings in seiner chemischen Struktur einen sogenannten offenen Ionon-Ring, wie beispielsweise das Lycopin, so ist keine Umwandlung in Vitamin A möglich. Man weiß mittlerweile, dass aufgrund von unterschiedlichen genetischen Voraussetzungen (sog. Polymorphismen) nicht alle Menschen Carotinoide gleich gut in Vitamin A umwandeln können. Dasselbe gilt für Diabetiker, Menschen mit einer Schilddrüsenunterfunktion oder mit einem Down-Syndrom (Trisomie 21).

Am häufigsten kommt β-Carotin in Lebensmitteln vor. Ein β-Carotin-Molekül enthält zwei miteinander verbundene Vitamin-A-Moleküle. Es kann direkt verwertet werden und kommt entweder als Antioxydanzien zur Funktion (bei ausreichendem Vitamin-A-Vorrat) oder es wird – bei eher knappem Vitamin-A-Status – von Enzymen in Vitamin A umgewandelt. Mit 15 mg β-Carotin kann man normalerweise den täglichen Bedarf an Vitamin A decken.

Es gibt verschiedene Möglichkeiten, die Menge an Vitamin A in Lebensmitteln und Supplementen anzugeben: in Internationalen Einheiten (IE), in mg Retinol oder Carotin oder mit dem Retinol-Vergleichswert (Retinoläquivalent = RE): 3,33 IE Vitamin A = 1 µg Vitamin A (Retinol) = 6 mg all-trans-β-Carotin = 12 mg andere Provitamin A-Carotinoide = 1 mg Retinoläquivalent (RE).

## Funktionen

**Blutkörperchen:** Vitamin A wirkt beim Aufbau von neuen roten Blutkörperchen (Erythrozyten) synergistisch mit Eisen.

Aufgrund genetischer Unterschiede können nicht alle Menschen die Carotinoide gleich gut enzymatisch in Vitamin A umwandeln.

**Eiweißstoffwechsel:** Vitamin A wirkt bei der Synthese von Protein (Eiweiß) und beim Fettstoffwechsel in der Leber mit. Eine proteinreiche Nahrung kann zu Vitamin-A-Mangel führen. Da bei Stresssituationen der Proteinbedarf steigt, erhöht sich automatisch auch der Bedarf an Vitamin A. Folglich ist der Vitamin-A-Bedarf bei schweren Krankheiten, wie zum Beispiel bei rheumatischer Arthritis, AIDS oder Krebs, erhöht.

**Fruchtbarkeit:** Vitamin A brauchen wir für die körpereigene Synthese der Geschlechtshormone Testosteron und Östrogen. Die richtige Menge und Form der Spermien beim Mann sind u.a. von einem optimalen Vitamin-A-Haushalt abhängig. Bei Frauen wird Vitamin-A-Mangel mit Unfruchtbarkeit und Fehlgeburten in Zusammenhang gebracht.

**Gesunde Haut und Schleimhaut:** Vitamin A ermöglicht eine normale Struktur der Haut und der Gewebe des Atem-, Verdauungs-, Harn- und Genitaltraktes. Es spielt eine zentrale Rolle für die Intaktheit dieser Gewebe, die wie schützende Barrieren zwischen Körper und Außenwelt wirken.

**Gutes Sehen:** Vitamin A spielt die zentrale Rolle bei der Umwandlung von Licht in Nervenimpulse im Auge, die das Gehirn dann verarbeitet. Die Pigmentmoleküle der Netzhaut (»Sehpurpur«) enthalten viel Retinol. Wenn Licht ins Auge dringt, nimmt das Retinolmolekül die Energie auf und verändert seine Struktur. Dadurch wird der Nervenimpuls ausgelöst, der zum Gehirn geleitet wird. Während dieses Prozesses wird das Retinolmolekül aufgebrochen. Jeder Lichtstrahl, der das Auge trifft, verzehrt etwas von einem »Sehpurpur«, das zu seiner Regeneration wieder Vitamin A benötigt. Schon bei einem geringen Mangel an Vitamin A kann man bei Tag zwar noch normal sehen, hat aber nachts zunehmend Mühe, sich rasch an das Sehen in der Dunkelheit zu gewöhnen. Das Licht von entgegenkommenden Autos blendet stärker als bei ausreichender Vitamin-A-Versorgung. Bei größerem Vitamin-A-Mangel tritt ein rasches Ermüden der Augen ein, und das Sehen bei Nacht wird so schlecht, dass man nicht mehr Auto fahren kann. Hellstes Licht und Dämmerlicht erfordern viel mehr Vitamin A als normales Tageslicht.

**Immunsystem:** Vitamin A erhöht die Widerstandsfähigkeit gegen Infektionen, indem es für die Intaktheit von Haut und Schleimhaut, die eine wirkungsvolle Barriere gegenüber Bakterien, Viren und Parasiten bilden, mitverantwortlich ist. β-Carotin und Vitamin A fördern die Produktion von Antikörpern und erhöhen so die Zahl und die Wirksamkeit der weißen Blutkörperchen gegen Infektionen. Schon ein leichter Vitamin-A-Mangel erhöht das Risiko für eine Infektion um das 2–3-Fache.

**Knochengerüst:** Vitamin A ist am Aufbau von Knochen beteiligt und wird besonders während des Wachstums und beim Heilungsprozess von Knochenbrüchen benötigt.

**Nervensystem:** Vitamin A erhält gesunde Nervenzellen im Gehirn, im Rückenmark und in den peripheren Nervenbahnen.

**Wachstum, Entwicklung:** Vitamin A unterstützt und reguliert das Wachstum und die Entwicklung von Zellen und ist am Aufbau von vielen Geweben und Strukturen im Körper (z. B. Augen, Schleimhaut, Haut, Haare, Lymphgefäße, Geschlechtszellen, Zähne und Knochen) mitbeteiligt. Kinder mit ausgeprägtem Vitamin-A-Mangel können Wachstums- und Entwicklungsstörungen zeigen.

## Vorkommen in der Nahrung

| Vitamin-A-reiche Nahrungsmittel | Menge | IE Vitamin A |
|---|---|---|
| Rinderleber | 100 g | 30 000 |
| Lebertran | 10 g | 9 000 |
| Eier | 1 mittelgroßes | 400 |
| Butter | 10 g | 200 |
| Vollmilch | 0,1 l | 100 |
| **Nahrungsmittel, die reich an β-Carotin (oder anderen Carotinoiden) sind** | **Menge** | **IE Vitamin A** |
| süße Kartoffeln | 1 große | 10 000 |
| Karotten | 1 große | 9 200 |
| Honigmelonen | ½ | 2 550 |
| Spinat | 100 g | 2 250 |
| Aprikosen | 3 | 1 100 |
| Pfirsiche | 1 großer | 660 |

### Störungen des Vitamin-A-Haushalts: Ursachen

**Stress, Entzündungen, Operationen:** Stress, Entzündungen und Operationen erhöhen den Vitamin-A-Bedarf.

**Rauchen:** Das Zigarettenrauchen oder ständige Einatmen von verschmutzter Luft erhöht den Vitamin-A-Bedarf. Das im Tabakrauch enthaltene Schwermetall Cadmium kann den Abbau von Vitamin A beschleunigen.

**Sonnenlicht:** Setzt man sich wiederholt und ausgedehnt hellem Sonnenlicht aus (Meer, Schnee), wird besonders bei hellhäutigen Personen β-Carotin und Retinol im Auge abgebaut, wodurch ein Vitamin A-Mangel entstehen kann.

**Leber-Galle-Erkrankungen:** Bei Problemen mit der Leber, der Bauchspeicheldrüse oder der Gallenblase werden Fette und fettlösliche Vitamine eher schlecht verwertet.

**Zufuhrmangel:** Ungefähr jeder fünfte Europäer nimmt nicht genug Vitamin A mit der Nahrung auf. Säuglinge und Kinder entwickeln besonders schnell einen Mangel an Vitamin A, weil sie geringe körpereigene Speicher besitzen und wegen ihres Wachstums einen erhöhten Bedarf haben.

**Medikamente:** Die Einnahme gewisser Medikamente (z.B. Orlistat) verschlechtert den Vitamin-A-Status: Cholesterinsenkende Mittel und Abführmittel verringern die Aufnahme von Vitamin A.

**Hoher Alkoholkonsum:** Regelmäßiger (mäßiger oder hoher) Konsum von Alkohol beeinträchtigt die Aufnahme, Speicherung und Mobilisierung von Vitamin A.

**Arbeiten am Computer, Fernsehen, Lesen und Schreiben auf weißem Papier** erhöhen den Vitamin-A-Bedarf.

### Störungen des Vitamin-A-Haushalts: Folgen

- Augen: trockene, rote Augen, schlechtes Sehen bei Nacht, Verlust der Sehkraft
- erhöhte Infektionsanfälligkeit
- erhöhtes Risiko für arteriosklerotische Herzerkrankungen
- erhöhtes Risiko für Nierensteine, zurückzuführen auf erhöhte Kalziumausscheidung
- Ermüdungserscheinungen
- Wachstumsstörungen bei Kindern
- Fruchtbarkeitsstörungen (Mann und Frau)
- trockene, raue, juckende Haut mit Ausschlägen
- trockene, spröde Haare und Nägel
- verringerter Geruchssinn, Tastsinn und Appetit

### Zufuhrempfehlungen

Die Empfehlungen für die präventive Zufuhr von β-Carotin liegen im Bereich von 2–6 mg/Tag (DGE, US National Cancer Institute). Der therapeutische Dosierungsbereich liegt zwischen 15 und 180 mg/Tag.

Natürliche Carotinoidmischungen, wie solche aus der Meeralge Dunaliella salina, enthalten nebst β-Carotin auch andere Carotinoide wie Lycopin, α-Carotin, Zeaxanthin oder Lutein. Solche Carotinoid-Präparate bieten deshalb im Unterschied zu synthetisierten Produkten wesentlich breitere Anwendungsmöglichkeiten. Ihr Wirkstoffspektrum ähnelt demjenigen, das auch in Gemüsen und Früchten vorkommt! Lycopin, eine Substanz, die reichlich in Tomaten enthalten ist,

## Empfohlene tägliche Vitamin-A-Zufuhr (mg/IE)

| | Normalernährung | | therapeutischer Dosierungsbereich |
|---|---|---|---|
| | DACH (2013) | US RDA (2001) | |
| Männer | 1,0–1,1 mg<br>3333–3666 IE | 0,9 mg<br>3 000 IE | 3– 30 mg/<br>10 000–100 000 IE |
| Frauen* | 0,8–0,9 mg<br>2 666–3 000 IE | 0,7 mg<br>2300 IE | |

* Frauen mit Kinderwunsch und Schwangere (in den ersten drei Monaten) sollten ihre tägliche Gesamtzufuhr auf 8 000 IE/Tag beschränken.

hat eine hohe antioxidative Wirksamkeit gegenüber dem sogenannten Singulett-Sauerstoff. Lycopin ist ein markanter Schutzfaktor gegen Prostatakrebs, UV-Strahlen sowie auch den grauen Star (Katarakt). Lutein und Zeaxanthin werden zur Prävention gegen die immer häufiger diagnostizierte Makuladegeneration eingesetzt.

**TIPP** **Carotinoide verleihen vielen Früchten und Gemüsen ihre gelborange Farbe. Wenn Sie sie kochen, pürieren oder entsaften, sind die Carotinoide oft besser resorbierbar als beim Rohverzehr.**

Die Zusammensetzung und die Wirkungen von natürlichen Carotinoiden und synthetischem β-Carotin unterscheiden sich deutlich.

## Anwendungsgebiete

Arteriosklerose: β-Carotin reduziert die Oxidation des LDL-Cholesterins und schützt gegen Arteriosklerose, während Vitamin-A-Mangel mit erhöhter Arteriosklerose in Zusammenhang gebracht wird. Eine optimale Vitamin-A-Zufuhr kann das Schlaganfall- und Herzinfarktrisiko herabsetzen.

Asthma: Vitamin A-Mangel kann die Symptome und die Schwere von Asthma beeinflussen.

Augenkrankheiten: Vitamin A kann Nachtblindheit, verschwommene Sicht und Augenentzündungen (Konjunktivitis) verbessern. Reichliche Zufuhr an Vitamin A und Carotinoiden reduziert das Risiko, grauen Star (Katarakt) zu entwickeln. Sowohl Lutein als auch Zeaxanthin besitzen eine ausgespro-

| natürliche Carotinoide | synthetisches ß-Carotin (industrielle Herstellung) |
|---|---|
| Mischung von cis- und trans-Formen von β-Carotin<br>α-Carotin<br>Cryptoxanthin, Lutein, Zeaxanthin, Lycopin und andere Carotinoide | trans-β-Carotin |

chen selektive Wirkung auf die Pigmentdichte der Macula lutea (Ort des schärfsten Sehens). Noch sind die für eine präventive Wirkung nötigen Dosierungen unklar. Sie liegen bei Lutein jedoch höher als 10 mg/Tag. Zeaxanthin scheint wichtiger als früher angenommen.

**Eisenmangelanämie:** Eine kombinierte Gabe von Eisen und Vitamin A scheint wirksamer zu sein als Eisen alleine. Vitamin A optimiert die Hämoglobinbildung.

**Haut- und Kopfhauterkrankungen:** Trockene Haut, Schuppen, vorzeitiges Altern der Haut, Ekzeme, Akne, Schuppenflechte, trockenes, brüchiges Haar.

**Infektionskrankheiten:** Entzündungen von Haut und Schleimhaut, Pilzinfektionen (bei Sportlern Fuß- und Vaginalpilz) und Akne; aber auch bei Masern, Grippe, Bindehautentzündung, Ohrenentzündung, Bronchitis, Blasenentzündung, infektiösem Durchfall. Die Dauer der Infektion wird verkürzt und der Verlauf erleichtert. Wenn Menschen im Winter aus sonnenarmen Regionen zum Urlaub in die Berge oder ans Meer fahren und sich dem gleißende Sonnenlicht (in den Bergen noch verstärkt durch den reflektierenden Schnee) aussetzen, bekommen sie leicht Erkältungen oder Nebenhöhlenentzündungen (Sinuskrankheiten). Dies kann durch die rechtzeitige Einnahme von Vitamin A vermieden werden. In Entwicklungsländern wird Vitamin A zur Behandlung von Masern eingesetzt. An zwei aufeinanderfolgenden Tagen werden altersabhängig jeweils 100 000–200 000 IE Vitamin A gegeben. Dies führt zu einer deutlich geringeren Mortalität.

**Magengeschwüre:** Vitamin A kann ein Magengeschwür mildern. Es ist wichtig für die Magenschleimhautbildung. Die Schleimhaut ihrerseits schützt die Magenzellwände vor den sauren Magensäften.

### Teratogene Wirkung von Vitamin A

Vitamin A besitzt in den ersten drei Monaten einer Schwangerschaft eine teratogene Wirkung (kann Geburtsfehler hervorrufen). Deshalb sollte die tägliche Vitamin-A-Zufuhr via Supplementierung und Ernährung (Schwangere sollten in den ersten 3 Schwangerschaftsmonaten keine Leber essen) in dieser Phase – auch bei Kinderwunsch – 8 000–10 000 IE nicht überschreiten. Ein Vitamin-A-Mangel kann allerdings ebenfalls zu Schwangerschaftskomplikationen führen, sodass in dieser Phase eine gewisse, kontrollierte Vitamin-A-Zufuhr von 2 000–5 000 IE gewährleistet sein muss. Carotinoide besitzen keine teratogene Wirkung.

**Menstruationsbeschwerden:** Starke Monatsblutungen, Empfindlichkeit der Brüste.

**Schutz vor Umweltgiften, Strahlungen und krebserregenden Stoffen:** Carotinoide und Vitamin A sind wichtige physiologische, krebsprotektive Substanzen. Vitamin A hat krebsvermindernde Eigenschaften, besonders für die Haut und Schleimhaut. Eine ausreichende Zufuhr von Vitamin A vermindert das Risiko von Brust-, Gebärmutter-, Lungen-, Blasen-, Prostata-, Kehlkopf-, Speiseröhren-, Magen- und Darmkrebs. Bei gewissen Krebsarten können hohe Dosen von Vitamin A (30- bis 300-mal die empfohlene tägliche Dosis; nur unter ärztlicher Kontrolle) dazu beitragen, das Wachstum des Tumors zu verlangsamen. Carotinoide wirken als Antioxidationsmittel und bieten Schutz gegen die prooxidativen Einflüsse vieler Umweltgifte und von Strahlungen.

## Überdosierung

Vitamin A: Der Körper absorbiert und speichert Vitamin A aus Lebensmitteln sogar, wenn alle Bedürfnisse gedeckt sind. Chronische Vergiftungen sind aber nur dann ein Problem, wenn hohe Tagesdosen von mehr als 50 000–100 000 IE über eine längere Zeit eingenommen werden. Anzeichen für toxische Reaktionen auf Vitamin A:

- erhöhter Kalziumgehalt des Blutes (Hyperkalzämie)
- Haarausfall, trockene Haut und Lippen
- Kopfschmerzen und verschleierte Sicht
- schmerzende Knochen und geschwollene Gelenke
- Schwindel, Erbrechen und Durchfall
- Vergrößerung von Leber und Milz
- verringerte Schilddrüsentätigkeit

β-Carotin, Carotinoide: Im Gegensatz dazu werden β-Carotin und Carotinoide nur so lange in Vitamin A umgewandelt, bis die Bedürfnisse des Körpers gedeckt sind. Auch aufgrund einer limitierten Enzymaktivität kann es beim Menschen keine Hypervitaminose mit Vitamin A aus Carotinoiden oder β-Carotin geben. Deshalb zieht man heute Carotinoide dem Vitamin A häufig vor, sodass der Körper seinen Bedürfnissen entsprechend die Umwandlung vornehmen und vom breiteren Wirkungsspektrum der Carotinoide profitieren kann.

Man gibt Personen mit einer bestimmten Hautkrankheit (erythropoetische Protoporphyrie) routinemäßig Dosen von 120–180 mg β-Carotin/Tag, die in der Regel gut vertragen werden. Eine chronisch hohe Zufuhr an Carotinoiden (Mengen, die ungefähr einem Kilo Karotten/Tag entsprechen) kann eine leicht gelbliche Verfärbung der Haut bewirken, die aber nicht bedenklich ist.

Die Probanden der oft zitierten ATBC-Studie aus den 90er-Jahren (synthetisches β-Carotin, 20 mg /Tag), die bei Rauchern damals nach einer Beobachtungszeit von rund 6 Jahren eine Erhöhung der Lungenkrebsrate ergab, wurden weiter beobachtet. Nach 18 Jahren Beobachtungszeit konnte bei den über 25 000 Probanden kein erhöhtes Risiko festgestellt werden.

Hingegen sollte aufgrund der Erfahrungen der CARET-Studie sowie der ATBC-Studie (bei Rauchern wurde nach Gabe von isoliertem, hochdosiertem und synthetischem β-Carotin erhöhtes Lungenkrebsrisiko festgestellt) β-Carotin bei Rauchern nicht unkritisch in Dosierungen von mehr als 2 mg/Tag eingesetzt werden.

## Literatur

Allen S et al. Association between antioxidant vitamins and asthma outcome measures: systematic review and meta-analysis. Thorax 2009;64:610–619.

Chen P et al. Lycopene and risk of prostate cancer. A systematic review and meta-analysis. Medicine 2015;94(33):e126. doi 10.1097.

Lien EL et al. Nutritional influences on visual development and function. Prog Retin Eye Res 2011;30:188–203.

Linday LA. Cod liver oil, young children, and upper respiratory tract infections. J Am Coll Nutr. 2010;29:559–562.

Mordente A et al. Lycopene and cardiovascular diseases: an update. Curr Med Chem 2011;18:1146–1163.

Nagao A. Absorption and metabolism of dietary carotenoids. Biofactors 2011;37:83–87.

Park Y et al. Intakes of vitamins A, C, and E and use of multiple vitamin supplements and risk of colon cancer: a pooled analysis of prospective cohort studies. Cancer Causes Control 2010;21;1745–1757.

Rühl R et al. Retinoids, vitamin A and pro-vitamin A carotenoids. Regulation of the immune system and allergies. Pharm Unserer Zeit 2009;38:126–131.

Stahl W et al. B-Carotene and other carotenoids in protection from sunlight. Am J Clin Nutr 2012;96(suppl): 1179S-1184S).

Virtamo J et al. Effects of α-tocopherol and β-carotene supplementation on cancer incidence and mortality: 18-year postintervention follow-up of the alpha-tocopherol, beta-carotene cancer prevention study. Int J Cancer 2014;135(1):178–185.

# Vitamin D

Vitamin D ist das einzige Vitamin, bei dem die biologisch aktive Form ein Hormon ist. Der Name Vitamin D bezeichnet eine Gruppe von verwandten Verbindungen. Vitamin $D_3$, auch Cholecalciferol genannt, ist die Vitamin-D-Form, die unsere Haut aus Cholesterin synthetisiert, wenn sie der Sonne ausgesetzt wird. Bei den meisten Menschen würde im Sommer (nicht jedoch im Winterhalbjahr) die Besonnung von Händen, Gesicht und Armen während 10–15 Minuten an mehreren Tagen der Woche für die Synthese einer ausreichenden Menge an Vitamin D genügen. Die Aktivierung von Vitamin $D_3$ zu 25-OH-Vitamin $D_3$ erfolgt in der Leber, die weitere Umwandlung in das 1,25-(OH)2-Vitamin $D_3$ (Calcitriol) geschieht in den Nieren.

Eine weitere Form ist das Vitamin $D_2$, auch Ergocalciferol genannt, das in Pflanzen und bestimmten Pilzen gebildet wird. Mehrere neuere Studien haben gezeigt, dass Vitamin $D_3$ für den Menschen signifikant besser bioverfügbar und wirksam ist; es führt zu fast doppelt so hohen Serumspiegeln von 25-OH-Vitamin D.

## Funktionen

**Genregulation, Zellentwicklung:** Die Wirkung des aktiven Vitamin $D_3$ (1,25-(OH)2-Vitamin $D_3$, Calcitriol) erfolgt über Vitamin-D-Rezeptoren. Diese regulieren als Transkriptionsfaktoren nicht weniger als 3% der Gene im menschlichen Genom. Dies ist wichtig für die Regulation der Bildung von Proteinen, Enzymen und Botenstoffen im Körper. Vitamin $D_3$ ist auch an der Entwicklung von Zellen in den verschiedensten Geweben, an der Zelldifferenzierung und an der gesunden Zellreifung beteiligt. Vitamin-D-Rezeptoren können beinahe in allen Zellen gefunden werden. Dies verdeutlicht die große Bedeutung von Vitamin $D_3$ im Stoffwechsel. Vitamin $D_3$ hemmt die Telomeraseaktivität und sorgt damit für eine Verlängerung der Telomere (Länge der Chromosomen-Enden, Marker für die Zellalterung).

**Herz-Kreislauf-System:** Vitamin $D_3$ ist an der Regulation des Parathormon beteiligt, stärkt die Herzmuskelkraft, senkt intrazelluläre Kalziumbelastungen, hat eine antiinflammatorische Wirkung, wirkt regulierend auf die Blutfettwerte und schützt die Gefäßinnenwand (Endothel).

**Immunsystem, Entzündungen:** Vitamin $D_3$ hemmt die Bildung von TNF-α. Dies ist ein Signalstoff des Immunsystems (Zytokin), der an vielen Entzündungsprozessen beteiligt ist. Vitamin-D reduziert klassische Entzündungsparameter wie C-reaktives Protein (CRP), Interkleukin-6 (IL-6) sowie NF-κB. Vitamin $D_3$ ist nötig für die Bildung der natürlichen Killerzellen (nK-Zellen) im Körper. Vitamin $D_3$ wirkt ferner weiter entzündungshemmend, indem es die Antigen-Präsentation durch die Zelle reguliert. Vitamin D ist ein Immunmodulator: Es fördert eine ausreichende Immunantwort, hemmt aber auch

## Vorkommen in der Nahrung

| Nahrungsmittel | Menge | µg Vitamin D |
|---|---|---|
| Lachs | 100 g | 16,0 |
| Thunfisch | 100 g | 5,0 |
| Hühnerei | 1 mittelgroßes | 1,0 |
| Kalbsleber | 100 g | 1,0 |

Reaktionen des Immunsystems auf körpereigene Strukturen (Autoimmun-Reaktionen).

**Knochen und Zähne:** Vitamin $D_3$ ist unerlässlich für den normalen Knochenaufbau. Vitamin $D_3$ fördert die Aufnahme von Kalzium aus der Nahrung und erhöht die Menge des im Körper gespeicherten Kalziums. Es vermehrt auch die Ablagerung von Mineralien in den Knochen. Der wichtige Einfluss von Vitamin $D_3$ auf die Bildung der Zähne und die Mineraleinlagerung in den Zähnen funktioniert in analoger Weise. Ein Mangel äußert sich in dünnem, unregelmäßigem, schlecht ausgebildetem Zahnschmelz, der anfällig gegen Karies ist.

**Nervenstoffwechsel:** Vitamin $D_3$ scheint die Nervenreizübertragung und die Plastizität an den Synapsen zu beeinflussen. Es besitzt eine neurotrophe und neuroprotektive Wirkung.

### Störungen des Vitamin-D-Haushalts: Ursachen

Vitamin-$D_3$-Mängel und Störungen des Vitamin-D-Haushaltes kommen bei der Mehrheit der gesunden Bevölkerung vor. Dabei spielt aber die Vitamin-$D_3$-Zufuhr über die Nahrung nur eine untergeordnete Rolle.

**Jahreszeiten und Breitengrad, Sonnenschutzmittel:** Da die Sonnenintensität und die Dauer der Sonneneinstrahlung in den nördlicheren Breiten reduziert sind, besteht für die Bewohner dieser Zonen besonders im Winter ein hohes Risiko für die Entwicklung eines Vitamin-D-Mangels. Sonnenschutzmittel mit einem Schutzfaktor > 8 verhindern zudem die Synthese von Vitamin $D_3$ in der Haut vollständig.

**Lebensstil:** Unsere Gewohnheiten bringen es häufig mit sich, dass wir uns zu wenig an der frischen Luft aufhalten und somit die Haut zu wenig der UV-Bestrahlung aussetzen.

**Alter:** Ältere Menschen, die ans Haus oder an ein Pflegeheim gebunden und ungenügend mit Nährstoffen und Sonnenlicht versorgt sind, sind einem erhöhten Risiko für einen Vitamin-D-Mangel ausgesetzt. Im Alter ist die Bildung von Vitamin $D_3$ in der Haut zudem deutlich weniger effizient und die Nieren von älteren Menschen verlieren immer mehr ihre Fähigkeit, Vitamin $D_3$ in seine aktive Form umzuwandeln.

**Schwermetall-Belastungen, Aluminium-Belastungen:** Aus der toxikologischen Literatur ist bekannt, dass die häufig vorkommenden chronischen Belastungen mit toxischen Metallen zu einer Blockade der Vitamin-D-Aktivierung führen können.

**Verdauungsstörungen:** Chronische Leber- und Gallenblasenerkrankungen sowie andere Störungen des Verdauungstraktes, bei denen Fette schlecht absorbiert werden, re-

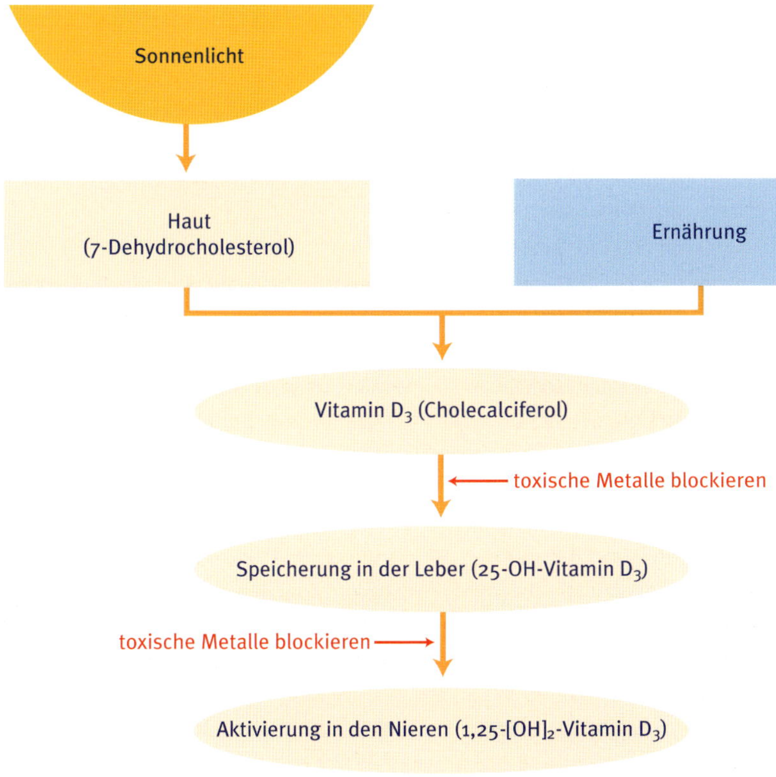


Quellen und Stoffwechsel von Vitamin D. Toxische Metalle (Aluminium, Schwermetalle) blockieren die Aktivierung und somit den Stoffwechsel von Vitamin D.

duzieren auch die Aufnahme und Speicherung von Vitamin D.

**Nierenleiden:** Bei Menschen mit Nierenerkrankungen ist die Umwandlung von Vitamin D in seine aktive Form (Calcitriol; 1,25-(OH)2-Vitamin $D_3$) vermindert.

**Neugeborene** Der Vitamin-$D_3$-Status von Neugeborenen könnte mit einem erhöhten Risiko für eine spätere Schizophrenie, Diabetes und Herz-Kreislauf-Erkrankungen einhergehen.

## Störungen des Vitamin-D-Haushalts: Folgen

### Auswirkungen eines Vitamin-$D_3$-Mangels auf Gesundheit und Krankheit

| Bereich | Folgen |
|---|---|
| Autoimmunerkrankungen | multiple Sklerose, Diabetes Typ 1, Hashimoto-Thyreoiditis |
| Bewegungsapparat | Osteoporose, Knochenfrakturen, Rachitis, Muskelkraft, Arthrose (Zytokine, Knochenverlust), Arthritis |
| Diabetes | erhöhtes Risiko, Mortalität, Retinopathie, Nephropathie |
| Fertilität | ungewollte Kinderlosigkeit (m,f), erektile Dysfunktion, niedriges Testosteron, Schwierigkeiten bei In-vitro-Fertilisation |
| Gedächtnis | Gedächtnis, Demenzen |
| gynäkologische Bilder | unregelmäßige Menstruationszyklen, polyzystisches Ovarialsyndrom, bakterielle Vaginosen |
| Herz-Kreislauf | Herz-Kreislauf-Ereignisse, erhöhtes Blutdruckrisiko, Hemmung der Gefäß-Kalzifizierung |
| Immunsystem | COPD/Lungenfunktion, Infektanfälligkeit, Lungenentzündungen |
| Krebsrisiko | erhöhtes Risiko diverser Krebsformen, Überlebenschancen (z. B. Brustkrebs) |
| Leber | nicht alkoholische Fettleber, Leberzirrhose, Hepatitis-B-Verlauf |
| Magen-Darm | Chron. entzündliche Darmerkrankungen, Reizdarm |
| Mortalität | Gesamtmortalität, Mortalität im Krankenhaus (Critical Illness), Telomerlänge |
| Psyche | Depressionen, ADHS, Autismus, Psychosen, Schizophrenie, Reizbarkeit |
| Schlafen | Schlafqualität, Schlafapnoe |
| Schmerzen | Schmerzzustände |
| Schwangerschaft | epigenetische Weichenstellungen für das werdende Kind, Schwangerschaftskomplikationen, Wochenbett-Depressionen |
| Sinnesorgane | trockene Augen, Hörschwäche |
| Zähne, Zahnfleisch | Parodontose, Zahnstruktur, Zahnschäden |
| diverse Situationen | Restless-Legs-Syndrom, Nierensteine (Risiko), Bettnässen |

## Zufuhrempfehlungen

### Empfohlene tägliche Vitamin-$D_3$-Zufuhr (µg)

| | Normalernährung | | therapeutischer Dosierungsbereich |
|---|---|---|---|
| | DACH (2013) | US RDA (2011) | |
| Männer | 20 | 15–20 | 30–125 |
| Frauen* | 20 | 15–20 | |

* mit Ausnahme von schwangeren und stillenden Frauen (1 µg = 40 IE Vitamin $D_3$, 1 IE = 0,025 µg)

Um den 25-OH-Vitamin-$D_3$-Blutspiegel konstant über den empfohlenen 75 nmol/l zu halten, sind bei Erwachsenen mit normalem Körperfettanteil durchschnittlich 1 500–2 000 IE Vitamin $D_3$/Tag nötig. Bei adipösen Personen sind in der Regel doppelt so hohe Vitamin-$D_3$-Gaben zu planen. Bei niedrigen 25-OH-$D_3$-Spiegeln und bei vielen therapeutischen Anwendungen wurden in Studien Gaben im Bereich von 5000 IE Vitamin $D_3$/Tag erfolgreich und ohne unerwünschte Nebenwirkungen gegeben. Bei noch höheren Dosierungen werden dann allerdings erhöhte 24,25-Hydroxylase-Spiegel beobachtet, die zu einem Abbau des aktiven 1,25(OH)2-Vitamin-$D_3$ führen. Bei einer regelmäßigen, therapeutischen Dosierung von Vitamin $D_3$ sollte der Blutspiegel kontrolliert werden. Zur Compliance-Verbesserung werden gelegentlich höhere wöchentliche oder monatliche Vitamin-D-Gaben empfohlen. Es scheint, dass tägliche und allenfalls wöchentliche Gaben zu vergleichbaren positiven Ergebnissen führen. Höhere Bolusgaben und längere Applikations-Intervalle (Monat, Quartal, Semester) haben sich zumeist als nicht sinnvoll erwiesen. Einerseits, weil Vitamin $D_3$ – anders als ein parenteral gesetztes Vitamin-$B_{12}$-Depot – aus Bolusgaben nicht linear und in konstanten Mengen freigesetzt wird. Andererseits, weil das reguläre (noch nicht in der Leber in 25-OH-$D_3$ umgewandelte) Vitamin D wichtig ist für seine endokrinen und autokrinen Funktionen.

Dunkelhäutige Menschen zeigen wegen der Filterfunktion ihrer Haut niedrigere 25-OH-Vitamin-$D_3$-Blutspiegel als hellhäutige Personen. Die scheint jedoch wegen der geringeren Bindung an das Vitamin-$D_3$-Bindungsprotein nicht ein Problem zu sein, da die Verfügbarkeit an freiem Vitamin $D_3$ höher ist. Ob für diese Menschen grundsätzlich andere 25-OH-Vitamin-$D_3$-Referenzwerte festgelegt werden sollten, ist noch unklar. Es wird allerdings generell diskutiert, ob die Bestimmung des frei bioverfügbaren Vitamin $D_3$ wegen der vorliegenden genetischen Unterschiede (nicht nur bei dunkelhäutigen Menschen) relevanter sein könnte als die Auswertung des 25-OH-Vitamin-$D_3$-Blutspiegels.

**TIPP** **Mit täglicher Bewegung an der frischen Luft und in der Sonne sichern Sie sich Ihre tägliche Ration Vitamin D! Also auch einmal das Auto in der Garage stehen lassen und zu Fuß gehen!**

## Anwendungsgebiete

| Indikation | Beschreibung der Vitamin-D-Wirkung |
|---|---|
| Asthma | Reduktion der Asthma-Attacken mit Cortison-Bedarf |
| Atemwegsinfekte, Erkältungen | Reduktion von akuten Infekten bei täglichen oder wöchentlichen Gaben, nicht jedoch bei monatlichen oder Bolus-Gaben |
| Autismus | Verbesserung der autistischen Symptome (300 IE/kg/Tag – max. 5000 IE/Tag, 4 Monate) |
| Depressionen | verbessert Antidepressiva-Wirkung signifikant |
| Entzündungen (silent inflammation) | Reduktion des Entzündungsmarkers hs-CRP |
| Erektile Dysfunktion | innerhalb eines Jahres Verbesserung der Symptomatik und der Testosteronspiegel, 600 000 IE pro 2 oder 3 Monate je nach 25-OH-$D_3$-Status |
| Fertilität, Mann | Verbesserung des Testosteronstatus und der Spermienqualität |
| Gynäkologie | Verbesserung der Menstruationsfrequenz, Oestradiol- und Progesteron-Status, |
| Harnwegsinfekte | deutliche Reduktion der Harnwegsinfekte (20 000 IE/Woche, 5 Jahre) |

| Indikation | Beschreibung der Vitamin-D-Wirkung |
|---|---|
| Krebserkrankungen, allgemein | Reduktion der Gesamt-Krebsmortalität um 12 % |
| Krebserkrankungen, Brust | verbesserte Prognose (disease free survival) bei paralleler Chemotherapie bei Patientinnen mit HER2+ (5 Jahre) |
| Medikamente | Reduktion von unerwünschten muskulären Nebenwirkungen von Statinen |
| Menstruationskrämpfe | Reduktion der Schmerzintensität und des Schmerzmittelbedarfs (50 000 IE/Woche, 8 Wochen) bei gleichzeitigem Vitamin-$D_3$-Mangel |
| Morbus Alzheimer | möglicherweise langsameres Fortschreiten der Krankheit |
| Müdigkeit | Verbesserung bei gleichzeitigem Vitamin-$D_3$-Mangel (100 000 IE als Einmaldosis) |
| Muskelstärke | Verbesserung der Muskelkraft (4 000 IE/Tag – 60 000 IE/Woche ; 4 Wochen – 6 Monate) in jedem Alter |
| Neurodermitis | Verbesserung des klinischen Bildes (1 000–1 600 IE/Tag, 1–2 Monate) |
| Osteoporose | Reduktion von Hüftfrakturen um 30 % (bei 800 IE/Tag); keine signifikante Beeinflussung der Knochendichte bei alleiniger Vitamin-$D_3$-Gabe. |
| Prämenstruelles Syndrom (PMS) | Reduktion der Stimmungsschwankungen (zu Beginn 1 x 200 000 IE, dann 25 000 IE/alle 2 Wochen, 4 Monate) |
| Restless Legs | Verbesserung der Symptome |
| Schwangerschaft | Reduktion von Schwangerschaftskomplikationen (z. B. Präeklampsie, niedriges Geburtsgewicht, Frühgeburten) |
| Stillzeit | Mit 6 400 IE Vitamin $D_3$/Tag gibt die Stillende über die Muttermilch die empfohlenen 400 IE Vitamin $D_3$/Tag an den Säugling weiter. |
| Sturzhäufigkeit | Reduktion der Sturzhäufigkeit bei älteren Menschen (700–1 000 IE/Tag); Studien mit hochdosierten Bolus-Gaben (Dosierungsintervall › 1 Monat waren nicht erfolgreich) |

## Überdosierung

Bei Erwachsenen liegen die chronisch toxischen Dosierungen bei 25–75 µg (1 000–3 000 IE) Vitamin D/kg Körpergewicht/Tag, also deutlich über den normalerweise therapeutisch eingesetzten Mengen. Die langfristige Einnahme von > 100 µg (4 000 IE) Vitamin D/Tag kann bei Kindern zu hohen Kalziumspiegeln im Blut (Hyperkalzämie) führen.

## Literatur


Bell DS. Protean manifestations of vitamin D deficiency, part 2: deficiency and its association with autoimmune disease, cancer, infection, asthma, dermopathies, insulin resistance, and type 2 diabetes. South Med J 2011;104:335–339.

Bischoff-Ferrari H et al. Fall prevention with supplemental and active forms of vitamin D: a meta-analysis of randomised controlled trials. Brit Med J 2009;339:b3692.

Bischoff-Ferrari H et al. A pooled analysis of vitamin D dose requirements for fracture prevention. New Engl J Med 2012;367:40–49.

Canguven O et al. Vitamin D treatment improves levels of sexual hormones, metabolic parameters and erectile function in middle-aged vitamin D deficient men. Aging Male 2017;20(1):9–16.

Chaves M et al. Treatment with vitamin D and slowing of progression to severe stage of Alzheimer's disease. Vertex 2014;25(114):85–91.

Chen N et al. Effect of vitamin D supplementation on the level of circulating high-sensitivity C-reactive protein: a meta-analysis of randomized controlled trials. Nutrients 2014;6(6):2206–2216.

Chiang M et al. Vitamin D in schizophrenia: a clinical review. Evid Based Mental Health. 2016;19(1):6–9.

De-Regil LM et al. Vitamin D supplementation for women during pregnancy. Cochrane Database Syst Rev 2016; Jan 14;(1):CD008873.

Gaksch M et al. Vitamin D and mortality: Individual participant data meta-analysis of standardized 25-hydroxyvitamin D in 26916 individuals from a European consortium. PLOS one 2017;12(2) :doi :10.1371.

Holick MF et al. Evaluation, treatment, and prevention of vitamin D deficiency: an endocrine society clinical practice guideline. J Clin Endocrin Metabol 2011;96(7):1911–1930.

Hollis BW et al. Maternal versus infant vitamin D supplementation during lactation: a randomized controlled trial. Pediatrics 2015;136(4):625–634.

Hollis BW et al. Clinical review: The role of the parent compound vitamin D with respect to metabolism and function: Why clinical dose intervals can affect clinical outcomes. J Clin Endocrinol Metab 2013;98(12)4619–4628.

Jorde R et al. Prevention of urinary tract infections with vitamin D supplementation 20'000 IU per week for five years. Results from an RCT including 511 subjects. Infect Dis (Lond) 2016;48(11–12):823–828.

Keum N et al. Vitamin D supplements and cancer incidence and mortality: a meta-analysis. Brit J Cancer 2014;111(5):976–980.

Khayznikov et al. Statin intolerance because of myalgia, myositis, myopathy, or myonecrosis can in most cases be safely resolved by vitamin D supplementation. N Am J Med Sci 2015;7(3):86–93.

Kim MJ et al. Vitamin D status and efficacy of vitamin D supplementation in atopic dermatitis: a systematic review and meta-analysis. Nutrients 2016;8(12):789.

Lerchbaum E et al. Vitamin D and fertility: a systematic review. Eur J Endocrinol 2012;166(5):765–778.

Martineau AR et al. Vitamin D for the management of asthma. Cochrane Database of Systematic Reviews 2016, Issue 9. Art. No.: CD011511.

Martineau AR et al. Vitamin D supplementation to prevent acute respiratory tract infections: systematic review and meta-analysis of individual participant data. Brit Med J 2017;356:i6583.

Moini A et al. The effect of vitamin D on primary dysmenorrhea with vitamin D deficiency: a randomized double-blind controlled clinical trial. Gynecol Endocrinol 2016;32(6):502–505.

Nowak A et al. Effect of vitamin D3 on self-perceived fatigue: a double-blind randomized placebo-controlled trial. Medicine (Baltimore). 2016;95(52):e5353. Doi:10.1097.

Powe CE et al. Vitamin D-binding protein and vitamin D status of black Americans and white Americans. New Engl J Med 2013;369:1991–2000; und: Weintraub SJ Correspondence: New Engl J Med 2014;370:9–12.

Owens DJ et al. Efficacy of high-dose vitamin D supplements for elite athletes. Med Sci Sports Exerc 2017;49(2):349–356.

Reid IR et al. Effects of vitamin D supplements on bone mineral density: a systematic review and meta-analysis. Lancet 2014;383(9912):146–155.

Rosen CJ. Clinical practice. Vitamin D insufficiency. N Engl J Med 2011;364:248–254.

Saad K et al. Vitamin D status in autism spectrum disorders and the efficacy of vitamin D supplementation in autistic children. Nutr Neurosci 2016;19(8):346–351.

Sarris J et al. Adjunctive nutraceuticals for depression: a systematic review and meta-analyses. Am J Psych 2016;173(6):575–587.

Tartagni M et al. Vitamin D supplementation for premenstrual syndrome-related mood disorders in adolescents with severe hypovitaminosis D. J Pediatr Adolesc Gynecol 2016;29(4):357–361.

Tomlinson PB et al. Effects of vitamin D supplementation on upper and lower body muscle strength levels in healthy individuals. A systematic review with meta-analysis. J Sci Med Sport 2015;18(5):575–580.

Tripkovic L et al. Comparison of vitamin D2 and vitamin D3 supplementation in raising serum 25-hydroxyvitamin D status: a systematic review and meta-analysis. Am J Clin Nutr 2012 ;95 :1357–1364.

Wali S et al. The effect of vitamin D supplements on the severity of restless legs syndrome. Sleep Breath 2015;19(2):579–583.

Zeichner SB et al. Improved clinical outcomes associated with vitamin D supplementation during adjuvant chemotherapy in patients with HER2+ nonmetastatic breast cancer. 2015;15(1):e1–11.

Zheng YT et al. A meta-analysis of high dose, intermittent vitamin D supplementation among older adults. Plos One 2015;10(1):e0115850.

## Vitamin E

Vitamin E ist der Name einer Gruppe von verwandten Molekülverbindungen, die alle eine unterschiedlich hohe Vitamin-E-Aktivität besitzen. Die aktivste Verbindung, die auch am häufigsten vorkommt, ist α-Tocopherol, aber es gibt auch bemerkenswerte Mengen an β-, γ- und δ-Tocopherol in unserer Nahrung. Die biologische Aktivität der natürlichen Form von Vitamin E (d-α-Tocopherol) ist deutlich höher als die von synthetischem Vitamin E (dl-α-Tocopherol).

Aufgrund neuerer Studien hat sich gezeigt, dass es wichtig sein kann, die verschiedenen Tocopherole in der Nahrung und in den Nahrungsergänzungspräparaten zu kombinieren. So zeigen insbesondere γ-Tocopherol und auch die Tocotrienole (siehe »Tocopherol: Formen und Mengenangaben«) gegenüber α-Tocopherol ein anderes, ergänzendes Wirkungsspektrum. Das könnte einer der Gründe sein, warum Studien, bei denen nur α-Tocopherol zum Einsatz kam, nicht immer den erhofften Erfolg gebracht haben.

## Tocopherol: Formen und Mengenangaben

Die Vitamin-E-Familie enthält acht verschiedene Formen, die jeweils 2 Kategorien zugeordnet werden können. Es gibt vier gesättigte Formen (α, β, γ und δ), die sogenannten Tocopherole, und vier ungesättigte Formen (α, β, γ und δ), die Tocotrienole. Obwohl die Tocopherole besser erforscht sind, könnten die Tocotrienole eine größere Wirksamkeit und mehr biologische Effekte haben (bessere entzündungshemmende und antioxidative Wirkungen).
1 mg d-α-Tocopherol = 1 mg d-α-Tocopherol-Äquivalent = 1,49 IE
1 mg d-α-Tocopherol = 2 mg d-β-Tocopherol = 4 mg d-γ-Tocopherol = 100 mg d-δ-Tocopherol = 3,3 mg d-α-Tocotrienol

## Relative biologische Aktivität der unterschiedlichen Vitamin-E-Formen

| Vitamin-E-Form | relative biologische Aktivität |
|---|---|
| α-Tocopherol | 100 |
| β-Tocopherol | 50 |
| γ-Tocopherol | 25 |
| δ-Tocopherol | 1 |
| α-Tocotrienol | 30 |

Moderne Nahrungsergänzungs-Präparate sollten zukünftig vermehrt die Synergien der verschiedenen Tocopherole und Tocotrienole nutzen.

α-Tocotrienol hat eine bessere Bioverfügbarkeit als γ-Tocotrienol und δ-Tocotrienol. Die größten Quellen für Tocotrienole sind in Palmfett, Reiskleie, Annattosamenöl zu finden. Das Verhältnis zwischen Tocopherol und Tocotrienol in Palmfett, Reiskleie und Annattosamenöl ist 50 : 50 bzw. 24 : 75 und 1 : 99.

Obwohl sie viele Eigenschaften gemeinsam haben, unterscheiden sich doch einige biochemische Effekte des Tocotrienols von denjenigen des Tocopherols. Beispielsweise ist die Unterdrückung des Entzündungsfaktors NF-κB, der eng mit dem Krebszellenwachstum verbunden ist, auf das Tocotrienol beschränkt. Momentan steht Tocotrienol im Fokus der Forschung wegen seiner Bedeutung bei Entzündungen, Krebs, Diabetes, Herz-Kreislauf-Erkrankungen, Osteoporose und neurodegenerativen Erkrankungen.

### Funktionen

**Antioxydanzien:** Vitamin E ist ein wichtiges fettlösliches Antioxydanzien. Es schützt die fettähnlichen Strukturen der Zellmembran vor dem Einfluss von freien Radikalen. Vitamin E schützt oxidationsempfindliche Stoffe und Strukturen im Körper, wie mehrfach ungesättigte Fettsäuren, Hormone der Hirnanhangdrüse (Hypophyse), der Nebennieren und der Geschlechtsdrüsen (Gonaden) sowie verschiedene Nährstoffe (z. B. Vitamin A und einzelne B-Vitamine). Die antioxidative Wirkung von Vitamin E kommt auch in einer allgemeinen Verringerung des Sauerstoffbedarfs im Gewebe zum Ausdruck. Verbrauchtes, oxidiertes Vitamin E kann selbst zum freien Radikal werden. Therapeutisch dosiertes Vitamin E sollte daher stets mit Vitamin C kombiniert gegeben werden, das oxidiertes Vitamin E wieder zum »gebrauchsfertigen« Vitamin E rezyklieren kann.

**Hemmung der Thrombozyten-Aggregation:** Vitamin E verlangsamt die Wirkung des Blutgerinnungsproteins und verringert die Tendenz der Blutplättchen, in den Adern zu verklumpen (Hemmung der Thrombozyten-Aggregation). Obwohl Vitamin E ein natürlicher »Blutverdünner« ist, erhöht es in Dosierungen von < 800 I.E./Tag das Blutungsrisiko bei gesunden Menschen nicht.

### Vorkommen in der Nahrung.

| Nahrungsmittel | Menge | mg Vitamin E |
|---|---|---|
| Sonnenblumenkerne | 100 g | 21 |
| Weizenkeime | 100 g | 12 |
| Süßkartoffeln | 1 mittelgroße | 7 |
| Lachs | 100 g | 2 |

## Störungen des Vitamin-E-Haushalts: Ursachen

**Unzureichende Zufuhr, erhöhter Bedarf:** Viele Menschen nehmen nicht genügend Vitamin E mit der Nahrung zu sich. Vitamin E wird in vielen Lebensmitteln durch die Prozessierung zerstört. Zum Beispiel geht fast das gesamte Vitamin E verloren, wenn Vollkorn zu Weißmehl verarbeitet wird. Der Bedarf des Körpers an Vitamin E nimmt mit dem Verzehr von mehrfach ungesättigten Fettsäuren zu.

**TIPP** **Ziehen Sie natürliches Vitamin E (d-α-Tocopherol) dem synthetischen Vitamin E (dl-α-Tocopherol) vor. Es wird vom Körper besser verwertet. Zudem enthält es keine körperfremden Vitamin-E-Verbindungen.**

**Oxidativer Stress:** Bei oxidativem Stress, wenn also freie Radikale überhandnehmen, was beispielsweise bei Rauchern und bei übermäßigem Alkoholgenuss der Fall sein kann. Der Bedarf an Vitamin E steigt auch durch die oxidativen Einflüsse von Luft- und Wasserverschmutzung, durch Pestizidbelastung, durch Strahlungen und viele andere umweltbedingte Stressfaktoren.

**Störungen in der Fettaufnahme:** Menschen, die Fette schlecht absorbieren, weil Leber, Bauchspeicheldrüse oder Gallenblase mangelhaft arbeiten, können Vitamin E nicht gut aufnehmen.

## Störungen des Vitamin-E-Haushalts: Folgen

- Fertilitätsprobleme
- Zerfall von Herzmuskelzellen
- Muskelschwund, Muskelschwäche
- Entartung der Neuronen im Rückenmark und in den Nervensträngen
- Erythrozyten: verringerte Zellwandstärke führt zur Zerstörung der roten Blutkörperchen und zu Blutarmut (Anämie)

- erhöhtes Risiko für Krebs, Infektionen, Arteriosklerose (Schlaganfall und Herzinfarkt), Rheuma, Osteoporose, frühzeitige Alterung, Nervenerkrankungen und Katarakt

## Zufuhrempfehlungen

### Empfohlene tägliche Vitamin-E-(d-α-Tocopherol-)Zufuhr (mg)

| | Normalernährung* | | therapeutischer Dosierungsbereich |
|---|---|---|---|
| | DACH (2013) | US RDA (2000) | |
| Männer | 12–15 | 15 | 400–1 000-(2 000) |
| Frauen | 11–12 | 15 | |

* Bei hohem Verzehr von ungesättigten Fettsäuren sollte die Zufuhr höher sein.

## Anwendungsgebiete

**Alzheimer-Krankheit:** Vitamin E kann zusammen mit Vitamin C bei Risikopatienten die Erkrankungshäufigkeit senken. In zwei Langzeitstudien (2 bis 5 Jahre) konnten 2 000 IE Vitamin E/Tag das Fortschreiten der Krankheit verzögern.

**Diabetes mellitus:** Vitamin E sollte jedem Diabetiker zur Senkung des Risikos von Spätfolgen (Augenerkrankungen, Gefäßverschluss, Neuropathien) zusammen mit anderen Antioxidanzien langfristig präventiv gegeben werden. Es ist besonders wirksam bei Diabetikern mit dem Genotyp Hp 2–2.

**Entzündungen (Arthritis, Arthrose, chron. Darmentzündungen):** Vitamin E wirkt entzündungshemmend und analgetisch. Bei einer parallelen Einnahme über 4–8 Wochen (400–1 200 IE/Tag) kann die Dosierung von nicht-steroidalen Antirheumatika allmählich reduziert werden. In älteren Vergleichsstudien konnte eine gleich starke entzündungshemmende Wirkung von Vitamin E beobachtet werden, wie sie von den traditionellen Antirheumatika (Diclofenac) bekannt ist. Vitamin E kann auch zur Reduktion des Fortschreitens der Arthrose begleitend gegeben werden.

**Fettleber, nichtalkoholische (NAFL, NASH)** Vitamin E kann begleitend bei der nichtalkoholischen Fettleber (NAFL) und bei der entzündlichen Leberverfettung (NASH) eingesetzt werden. Es vermindert in therapeutischen Dosierungen (ca. 1000 IE/Tag, 24–96 Monate) diverse erhöhte Leberwerte (AST, ALT, ALP) die Fettakkumulation in den Leberzellen, Entzündungsprozesse, die Größe der »aufgeblasenen« Leberzellen und verbessert die Leberfibrose.

**Hauterkrankungen, Hautpflege:** Wendet man Vitamin E bei Verletzungen und Verbrennungen sowohl lokal als auch innerlich an, wird die Vernarbung verringert und der Heilungsprozess durch Reduktion des oxidativen Stresses beschleunigt. Auch Schwangerschaftsstreifen (Striae distensae) können durch die Einnahme und lokale Anwendung von Vitamin E weitgehend vermieden werden. Beim Lupus erythematodes, einer Autoimmunkrankheit, können 300–2 000 IE/Tag das Krankheitsbild verbessern.

**Herz-Kreislauf-Erkrankungen:** Vitamin E kann bei Risikopatienten das Herzinfarkt-Risiko signifikant senken. Bei arteriellen Verschlusskrankheiten wie Koronarsklerose (Angina pectoris und Herzinfarkt), Zerebralsklerose, Claudicato intermittens (Schmerzen in der Wade beim Gehen, die durch Arteriosklerose der Beinarterien verursacht werden, die sogenannte »Schaufenster-Krankheit«) und Thrombose hat therapeutisch dosiertes Vitamin E eine ausgeprägte antithrombotische Wirkung. Es reduziert die Oxidation von LDL und damit die Plaque-Ablagerung in den Arterien. Vitamin E erhöht das »gute« Cholesterin (HDL) im Blut und wirkt über die Regulation der Cyclooxygenase und der Prostacyclinsynthese entzündungshemmend.

**Immunsystem, Atemwege:** Vitamin E kann die Immunantwort verbessern. Es regt die Produktion von Antikörpern durch die weißen Blutkörperchen an und unterstützt auch deren Fähigkeit, Bakterien zu zerstören. Vitamin E kann – gerade auch bei Senioren – die Häufigkeit von Lungenentzündungen reduzieren und begleitend auch bei Asthma eingesetzt werden.

**Katarakt (grauer Star), Makuladegeneration:** Vitamin E kann durch oxidativen und nitrosativen Stress entstandene Trübungen in den Augenlinsen verringern sowie das Risiko von Katarakt und Alterssehschwäche senken.

**Krebserkrankungen:** Eine ausreichende Zufuhr von Vitamin E über die Nahrung verringert das Risiko von Brust-, Lungen- und Prostatakrebs. Eine begleitende Gabe von Vitamin E kann unerwünschte Nebenwirkungen von Bestrahlungen oder von gewissen Chemotherapeutika (z. B. cis-Platin) reduzieren (400–800 IE/Tag).

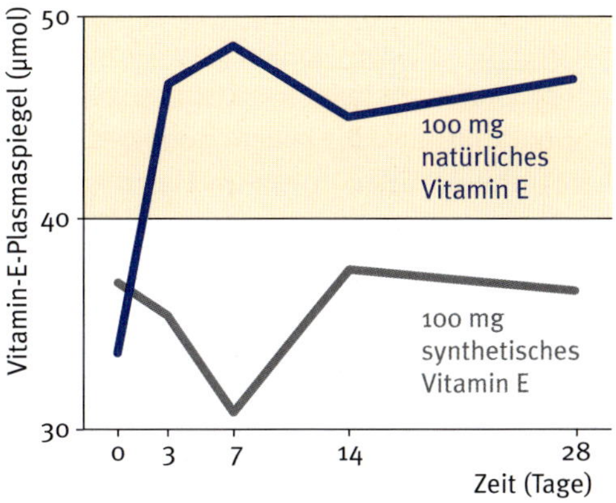


Natürliches Vitamin E besitzt eine höhere Bioverfügbarkeit als synthetisches Vitamin E (Kiyose et al. 1997).

**Mukoviszidose (zystische Fibrose):** Die meisten Patienten mit Mukoviszidose können sämtliche fettlöslichen Vitamine (A, D, E, K) nur schlecht aufnehmen. Niedrige Vitamin-A- und -E-Serumspiegel gehen oft mit einer schlechteren Lungenfunktion und mit längeren Klinikaufenthalten einher.

**Neurologische Störungen:** Der Verlust von Hirnzellen bei der Parkinson-Krankheit kann durch Oxidationsschäden an den Nerven verursacht werden. Da Vitamin E eine antioxidative Wirkung hat, kann es den Krankheitsverlauf verlangsamen (2–3 g/Tag). Dies kann auch bei der Multiplen Sklerose versucht werden.

**Menstruationsschmerzen:** Vitamin E hat nicht wie ein herkömmliches Schmerzmittel eine sofortige Wirkung. Bei einer regelmäßigen täglichen Einnahme von 400 IE Vitamin E während 4 Monaten gehen die Menstruationsschmerzen und die Blutverluste jedoch auf ein erstaunlich niedriges Maß zurück.

**Sport:** Vitamin E kann bei Muskelverhärtungen (400 IE/Tag) versucht werden.

**Umweltgifte, oxidativer Stress:** Vitamin E vermag die Lungen gegen von Umweltgiften produzierten oxidativen Stress zu schützen. Vitamin E sollte zudem zum Zellschutz bei Strahlungsbelastungen und bei toxischen Einflüssen, wie z.B. bei Schwermetall-Belastungen, eingesetzt werden. Außerdem kann Vitamin E vor unerwünschten Nebenwirkungen von gewissen Medikamenten wie z.B. Paracetamol (in Schmerz- und Fiebermitteln) schützen.

### Weitere Hinweise/Überdosierung

Im Unterschied zu älteren Studien kommen neuere Meta-Analysen zum Schluss, dass Vitamin E die Mortalität nicht erhöht. Vitamin E besitzt als fettlösliches Vitamin eine relativ große therapeutische Breite, d.h., der Dosierungsspielraum, bis unerwünschte Nebenwirkungen auftreten, ist relativ groß. Allerdings sollten Menschen, die blutverdünnende Medikamente einnehmen, beachten, dass Vitamin-E-Mengen über 800 mg/Tag die Thrombozytenaggregation hemmen und so die Blutungszeit verlängern können. Bei langfristig hoher therapeutischer Dosierung von Vitamin E kann es sinnvoll sein, dieses mit Vitamin C (rezykliert oxidiertes Vitamin E) oder mit gamma-Tocopherol (neutralisiert das aus dem Abbau von Vitamin E entstehende starke freie Radikal Peroxinitrit) zu kombinieren.

### Literatur

Abner EL et al. Vitamin E and all-cause mortality: a meta-analysis. Curr Aging Sci 2011;4(2):158–170.

Boccardi V et al. Vitamin E family: role in the pathogenesis and treatment of Alzheimer's disease. Alzheimer's & Dementia 2016;2:182–191.

Cordero Z et al. Vitamin E and risk of cardiovascular diseases: a review of epidemiologic and clinical trial studies. Crit Rev Food Sci Nutr 2010; 50:420–440.

Gray B et al. Vitamin E and adiponectin: proposed mechanism for vitamin E-induced improvement in insulin sensitivity. Nutr Rev 2011;69:155–161.

Kosari P et al. Vitamin E and allergic contact dermatitis. Dermatitis 2010;21:148–153.

Loffredo L et al. Supplementation with vitamin E alone is associated with reduced myocardial infarction: a meta-analysis. Nutr Metab Cardiovasc Dis 2015;25: 354–363.

Masaki H. Role of antioxidants in the skin: anti-aging effects. J Dermatol Sci 2010;58:85–90.

Mathur P et al. Tocopherols in the prevention and treatment of atherosclerosis and related cardiovascular disease. Clin Cardiol 2015;38(9):570–576.

Michaelsson K et al. Intake and serum concentrations of α-tocopherol in relation to fractures in elderly women and men: 2 cohort studies. Am J Clin Nutr 2014;99:107–114.

Muller DP. Vitamin E and neurological function. Mol Nutr Food Res 2010;54:710–718.

Myung SK et al. Vitamin or antioxidant intake (or serum level) and risk of cervical neoplasm: a meta-analysis. BJOG 2011;118:1285–1291.

Peh HY et al. Vitamin E therapy beyond cancer: Tocopherol versus tocotrienol. Pharmacol Ther 2016;162:152–169.

Xu R et al. Association between vitamin E and non-alcoholic steatohepatitis : a meta-analysis. Int J Clin Exp Med. 2015;8(3):3924–3934.

Zhang Y et al. Vitamin E and risk of age-related cataract: a meta-analysis. Pub Health Nutr 2015;18(15):2804–2814.

## Vitamin K

Vitamin K ist allen bekannt als ein Vitamin, das für die Blutgerinnung unerlässlich ist. Die Forschungsarbeiten der letzten Jahre machte jedoch deutlich, dass dieses fettlösliche Vitamin noch weitere spannende Eigenschaften besitzt. Es ist mittlerweile auch klar geworden, dass man zwischen verschiedenen Vitamin-K-Verbindungen unterscheiden muss: Vitamin $K_1$ (Phyllochinon) und Vitamin $K_2$ (Menachinon). Vitamin $K_1$ findet man vor allem in grünem Blattgemüse (Kohlarten, Spinat, Hülsenfrüchte). Es hat im Körper nur eine kurze Verweilzeit (wie Vitamin C) von etwa 1–2 Stunden. Zur Gruppe von Vitamin $K_2$ zählt man diverse Verbindungen. Von wissenschaftlichem Interesse ist v.a. das MK-7 (Menachinon-7), das ausschließlich von Bakterien gebildet wird. MK-7 ist lange im Körper wirksam (2–3 Tage). Es besitzt eine deutlich längere Halbwertszeit als Vitamin $K_1$.

### Funktionen

Die Hauptfunktion von Vitamin K ist die Aktivierung (Carboxylierung) der sogenannten Gla-Proteine im Stoffwechsel. Nach der Carboxylierung sind die Vitamin-K-abhängigen Gla-Proteine in der Lage, Kalzium-Ionen komplex zu binden. Bisher sind 17 Gla-Proteine bekannt. 7 Gla-Proteine sind an der Blutgerinnung mitbeteiligt. Zu den wichtigen weiteren Gla-Proteinen zählen das Osteocalcin und das Matrix-Gla-Protein. Die sogenannte Untercarboxylierung ist ein früher Marker für eine unzureichende Vitamin-K-Versorgung.

**Antioxydanzien:** Vitamin K ist ein starkes fettlösliches Antioxydanzien, das auch Vitamin E regenerieren kann.

**Blutgerinnung:** Eine optimale Blutgerinnung ist überlebenswichtig. Beim gesunden Menschen sind die hierfür verantwortlichen Vitamin-K-abhängigen Gla-Proteine immer voll aktiviert (carboxyliert). Die stetige Verfügbarkeit von Vitamin K für die Blutgerinnung wird sogar durch einen eigenen Recycling-Prozess im Körper abgesichert. Eine zusätzliche Vitamin-K-Zufuhr über dieses Maß hinaus verändert aber den Gerinnungsstatus von gesunden Menschen nicht.

**Knochen:** Das Gla-Protein Osteocalcin fördert den Einbau von Kalzium ins Knochengewebe und hemmt gleichzeitig den Knochenabbau. Die normale Vitamin-K-Zufuhr über die Nahrung aktiviert im Unterschied zur Blutgerinnung nur etwa 20–30% des Osteocalcins. Den Anteil dieses sog. untercarboxylierten Osteocalcins im Blut kann man im Labor messen. Er gilt als Marker für mögliche Knochenmasse-Verluste und für ein erhöhtes Knochenfrakturrisiko. Vermutlich kann Osteocalcin auch die Insulinsensitivität des Körpers verbessern.

**Schutz vor Gewebe- und Gefäß-Kalzifizierung:** Die Aktivierung des Matrix-Gla-Proteins scheint eine wichtige Rolle beim Schutz vor Kalzifizierungs-Prozessen im Gewebe und in den Gefäßen zu spielen. Auch das Matrix-Gla-Protein ist normalerweise nur zu 20–30% aktiviert. Bei einer möglichst vollständigen Aktivierung kann das im Körper vorhandene Kalzium besser gebunden werden. Kalzium kristallisiert weniger aus und wird weniger im Gewebe (Gefäße, Organe, Gelenke usw.) deponiert, wohin es nicht gehört.

### Vorkommen von Vitamin $K_1$ in der Nahrung

| Nahrungsmittel | Menge | µg Vitamin $K_1$ |
|---|---|---|
| Sauerkraut, Rosenkohl | 100 g | 1 500 |
| Spinat | 100 g | 415 |
| Brokkoli | 100 g | 175 |
| Grünkohl | 100 g | 125 |
| Möhren | 100 g | 65 |

Vitamin $K_2$ wird im Unterschied zu Vitamin $K_1$ ausschließlich von Bakterien in Lebensmitteln oder auch im Dickdarm gebildet. Zu den Vitamin-$K_2$-reichen Quellen gehören fermentierte Lebensmittel wie Natto (fermentierte Sojabohnen, 40–50 g Natto = ca. 400–

500 µg Vitamin $K_2$), Joghurt, Quark, gewisse Käsesorten usw. Es könnte sein, dass die Vitamin-$K_2$-Versorgung früher besser war, als Lebensmittel unter noch nicht so perfekten Bedingungen (Kühlschränke!) aufbewahrt werden konnten und in einem vielleicht eher »bakteriell fortgeschrittenen« Stadium konsumiert wurden.

## Störungen des Vitamin-K-Haushalts: Ursachen

**Leber, Gallenblase, Bauchspeicheldrüse, chron. Darmerkrankungen:** Liegt ein Leberschaden vor oder arbeitet die Leber nicht richtig (z.B. auch durch einen hohen Alkoholkonsum), ist das Recycling von Vitamin K erschwert, woraus ein Mangel resultieren kann. Funktionsstörungen von Bauchspeicheldrüse oder Gallenblase können einen negativen Einfluss auf die Aufnahme von Vitamin K haben. Chronische Darmerkrankungen hemmen die körpereigene Bildung von Vitamin $K_2$.

**Medikamente:** Breitspektrum-Antibiotika beeinträchtigen die Darmflora und damit auch die körpereigene Vitamin-K-Bildung. Cumarin-haltige Antikoagulantien führen zu Vitamin-K-Mangel und daher zu einer unzureichenden Aktivierung der Gla-Proteine. Dies erhöht u.a. das Knochenfraktur-Risiko dieser Patienten. Nutritive Vitamin-K-Gaben (< 0,5 mg Vitamin $K_1$/Tag) können die Vitamin-K-Blutspiegel aber einigermaßen im Lot halten, ohne die Blutgerinnung zu beeinträchtigen. Fett-Resorptions-Hemmer, die zur Gewichtsabnahme eingesetzt werden, verhindern eine Vitamin-K-Resorption über den Dünndarm.

**Unzureichende Synthese beim Neugeborenen:** Neugeborene kommen mit einem sterilen, unbesiedelten Darm zur Welt, d.h., bakterielles Vitamin $K_2$ kann noch nicht selbst gebildet werden und auch die Muttermilch enthält kaum Vitamin K. Zudem bildet die Leber noch zu wenig Gla-Proteine. Zum Schutz vor einem Vitamin-K-Mangel erhalten viele Babys bei der Geburt daher Vitamin K intramuskulär verabreicht.

## Störungen des Vitamin-K-Haushalts: Folgen

- Störungen der Blutgerinnung (Spontanblutungen)
- Zu wenig aktiviertes Osteocalcin führt zu erhöhtem Risiko für Knochenfrakturen.
- vermehrte Kalzifizierungsprozesse in den Gefäßen, Geweben und Gelenken
- Störungen des Zuckerstoffwechsels (Insulin-Sensitivität)

## Zufuhrempfehlungen

Die behördlichen Zufuhrempfehlungen unterscheiden trotz der sehr unterschiedlichen

### Empfohlene tägliche Vitamin-K-Zufuhr (µg)

| | Normalernährung | | therapeutischer Dosierungsbereich |
|---|---|---|---|
| | DACH (2013) | US AI (2001) | |
| **Männer** | 70–80 | 120 | 100–1000 |
| **Frauen*** | 60–65 | 90 | |

* mit Ausnahme von schwangeren (Seite 341) und stillenden (Seite 344) Frauen

Halbwertszeiten nicht zwischen Vitamin $K_1$ und Vitamin $K_2$ (Menachinon-7, MK-7). Vitamin $K_2$ aktiviert Osteocalcin und das Matrix-Gla-Protein jedoch deutlich wirksamer als das Vitamin $K_1$. (Phyllochinon). Vitamin $K_1$ wird therapeutisch daher eher im mg-Bereich, Vitamin $K_2$ im µg-Bereich (100–1 000 µg/Tag) dosiert.

## Anwendungsgebiete

**Blutgerinnung:** Vitamin $K_1$ wird vom Arzt bei Blutungsgefahr (bei Mangel an den Blutgerinnungsfaktoren II, VII, IX und X), unter anderem bedingt durch Überdosierung von Antikoagulantien auf Cumarinbasis, verordnet. Um die Neugeborenen, die gestillt werden sollen, vor einem Vitamin-K-Mangel zu schützen, sollten sie eine Dosis von 1 mg Vitamin $K_1$ bei der Geburt intramuskulär verabreicht bekommen.

**Gefäße, Gewebe, Organe, Gelenke:** Vitamin $K_2$ aktiviert das Matrix-Gla-Protein. Dadurch wird Kalzium vermehrt im Knochen gebunden und wird entsprechend weniger in anderen Geweben, Organen, Gefäßen und Gelenken abgelagert. Vitamin $K_2$ (Maastricht-Studie: 180 µg/Tag, 3 Jahre) kann daher zur Verbesserung der Gefäßelastizität (z.B. bei erhöhtem Blutdruck, Diabetes) eingesetzt werden. Bei Nieren-Patienten (Dialyse), die in der Regel starke Gefäß-Kalzifizierungen zeigen, wurde Vitamin $K_2$ erfolgreich mit Dosierungen bis zu 1080 µg/Tag gegeben. Im Tierversuch konnte Vitamin $K_2$ den Kalkgehalt der Blutgefäße sogar wieder senken.

**Mukoviszidose (zystische Fibrose):** Malabsorption von fettlöslichen Vitaminen, Vitamin K eingeschlossen, kann auftreten und subklinische Mängel verursachen, die die Blutgerinnung und Knochenbildung nachteilig beeinflussen. Dieser Mangel kann durch Vitamin-K-Supplemente behoben werden.

**Osteoporose, Knochenfrakturen:** Vitamin $K_2$ reduziert die Menge an untercarboxyliertem (nicht aktiviertem) Osteocalcin. Wird Vitamin $K_2$ in täglichen Mengen 100–360 µg über mind. 6–12 Monaten gegeben, kann dadurch die Häufigkeit von Knochenfrakturen bei Frauen nach den Wechseljahren um 50% reduziert werden (mehr als bei Vitamin $D_3$!). Zudem verbessert sich nach den heutigen Daten auch die Knochendichte im Lendenbereich. Sowohl Vitamin $K_2$ als auch Vitamin D3 sollten möglichst individuell (gem. Laborstatus) – und nicht in einem fixen Verhältnis zueinander – supplementiert werden.

**TIPP** **Die Analyse des untercarboxylierten Osteocalcins im Blut eignet sich hervorragend zur Bestimmung des Vitamin-K-Status.**

## Überdosierung

Vitamin K scheint bei peroraler Einnahme auch in höheren Dosierungen frei von toxischen Effekten zu sein. Dies zeigt die übliche klinische Anwendung von Vitamin $K_1$ zur Blutgerinnung in Dosierungen von ≥10–20 mg. Es gibt keine Hinweise darauf, dass Vitamin $K_1$ und Vitamin $K_2$ bei gesunden Menschen die Blutgerinnung im Sinne einer Überaktivierung negativ beeinflussen. Bei antikoagulierten Patienten (Cumarin-haltige Antikoagulanzien) scheinen nutritive Mengen von Vitamin $K_1$ keinen negativen Einfluss (eher stabilisierend!) auf den Gerinnungsstatus zu haben. Vitamin $K_2$ kann hingegen schon in geringen Mengen (≥30 µg/Tag) die Einstellung der Blutgerinnung stören.

## Literatur

Caluwé R et al. Vitamin K2 supplementation in hemodialysis patients: a randomized dose-finding study. Nephrol Dial Transplant 2014;29:1385–1390.

El Asmar MS et al. Vitamin K dependent proteins and the role of vitamin K2 in the modulation of vascular calcification: a review. Oman Med J 2014;29(3):172–177.

Gebuis EP et al. Vitamin K1 supplementation to improve the stability of anticoagulation therapy with vitamin K antagonists: a dose-finding study. Haematologica 2011;96(4):583–589.

Huang ZB et al. Does vitamin K2 play a role in the prevention and treatment of osteoporosis for postmenopausal women: a meta-analysis of randomized controlled trials. Osteoporosis Int 2015;26(3):1175–1186.

Jagannath VA et al. Vitamin K supplementation for cystic fibrosis. Cochrane Database Syst Rev 19 (2011): CD008482.

Knapen MH et al. Menaquinone-7 supplementation improves arterial stiffness in healthy postmenopausal women. A double-blind randomised clinical trial. Thromb Haemost 2015 ;113(5):1135–1144.

Theuwissen E et al. Effect of low dose supplements of menaquinone-7 on the stability of oral anticoagulant treatment : dose-response relationship in healthy volunteers. J Thromb Haemost. 2013;11(6):1085–1092.

Vissers LE et al. The relationship between vitamin K and peripheral arterial disease. Atherosclerosis 2016;252:15–20.

Westenfeld R et al. Effect of vitamin K supplementation on functional vitamin K deficiency in hemodialysis patients : a randomized trial. Am J Kidney Dis 2012 ;59(2):186–195.

# Vitamin $B_1$

Der Körper hat nur eine geringe Speicherkapazität für Vitamin $B_1$ (Thiamin), etwa 30 mg, sodass eine regelmäßige, tägliche Zufuhr dieses Vitamins nötig ist, um Mangelerscheinungen zu vermeiden. Vitamin $B_1$ wird auch von den körpereigenen Darmbakterien gebildet.

### Funktionen

**Energiestoffwechsel:** In seiner aktiven Form TPP (Thiaminpyrophosphat, eine Verbindung mit Magnesium) ist Thiamin (Vitamin $B_1$) ein lebenswichtiges Coenzym für die Energieproduktion.

**Nervensystem:** Thiamin befindet sich in den Zellwänden der Nervenstränge und nimmt so an der Übermittlung von Nervenimpulsen ans Gehirn und an die peripheren Nervenzellen teil. Es ist außerdem für den Stoffwechsel von wichtigen Neurotransmittern (einschließlich Acetylcholin und Serotonin) im Gehirn von Bedeutung.

**Proteinsynthese:** Thiamin vermag bei der Synthese von Kollagen (Kollagen ist das Hauptaufbauprotein des Körpers) eine Rolle zu spielen; deshalb wird ein Thiaminmangel mit einer verminderten Produktion von Kollagen und verschlechterter Wundheilung in Zusammenhang gebracht.

### Vorkommen in der Nahrung

| Nahrungsmittel | Menge | mg Vitamin $B_1$ |
|---|---|---|
| Bierhefe | 10 g | 1,20 |
| Schinken | 100 g | 0,80 |
| Hafermehl | 100 g | 0,65 |
| Sonnenblumenkerne | 30 g | 0,60 |
| Weizenkeime | 30 g | 0,45 |
| grüne Erbsen | 100 g | 0,32 |
| Kartoffeln | 1 mittelgroße | 0,24 |

### Störungen des Vitamin-$B_1$-Haushalts: Ursachen

**Alkohol:** Hoher Alkoholkonsum kann die Resorption und Rückresorption (in den Nieren)

## Vollkornprodukte sind reich an Vitamin $B_1$

Das Vitamin $B_1$ befindet sich im Getreide v. a. im Keim, sodass beim Ausmahlen der größte Teil verloren geht. Geschälter weißer Reis hat z. B. nur ein Hundertstel des Thiamingehalts von Vollkornreis! Hohe Temperaturen und/oder lange Kochzeiten zerstören das Vitamin. Da es wasserlöslich ist, geht mit dem Kochwasser ein bedeutender Teil verloren. Auch Sulfite, die zur Konservierung von Lebensmitteln (z. B. getrockneten Früchten) gebraucht werden, Natron zum Backen und andere alkalische Lebensmittelzusätze zerstören Thiamin.

von Thiamin verringern und seine Umwandlung in aktive Formen beeinträchtigen.

**Erhöhter Bedarf:** Der Körper besitzt keine umfangreichen Thiaminspeicher; deshalb kann ein Mangelzustand entstehen, wenn der Bedarf an Thiamin wegen intensiven körperlichen Trainings, bei Fieber, Stress, Verbrennungen, Schilddrüsenüberfunktion, Lebererkrankungen, Hämodialyse, Stillen, Wachstum, durch die Einnahme von Kontrazeptiva oder gewisser andere Medikamente (Diuretica, z. B. Furosemid) erhöht ist.

**Niedrige Zufuhrmengen aus der Nahrung** Thiamin kommt nur in wenigen Lebensmitteln in großen Mengen vor und fehlt in vielen Lebensmitteln gänzlich (wie z. B. Industriezucker, Weißmehl und geschältem Reis, Ölen, Fetten und Alkohol). Außerdem zerstören Sulfite und ein hoher Kaffee- und Teekonsum (Chlorogensäure, Phenole, Gerbstoffe) das Thiamin.

Bei Patienten nach einem bariatrischen Eingriff (z. B. Magen-Bypass) sollte neben vielen anderen Mikronährstoffen auch einen ausreichenden Vitamin-$B_1$-Status geachtet werden.

### Störungen des Vitamin-$B_1$-Haushalts: Folgen

- **Diabetes:** Gewebespezifischer Thiamin-Mangel führt zu erhöhtem Komplikationsrisiko (Nieren, Nerven) sowie zu erhöhten Lactatwerten bei Diabetikern. Thiamin scheint hierbei präventiv und therapeutisch hilfreich zu sein.
- **Gehirn, Psyche:** Verwirrtheit, Reizbarkeit, Lern- und Gedächtnisstörungen, Depressionen, schwankender Gang, abnormale, unkontrollierte Augenbewegungen, häufige Kopfschmerzen, verminderte Reflexe und Beweglichkeit der Extremitäten, Tinnitus.
- **Haut, Schleimhaut:** Haut- und Schleimhautveränderungen, Glossitis (Entzündung der Zunge)
- **Herz-Kreislauf-System:** Vitamin-$B_1$-Mangel ist bei Patienten mit Herzversagen ca. 2,5 mal häufiger Herzklopfen, Ödem, Herzvergrößerung, niedriger Blutdruck, Kurzatmigkeit
- **Immunsystem:** verringerte Produktion von Antikörpern bei Infektionen
- **Metabolismus:** gestörte Energieproduktion und Müdigkeit, gestörte Protein-(Kollagen-)Synthese mit der Folge schlechter Wundheilung
- **Muskeln:** schwache Muskulatur (besonders in den Waden), Schwächezustand, Ataxie

## Zufuhrempfehlungen

### Empfohlene tägliche Vitamin-$B_1$-Zufuhr (mg)

| | Normalernährung | | therapeutischer Dosierungsbereich |
|---|---|---|---|
| | DACH (2015) | US RDA (1998) | |
| Männer | 1,1–1,3 | 1,2 | 10–300 |
| Frauen | 1,0 | 1,1 | |

## Anwendungsgebiete

**Alkoholkonsum:** Bei regelmäßigem, starkem Alkoholkonsum wird Vitamin $B_1$ wie alle B-Vitamine vermehrt ausgeschieden und muss entsprechend substituiert werden. Typische, mit Alkoholkonsum verbundene Mangelerscheinungen: Enzephalopathien (Störungen des Hirnstoffwechsels).

**Diabetes mellitus:** Kleinere Studien lassen vermuten, dass Vitamin $B_1$ (300 mg/Tag, während mind. 6 Wochen) auch die postprandialen Glukosewerte zu senken vermag. Eventuell schützt Vitamin $B_1$ auch vor Spätfolgen des Diabetes.

**Herzversagen:** Die Gabe von 200–300 mg Vitamin $B_1$/Tag während 1–4 Wochen kann die Herzpumpleistung signifikant verbessern. Die häufig durch Diuretica (Furosemid) verursachten $B_1$-Mängel sollten stets kompensiert werden.

**Körpertraining, physische Aktivität und Sport:** Harte körperliche Arbeit und sportliches Training erhöhen den Bedarf an Thiamin, sodass ein Thiaminsupplement die Leistungsfähigkeit zu steigern vermag, falls der Thiaminstatus nicht optimal ist.

**Neuralgien, chronische Schmerzen:** Da Thiaminmangel die Schmerzgrenze herabsetzen kann, vermögen höhere Thiamingaben chronische Schmerzen zu lindern. Vitamin $B_1$ kann bei Nervenentzündungen (z.B. Trigeminusneuralgie oder eingeklemmten Rückennerven) begleitend (v.a. zusammen mit $B_6$, $B_{12}$) eingesetzt werden. 100 mg Vitamin $B_1$ (während 3 Monaten) können auch bei Menstruationsschmerzen begleitend hilfreich sein.

**Störungen des Zentralnervensystems:** Thiamin kann bei der Alzheimer-Krankheit, Epilepsie und Depressionen (besonders in Verbindung mit Angstzuständen) günstig wirken. Patienten mit Multipler Sklerose kann evtl. mit der intravenösen Verabreichung von Thiamin geholfen werden (Müdigkeit, Neuropathien, Myelinschutz).

## Weitere Hinweise / Überdosierung

Als fettlösliche Vorstufe von Vitamin $B_1$ hat Benfotiamin gewisse Vorteile: gute passive Diffusion durch die Zellmembranen und eine ausgezeichnete Bioverfügbarkeit. Thiamin besitzt eine große therapeutische Breite, d.h. einen weiten, sicheren Dosierungsbereich. Mengen von >200 mg können bei einigen Menschen Schwindel verursachen. Man hat in wenigen Fällen schwere allergische Reaktionen festgestellt, wenn Thiamin intravenös (>400 mg) verabreicht wurde.

## Literatur

Butterworth RF. Thiamine deficiency-related brain dysfunction in chronic liver failure. Metab Brain Dis 2009;24:189–196.

Gibson GE et al. Thiamine-dependent processes and treatment strategies in neurodegeneration. Antioxid Redox Signal 2007;9:1605–1619.

Jain A et al. Determining the role of thiamine deficiency in systolic heart failure: a meta-analysis and systematic review. J Cardiac Fail 2015;21:1000–1007.

Rabbani N et al. Emerging role of thiamine therapy for prevention and treatment of early-stage diabetic nephropathy. Diabetes Obes Metab 2011;13:577–583.

Shahmiri FA et al. High-dose thiamine supplementation improves glucose tolerance in hyperglycemic individuals: a randomized, double-blind cross-over trial, Eur J Nutr 2013;52(7):1821–1824.

Sriram K et al. Thiamine in nutrition therapy. Nutr Clin Pract 2012;27(1):41–50.

Sica DA. Loop diuretic therapy, thiamine balance, and heart failure. Congest Heart Fail 2007;13:244–247.

Várkonyi T et al. Diabetic neuropathy: new strategies for treatment. Diabetes Obes Metab 2008;10:99–108.

# Vitamin $B_2$

Vitamin $B_2$ (Riboflavin) gehört zu den Coenzymen (Flavine), die eine wichtige Rolle innerhalb des Kohlenhydrat-, Fettsäuren- und Proteinstoffwechsels in der Zelle spielen.

### Funktionen

**Antioxidative Wirkung:** Riboflavin wirkt in den Zellen antioxidativ und hilft bei der Rezyklierung von oxidiertem Glutathion. Es schützt vor Lipidperoxidation. Im Tierversuch schützt Vitamin $B_2$ vor neurotoxischen Wirkungen von cis-Platin (Chemotherapie).

**Energieproduktion:** Riboflavin ist für die Energieproduktion in den Mitochondrien wichtig, indem es Zucker und Fette abbaut, sodass diese als Zellenergie genutzt werden können.

**Homocystein:** Cofaktor bei der Verstoffwechselung von Homocystein zu Methionin.

**Wachstum:** Riboflavin ist für das Wachstum und den Unterhalt der Gewebe notwendig.

### Vorkommen in der Nahrung

| Nahrungsmittel | Menge | mg Vitamin $B_2$ |
|---|---|---|
| Kalbsleber | 50 g | 1,10 |
| Champignons | 100 g | 0,45 |
| Bierhefe | 10 g | 0,40 |
| Spinat | 100 g | 0,20 |
| Joghurt | 100 g | 0,18 |
| Vollmilch | 0,1 l | 0,18 |
| Hühnerei | 1 mittelgroßes | 0,17 |
| Käse, Cheddar | 30 g | 0,15 |

### Störungen des Vitamin-$B_2$-Haushalts: Ursachen

**Erkrankungen:** Chronische Krankheiten, Fieber, Krebserkrankungen, starke Verletzungen und Verbrennungen erhöhen den Bedarf an Riboflavin.

**Genetische Disposition:** Gewisse Personen können Vitamin $B_2$ nicht in seine aktive Form als sog. Flavin-Coenzym umwandeln.

**Medikamente:** Orale Kontrazeptiva, Betablocker, trizyklische Antidepressiva und Antibiotika können den Vitamin-$B_2$-Status verschlechtern und so die Gefahr eines Mangelzustandes erhöhen.

**Störungen des Magen-Darm-Traktes:** Durchfall (Diarrhö) und Reizdarm (Colon irritabile) beeinträchtigen die Aufnahme von Riboflavin. Noch ist unklar, ob Darmbakterien wesentlich zur Zufuhr von Vitamin $B_2$ beitragen können.

**Wachstum:** Da während einer Wachstumsphase der Bedarf an Riboflavin stark erhöht ist, zeigen sich Mangelerscheinungen vor allem auch in der Kindheit und Jugend sowie in der Schwangerschaft und Stillzeit.

**TIPP** Riboflavin ist relativ unempfindlich gegen Hitze, beim Kochen wird es also nicht zerstört; allerdings geht es als wasserlösliches Vitamin ins Kochwasser über. Außerdem wird es durch Licht abgebaut – lagern Sie riboflavinreiche Lebensmittel dunkel.

**Weitere Hinweise:** Da Riboflavin für die Aktivierung von Vitamin $B_6$ und die Umwandlung von Tryptophan in Niacin wichtig ist, kann Riboflavinmangel auch Mangelsyndrome bei Vitamin $B_6$ und Niacin hervorrufen. Ein isolierter Riboflavinmangel ist selten; er ist fast immer die Begleiterscheinung eines mehrfachen Vitamin-B-Mangels.

### Störungen des Vitamin-$B_2$-Haushalts: Folgen

- **Augen:** Rötung, vermehrtes Tränen, Lichtempfindlichkeit, chronischer Mangel erhöht die Gefahr der Kataraktbildung
- **Blut:** Anämie durch verminderte Produktion von roten Blutkörperchen
- **Haut:** gerötete, schuppige, fettige, schmerzhafte und juckende Stellen auf der Haut (besonders um Nase, Mund, Ohren und Genitalien herum)
- **Mundhöhle und Lippen:** Schmerzhafte Spalten und Risse bilden sich an den Mundwinkeln und auf den Lippen. Die Zunge ist glatt, violett gefärbt und schmerzend.
- **Psyche:** Lustlosigkeit, Depression, Persönlichkeitsveränderungen (können sogar eintreten, wenn Veränderungen der Haut und Schleimhaut nicht sichtbar sind)

## Zufuhrempfehlungen

### Empfohlene tägliche Vitamin-$B_2$-Zufuhr (mg)

| | Normalernährung | | therapeutischer Dosierungsbereich |
|---|---|---|---|
| | DACH (2015) | US RDA (1998) | |
| Männer | 1,3–1,4 | 1,3 | 10–400 mg |
| Frauen* | 1,0–1,1 | 1,1 | |

* mit Ausnahme von schwangeren (Seite 341) und stillenden (Seite 344) Frauen

## Anwendungsgebiete

**Entgiftung:** Riboflavin unterstützt die Leber bei der Entgiftung von Chemikalien, Pestiziden und anderen Umweltgiften.

**Hautpflege:** Reichliche Riboflavinzufuhr trägt dazu bei, Haut und Schleimhaut gesund zu erhalten.

**Herz-Kreislauf-Erkrankungen:** Riboflavin könnte nützlich für die Primärprävention von vaskulären Erkrankungen sein, da es zusammen mit anderen B-Vitaminen (Folsäure, Vitamin $B_6$, $B_{12}$), den Homocysteinspiegel senkt, einen Risikofaktor für Arteriosklerose, Knochenfrakturen und Gedächtnisabbau im Alter.

Katarakt: Vitamin $B_2$ scheint das Kataraktrisiko senken zu können.

Migräne: 400 mg Vitamin $B_2$/Tag zeigten sich in einer 3 Monate dauernden Studie gegenüber Placebo als gut wirksam (50 % weniger Migräneanfälle).

Müdigkeit, Depressionen: Bei Menschen mit erhöhtem Riboflavinbedarf kann sich eine unzureichende Zufuhr in Ermüdung, Depression und Persönlichkeitsveränderung äußern.

Morbus Parkinson: Vitamin $B_2$ kann dazu beitragen, die Motorik (90 mg Vitamin $B_2$/Tag; während 6 Monaten) zu verbessern.

### Überdosierung

Es gibt keine Berichte über toxische Reaktionen. Riboflavin färbt den Urin gelb, was aber völlig normal und unbedenklich ist.

### Literatur

Ashoori M et al. Riboflavin (vitamin B2) and oxidative stress: a review. Brit J Nutr. 2014;111:1985–1991.

Boehnke C et al. High-dose riboflavin treatment is efficacious in migraine prophylaxis: an open study in tertiary care centre. Europ J Neurology 2004;11:475–477.

Garcia-Minguillan CJ et al. Riboflavin status modifies the effects of methylenetetrahydrofolate reductase (MTHFR) and methionine synthase reductase (MTRR) polymorphisms on homocysteine. Genes Nutr 2014;9(6):435–445.

Hoey L et al. Studies of biomarker responses to intervention with riboflavin: a systematic review. Am J Clin Nutr 2009;89:1960–1980.

Jacques PF. The potential preventive effects of vitamins for cataract and age related macular degeneration, Int J Vitam Res 1999;69(3):198–205.

McNulty H et al. Homocysteine, B-vitamins and CVD. Proc Nutr Soc 2008;67:232–237.

Taylor FR. Nutraceuticals and headache: the biological basis. Headache 2011;51:484–501.

Wilson CP et al. Riboflavin offers a targeted strategy for managing hypertension in patients with the MTHFR 677TT genotype: a 4-y follow-up. Am J Clin Nutr. 2012:95:766–772.

## Niacin

Niacin (Vitamin $B_3$) kommt in Lebensmitteln und in Supplementen in zwei Formen vor: Nikotinsäure und Niacinamid. Beide können vom Körper in die metabolisch aktive Form Niacin umgewandelt werden. Niacin ist insofern einzigartig unter den Vitaminen, als der Bedarf an Niacin durch die Einnahme von Tryptophan (eine Aminosäure) gedeckt werden kann, das in der Leber in Niacin umgewandelt wird. Da 60 mg Tryptophan in 1 mg Niacin verstoffwechselt werden können, kann man den Bedarf an Niacin aus der Nahrung als Niacin-Äquivalente (NE) beschreiben:

1 mg Niacin = 60 mg Tryptophan = 1 NE.

### Funktionen

Antioxidative und entzündungshemmende Wirkung: Niacin spielt als Antioxydanzien besonders in der Leber eine bedeutende Rolle.

Blutzuckerregulierung: Niacin ist zusammen mit Chrom für die Bildung des Glukosetoleranzfaktors (GTF) verantwortlich, einer Substanz, die zusammen mit Insulin den Blutzuckerspiegel reguliert.

Cholesterinstoffwechsel: Niacin senkt in Form von Nikotinsäure verschiedene Blutfettwerte: das Gesamt-Cholesterin und das LDL-Cholesterin. Ferner erhöht Niacin den HDL-Cholesterin-Spiegel (das gesunde, schützende Cholesterin) in ausgeprägter Weise.

**Genvermehrung und -erneuerung:** Niacin ist unerlässlich für die Synthese von bestimmten Proteinen, die man in Zellkernen in einer Verbindung mit der Desoxyribonucleinsäure (DNS) findet. Diese Proteine, die sogenannten Histone, sind wichtig für die Reparatur der DNS, des Sitzes des genetischen Materials.

**Zellstoffwechsel:** Niacin ist nötig für die Funktion von über 200 Enzymen (Dehydrogenasen) im ganzen Körper. Es ist beteiligt an der Biosynthese von Verbindungen wie Fettsäuren und Steroiden. Das Vitamin ist unerlässlich für die Zellatmung und Energieproduktion. Niacin spielt auch eine bedeutende Rolle für die Intaktheit von Haut und Muskelgewebe sowie für die Funktion des Nerven- und Verdauungssystems.

## Vorkommen in der Nahrung

| Nahrungsmittel | Menge | mg Niacin-Äquivalente |
|---|---|---|
| Kalbsleber | 100 g | 14,0 |
| Erdnüsse | 100 g | 14,0 |
| Thunfisch | 100 g | 10,5 |
| Huhn, Brust | 100 g | 10,5 |
| Champignons | 100 g | 4,7 |

## Störungen des Niacinhaushalts: Ursachen

**Alkoholkonsum, hoher:** Zu viel Alkohol zu trinken beeinträchtigt den Niacinstatus und erhöht die Gefahr eines Mangelzustandes erheblich.

**Einnahme von Medikamenten:** Der Gebrauch von gewissen Medikamenten (Seite 632) kann einen Mangel an Niacin verursachen.

**Krankheit:** Der Proteinabbau bei Krankheit, Fieber, Krebs, starken Verletzungen und Verbrennungen erhöht den Niacinbedarf enorm.

**Mangel an B-Vitaminen:** Ein Mangel an Vitamin $B_6$ oder $B_2$ beeinträchtigt die Umwandlung von Tryptophan in Niacin und kann so den Niacinstatus verschlechtern.

**Zufuhrmangel:** Anzeichen eines Mangelzustandes können sich innerhalb von 2–4 Wochen entwickeln, falls die Zufuhr und Aufnahme von Niacin gering sind. Wenn auch zu wenig tryptophanhaltige Proteine zur Verfügung stehen (z.B. bei proteinarmer Ernährung oder Fruktose-Intoleranz), erhöht sich das Risiko eines Mangelzustandes weiter. Niacinmangel ist bei uns nicht sehr häufig.

### Niacin ist hitzestabil

Niacin in Lebensmitteln ist relativ stabil gegen Hitze beim Kochen und während der Lagerung, wird aber beim Kochvorgang ins Wasser ausgewaschen. Verwenden Sie also nur wenig Kochwasser, wenn dieses nicht mitverzehrt wird (Sauce, Suppe). Ein großer Teil des Niacins in vielen Getreideprodukten ist für den Körper nicht verwertbar, da Niacin an bestimmte Kohlenhydrate und Proteine gebunden ist.

## Störungen des Niacinhaushalts: Folgen

- **Haut:**gerötete, rissige, schuppige, verhärtete Körperstellen, die dem Sonnenlicht ausgesetzt sind, wie Ellenbogen, Knie, Nacken, Handrücken und Unterarmen
- **Mund und Lippen:** entzündete, schmerzhaft geschwollene Zunge, gesprungene Lippen

- **Nervensystem:** Angstzustände, Besorgnis, Müdigkeit, Gereiztheit, Kopfschmerzen, Schlaflosigkeit, Emotionsschwankungen, Konfusion und Orientierungsschwierigkeiten, Delirium, Psychose: Halluzinationen, Paranoia, Depressionen, Schizophrenie.
- **Verdauungssystem:** verminderte Abgabe von Verdauungssäften, Appetitverlust, Magenerweiterung und -schwellung, Blähungen, Erbrechen und Durchfall

## Zufuhrempfehlungen

### Empfohlene tägliche Niacinzufuhr (mg Niacin-Äquivalente)

| | Normalernährung | | therapeutischer Dosierungsbereich |
|---|---|---|---|
| | DACH (2015) | US RDA (1998) | |
| Männer | 14–16 | 16 | 300–6 000 |
| Frauen* | 11–13 | 14 | |

* mit Ausnahme von schwangeren (Seite 341) und stillenden (Seite 344) Frauen

## Anwendungsgebiete

**Arteriosklerose:** Nikotinsäure (nicht Niacinamid) kann das Verhältnis der Blutfette verbessern, indem die Triglyceride (um ca. 25 %), das LDL-Cholesterin (um ca. 10 %) gesenkt und das HDL-Cholesterin um 20–30 % erhöht werden. Sie vermag auch die Blutgefäße zu erweitern und den Blutdruck zu senken. Hierdurch kann das Risiko von Herzinfarkt und Schlaganfall herabgesetzt werden. Dazu trägt v. a auch die Reduktion des atherogenen Lipoproteins (um ca. 35 %) und die Verbesserung der Endothel-Funktion (Gefäßinnenwand, die aktiv an der Erhaltung der Intaktheit der Arterieninnenwand beteiligt ist) bei.

**Arthrose:** Niacinamid (1 000–3 000 mg/Tag) kann bei Arthrose die Gelenkbeweglichkeit verbessern.

**Diabetes mellitus:** Als Teil des Glukosetoleranzfaktors (GTF) vermag Niacin in nutritiven Mengen evtl. bei der Kontrolle eines hohen Blutzuckerspiegels zu helfen. Außerdem kann Niacinamid die Entwicklung von Nierenstörungen bei Diabetes verzögern.

**Psychiatrie:** Eine Langzeitgabe von hochdosiertem Niacinamid kann bei Depressionen und Schizophrenie – allein oder in Verbindung mit einer traditionellen medizinischen Behandlung und weiteren gezielten Nährstoffgaben – hilfreich sein.

## Überdosierung

Therapeutische Dosen (0,5–3 g) Nikotinsäure (nicht aber Niacinamid) können eine Reihe von Nebenwirkungen auslösen: Erweiterung der Kapillargefäße, was Kribbeln und Rötung der Haut verursacht (Flush), Senkung des Blutdrucks, verbunden mit Schwindel, Erhöhung der Harnsäure im Blut, Funktionsstörungen der Leber, Erhöhung des Risikos für ein Geschwür im Verdauungstrakt und Erhöhung des Blutzuckerspiegels. Diese Nebenwirkungen (v. a. der Flush) können mit der parallelen Einnahme von Inositol bzw. als Inositol-Hexaniacinat abgeschwächt werden und nehmen im Allgemeinen mit der Gewöhnung des Körpers an Nikotinsäure ab. Sie lassen sich rückgängig machen, wenn die Einnahme gestoppt wird. Wenn Nikotinsäure auf leeren Magen eingenommen wird, sind die Nebeneffekte größer. Nach neueren Untersuchungen kann Niacin in hohen Dosierungen zwischen 1 und 3 g/Tag den Homocysteinspiegel erhöhen. Niacindosierungen im Grammbereich sollten deshalb stets unter fachmännischer Kontrolle erfolgen und zusammen mit einem Vitamin-B-Komplex genommen werden.

### Literatur

Benavente CA et al. NAD in skin: therapeutic approaches for niacin. Curr Pharm Des 2009;15:29–38.

Hoffer A. Treatment of arthritis by nicotinic acid and nicotinamide. Can Med Assoc J 1959;81:235.

Kumar N. Nutritional neuropathies. Neurol Clin 2007;25:209–255.

Maiese K et al. The vitamin nicotinamide: translating nutrition into clinical care. Molecules 2009;14:3446–3485.

Pozzilli P et al. Meta-analysis of nicotinamide treatment in patients with recent-onset IDDM. Diabetes Care 1996;19:1357.

Siniawski D et al. Niacin is still beneficial. Implications from an updated meta-regression analysis. Acta Cardiol 2016;71(4):463–472.

Urberg M et al. Evidence for synergism between chromium and nicotinic acid in the control of glucose tolerance in elderly humans. Metabolism 1987;38:896.

Xu XJ et al. Niacin-respondent subset of schizophrenia – a therapeutic review. Eur Rev Med Pharmacol Sci 2015;19:988–997.

# Vitamin $B_6$

Vitamin $B_6$, auch Pyridoxin genannt, wird aus der Nahrung aufgenommen und im Körper in seine aktive Form Coenyzm Pyridoxal-5-Phosphat (PLP) umgewandelt. Die Aktivierung von Vitamin $B_6$ verlangt einen angemessenen Zink- und Vitamin $B_2$-Status. PLP ist die häufigste Form von Vitamin $B_6$ in der Blutbahn und wirkt als Coenzym bei mehr als 100 metabolischen Prozessen im Körper. Die Vitamin-$B_6$-Speicher im gesamten Körper sind nicht sehr umfangreich (nur ca. 150 mg), sodass eine regelmäßige Zufuhr an Vitamin $B_6$ unumgänglich ist, wenn man Mangelerscheinungen vermeiden möchte.

## Funktionen

**Bildung von Niacin:** Vitamin $B_6$ ist unerlässlich für die Umwandlung von Tryptophan in Niacin.

**Erhaltung eines normalen Blutzuckerspiegels:** Vitamin $B_6$ ist notwendig für die Umwandlung von Protein- und Kohlenhydratspeichern in Glukose, die für die Aufrechterhaltung eines normalen Blutzuckerspiegels zwischen den Mahlzeiten sorgt.

**Erythrozyten (rote Blutkörperchen):** Vitamin $B_6$ ist wesentlich für die Bildung von Hämoglobin und für den Sauerstofftransport durch die roten Blutkörperchen.

**Fettstoffwechsel:** Vitamin $B_6$ spielt eine wichtige Rolle im Fettstoffwechsel. Es ist wichtig für die Synthese von Fetten, die die Markscheide (Myelinscheide) für den Schutz des Nervenmarks bilden. Ausreichend Vitamin $B_6$ wird ebenfalls für die Aktivierung des Enzyms δ-6-Desaturase benötigt, ohne das kein EPA und DHA aus α-Linolensäure sowie keine γ-Linolensäure aus der cis-Linolsäure gebildet werden kann.

**Synthese von Proteinen und Neurotransmittern:** Vitamin $B_6$ spielt eine zentrale Rolle bei der Transaminierung von Aminosäuren und der Synthese von neuen Proteinen; beispielsweise hängt eine optimale Synthese von Kollagen auch von der Aktivierung des Vitamin $B_6$ ab. Vitamin $B_6$ ist an der Bildung verschiedener Neurotransmitter beteiligt, unter anderem von Serotonin (wird im Körper aus Tryptophan gebildet), Dopamin, Noradrenalin und Gamma-Aminobuttersäure (GABA).

## Vorkommen in der Nahrung

| Nahrungsmittel | Menge | mg Vitamin $B_6$ |
|---|---|---|
| Kalbsleber | 100 g | 0,90 |
| Kartoffeln | 1 mittelgroße | 0,70 |
| Banane | 1 mittelgroße | 0,60 |
| Linsen | 100 g | 0,60 |
| Bierhefe | 100 g | 0,44 |
| Forelle | 100 g | 0,35 |
| Spinat | 100 g | 0,20 |

## Störungen des Vitamin-$B_6$-Haushalts: Ursachen

**Aufnahme von Protein in großen Mengen:** Eine hohe Eiweißzufuhr (Fleisch, Milchprodukte usw.) erhöht den Bedarf an Vitamin $B_6$.

**Chronische Erkrankungen:** Ein Vitamin-$B_6$-Mangel tritt oft als Begleiterscheinung von vielen chronischen Krankheiten wie Asthma, Herz-Kreislauf-Erkrankungen, Diabetes, Nierenversagen, rheumatische Arthritis sowie Brust-, Blasen- und Lymphdrüsenkrebs auf.

**Hohes Alter:** Ältere Menschen neigen zu einer Vitamin-$B_6$-armen Ernährung. Außerdem verwerten sie Vitamin $B_6$ schlechter als jüngere Menschen.

**Medikamente:** Die Einnahme vieler weit verbreiteter Medikamente (Seite 632), auch oraler Kontrazeptiva, von Theophyllin

### Schutz vor koronaren Herzerkrankungen

In einer prospektiven Studie mit 80 000 Frauen zeigten diejenigen Probanden mit der höchsten Vitamin-$B_6$-Zufuhr (mittlere Zufuhrmenge 4,6 mg/Tag) ein um ⅓ niedrigeres Risiko gegenüber koronaren Herzerkrankungen, verglichen mit Frauen mit niedrigen Zufuhrmengen (1,1 mg/Tag) an Vitamin $B_6$ (Rimm et al. 1998).

(ein Asthmamittel), Cycloserin (ein Tuberkulose-Antibiotikum) usw. kann den Vitamin-$B_6$-Status verschlechtern und Mangelerscheinungen verursachen.

**Rauchen, Alkohol- und Kaffeekonsum:** Ein übermäßiger Konsum von Genussmitteln beeinträchtigt den Vitamin-$B_6$-Status im Körper und kann zu Mangelerscheinungen führen.

**Schnelles Wachstum:** Während der Schwangerschaft und Stillzeit, in der Kindheit und bei Jugendlichen ist der Bedarf an Vitamin $B_6$ erhöht.

**Verdauungsstörungen:** Vitamin $B_6$ wird von Menschen mit Verdauungsstörungen (Durchfall, Leberschäden oder Darmreizungen) schlecht absorbiert.

Ein Vitamin-$B_6$-Mangel kommt oft in Verbindung mit einem Mangel an anderen B-Vitaminen vor, besonders Niacin und Vitamin $B_2$.

## Störungen des Vitamin-$B_6$-Haushalts: Folgen

- **Blut:** Anämie
- **Blutgefäße:** Weil das Gesamt- und das LDL-Cholesterin im Blut erhöht und die gesunde, schützende Form des Cholesterins (HDL) gesenkt werden, kann das Arteriosklerose-Risiko zunehmen.
- **Gedächtnis, Kognition:** vergleichsweise stärkerer kognitiver Abbau bei älteren Menschen
- **Haut:** gerötete, schuppige, fettige, schmerzhafte und juckende Flecken auf der Haut (besonders um Nase, Mund, Ohren und Genitalien)
- **Immunsystem:** eingeschränkte Reaktion der weißen Blutkörperchen auf Entzündungen, verminderte Produktion von Antikörpern
- **Mund und Rachen:** schmerzhafte Risse und Spalten an den Mundwinkeln und Lippen; glatte, violette, schmerzende Zunge, geschwollener, entzündeter Rachenraum
- **Nieren:** kann die Bildung von Gallensteinen aus Kalziumoxalat provozieren
- **Peripheres Nervensystem:** Brennen und Kribbeln in Händen und Füßen, Nervenentzündungen, Beeinträchtigung des Ganges
- **Zentralnervensystem:** abnormale Hirnströme, Muskelzuckungen, Krämpfe, Depressionen, Reizbarkeit, Angstzustände, Verwirrung, Kopfschmerzen, Schlaflosigkeit

### Licht und Hitze zerstören Vitamin $B_6$

Vitamin $B_6$ ist sehr anfällig für Hitze und Licht. Auch geht es während des Kochvorganges im Wasser verloren.

## Anwendungsgebiete

**Anämie (Blutarmut):** Vitamin $B_6$ kann bestimmte Formen der Anämie (sog. sideroblastische Anämie) mildern, entweder allein oder zusammen mit Eisen und Vitamin A.

**Arteriosklerose:** Vitamin $B_6$ hat mehrfach positiven Einfluss bei der Prävention und Behandlung von Koronarsklerose und Zerebralsklerose: Es vermindert die Tendenz der Blutplättchen zu klumpen, senkt das LDL- und erhöht das HDL-Cholesterin. Zudem reduziert es v.a. zusammen mit Folsäure und Vitamin $B_{12}$ den Homocysteinspiegel, der als Arteriosklerose-Risikofaktor gilt.

**Arthritis:** Bestimmte Formen der Arthritis, besonders Schwellungen und Entzündungen in den Fingergelenken, oder Tendosynovitis (Sehnenscheidenentzündung) sprechen auf eine Behandlung mit Vitamin $B_6$ an.

**Asthma:** Eine Behandlung mit Vitamin $B_6$ kann die Schwere und Häufigkeit von Asthmaanfällen bei Kindern und Erwachsenen herabsetzen.

**Diabetes mellitus:** Vitamin $B_6$ vermag Symptome eines hohen Blutzuckers während der Schwangerschaft zu reduzieren.

**Dickdarmkrebs:** Eine geringe Vitamin-$B_6$-Einnahme und eine geringe Zirkulationsmenge seiner aktiven Form, Pyridoxal-5-Phosphat, werden in Zusammenhang mit einem erhöhten Risiko für die Entwicklung von Dickdarmkrebs gebracht.

## Zufuhrempfehlungen

### Empfohlene tägliche Vitamin-$B_6$-Zufuhr (mg)

| | Normalernährung | | therapeutischer Dosierungsbereich |
|---|---|---|---|
| | DACH (2013) | US RDA (1998) | |
| Männer | 1,4–1,6 | 1,3–1,7 | 50–300 |
| Frauen* | 1,2 | 1,3–1,5 | |

* mit Ausnahme von schwangeren (Seite 341) und stillenden (Seite 344) Frauen

**Epilepsie:** In bestimmten Fällen von Epilepsie bei Säuglingen und Kindern kann Vitamin $B_6$ eine Besserung bringen.

**Hyperaktivität, ADHS, Autismus:** Eine Vitamin-$B_6$-Gabe vermag – nebst weiteren Nährstoffen – Kindern zu helfen, die unter Autismus oder Hyperaktivität (Seite 535) bzw. ADHS leiden.

**Karpaltunnelsyndrom:** Eine Nervenstörung in den Händen, die sich in Schwäche, Taubheit und Schmerzen in den Fingern äußert, kann versuchsweise mit therapeutischen Vitamin-$B_6$-Dosierungen behandelt werden.

**TIPP** Vitamin $B_6$ besitzt eine krampflösende Wirkung. Sie können es bei Muskelkrämpfen in täglichen Dosierungen von 50–100 mg einsetzen (am besten zusammen mit Magnesium).

**Nierensteine:** Vitamin-$B_6$-Supplemente reduzieren die Abgabe von Oxalat an den Urin. Die Bildung von Kalzium-Oxalat-Steinen in der Niere kann daher durch Vitamin-$B_6$-Supplemente vermindert werden.

**Osteoporose:** Eine Einnahme von Vitamin $B_6$ – zusammen mit Folsäure und Vitamin $B_{12}$ – unterstützt dank der Regulierung des Homocystein-Stoffwechsels die gesunde Knochenstruktur und kann das Risiko für Osteoporose reduzieren.

**Prämenstruelles Syndrom:** Vitamin $B_6$ kann Symptome des PMS wie Stimmungsschwankungen, Ödeme, Akne, Empfindlichkeit der Brüste mildern. Psychische Störungen: Da Vitamin $B_6$ eine Rolle bei der Synthese von Neurotransmittern spielt, besonders von Serotonin, vermag es bei Depressionen, Schlaflosigkeit, Nervosität und Angstzuständen zu helfen.

**Schizophrenie:** Bestimmte Formen der Schizophrenie können begleitend mit Vitamin $B_6$ und Zink behandelt werden.

**Schwangerschaftsbeschwerden:** Vitamin $B_6$ ist wirksam gegen Übelkeit und Erbrechen während der Schwangerschaft.

**Traumerinnerung, fehlende:** Typisches Zeichen eines Vitamin-$B_6$-Mangels; wird oft verwendet, um die Vitamin-$B_6$-Dosis festzulegen.

## Überdosierung

Die Einnahme von hohen therapeutischen Vitamin-$B_6$-Dosen (> 300 mg/Tag) kann neurologische Störungen hervorrufen (Gefühllosigkeit in Fingern und Zehen). Man nimmt an, dass dies geschieht, weil die Verweilzeit von Vitamin $B_6$ im Körper länger ist als diejenige von anderen B-Vitaminen und weil die Fähigkeit der Leber zur Umwandlung von Vitamin $B_6$ in Pyridoxal-5-Phosphat (PLP) überstrapaziert wird. Deshalb sollte man hohe therapeutische Dosierungen (> 300 mg Vitamin $B_6$/Tag) dem Arzt vorbehalten und die Gabe von PLP einem Vitamin-$B_6$-Präparat vorziehen.

### Literatur

Ebrahimi E et al. Effects of Magnesium and Vitamin B6 on the severity of premenstrual syndrome symptoms. J Caring Sci. 2012;1(4):183–189.

Hellmann H et al. Vitamin $B_6$: a molecule for human health? Molecules 2010;15:442–459.

Hughes CF et al. B-Vitamin intake and biomarker status in relation to cognitive decline in healthy older adults in a 4-year follow-up study. Nutrients 2017;9:53; doi 10.3390/nu9010053.

Lee JE et al. Vitamin B6 and colorectal cancer: Current evidence and future directions. World J Gastroenterol. 2013;19(7):1005–1010.

Murza KA et al. Vitamin $B_6$-magnesium treatment for autism: the current status of the research. Magnes Res 2010; 23:115–117.

Niebyl JR. Clinical practice. Nausea and vomiting in pregnancy. N Engl J Med 2010;363:1544–1550.

Plecko B et al. Vitamin $B_6$ dependent seizures. Can J Neurol Sci 2009;36:73–77.

Ryan-Harshman M et al. Carpal tunnel syndrome and vitamin $B_6$. Can Fam Physician 2007;53:1161–1162.

Vermeulen EGJ et al. Effect of homocysteine-lowering treatment with folic acid plus vitamin $B_6$ on progression of subclinical atherosclerosis: a randomized, placebo-controlled trial, Lancet 2000;355:517–522.

## Folsäure

Normalerweise speichert der Körper nur kleine Mengen an Folsäure (ca. 5–10 mg), die zur Hälfte in der Leber eingelagert werden. Eine folsäurearme Ernährung kann innerhalb weniger Wochen Mangelsymptome hervorrufen. Der größte Teil der Folsäure aus der Nahrung wird im Körper in die bioaktive Form der Folsäure, Tetrahydrofolat, und in 5-Methyltetrahydrofolat (5-MTHF) umgewandelt. In Europa können 5–20 % der Menschen aus genetischen Gründen in ihrem Körper das 5-MTHF nicht in diesen Mengen bilden. In diesen Fällen kann der direkte Einsatz von 5-MTHF oder auch des noch stabileren und besser bioverfügbaren Glucosaminsalzes der Methyltetrahydrofolsäure sinnvoll sein, um den Anteil nicht metabolisierter Folsäure möglichst gering zu halten.

### Funktionen

**Entwicklung des Fötus:** Folsäure spielt eine entscheidende Rolle bei der normalen Entwicklung des Fötus, besonders bei der Formung des Zentralnervensystems.

**Methylierungsprozesse:** Als 5-MTHF liefert die Folsäure die Methylgruppe, die für die Umwandlung von Homocystein in Methionin sorgt. Daraus entsteht S-Adenosylmethionin (SAMe), das der wichtigste Methyl-Lieferant im Körper ist. Damit wird die DNA methyliert. DNA-Methylierungen ermöglichen der Zelle eine selektive Nutzung bestimmter DNA-Bereiche und gehören zu den wichtigsten epigenetischen Veränderungen.

**Proteinmetabolismus:** Folsäurehaltige Coenzyme spielen eine zentrale Rolle bei der Synthese von Struktur- und Funktionsproteinen.

**Zellteilung:** Folsäurehaltige Coenzyme sind für die Produktion von DNA beim Zellwachstum im ganzen Körper wichtig. Deshalb sind besonders Zellen, die schnell zerfallen und sich erneuern, wie Darmwand-, Lungen- und

Blutzellen, auf reichliche Versorgung mit Folsäure angewiesen.

## Vorkommen in der Nahrung

| Nahrungsmittel | Menge | µg Folsäure |
|---|---|---|
| Weizenkeime | 100 g | 270 |
| rote Bohnen | 100 g | 250 |
| Spinat | 100 g | 134 |
| Kalbsleber | 100 g | 108 |
| Brokkoli | 100 g | 105 |
| Hühnerei | 1 mittelgroßes | 100 |

## Störungen des Folsäurehaushalts: Ursachen

**Alkoholkonsum, hoher:** Hoher Alkoholkonsum beeinträchtigt die Aufnahme und die Umwandlung von Folsäure in ihre aktive Form und vergrößert die Gefahr eines Mangelzustandes enorm.

**Chronische Krankheiten:** Der Bedarf an Folsäure wird durch viele chronische Krankheiten wie Psoriasis (Schuppenflechte), Anämie, Entzündungen des Verdauungstraktes und der Atemwege sowie Krebs drastisch erhöht.

**Medikamente:** Viele der verbreiteten Medikamente (Seite 632) wie Aspirin, Methotrexat (bei Arthritis), nicht-steroidale Antirheumatika, magensäurebindende und -blockierende Medikamente und orale Kontrazeptiva (Pille) beeinflussen den Folsäurestatus negativ.

**Rauchen:** Rauchen senkt den Folsäureblutspiegel.

**Wachstum, Zellteilung, Reparaturprozesse:** Folsäure wird für jede Zellteilung benötigt. Während einer Schwangerschaft, in der Kindheit und bei Jugendlichen ist der Bedarf an Folsäure erheblich erhöht. Ein hoher Folsäurebedarf besteht auch bei Verletzungen und Reparaturprozessen.

**Zufuhrmangel:** Einseitige Ernährung führt zu den in der Bevölkerung häufigen Folsäure-Mängeln. Ein Mangel an Vitamin C lässt Folsäurespeicher schwinden, und auch ein Vitamin-$B_{12}$-Mangel stört den Folsäurehaushalt.

## Störungen des Folsäurehaushalts: Folgen

- **Blut:** Anämie in Verbindung mit schneller Ermüdung, Schwäche, Kurzatmigkeit, verminderter Konzentrationsfähigkeit. Gestörte Bildung von weißen Blutkörperchen schwächt die Reaktion des Immunsystems auf Infektionen und/oder Krebs. Verminderte Produktion von Blutplättchen kann die Gefahr von Blutungen erhöhen.
- **Magen-Darm-Trakt:** vermehrte Entzündungen im Mundbereich und im gesamten

### Verluste bei der Zubereitung vermeiden

Der Folsäuregehalt sinkt während der industriellen Verarbeitung, der Lagerung und der Zubereitung der Lebensmittel. Bei längerem Kochen können bei vielen Gemüsesorten 50–90 % der Folsäure zerstört werden. Da Folsäure wasserlöslich ist, kann sie auch im Kochwasser verloren gehen.

Verdauungssystem, was zur Reduktion der Aufnahme von Nährstoffen, zu Durchfall, Appetitlosigkeit (Anorexie) und Gewichtsverlust führen kann.

- **Wachstum des Fötus:** Gestörte Entwicklung, besonders des Zentralnervensystems, Auslösen von Geburtsfehlern (offener Rücken, Lippen- und Gaumenspalten)
- **Zentralnervensystem:** Reizbarkeit, Aggressivität, Gedächtnisschwäche, Hörschwäche, Angstzustände, Depression.

## Zufuhrempfehlungen

### Empfohlene tägliche Folsäurezufuhr (mg)

| | Normalernährung | | Therapeutischer Dosierungsbereich |
|---|---|---|---|
| | DACH (2015) | US RDA (1998) | |
| Männer | 0,3 | 0,4 | 0,4–2–(5–15) |
| Frauen* | 0,3 | 0,4 | |

* mit Ausnahme von schwangeren (Seite 341) und stillenden (Seite 344) Frauen

Die Anzeichen für Folsäure- und Vitamin-$B_{12}$-Mangel sind ähnlich oder überdecken sich. Wenn ein Folsäuremangel vermutet wird, sollte auch der Vitamin-$B_{12}$-Status überprüft werden. Im Zweifelsfalle sollte ein Folsäuresupplement stets mit einem Vitamin-$B_{12}$-haltigen Präparat ergänzt werden. Bei Psychiatrie- und Allergiepatienten, die zugleich einen hohen Histaminspiegel aufweisen, sollte keine Folsäure gegeben werden, da Folsäure die Histaminbildung fördern kann.

## Anwendungsgebiete

**Anämie:** Folsäuremangel ist eine häufige Ursache für Blutarmut (Anämie), besonders während der Schwangerschaft. Supplemente können diese mütterliche Anämie und die negativen Konsequenzen für Mutter und Kind vermeiden helfen.

**Gicht:** Hochdosiert (5–15 mg/Tag, nur unter ärztlicher Kontrolle) kann Folsäure dank ihrer Xanthinoxidase-hemmenden Wirkung zur verminderten Harnsäurebildung beitragen.

**Homocysteinspiegel, erhöhter:** Ein erhöhter Homocysteinspiegel im Blut ist ein Risikofaktor für Herz-Kreislauf-Erkrankungen – aber auch für osteoporotische Frakturen, Hörschwäche und Demenzen im Alter. Folsäure spielt eine zentrale Rolle bei der Senkung des Homocysteinspiegels im Blut und im Gewebe. Deshalb sollten Folsäuresupplemente bei der Primärprävention dieser Krankheiten, besonders bei Menschen mit hohen Homocysteinwerten, empfohlen werden.

**Krebserkrankungen:** Zusammen mit Vitamin $B_{12}$ können Folsäuresupplemente die Zahl der krebsverdächtigen Zellen in der Lunge von Rauchern senken und so das Krebsrisiko herabsetzen. Auf die gleiche Weise kann Folsäure das Risiko für die Entstehung von Dickdarmkrebs (v. a. auch bei Patienten mit entzündlichen Darmerkrankungen) reduzieren.

**Prävention gegen Geburtsfehler und Frühgeburten:** Der Zusatz von Folsäure (0,4–0,8 mg/Tag) in den Wochen vor der Befruchtung und in der ersten Phase der Schwangerschaft kann die Gefahr von Frühgeburten und Geburtsfehlern herabsetzen, besonders von Fehlentwicklungen am Rückenmark (Neuralrohrdefekte).

**Depression, psychische Störungen:** Bei niedrigem Histaminspiegel verbessert Folsäure das klinische Bild von Psychiatriepatienten (Seite 558). Folsäure-Mängel sind bei Depressionen häufig. Folsäure vermag die Wirkung von Antidepressiva (z. B. Fluoxetin, Lithium usw.) zu erhöhen. Folsäure besitzt eine neuroprotektive Wirkung.

### Überdosierung

Folsäure besitzt eine geringe Toxizität. Allerdings sollte die Dosierung von Folsäure nicht ohne zwingenden Grund wesentlich über 1 mg/Tag festgelegt werden. Dies ist die Tagesmenge, die heute als langfristig sicher angesehen wird.

### Literatur

Atta CA et al. Global birth prevalence of spina bifida by folic acid fortification status: a systematic review and meta-analysis. Am J Public Health 2016;106(1):e24–34.

Burr NE et al. Folic acid supplementation may reduce colorectal cancer risk in patients with inflammatory bowel disease: a systematic review and meta-analysis. J Clin Gastroenterol. 2017;51(3):247–253.

Clarke R et al. Effects of lowering homocysteine levels with B-vitamins on cardiovascular disease, cancer, and cause-specific mortality. Arch Int Med 2009;170(18):1622–1631.

Cordero AM et al. Optimal serum and red blood cell folate concentrations in women of reproductive age for prevention of neural tube defects: World Health Organization guidelines. Morbidity and Mortality Weekly Report (MMWR) 2015:64(15):421–423.

Fava M et al. Folate in depression: efficacy, safety, differences in formulations, and clinical issues. J Clin Psychiatry 2009;70:12–17.

Li Y et al. Folic acid supplementation and the risk of cardiovascular diseases: a meta-analysis of randomized controlled trials. J Am Heart Assoc 2016;5(8). pii: e003768. doi: 10.1161/JAHA.116.003768

Kennedy, D.A., et al. Folate intake and the risk of colorectal cancer: a systematic review and meta-analysis. Cancer Epidemiol. 2011;35:2–10.

Shen L et al. Associations between homocysteine, folic acid, vitamin B12 and Alzheimer Disease: insights from meta-analyses. J Alzheimer's Dis 2015;46(3):777–790.

Vollset SE et al. Effects of folic acid supplementation on overall and site-specific cancer incidence during the randomised trials: meta-analyses of data on 50 000 individuals. Lancet 2013;381:1029–1036.

Yang J et al. Homocysteine level and risk of fracture: a meta-analysis and systematic review. Bone 2012; 51(3):376–382.

## Vitamin $B_{12}$

Als Vitamin $B_{12}$ (Cobalamin) bezeichnet man eine Gruppe von ähnlichen Molekülverbindungen mit einem zentralen Kobaltatom. Die in Präparaten am häufigsten eingesetzten Vitamin-$B_{12}$-Formen sind Hydroxycobalamin und Cyanocobalamin. Sie werden im Körper in Methylcobalamin und 5-Deoxyadenosylcobalamin umgewandelt, die aktiv am Metabolismus beteiligt sind. Ein Protein (Intrinsic-Faktor), das in der Magenschleimhaut gebildet wird, ist für die Resorption des Vitamins notwendig. Vitamin $B_{12}$ kann nur von Bakterien gebildet werden (bei Tieren von der Bakterienflora im Verdauungstrakt). Unser Körper speichert Vitamin $B_{12}$ (ca. 2–5 mg), wovon 50–90 % in der Leber eingelagert werden.

### Funktionen

**Blutbildung:** Vitamin $B_{12}$ ist an der Bildung von roten Blutkörperchen (Erythrozyten) im Knochenmark beteiligt und sorgt auch für den Einbau von Eisen in die Erythrozyten. Bei Vitamin-$B_{12}$-Mangel kommt es zu einer speziellen Form der Blutarmut, der sog. megaloblastären Anämie.

**Folsäurestoffwechsel:** Vitamin $B_{12}$ ist notwendig bei der Umwandlung von Folsäure in seine aktive Form. Wenn ein Vitamin-$B_{12}$-Mangel besteht, werden Folsäurespeicher im Gewebe in inaktiver Form gehalten, sodass ein Mangel an funktionsfähiger Folsäure entsteht.

**Methylgruppentransfer:** Vitamin $B_{12}$ schleust Methylgruppen in den Stoffwechsel ein. Diese werden im Stoffwechsel beispielsweise zur Rezyklierung von Homocystein (Arteriosklerose-Risikofaktor), zur Bildung von Nervenüberträger-Substanzen oder zur Methylierung von Histamin benötigt. Bei fehlendem Vitamin $B_{12}$ können viele dieser Methylierungsprozesse nicht zufriedenstellend ablaufen.

**Mitochondrienstoffwechsel:** Vitamin $B_{12}$ ist ein äußerst wichtiger Cofaktor im Stoffwechsel der Mitochondrien (hier findet in der Zelle die Energieproduktion statt).

### Vitamin-$B_{12}$-Mangel feststellen

Fehlt Vitamin $B_{12}$, funktionieren viele Methylierungsprozesse nicht richtig. Ein sehr früher Marker für einen Vitamin-$B_{12}$-Mangel ist daher der ungenügende Abbau von Methylmalonsäure. Diese ist bei Vitamin-$B_{12}$-Defiziten in erhöhten Konzentrationen im Urin messbar.

**Nervenzellen:** Vitamin $B_{12}$ wird für die Synthese von Myelin benötigt, der schützenden Schicht für viele periphere Nervenstränge des Rückenmarks und des Gehirns.

**Zellentwicklung:** Zusammen mit Folsäure ist Vitamin $B_{12}$ notwendig bei der Synthese von DNS. Somit hängt die Zellteilung auch von einer ausreichenden Vitamin-$B_{12}$-Versorgung ab.

### Vorkommen in der Nahrung

| Nahrungsmittel | Menge | µg Vitamin-$B_{12}$ |
|---|---|---|
| Kalbsleber | 100 g | 60,0 |
| Lachs | 100 g | 3,0 |
| Rindfleisch, Filet | 100 g | 2,0 |
| Hühnerei | 1 mittelgroßes | 1,0 |
| Emmentaler Käse | 30 g | 0,6 |
| Vollmilch | 0,1 l | 0,4 |

## Störungen des Vitamin-$B_{12}$-Haushalts: Ursachen

**Erkrankungen und Operationen des Magen-Darm-Traktes:** Gastrointestinale Störungen, wie z.B. Gastritis (inkl. Helicobacter-pylori-Infektion), Achlorhydrie (fehlende Magensäurebildung), Morbus Crohn, chronische Enteritis und Diarrhö (wie sie bei AIDS vorkommt) und Erkrankungen der Bauchspeicheldrüse reduzieren die Resorption von Vitamin $B_{12}$. Dasselbe gilt für einen Magen-Bypass und andere sog. bariatrische Eingriffe.

**Alkoholkonsum:** Übermäßiger Alkoholkonsum erhöht das Risiko eines Vitamin-$B_{12}$-Mangels. Der Abbau des Alkohols benötigt viel Vitamin $B_{12}$. Zudem verändert Alkohol die Struktur der Magenschleimhaut und die Leberfunktion, was die Verwertung von Vitamin $B_{12}$ beeinträchtigt.

**Alter:** Ungefähr 50% aller Menschen über 65 Jahre entwickeln eine Zellschwäche an der Magenwand, die die Sekretion und Funktion des Magens beeinträchtigt. Die verminderte Sekretion des Intrinsic-Faktors wiederum verschlechtert die Bioverfügbarkeit von Vitamin $B_{12}$ erheblich und führt bei vielen Menschen zu einem Mangelzustand.

**Lebererkrankungen:** Vitamin $B_{12}$ wird in der Leber gespeichert. Diese produziert spezielle Blutproteine, die für den Transport und die Funktion des Vitamins wichtig sind. Deshalb können Lebererkrankungen den Vitamin-$B_{12}$-Status beeinträchtigen.

**Medikamente:** Der Einsatz von östrogenhaltigen Verhütungsmitteln und Hormonpräparaten, sog. Protonenpumpen-Hemmern, oralen Diabetes-Medikamenten (Metformin), blutdrucksenkenden Medikamenten (Seite 632) (ACE-Hemmer) usw. führt oft zu einem Vitamin-$B_{12}$-Mangel. Empfehlung: regelmäßige Kontrolle des Vitamin-$B_{12}$-Status (Methylmalonsäure, Vitamin $B_{12}$ im Blut).

**Nitrosativer Stress:** Nitrostress (Seite 461) führt zu markantem Vitamin-$B_{12}$-Defizit.

**Schwangerschaft und Stillzeit** In Schwangerschaft und Stillzeit ist der Bedarf an Vitamin $B_{12}$ um ein Drittel erhöht. Wenn eine Mutter nur geringe Mengen des Vitamins über die Nahrung aufnimmt, können Mutter und Kind einen Vitamin-$B_{12}$-Mangel entwickeln.

**Vegetarische Ernährung:** Pflanzliche Lebensmittel enthalten im besten Fall nur Spuren von Vitamin $B_{12}$. In Algen sind Substan-

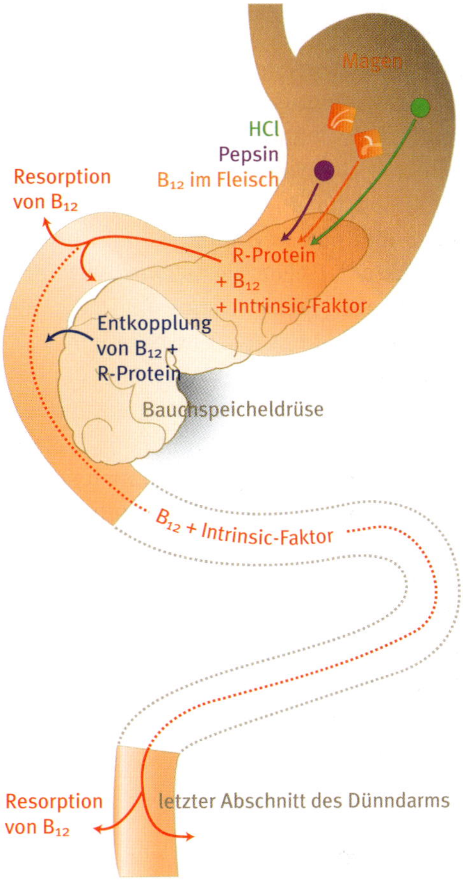


Vitamin-$B_{12}$-Mangel ist meist die Folge einer gestörten Resorption.

zen enthalten, die dem Vitamin $B_{12}$ ähneln. Sie scheinen jedoch nicht bioverfügbar zu sein und die Vitamin-$B_{12}$-Rezeptoren eher zu blockieren. Obwohl unsere Darmbakterien kleine Mengen von Vitamin-$B_{12}$-ähnlichen Verbindungen synthetisieren, wird der Bedarf aus der Nahrung nicht einmal teilweise gedeckt. Deshalb bestehen die einzigen signifikanten Nahrungsquellen aus tierischen Produkten: Fleisch, Meeresfrüchten, Eiern und Milchprodukten. Vegetarier/Veganer sollten regelmäßig den Vitamin-$B_{12}$-Status im Labor überprüfen.

## Störungen des Vitamin-$B_{12}$-Haushalts: Folgen

- **Allgemeinzustand:**Schwächung des Antioxidans-Schutzsystems, weil weniger reduziertes Glutathion gespeichert wird. Funktioneller Folsäuremangel.
- **Blut/Mitochondrien:** Störungen des Blutbilds und eine verminderte mitochondriale Aktivität (Energiestoffwechsel) reduzieren die Konzentrationsfähigkeit und bewirken Müdigkeit, Schwäche und Kurzatmigkeit. Abnormales Wachstum der weißen Blutkörperchen schwächt das Immunsystem.
- **Peripheres Nervensystem:** Taubheit und Kribbeln an Händen und Füßen, Verlust des Tastsinnes, unsicherer Gang, schlechte Koordination der Muskulatur.
- **Sinnesorgane:** Blinde Flecken und verminderte Sehkraft, Geruchs- und Geschmacksstörungen

### Nicht zu stark erhitzen

Vitamin $B_{12}$ ist hitzeempfindlich, sodass erhebliche Mengen bei der Zubereitung von Speisen verloren gehen können (z. B. verliert Milch 30 % ihres Vitamin-$B_{12}$-Gehaltes, wenn sie zwei Minuten lang gekocht wird).

- **Verdauungssystem:** Vermindertes Zellwachstum führt zu Schwächung und Entzündung der Zellwände im Mund und im gesamten Verdauungsapparat und verursacht eine raue Zunge, geringere Resorption von Nährstoffen, Verstopfung, Appetitlosigkeit und Gewichtsverlust.
- **Zentralnervensystem:** Gereiztheit, Aggressivität, Gedächtnisstörungen, Verwirrung, Erregungszustände, Psychosen, Depressionen, Müdigkeit.

## Zufuhrempfehlungen

### Empfohlene tägliche Vitamin-$B_{12}$-Zufuhr (µg)

| | Normalernährung | | therapeutischer Dosierungsbereich |
|---|---|---|---|
| | DACH (2013) | US RDA (1998) | Werbach (1999) |
| Männer | 3 | 2,4 | 10–1 000 |
| Frauen* | 3 | 2,4 | |

* mit Ausnahme von schwangeren (Seite 341) und stillenden (Seite 344) Frauen

Vitamin $B_{12}$ muss separat als Injektion einmal wöchentlich verabreicht werden, falls der Intrinsic-Faktor über die Magenschleimhaut nicht in ausreichender Menge gebildet werden kann.

Alternative Zufuhrmöglichkeiten: hochdosierte perorale Gaben (Aufnahme durch passive Diffusion im Darm, Resorptionsquote ca. 1 %), Nasengel oder -spray (Aufnahme über die Nasenschleimhaut).

## Anwendungsgebiete

**Appetit, Kraft und Energie:** Der Energiestoffwechsel (bei Müdigkeit, Erschöpfung) kann mit Vitamin-$B_{12}$-Präparaten verbessert werden; dies besonders unter erhöhtem Stress durch chronische Erkrankungen oder bei Rekonvaleszenz nach erlittenem Trauma (z. B. Schleudertrauma) oder nach Operationen.

**Homocysteinspiegel, erhöhter:** Vitamin $B_{12}$ senkt zusammen mit Folsäure, Vitamin $B_6$ und Vitamin $B_2$ den Homocysteinspiegel im Blut. Die DACH-Liga für Homocystein empfiehlt bei erhöhtem Homocystein Vitamin-$B_{12}$-Zufuhrmengen von 3–100 µg/Tag.

**Krebserkrankungen:** Eine ausreichende Vitamin-$B_{12}$-Versorgung scheint das Risiko von Gebärmutterhalskrebs zu senken.

**Medikamente** Finden Sie im Abschnitt »Störungen des Vitamin-$B_{12}$-Haushaltes: Ursachen« (Seite 182).

**Nervenerkrankungen, Neuropathien:** Vitamin $B_{12}$ kann Schmerzen und Symptome von Nervenerkrankungen (Neuropathien) mildern und bei Multipler Sklerose sowie nach traumatischen Nervenverletzungen für den Aufbau des Myelins günstig sein. Vitamin $B_{12}$ kann bei Diabetikern, deren Tastsinn gestört ist, versucht werden.

**Psychische Störungen, Konzentration, Gedächtnis:** Ein Vitamin-$B_{12}$-Mangel ist vor allem bei älteren Menschen häufig die Ursache für Depressionen, Müdigkeit, Antriebslosigkeit, Irritierbarkeit, Konzentrations- und Gedächtnisstörungen.

### Überdosierung

Sogar bei hohen Dosen von ≥ 10 mg/Tag gibt es keine Berichte von toxischen Reaktionen bei gesunden Erwachsenen. Intravenöse Injektionen werden in seltenen Fällen mit allergischen Reaktionen in Zusammenhang gebracht, die zwar schwerwiegend sein können, aber auf Hilfsstoffe in der Injektionslösung zurückzuführen sind.

### Literatur

Chapman LE et al. Association between metformin and vitamin B12 deficiency in patients with type 2 diabetes: a systematic review and meta-analysis. Diabetes Metab 2016;42(5):316–327.

Gröber U et al. Neuroenhancement with vitamin B12 – underestimated neurological significance. Nutrients 2013;5:5031–5045.

Kibirige D et al. Vitamin B12 deficiency among patients with diabetes mellitus: is routine screening and supplementation justified? J Diab Metabol Dis 2013;12:17–22.

Myung SK et al. Vitamin or antioxidant intake (or serum level) and risk of cervical neoplasm: a meta-analysis. BJOG 2011;11:1285–1291.

Pawlak R et al. How prevalent is vitamin B12 deficiency among vegetarians? Nutr Rev 2013;71(2):110–117.

Shipton MJ et al. Vitamin B12 deficiency – a 21st century perspective. Clin Med 2015 ;15(2) :145–150.

Stover PJ. Vitamin $B_{12}$ and older adults. Curr Opin Clin Nutr Metab Care 2010;13:24–27.

Walker JG et al. Oral folic and vitamin B12 supplementation to prevent cognitive decline in community-dwelling older adults with depressive symptoms – the Beyond Ageing Project: a randomized controlled trial. Am J Clin Nutr 2012;95:194–203.

## Pantothensäure

Pantothensäure spielt als Teil des Coenzyms A (CoA) eine zentrale Rolle im Energiestoffwechsel in der Zelle. Sie ist an über 100 Reaktionen beteiligt ist, die den Abbau von Kohlenhydraten und Fetten und damit den Aufbau von Zellenergie mitbeeinflussen. Pantothensäure wird in Supplementen aus Stabilitätsgründen meist als Kalziumpantothenat eingesetzt. Gelegentlich kommt auch die aktivierte Verbindung Panthetin zum Einsatz (Verbesserung von Triglyceriden, LDL, HDL). Es wird auch als Pantothenol angeboten – ein Alkohol, der vom Körper schnell in Pantothensäure umgewandelt wird.

## Funktionen

**Energieproduktion:** Pantothensäure transportiert kleine Moleküle, die beim Abbau von Fettsäuren und Zucker entstehen, an die Stellen, wo die Energie produziert wird.

**Hormonstoffwechsel, Cholesterin, Vitamin D:** Die Pantothensäure ist an der körpereigenen Bildung von Geschlechtshormonen, Steroidhormonen (Cortisol) sowie auch von Cholesterin und Vitamin D mitbeteiligt.

**Protein- und Fettsynthese:** Pantothenat spielt eine bedeutende Rolle bei der Synthese verschiedener Aminosäuren und Proteine (inkl. Hämoglobin, das den Sauerstoff im Blut transportiert) und des wichtigen Neurotransmitters Acetylcholin. Pantothenat wird auch bei der Synthese von Fettsäuren und bei ihrer Einbindung in die Zellmembranen gebraucht.

### Vorkommen in der Nahrung

| Nahrungsmittel | Menge | mg Pantothensäure |
|---|---|---|
| Kalbsleber | 100 g | 7,5 |
| Erdnüsse | 100 g | 2,6 |
| Sojabohnen | 100 g | 1,9 |
| Naturreis | 100 g | 1,7 |
| Wassermelone | 100 g | 1,6 |
| Brokkoli | 100 g | 1,3 |
| Hühnerei | 1 mittelgroßes | 0,9 |
| Bierhefe | 10 g | 0,7 |

## Störungen des Pantothensäurehaushalts: Ursachen

Schwere Mangelzustände kommen eher selten vor. Leichte Mangelerscheinungen können auftreten (oft zusammen mit anderen Arten von Vitamin-B-Mangel) bei Personen mit chronischen Lebererkrankungen, während radikaler Diätkuren oder bei Malnutrition (ältere Personen), nach bariatrischen Eingriffen (z. B. Magen-Bypass) und bei hohem Alkoholkonsum.

## Störungen des Pantothensäurehaushalts: Folgen

- Anämie
- Ausbleichen der Haarfarbe
- depressive Verstimmungen
- Erbrechen und Magenschmerzen
- reduzierte Immunantwort: herabgesetzte Wirkung von Antikörpern
- Kopfschmerzen
- Müdigkeit
- Muskelschmerzen
- Taubheit und Brennen in den Unterschenkeln und Fußgelenkschmerzen
- Schlaflosigkeit

## Anwendungsgebiete

**Akne:** Tägliche Gaben von Pantothensäure (>2 g, während 2–3 Monaten) vermögen die Anzahl Akne-bedingter Gesichtsläsionen (inkl. entzündlicher Stellen) signifikant zu vermindern. Pantothensäure reguliert über die Bildung von CoA die Barrierefunktion der Epidermis und die Differenzierung der keratinbildenden Zellen.

**Arthritis, Arthrose:** Kann bei Arthrose und Arthritis versucht werden (2 g/d). Patienten zeigen niedrigere Blutspiegel als gesunde Probanden. Die Datenlage ist allerdings schmal.

**Stress:** Erhöhter Bedarf (zusammen mit Vitamin C, Zink, Magnesium und anderen B-Vitaminen).

**Wundheilung:** Pantothensäure kann evtl. die Wundheilung verbessern.

## Zufuhrempfehlungen

### Empfohlene tägliche Pantothensäurezufuhr (mg)

| | Normalernährung | | therapeutischer Dosierungsbereich |
|---|---|---|---|
| | DACH (2013 | US AI (1998) | |
| Männer | 6 | 5 | 50–2 000–(10 000) mg |
| Frauen* | 6 | 5 | |

* mit Ausnahme von schwangeren (Seite 341) und stillenden (Seite 344) Frauen

## Überdosierung

Hohe Dosen von oral verabreichtem Kalziumpantothenat sind gemäß heutigem Wissen für Menschen nicht toxisch. Mengen von bis zu 10g täglich sind bei Aknepatienten erfolgreich über mehrere Monate gegeben worden, ohne dass sich unerwünschte Reaktionen zeigten.

## Literatur

Kelly GS, Pantothenic acid, Alt Med Rev, 2011;16(3): 2634.

Vaxman F et al. Effect of pantothenic acid and ascorbic acid supplementation on the human skin wound healing process. Eur Surg Res 1995;27:158–166.

Wiederholt T et al. Calcium pantothenate modulates gene expression in proliferating human dermal fibroblasts. Exp Dermatol 2009;18:969–978.

Yang M et al. A randomized, double-blind, placebo-controlled study of a novel pantothenic acid-based dietary supplement in subjects with mild to moderate facial acne. Dermatol Ther (Heidelb) 2014;4:93–101.

# Biotin

Biotin ist ein unerlässlicher Bestandteil von für den Zucker-, Fett- und Aminosäure-Stoffwechsel wichtigen Enzymen (sog. Carboxylasen). Die größte Menge an Biotin kommt aus der Nahrung, aber kleinere Mengen werden von Bakterien im Darmtrakt synthetisiert und ergänzen die Zufuhr aus der Nahrung.

## Funktionen

**Fettmetabolismus:** Wichtige Schritte beim Auf- und Abbau von Fettsäuren sind von biotinhaltigen Enzymen abhängig. So sind wir z.B. bei der Umwandlung von α-Linolensäure in verschiedene Omega-3-Fettsäuren auf Biotin angewiesen.

**Synthese von Glukose:** Der erste wichtige Schritt bei der Bildung von Glukose im Körper hängt von einem Enzym ab, das Biotin enthält. Die Synthese von Glukose ist notwendig, um den Blutzuckerspiegel konstant zu halten und Hypoglykämie (niedrige Blutzuckerspiegel) zu verhindern.

**Regulation der Genexpression:** Biotin beeinflusst die Aktivität diverser genetischer Informationen (z.B. sog. Transskriptionsfaktoren, welche die Insulinsekretion beeinflussen).

### Vorkommen in der Nahrung

| Nahrungsmittel | Menge | µg Biotin |
|---|---|---|
| Kalbsleber | 100 g | 75 |
| Sojabohnen | 100 g | 60 |
| Bierhefe | 30 g | 30 |
| Haferflocken | 100 g | 20 |
| Champignons | 100 g | 16 |
| Hühnerei | 1 mittelgroßes | 12 |
| Avocado | 100 g | 10 |

## Störungen des Biotinhaushalts: Ursachen

**Medikamente:** Antiepileptika (Seite 632) (Phenytoin, Barbiturate, Primidon und Carbamazepin reduzieren die Resorption und erhöhen den Abbau sowie die Ausscheidung von Biotin über den Urin. Therapeutische α-Liponsäure-Dosierungen konkurrieren mit Biotin um Bindungsstellen und führen evtl. zu einer verringerten Aufnahme von Biotin in die Zelle.

**Schwangerschaft und Stillzeit:** Der Bedarf ist während der Schwangerschaft und der Stillzeit erhöht, sodass Mangelzustände entstehen können, wenn die Ernährung unzureichend ist.

**Zufuhrmangel:** Mangelerscheinungen können auftreten bei einseitiger Ernährung bei chronisch Kranken, bei Rauchern und Alkoholikern.

## Störungen des Biotinhaushalts: Folgen

- vermindertes Wachstum, verlangsamte körperliche und geistige Entwicklung, Erbrechen und Magenschmerzen
- dünnes Haar, oft mit Verlust der Haarfarbe, Haarausfall und Glatzenbildung
- Muskelschmerzen
- schuppige, gerötete Hautstellen, besonders um Mund und Nase
- seborrhoische und ekzematöse Haut
- Bindehautentzündung (Konjunktivitis)
- Taubheit und Kribbeln in den Extremitäten
- Depression, Müdigkeit, Angstzustände

## Zufuhrempfehlungen

### Empfohlene tägliche Biotinzufuhr (μg)

| | Normalernährung | | therapeutischer Dosierungsbereich |
|---|---|---|---|
| | DACH (2013) | US AI (1998) | |
| **Männer** | 30–60 | 30 | 1–5 mg |
| Frauen* | 30–60 | 30 | |

* mit Ausnahme von schwangeren (Seite 341) und stillenden (Seite 344) Frauen

## Anwendungsgebiete

**Biotinmangel:** Biotinmangel sollte über eine Urinanalyse festgestellt werden (erhöhte Biotinwerte). Die Biotin-Blutwerte sinken bei einer Biotin-Mangelernährung nicht ab und sind daher nicht aussagekräftig.

**Diabetes mellitus:** Therapeutische Biotin-Dosierungen scheinen bei Diabetes Typ 1 und 2 erhöhte Blutzucker-Werte, die Glukosetoleranz und die Insulinsensitivität zu verbessern. Biotinsupplemente, kombiniert mit Chrom, scheinen das Risiko von Arteriosklerose bei Diabetikern zu reduzieren.

**Haut-, Haar- und Nagelerkrankungen:** Menschen mit trockener, schuppiger Haut, Ekzem, Haarausfall und brüchigen Fingernägeln vermögen evtl. von einem im mg-Bereich dosierten Biotinpräparat zu profitieren (schwache Datenlage).

### Überdosierung

Sogar bei regelmäßig verabreichten Dosen von > 60 mg/Tag wurden bisher keine toxischen Wirkungen von Biotin festgestellt. Therapeutisch dosierte Biotin-Präparate können die laboranalytische Bestimmung von Schilddrüsenhormonen stören und sollten 1–2 Tage vor der Messung abgesetzt werden.

### Literatur

De la Vega-Monroy et al. Effects of biotin supplementation in the diet on insulin secretion, islet gene expression, glucose homeostasis and beta-cell proportion. J Nutr Biochem 2013;24:169–177.

Fernandez-Mejia C et al. Pharmacological effects of biotin. J Nutr Biochem 2005;16:424.

Geohas J et al. Chromium picolinate and biotin combination reduces atherogenic index of plasma in patients with type 2 diabetes mellitus: a placebo-controlled, double-blinded, randomized clinical trial. Am J Med Sci 2007;333:145–153.

Scheinfeld N et al. Vitamins and minerals: their role in nail health and disease. J Drugs Dermatol 2007;6:782–787.

Tosti A. et al. Hair loss in women. Minerva Ginecol 2009;61:445–452.

Zempleni J et al. Biotin. Present Knowledge in Nutrition, Biotin. Editors Erdman JW et al. John Wiley& Sons. 2012;10. Auflage.

## Vitamin C

Einige Primatenarten, darunter der Mensch, und Meerschweinchen können Vitamin C (Ascorbinsäure) nicht synthetisieren. Man nimmt an, dass vor 60 Millionen Jahren ein »Vorgänger der Primaten« durch Genmutation die Fähigkeit verloren hat, das Enzym Gulonolacton-Oxydase herzustellen, welches in der Leber zur Produktion von Vitamin C benötigt wird. Der angeborene Vitamin-C-Mangel des Menschen ist also ursprünglich kein Ernährungsmangel, sondern eine Enzymmangelkrankheit, die nicht allein durch das in der Nahrung vorhandene Vitamin C ausgeglichen werden kann. Ohne diesen Erbschaden könnte der Mensch vermutlich täglich selbst etwa 2,5–3,5 g Vitamin C in seinem Körper bilden. Ohne zusätzliche Vitamin-C-Einnahme entsteht ein Zustand, der auch subklinischer Skorbut genannt wird. Eine langfristig ausreichende Vitamin-C-Versorgung wirkt lebensverlängernd bzw. reduziert die Mortalität.

### Funktionen

**Antioxydanzien, Prooxidans:** Vitamin C besitzt antioxidative oder prooxidative Eigenschaften – abhängig vom Redoxpotenzial des umgebenden Milieus.. Es kommt im Blut, in Körperflüssigkeiten und in allen Zellen vor, wo es selbst leicht oxidiert, um die Zellen und zahlreiche körpereigene Substanzen (z. B. Vitamin E, Folsäure) vor der Oxidation zu schützen. Es ist auch wichtig für die Umwandlung von Kupfer in eine Form, in der es als Bestandteil von vielen antioxidativen Enzymsystemen gebraucht wird, wie z. B. bei der Superoxiddismutase.

**Carnitinsynthese:** Ascorbinsäure ist zusammen mit Niacin und Vitamin $B_6$ notwendig zur Produktion von L-Carnitin. Ein Mangel an Ascorbinsäure senkt den Carnitinspiegel, was zu Müdigkeit und Muskelschwäche führen kann.

**Cholesterinabbau:** Der erste große Schritt für den Abbau von Cholesterin zu Gallensäuren hängt von Vitamin C ab.

**Endothelschutz, Entzündungen:** Vitamin C senkt das sogenannte T-PA-Antigen (Marker der Dysfunktion des Endothels = Gefäßinnenwand) sowie die klassischen Entzündungsmarker CRP, hs-CRP und Interleukin (IL-6). Vitamin C hat im Hinblick auf arteriosklerotische Veränderungen eine wichtige Bedeutung.

**Entgiftung der Leber und Ausscheidung von Medikamenten und Chemikalien:** Ascorbinsäure stimuliert das Enzymsystem der Leber, welches das Blut entgiftet und Medikamente und toxische Umweltchemikalien wie z. B. Pestizide, Lebensmittelzusätze und Schwermetalle zur Ausscheidung bringt.

> Vitamin C wird für die Verkettung von Kollagenmolekülen benötigt. Erst dadurch erhält das Bindegewebe seine Stabilität und Festigkeit.

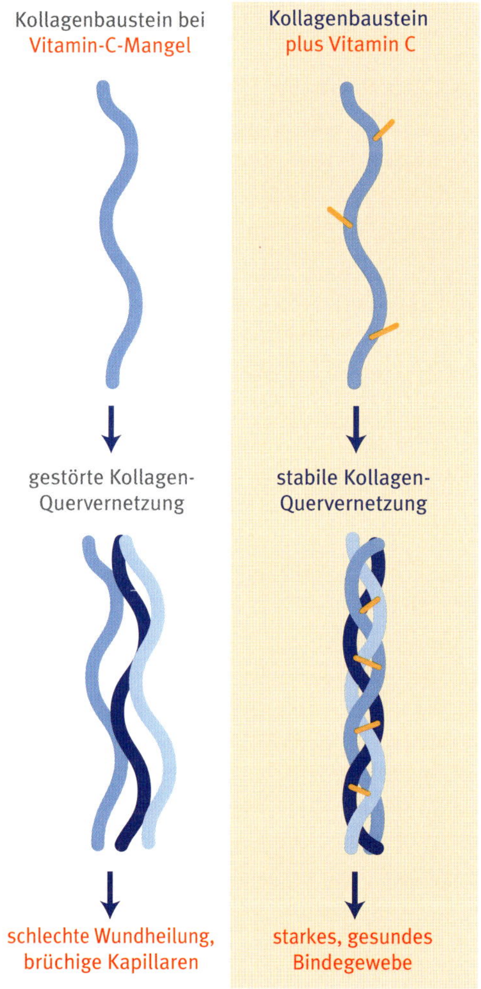


**Förderung der Eisenresorption:** Vitamin C begünstigt die Resorption von Eisen aus der Nahrung und aus Supplementen erheblich. Es bildet aus $Fe^{3+}$ gut resorbierbares $Fe^{2+}$ und hemmt zudem die Bildung von nicht verwertbaren Eisen-Gerbstoff- und Eisen-Phytat-Komplexen, die bei gleichzeitiger Einnahme von Eisen und Getreide bzw. Grün- oder Schwarztee entstehen können.

**Genetik:** Vitamin C ist als Cofaktor von Hydroxyl-Gruppen übertragenden Enzymsystemen in die Regulation der Gen-Transkription und in epigenetische Mechanismen involviert. Bei Plasmaspiegeln von $>50\,\mu mol/l$ schützt Vitamin C vor DNA-Schäden. Vitamin C hydroxyliert auch den sog. Hypoxia-inducible factor 1α (HIF-1α), einen Transkriptionsfaktor, der für die zelluläre Antwort bei sauerstoffarmen Gewebebedingungen sorgt.

**Hormonproduktion:** Die Produktion der Schilddrüsenhormone hängt von einem angemessenen Vitamin-C-Status ab.

**Immunsystem:** Vitamin C führt zu einer Hochregulierung der natürlichen Killer-Zellen (nK-Zellen), fördert die Bildung von Lymphozyten (Abwehrzellen) sowie von Zytokinen und Immunglobulinen (als Reaktion auf einen Infekt). Es besitzt eine virusstatische (hemmt Vermehrung z. B. des Influenza-Virus) und antibakterielle Wirkung.

**Kollagenproduktion:** Vitamin C ist (zusammen mit Eisen) ein unersetzbarer Cofaktor für die Synthese von Kollagen. Vitamin C bereitet zwei Aminosäuren, Lysin und Prolin, für die Einlagerung in kollagenen Fasern vor und bindet einzelne Fasern zu Bindegewebe. Wenn es an Ascorbinsäure mangelt, entsteht ein schwaches Bindegewebe und es fehlt die Elastizität in Haut, Gelenken, Muskeln, Knochen und Gefäßen.

**Kontrolle des Histaminspiegels:** Vitamin C spielt eine Rolle bei der Kontrolle des Histaminspiegels im Blut und im Körper; ein unzureichender Vitamin-C-Status erhöht den Histaminspiegel im Blut. Ein hoher Histaminspiegel wiederum kann Allergien, Asthma, Magengeschwüre und bestimmte psychische Erkrankungen negativ beeinflussen.

**Synthese von Neurotransmittern und opoidhaltigen Peptiden:** Ascorbinsäure ist notwendig für die Produktion von wichtigen Neurotransmittern (Überträgersubstanzen von Nervenimpulsen) im Gehirn: dem Adrenalin, Noradrenalin und Serotonin. Vitamin C scheint als Cofaktor auch an der Bildung von opoidhaltigen Peptiden beteiligt zu sein (schmerzstillende Wirkung).

### Vorkommen in der Nahrung

| Nahrungsmittel | Menge | mg Vitamin C |
|---|---|---|
| Acerolakirsche | 100 g | 1 500–2 000 |
| Papaya | 1 mittelgroße | 195 |
| Brokkoli | 100 g | 115 |
| Kiwi | 100 g | 80 |
| Orange | 1 mittelgroße | 70 |
| Erdbeeren | 100 g | 65 |
| Paprika, grün | 1 mittelgroße | 65 |
| Kartoffeln | 1 mittelgroße | 28 |

## Störungen des Vitamin-C-Haushalts: Ursachen

**Alter:** Ältere Menschen zeigen nicht selten einen Vitamin-C-Mangel, besonders bei chronischen Erkrankungen. Der Alterungsprozess wird oft mit einer Abnahme des Vitamin-C-Spiegels im Blutplasma und in den weißen Blutkörperchen (Leukozyten) in Zusammenhang gebracht.

**Chronische Erkrankungen, Entzündungen, Stress:** Vitamin C reduziert die Stressreaktion des Körpers bzw. die Cortisolausschüttung in der Nebenniere. Physischer Stress, Infektionen, Fieber, Verbrennungen, Muskel- und Knochentrauma, Operationen, aber auch Leistungssport erhöhen den Vitamin-C-Bedarf. Besonders hoch ist der Vitamin-C-Verbrauch unter chronisch entzündlichen Bedingungen wie bei Arthritis, Gastritis, Darmentzündungen, Diabetes, Übergewicht, Bronchitis, neurodegenerativen Erkrankungen, chronischem Nierenversagen, aber auch bei den Low-grade-Entzündungen (nicht schmerzende, chronische Entzündungen in den Gefäßen und Geweben) im kardiovaskulären Bereich sowie bei hohem Alkoholkonsum. Chemikalien, Strahlungen und Schwermetalle in der Umwelt (Luft, Wasser, Nahrungsmittel) leeren die Vitamin-C-Speicher des Körpers und erhöhen damit die Gefahr eines Mangels.

**Wachstum, Schwangerschaft, Stillzeit:** Im Wachstum sowie während der Schwangerschaft und Stillzeit erhöht sich der Vitamin-C-Bedarf.

**Medikamente:** Die regelmäßige Einnahme von Medikamenten (Seite 632) wie Aspirin, östrogenhaltigen Präparaten (Verhütung, Wechseljahre), Cortisonpräparaten, Protonenpumpen-Hemmern usw. verschlechtert den Vitamin-C-Status.

**Rauchen:** Rauchen bewirkt einen deutlichen Anstieg im Abbau und bei der Ausscheidung von Vitamin C, wodurch der Vitamin-C-Bedarf des Körpers mehr als verdoppelt wird.

Zufuhrmangel: Bei Menschen mit schlecht gefülltem Vitamin-C-Speicher führt eine Vitamin-C-arme Ernährung in nur 1–2 Wochen zu einem Mangelzustand.

### Störungen des Vitamin-C-Haushalts: Folgen

- Ansammlung von Keratin in Haarfollikeln (Haarwurzel), was raue Haut verursacht
- Anzeichen von unzureichender Synthese des Bindegewebes: entzündetes und blutendes Zahnfleisch; verminderte Wundheilung, Kapillarbrüchigkeit
- Depression; Veränderungen der Persönlichkeit (auf unzureichende Synthese von Neurotransmittern zurückzuführen)

> **Täglich frisches Obst essen**
>
> Früchte und Gemüse enthalten große Mengen an Vitamin C; bei täglichem Verzehr von Obst wird der normale (nicht der therapeutische) Bedarf also mühelos gedeckt. Beim Kochen wird der Gehalt stark verringert, da Vitamin C wasserlöslich ist und leicht oxidiert. Getreide, Fleisch und Milchprodukte enthalten nur wenig Vitamin C.

- herabgesetzte Immunität mit erhöhter Gefahr von Infektionen
- Schwäche, Abgespanntheit, Müdigkeit verminderter Schutz gegen Oxidation: kann das Risiko von Krebs, Herzerkrankungen, Schlaganfall, Arthritis und Katarakt erhöhen

### Zufuhrempfehlungen

#### Empfohlene tägliche Vitamin-C-Zufuhr (mg)

| | Normalernährung | | therapeutischer Dosierungsbereich** |
|---|---|---|---|
| | DACH (2015) | US RDA (2000) | |
| Männer | 110 | 90 | peroral: 200–3 000<br>parenteral: 5–100 g |
| Frauen* | 95 | 75 | |

* mit Ausnahme von schwangeren (Seite 341) und stillenden (Seite 344) Frauen
**Bei starken Infektionen oder bei Krebserkrankungen werden zum Teil weit höhere Dosierungen verwendet.

Der Körper nimmt von einer Dosis Vitamin C bis zu 300 mg über 90 % auf. Bei 1 500 mg beträgt die Resorption weniger als 30 %. Daher wird eine maximale Aufnahme eher durch die Verteilung von mehreren Dosen über den Tag erreicht als durch eine einzige Dosis. Der Körper kann aber bei höherer Zufuhr die Speicherkapazität erheblich steigern; z. B. erhöht die tägliche Zufuhrmenge von 200 mg Vitamin C die gespeicherte Menge auf 5 000 mg.

Der Bedarf an Vitamin C ist nach der biochemischen Individualität von Mensch zu Mensch sehr verschieden und kann in Stress-Situationen stark erhöht sein. Präventive Vitamin-C-Plasmaspiegel von mindestens 50 µmol/l (0,9 mg/dl) zur Verringerung des Arteriosklerose- und Krebsrisikos scheinen gemäß der Deutschen Gesellschaft für Ernährung sinnvoll. Chronisch entzündliche Erkrankungen korrelieren mit Vitamin-C-Blutwerten < 30 µmol/l oder 0,54 mg/dl.

Vitamin C kann als kristallines Pulver »Ascorbinsäure«, als säuregepuffertes Pulver (Natriumascorbat oder Kalziumascorbat) oder in sogenannten Retardkapseln eingenommen werden, die das Vitamin C verzögert abgeben. Mittels Retardpräparaten kann das Vitamin C um den Faktor 2 besser aufgenommen werden. Die Bioverfügbarkeit von synthetischem Vitamin C und Vitamin C aus Lebensmitteln zeigt interessanterweise keine signifikanten Unterschiede.

**TIPP** **Sie sollten nicht vergessen, den Mund zu spülen, nachdem Sie Ascorbinsäurepulver in Wasser oder in Fruchtsaft gelöst oder als Lutschtabletten eingenommen haben, da die Ascorbinsäure den Zahnschmelz angreifen kann.**

### Vitamin-C-Hochdosis-Gabe bei Krebspatienten

Vitamin C kann bei Krebspatienten begleitend in sehr hohen Dosierungen parenteral (Infusionen, Injektionen) gegeben werden. Bei diesen hohen Vitamin-C-Gaben bildet sich stark prooxidativ wirksames Wasserstoffperoxid. Dieses bewirkt eine selektiv hemmende Wirkung auf die Krebszellen. Diese Intervention soll aber nur in Begleitung mit anderen Maßnahmen, von erfahrenen Ärzten und unter Berücksichtigung eines Zielwertes (Vitamin-C-Blutspiegel > 1 000–5 000–(13 000) µmol/l) durchgeführt werden.

## Anwendungsgebiete

**Allergien:** Dank seiner Antihistaminwirkung kann Vitamin C bei Asthma, Lebensmittelallergien, Heuschnupfen (allergische Rhinitis) und anderen Allergien eingesetzt werden. Dosierungen im Bereich von 2–3 g Vitamin C vermögen den Histaminblutspiegel innerhalb weniger Tage deutlich zu reduzieren.

**Asthma, Leistungsasthma:** Vitamin C besitzt eine immunmodulierende und antihistaminische Wirkung. Viele Asthmatiker (Erwachsene und Kinder) haben niedrige Vitamin-C-Spiegel. Häufigkeit und Schweregrad von Asthma (auch erkältungsbedingtem) sowie die Bronchoreaktivität können durch Vitamin C reduziert werden. Die Gabe von 0,5–2 g Vitamin C ca. 1 Stunde vor einer sportlichen Leistung kann auch eine leistungsbedingte Bronchokonstriktion um ca. 50 % reduzieren.

**Blutdruck, erhöhter:** Je höher der Vitamin-C-Blutspiegel, desto niedriger der Blutdruck. Eine Vitamin-C-Supplementierung (0,5 g/Tag) kann sowohl den systolischen (ca. 5 µmol/l) wie auch den diastolischen Blutdruck (ca. 2 µmol/l) leicht senken. Empfohlene Dosierung bei milder Hypertonie: 0,5–3 g/Tag. Bei parenteraler Anwendung höherer Vitamin-C-Dosierungen (> 30 g) scheint der Blutdruck noch ausgeprägter zu sinken.

**Depressionen:** Der parallele Einsatz von Vitamin C mit Antidepressiva (z. B. Fluoxetin, Clomipramin) führt zu einer Verbesserung des klinischen Ergebnisses.

**Diabetes mellitus:** Ein hoher Blutzuckerspiegel scheint den Transport von Vitamin C zu den Zellen zu beeinträchtigen. Vitamin C hemmt Glykierungsprozesse. Interventionsstudien mit 0,5–2 g Vitamin C/Tag zeigten eine Senkung der Nüchternglukose im Blut. Der $HbA_{1c}$-Wert korreliert mit dem Vitamin-C-Blutspiegel. Die Einnahme von Vitamin-C-Supplementen kann bei der Behandlung von Zahnfleischentzündungen und langsam heilenden Wunden hilfreich sein, Zuständen, die bei vielen Diabetikern zu finden sind.

**TIPP** **Eine zusätzliche Vitamin-C-Einnahme erhöht die Aufnahme von Eisen sowohl aus Lebensmitteln als auch aus Eisenpräparaten und optimiert so die Behandlung von Eisenmangel.**

**Erinnerung, Gemütslage, Depressionen:** Vitamin-C-Supplemente können das Erinnerungsvermögen und die Gemütslage (inkl. Stresstoleranz) bei Gesunden, aber auch bei hospitalisierten Personen deutlich verbessern. In einer kleinen Studie zeigte Vitamin C eine additive Wirkung zusammen mit Antidepressiva (Fluoxetin).

**Gicht:** Vitamin-C-Supplementierung kann die zirkulierende Harnsäurekonzentration und das Risiko für Gichtanfälle reduzieren.

**Herz-Kreislauf-Erkrankungen:** Vitamin C erhöht die Elimination von Cholesterin und schützt es im Körper vor Oxidation. Es kann die Triglyceride senken und gleichzeitig das HDL erhöhen. Hohe Vitamin-C-Dosen können das Verklumpen von Blutplättchen vermindern und so die Gefahr von Blutgerinnseln reduzieren. Außerdem hilft es (durch Kollagensynthese, Reduktion des Endothelmarkers T-PA-Antigen, Reduktion des Entzündungsparameters CRP), die Funktion des Gefäßendothels zu stärken (> 0,5 g/Tag). Ausreichend hohe Vitamin-C-Blutspiegel sowie eine gute Vitamin-C-Zufuhr über die Nahrung senken das Schlaganfall-Risiko.

Vitamin C schützt die Patienten bei einer Koronarangiografie in klinisch relevanter Weise von kontrastmittelbedingten Nierenschäden (3 g vor dem Eingriff, 2 g jeweils an den beiden Tagen danach). Evtl. schützt Vitamin C (1–2 g/Tag) Patienten nach einer Herzoperation vor einem Vorhofflimmern. Die Studienergebnisse sind allerdings uneinheitlich.

**Infektabwehr:** Vitamin C schützt den Körper vor Infekten – insbesondere in Stress-Situationen und unter extremen klimatischen Bedingungen. Bei den in der Vergangenheit auch häufig ergebnislos verlaufenen Studien wurde oft eine zu geringe Vitamin-C-Dosierung (sollte > 800 mg Vitamin C/Tag betragen) und eine zu kurze Anwendungsdauer (sollte wenigstens 4–6 Monate betragen) eingesetzt. Nur wenn diese Rahmenbedingungen erfüllt sind, kann mit signifikant positiven Resultaten von Vitamin C bei der Infektprophylaxe gerechnet werden. Vitamin C erhöht bei einer Dosis von ≥ 1 g die Körpertemperatur leicht, wodurch die Funktion der weißen Blutkörperchen zur Infektabwehr angeregt wird. Eine ausreichende Vitamin-C-Versorgung kann das Risiko für Harnwegsinfekte in der Schwangerschaft reduzieren.

**Krebserkrankungen:** Vitamin C spielt eine zentrale Rolle in der Abwehr von Oxidationsprozessen, in der Verteidigung des Immunsystems gegen Krebs, beim Schutz vor karzinogenen (krebserregenden) Zusatzstoffen in Lebensmitteln (z. B. Nitrate, Pestizide oder andere Chemikalien) und Schwermetallen. Auf diesem Weg senkt v.a. das in der Nahrung enthaltene Vitamin C das Risiko von Krebserkrankungen des Verdauungstraktes (Mundschleimhäute, Kehlkopf, Speiseröhre, Magen, Mastdarm, Harnblase, Bauchspeicheldrüse) sowie von Uterus und Lunge. Für die vorwiegend parenterale Anwendung von begleitenden hohen Vitamin-C-Dosen bei Krebserkrankungen gibt es viele wissenschaftliche Daten. Vitamin C scheint die Lebensqualität, die Überlebenszeit (z.B. bei Brustkrebs) sowie auch die Verträglichkeit von gewissen Chemotherapeutika (z.B. Paclitaxel) zu verbessern.

**Lebererkrankungen:** Vitamin C schützt die Leber vor toxischen Einflüssen von Arzneimitteln, Schwermetallen und anderen chemischen Substanzen. Die leberschützenden Eigenschaften beruhen auf der antioxidativen Wirkung, insbesondere in der Synergie mit Vitamin E, das durch den Einfluss von Vitamin C regeneriert wird. Vitamin C kann (idealerweise mit Vitamin E) bei Fettleber und bei der sog. nicht-alkoholischen Steatohepatitis (NASH), einer entzündlichen Form der Fettleber, eingesetzt werden.

**Magenulkus, Helicobacter pylori, Gastritis:** Bei Patienten mit einem Magenulkus finden sich sehr niedrige Vitamin-C-Konzentrationen in der Magenschleimhaut. 0,5–2 g Vitamin C/Tag können dazu beitragen, die Intaktheit der Magenschleimhaut zu erhalten oder wiederherzustellen. Vitamin C (ca. 500 mg/Tag) kann die Wirkung einer klassischen Helicobacter-Eradikationstherapie (Antibiotika, Protonenpumpenhemmer) deutlich verbessern. Eine interessante Studie zeigt, dass Vitamin C die Nebenwirkungen von Aspirin auf die Magenschleimhaut (Mikroblutungen, oxidative Prozesse) deutlich reduzieren kann.

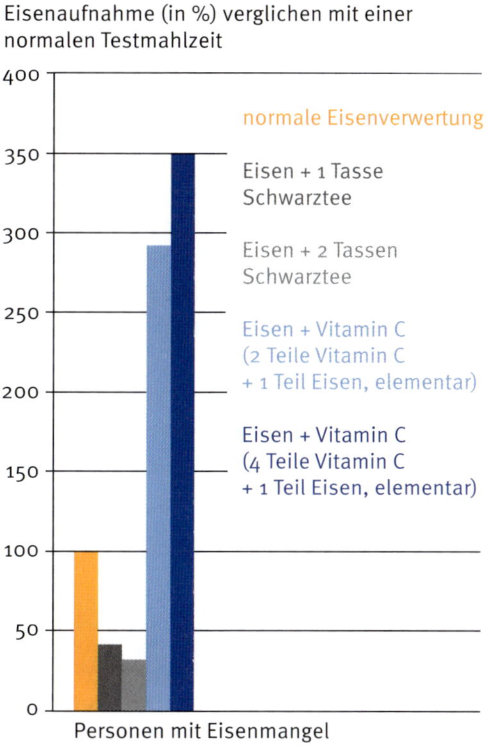


Vitamin C verbessert die Verwertung von Eisen; Schwarztee verschlechtert dagegen die Aufnahme (Thankachan et al. 2008).

**Osteoporose:** Ausreichend Vitamin C kann sowohl die Knochendichte, als auch die Elastizität der Knochen verbessern und das Risiko für Knochenfrakturen vermindern (vor allem bei Rauchern).

**Rauchen, Alkoholkonsum:** Raucher brauchen mehr Vitamin C, um ihren täglichen Bedarf zu decken. Vitamin C vermag die Leber vor Schäden und Fetteinlagerungen als Folge von Alkoholmissbrauch zu schützen.

**Schmerzen, CRPS (Complex Regional Pain Syndrome, Morbus Sudeck), Herpes-Neuralgien:** Die präventive Gabe von Vitamin C (0,5–2 g/Tag, 50 Tage) bei Traumen und Operationen von Frakturen der äußeren Extremitäten senkt das Risiko für das CRPS (Morbus Sudeck) beträchtlich. Auch neuralgische Schmerzen (bei akutem Herpes und postherpetisch) können durch Vitamin C (parenteral, meist 5–15 g/Tag, 10–14 Tage) markant reduziert werden. Die sehr hochdosierte Gabe von Vitamin C (meist parenteral – in einigen Studien auch oral 5–10 g/Tag) kann postoperativ oder bei Krebspatienten den Bedarf an opoidhaltigen Schmerzmitteln deutlich reduzieren.

**Schwere Erkrankungen (critical illness), Sepsis:** Hochdosierte parenterale oder auch orale Gaben (mind. 3 g/Tag) führen bei schwer erkrankten Klinikpatienten und bei Sepsis zu deutlich verminderten Mortalitätsraten.

**Sehstörungen:** Die antioxidative Wirkung von Vitamin C kann evtl. das Risiko für Katarakte (grauer Star) und die altersbedingte Makuladegeneration senken. Hohe Vitamin-C-Dosierungen können begleitend bei erhöhtem Augeninnendruck (Glaukom) versucht werden.

**Spermienqualität:** Vitamin C scheint sowohl die Spermienanzahl wie auch die Spermienbeweglichkeit positiv beeinflussen zu können.

**Stress, Angstzustände:** Vitamin C reduziert die Stressreaktion des Körpers. Vitamin C kann begleitend bei Angstzuständen und in Stresssituationen (z. B. Studium, Beruf) eingesetzt werden.

**Umweltgifte, Schwermetall-Vergiftungen:** Vitamin C (100 mg/Tag) kann zur beschleunigten Ausscheidung von nur sehr langsam abbaubaren Umweltgiften (z. B. PCB, DDT, Dioxine usw.) beitragen. Vitamin C spielt eine wichtige Rolle beim Schutz des Körpers vor Schwermetallen. Es reduziert ihre Resorption und beschleunigt die Entgiftung und renale Ausscheidung (über die Nieren).

**Wundheilung:** Vitamin C fördert die Kollagenbildung und kann somit zur besseren Heilung von Wunden und Knochenfrakturen beitragen. Es kann auch bei Verbrennungen, Traumen und in der Rekonvaleszenz nach Operationen eingesetzt werden.

**Zahnfleischschwund:** Vitamin C reduziert Zahnfleischentzündungen und -blutungen und fördert ihre Heilung. Reichliche Zufuhr von Vitamin C vermag die Anfälligkeit für Zahnfleischerkrankungen herabzusetzen.

## Überdosierung

Hohe Vitamin-C-Mengen können Übelkeit, Blähung des Unterbauchs und Durchfall hervorrufen. Ob Vitamin C das Risiko für Oxalat-Nierensteine erhöht, ist wissenschaftlich unklar. Die aktuellen Erkenntnisse beruhen lediglich auf Kohorten-, aber nicht auf randomisierten Interventionsstudien.

## Literatur

Adikwu E et al. Hepatoprotective effect of vitamin C (ascorbic acid). Pharmacol Pharm 2013;4:84–92.

Aditi A et al. Vitamin C, gastritis, and gastritis disease: a historical review and update. Dig Dis Sci 201 ;57(1):2504–2515.

Berger MM et al. Vitamin C supplementation in the critically ill patient. Curr Opin Clin Nutr Metab Care 2015;18(2):193–201.

Carr AC et al. The role of vitamin C in the treatment of pain: new insights. J Transl Med 2017;15(1):77.

Carr AC et al. Synthetic or food-derived vitamin C – are they equally bioavailable? Nutrients 2013;5:4284–4304.

Chambial S et al. Vitamin C in disease prevention and cure: an overview. Int J Clin Biochem 2013;28(4):314–328.

Chen GC et al. Vitamin C intake, circulating vitamin C and risk of stroke : a meta-analysis of prospective studies. J Am Heart Ass 2013;2(6): e000329.

Douglas RM et al. Vitamin C for preventing and treating the common cold. Cochrane Database Syst Rev.18, 2007 CD000980.

Guo W et al. Vitamin C intervention may lower the levels of persistent organic pollutants in blood of healthy women – a pilot study. Food Chem Tox 2016;92:197–204.

Hemilä H. Vitamin C may alleviate exercise-induced bronchoconstriction: a meta-analysis. BMJ open 2013 Jun 20;3(6). pii: e002416.

Hemilä H et al. Vitamin C for preventing atrial fibrillation in high risk patients: a systematic review and meta-analysis. BMC Cardiovasc Dis 2017;17:49.

Jacobs C et al. Is there a role for oral or intravenous ascorbate (vitamin C) in treating patients with cancer ? A systematic review. The Oncologist 2015;20:210–223.

Juraschek SP et al. Effects of vitamin C supplementation on blood pressure: a meta-analysis of randomized controlled trials. Am J Clin Nutr 2012;95:1079–1098.

Juraschek SP et al. Effect of oral vitamin C supplementation on serum uric acid: a meta-analysis of randomized controlled trials. Arthritis Care Res (Hoboken) 2011;63:1295–1306.

Kesse-Guyot E et al. French adults' cognitive performance after daily supplementation with antioxidant vitamins and minerals at nutritional doses: a post hoc analysis of the Supplementation in Vitamins and Mineral Antioxidants (SU.VI.MAX) trial. Am J Clin Nutr 2011;94:892–899.

Michels AJ et al. Myths, artifacts and fatal flaws: identifying limitations and opportunities in vitamin C research. Nutrients 2013;5:5161–5192.

Olson JH et al. Nutritional supplementation and age-related macular degeneration. Semin Ophthalmol 2011;26:131–136.

Sadat U et al. Does ascorbic acid protect against contrast-induced acute kidney injury in patients undergoing coronary angiography. A systematic review with meta-analysis of randomized, controlled trials. J Am Coll Cardiol 2013;62:2167–2175.

Sahni S et al. Vitamin C and bone health. Aus C.M. Weaver et al. (eds.), Nutritional Influences on Bone Health, Springer International Publishing Switzerland 2016, 87–97.

Shibuya N et al. Efficacy of high-dose vitamin C on complex regional pain syndrome in extremity trauma and surgery – systematic review and meta-analysis. J Foot Ankle Surg 2013;52:62–66.

Sorice A et al. Ascorbic acid: its role in immune system and chronic inflammation diseases. Mini Rev Med Chem 2014;14(5):444–452.

Sram RJ et al. Vitamin C for DNA damage prevention. Mut Res 2012;733:39–49.

Tabatabei O et al. Influence of ascorbic acid supplementation on type 2 diabetes mellitus in observational and randomized controlled trial; a systematic review with meta-analysis. J Pharm Pharm Sci 2014;17(4):554–582.

Wang Y et al. Effects of vitamin C and D administration on mood and distress in acutely hospitalized patients. Am J Clin Nutr 2013;98:705–711.

# Mineralstoffe

Zu den wichtigen Mineralstoffen im Körper gehören Kalzium, Magnesium, Kalium und Natrium, dabei ist Kalzium das Schwergewicht – sein Gehalt beträgt allein in den Knochen des Menschen etwa 1 kg. Der Gehalt der anderen Mineralstoffe ist wesentlich geringer, doch sie sind keinesfalls weniger relevant. Ohne Kalium und Natrium beispielsweise würden unsere Nerven nicht funktionieren.

## Kalium

Mit 5 % des Gesamtmineralstoffanteils ist Kalium nach Kalzium, Phosphor und Schwefel das vierthäufigste Element des Körpers. 98 % des gesamten Kaliums befinden sich im Zellinneren.

### Funktionen

Als Gegenspieler (Antagonist) von Natrium reguliert Kalium den Wasserhaushalt, das Säure-Basen-Gleichgewicht, die Nervenreizleitung, die Muskelkontraktionen sowie das Membranpotenzial, also die elektrische Spannung an der Zellmembran. Viele zelluläre Enzymsysteme hängen vom Kaliumhaushalt ab.

### Störungen des Kaliumhaushalts: Ursachen

- einseitige Ernährung, unzureichende Zufuhr
- Verluste bei der Nahrungszubereitung (Kochen, Waschen)
- übermäßiger Alkoholkonsum
- übermäßige Kochsalzzufuhr
- Magnesiummangel stört den Kaliumhaushalt
- Verbrennungen, Verletzungen
- Stress
- Verluste durch Erbrechen, Durchfall, Schwitzen (Sport)
- Nieren- oder Lebererkrankungen
- Missbrauch von Abführmitteln
- Therapien mit gewissen Diuretika (Medikamente zur Entwässerung)

### Vorkommen in der Nahrung

| Nahrungsmittel | Menge | mg Kalium |
|---|---|---|
| Sojamehl | 100 g | 1 870 |
| Weiße Bohnen | 100 g | 1 310 |
| Linsen | 100 g | 810 |
| Bananen | 200 g | 790 |
| Spinat | 100 g | 635 |
| Weizen- und Roggenvollkorn | 100 g | 500 |
| Kartoffeln | 100 g | 440 |
| Obstsäfte | 0,3 l | 300–525 |
| Gemüse | 200 g | 400–600 |
| Fleisch | 100 g | 280–350 |

### Störungen des Kaliumhaushalts: Folgen

Oft sind die äußerlich erkennbaren Anzeichen einer Störung des Kaliumhaushalts unspezifisch:

- Müdigkeit
- Verstopfung
- Schwindel
- Muskelschwäche
- Veränderungen der Herztätigkeit (Arrhythmien oder gesteigerte Herzschlagfrequenz)
- Absinken des Blutdrucks und des Blutzuckers

### Zufuhrempfehlungen

Die aktuelle Empfehlung für eine adäquate Zufuhrmenge für Kalium lautet 4,7 g (AI/DRI, 2005) bzw. 4 g (DACH, 2013) /Tag. Die ungefähre durchschnittliche Zufuhrmenge in der Bevölkerung liegt zwischen 3 und 4 g/Tag. Eine ausreichende Versorgung mit Kalium kann bei einer vollwertigen Ernährungsweise mit einem hohen Anteil von Frischkost erreicht werden.

### Anwendungsgebiete

**Bluthochdruck:** Die Verbesserung der Kaliumbilanz reduziert das Risiko für einen zu hohen Blutdruck (ca. 2–3 g Kalium/Tag), ohne die Pulsfrequenz (bei gesunden Personen) zu verändern. Bei Blutdruckpatienten (ohne blutdrucksenkende Medikamente) wird der systolische Blutdruck um durchschnittlich ca. 7 µmol/l, der diastolische um ca. 5 µmol/l gesenkt. Der Effekt ist noch etwas höher bei Patienten mit einem hohen Salzkonsum.

**Darmverstopfung:** Wer längere Zeit Abführmittel verwendet (auch pflanzliche), gerät womöglich in einen Teufelskreis. Durch das Abführen verliert der Körper Kalium. Der Kaliummangel seinerseits bewirkt eine zunehmende Darmträgheit, die aber durch weitere Abführmittel nur verschlimmert wird.

**TIPP** **Ballaststoffreiche Kost, ausreichende Flüssigkeitszufuhr, allmähliches Reduzieren der Abführmittel, körperliche Aktivität, Stressreduktion und Kaliumzufuhr können aus dem Teufelskreis der Verstopfung wieder hinausführen.**

**Durchfall, Erbrechen, Verbrennungen:** Bei länger dauerndem Durchfall, Erbrechen und bei großflächigen Verbrennungen sollte der Kaliumverlust, insbesondere bei Säuglingen und Kleinkindern, rechtzeitig kompensiert werden.

**Herzrhythmusstörungen, Schlaganfall** Kaliummangel, der auch bei normalen Serumwerten gefunden wird, kann zu Arrhythmien (unregelmäßigem Herzrhythmus) führen. Bei den meisten Patienten mit Rhythmusstörungen können jedoch niedrigere Kaliumwerte in den roten Blutkörperchen gemessen werden. Diese Werte sowie auch das EKG können nach der Behandlung mit Kalium (unter ärztlicher Kontrolle) normalisiert werden. Gleichzeitig mit Kalium sollte stets auch Magnesium zugeführt werden, da der Herzmuskel Kalium bei Magnesiummangel nicht halten kann. Kalium wirkt zudem hemmend auf die Thrombozytenaggregation. Eine ausreichende Kaliumzufuhr reduziert das Risiko eines Schlaganfalls.

**Ödeme (Ansammlung von Wasser):** Durch die Bevorzugung kaliumreicher Kost (und eventuell durch die Einnahme von Kaliumpräparaten), durch die Reduktion der Natriumzufuhr sowie durch eine harnmengenbezogene Einschränkung der Trinkmenge wird eine

Verbesserung des Natrium-Kalium-Verhältnisses und der Flüssigkeitsbilanz angestrebt.

Osteoporose: Basische Kaliumverbindungen (z. B. Kaliumcitrat, Kaliumbicarbonat) können dank der reduzierten renalen Kalzium- und Knochensubstanzverluste einen positiven Einfluss auf die Knochendichte haben.

Sport, Muskel- und Kreislaufschwäche, Krämpfe: Kaliummangel kann zu Muskelschwäche, eventuell auch zu Muskelkrämpfen führen, was besonders für Leistungssportler von Bedeutung ist, da diese über den Schweiß teilweise beträchtliche Mengen Kalium verlieren. Unter intensiven Trainings- und Wettkampfbedingungen können die Kaliumverluste bis zu 10 g täglich betragen.

Stimmungsschwankungen, Müdigkeit: Kaliummangel ist oft mit Stimmungsschwankungen und Müdigkeit verbunden. Die Mobilisierung der Glykogenreserven (Speicherform des Traubenzuckers) ist beeinträchtigt. Es treten Ermüdungs- und Erschöpfungszustände ein, da der Blutzuckerspiegel absinkt und es zu den Symptomen einer Hypoglykämie (Unterzuckerung) kommen kann.

### Überdosierung

Ein Kaliumüberschuss kann zu Herzrhythmusstörungen, Schwäche- und Angstzuständen, Blutdruckabfall, Verwirrung sowie zu einer Gefühllosigkeit der Hände und Füße führen. Nach der Einnahme von Kaliumpräparaten kann es in seltenen Fällen zu Durchfällen und Erbrechen kommen. Personen mit Nieren- oder Herzerkrankungen sollten deshalb Kaliumpräparate nur unter Aufsicht eines Arztes einnehmen.

### Literatur


Binia A et al. Daily potassium intake and sodium-to-potassium ratio in the reduction of blood pressure: a meta-analysis of randomized controlled trials. J Hypertension 2015;33(8):1509–1520.

D'Elia L et al. Potassium-rich diet and risk of stroke: Updated meta-analysis. Nutr Metabol Cardiovasc Dis 2014;24(6):585–587.

Gijsbers L et al. Potassium supplementation and the heart rate: a meta-analysis of randomized controlled trials. Nutr Metabol Cardiovasc Dis 2016;26:674–682.

Houston MC. The importance of potassium in managing hypertension. Curr Hypertens Rep 2011;13:309–317.

Kimura M et al.: Potassium chloride supplementation diminishes platelet reactivity in humans. Hypertension 2004;44:969–973.

Lambert H et al. The effect of supplementation with alkaline potassium salts on bone metabolism: a meta-analysis. Osteoporosis Int 2015;26(4)1311–1318.

Muller AC et al. Electrolyte update: potassium, chloride, and magnesium. Nursing Crit Care 2008;3(1):5–7.

WHO. Guideline: Potassium intake for adults and children. Geneva, World Health Organization (WHO), 2012.


## Kalzium

Das Skelett des Erwachsenen enthält etwa 1 kg Kalzium. Im gesunden Körper befindet sich nur 1 % des gesamten Kalziums außerhalb der Knochen und der Stoffwechsel versucht alles, um die Kalziumkonzentration in den Zellen möglichst tief zu halten. Bei Knochensubstanz-Verlusten wird zunächst der extrazelluläre Raum mit Kalzium überflutet, dann steigen auch allmählich die intrazellulären Spiegel. Erhöhte intrazelluläre Kalzium-Konzentrationen werden z. B. bei der Alzheimer- und bei der Parkinson-Krankheit, aber auch bei der unheilbaren amyotrophen Lateralsklerose gesehen. Vitamin $K_2$, Vitamin $D_3$, Magnesium und Taurin können wesentlich dazu beitragen, Kalzium da zu halten, wohin es gehört: im Knochen.

## Funktionen

**Blutgerinnung:** Kalzium ist ein wichtiger Faktor innerhalb des Blutgerinnungssystems.

**Muskulatur:** Sowohl der Skelett- als auch der Herzmuskel funktionieren nur dann normal, wenn sich verschiedene, z.T. komplexe Substanzen, darunter auch Kalzium und Magnesium, in einem harmonischen Gleichgewicht befinden.

**Nervenzelle, Neurotransmitter:** Kalzium ist an der Regulation der Reizleitung zwischen den Nervenzellen beteiligt. Kalzium ist zudem (wie auch Magnesium) ein unerlässlicher Cofaktor bei der körpereigenen Bildung von Dopamin (Seite 533).

**Skelett:** 99% des im Körper enthaltenen Kalziums befinden sich in den Knochen. Hier fungiert es als wichtiges Strukturelement.

## Störungen des Kalziumhaushalts: Ursachen

**Ernährung** Gemäß Erhebungen in deutschen und schweizerischen Haushalten erreicht ein großer Anteil der Bevölkerung (v.a. ältere Personen) die Zufuhrempfehlungen der DACH nicht. Eine langfristig zu geringe Zufuhr von Kalzium mit der täglichen Nahrung – z.B. wegen Laktose-Intoleranz oder Milcheiweiß-Allergie – führt häufig zu einer Unterversorgung des Körpers. Dieser versucht, dieses Defizit wettzumachen, indem er Kalzium aus den Knochendepots mobilisiert und somit die Struktur und Stabilität des Knochens unterhöhlt. Es ist jedoch zu beachten, dass zum Beispiel bei asiatischen Völkern – die ja kaum Milchprodukte zu sich nehmen - Osteoporose weniger häufig ist.

| | |
|---|---|
| Kalzium | 1200 g |
| Phosphor | 700 g |
| Schwefel | 200 g |
| Kalium | 140 g |
| Natrium | 100 g |
| Chlor | 100 g |
| Magnesium | 30 g |
| Eisen | 4 g |
| Zink | 2 g |
| Kupfer | 0,1 g |
| Jod | 0,03 g |
| Mangan | 0,02 g |
| Selen | 0,015 g |
| Molybdän | 0,009 g |
| Chrom | 0,006 g |

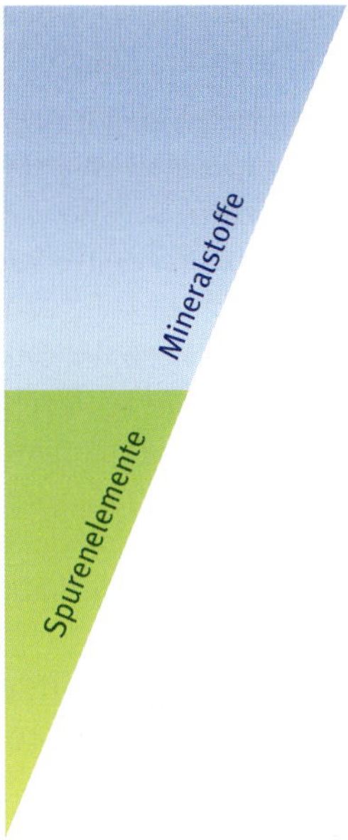


Der Gehalt an Mineralien und Spurenelementen im Körper.

**Medikamente:** Langzeiteinnahme von Medikamenten, welche die Kalziumresorption hemmen: Corticosteroide vermindern die Kalziumresorption, Protonenpumpenhemmer (blockieren die Magensäurebildung), Antazida (Mittel gegen Magenübersäuerung), Abführ- und Entwässerungsmittel.

**Toxische Metalle:** Aluminium und Blei führen zu einer verminderten intestinalen Aufnahme sowie zu Störungen des Kalziumstoffwechsels.

**Verdauungsstörungen:** Störungen der symbiontischen Darmbakterien, Darmerkrankungen (z.B. Zöliakie, Colitis ulcerosa), Gallensekretionsstörungen.

**Weitere Ursachen:** Vitamin-D-Mangel, zu wenig körperliche Aktivität, mangelnde Magensäureproduktion, Überschuss an Phosphor (durch den übermäßigen Verzehr von Wurstwaren, Käse, Cola-Getränken usw.) und Magnesium, übermäßiger Kaffeekonsum, sog. bariatrische Eingriffe (z.B. Magen-Bypass), Stress sowie die veränderte hormonelle Situation nach der Menopause.

**Zu hoher Eiweißanteil der Nahrung:** Bei einem zu hohen Eiweißanteil der Nahrung steigen die Kalziumverluste über die Niere.

### Störungen des Kalziumhaushalts: Folgen

- Blutgerinnung: erhöhte Blutungsneigung
- Knochen: Osteoporose
- Muskulatur: Muskelkrämpfe, Krampfneigung, Tetanie
- Nervensystem: erhöhte Erregbarkeit des Nervensystems
- Zähne: schlechte Zahnqualität, Karies, Parodontose

### Die Kalziumaufnahme aus Nahrungsmitteln

Beim Zubereiten der Nahrungsmittel in der Küche können – in Abhängigkeit von der Bearbeitungsart und dem Nahrungsmittel – beträchtliche Mengen an Kalzium verloren gehen: beim Sterilisieren von Obst 20–25%, Kochverluste bei Karotten 11–23%, bei Kartoffeln 36%. Lässt man Mangold (Krautstiele) 1 Stunde im Wasser stehen, gehen 50% des Kalziums verloren.

Die Kalziumbilanz und die Kalziumverwertung aus der Nahrung sowie aus Nährstoffpräparaten kann von verschiedenen Faktoren negativ beeinflusst werden:

- Proteinanteil von über 20% der Gesamtkalorienzufuhr
- Phytinsäure (in Frischgetreide)
- Oxalsäure (in Spinat, Rhabarber, Kakao)
- Kochsalz
- Kaffee
- Alkohol

Die Rate der Kalziumresorption aus Milchprodukten und Mineralwässern beträgt 25–35%. Kalzium aus pflanzlichen Lebensmitteln – mit Ausnahme von Sojaprodukten – wird generell meist schlechter verwertet. Bei streng vegetarischen Ernährungsformen oder bei Milchunverträglichkeit werden Sojaprodukte nebst Gemüse, insbesondere Kohlarten, sowie kalziumhaltige Mineralwässer zu wichtigen Kalziumlieferanten. Die Kalziumverwertung kann durch körperliche Aktivität und sportliche Betätigung verbessert werden.

Bei einer langfristigen alleinigen Kalziumgabe ist auf die Erhaltung des Kalzium-Magnesium-Phosphor-Gleichgewichtes zu achten. Da Phosphor bei der heutigen Ernährungsweise eher in zu hohen Mengen zugeführt wird, sollte Kalzium deshalb stets zusammen mit Magnesium in einem Verhältnis von etwa 2–3 : 1 gegeben werden (plus Vitamin D).

### Vorkommen in der Nahrung

| Nahrungsmittel | Menge | mg Kalzium |
|---|---|---|
| Tilsiter, 30% Fett i.Tr. | 100 g | 830 |
| Ölsardinen | 100 g | 354 |
| Sojabohnen, getrocknet | 100 g | 260 |
| Grünkohl | 100 g | 212 |
| Joghurt, natur, 1,5% Fett | 180 g | 205 |
| Vollmilch | 0,1 l | 120 |
| Fenchel | 100 g | 109 |
| Brokkoli | 100 g | 105 |

## Zufuhrempfehlungen

### Empfohlene tägliche Kalziumzufuhr (g)

| | Normalernährung | | therapeutischer Dosierungsbereich |
|---|---|---|---|
| | DACH (2013) | US RDA (2011) | |
| Männer | 1,0–1,2 | 1,0–1,2 | 0,5–1,5 |
| Frauen* | 1,0–1,2 | 1,0–1,2 | |

* mit Ausnahme von schwangeren (Seite 341) und stillenden (Seite 344) Frauen

## Anwendungsgebiete

**Allergien, Neurodermitis:** Kalzium besitzt eine antiallergische Wirkung. Eine Erklärung für den Wirkmechanismus ist der stabilisierende Effekt auf die Zellmembran. Die Anwendung von Kalzium kann auch bei Neurodermitis (zusammen mit Magnesium, Zink und Vitamin D) versucht werden.

**Bleibelastungen:** Eine adäquate Kalziumversorgung schützt vor den unerwünschten Folgen von chronischen Bleibelastungen und kann erhöhte Bleispiegel in Blut und Haaren reduzieren.

**Blutdruck, hoher:** Veränderungen im Kalziumstoffwechsel könnten einen Primärfaktor bei der Entwicklung des hohen Blutdruckes darstellen. Studien zeigen, dass eine begleitende Kalziumsupplementierung bei milder Hypertonie sowohl den systolischen (1–2 µmol/l) wie auch den diastolischen Blutdruck moderat zu senken vermag.

**Epilepsie:** Kalziummängel können zu einer Veränderung der Hirnströme führen und das Risiko für epileptische Anfälle erhöhen. Kalzium besitzt eine membranstabilisierende Wirkung.

**Krebserkrankungen:** Je höher die Kalziumzufuhr mit der täglichen Nahrung, desto niedriger scheint das Risiko zu sein, an Dickdarmkrebs zu erkranken. Diese Beobachtung wird damit erklärt, dass das Nahrungskalzium im Dickdarm Kalziumseifen bildet, wodurch die Wirkung der darmreizenden Gallen- und Fettsäuren neutralisiert wird. Eine ausreichende Kalziumzufuhr, zusammen mit Vitamin D, ist zudem mit einem verminderten Brustkrebsrisiko assoziiert.

**Hyperaktivität, Verhaltensstörungen, ADHS:** Hyperaktive Menschen haben signifikant niedrige Kalzium- und Magnesiumspiegel (und damit eine verminderte körpereigene Bildung von Dopamin). Die Zufuhr von Kalzium und Magnesium führt innerhalb weniger Wochen zu deutlichen Verbesserungen.

**Osteoporose:** Kalzium ist essenziell für den Aufbau einer optimalen Knochenstruktur. Beachte: Kalzium ist einer der Cofaktoren bei der Vorbeugung und Behandlung der Osteoporose (Seite 477), aber bei weitem nicht der Einzige. Kalziumgaben alleine führen nur zu einer minimalen Erhöhung der Knochendichte, welche aber keine klinisch relevante Reduktion des Frakturrisikos ergibt. Die Zugabe von Vitamin $D_3$ führt immerhin zu einer Verminderung der Gesamtfrakturrate um 15%, die Hüftfrakturen können um bis zu 30% gesenkt werden.

**TIPP** **Kalzium, Vitamin C, D und Zink sollten bei systemischen Cortisontherapien stets begleitend gegeben werden, um das damit verbundene erhöhte Osteoporoserisiko zu senken.**

**Parodontose:** Eine Kalziumzufuhr (auch zusammen mit Vitamin D) kann den Verlauf einer Parodontose (Zahnfleischentzündung) verbessern.

**Prämenstruelles Syndrom (PMS):** Die Einnahme von Kalzium (auch zusammen mit Magnesium, Vitamin D und $B_6$) führt zu klinisch relevanten Verbesserungen von emotionalen Schwankungen, Konzentrationsstörungen, Schmerzen und von Ödemen (Ansammlung von Wasser).

**Schwangerschaftskomplikationen:** Eine Kalziumsupplementierung während der Schwangerschaft vermindert das Risiko von Präeklampsie und kann das Geburtsgewicht verbessern.

## Überdosierung

Bei gesunden Personen besteht in der Regel bei einer peroralen Kalziumzufuhr bis zu täglich 2,5 g kein Risiko unerwünschter Nebeneffekte (auch kein erhöhtes kardiovaskuläres Risiko). Solche hohen Dosierungen sind aber in der Praxis oft nicht nötig. Kalzium sollte bei Nebenschilddrüsenüberfunktionen und Vitamin-D-Vergiftungen nicht genommen werden. In einigen epidemiologischen Studien wurde gezeigt, dass der Zusammenhang zwischen einer hohen Kalziumzufuhr und einem erhöhten Nierensteinrisiko (Oxalatsteine) nicht existiert. Eine ausreichende Kalziumzufuhr (zusammen mit Magnesium) bindet die über die Nahrung aufgenommene Oxalsäure. Das so im Magen-Darm-Trakt gebildete, unlösliche Kalziumoxalat wird über den Stuhl ausgeschieden – und somit das Risiko für Oxalatsteine klar reduziert.

## Literatur


Allender PS et al. Dietary calcium and blood pressure: a meta-analysis of the randomized clinical trials. Ann Intern Med 1996;124:825–831.

Chung M et al. Calcium intake and cardiovascular disease risk: An updated systematic review and meta-analysis. Ann Intern Med. 2016;165(12):856–866.

Cormick G et al. Calcium supplementation for prevention of primary hypertension. Cochrane Database Syst Rev. 2015 Jun 30;(6):CD010037.

Bolland MJ et al. Calcium supplements with or without vitamin D and risk of cardiovascular events: reanalysis of the Women's Health Initiative limited access dataset and meta-analysis. BMJ 2011;342:d2040.

Buppasiri P et al. Calcium supplementation (other than for preventing or treating hypertension) for improving pregnancy and infant outcomes. Cochrane Database Syst Rev 2011:CD007079.

Carroll C et al. Supplemental calcium in the chemoprevention of colorectal cancer: a systematic review and meta-analysis. Clin Ther 2010;32:789–803.

Chen P et al. Meta-analysis of vitamin D, calcium and the prevention of breast cancer. Breast Cancer Res Treat 2010;121:469–477.

Garcia MN et al. One-year effects of vitamin D and calcium supplementation on chronic periodontitis. J Periodontol 20111:82(1):25–32.

Heine-Bröring RC et al. Dietary supplement use and colorectal cancer risk: a systematic review and meta-analyses of prospective cohort studies. Int J Cancer. 2015;136(10):2388–2401.

Hofmeyr GJ et al. Calcium supplementation during pregnancy for preventing hypertensive disorders and related problems. Cochrane Database Syst Rev 2014:CD001059.

Tai V et al. Calcium intake and bone mineral density: systematic review and meta-analysis. BMJ 2015;351:h4183.

Takashima-Uebelhoer BB et al. In Hollins-Martin C et al. (eds), Handbook of diet and nutrition in the menstrual cycle, periconception and fertility, Kapitel 6. Calcium intake and premenstrual syndrome. Human Health Handbooks, Wageningen Academic Publishers 2014;95–108.

Weaver CM et al. Calcium plus vitamin D supplementation and risk of fractures : an updated meta-analysis from the National Osteoporosis Foundation. Osteoporos Int 2016;27:367–376.

# Magnesium

Magnesium ist das zweithäufigste intrazelluläre Kation (positiv geladenes Teilchen) im menschlichen Körper. Es ist als Cofaktor für Hunderte von Enzymreaktionen unerlässlich. Rund 60% der insgesamt etwa 20–30 g Magnesium in unserem Körper findet man in den Knochen, knapp 30% im Bindegewebe, vor allem in der Leber und in der Muskulatur. Magnesium ist immer dort zu finden, wo auch Kalzium benötigt wird. Magnesium schützt vor einer intrazellulären Kalziumüberladung.

## Funktionen

**Energiestoffwechsel:** Magnesium ist an allen Reaktionen im Stoffwechsel beteiligt, bei denen phosphorylierte Substrate (ATP, ADP) eine Rolle spielen. Es bildet mit ATP (Speicherform für Energie in den Zellen) einen stabilen Komplex. Eine niedrige intrazelluläre Magnesiumkonzentration bedeutet daher eine Verlangsamung der Energiebereitstellung und aller ATP-abhängigen Enzymreaktionen (Glykolyse, Eiweißstoffwechsel).

**Entzündungen:** Magnesium trägt zur Regulation von Entzündungsmolekülen bei. Dazu gehören das CRP (C-reaktives Protein), das hs-CRP (hochsensitives CRP) und das Interleukin-6 (IL-6).

**Herz-Kreislauf:** Regulation der Herzfunktion, des Kaliumeinstroms in die Herzmuskelzellen, Gefäßerweiterung, Reduktion der Thrombozytenaggregation.

**Hormone, Neurotransmitter:** Magnesium reguliert die Freisetzung und die Signalweiterleitung von Hormonen (z.B. Insulin) und Neurotransmittern (z.B. Glutamat, Dopamin). Es ist auch ein Cofaktor für die Testosteron-Synthese.

**Kalziumantagonist, Muskelfunktion:** Magnesium ist ein physiologischer Kalziumantagonist und reguliert den Kalziumeinstrom an der Zellmembran. Damit wird die Kontraktion und Erschlaffung der Muskulatur (z.B. Herz, Skelettmuskeln, Gefäße) kontrolliert.

**Knochen und Zähne:** Die Knochen bilden den Hauptpool für unsere Magnesiumvorräte. Magnesium ist ebenso wie Kalzium und Phosphor am Aufbau von Knochen und Zähnen beteiligt. Zudem ist Magnesium nötig zur Aktivierung von Vitamin $D_3$.

**Membranstabilisierung:** Magnesium ist ein Cofaktor für die Natrium-Kalium-Pumpe und regelt daher die Durchlässigkeit der Zellmembran und den Natrium-Kalium-Transport in die Zelle hinein und aus der Zelle hinaus.

**Nervensystem:** Magnesium reguliert das Elektropotential der Nervenzellen, die Erregung und Polarisierung neuromuskulärer Membranen sowie vasomotorischer Reflexe. Wichtig für die Stressabschirmung.

**pH-Regulation:** Magnesium trägt als Puffer zur Regulation des Säure-Basen-Haushalts bei.

**Zuckerstoffwechsel:** Magnesium ist wichtig für die Glukose-Verwertung in den Zellen und scheint auch ein wesentlicher Cofaktor für die Insulin-Sekretion aus den Beta-Zellen der Bauchspeicheldrüse zu sein.

## Vorkommen in der Nahrung

| Nahrungsmittel | Menge | mg Magnesium |
|---|---|---|
| Sojamehl | 100 g | 245 |
| Gerste, Reis (unpoliert) | 100 g | 160 |
| Weizenkleie | 25 g | 145–150 |
| Sonnenblumenkerne | 25 g | 105 |
| Weizenvollkornbrot | 100 g | 90 |
| Walnüsse, Haselnüsse, Mandeln, Erdnüsse | 50 g | 65–90 |
| magnesiumreiche Mineralwässer | 0,2 l | 80–120 |

### Störungen des Magnesiumhaushalts: Ursachen

- unzureichende Zufuhr mit der täglichen Nahrung
- genetische Prädispositionen
- Erkrankungen des Magen-Darm-Traktes (Resorptionsstörungen)
- Leistungssport (Verluste über den Schweiß)
- psychischer und physischer Stress
- Langzeiteinnahme von bestimmten Arzneimitteln: zur Entwässerung (Thiazide, Schleifendiuretika), bei Asthma (Salbutamol), Cortison, Abführmittel, bei Osteoporose (Bisphosphonate), Protonenpumpenhemmer
- Wachstum, Schwangerschaft, Stillzeit
- hoher Alkoholkonsum
- erhöhte Kalzium- und Eiweißzufuhr
- Mangel an B-Vitaminen
- chronische Belastung mit Aluminium, Blei

### Störungen des Magnesiumhaushalts: Folgen

- Störungen des Kalzium-Magnesium-Phosphor-Verhältnisses mit den entsprechenden Symptomen (Knochen, Muskeln, Gefäße, Nerven)
- niedrige Parathormon-Spiegel, niedrige 1.25$(OH)_2$-Vitamin-D-Spiegel, Veränderung der Hydroxyapatit-Kristallstruktur, Osteopenie, Knochen-Fragilität.
- Begünstigung von oxidativem Stress und Entzündungen (erhöhtes CRP, hs-CRP), vermehrte Bildung von Zytokinen (TNF-α, IL-6), welche die Knochenresorption fördern
- Muskelzittern, Muskelkrämpfe
- Übererregbarkeit, Schlaflosigkeit, Konzentrations- und Gedächtnisstörungen
- Übelkeit
- Störungen der Herzfunktion, Herzrhythmus-Störungen, reduzierte Leistungsfähigkeit
- Arteriosklerose, Durchblutungsstörungen, Bluthochdruck, vermehrte vaskuläre Spasmen
- erhöhte Insulinresistenz, erhöhtes Diabetesrisiko
- Depressionen
- Störungen des Immunsystems
- frühzeitige Wehentätigkeit

## Zufuhrempfehlungen

### Empfohlene tägliche Magnesiumzufuhr (mg)

| | Normalernährung | | therapeutischer Dosierungsbereich |
|---|---|---|---|
| | DACH (2013) | US RDA (1997) | |
| Männer | 350–400 | 400–420 | 300–800–(1 500) |
| Frauen* | 300–350 | 310–320 | |

* mit Ausnahme von schwangeren (Seite 341) und stillenden (Seite 344) Frauen

## Anwendungsgebiete

**Allergisch bedingte Erkrankungen:** Bei Allergien, Asthma, Ekzemen, Neurodermitis, Heuschnupfen kann Magnesium alleine oder zusammen mit Kalzium und anderen orthomolekularen Antihistaminika (Vitamin C, Zink, Mangan) hilfreich sein. Magnesium reguliert und supprimiert die Histaminbildung.

**COPD, chronisch obstruktive Lungenerkrankungen:** Magnesium zeigt zusammen mit den bei COPD häufig eingesetzten Medikamenten (Beta-Agonisten wie z.B. Salbutamol, Indacaterol) eine additive Wirkung und kann tachykarde Nebenwirkungen verhindern.

**Depressionen, Angstzustände:** Eine höhere Magnesiumzufuhr über die Nahrung korreliert mit einem niedrigen Risiko für Depressionen. Am deutlichsten konnte dies bei Zufuhrmengen von > 320 mg Magnesium/Tag beobachtet werden. Kann auch bei Angstzuständen begleitend versucht werden (evtl. zusammen mit Vitamin $B_6$).

**Diabetes mellitus:** Eine ausreichende Magnesiumzufuhr reduziert das Risiko für einen Typ-2-Diabetes und steigert die Insulin-Sensitivität auch bei Personen mit einem hohen Diabetes-Risiko. Magnesium verbessert die Blutzuckerkontrolle bei Diabetes-Patienten: Senkung des Nüchtern-Glukosespiegel (ca. –0,5 mmol/l), Verbesserung der $HbA_{1c}$- und HOMA-IR-Werte. Bei Diabetikern liegt häufig ein Magnesiummangel vor. Dieser sollte stets ausgeglichen werden, da sonst unerwünschte Auswirkungen auf den arteriellen Blutdruck, die Blutfette und auch diabetische Spätfolgen wie Netzhauterkrankungen oder Nierenfunktionsverluste möglich sind.

**Harnsteine:** Bei Kalziumoxalat-Harnsteinen besitzt Magnesium eine vorbeugende, die Harnsteinbildung unterdrückende Wirkung. Magnesium geht mit Oxalsäure eine gut lösliche Verbindung (Magnesiumoxalat) ein, die leicht über die Nieren ausgeschieden wird.

**Herzchirurgie:** Die präventive Gabe von Magnesium bei Patienten nach einer Herzoperation führt klinisch relevant zu weniger ventrikulären und supraventrikulären Arrhythmien (Herzrhythmusstörungen).

**Herz-Kreislauf-Erkrankungen, Schlaganfallprävention:** Eine langfristig ausreichende Magnesiumversorgung (ca. 350–500 mg/Tag) senkt das Risiko für Herzversagen und Schlaganfall und führt auch zu einer signifikanten Senkung der Gesamtmortalität. Magnesiummangel kann zu Herzrhythmusstörungen führen. Magnesium kann über die

Regulierung des zellulären Kaliumgehaltes antiarrhythmisch wirken. Es wirkt auch den bei einer Digitalis-Therapie auftretenden Rhythmusstörungen entgegen und erhöht gleichzeitig ihre Wirksamkeit. Studien belegen, dass Magnesium (insbesondere auch Magnesiumorotat) sich auch gut für die Prävention und für die begleitende Therapie von Angina pectoris und Herzinfarkten eignet.

Hyperaktivität, kindliche Verhaltensstörungen: Hyperaktive und verhaltensauffällige Personen haben signifikant niedrigere Magnesium- und Kalziumspiegel. Die Zufuhr von Kalzium und Magnesium (Cofaktoren für die endogene Dopamin-Bildung) führt innerhalb weniger Wochen zu deutlichen Verbesserungen.

Hypertonie: Magnesium (300–450 mg/Tag, während mind. 1,5–4 Monaten) kann den Blutdruck (systolisch und diastolisch) bei Hypertonikern (>155 µmol/l, unter Einnahme von Blutdrucksenkern) klinisch relevant senken (Systole: −19 µmol/l, Diastole: −11 µmol/l). Als Wirkungsmechanismen werden die relaxierende Wirkung auf die Gefäßmuskulatur und die Senkung der intrazellulären Kalziumkonzentration und -aktivität. diskutiert.

**TIPP** **Muskelkrämpfe (auch Bronchialkrämpfe bei Asthma), Wadenkrämpfe, Muskelzuckungen, Menstruationskrämpfe, Ameisenlaufen, erhöhte Reizbarkeit, Unruhe und Schlafstörungen lassen sich meist erfolgreich mit Magnesium behandeln.**

Migräne: Magnesiumsulfat-Infusionen können begleitend bei akuten Migräneattacken eingesetzt werden. Eine Wirkung wurde innerhalb von 15–45 Minuten festgestellt. Perorale Magnesiumgaben dienen zur Senkung der Häufigkeit von Migräneattacken (350–400 mg/Tag, mind. 3 Monate, auch im Zusammenhang mit der Menstruation). Dabei gibt es auch positive Erfahrungen bei der Regulierung der initialen Gefäßkrämpfe.

### Abführende Wirkung

Bei Erwachsenen liegt die therapeutische Magnesiumdosierung in der Regel bei 500–600 mg/Tag. Diese Dosierung sollte auf wenigstens 2 Gaben verteilt werden. Die ab und zu auftretende abführende Wirkung von Magnesiumpräparaten wird häufig durch Hilfsstoffe (z. B. in Kautabletten, Brausetabletten, Sachets) hervorgerufen. Insbesondere Sorbit, das als Süßungsmittel eingesetzt wird, ist oft für diese Nebenwirkung mitverantwortlich. Organische Magnesiumverbindungen (z. B. Citrat, Bisglycinat, Orotat) haben eine geringere laxative Wirkung als anorganische Verbindungen (z. B. Sulfat, Chlorid).

Osteoporose: Magnesium erhöht die Knochendichte. Ausreichend hohe Magnesium-Blutspiegel scheinen das Frakturrisiko zu reduzieren. Magnesium gehört zusammen mit Kalzium und anderen Mikronährstoffen zwingend zur Prävention und Therapie der Osteoporose.

Prämenstruelles Syndrom: Eine Supplementierung mit Magnesium ist bei Spannungszuständen und emotionellen Schwankungen wirksam, die beim prämenstruellen Syndrom (PMS) auftreten können (auch in Kombination mit Kalzium, Vitamin D und Vitamin $B_6$).

Schwangerschaft: Bei verschiedenen Problemen während des Schwangerschaftsverlaufes kann Magnesium verabreicht werden. Dies gilt für vorzeitige Wehen, Blutung bei drohendem Abort, vorzeitige Reife der Zervix (Gebärmutterhals), Präeklampsie, erhöhten Blutdruck, Regulation des Zuckerstoffwechsels, erhöhte Gefäßreaktivität, Übelkeit und Erbrechen.

Stress, Schlafstörungen: Bei körperlichem und psychischem Stress besteht ein erhöhter Magnesiumbedarf. Magnesium (500 mg/Tag, 8 Wochen) kann bei Schlafstörungen (v.a. auch ältere Menschen) versucht werden.

### Überdosierung

Ein Magnesiumüberschuss ist äußerst selten anzutreffen. Hohe Magnesiumdosierungen haben eine abführende Wirkung (v.a. anorganische Magnesiumverbindungen). Magnesium nicht in hohen Dosen oder parenteral bei Niereninsuffizienz oder höhergradigen AV-Blocks (Herzrhythmus-Störungen) verabreichen.

### Literatur

Boyle NB et al. The effects of magnesium supplementation on subjective anxiety. Magnesium Res 2016;29(3) :120–125.

Castiglioni S et al. Magnesium and osteoporosis : current state of knowledge and future research directions. Nutrients 2013;5:3022–3033.

Chiu HY et al. Effects of intravenous and oral magnesium on reducing migraine : a meta-analysis of randomized controlled trials. Pain Physician 2016;19:E97-E112.

Dibaba DT et al. Dietary magnesium intake is inversely associated with serum C-reactive protein levels: meta-analysis and systematic review. Eur J Clin Nutr 2014;68(4):510–516.

Fang X et al. Dietary magnesium intake and the risk of cardiovascular disease, type 2 diabetes, and all-cause mortality : a dose-response meta-analysis of prospective cohort studies. BMC Med 2016;14:210–222.

Gröber U et al. Magnesium in prevention and therapy. Nutrients 2015;7:8199–8226.

Kunutsor SK et al. Low serum magnesium levels are associated with increased risk of fractures: a long-term prospective cohort study. Eur J Epidemiol 2017; April 12. Doi:10.1007/s10654–017–0242–2.

Li B et al. Dietary magnesium and calcium intake and risk of depression in the general population: A meta-analysis. Aust N Z J Psychiatry. 2016 Nov 1. pii: 0004867416676895. [Epub ahead of print]

Makrides M et al. Magnesium supplementation in pregnancy. Cochrane Database Syst Rev 2014, 4, CD000937.

Mousain-Bosc M et al. Improvement of neurobehavioral disorders in children supplemented with magnesium-vitamin B6. I Attention deficit hyperactivity disorders. Magnes Res 2006;19:46–52.

Nielsen FH. Effects of magnesium depletion on inflammation in chronic disease. Curr Opinion Clin Nutr Metabol Care 2014;17(6):525–530.

Rosanoff A et al. Oral magnesium supplements decrease high blood pressure (SBP>155 mmHG) in hypertensive subjects on anti-hypertensive medications: a targeted meta-analysis. Magnesium Res 2013;26(3):93–99.

Shiga T et al. Magnesium prophylaxis for arrhythmias after cardiac surgery: a meta-analysis of randomized controlled trials. Am J Med 2004;117:325–333.

Veronese N et al. Effect of magnesium supplementation on glucose metabolism in people with or at risk of diabetes: a systematic review and meta-analysis of double-blind randomized controlled trials. Eur J Clin Nutr. 2016;70(12):1354–1359.

Von Ehrlich B et al. Die Bedeutung von Magnesium für Insulinresistenz, metabolisches Syndrom und Diabetes mellitus – Empfehlungen der Gesellschaft für Magnesium-Forschung e.V. Diabetologie 2014;9:96–100.

## Natrium

Blättert man in Geschichtsbüchern, so kann man nachlesen, dass Salz (Natriumchlorid) früher ein begehrter, aber knapper Rohstoff war. Im alten Abessinien wurde Salz als Währung verwendet. Karawanen trugen Salz über lange Distanzen. Manchmal wurde Salz sogar gegen Gold eingetauscht. Salz war auch so wertvoll, dass römische Soldaten teilweise mit Salz entlohnt wurden. Das Wort »Salär« als Gehalt (Einkommen) deutet noch auf diese Verwendung hin. Heute ist dies anders. Salz steht im Überfluss zur Verfügung und gehört zu den billigsten Rohstoffen. Dementsprechend übermäßig ist der Kochsalzkonsum, dessen mögliche Folgen von den Fachleuten intensiv diskutiert werden.

### Funktionen

**Nerven- und Muskelfunktionen:** Natrium ist wichtig für die Übertragung und Weiterleitung von Nervenreizen und die Muskelentspannung.

**Resorption und Transport von Nährstoffen:** Natrium ist unerlässlich für die Glukose-Resorption und den Transport anderer Nährstoffe.

**Säure-Basen-Gleichgewicht:** Natrium ist einer der Hauptfaktoren für die Aufrechterhaltung des Säure-Basen-Gleichgewichtes.

**Wasserhaushalt:** Natrium ist das häufigste und verbreitetste Elektrolyt im extrazellulären Raum. Zusammen mit Kalium, das vor allem im intrazellulären Raum anzutreffen ist, reguliert Natrium den Wasserhaushalt und den osmotischen Druck im Körper.

## Vorkommen in der Nahrung

| Natriumgehalt (mg/100 g) | Nahrungsmittel |
|---|---|
| ‹ 10 | Weizenmehle, Roggenmehle, Weizenvollkorn, Weizenkeime, Weizenkleie, Haferflocken, Reis, Grieß, Stärke, Pflanzenöle, ungesalzene Butter, Kartoffeln, die meisten Frischgemüse, Linsen, weiße Bohnen, Sojabohnen, jede Art Rohobst, Obstkonserven, Obstsäfte, das meiste Trockenobst, ungesalzene Nüsse, Sonnenblumenkerne |
| 10–20 | Eierteigwaren, Kakaopulver, Weißkohl, Blumenkohl, Rettich, Radieschen |
| 20–50 | Speisequark, Vollmilch, Diätmargarine, gelbe Erbsen, Kohlrabi, Grünkohl, Petersilie, Trockendattel, Trockenfeige, »streng natriumarme« Diäterzeugnisse |
| 50–100 | Rindfleisch, Schweinefleisch, Kalbfleisch, Leber (Schwein, Kalb), Huhn, Truthahn, Fisch (die meisten Arten), Standardmargarine, Karotten, Rote Bete, Spinat, Endivie, weiße Rübe, Sellerieknolle, Mangold, Milchschokolade, natriumreiches Mineralwasser |
| 100–400 | »natriumarme« Lebensmittel, »natriumreduzierte« oder »Kochsalz-verminderte« Fertiggerichte, Dosengemüse, Fischkonserven, Frischkäse |
| › 400 | Brot (die meisten Sorten), Kartoffelchips, Suppen und Gemüse in Dosen |
| › 800 | Käse (die meisten Sorten), gesalzene Butter, Fleisch- und Wurstwaren, Cornflakes, Suppe in Dosen, Pickles, Oliven, gesalzene Nüsse, Würzsoßen (Ketchup, Sojasoßen) |

### Störungen des Natriumhaushalts: Ursachen

- Durchfall und Erbrechen (v.a. bei Säuglingen sorgfältig überwachen)
- Leber- oder Nierenerkrankungen
- die meisten Krebsformen
- Fisteln im Magen-Darm-Bereich
  - Addison-Syndrom
  - Verbrennungen
  - Quecksilbervergiftung
  - alleinige Wasserzufuhr bei starkem Schwitzen

### Störungen des Natriumhaushalts (Mangel): Folgen

- niedriger Blutdruck
- Verwirrung
- Orientierungsschwierigkeiten
- Schwindel
- Krampfanfälle

### Zufuhrempfehlungen

Die WHO-Empfehlungen liegen bei maximal 2000 mg Natrium (86 mmol)/Tag – bei mindestens 3510 mg Kalium (90 mmol). Die Deutsche Gesellschaft für Ernährung (DGE) empfiehlt Erwachsenen eine tägliche Kochsalzzufuhr von 5–6 g (entspricht 2000–2400 mg Natrium). Der durchschnittliche Kochsalzkonsum – in erster Linie über verarbeitete Lebensmittel – liegt derzeit in Deutschland, Österreich und der Schweiz etwa doppelt so hoch. Von Zufuhrmengen über 10 g wird eher abgeraten. Über mögliche negative Effekte einer zu hohen Salzaufnahme (Risiko für erhöhten Blutdruck (Seite 436) und Osteoporose, Seite 477). Momentan liegen allerdings noch zu wenige Daten vor, um das Nutzen-Risiko-Verhältnis einer Einschränkung der Kochsalz-Zufuhr abschließend zu beurteilen. Einer eher moderaten Senkung des Blutdrucks steht ein möglicherweise erhöhtes Mortalitäts-Risiko für Menschen mit einer Herzinsuffizienz gegenüber.

## Literatur

Caudarella R et al. Salt intake, hypertension, and osteoporosis. J Endocrinol Invest 2009;32:15–20.

Heaney RF. Role of dietary sodium in osteoporosis. J Am Coll Nutr 2006;25(3):271S–276S.

Oparil S (ed). Low sodium intake – cardiovascular health benefit or risk? New Engl J Med 2014;371(7):677–679.

Sacks FM et al. Dietary therapy in hypertension. N Engl J Med 2010;362:2102–2112.

Taylor RS et al. Reduced dietary salt for the prevention of cardiovascular disease. Cochrane Database Syst Rev 2011;July 6(7):CD009217.

WHO. Guideline: Potassium intake for adults and children. Geneva, World Health Organization (WHO), 2012.

# Essenzielle Spurenelemente

Alle der hier vorgestellten Spurenelemente sind lebenswichtig, wobei es sehr auf die richtigen Dosierungen und ausgewogene Mengenverhältnisse ankommt. Kupfer und Zink beispielsweise versuchen, sich gegenseitig aus der Zelle und von den Enzymstellen zu verdrängen. Nimmt man einseitig zu lange und zu hoch dosiert Zink ein, entsteht Kupfermangel und umgekehrt.

## Chrom

Bereits 1929 war die insulinaktivierende Wirkung von chromreichem Hefepresssaft bekannt. 1975 konnten erstmals Chrommangelerscheinungen nachgewiesen und durch gezielte Chromzufuhr wieder behoben werden. Studien der achtziger Jahre zeigten, dass Chrom als Bestandteil des Glukosetoleranzfaktors (GTF) eine bedeutende Rolle spielt. Die auftretende reduzierte Insulinsensitivität führt zu einer überhöhten Insulinproduktion und langfristig zu einer Schädigung der insulinproduzierenden Inselzellen in der Bauchspeicheldrüse.

### Funktionen

**GTF, Kohlenhydratstoffwechsel:** Die bis heute wichtigste bekannte Funktion von Chrom besteht in der Interaktivität mit dem Glukosetoleranzfaktor (GTF). GTF besteht nach dem heutigen Wissen aus Chrom, Nikotinsäure sowie aus z.T. schwefelhaltigen Aminosäuren (Cystein, Glycin, Glutamin). Der gesunde Mensch dürfte den GTF im Organismus selbst bilden können. Viele Diabetiker und evtl. Prädiabetiker sind jedoch dazu nicht mehr in der Lage (auch bei genügendem Chromangebot). Die Mechanismen der Potenzierung der Insulinwirkung durch Chrom sind nicht im Detail bekannt. Chrom scheint jedoch die Bindungsreaktion von Insulin und seinem spezifischen Rezeptor zu katalysieren. Bei Glukose-Intoleranz steigert eine Chrom- oder GTF-Zufuhr die Aufnahme von Glukose in die Zellen.

**Proteinstoffwechsel:** Chrom ermöglicht den Einbau der Aminosäuren Glycin, Serin, Methionin und $\alpha$-Aminobuttersäure ins Herzgewebe.

**Zellteilung:** Chrom steigert dosisabhängig die Bildung der Ribonukleinsäure, während DNA- und Proteinsynthese kaum beeinflusst werden.

### Vorkommen in der Nahrung

| Nahrungsmittel | Menge | µg Chrom |
|---|---|---|
| Schweineschnitzel | 100 g | 70 |
| Vollkornbrot | 100 g | 49 |
| schwarze Melasse (Süßungsmittel aus Zuckerrohr) | 2 EL (= 30 g) | 36 |
| Hühnerfleisch | 100 g | 26 |
| Bierhefe | 10 g | 20 |

## Störungen des Chromhaushalts: Ursachen

**Alter:** Mit zunehmendem Alter wird anorganisches Chrom schlechter verwertet und in geringerem Maße für den Aufbau des GTF verwendet.

**Stress, Infektionen, intensiver Sport:** Stress, Infekte und Sport führen zu einer erhöhten Chromausscheidung via Urin. Während Stress-Situationen wird mehr Cortison freigesetzt, was wiederum den Glukoseverbrauch und parallel dazu die Insulin- und Chrom-Mobilisierung anregt. Wird Chrom mobilisiert, wird es nicht wieder rückresorbiert, sondern geht mit dem Urin verloren. Lang anhaltender Stress führt zu Insulinresistenz, Chrommangel und Glukose-Intoleranz.

**Zufuhrmangel:** Die industrielle Verarbeitung von Nahrungsmitteln mindert den Chromgehalt. So enthält weißer Kristallzucker weniger als 10 % der Chromkonzentration der Melasse. Ähnliches gilt für Getreideprodukte: Ganzer Weizen enthält über zehnmal mehr Chrom als Weißbrot. Ein hoher Anteil von raffinierten Kohlenhydraten an der Nahrung, ein hoher Fettkonsum und Eiweißüberladung können u. a. zu Chrommängeln führen.

## Störungen des Chromhaushalts: Folgen

- gestörte Glukosetoleranz (erhöhter Blutzucker nach dem Essen), verminderte Insulinwirkung, Diabetes mellitus Typ 2
- Hypoglykämie und deren Symptome: Energielosigkeit, Müdigkeit, Kopfschmerzen, Konzentrationsstörungen
- Nervenstörungen (Neuropathie)

## Zufuhrempfehlungen

### Empfohlene tägliche Chromzufuhr (µg)

| | Normalernährung | | therapeutischer Dosierungsbereich |
|---|---|---|---|
| | DACH (2013) | US AI (2001) | |
| **Männer** | 30–100 | 30–35 | 400–1000 |
| **Frauen*** | 30–100 | 20–25 | |

* mit Ausnahme von schwangeren (Seite 341) und stillenden (Seite 344) Frauen

Die Bioverfügbarkeit von Chrom aus der Nahrung sowie auch aus vielen Nährstoffsupplementen ist bescheiden. Insbesondere anorganische Chromverbindungen (z. B. Chromchlorid) sind nur zu etwa 1 % bioverfügbar. und sollten nicht mehr in Nahrungsergänzungs-Präparaten verwendet werden. Wird Chrom in organischer Form (GTF, Picolinat usw.) zugeführt, kann mit einer Aufnahmerate von etwa 10–20 % gerechnet werden. Die Chromverwertung bei gleichzeitiger Gabe von Vitamin C kann deutlich verbessert werden.

Verschiedenen Untersuchungen zufolge beträgt die durchschnittliche tägliche Chromaufnahme 25–40 µg. Man schätzt den Minimalbedarf an Chrom gemäß bisher vorliegenden Erkenntnissen auf etwa 50 µg/Tag.

## Anwendungsgebiete

**Adipositas:** Zur Gewichtsreduktion ist eine Änderung des Lebensstils und der Ernährung notwendig; eine Chromsupplementierung kann hilfreich sein, um Heißhungerattacken bei Essstörungen (sog. »Binge Eating«) zu vermindern und Übergewicht zu reduzieren. Lust auf Süßigkeiten bei »Frustessern« wird durch Chromgaben (600 µg/Tag, 2 Monate) reduziert. Als positive Nebenwirkung einer reichen Chromzufuhr kann eine markante Abnahme des Körperfettes zugunsten eines Zuwachses an Muskelmasse festgestellt werden.

**Arteriosklerose:** Herzinfarkt- und Angina-pectoris-Patienten haben im Durchschnitt etwa 5- bis 8-mal niedrigere Blutchromwerte als Patienten ohne erkennbare arteriosklerotische Erscheinungen. Chrom reduziert die Bildung von Glykierungsprodukten, dies sind Moleküle, die zur Arteriosklerose beitragen.

**Diabetes mellitus:** Diabetiker sind oft nicht mehr in der Lage, aus Chromverbindungen den Glukosetoleranzfaktor (GTF) zu synthetisieren. Nur die direkte Verabreichung des »fertigen« GTF (z.B. in Bierhefe) begünstigt den Nüchternblutzucker (Sharma et al.: bei Gabe von 9 g Hefe während 3 Monaten: Reduktion der Nüchternglukose um ca. 5 mmol und des $HbA_{1c}$ um ca. 2,5 %), die Glukosetoleranz und die Insulinwirkung. Bei Gabe von Chrompicolinat (1000 µg/Tag, 3–4 Monate) kann eine Reduktion des Nüchternzuckers um ca. 1,5 mmol erwartet werden. Die Supplementierung mit Chrom kann auch Herzrhythmusstörungen bei Diabetikern verbessern.

**Glukosetoleranz:** Personen mit einer gestörten Glukosetoleranz (Seite 449) mit den entsprechenden Symptomen (Hypoglykämie) reagieren auf eine Chrom- oder GTF-Supplementierung mit einer Verbesserung der Glukoseaufnahme der insulinabhängigen Gewebe sowie der Glukosetoleranz. Hyperglykämie und auch hypoglykämische Schwankungen können normalisiert werden. Chrom verbessert auch die Glukosetoleranz bei Patientinnen mit polyzystischem Ovarialsyndrom (bei diesem Krankheitsbild sind Störungen des Lipid- und Zuckerstoffwechsels häufig).

**Schwangerschaft:** Während der Schwangerschaft besteht ein deutlich erhöhter Chrombedarf. Der Fötus reichert Chrom via plazentaren Transport in seinem Gewebe an. Latente Chrommängel während und nach einer Schwangerschaft sowie das damit verbundene Auftreten einer Glukose-Intoleranz und erhöhter Nüchternblut-Konzentrationen sind recht häufig.

**Sport, Leistungsfähigkeit:** Die Chromverluste nach sportlichen Leistungen können mehr als das Doppelte betragen. Ein ausgeglichener Chromhaushalt schützt den Leistungssportler vor einem raschen Abfall der Glykogenvorräte im Muskel während des Trainings oder des Wettkampfes, sodass dem Chrom ein indirekter Einfluss auf die körperliche Leistungsfähigkeit zugeschrieben werden kann. Hypoglykämische Zustände wirken sich beim Sportler nicht nur negativ auf die Ausdauer und den Energiestoffwechsel aus. Eine mangelhafte Glukoseversorgung des Gehirns ist auch im Hinblick auf eine optimale Konzentration und mentale Leistungsbereitschaft unerwünscht.

### Überdosierung

Nebst beruflichen Expositionen (metallverarbeitende Industrie, Gerberei, Tiefätzdruck, Farbpigmente, Zahnzement usw.) kommen als Gründe für Chrombelastungen auch metallische Implantate wie Hüftgelenkprothesen infrage. Sechswertige Chromverbindungen (z.B. Bleichromat), die in der Medizin keine Verwendung finden, gelten als krebserregend. Es wurde festgestellt, dass dreiwertiges Chrom, das in physiologischen Dosierungen als unproblematisch gilt, in extrem hohen Dosierungen zu einer Aggregation der DNA führen kann. Monatelange Chromgaben von 1000 µg/Tag bei Diabetikern wurden bei gutem therapeutischem Erfolg ohne Nebenwirkungen vertragen.

### Literatur

Aghdassi E et al. In patients with HIV-infection, chromium supplementation improves insulin resistance and other metabolic abnormalities: a randomized, double-blind, placebo controlled trial. Curr HIV Res 2010;8:113–120.

Abdollahi M et al. Effect of chromium on glucose and lipid profiles in patients with type 2 diabetes; a meta-analysis review of randomized trials. J Pharm Pharmaceut Sci 2013;16(1):99–114.

Anton SD et al. Effects of chromium picolinate on food intake and satiety. Diabetes Technol Ther 2008;10:405–412.

Docherty JP et al. A double-blind, placebo-controlled, exploratory trial of chromium picolinate in atypical depression: effect on carbohydrate craving. J Psychiatr Practice 2005;11:302–314.

Hummel M et al. Chromium in metabolic and cardiovascular disease. Horm Metab Res 2007;39:743–751.

Brownley KA et al. A double-blind, randomized pilot trial of chromium picolinate for binge eating disorder : results of the binge eating and chromium (BEACh) study. J Psychosom Res 2013;75(1):36–42.

Onakpoya I, et al. Chromium supplementation in overweight and obesity: a systematic review and meta-analysis of randomized clinical trials. Obes Rev. 2013;14(6):496–507.

Paiva AN, et al. Beneficial effects of oral chromium picolinate supplementation on glycemic control in patients with type 2 diabetes: A randomized clinical study. J Trace Elem Med Biol. 2015;32:66–72

Pittler MH et al. Chromium picolinate for reducing body weight: meta-analysis of randomized trials. Int J Obes 2003;27:522–529.

Sharma S et al. Beneficial effect of chromium supplementation on glucose, $HbA_{1c}$ and lipid variables in individuals with newly onset type 2 diabetes. J Trace Elem Med Biol. 2011;25(3):149–153.

Vincent JB. The potential value and toxicity of chromium picolinate as a nutritional supplement, weight loss agent and muscle development agent, Sports Med 2003;33:213–230.

Wang ZQ et al. Current concepts about chromium supplementation in type 2 diabetes and insulin resistance. Curr Diab Rep 2010;10:145–151.

## Eisen

Eisen ist einer derjenigen Mineralstoffe, die schon lange zum Repertoire jedes Arztes gehören. Die Eigenschaften und Wirkungen des Eisens werden an allen medizinischen Fakultäten seit Jahrzehnten gelehrt, ohne dass man sich der Tatsache bewusst ist, dass man sich mit der Verordnung und Verwendung von Eisen mitten in der orthomolekularen Medizin befindet.

### Funktionen

**Enzymbestandteil:** Eisen ist Bestandteil von wichtigen Enzymgruppen wie Cytochromen, Peroxidasen und Katalasen und somit in den Energiestoffwechsel, in die Regulierung von

Sauerstoff-Radikalen und Peroxiden involviert.

**Hämoglobin:** Eisen ist als Bestandteil des Hämoglobins mit dem Sauerstofftransport im Blut bzw. mit dessen Speicherung (Myoglobin) beschäftigt. Eisen wird als Transferrin, ein Eisen-Protein-Komplex, zum Knochenmark transportiert, wo es in neugebildete Hämoglobin-Moleküle inkorporiert wird. Hämoglobin ist der Blutfarbstoff in den roten Blutkörperchen. Daneben kann Eisen als Ferritin (ebenfalls ein Eisen-Protein-Komplex) oder als Hämosiderin in der Leber, in der Milz oder im Knochenmark gespeichert und bereitgehalten werden.

### Vorkommen in der Nahrung

| Nahrungsmittel | Menge | mg Eisen |
|---|---|---|
| Austern | 100 g | 13 |
| Sojamehl, Hirse | 100 g | 9 |
| Leber (Kalb, Rind) | 100 g | 7–8 |
| Linsen | 100 g | 7 |
| weiße Bohnen | 100 g | 6 |
| Haferflocken, Roggen | 100 g | 5 |
| unpolierter Reis, Trockenobst (Feigen, Aprikosen), Weizenmehl | 100 g | 3–4 |
| Fleisch (Kalb, Rind, Schwein, Huhn), Hühnerei, Eierteigwaren, Weizenvollkornbrot, Karotten, Zucchini, Trockenobst (Datteln, Pflaumen) | 100 g | 2 |

## Störungen des Eisenhaushalts: Ursachen

Früheren Berichten zufolge waren 10–25 % der Bevölkerung in Industrienationen von Eisenmangel betroffen. Damit gehörte der Eisenmangel zu den häufigeren Nährstoffmängeln. Heute ist ein ernährungsbedingter Eisenmangel seltener als früher. Dennoch sollte insbesondere bei Kindern, Jugendlichen, Frauen im fortpflanzungsfähigen Alter (v.a. in der Schwangerschaft) und bei Sportlern auf die Deckung des Eisenbedarfs geachtet werden.

Es gibt zahlreiche Gründe für eine ungenügende Eisenversorgung:

- unzureichende Zufuhr mit der täglichen Nahrung (z.B. auch durch Schlankheitskuren, vegetarische/vegane Ernährung)
- hohe Eisenverluste durch Menstruation, Blutungen, Blutspenden, Leistungssport
- Störungen der Eisenaufnahme durch hohe Zufuhr von Faktoren, die die Eisenresorption hemmen, zum Beispiel Gerbstoffe (Polyphenole in Tees, Kaffee, Wein) und Phytinsäure (in Getreiden), gleichzeitige therapeutische Mengen an Zink oder Kalzium.
- erhöhter Bedarf bei Wachstum, in Schwangerschaft und Stillzeit
- chronische Entzündungen führen zur Hochregulierung des Hepcidins und damit zu einer verminderten Eisenaufnahme. Dies gilt auch für die vom viszeralen Bauchfett produzierten latenten Entzündungen (Silent Inflammation).
- blutende Magengeschwüre, Darmkrebs
- Nierenerkrankungen
- chron. Belastungen mit toxischen Metallen (z.B. Blei, Aluminium, Cadmium)
- übermäßiger Alkoholkonsum
- beim Säugling: Ernährung mit Kuhmilch erhöht die Eisenverluste über den Stuhl.

Aufgrund der heutigen Konsumgewohnheiten sind Brot, Fleisch und Gemüse unsere wichtigsten Eisenlieferanten. Aus Getreide und Gemüse werden allerdings nur 5–10 % des zugeführten Eisens vom Körper aufgenommen. Aus Fleisch sind es etwa 30%, aus Sojabohnen 20% und aus Fisch etwa 15%.

Die durchschnittliche tägliche Eisenzufuhr bei unseren derzeitigen Ernährungsgewohnheiten beträgt bei Frauen 11 mg, bei Männern 18 mg. Da die meisten Eisenmangelsymptome relativ unspezifisch sind, sollte vor einer hochdosierten Eisentherapie der Eisenversorgungszustand mittels Messung des Ferritins im Blut analysiert werden.

Über die Höhe des unteren Normwertes für Ferritin besteht in Fachkreisen keine Einigkeit. Er bewegt sich meist zwischen 30 und 50 ng/ml. Ob der von einigen Autoren vorgeschlagene Optimalwert von 100 ng/ml mehr Nutzen als Risiko beinhaltet, müssen zukünftige ausführliche Studien zeigen.

**TIPP** **Vitamin C kann die Eisenversorgung optimieren. Nehmen Sie bei Verdacht auf einen Eisenmangel zunächst einmal lediglich etwas mehr Vitamin C und Vitamin-C-haltige Nahrungsmittel ein. Oft reicht dies aus, um die Eisenmangelsymptome und die Eisenmesswerte zu normalisieren.**

### Störungen des Eisenhaushalts: Folgen

- Blutarmut, Eisenmangelanämie
- Hautblässe, raue, spröde Haut, brüchiges Haar
- rasche Ermüdbarkeit, verminderte Leistungsfähigkeit
- Aufmerksamkeits- und Kognitionsstörungen
- Appetitlosigkeit
- Störungen der Wärmeregulation
- Kopfschmerzen, Nervosität, Reizbarkeit, Wetterfühligkeit
- Störungen in der mentalen und motorischen Entwicklung des Kindes
- Rillen in den Fingernägeln, löffelartig geformte Nägel
- Risse in den Mundwinkeln, Aphthen
- Entzündungen (Zunge, Speiseröhre) und Infektanfälligkeit
- beim Sportler: reduzierte Leistungsfähigkeit, raschere Bildung von Milchsäure in der Muskulatur, verbunden mit Muskelkrämpfen
- in der Schwangerschaft: erhöhter Anteil von Frühgeburten, durchschnittlich niedrigeres Geburtsgewicht des Neugeborenen



## Zufuhrempfehlungen

### Empfohlene tägliche Eisenzufuhr (mg)

| | Normalernährung | | therapeutischer Dosierungsbereich |
|---|---|---|---|
| | DACH (2013) | US RDA (2001) | |
| **Männer** | 10–12 | 8 | 10–500 |
| **Frauen*** | 10–15 | 8–18 | |

* mit Ausnahme von schwangeren (Seite 341) und stillenden (Seite 344) Frauen

Häufig werden Eiseninfusionen oder -injektionen verabreicht. Es ist zu beachten, dass auch bei dieser Applikation nicht zwingend eine korrekte Verstoffwechselung bzw. ein korrekter Transport von Eisen erfolgt. Diese Infusionen können die normale Eisentransportkapazität überfordern und es kann zu erhöhtem oxidativem Stress kommen. Eine verminderte Eisentransportkapazität wurde auch bei chronischen Aluminiumbelastungen festgestellt.

**TIPP** Hohe Eisendosierungen (>40 mg/Tag) erhöhen den Serumspiegel des Hepcidins. Dieses Schutzprotein kontrolliert die Eisenaufnahme im Darm. Wenn Hepcidin ansteigt, wird die Eisen-Aufnahme der nachfolgenden oralen Eisengaben (am gleichen Abend oder am nächsten Morgen) drastisch reduziert. Daher sollte hochdosiertes Eisen nur jeden zweiten Tag am Morgen genommen werden.

## Anwendungsgebiete

**Anämie:** Eisenmangel gilt als der häufigste Grund für eine Blutarmut und spricht gut auf eine Supplementierung an. Die gleichzeitige Gabe von Vitamin C, Vitamin $B_6$, $B_{12}$ und Folsäure scheint insbesondere auch bei Schwangerschaftsanämien einen kräftigeren Anstieg des Hämoglobinspiegels zu bewirken als bei einer alleinigen Eisenzufuhr.

**Immunsystem:** Eisenmangel kann das Immunsystem schwächen und das Risiko von Infektionen erhöhen.

**Menorrhagie (starke Menstruationsblutung):** Patientinnen mit einer starken Menstruationsblutung können Eisenmangel haben, da die monatlichen Verluste durch die Menstruation nicht über das Eisen in der Nahrung gedeckt werden können.

**Müdigkeit, Konzentrationsschwäche:** Es sollte nur dann Eisen in mehr als nutritiven Mengen zugeführt werden, wenn Eisenmangel (niedriger Ferritinwert) laboranalytisch festgestellt wurde. Das Symptom Müdigkeit ist zu unspezifisch und kann auch von hypoglykämischen Schwankungen, zu wenig Schlaf, niedrigem Blutdruck, Depressionen usw. herrühren. Die Behebung eines Eisenmangels mit oder ohne Anämie kann kognitive Funktionen, Gedächtnisleistung und die Konzentration verbessern.

**Restless-Legs-Syndrom:** Der Eisenmangel gehört zu den wichtigsten Mikronährstoffdefiziten bei diesem Krankheitsbild. Die Behebung eines Eisenmangels mittels Eisensupplementen kann die Symptome verbessern.

**Schilddrüsenunterfunktion, Kropf:** Eisenmangel kann die Jodaufnahme hemmen. Bei Jodmangel, Kropf und Schilddrüsenunterfunktion (Hypothyreose) sollte der Eisenhaushalt überprüft werden.

**Verhaltensauffälligkeiten, ADHS:** Erste Studienergebnisse lassen vermuten, dass Eisen die Symptomatik von ADHS verbessern könnte.

## Überdosierung

Können wir zu viel Eisen einnehmen? Bei genetisch bedingten Eisenstoffwechselstörungen wie der Hämochromatose kann ein Zuviel an Eisen schädlich sein. Man schätzt, dass etwa 1 von 300–400 Personen von diesem Syndrom betroffen ist. Bei diesen Menschen fehlt die normalerweise vorhandene Eisenaufnahmesperre, und es kommt zu Ablagerungen von Eisen an vielen Stellen des Körpers. Hier besteht eine Kontraindikation für die Verabreichung von Eisenpräparaten.

Eine amerikanische und eine finnische Studie kamen zu dem Ergebnis, dass bei einer hohen Eisensättigung des Eisentransporteurs im Blut, des Transferrins, arteriosklerotische Prozesse und Darmkrebs häufiger auftreten. Eisen ist grundsätzlich kein unproblematisches Element. Eisenionen unterstützen die sog. Fenton-Reaktion in den Mitochondrien der Zellen. Bei einer unzureichenden Eisen-Verstoffwechselung können äußerst schädliche Hydroxyl-Radikale gebildet werden mit entsprechenden möglichen Schäden an der DNA und der Atmungskette.

### Literatur

Abbaspour N et al. Review on iron and its importance for human health. J Res Med Sci 2014;19:164–174.

Cherayil BJ. The role of iron in the immune response to bacterial infection. Immunol Res 2011;50:1–9.

Clénin G, et al. Iron deficiency in sports – definition, influence on performance and therapy. Swiss Med Wkly. 2015;145:w14196.

Hurrell R, Egli I. Iron bioavailability and dietary reference values. Am J Clin Nutr 2010;91(suppl): 1461S–1467S.

Kraft A et al. Effect of postpartum iron supplementation on red cell and iron parameters in non-anaemic iron-deficient women: a randomized placebo-controlled study. BJOG 2005;112:445.

Lozoff B. Early iron deficiency has brain and behavior effects consistent with dopaminergic dysfunction. J Nutr 2011;141:740–746.

Moretti D et al. Oral iron supplements increase hepcidin and decrease iron absorption from daily or twice-daily doses in iron-depleted young women. Blood 2015;126(17):1981–1989.

Pasricha SR, et al. Iron supplementation benefits physical performance in women of reproductive age: a systematic review and meta-analysis. J Nutr. 2014;144(6):906–14.

Picchietti MA, Picchietti DL. Advances in pediatric restless legs syndrome: Iron, genetics, diagnosis and treatment. Sleep Med 2010;11(7):643–651.

Schrier, S. So you know how to treat iron deficiency anemia. Blood 2015;126:1971.

Teucher B et al. Enhancers of iron absorption: ascorbic acid and other organic acids. Int J Vitam Nutr Res 2004;74:403–419.

## Jod

Jodmangelkrankheiten stellen ein weltweites Problem dar. Man schätzt, dass etwa 1800 Millionen Menschen von Jodmangel betroffen und durch dessen Folgekrankheiten bedroht sind. Drei Millionen Menschen leiden an Kretinismus (schwere geistige und physische Behinderung). Obwohl der Kropf deutlich sichtbar ist, ist die bedeutendste negative Auswirkung eines Jodmangels die Beeinträchtigung der Gehirnentwicklung und der Gehirnfunktion. Sogar bei einem milden subklinischen Mangel können die Intelligenz und die Schulleistung von Kindern vermindert sein.

Obwohl Afrika, Asien und Lateinamerika die größten Endemiegebiete für Jodmangelkrankheiten sind, ist auch in Europa der Jodmangel und der daraus entstehende Kropf ein noch ungelöstes Problem. In Großbritannien, Spanien, Süditalien und Belgien herrscht noch immer verbreitet Jodmangel.

### Funktionen

**Antioxydanzien:** Die Funktion von Jod als Antioxydanzien und als Fänger von freien Radikalen ist nachgewiesen. Im Zusammenhang mit den Einflüssen auf den Radikalen-Abbau hat Jod aktivierende Wirkungen auf gewisse Immunfunktionen, positive Effekte auf den Fettstoffwechsel und auf entzündlich-degenerative Erkrankungen (jodhaltige Bäder und Mineralwässer).

**Schilddrüsenhormonsynthese:** Jod ist essenziell zur Bildung der Schilddrüsenhormone Trijodthyronin ($T_3$) und Thyroxin ($T_4$) bekannt. Die Schilddrüse befindet sich im unteren Bereich des Halses und erzeugt Hormone, die wichtige Körperfunktionen steuern.

### Vorkommen in der Nahrung

| Nahrungsmittel | Menge | µg Jod |
|---|---|---|
| Krustentiere, Scholle, Seelachs | 100 g | 200–250 |
| Kabeljau, Dorsch | 100 g | 120 |
| Makrele, Heilbutt, Hering, Thunfisch | 100 g | 50–75 |
| jodiertes Speisesalz | 1 g | 15–40 |
| Milch | 0,1 l | ca. 10 |

## Störungen des Jodhaushalts: Ursachen

Hauptgrund des im mitteleuropäischen Raum vorhandenen Jodmangels ist der niedrige Jodgehalt der inländischen pflanzlichen und tierischen Lebensmittel. Da die Böden infolge von Auswaschungen während der Eiszeit an Jod verarmt sind, ist der Jodgehalt in der pflanzlichen Nahrung und auch im Tierfutter vermindert. Das hat zur Folge, dass auch die Jodaufnahme der Nutztiere erniedrigt ist und zu einem niedrigen Jodgehalt des später verzehrten Fleisches führt. Die Folgen eines ernährungsbedingten Jodmangels können während einer Schwangerschaft noch weiter verstärkt werden.

## Störungen des Jodhaushalts: Folgen

Wird über die Nahrung zu wenig Jod zugeführt, so können daraus ein Schilddrüsenhormonmangel und eine Vergrößerung der Schilddrüse (Kropf) resultieren. Ein Mangel an Schilddrüsenhormonen kann zu mancherlei gesundheitlichen Problemen führen (Antriebslosigkeit, Gewichtszunahme, trockene Haut usw.). Im Laufe der Zeit können jedoch zystische Umbauprozesse und krebsartige Veränderungen in Schilddrüsen erfolgen. Bei einem länger bestehenden Kropf können sich auch funktionell autonome Schilddrüsenzellen bilden, welche sich als Schilddrüsenüberfunktionssymptome (z.B. Herzprobleme bei älteren Patienten) zeigen.

Im deutschsprachigen Raum ist selbst bei einer Ernährungsweise, die die meisten übrigen Nährstoffbedürfnisse größtenteils abzudecken vermag, die notwendige Jodzufuhr nur schwierig zu erreichen. Deshalb ist die Verwendung von jodiertem Speisesalz oder von jodhaltigen Nahrungsergänzungen (z.B. aus Meeresalgen wie Kelp) dringend zu empfehlen.

Die Versorgungslage im deutschsprachigen Raum ist knapp befriedigend. Als besondere Risikogruppen gelten Schwangere und Babys. Die Lebensmittelindustrie verwendet tendenziell immer weniger jodhaltiges Salz, da dieses separat deklariert werden muss. Dieser Trend muss im Auge behalten werden.

## Zufuhrempfehlungen

### Empfohlene tägliche Jodzufuhr (µg)

| | Normalernährung | | therapeutischer Dosierungsbereich |
|---|---|---|---|
| | DGE (2013) | US RDA (2001) | |
| **Männer** | 180–200 | 150 | 100–1 000 |
| **Frauen*** | 150 | 150 | |

* mit Ausnahme von schwangeren (Seite 341) und stillenden (Seite 344) Frauen

## Anwendungsgebiete

**Arteriosklerose, Blutfette:** Jod könnte als antioxidativer Cofaktor einen Einfluss auf arteriosklerotische Vorgänge haben. Einerseits wird eine direkte antioxidative Wirkung auf Lipide diskutiert, andererseits ist auch eine indirekte Wirkung via Aktivitätserhöhung von antioxidativen Enzymsystemen oder über die Schilddrüsenfunktion möglich. Jodmangel kann das LDL-Cholesterin erhöhen. Eine gezielte Jod-Supplementierung ist in der Lage, erhöhte Cholesterin-Blutwerte bei Frauen zu senken.

**Fibrozystische Brustkrankheit:** Jodsupplemente können Schmerzen und Schwellungen bei der sog. fibrozystischen Mastopathie vermindern.

**Kognitive und motorische Funktion bei Kindern:** Auch milder Jodmangel, ohne Schilddrüsenunterfunktion oder Kropf, kann bei Kindern die Kognition und Feinmotorik sowie das Lernen in der Schule beeinträchtigen.

**Immunsystem:** Bei Jodmangelzuständen verbessert eine Jodzufuhr die antimikrobielle Aktivität von gewissen weißen Blutkörperchen.

**Jodmangelsymptome:** Eine Jodsupplementierung ist bei offensichtlichen Jodmangelsymptomen (Schilddrüsenunterfunktion) angezeigt.

**Jodprophylaxe:** Prinzipiell unterscheidet man zwischen freiwilliger und obligatorischer Jodprophylaxe.

- freiwillige Jodprophylaxe:
  - Einsatz von jodiertem Kochsalz zu Hause oder in Restaurantbetrieben
  - Jodzufuhr durch Verzehr von Meeresfischen
  - Verabreichung von jodiertem Öl
  - Nahrungsergänzung durch jodhaltige Präparate
- obligatorische Jodprophylaxe:
  - allgemeine Jodierung des Kochsalzes, des Trinkwassers oder des Brotgetreidemehls
  - Jodierung des Viehfutters

**TIPP** **Eisenmangel kann die Jodaufnahme hemmen. Bei Jodmangel, Kropf und Schilddrüsenunterfunktion (Hypothyreose) sollte man den Eisenhaushalt überprüfen!**

## Überdosierungen, Toxizität

Hochdosierte Jodgaben sollten bei Akne-Patienten vermieden werden, da sie zu einer Verschlimmerung der Akne (Jod-Akne) führen können. Ein Jodüberangebot kann vor allem bei älteren Patienten mit einer autonom funktionierenden Schilddrüse zu einer akuten Schilddrüsenüberfunktion führen. Zufuhrmengen von mehr als 2 mg können jedoch auch eine Unterfunktion der Schilddrüse auslösen (Jodid-Myxödem).

## Literatur

Gordon RC et al. Iodine supplementation improves cognition in mildly iodine-deficient children. Am J Clin Nutr. 2009;90:1264–1271.

Herter-Aeberli I et al. Iodine supplementation decreases hypercholesterolemia in iodine-deficient, overweight women: a randomized controlled trial. J Nutr. 2015;145(9):2067–75.

Melse-Boonstra A et al. Iodine deficiency in pregnancy, infancy and childhood and its consequences for brain development. Best Pract Res Clin Endocrinol Metab. 2010;24:29–38.

Mulrine HM et al. Breast-milk iodine concentration declines over the first 6 mo postpartum in iodine-deficient women. Am J Clin Nutr. 2010;92:849–856.

Patrick L. Iodine: deficiency and therapeutic considerations. Altern Med Rev. 2008;13:116–127.

Zimmermann MB. Iodine deficiency. Endocr Rev. 2009;30:376–408.

# Kupfer

Kupfer spielt als Spurenelement in der Ernährung eine wichtige Rolle. Es kann Schutz gegen Herz-Kreislauf-Erkrankungen sowie gegen Arthritis bieten und unterstützt das Immunsystem. Zu viel Kupfer kann unerwünschte Wirkungen haben. Kupfer und Zink versuchen, sich gegenseitig aus der Zelle oder von den Enzymstellen zu verdrängen.

## Vorkommen in der Nahrung

| Nahrungsmittel | Menge | mg Kupfer |
|---|---|---|
| Leber (Rind, Kalb, Schwein) | 100 g | 3,6–5,5 |
| Portwein, Sherry, Wermut | 50 ml | bis 10 |
| Austern | 100 g | 2,5 |
| Linsen, Erbsen Bohnen | 100 g | 0,7–0,8 |
| Sonnenblumenkerne | 25 g | 0,7 |
| Haselnüsse, Walnüsse, Mandeln | 50 g | 0,4–0,6 |
| Emmentaler, Edamer | 50 g | 0,4–0,6 |
| Aprikosen, Pflaumen, Pfirsiche (getrocknet) | 50 g | 0,2–0,4 |

## Funktionen

**Blutbildung:** Kupfer erleichtert die Resorption und Mobilisation von Eisen. Kupfer ist zwar kein Bestandteil des Hämoglobins, ist aber für dessen Bildung nötig.

**Immunsystem:** Kupfer ist an der zellvermittelten Immunantwort mitbeteiligt.

**Pigmentstoffwechsel:** Ohne Kupfer ist keine Melaninbildung möglich. Melanin ist ein Farbpigment, das in der Haut und im Haar gefunden wird.

**Skelett, Bindegewebe:** Kupfer ist als Bestandteil des Enzyms Lysyloxidase »zuständig« für die Verflechtung der beiden hauptsächlichen Bindegewebseiweiße Kollagen und Elastin. Diese sind auch für die Struktur und die Elastizität von Knochen, Bändern, Knorpel, Bindegewebe und Blutgefäßen verantwortlich.

**Zentralnervensystem:** Kupfer hilft, die schützenden Myelinschichten rund um die Nervenfasern zu bilden.

## Störungen des Kupferhaushalts: Ursachen

- einseitige Ernährung
- Resorptionsstörungen, insbesondere bei älteren Personen, bei Durchfällen, Zöliakie
- chirurgische Eingriffe zur Gewichtsreduktion (Bariatrie)
- hoch dosierte, lang dauernde Zinktherapie
- Nierenfunktionsstörungen
- Steroidtherapie
- Erhöhte Homocysteinblutspiegel führen nebst Arteriosklerose zu Kupfermängeln und daher zu oxidativen Schäden am Herz.

Kupfermangel kann auch skorbutähnliche (Vitamin-C-Mangel-) Symptome hervorbringen. Ein Vitamin-C-Mangel kann eine Störung der Kupferaufnahme und des Kupfertransportes bewirken.

Die Kupferzufuhr durch das Trinkwasser hängt von diversen Faktoren ab. Je saurer das Wasser, je geringer die Wasserhärte und je neuer die Leitungen, desto mehr Kupfer gelangt ins Trinkwasser.

### Störungen des Kupferhaushalts: Folgen

- Anämie (Blutarmut)
- Störungen der Nervenzellen
- Haar- und Hautpigmentierungsstörungen (Vitiligo)
- Arteriosklerose
- Schlafstörungen
- Infektanfälligkeit
- Skelettstrukturstörungen
- Haarstrukturstörungen
- Fertilitäts- und Wachstumsstörungen
- erhöhte Cholesterinwerte
- Hypertonie
- Appetit- und Gewichtsverlust

### Zufuhrempfehlungen

Empfohlene tägliche Kupferzufuhr (mg)

| | Normalernährung | | therapeutischer Dosierungsbereich |
|---|---|---|---|
| | DACH (2013) | US RDA (2001) | |
| Männer | 1,0–1,5 | 0,9 | 2–4 |
| Frauen* | 1,0–1,5 | 0,9 | |

* mit Ausnahme von schwangeren (Seite 341) und stillenden (Seite 344) Frauen

### Anwendungsgebiete

**Anämie (Blutarmut):** Eine gemeinsame Gabe von Kupfer und Eisen kann zur Besserung von Blutarmut führen. Eine suboptimale Kupferzufuhr kann Anämien verursachen, die durch eine verminderte Hämoglobinsynthese bedingt sind.

**Arthritis:** Wer kennt nicht die Behandlung von entzündlichen rheumatischen Erkrankungen mit Kupferarmringen? Kupfer ist ein entzündungshemmendes Spurenelement, das in gewissen Fällen wirksamer als Aspirin sein kann (wegen des Hemmeffektes von Kupferkomplexen auf die Bildung von aggressiven Superoxidanionen). Kupfersupplemente können den antioxidativen Status verbessern (über die kupfer- und zinkabhängige Superoxiddismutase) und somit die Morgensteifheit reduzieren und die Gelenkbeweglichkeit erhöhen. Dadurch kann in gewissen Fällen die Schmerzmitteldosierung halbiert oder manchmal ganz auf die Einnahme von Analgetika verzichtet werden.

**Entzündliche Erkrankungen:** Bei akuten sowie auch zum Teil bei chronisch entzündlichen Erkrankungen wird der Kupferspeicher in der Leber entleert, was zu einem Anstieg der Kupferblutwerte führen kann.

**Herzerkrankungen:** Kupfermangel soll ein Cofaktor bei der Entstehung von Herzrhythmusstörungen (erhöhte Adrenalinspiegel durch verminderte Ausscheidung), bei der Vergrößerung des Herzens sowie bei Strukturschäden der Gefäßwände (erhöhtes Risiko für Gefäßrupturen) sein.

**Schmerzen:** Kupfermangel reduziert die Enkephalinspiegel. Enkephaline sind vom Körper gebildete Substanzen, welche die Schmerzempfindung regulieren. Eine mangelhafte Kupferversorgung könnte also die Schmerzempfindlichkeit erhöhen.

### Chronische Kupfervergiftungen

Ursachen: Wie bei allen chronischen Metallintoxikationen wird eine schleichende Kupferbelastung oft übersehen und die Symptome nicht der zugrundeliegenden Ursache zugeordnet. Für eine chronische Kupferbelastung sind zahlreiche Ursachen bekannt:

- Farbpigmente
- Fungizide, Pestizide z.B. Kupfervitriol im Obst- und Weinbau
- Kontaminierung über das Leitungswasser (Säuglinge)
- Orale Kontrazeptiva können das Zink-Kupfer-Verhältnis verschieben.
- kupferverarbeitende Industrie
- Langzeiteinnahme von Multivitamin-Mineralpräparaten mit einem ungünstigen Zink-Kupfer-Verhältnis (kleiner als 4 : 1) bzw. bei einer unkritischen Langzeiteinnahme von mehr als 2 mg Kupfer pro Tagesration. Bei bestehendem Zinkmangel erhöht sich die Empfindlichkeit für eine Kupferüberladung.
- Zigarettenrauch

Symptome und Folgen: beschleunigt die Entstehung freier Radikale, welche Zellschädigungen verursachen können

- emotionale Labilität, Nervosität, Schizophrenie, Depressionen nach der Geburt
- entzündliche Prozesse (Darm, Nebenhöhlen, Gelenke, Atemwege, Prostata usw.)
- Epilepsie, Autismus, Hyperaktivität
- Hypertonie, erhöhtes Herzinfarktrisiko
- Leberstörungen
- Müdigkeit, Konzentrations- und Schlafstörungen, Migräne
- Zinkmangel (-symptome)

Maßnahmen: Neben den Maßnahmen für die Expositionsprophylaxe können Kupferbelastungen mit speziellen Nährstoffkombinationen therapiert werden. Durchgeführte Eliminationsstudien ergaben für eine Kombination von Zink, Magnesium, Mangan und Vitamin $B_6$ die höchsten Kupferausscheidungsquoten via Urin. Zusätzlich werden α-Liponsäure, schwefelhaltige Aminosäuren (Methionin, Cystein) empfohlen.

### Literatur


De Romaña DL et al. Risks and benefits of copper in light of new insights of copper homeostasis. J Trace Elem Med Biol 2011;25:3–13.

Di Silvestro RA et al. A pilot study of copper supplementation effects on plasma F2alpha isoprostanes and urinary collagen crosslinks in young adult women. J Trace Elem Med Biol 2010;24:165–168.

Halfdanarson TR et al. Hematological manifestations of copper deficiency: a retrospective review. Eur J Haematol 2008;80;523–531.

Heinitz M. Kupfer in der Rheumatologie. Erfahrungsheilkunde 1991;11:833.

Jaiser SR et al. Copper deficiency myelopathy. J Neurol 2010;257:869–881.

Kumar P et al. Copper deficiency after gastric bypass for morbid obesity : a systematic review. Obesity Surg 2016;26(6):1335–1342.

Madsen E et al. Copper deficiency. Curr Opin Gastroenterol 2007;23:187–192.

Zatta P et al. Copper deficiency and neurological disorders in man and animals. Brain Res Rev 2007;54:19–33.


## Mangan

Mangan gehört zu den Spurenelementen, die man in Multivitamin-Multimineral-Präparaten regelmäßig antrifft, von denen man aber oft nicht genau weiß, wofür sie gut sind und wie man sie gezielt einsetzen kann. Mangan zählt zu denjenigen Elementen, die neben Chrom, Zink, Kalzium und Magnesium häufig in unserer Nahrung fehlen. Der Manganbestand im Menschen wird mit nur 10–40 mg angenommen. Die Datenlage der vorliegenden Studien zu Mangan ist in der Regel nicht sehr breit.

### Funktionen

**Antioxidative Wirkung:** Das Enzym Mangan-Superoxiddismutase ist ein wichtiges Antioxydanzien und bildet einen Schutz gegen freie Radikale.

**Blutgerinnung:** Zusammen mit Vitamin K unterstützt Mangan die Bildung von Prothrombin, einem Protein, das für die Blutgerinnung von Bedeutung ist.

**Glukose- und Fettstoffwechsel, Cholesterin, Sexualhormone:** Der Fett- und Zuckerstoffwechsel sowie die Bildung von Cholesterin und Geschlechtshormonen sind von Manganenzymen abhängig.

**Histaminabbau:** Manganabhängige Enzyme sind essenziell für den Histaminabbau.

**Kollagenbildung:** Manganenzyme unterstützen den Aufbau von Kollagen (Gewebeprotein).

**Neurotransmitter:** Mangan moduliert die Aktivität von Neurotransmittern.

### Störungen des Manganhaushalts: Ursachen

- Zufuhrmangel: Hoher Anteil von weißmehl- und zuckerhaltigen Nahrungsmitteln an der täglichen Nahrung (über 50 % des Mangans gehen durch die Raffinierung verloren). Tierische Nahrungsmittel wie Fleisch, Milch und Eier sind schlechte Manganlieferanten.

### Vorkommen in der Nahrung

| Nahrungsmittel | Menge | mg Mangan |
|---|---|---|
| Haferflocken | 100 g | 4,9 |
| Sojamehl, vollfett | 100 g | 4,0 |
| Weizenvollkorn | 100 g | 3,4 |
| Haselnüsse | 50 g | 2,9 |
| Weizenkeime | 25 g | 2,3 |
| weiße Bohnen | 100 g | 2,0 |
| Reis, unpoliert | 100 g | 1,1 |
| Walnüsse, Mandeln | 50 g | 1,0 |

- hoch dosierte, einseitige Kalziumzufuhr
- angeborene Enzymdefekte (Phenylketonurie usw.)
- Langzeitbelastungen mit Schwermetallen
- hoher Alkoholkonsum
- Langzeitmedikation (Seite 632) mit gewissen Psychopharmaka, welche Mangan komplex binden können.

Die Bioverfügbarkeit von Mangan aus Lebensmitteln ist entsprechend dem Gehalt an resorptionsbehindernden Begleitstoffen wie Phytaten, Zellulose, Kalzium, Phosphaten sehr unterschiedlich und liegt zwischen 5 und 60 %.

**TIPP** **Achten Sie darauf, dass eine Mangansubstitution ausreichend hoch dosiert und langfristig geplant wird. Die niedrigen Manganwerte in Haaranalysen normalisieren sich dabei oft nur sehr langsam.**

### Störungen des Manganhaushalts: Folgen

- Blut: Absinken des HDL-Cholesterins; erhöhte Kalzium-, Phosphor- und Glukose-Blutwerte. Blutgerinnungsstörungen

- Endokrines System: reduzierte Produktion von Sexualhormonen, reduzierte Fertilität, Wachstumsverzögerung
- Haut, Knochen, Knorpel: Störungen der Gewebestruktur, Verlust der Haarpigmentierung
- Immunsystem: Immunschwäche, verminderte Antikörperbildung
- Zentralnervensystem: Epilepsie, Schizophrenie, Störungen der Neurotransmitterfunktion (Störungen der Nervenreizübertragungen auf die Muskelzelle)

## Zufuhrempfehlungen

### Empfohlene tägliche Manganzufuhr (mg)

| | Normalernährung | | therapeutischer Dosierungsbereich |
|---|---|---|---|
| | DACH (2013) | US AI (2001) | |
| Männer | 2–5 | 2,3 | 2–50 |
| Frauen* | 2–5 | 1,8 | |

* mit Ausnahme von schwangeren (Seite 341) und stillenden (Seite 344) Frauen

## Anwendungsgebiete

**Asthma:** Untersuchungen bei Asthmatikern ergaben viermal niedrigere Manganwerte im Haar als bei gesunden Personen. Manganmangel könnte somit ein Cofaktor für die Entstehung von Asthma sein.

**Diabetes mellitus:** Manganspiegel bei Diabetikern sind um 50% niedriger als bei Gesunden. Ein Manganmangel kann zu einer gestörten Glukosetoleranz führen. Bei Manganmangel stehen weniger Träger für den Glukosetransport zur Verfügung.

**Epilepsie:** Epileptiker, deren Erkrankung nicht aus einem Trauma resultiert, haben oft signifikant niedrigere Manganspiegel im Vollblut und im Haar.

**Osteoporose, Arthrose:** Ein Manganmangel bewirkt degenerative Knochenveränderungen. Bei Osteoporose bewirkt Mangan, zusammen mit Kalzium, Zink und Kupfer, eine bessere Knochendichtezunahme als mit Kalzium allein. Mangan kann bei Arthrose die Wirkung von Chondroitinsulfat und Glucosaminsulfat optimieren.

**TIPP** **Mangan (1–6 mg/Tag) zusammen mit Kalzium (600–1300 mg/Tag) kann prämenstruelle Schmerzen sowie Stimmungsschwankungen reduzieren.**

**Rücken- und Bandscheibenbeschwerden:** Mangan unterstützt die Bildung von Knorpel- bzw. Bandscheibengewebe. In Bandscheiben sowie in Haaranalysen von Personen mit Rücken- und Bandscheibenbeschwerden findet man oft deutlich niedrige Mangankonzentrationen.

**Schizophrenie:** Geringe Zinkwerte im Blut sowie niedrige Manganwerte im Haar findet man bei vielen Menschen mit Schizophrenie. Therapeutisch dosierte Mangan- und Zinksupplemente können günstig wirken.

**Tardive Dyskinesie, motorische Bewegungsstörung:** Psychopharmaka können Mangan binden und zu tardiver Dyskinesie, einer motorischen Bewegungsstörung, führen. Bei der Verordnung dieser Medikamente sollte also stets für eine ausreichende Mangansubstitution gesorgt werden, um dieser Nebenwirkung gezielt vorzubeugen.

**Wachstumsstörungen:** Manganmangel kann bei Kindern Störungen des Wachstums und der Knochenstruktur hervorrufen. Niedrige Manganwerte in einer frühen Entwicklungsphase können zu einer schlechten Entwicklung des Innenohres führen, was für das Gleichgewicht von Bedeutung ist. Kleine Kinder, die schlecht laufen lernen, brauchen oft zusätzlich Mangan. Ein niedriger Manganspiegel der Mutter während der Schwangerschaft steht in Verbindung mit intrauteriner Wachstumsretardierung beim Fötus und einem niedrigeren Geburtsgewicht.

### Überdosierung

Da Mangan fast ausschließlich über die Galle ausgeschieden wird, sollte die Mangansupplementierung bei Erkrankungen der Gallenblase vorsichtiger gehandhabt werden. Insbesondere bei Säuglingen sollte Mangan zurückhaltend verabreicht werden. Bei therapeutischen Mangandosierungen (≥ 15–20 mg/Tag) ist auch allfällige Blutdruckerhöhungen zu achten.

Über Manganvergiftungen ist vor allem in der metallverarbeitenden Industrie und im Bergbau berichtet worden, wo Arbeiter Manganoxidstaub ausgesetzt sind. Eine chronisch exzessive Langzeitexposition gegenüber Mangan kann zu einem erhöhten Risiko führen, an einer Demenz zu erkranken. Auch über Blutdruckerhöhungen, Kopfschmerzen, Lernschwierigkeiten und neurologische, parkinsonähnliche Störungen, Psychosen und Atemwegsbeschwerden ist bei Manganvergiftungen berichtet worden

### Literatur


Bouchard M et al. Hair manganese and hyperactive behaviors: pilot study of school-age children exposed through tap water. Environ Health Perspect 2007;115:122–127.

Choi MK, et al. Relationship between dietary magnesium, manganese, and copper and metabolic syndrome risk in Korean adults: the Korea National Health and Nutrition Examination Survey. Biol Trace Elem Res. 2013;156(1–3):56–66.

Fiebich B et al. Beitrag von Kupfer und Mangan zur antientzündlichen Wirkung von Nährstoffkombinationen mit Glucosamin und Chondroitinsulfat. Ernährung & Medizin 2007;22:75–79.

Gonzalez-Reyes RE et al. Manganese and epilepsy: a systematic review of the literature. Brain Res Rev 2007;53:332–336.

Guilarte TR. Manganese and Parkinson's disease: a critical review and new findings. Environ Health Perspect 2010;118:1071–1080.

Juturu V et al. Manganese and cardiovascular disease. Trace Elem Electrol 2000;17:164.

Kehl-Fie TE et al. Nutritional immunity beyond iron: a role for manganese and zinc. Curr Opin Chem Biol 2010;14:218–224.

Volkmann PH. Endometriose, PMS und Infertilität. EHK 2005;54:668.

Wood RJ. Manganese and birth outcome. Nutr Rev 2009;67:416–420.


## Molybdän

Der Gesamtbestand des Menschen an Molybdän beträgt ca. 10 mg. Davon befinden sich 60 % im Skelett sowie 20 % in der Leber, ferner findet es sich in den Zähnen, Nieren und in der Haut. Molybdän ist ein wichtiger Cofaktor in vielen zellulären Enzymsystemen, besonders für den Eisen- und Schwefelmetabolismus.

## Funktionen

**Antioxidative Wirkung:** Das molybdänhaltige Enzym Xanthinoxidase sorgt für den Aufbau von Harnsäure. Wenn der Harnsäurespiegel zu hoch ist, wird bekanntermaßen Gicht ausgelöst. Zu niedrig sollte er allerdings auch nicht sein, weil Harnsäure als Fänger von hochreaktiven freien Radikalen auch wichtige physiologische Funktionen ausübt. Ein optimaler Harnsäurespiegel ist essenziell für die Gesundheit und von einem normalen Molybdänhaushalt abhängig.

**Eisenmetabolismus:** Die molybdänhaltige Xanthinoxidase ist notwendig für den optimalen Transport von Eisen sowie für den Eisenvorrat.

**Schwefelmetabolismus:** Das molybdänhaltige Enzym Sulfitoxidase ist für den Abbau von schwefelhaltigen Verbindungen (Cystein, Methionin, Taurin, Glutamin, Homocystein usw.) bzw. von toxischen Sulfiten zu Sulfaten verantwortlich.

**Stickstoffmonoxid:** Molybdänenzyme können Nitrit zu Stickstoffmonoxid (NO) reduzieren.

## Störungen des Molybdänhaushalts: Ursachen

**Darmerkrankungen:** Entzündliche Darmerkrankungen können die Molybdänresorption vermindern und den Molybdänverlust stark erhöhen. Bei Morbus Crohn betragen die Molybdänverluste über den Magen-Darm-Trakt teilweise mehr als 400 µg/Tag.

**Raffinierte Nahrungsmittel:** Bei der industriellen Verarbeitung von Lebensmitteln geht ein großer Teil des Molybdäns verloren. Bei der Mehlherstellung werden über 40 % des Molybdäns abgetrennt. Auch bei der Raffinierung von Zucker verbleibt Molybdän in der Melasse als »Abfall«. Einseitige Ernährung, Dosen- und Fertiggerichte usw. führen über Jahre hinweg zu Molybdänmangel. Durch die Trennung von Ackerbau und Viehzucht ist es zu einer weitgehenden Reduzierung des Molybdängehaltes der Böden gekommen. Smog, saurer Regen, Bleibelastungen können weitere Gründe für eine unzureichende Molybdänversorgung sein.

### Vorkommen in der Nahrung

| Nahrungsmittel | Menge | µg Molybdän |
|---|---|---|
| Sojamehl | 100 g | 180 |
| Rotkohl | 100 g | 120 |
| weiße Bohnen | 100 g | 100 |
| Kartoffeln | 100 g | 5–85 |
| Reis | 100 g | 80 |
| Trockenerbsen | 100 g | 70 |
| Spinat | 100 g | 50 |
| Hühnerei | 1 mittelgroßes | 49 |
| grüne Bohnen | 100 g | 43 |
| Schweinefleisch | 100 g | 27 |

Erhebungen über die tägliche Zufuhr von Molybdän mit der Nahrung ergaben Durchschnittswerte von 50–350 µg (Schweiz 220 µg, USA 120–240 µg). Die Resorptionsquoten sollen 40–50 % betragen. Niedrige Molybdänwerte in Haar- und Vollblutanalysen sind relativ häufig zu beobachten.

## Störungen des Molybdänhaushalts: Folgen

- Sulfitallergien
- Haarausfall
- Müdigkeit

- Karies
- gewisse Krebsformen (z.B. Speiseröhrenkrebs)
- Nierensteine (Xanthinsteine)
- niedrige Harnsäurewerte im Blut
- Abbauprobleme von schwefelhaltigen Nahrungsmitteln und Aminosäuren (Cystein, Methionin usw.)
- Fertilitätsstörungen
- in der Schwangerschaft gestörte fetale Entwicklung

Ein Mangel an dem molybdänhaltigen Enzym Sulfitoxidase gilt als seltene Erscheinung und führt zu schweren neurologischen Krankheitsbildern bei Kindern (Hirnschäden, Epilepsie, geistige Behinderung, Augenlinsenverschiebungen).

## Zufuhrempfehlungen

### Empfohlene tägliche Molybdänzufuhr (µg)

| | Normalernährung | | therapeutischer Dosierungsbereich |
|---|---|---|---|
| | DACH (2013) | US RDA (2001) | |
| Männer | 50–100 | 45 | 100–1 000 |
| Frauen* | 50–100 | 45 | |

* mit Ausnahme von schwangeren (Seite 341) und stillenden (Seite 344) Frauen

**Krebsprävention und -therapie:** Molybdän kann Androgen-, Östrogen-, Progesteron- und Glucocorticoid-Rezeptoren belegen. Daher sollte es vor allem bei Krebsarten, welche auf eine Hormonzufuhr ansprechen, unterstützend gegeben werden.

## Anwendungsgebiete

**Darmdysbiosen:** Molybdän wird auch eine stimulierende Wirkung auf Zellulose abbauende Mikroorganismen zugeschrieben. Dies könnte bei der unterstützenden Behandlung von Darmdysbiosen von Bedeutung sein.

**Dysbakterie, Meteorismen, Gastroenteritiden, Hautinfektionen, Tumoren:** Bei fast allen Tumoren finden wir eine Dysbakterie (Störung der normalen Darmflora), die oft mithilfe einer Gabe von Molybdän beseitigt werden kann, da eine Aktivierung der darmeigenen Flora, besonders Escherichia coli, und eine Reduzierung der Darmgase bewirkt wird. Als Bestandteil der Xanthinoxidase ist Molybdän wesentlich für das blutbildende System. Ein Absinken des Molybdäns finden wir bei fast allen Tumoren, bei Meteorismen, Gastroenteritiden und Hautinfektionen.

**Karies:** In Gegenden mit höheren Molybdänkonzentrationen in den Böden und im Trinkwasser findet man eine geringere Karieshäufigkeit. Es gibt Hinweise darauf, dass Molybdän die Resorption und Retention von Fluor erleichtert. Da der Einbau von Fluor Knochen und Dentin stärkt, könnte Molybdän indirekt eine modifizierende Wirkung auf Osteoporose und Karies ausüben.

**Sulfitempfindlichkeit:** Schwefeldioxid und andere Schwefelverbindungen aus Öl- oder Kohleheizungen, Autoabgasen und anderen

Verbrennungsvorgängen belasten insbesondere bei nebligem Wetter (Smog) Personen, die wegen eines Molybdänmangels Schwefelverbindungen nicht normal abbauen können. Auch geschwefelte Nahrungsmittel (Wein, Dörrobst usw.) können zu folgenden Symptomen führen:

- abdominale Krämpfe
- Atembeschwerden
- Benommenheit
- Durchfall, Übelkeit
- generalisierter Juckreiz
- niedriger Blutdruck
- Schwellungen an Händen und Füßen und um die Augen
- Stimmungsschwankungen

### Überdosierung

Molybdänvergiftungen mittels Ernährung oder Nährstoffpräparaten sind bisher nicht bekannt. In einigen Gegenden Armeniens ist die Molybdänzufuhr mit 10–15 mg/Tag – das ist ca. das 20–50-Fache der üblichen Zufuhr – extrem hoch. Diese hohe Zufuhr soll zu einem häufigen Auftreten von Gicht führen. Auch über leichte Beschwerden im Magen-Darm-Trakt mit Durchfällen wird berichtet. Molybdän wird als härtender Zusatz in rostfreiem Stahl in Legierungen für Panzerschränke verwendet und zudem auch in Schmiermitteln, Keramik, Glühlampenfäden, Farben (Pelze, Federn, Haare/v. a. blaue Pigmente), Düngemitteln und Katalysatoren eingesetzt. Bei der Herstellung dieser Artikel kann Molybdän freigesetzt werden und zu Belastungen oder Intoxikationen führen, die mittels Spurenelement-Untersuchungen im Haar oder im Vollblut gemessen werden können. Weitere mögliche Molybdän-Belastungsquellen können sein: Asche, Klärschlamm, Kohleverbrennungsanlagen.

### Literatur

Eckhert C. Other trace elements In: Shils ME, Shike M, Ross AC, Caballero B, Cousins RJ, eds. Modern Nutrition in Health and Disease. 10th ed. Philadelphia: Lippincott, Williams & Wilkins; 2006:338–350.

Turnlund JR et al. Molybdenum absorption, excretion, and retention studied with stable isotopes in young men at five intakes of dietary molybdenum. Am J Clin Nutr 1995;62:790–796.

Wang GQ et al. Effects of vitamin/mineral supplementation on the prevalence of histological dysplasia and early cancer of the esophagus and stomach: results from the General Population Trial in Linxian, China. Cancer Epidemiol Biomarkers Prev 1994;3:161–166.

## Selen

Selen wurde bereits im Jahre 1817 entdeckt. Bekannt wurden zunächst Intoxikationen mit Selen in Gebieten mit äußerst hohen Konzentrationen in den Böden. Noch heute ist oft der Respekt vor der Toxizität von Selen größer als die Beachtung der wichtigen Funktionen in unserem Stoffwechsel. Nicht zuletzt dank der Verbesserung der Analysetechnik konnte in den letzten 30 Jahren das Wissen über die Eigenschaften und Wirkungen dieses essenziellen Spurenelementes sehr vertieft werden.

### Funktionen

**Antioxidative Wirkung:** Selen ist ein unerlässlicher Bestandteil von Selenoproteinen und des Enzyms Glutathionperoxidase. Dieses Enzym dient als Zellschutzfaktor gegen aggressive, aktivierte Sauerstoff-Formen, welche durch äußere Einflüsse wie Umweltgifte, Strahlungen, Rauchen usw., aber auch normalerweise im Stoffwechsel selbst gebildet werden. Interessanterweise kann man die Glutathionperoxidase besonders in bestimmten Blutbestandteilen (rote Blutkörperchen, Thrombozyten, Phagozyten), in der

Leber und in den Augen in hoher Konzentration finden.

Immunsystem: Selen scheint die Antikörperproduktion, insbesondere die Immunglobuline G (IgG), stimulieren zu können. Zudem konnte eine Anregung der Bildung von γ-Interferon und des sogenannten Tumor-Nekrose-Faktors (TNF) durch Selen nachgewiesen werden. Selen kann auch die Aktivität der natürlichen Killerzellen, welche für unser Abwehrsystem von großer Bedeutung sind, stimulieren. Allerdings kann bei überschüssigen Dosierungen diese Wirkung auch umgekehrt werden.

Schilddrüsenhormon-Metabolismus: Die Funktion des Enzyms Typ-I-Jodthyronin-5-Dejodase ist von Selen abhängig. Dieses Enzym spielt eine wichtige Rolle bei der Umwandlung und Aktivierung der Schilddrüsenhormone. Dadurch kann ein Selenmangel zu einer Schilddrüsenunterfunktion führen.

## Vorkommen in der Nahrung

| Nahrungsmittel | Menge | µg Selen |
|---|---|---|
| Hering | 100 g | 140 |
| Paranüsse | 2–4 Nüsse | 50–100 |
| Sardine | 100 g | 85 |
| Sojabohnen | 100 g | 60 |
| Weizenvollkornbrot | 100 g | 55 |
| Rindfleisch | 100 g | 35 |
| Schweinefleisch | 100 g | 31 |
| Dorsch, Lachs, Seezunge | 100 g | 25 |

## Störungen des Selenhaushalts: Ursachen

Chronische Erkrankungen: Entzündungen der Bauchspeicheldrüse, zystische Fibrose und Zöliakie sind im Zusammenhang mit der Entwicklung eines Selenmangels zu sehen.

Magen-Darm-Erkrankungen: Bei anhaltenden Verdauungsproblemen – insbesondere auch bei Morbus Crohn sowie Colitis ulcerosa – kann die Selenaufnahme vermindert sein.

Schwermetall-Belastungen: Schwermetalle reduzieren die Selenaufnahme aus dem Magen-Darm-Trakt. Zudem können sie selenhaltige Enzyme blockieren und somit die selenabhängigen Stoffwechselaktivitäten lahmlegen.

Zufuhrmangel: Die Selenkonzentrationen in den Böden können von Region zu Region außerordentlich stark schwanken. So finden wir beispielsweise im US-Staat North Dakota außerordentlich hohe Selenwerte, während die Böden in den Alpenländern eher als selenarm bezeichnet werden. Dementsprechend ist die Selenkonzentration in den Nahrungsmitteln stark standortabhängig. Mitteleuropäische Länder, Skandinavien, China und Neuseeland gelten eher als »Selenmangelländer«.

Die tägliche Aufnahme von Selen schwankt in den verschiedenen Ländern zwischen 10 und 500 µg. In Deutschland ergaben Untersuchungen eine durchschnittliche Selenzufuhr von 55 µg/Tag mit einem Spektrum von ca. 25–85 µg.

## Störungen des Selenhaushalts: Folgen

- Herzvergrößerung (dilatative Kardiomyopathie) und Herzinsuffizienz
- Schwächung des Immunsystems
- rheumatisch-arthritische Beschwerden
- Fertilitätsstörungen

- gestörte Bildung und Sekretion des luteinisierenden und des follikelstimulierenden Hormons (spontane Aborte, sekundäre Amenorrhoe), Präeklampsie, Schwangerschafts-Diabetes
- Augenerkrankungen
- Muskelschwäche
- Statine hemmen die Bildung von Selenproteinen
- Veränderungen der Haarstruktur
- Aufhellung von Haut und Haaren

## Zufuhrempfehlungen

### Empfohlene tägliche Selenzufuhr (µg)

| | Normalernährung | | therapeutischer Dosierungsbereich |
|---|---|---|---|
| | DACH (2015) | US RDA (2000) | |
| Männer | 70 | 55 | 200–300-(1000) |
| Frauen* | 60 | 55 | |

* mit Ausnahme von schwangeren (Seite 341) und stillenden (Seite 344) Frauen

## Anwendungsgebiete

**Fertilitätsstörungen:** Selensupplemente können die Spermienmenge und die Spermienqualität verbessern.

**Herz-Kreislauf-Erkrankungen:** Herzinfarktpatienten haben niedrigere Selenspiegel im Plasma und ebenso in den roten Blutkörperchen als gesunde Personen. Selenzufuhr bei Herzinfarktpatienten bewirkte eine signifikante Reduktion von Zweitinfarkten und Todesfällen. Bei gesunden Senioren bewirkte eine 4 Jahre dauernde Einnahme von Selen (Selenhefe 200 µg/Tag) zusammen mit Coenzym Q10 (200 mg/Tag) eine um beinahe die Hälfte (!) verminderte Anzahl von kardiovaskulären Todesfällen. Eine Selensupplementierung kann das Verhältnis des Gesamtcholesterols zum HDL-Cholesterol reduzieren – und daher das Blutfettprofil verbessern.

**Immunsystem, HIV:** Ein ausgeglichener Selenhaushalt ist für ein optimal funktionierendes Immunsystem unerlässlich. Bei Selenmangel ist die Antikörper- und Lymphozytenbildung reduziert und die Anfälligkeit gegen Infekte erhöht. Besonders interessant ist die Erkenntnis, dass ein Selenmangel die Virulenz (Infektionskraft) von Influenza- und Coxsackie-Viren verstärkt. Eine tägliche, begleitende Einnahme von Selensupplementen unterdrückt die Progression von HIV-1-Viren und erhöht die CD4-Zahl (sog. Helferzellen). Eine Selensupplementierung scheint auch das Komplikationsrisiko von akuten Infekten und Erkältungen zu reduzieren (z.B. Superinfekte, Lungenentzündungen). Eine begleitende Selengabe sollte in diesen Fällen daher v.a. auch bei eher schwächeren und älteren Patienten empfohlen werden.

**Krebserkrankungen:** Eine erhöhte Exposition gegenüber schädlichen Einflüssen, wie Oxidation, freien Radikalen, Aldehyden, UV-Strahlen, ionisierender Strahlung, Übergangsmetallen, Viren usw., führt nebst anderen Ursachen nach heutigem Wissen zu einem erhöhten Risiko, an einem Tumor zu erkranken. Das selenhaltige Enzym Glutathionperoxidase stellt neben anderen neutralisierenden Enzymen (z.B. Superoxiddismutase) ein wichtiges »Auffangbecken« für solche Einflüsse dar. Eine gute diätetische Versorgung mit Selen ist deshalb eine wichtige Voraussetzung für die Schutzfunktion dieses Enzyms und führt zu einer niedrigeren Tumorhäufigkeit und -mortalität.

Folgende Fakten sind belegt: Krebspatienten (auch im frühen Stadium) zeigen niedrigere Selenspiegel als gesunde Personen. Je weiter fortgeschritten die Tumorerkrankung, desto niedriger die Selenspiegel. Interventionsstudien, welche bei Hochrisikogruppen (Leber- und Lungenkrebs) durchgeführt wurden, zeigten die positive Wirkung einer begleitenden Selengabe. Selen – zusammen mit Bestrahlung und Chemotherapie – in Dosierungsbereichen von 200–1 000 µg/Tag hat sich in zahlreichen Studien als günstig erwiesen: Reduktion der Nebenwirkungen, Reduktion des strahlungsinduzierten Durchfalls, Mukositis, Verbesserung des Allgemeinbefindens. Bei Brustkrebspatientinnen (Schweden) korrelierte eine langfristig gute Selenversorgung deutlich mit der Mamma-Ca-spezifischen und der Gesamt-Mortalität. Selen verbessert auch das Lymphödem beim Mamma-Ca. In der Onkologie kommt wegen seiner direkten Wirkung Natriumselenit zum Einsatz.

Es gibt aber auch negativ ausgefallene Selenstudien wie z. B. die SELECT-Studie. Das Studienergebnis zeigte einen leicht risikoerhöhenden Einfluss von Selen bei Prostatakrebs. Bei solchen Ergebnissen muss allerdings berücksichtigt werden, dass diese Studie in den USA durchgeführt wurde, wo viele Menschen wegen der selenreicheren Böden bereits eine ausreichende Selenversorgung mitbringen. Dies lässt sich keinesfalls mit der Situation in Mitteleuropa vergleichen. Zudem müssen auch unterschiedliche genetische Voraussetzungen (Polymorphismen) in den Selenprotein-Genen berücksichtigt werden.

**Neurodermitis:** Dosierungen von 7,5 µg und 15 µg Selen/kg Körpergewicht/Tag (während jeweils 6 Wochen) bewirkteneine deutliche Besserung bei Kindern mit Neurodermitis. Als angenehme Nebenerscheinung wurde auch eine Reduktion der Asthmaanfälle beobachtet.

**Rauchen:** Raucher sind schlechter mit Selen versorgt als Nichtraucher. Zigarettenrauch fördert das Zusammenklumpen der Blutplättchen und somit das Risiko einer Herz-Kreislauf-Erkrankung. Je höher der Verklumpungsgrad der Blutplättchen, desto niedriger war der Versorgungsstatus mit Selen.

### Keshan-Krankheit: Selenmangel führt zu Herzschwäche

Seit 1935, als in China die sogenannte Keshan-Krankheit ausbrach, ist der Zusammenhang zwischen einer ungenügenden Selenversorgung und Herzmuskelerkrankungen bekannt. Bei der Keshan-Krankheit handelt es sich um eine akute Herzinsuffizienz, welche mit Schwindel, Atemnot, Schmerzen im Brustbereich, Erbrechen und einem Blutdruckabfall verbunden ist. Bei ausgedehnten Präventionsmaßnahmen in China gelang es, mit 60 µg Selen/Tag das Auftreten der Keshan-Krankheit völlig zu verhindern. Bei Patienten mit Herzinsuffizienz sollte der Selen-Blutspiegel in der Praxis viel häufiger routinemäßig überprüft und bei niedrigen Laborwerten Selen gegeben werden.

**Rheumatische Erkrankungen:** Nicht mit der unten beschriebenen Keshan-Krankheit zu verwechseln ist die ebenfalls selenabhängige Kashin-Beck-Erkrankung, welche in China und im östlichen Sibirien vor allem bei Kindern zu massiven degenerativen Gelenksdeformationen führt. Präventions- und Therapieprogramme mit Selen führten zu erfreulichen Erfolgen. Auch in Europa sind einige Untersuchungen gemacht worden, die zeigen, dass rheumatische Erkrankungen oft mit einem niedrigen Selenstatus einhergehen. Dieser Mangel kommt jedoch selten isoliert vor. Bei Selensupplementierung konnten in der Regel wesentliche Verbesserungen des klinischen Bildes erzielt werden. Allgemein erachtet man jedoch bei dieser Indikation die zusätzliche Gabe weiterer antioxidativer Nährstoffe wie Zink, Vitamin A, C und E und auch von Omega-3-Fettsäuren als sinnvoll.

**Schilddrüsenerkrankungen, Morbus Basedow, Hashimoto:** Selenmangel kann den Schilddrüsenstoffwechsel beeinträchtigen. Bei Menschen mit einer milden endokrinen Orbitopathie kann eine Selensupplementierung die Lebensqualität verbessern, den Verlauf der hier typischen Augenerkrankung verlangsamen und deren Komplikationen reduzieren. Selen (200 µg/Tag) kann erfolgreich bei Hashimoto-Thyreoiditis eingesetzt werden.

**Schwermetall-Entgiftung:** Bei chronischen Schwermetall-Belastungen (z. B. Quecksilber, Blei, Arsen usw.) können Selensupplemente deren Elimination beschleunigen (dank vermehrter endogener Bildung von sogenannten Metallothioneinen).

**Selenmangel:** Bei Erkrankungen oder Indikationen, die bekanntermaßen mit einem Selenmangel einhergehen, werden tägliche Zufuhrmengen im Bereich von 200–400 µg verabreicht. Hierzu zählen die Pankreatitis, zystische Fibrose, Morbus Crohn, Colitis ulcerosa sowie die Hämodialyse. Bei therapeutischen Selengaben sollte der Selenvollblutspiegel regelmäßig überprüft werden.

**Wochenbettdepression:** Eine Nahrungsergänzung mit Selen während der Schwangerschaft kann die Symptome einer Wochenbettdepression vermeiden oder vermindern.

## Überdosierung

Chinesische Studien zeigen, dass bei Langzeitdosierungen von mehr als 750 µg/Tag eine Verlängerung der Blutgerinnungszeit sowie eine vermehrte Bildung weißer Blutkörperchen erfolgt. Symptome einer chronischen Selenüberbelastung können Störungen der Haar- und Nagelstruktur, Hautrötungen und Hautschwellungen, Erbrechen, Durchfall, Gewichtsabnahme sowie ein knoblauchartiger Atem sein. Als sicher und nebenwirkungsfrei gelten Langzeitdosierungen von bis zu 300 µg/Tag (EFSA) sowie Einmalgaben von max. 3,5 mg Selen.

**TIPP** **Langfristige präventive Gaben von bis zu 200 µg/Tag sind in Gebieten mit selenarmen Böden (z. B. Schweiz, Süddeutschland) empfehlenswert. Der Selenvollblutspiegel sollte in der ärztlichen Praxis und bei regelmäßiger Einnahme höherer Selenmengen häufiger routinemäßig überprüft werden.**

## Literatur

Alehagen U et al. Reduced cardiovascular mortality 10 years after supplementation with selenium and coenzyme Q10 for four years: follow-up results of a prospective randomized double-blind placebo-controlled trial in elderly citizens. PLoS One. 2015 Dec1;10(12):e0141641.

Bardia A et al. Efficacy of antioxidant supplementation in reducing primary cancer incidence and mortality: systematic review and meta-analysis. Mayo Clin Proc 2008;83:23–34.

Block KI et al. Impact of antioxidant supplementation on chemotherapeutic toxicity: a systematic review of the evidence from randomized controlled trials. Int J Cancer. 2008;123(6):1227–39.

Fairweather-Tait SJ et al. Selenium in human health and disease. Antioxid Redox Signal 2011;14:1337–1383.

Guastamacchia E et al. Selenium and iodine in autoimmune thyroiditis. Endocr Metab Immune Disord Drug Targets. 2015;15(4):288–92.

Harris HR et al. Selenium intake and breast cancer mortality in a cohort of Swedish women. Breast Cancer Res Treat 2012;134(3):1269–1277.

Marcocci C et al. Selenium and the course of mild Graves' orbitopathy. N Engl J Med 2011;364(20):1920–1931.

Mokhber N et al. Effect of supplementation with selenium on postpartum depression: a randomized double-blind placebo-controlled trial. J Matern Fetal Neonatal Med 2011;24:104–108.

Rayman MP et al. Effect of supplementation with high-selenium yeast on plasma lipids: a randomized trial. Ann Intern Med 2011;2154;656–665.

Ross C et al. A systematic review of the effect of oral antioxidants on male infertility. Reprod Biomed Online. 2010;20(6):711–23.

Steinbrenner H et al. Dietary selenium in adjuvant therapy of viral and bacterial infections. Adv Nutr 2015;6(1):73–82.

Tarp U. Selenium and rheumatoid arthritis: a review. Analyst 1995;120:877–881.

# Zink

Zink ist im gesamten Körper an Dutzenden von Stoffwechselprozessen beteiligt. Störungen des Zinkhaushalts manifestieren sich daher mit sehr verschiedenartigen, häufigen gesundheitlichen Problemen. Zink ist ein »Multitalent«. Es ist ein wichtiges Antioxydanzien, ohne das im Immunsystem nichts so läuft, wie es sollte. Zink ist ein wichtiger Schwermetall-Gegenspieler und bei Zinkdefiziten sind Hautprobleme, psychische Erkrankungen, entzündliche Prozesse und ein gestörter Säure-Basen-Haushalt häufig zu beobachten.

## Funktionen

**Entzündungshemmende Wirkung:** Zink moduliert die Bildung von TNF-α und IL-6 und reduziert die Produktion von entzündungsfördernden Molekülen wie NO (Stickstoffmonoxid).

**Enzymfunktionen:** Für Zink ist bisher eine Beteiligung an über 200 Enzymen nachgewiesen worden. Ferner kann Zink hemmend oder beschleunigend in Stoffwechselprozesse eingreifen. So wird beispielsweise die Freisetzung von Neurotransmittern von Zink mitbestimmt. Zink spielt auch eine zentrale Rolle bei der Zellteilung. Der Auf- und Abbau von Nukleinsäuren (DNS, RNS) ist zinkabhängig. Zinkhaltige Enzyme sind für eine mangelnde Zinkversorgung unterschiedlich anfällig. So reagieren die nachstehenden Enzymsysteme auf einen Zinkmangel mit einem klaren Aktivitätsabfall:

- **Carboanhydrase:** Eine ungenügende Aktivität des Enzyms Carboanhydrase hat eine Störung des Säure-Basen-Haushaltes sowie eine vermehrte Natrium- und Wasserausscheidung zur Folge.
- **Alkoholdehydrogenase:** Dieses Enzym sorgt für den oxidativen Abbau des im Körper gebildeten, aber auch des von außen zugeführten Alkohols. Es wäre interessant zu wissen, ob bei Menschen, die am Morgen nicht ausgeruht, sondern erschöpft, müde und wie »mit einem Kater« erwachen, diese mangelnde Enzymaktivität zum Ausdruck kommt.
- **Carboxypeptidasen:** Diese Enzymsysteme kommen bei der Eiweißverdauung zum Einsatz. Sie spalten von Proteinen und kurzkettigen Peptiden die äußerste Ami-

nosäure ab. Man findet sie im Zwölffingerdarm, in den Nieren oder in der Milz.

**Genetik:** Zink wird für die DNA-Synthese, für die Transkription, für die mRNA-Translation zu Proteinen und für die Struktur und Stabilisierung von Proteinen benötigt.

**Hormonstoffwechsel:** Zink ist äußerst bedeutsam für die Bildung der Geschlechtshormone (z.B. Testosteron), der Schilddrüsenhormone, der Wachstumshormone, des Insulins und der Prostaglandine.

**Immunsystem:** Zink ist wichtig für die Regulierung der Immunantwort. Es besitzt auch tumorsuppressive Eigenschaften.

**Kardiovaskuläres System:** Zink trägt zur Regulierung des arteriellen Blutdrucks bei.

**Zellschutz, Reparaturprozesse:** Zink schützt die Zellen vor Schädigungen, die durch freie Radikale verursacht werden. Zudem wirkt es schützend vor Schwermetall-Vergiftungen mit Cadmium, Blei, Nickel usw. (u.a. durch die Bildung von Metallothionein). Diese Schwermetalle sind nicht nur in der Lage, Zink von dessen Enzymstellen kompetitiv zu verdrängen, sondern sie sind auch dafür bekannt, dass sie selbst zellschädigende Radikalreaktionen auslösen können. Zink fördert Reparaturprozesse über die Regulation von Enzymen (DNA- und RNA-Polymerasen, Ribonuclease).

Weiße Flecken auf den Fingernägeln können auf einen Zinkmangel hinweisen.

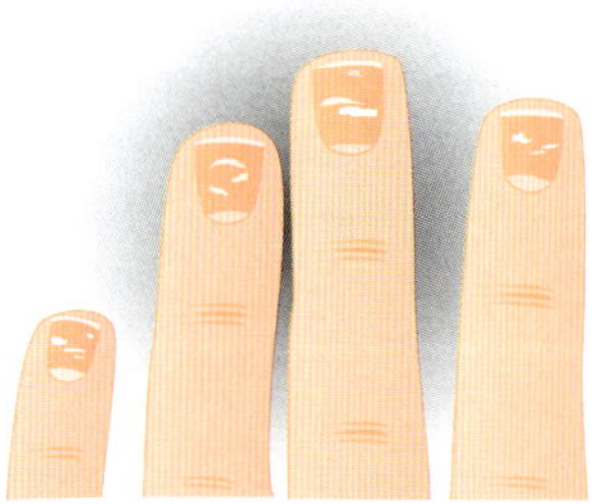

### Vorkommen in der Nahrung

| Nahrungsmittel | Menge | mg Zink |
|---|---|---|
| Leber (Schwein, Kalb) | 100 g | 6–8 |
| Austern | 100 g | >7 |
| Linsen | 100 g | 5,0 |
| weiße Bohnen | 100 g | 3,0 |
| Fleisch (Kalb, Rind) | 100 g | 3,0 |
| Mais | 100 g | 2,5 |
| Haferflocken | 50 g | 2,0 |
| Weizenvollkornbrot | 100 g | 2,0 |

### Störungen des Zinkhaushalts: Ursachen

- unzureichende Zufuhr bei Kleinkindern, Jugendlichen, Vegetariern und Veganern, Senioren sowie bei Reduktionsdiäten
- verminderte Zinkverwertung durch äußere Einflüsse: erhöhte Zufuhr von Kalzium, Phosphor, Phytat (in frischem Getreide) oder Nahrungsfasern; chronische Schwermetall-Belastungen
- Resorptionsstörungen: ungenügende Tätigkeit der Bauchspeicheldrüse; entzündliche Darmerkrankungen (Morbus Crohn, Colitis ulcerosa); Acrodermatitis enteropathica (die klassische, genetisch bedingte Zinkmangelkrankheit)
- erhöhter Bedarf in Schwangerschaft und Stillzeit, bei Leistungssport, Stress
- Nieren- oder Lebererkrankungen (auch durch hohen Alkoholkonsum)
- Diabetes mellitus
- Infektionen
- Anämien (Blutarmut)

- Gewebezerstörungen: Operationen, Verbrennungen, Herzinfarkt, entzündlich rheumatische Erkrankungen
- Krebserkrankungen
- Wechselwirkungen von Medikamenten (Seite 632)

## Störungen des Zinkhaushalts: Folgen

- Fertilitätsstörungen (Unfruchtbarkeit), Schwangerschaft: Unterfunktion der Hoden bzw. der Eierstöcke, verminderte Spermienbildung; Schwangerschaftskomplikationen (z. B. Präeklampsie)
- Fingernägel: weiße Flecken
- Haare: Haarausfall
- Haut: Ausschläge, Pusteln, Verhornungen, verzögerte Wundheilung
- Immunsystem: Infektionsanfälligkeit, Hemmung der zellulären Abwehr, schwächere Impfantwort, reduzierte Thymusfunktion.
- Leber: alkoholbedingte und nichtalkoholbedingte Lebererkrankungen
- Schleimhaut: Durchfall, gestörte Funktion
- Sinnesorgane: verminderte Geruchs- und Geschmacksempfindung, Nachtblindheit, Appetitlosigkeit
- Wachstum: Wachstumsstörungen, Wachstumsverzögerung, verspätete sexuelle Entwicklung

### Zinkmangel ist sehr häufig

Zinkmangelzustände werden in der Praxis äußerst häufig beobachtet und gemessen. Mit der täglichen Nahrung wird im deutschsprachigen Raum bei Frauen und Männern gemäß Untersuchung der DGE immer weniger Zink zugeführt. Dadurch haben viele, auch äußerlich gesunde Personen (v. a. auch Kinder) eine ungenügende Zinkversorgung. Je nach Nahrungsmittel werden 15–40 % des zugeführten Zinks verwertet. Tendenziell ist Zink aus tierischen Nahrungsmitteln besser verwertbar als aus pflanzlichem Ursprung. Insbesondere führt die in frischen Getreideprodukten enthaltene Phytinsäure zur Bildung von unverwertbarem Zinkphytat. Auch ein hoher Anteil von Ballaststoffen kann die Verwertbarkeit von Zink vermindern.

- Zentralnervensystem: Depressionen, Psychosen, Schizophrenie, Lethargie, Aggressivität, Hyperaktivität, Lernschwächen. Patienten mit einer Alzheimer- oder Parkinson-Krankheit zeigen niedrige Zinkspiegel im Blut.

## Zufuhrempfehlungen

### Empfohlene tägliche Zinkzufuhr (mg)

| | Normalernährung | | therapeutischer Dosierungsbereich |
|---|---|---|---|
| | DACH (2013) | US RDA (2001) | |
| Männer | 10 | 11 | 20–100 |
| Frauen* | 7 | 8 | |

* mit Ausnahme von schwangeren (Seite 341) und stillenden (Seite 344) Frauen

## Anwendungsgebiete

Asthma: Zink wirkt immunmodulierend. Eine unzureichende Zinkzufuhr kann das Asthmarisiko erhöhen.

Augenerkrankungen: Die höchste Zinkkonzentration im Körper findet man in der Netzhaut. Nachttiere wie Fuchs oder Marder besitzen interessanterweise über 100-mal höhere Zinkkonzentrationen in der Netzhaut als der Mensch. In mehreren Untersuchungen wurde Zinkmangel mit Netzhautfunktionsstörungen in Verbindung gebracht. Zwischen Vitamin A und Zink bestehen enge funktionelle Beziehungen. So ist die Bildung des Vitamin-A-Transportproteins RBP (= Retinol-Bindungsprotein) von einer ausreichenden Zinkversorgung abhängig. Ein Zinkmangel kann daher Vitamin-A-Mangelsymptome wie die Nachtblindheit bzw. eine ungenügende Dunkeladaption noch verstärken. Gute Studien gibt es zur Anwendung von Zink bei der Makuladegeneration, der häufigsten Ursache für Sehstörungen und Sehverluste im Alter.

Chirurgie, Verbrennungen, Verletzungen, Wundheilung: Seit langem kennt man die gute Wirkung von Zink in Form von Zinkverbänden und Zinkpflastern auf die Wundheilung. Eine ganze Reihe von Studien belegt nun auch die Zusammenhänge zwischen Zinkmangel und verzögerter Wundheilung (Diabetiker!). Eine zusätzliche Zinkzufuhr kann auch bei Wundliegen oder Unterschenkelgeschwüren versucht werden. Bei Verbrennungen kommt es oft zu einem Abfall des Plasmaspiegels mit typischen Zinkmangelsymptomen. Unter Zinkzufuhr kann eine beschleunigte Neubildung von im dritten Grad verbrannter Haut sowie eine raschere Wundheilung von offenen und Operationswunden festgestellt werden. Zink ist wichtig für den Heilungsprozess von Magengeschwüren im Anfangsstadium.

**TIPP** **Zink sollte vor und nach allen Operationen, bei Verbrennungen und Hautverletzungen zur Beschleunigung der Reparaturprozesse verordnet werden.**

Diabetes mellitus: Die Insulinwirkung, aber auch die Stabilität des Insulins gegenüber Oxidationsprozessen ist direkt von Zink abhängig. Ein Zinkmangel führt zunächst zu schwankenden Zuckerspiegeln (Hypoglykämie). Ein chronischer Zinkmangel verursacht eine Auslaugung der sogenannten Beta-Zellen im Pankreas, die Insulinproduktion wird immer geringer und es kommt zum Alterszucker. Fast alle Diabetiker haben einen Zinkmangel, da sie über den Urin sehr viel Zink ausscheiden. Eine Zinkzufuhr verbessert beim Diabetiker den Nüchternglukose- und den $HbA_{1c}$-Wert (Einstellung des Zuckers), die Immunfunktionen und die häufigen Wundheilungsstörungen, die ebenfalls auf einem Zinkmangel beruhen können.

Durchfall (Kinder): Zahlreiche Studien in Entwicklungsländern belegen, dass eine Zinksupplementierung bei schlecht ernährten Kindern mit akuten Durchfallerkrankungen die Schwere und Zeitdauer des Durchfalls reduzieren kann.

Fertilitätsstörungen, Schwangerschaft: Zink ist ein Cofaktor für die körpereigene Produktion der Sexualhormone. Zinkmangel kann daher beim Mann und bei der Frau zu Fertilitätsstörungen führen und ist ein häufiger Grund für ungewollte Kinderlosigkeit. Zinkmangel verursacht auch oft Schwangerschaftskomplikationen (Wachstumsverzögerungen, Plazentaablösungen, Fehlgeburten,

Frühgeburten, Missbildungen usw.). Bei Gebärmuttermyomen und Zysten in der Brust findet man in vielen Fällen einen Zinkmangel. Die Normalisierung des Zinkhaushaltes führt in der Regel zu einer signifikanten Verbesserung der Krankheitssymptome.

**Haarausfall:** Zink gehört zu den Mitteln der ersten Wahl bei mangelbedingtem Haarausfall. Die Therapieerfolge beim kreisrunden Haarausfall (Alopecia areata) werden mit immunregulierenden Wirkungen erklärt. Auch antagonistische Effekte von Zink auf mögliche Schwermetall-Belastungen können eine Rolle spielen. Es muss bedacht werden, dass auch andere Nährstoffdefizite zum gleichen Symptom führen können (B-Vitamine, Kalzium, Silizium, Eisen, ungesättigte Fettsäuren).

**Hauterkrankungen:** In verschiedenen Arbeiten zeigte Zink bei der Acne vulgaris gegenüber Antibiotika (Tetrazykline) eine vergleichbare Wirksamkeit bei besserer Verträglichkeit. Zumeist wurden Zinkdosierungen von 30–90 mg/Tag eingesetzt. Bei folgenden Hauterkrankungen liegen Studienerfahrungen mit oralem Zink vor (Erwachsene: meist ca. 100 mg/Tag): Warzen, Acne inversa (Hidradenitis suppurativa), Hautentzündungen, Ekzeme (auch Windelekzeme). Kann auch bei Aphthen versucht werden.

**Herpes-simplex-Erkrankungen:** Die meisten Studien zeigen, dass das virushemmende Zink bei Fieberblasen einen eher positiven Effekt hat. Da Zink häufig in Kombinationen eingesetzt wurde, ist die Wirkung einer Monosubstitution von Zink noch nicht ganz klar.

**Hyperaktivität, ADHS:** Zinksupplementierung kann bei Kindern helfen, die an einer Aufmerksamkeitsdefizit-/Hyperaktivitätsstörung (ADHS) leiden.

Beispiel einer Mineral-Chelat-Verbindung

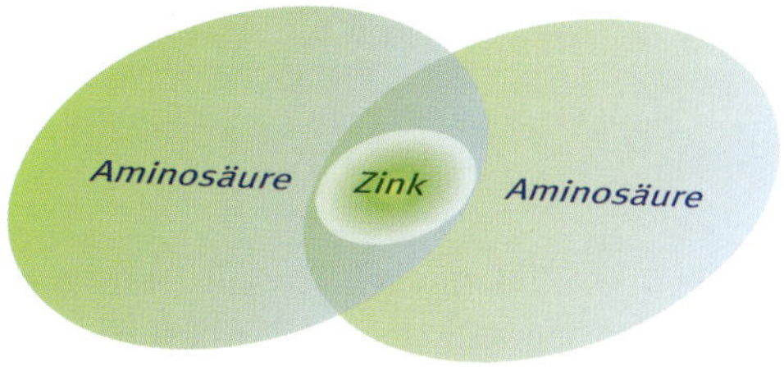


Bei Chelatverbindungen (z. B. Zinkbisglycinat) ist der Mineralstoff an Aminosäuren gebunden und somit vor Wechselwirkungen mit Lebensmitteln oder Medikamenten geschützt.

**Immunsystem:** Aus vielen Untersuchungen weiß man, dass ein Zinkmangel ein normales Funktionieren des Immunsystems und eine normale Immunantwort beeinträchtigen kann. Diese Ungleichgewichte innerhalb des Immunsystems manifestieren sich als Allergien, Autoimmunerkrankungen oder Infektanfälligkeit. Eine Zinktherapie ist bei Mittelohrentzündungen, Angina und Nebenhöhlenentzündungen angezeigt. Zink scheint dabei eine schleimhautabschwellende Wirkung zu besitzen. Zink hemmt die Aktivität von Herpes und gewissen schnupfenverursachenden Viren (Rhinoviren). Bei akuten Infekten und Erkältungen führt die alleinige Gabe von 75–90 mg Zink/Tag zu einer klinisch relevanten Reduktion der Infektdauer und zu einer deutlichen Verminderung der Symptome. Kann die Dauer von schweren Lungenentzündungen (v. a. auch bei Kleinkindern) reduzieren.

**Lebererkrankungen:** Es ist nicht überraschend, dass Zink für die Gesundheit unserer Leber wichtig ist. Schließlich ist die Leber eine Art Enzym- oder Stoffwechselzentrale unseres Körpers. Und Zink ist an sehr vielen Enzymfunktionen beteiligt. Deshalb sollte bei allen Lebererkrankungen wie beispielsweise bei der alkohol- und nichtalkoholbedingten Leberzirrhose sowie bei Hepatitis B und C der Zinkstatus überprüft und bei einem Mangel entsprechend supplementiert werden.

Psychiatrie: Zinkmangel ist oft mit Apathie, Lethargie, geistiger Retardierung, Irritierbarkeit, Depressionen, Psychosen oder Schizophrenie verbunden. Prämenstruelle Spannungszustände sowie Wochenbett-Depressionen können durch hohe Kupferspiegel verursacht sein. Zink vermag Kupfer zu antagonisieren und dessen Ausscheidung zu beschleunigen. Behandlungserfolge wurden auch bei der Magersucht erzielt. Beginnend mit Zinkdosierungen von 3-mal täglich 15 mg und einer allmählichen Steigerung bis zu 3-mal 50 mg/Tag während eines Zeitraumes von 4 Monaten, konnte eine signifikante Normalisierung des Körpergewichts, des Appetits und des Geschmacksempfindens erzielt werden. Auch die Depressionen ließen nach. Zink- und Vitamin-$B_6$-Mängel können den Prostaglandinstoffwechsel blockieren, was wiederum zu Depressionen, Hyperaktivität und anderen Nervenstörungen führen kann. Die Gabe von Zink kann die Wirksamkeit von Antidepressiva bei depressiven Patienten verbessern.

Rheuma: Die Knochenanalysen von Patienten mit chronischer Polyarthritis zeigen meist signifikant niedrige Konzentrationen der Mineralstoffe Magnesium, Eisen, Kupfer und Zink. Wird bei der Arthritis (auch bei der Arthritis von Psoriatikern) Zink gegeben, ist eine Besserung der Gelenkschwellungen, der Steifheit, der Gehleistung und des Allgemeinzustandes zu beobachten.

**TIPP** **Es ist mitzuberücksichtigen, dass viele Rheumamedikamente (Cortison, nichtsteroidale Antirheumatika, Penicillamin) – aber auch die häufig verordneten Protonenpumpenhemmer – langfristig Zinkmängel verursachen können. Bei einer Verordnung dieser Präparate sollten Sie deshalb routinemäßig ein Zinksupplement parallel mitempfehlen.**

Schwermetall-Belastungen: Zink gehört zur Routinetherapie bei chronischen Intoxikationen mit Metallen wie Blei, Cadmium, Quecksilber, Aluminium usw. Zink verdrängt die Schwermetalle kompetitiv von seinen Enzymstellen.

Tinnitus: Zink kann in einer Dosierung von 50 mg/Tag (während 2 Monaten) Tinnitus bei Zinkmangel-Patienten reduzieren.

Urologie: Eine begleitende Zinkgabe ist bei Prostata-Entzündungen und aufsteigenden Harnwegsinfekten angezeigt.

Wachstum: Während der Pubertät benötigt der Körper mehr Zink für das Wachstum, die Funktion der Eierstöcke und der Prostata, die Bildung der Samenbläschen, für die Hoden usw. Es erstaunt deshalb nicht, dass bei vielen Jungen und Mädchen Zinkmangelzustände häufig sind.

## Überdosierung

Im Unterschied zu den häufigen Zinkmangelzuständen werden Überdosierungen selten beobachtet. Erst bei Dosierungen von über 150 mg Zink/Tag während mehrerer Wochen werden Störungen der immunologischen Balance beschrieben. Bei täglichen Zinkdosierungen von mehr als 25 mg während mehr als 6 Wochen ist insbesondere auf die Wechselwirkungen mit Kupfer, Mangan, Kalzium und Eisen zu achten. Nebenwirkungen einer solchen Zinktherapie entsprechen oft Mangelzuständen dieser Mineralstoffe oder Spurenelemente. Diesem Umstand kann leicht vorgebeugt werden, indem in diesen Fällen ein orthomolekulares Multivitamin-Mineral-Präparat zur Balancierung parallel mitverordnet wird.

## Literatur

Alan AR. Age related eye disease study research group. A randomised, placebo-controlled, clinical trial of high-dose supplementation with vitamins C and E, beta-carotene, and zinc for age-related macular degeneration and vision loss. Arch. Ophthalmol 2001;119:1417–1436.

Brandt S The clinical effects of zinc as a topical or oral agent on the clinical response and pathophysiologic mechanisms of acne : a systematic review of the literature. J Drugs Dermatol 2013;12(5):542–545.

Cope EC et al. Role of zinc in the development and treatment of mood disorders. Curr Opin Clin Nutr Metab Care 2010;13:685–689.

Cruz KJ, et al. The effect of zinc supplementation on insulin resistance in obese subjects: a systematic review. Biol Trace Elem Res. 2016 Sep 1. [Epub ahead of print]

Evans JR, et al. Antioxidant vitamin and mineral supplements for slowing the progression of age-related macular degeneration. Cochrane Database Syst Rev. 2012 Nov 14;11:CD000254.

Gupta M et al. Zinc therapy in dermatology: a review. Dermatol Res Pract 2014;doi:10.1155/2014/709152.

Hemilä H et al. The effectiveness of high dose zinc acetate lozenges on various common cold symptoms: a meta-analysis. BMC Family Practice 2015;16:24, DOI 10.1186/s12875-015-0237-6.

Kanoni S et al. Total zinc intake may modify the glucose-raising effect of a zinc transporter (SLC30A8) variant: a 14-cohort meta-analysis. Diabetes 2011;60:2407–2416.

Krishnadev N et al. Nutritional supplements for age-related macular degeneration. Curr Opin Ophthalmol 2010;21:184–189.

Kaur K et al. Zinc : The metal of life. Comprehensive Reviews in Food Science and Food Safety. 2014;13:358–376.

Lassi ZS, et al. Zinc supplementation for the prevention of pneumonia in children aged 2 months to 59 months. Cochrane Database Syst Rev.2016 Dec 4;12:CD005978.

Maylor EA et al. Effects of zinc supplementation on cognitive function in healthy middle-aged and older adults: the ZENITH-study. Br J Nutr 2006;96:752–760.

Nurmatov U et al. Nutrients and foods for the primary prevention of asthma and allergy: systematic review and meta-analysis. J Allergy Clin Immunol 2011;127:724–733.

Ruz M et al. Zinc as a potential coadjuvant in therapy for type 2 diabetes. Food Nutr Bull 2013;34(2):215–221.

Singh M. Zinc for the common cold. Cochrane Database Syst Rev 2011 CD001364.

Zhao J, et al. Zinc levels in seminal plasma and their correlation with male infertility: A systematic review and meta-analysis. Sci Rep. 2016 Mar 2;6:22386.

# Potenziell essenzielle Spurenelemente

Es gibt zahlreiche Autoren, die der Auffassung sind, dass einige der noch nicht als essenziell anerkannten Spurenelemente wie Bor, Vanadium oder Silizium wichtige, lebensnotwendige Funktionen im Stoffwechsel besitzen. Zu diesen Elementen gibt es zahlreiche interessante und neue wissenschaftliche Erkenntnisse.

## Bor

Bis 1981 wurde Bor als für die menschliche Ernährung unwichtig betrachtet – die Anwendung von Borwasser für die Augen war sogar verpönt, da immer wieder Borvergiftungen gemeldet wurden. Zunächst wurde herausgefunden, dass Bor für verschiedene Tiere ein lebensnotwendiges Element ist. Heute vermutet man, dass Bor auch für den Menschen essenziell ist – der letzte Beweis dafür steht jedoch noch aus.

### Ist Bor lebensnotwendig?

Für zahlreiche Elemente des Periodensystems wurde eine Essenzialität bei gewissen Tierarten – aber noch nicht für den Menschen – nachgewiesen. Dies gilt unter anderem für Bor, Vanadium, Rubidium, Silizium, Strontium, Fluor, Aluminium. Doch sind diese Spurenelemente auch für den Menschen essenziell? Es wird schwierig werden, diese Fragen abschließend zu klären, da entsprechende Humanstudien von den Ethikkommissionen kaum mehr zugelassen werden.

### Funktionen

**Bildung von Hormonen:** Borverbindungen sind Lieferanten von sogenannten Hydroxylgruppen (-OH), welche für die körpereigene Bildung von gewissen Steroidhormonen (Östrogen, Testosteron, Vitamin D) unerlässlich sind. Es gibt Vermutungen, dass Bor die Steroidhormone zudem vor dem vorzeitigen Abbau im Stoffwechsel schützt.

**Hirnstoffwechsel:** Bor scheint auch eine Funktion innerhalb des Gehirnstoffwechsels zu haben. In EEGs (Hirnstrom-Messungen) konnte bei unzureichender Borzufuhr ein Abfall bei bestimmten Wellenlängen beobachtet werden. Die untersuchten Personen waren dabei weniger aufmerksam und zeigten eine deutlich verschlechterte Motorik.

**Membrankatalysator und -stabilisator:** Bor scheint, als eine Art »Wächter«, anderen Ionen zu erlauben, in die Zelle einzufließen. Dies wird unter anderem auch dem energiereichen ATP (Adenosintriphosphat) ermöglicht, welches der Zelle Energie für die Zellteilung und für Reparaturprozesse (Arthritis) liefert. Bor ist zusammen mit Vitamin C und Bioflavonoiden in der Lage, den Abbau der Schutzsubstanz Hyaluronsäure durch das Enzym Hyaluronidase weitgehend zu hemmen. Dieser Wirkungsmechanismus dürfte auch den (nicht nur bakterienhemmenden) Effekt von Borwasser in der Augenheilkunde erklären.

### Vorkommen in der Nahrung

| Nahrungsmittel | Menge | mg Bor |
|---|---|---|
| Soja | 100 g | 2,8 |
| Pflaumen | 100 g | 2,7 |
| Avocado | 100 g | 1,4 |
| Rotwein | 0,1 l | 0,85 |
| Rosinen | 25g | 0,6–0,7 |
| Erdnüsse, Haselnüsse, Mandeln | 25 g | 0,4–0,6 |

## Störungen des Borhaushalts: Ursachen

Es wird vermutet, dass Borverluste durch gechlortes Wasser, halogenierte Kohlenwasserstoffe (z.B. in Holzschutzmitteln), Schnaps und Liköre sowie durch chlorhaltige Antibiotika gefördert werden und damit die Stabilität der Zellmembranen reduziert wird. Da Bor vorwiegend in Früchten und Gemüse reichlich enthalten ist, liegt der Schluss nahe, dass Vegetarier tendenziell mehr Bor über die Nahrung erhalten. In der Natur kommt Bor meist in komplexen Verbindungen mit Zuckern, Vitamin $B_2$ (Riboflavin), $B_6$ und C vor.

## Störungen des Borhaushalts: Folgen

Auch bei Bor sollte man noch nicht von Mangelzuständen sprechen, solange dessen Lebensnotwendigkeit nicht definitiv erwiesen ist. Dennoch ist es interessant zu beobachten, dass in Ländern (Jamaika, Mauritius), deren Böden wenig Bor enthalten, Arthritis signifikant häufiger auftritt und umgekehrt (Israel).

## Zufuhrempfehlungen

Untersuchungen zufolge werden in Ländern mit einem hohen Arthritisvorkommen in der Bevölkerung nur 1–2 mg Bor mit der täglichen Nahrung zugeführt. In Gebieten mit einem geringen Arthritisvorkommen beträgt der durchschnittliche Borgehalt der Nahrung 5–10 mg/Tag. Borhaltige Präparate sind in vielen Ländern derzeit noch nicht zugelassen.

## Anwendungsgebiete

**Arthritis, Arthrose:** Die oben genannten epidemiologischen Untersuchungen lassen eine Borzufuhr im Bereich von 5–10 mg/Tag als sinnvoll erscheinen. Diese Empfehlung sollte durch weitere kontrollierte Langzeitstudien gestützt werden. Arthrosepatienten zeigten nach zweimonatiger Gabe von 6 mg Bor/Tag eine Reduktion der Gelenkschwellungen und eine verbesserte Gelenkbeweglichkeit.

**Krebserkrankungen:** Eine borreiche Ernährung scheint das Risiko für Prostata-, Gebärmutterhals- und Lungenkrebs (Raucherinnen) zu reduzieren. Borverbindungen (z.B. Bortezomib) werden in der Chemotherapie von gewissen Krebsformen eingesetzt. Der Wirkmechanismus wird über die Hemmung gewisser Enzymaktivitäten (Serinproteasen, NAD-Dehydrogenasen) sowie über das Auslösen der Apoptose (programmierter Zelltod) erklärt.)

Osteoporose: Bor besitzt einen östrogenähnlichen, kalzium- und magnesiumsparenden Effekt. Die Gabe von 3 mg Bor/Tag an Frauen nach der Menopause bewirkte, dass 40 % weniger Kalzium, ein Drittel weniger Magnesium und etwas weniger Phosphor über den Urin verloren gingen als bei Vergleichspersonen, die kein Bor zuführten. Alle diese Elemente sind wichtig für den Aufbau und für die Struktur des Knochens. Bor scheint auch die Wirksamkeit von Östrogenpräparaten zu erhöhen. Bei Frauen, die nebst Östrogenen zusätzlich Bor verabreicht bekamen, konnte ein doppelt so hoher Östrogenblutspiegel (17-β-Östradiol) erzielt werden, als wenn nur die Östrogene alleine zugeführt wurden. Auch die Testosteronspiegel erschienen in doppelter Konzentration im Blut. Die Kombination von 17-β-Östradiol mit Bor führte auch zu höheren Vitamin-$D_3$-Blutspiegeln. Evtl. verbessert Bor die Utilisation von Vitamin D.

## Überdosierung

Der sogenannte Upper Intake Level (UL), d. h. die langfristig ohne wesentliche Probleme tolerierbare tägliche Zufuhrmenge, liegt bei 20 mg Bor. Überschüssiges Bor hemmt viele wichtige Enzymaktivitäten. Es werden weitere Studien notwendig sein, um den Sicherheitsbereich von Borgaben genau definieren zu können. Die therapeutische Breite von Bor scheint verglichen mit anderen Spurenelementen eher gering.

### Literatur

Dinca L et al. Boron in human nutrition and its regulations use. J Nutr Ther 2013;2:22–29.

Meacham S et al. Boron in human health: evidence for dietary recommendations and public policies. The Open Mineral Proc J 2010;3:36–53.

Nielsen FH. Update on human health effects of boron. J Trace Elem Med Biol. 2014;28(4):383–387.

Scorei RI et al. Boron-Containing Compounds as preventive and chemotherapeutic agents for cancer. Anti-Cancer Agents Med Chem 2010;10:346–351.

# Fluor

Fluor wird derzeit noch nicht als essenzielles Spurenelement anerkannt. Trotzdem findet es aufgrund seiner präventiven Wirkung gegen Zahnkaries breite Anwendung. In vielen Ländern wird das Trinkwasser oder das Kochsalz zur Kariesprophylaxe mit Fluorid angereichert (nicht in Deutschland, Österreich und der Schweiz). Fluor besitzt eine relativ schmale Spanne zwischen Wirkung und Toxizität.

## Funktionen

Karies: Fluor ist von großer Bedeutung wegen seiner wichtigen Rolle bei der Verminderung der Zahnkaries.

Skelettstruktur: Neben seiner antikariogenen Wirkung dürfte Fluor auch an der Erhaltung der Skelettstruktur beim Erwachsenen beteiligt sein.

### Fluorversorgung sicherstellen

Lebensmittel, die einen wesentlichen Beitrag zur Fluorversorgung liefern, sind Meeresfische, Fleisch, Eier und Schwarztee. Ebenso weisen einige Mineralwässer beachtliche Fluorkonzentrationen auf (in der Schweiz z. B. Eptinger; in Deutschland z. B. Bad Liebenzeller Paracelsusquelle, Alexanderquelle Bad Peterstal).

## Störungen des Fluorhaushalts

Da die Essenzialität von Fluor noch nicht endgültig nachgewiesen ist, kann auch nicht von eigentlichen Mangelzuständen gesprochen werden. Bei niedriger Fluoridzufuhr steigt jedoch das Risiko, an Karies zu erkranken. Neuere Beobachtungen belegen die Bedeutung von Fluor für das Wachstum im frühen Lebensalter.

## Zufuhrempfehlungen

Empfohlene Fluorzufuhr (DACH 2013).

| Alter | Bereich der Gesamtzufuhr (mg/Tag) | Supplemente (mg/Tag)* |
|---|---|---|
| **Säuglinge** | | |
| 0–4 Monate | 0,25 | 0,25 |
| 4–12 Monate | 0,5 | 0,25 |
| **Kinder** | | |
| 1–4 Jahre | 0,7 | 0,25 |
| 4–7 Jahre | 1,1 | 0,5 |
| 7–10 Jahre | 1,1 | 1,0 |
| 10–13 Jahre | 2,0 | 1,0 |
| 13–15 Jahre | 3,2 (m) / 2,9 (w) | 1,0 |
| **Jugendliche/Erwachsene** | | |
| ab 15 Jahre | 3,8 (m) / 3,1 (w) | 1,0 |

* Bei Fluoridkonzentrationen im Trinkwasser von 0,3–0,7 mg Fluorid/l ist die Supplementmenge jeweils zu halbieren (bei Säuglingen und Kindern von 1–4 Jahre: kein Fluoridsupplement empfohlen). Bei höherer Fluoridkonzentration als 0,7 mg/l wird kein Fluoridsupplement empfohlen.

## Anwendungsgebiete

**Kariesprävention:** Fluorid wird schon seit Jahrzehnten mit Erfolg zur Kariesprävention verwendet. Nebst der Zufuhr mittels Fluoridtabletten (0,25–1 mg), Kochsalz (250 mg Fluorid/kg) und mittels Trinkwasseranreicherung wird das Fluorid auch äußerlich mit Mundspüllösungen, Zahnpasten, Gelees usw. auf die Zahnoberfläche gebracht.

**Osteoporose:** Klinische Studien Anfang der achtziger Jahre ließen vermuten, dass eine hochdosierte Natriumfluorid-Therapie (ca. 50 mg Fluorid/Tag) eine kräftige Wirkung auf die Knochenneubildung und auf die Verbesserung der Knochenstruktur hat. Spätere kontrollierte Studien zeigten jedoch, dass der Wirkungsbereich von Natriumfluorid beschränkter ist als ursprünglich angenommen. Langzeituntersuchungen an Patienten offenbarten sogar vermehrte Sprödheit und eine Erhöhung der Knochenbrüchigkeit. Aufgrund neuerer Untersuchungen gibt es Hinweise dafür, dass allenfalls moderatere Fluoriddosierungen (< 20 mg/Tag) das Frakturrisiko wesentlich senken könnten. Nach wie vor ist allerdings fraglich, ob das Nutzen-Risiko-Verhältnis positiv zu beurteilen ist. Mit unerwünschten Nebenwirkungen (z. B. Blutbildveränderungen, Schmerzen in den unteren Extremitäten) ist auch bei diesen Dosierungen zu rechnen.

## Überdosierung

Wie erwähnt sind Nebenwirkungen einer Fluoridtherapie häufig:

- Hemmungen der sauren Phosphatase, eines Enzyms, das für die Verwertung und für den Einbau von Kalzium und anderen Mineralstoffen verantwortlich ist.
- Bereits bei einer langfristigen Überdosierung von 2–4 mg/Tag können sich vor allem bei Kindern in den ersten 8 Lebensjahren Zahnschäden in Form von bleibenden Flecken im Zahnschmelz (Dentalfluorose) zeigen.

- Bei hoch dosierter Natriumfluoridzufuhr zur Osteoporosetherapie kann es zusätzlich zu Störungen der Skelettstruktur (Osteomalazie, erhöhte Knochenbrüchigkeit) sowie zu einer Kalzifizierung von Sehnen und Bändern kommen.
- Einige Autoren beschreiben eingehend eine Wechselwirkung von fluorhaltigen Zahnpflegemitteln mit Amalgamplomben: Messungen von erhöhten Quecksilberdampf-Konzentrationen in der Mundhöhle.

Der sogenannte Upper Intake Level, d.h. die langfristig ohne wesentliche Probleme tolerierbare tägliche Zufuhrmenge, liegt bei 10 mg Fluor.

### Literatur

Barbier O et al. Molecular mechanisms of fluoride toxicity. Chem Biol Interactions 2010;188:319–333.

Marinho VC. Cochrane reviews of randomized trials of fluoride therapies for preventing dental caries. Eur Arch Paediatr Dent 2009;10(3):183–191.

Parnell C et al. Water Fluoridation. Eur Arch Paed Dent 2009;10(3):141–148.

Tang Q et al. Fluoride and children's intelligence: a meta-analysis. Biol Trace Elem Res 2008;126:115–120.

Vestergaard P et al. Effects of treatment with fluoride on bone mineral density and fracture risk – a meta-analysis. Osteoporos Int. 2008;19:257–268.

Wong MCM et al. Cochrane reviews on the benefits/risks of fluoride toothpastes. J Dent Res 2011;90(5):573–579.

Yin XH et al. Exposure to fluoride in drinking water and hip fracture risk : a meta-analysis of observational studies. PLOS one 2015;10(5):e0126488;doi:10.1371.

# Silizium

Silizium ist mengenmäßig das zweithäufigste Element in der Erdkruste. Es kommt in der Natur vor allem als Quarz und in Form von Silikatverbindungen vor.

### Funktionen

**Bindegewebe- und Skelett-Metabolismus:** Silizium ist ein wichtiges Strukturelement für Knorpel, Haut und Bindegewebe. Es spielt bei der Knochenkalzifikation eine physiologische Rolle. Silizium beschleunigt den Mineralisierungsprozess der Knochen und sorgt für die normal gestreiften Muster der Knochenmatrix. Die Wirkung von Silizium auf die Knochenbildung ist von Vitamin D unabhängig. Silizium ist ein Hauptelement der knochenbildenden Zellen (Osteoblasten). Es hat jedoch nicht nur für die Knochenstruktur, sondern auch für die Glykosaminoglykan-, Mucopolysaccharid- und Kollagenbildung (Quervernetzung) im Knorpel und im Bindegewebe eine wichtige Funktion.

### Störungen des Siliziumhaushalts: Ursachen

Der Siliziumgehalt nimmt in verschiedenen Geweben (Blutgefäße, Haut usw.) mit dem Alter ab. Obwohl Silizium vor allem in pflanzlichen Nahrungsmitteln überall vorkommt, dürfte eine ausreichende Zufuhr durch die industrielle Verarbeitung der Lebensmittel stark gefährdet sein. Chronische Belastungen mit Aluminium scheinen die Bioverfügbarkeit von Silizium zu beeinträchtigen. Umgekehrt schützt Kieselsäure in Trinkwasser und Nahrung vor dem toxischen Aluminium.

### Störungen des Siliziumhaushalts: Folgen

- **Haare und Nägel:** Nagelbrüchigkeit bei chronischen Erkrankungen, Lungenerkrankungen (Tuberkulose). Bei Haarausfall werden niedrige Haarsiliziumwerte beobachtet.
- **Kollagenbildungsstörungen:** Siliziummangel führt generell zu einer verminderten

Kollagenbildung. Die Elastizität von Haut und Gefäßwänden scheint vom Siliziumgehalt abhängig zu sein. Auch bei Neurodermitis sind Veränderungen des Siliziumhaushalts bekannt.

- **Osteoporose:** Verminderte Siliziumwerte im Haar sind statistisch signifikant häufiger bei Osteoporosepatienten festzustellen. Im Tierversuch äußert sich ein Siliziummangel unter anderem in einer geringeren Knochenelastizität und in Veränderungen des Knorpelgewebes.
- **Erhöhtes Krebsrisiko:** In vereinzelten Fällen konnten wir bei Krebspatienten isolierte, ausgeprägt niedrige Siliziumwerte im Haar beobachten. Es gibt wenige Berichte, wonach Silizium bei der unterstützenden Behandlung gewisser Krebsarten von Nutzen sein könnte. Der Wirkmechanismus soll darauf beruhen, dass Silizium den optimalen kolloidphysikalischen Gewebezustand und die optimale Membranpolarität wiederherstellen kann.
- **Augenkrankheiten:** In einem weiteren Fall ging ein extrem tiefer Siliziumwert im Haar mit einer Netzhautdegeneration einher.

## Zufuhrempfehlungen

Für Silizium gibt es keine offiziellen Zufuhrempfehlungen. Basierend auf den über Urin, Stuhl, Haare, Nägel und Hautschuppen ausgeschiedenen Mengen werden Dosierungen bis 200 mg Silizium/Tag empfohlen. Silizium ist beispielsweise in Form von Kieselerde oder in kieselerdehaltigen Basenmischungen erhältlich. Für Siliziumverbindungen, die in der Nahrung vorkommen, wird eine Bioverfügbarkeit von 50 % angegeben. Als gut bioverfügbare Verbindung gilt die Orthokieselsäure. Daneben gibt es auch Siliziumgel oder Pflanzen, in denen Silizium in bereits assimilierter Form vorliegt, wie z. B. Brennnessel oder Schachtelhalm (als Tee, Extrakt usw.).

## Vorkommen in der Nahrung

| Kieselsäuregehalt* in mg/100 g Nahrungsmittel | |
|---|---|
| Hafer | 595,0 |
| Hirse | 500,0 |
| Gerste | 233,0 |
| Kartoffeln | 200,0 |
| Weizenkorn | 158,0 |
| Mais | 18,9 |
| Blumenkohl | 8,7 |
| Kürbis | 7,0 |

* Kieselsäure ist eine siliziumreiche Verbindung. Sie besteht zu einem Drittel aus Silizium.

## Anwendungsgebiete

Mögliche Anwendungsgebiete liegen in der Behandlung von Haarausfall, Nagelbrüchigkeit, bei fehlender Hautelastizität und Osteoporose (verbesserte Knochendichte und -stärke), welche durch eine ungenügende Siliziumversorgung mitbedingt sind. Inwieweit ein Einsatz von Siliziumpräparaten zur Prävention des Gewebealterungsprozesses sinnvoll ist, kann zum heutigen Zeitpunkt nicht beantwortet werden. Außerdem scheinen Silikate eine günstige Wirkung auf das Immunsystem und die Wundheilung zu haben. Eine orale Siliziumsupplementierung kann die Aufnahme von Aluminium über den Magen-Darm-Trakt markant reduzieren.

## Überdosierungen, Überbelastungen

Die historisch bekannteste Siliziumintoxikation ist die Silikose. Sie tritt und trat bei Minenarbeitern auf, welche quarzhaltigen Feinstaub inhalieren, der zu ausgeprägten Veränderungen des Lungengewebes führen kann. Silikate finden in der Medizin in Form von Antazida (gegen Magenbrennen) breite Anwendung. Obwohl die Bioverfügbarkeit solcher Verbindungen als gering beurteilt wird, sollten Langzeitgaben im Hinblick auf eine eventuell mögliche Harnsteinbildung oder Siliziumüberbelastung geprüft werden.

## Literatur

Araujo LA et al. Use of silicon for skin and hair care: an approach of chemical forms available and efficacy. An Bras Dermatol 2016;91(3):331–335.

Domingo JL et al. Oral silicon supplementation: an effective therapy for preventing oral aluminium absorption and retention in mammals. Nutr Rev 2011;69(1): 41–51.

Nielsen FH Update on the possible nutritional importance of silicon. J Trace Elem Med Biol 2014;28(4):379–382.

Price CT et al. Silicon: A review of its potential role in the prevention and treatment of postmenopausal osteoporosis. Int J Endocrinol 2013 Doi: 10.1155/2013/316783 2013:316783. doi: 10.1155/2013/316783.

Spector TD et al. Choline-stabilized orthosilicic acid supplementation as an adjunct to calcium / vitamin D3 stimulates markers of bone formation in osteopenic females: a randomized, placebo-controlled trial. BMC Musculoskeletal disorders 2008;9:85–94.

Robberecht H et al. Silicon in foods: content and bioavailability. 2008;11:638–645.

Wickett RR et al. Effect of oral intake of choline-stabilized orthosilicic acid on hair tensile strength and morphology in women with fine hair. Arch Dermatol Res 2007;299:499–505.

# Vanadium

Das Interesse an Vanadium wurde in der Fachwelt 1985 geweckt, als ein Artikel in der angesehenen Fachzeitschrift »Science« von der stabilisierenden Wirkung von Vanadium bei Diabetes berichtete. Diese Daten waren deshalb von Interesse, weil Vanadium in Form von Tabletten wirksam war, während ja Insulin beim Diabetiker gespritzt werden muss, um wirksam zu sein.

## Funktionen

Noch ist die Essenzialität von Vanadium beim Menschen nicht belegt.

Blutzucker: Vanadium besitzt hinsichtlich des Glukosetransports eine insulinähnliche Wirkung und ist als Cofaktor an der Regulierung des Blutzuckerspiegels mitbeteiligt.

Fettstoffwechsel: Vanadium kann vor erhöhten LDL- und Triglyceridwerten schützen.

Knochen und Zähne: Unterstützende Wirkung bei der Knochenmineralisierung bzw. Knochenneubildung. Vanadatverbindungen können offenbar Phosphat in der Hydroxyapatit-Struktur des Knochens ersetzen.

## Störungen des Vanadiumhaushalts

Aufgrund der noch nicht erwiesenen Essenzialität kann noch nicht von Vanadiummangelzuständen und deren möglichen Auswirkungen gesprochen werden.

## Zufuhrempfehlungen

Bis jetzt gibt es keine offiziellen Dosierungsempfehlungen für eine optimale tägliche Vanadiumzufuhr. Unsere tägliche Durchschnittsnahrung enthält etwa 2 mg Vanadium. Aus den bisher vorliegenden wissenschaftlichen Arbeiten ist keine einheitliche Empfehlung für die Vanadiumdosierung herauszulesen. Einige Studien haben mit 22,5 mg Vanadiumsulfat täglich während 16 Monaten gearbeitet, ohne toxische Effekte zu beobachten. Zurzeit werden mit Vanadium sogar klinische Versuche mit Dosierungen im Bereich von 30–150 mg/Tag durchgeführt. Vanadiumhaltige orthomolekulare Präparate sind bei uns derzeit noch nicht verfügbar. Bevor nicht weitere klinische und toxikologische

Forschungsresultate vorliegen, erscheint uns eine breite, kritiklose Anwendung von Vanadium zum jetzigen Zeitpunkt verfrüht.

## Anwendungsgebiete

**Diabetes mellitus, Blutfette:** Vanadium ist in der Lage, viele Wirkungen von Insulin zu imitieren. Während Chrom die Insulinwirkung steigern kann, scheint Vanadium sogar in Abwesenheit von Insulin wirksam zu sein. Allerdings fehlen hierzu noch die überzeugenden Studien am Menschen. In kleineren Untersuchungen bewirkten Gaben von Vanadiumsulfat eine Senkung des Nüchtern-Glukosespiegels, des $HbA_{1c}$ sowie des LDL- und Triglyceridspiegels. Bei Tieren mit Typ-2-Diabetes konnte nebst der besseren Kontrolle des Glukosespiegels auch eine Verbesserung der häufig parallel einhergehenden Kardiomyopathie gesehen werden.

**Sport:** Vanadium fördert die Glykogenspiegel (= Speicherform der Glukose) in der Leber und verbessert die Glukoseaufnahme durch den Muskel. Dies könnte für Sportler eine Verbesserung der Leistungsfähigkeit bedeuten.

## Überdosierung

Zu viel Vanadium kann zu Atemwegsaffektionen (Störungen der mitochondrialen Funktion), Herzklopfen, Verdauungsstörungen, Zittern, Depressionen und Psychosen führen. Vanadium hemmt die Aktivität des von Zink, Kupfer und Mangan abhängigen Enzyms Superoxiddismutase (SOD), das für den Abbau von zellschädigenden freien Radikalen sorgt. Es bestehen Vermutungen, dass gewisse Vanadiumverbindungen (z.B. Vanadiumpentoxid) mutagen, teratogen sowie kanzerogen sein könnten.

### Wo kommt Vanadium vor?

Vanadium finden wir natürlicherweise vor allem in Fetten, pflanzlichen Ölen, Gelatine und Buchweizen. Vanadium wird durch das Verbrennen von Kohle und Erdöl freigesetzt und kann durch solche Emissionen auch in toxischen Mengen auftreten.

## Literatur

Anke M et al. Recent progress on essentiality of the ultratrace element vanadium in the nutrition of animal and man. Biomed Res Trace Elements 2005;16(3):208–214.

Assem FL et al. A review of current toxicological concerns on vanadium pentoxide and other vanadium compounds: gaps in knowledge and directions for future research. J Toxicol Environ Health Part B 2009;12:289–306.

Clark TA et al. Alternative therapies for diabetes and its cardiac complications : role of vanadium. Heart Fail Rev 2014;19(1):123–132.

Etcheverry SB et al. Vanadium effects on bone metabolism, aus Michibata H (ed), Vanadium: Biochemical and molecular biological approaches, 2012;Part 4:145–162. DOI: 10.1007/978–94–007–0913–3_7.

Gruzewska K et al. Essentiality and toxicity of vanadium supplements in health and pathology. J Physiol Pharmacol. 2014;65(5):603–611.

Rehder D. Transport, accumulation, and physiological effects of vanadium, aus: Sherameti I et al, Detoxification of heavy metals, Soil Biology, 2011;30:205–220, DOI: 10.1007/978–3-642–21408–0_11.

Smith DM et al. A systematic review of vanadium oral supplements for glycaemic control in type 2 diabetes mellitus. Q J Med 2008;101:351–358.

# Fettsäuren (Omega-3-, -6- und -9-)

Wenn wir unseren Körper über die Nahrung mit einer ausreichenden und ausgewogenen Menge an Fetten und Ölen versorgen, kann er grundsätzlich all die verschiedenen notwendigen Fettsäuren selbst synthetisieren, mit Ausnahme von Linolsäure und Linolensäure. Diese mehrfach ungesättigten Fette müssen als fertig vorgeformte Moleküle aus der Nahrung stammen und werden daher essenzielle Fettsäuren genannt.

## Basiswissen zu essenziellen Fettsäuren

Die wichtigsten Fettsäuren kommen in der Nahrung vor allem aus folgenden Quellen:

- cis-Linolsäure: aus Mais, Distel, Sonnenblumen, Soja, Sesam und den entsprechenden Pflanzenölen
- α-Linolensäure: aus Raps, Soja, Walnüssen, anderen Nüssen, Leinsamen, Weizenkeimen und den entsprechenden Pflanzenölen
- γ-Linolensäure: aus Nachtkerzenöl, Borretschöl, Öl der schwarzen Johannisbeere
- EPA und DHA: aus fettem Fisch, Kaltwasserfischen, Krill, Muscheln, Algenölen

### Funktionen

Essenzielle Fettsäuren haben wichtige Funktionen im Körper:

**Bestandteile der Zellmembranen:** Zellmembranen, die aus Fetten mit Linol- und Linolensäure (zusammen mit Lezithin und Cholin, die wir später erörtern) entstanden, sind geschmeidig. Wenn aber eine große Menge an gesättigten Fetten aus tierischen Lebensmitteln vorhanden ist, werden diese anstelle von Linol- und Linolensäure in den Zellmembranen eingelagert, wodurch Geschmeidigkeit und Funktionalität abnehmen.

**Bildung von Eicosanoiden:** Linol- und Linolensäure können in Eicosanoide umgeformt werden. Eicosanoide sind hormonähnliche Substanzen, die vom Gewebe im gesamten Körper synthetisiert werden und ein weites Spektrum von Funktionen haben. Sie haben die Fähigkeit, alle Zellfunktionen zu regeln, die lebenswichtig sind für Zellwachstum und -regeneration, für die Regulierung der Blutfette und des Cholesterins, des Blutdrucks, die Verklumpung der Blutplättchen, für die Erhaltung einer gesunden Haut, zur Regulation des Immunsystems, zur Verminderung von Entzündungen und Autoimmun-Erkrankungen (wie zum Beispiel chronisch entzündliche Darmerkrankungen und rheuma-

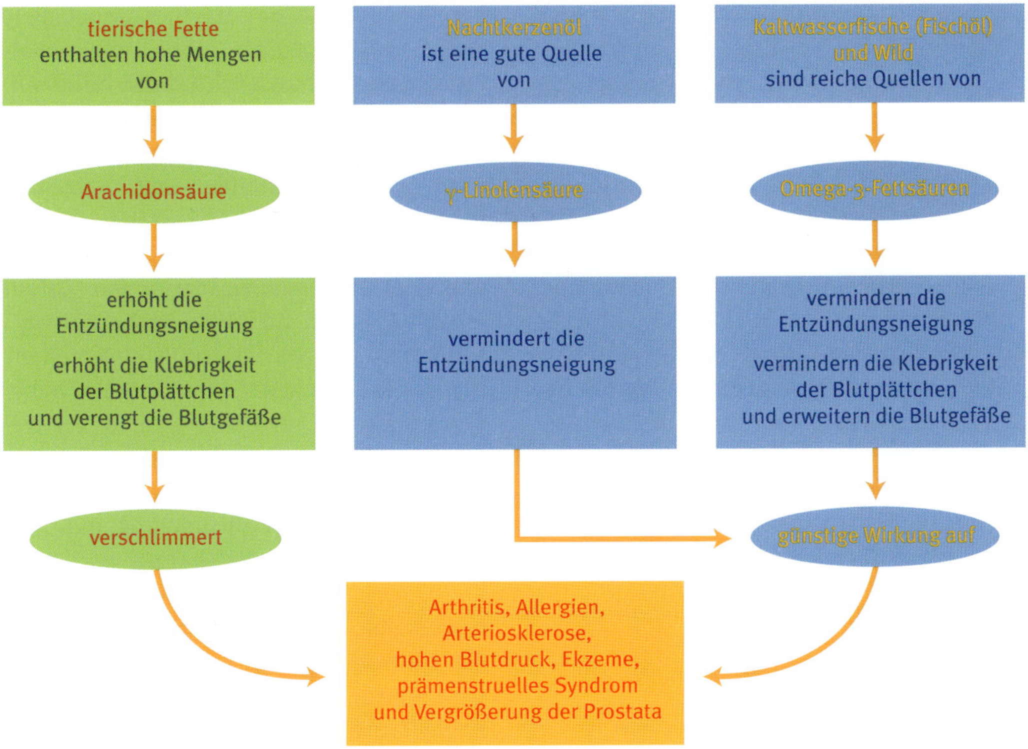


Herkunft und Wirkungen von mehrfach ungesättigten Fettsäuren.

tische Arthritis) und auch für die Erhaltung von geistigen Funktionen.

## Störungen des Fettsäurehaushalts: Ursachen

**Diätkuren:** Diäten mit geringer Energie- und Fettaufnahme über einen längeren Zeitraum, um eine Gewichtsreduktion zu bewirken. Schlankheitsmittel, die die Fettresorption verhindern.

**Schwangerschaft, Wachstum:** Erhöhter Bedarf in der Schwangerschaft, Kindheit und Jugend.

**Verdauungsstörungen:** Menschen, die wegen Funktionsstörungen der Leber, Gallenblase oder Bauchspeicheldrüse, Fette und Fettsäuren schlecht verwerten und verarbeiten können.

**Unausgewogene Ernährung:** Menschen, die viel rotes Fleisch, Eier, Milch und Transfettsäuren enthaltende Lebensmittel konsumieren, aber wenig Fisch und Meeresfrüchte.

**Verletzungen, Operationen:** Patienten, die nach Verletzungen, großen Operationen und schwerwiegenden Verbrennungen physiologischem Stress ausgesetzt sind, weil eine umfangreiche Heilung und Regeneration von Zellen erforderlich ist.

**Verhältnis Omega-6- zu Omega-3-Fettsäuren:** Trotz nicht abschließend klarer Evidenz wird die Zufuhr von Omega-6- und Omega-3-Fettsäuren meist im Verhältnis 5 : 1 empfohlen. Tatsächlich liegt dieses Verhältnis in den Industrieländern jedoch viel höher, sodass der Zufuhr von Omega-3-Fettsäuren durch die Nahrung und auch bei der Supplementierung besonderen Wert beigemessen werden sollte.

Besonders wertvolle diätetische Quellen sind dabei pflanzliche Öle (z. B. Lein-, Raps-, Nuss-, Sesam-, Soja-Öl), Hering, Sardinen, Lachs, Aal, Austern, Makrelen, die im Verhältnis viel Omega-3-Fettsäuren gegenüber der unerwünschten – da entzündungsfördernden – Omega-6-Fettsäure Arachidonsäure enthalten. Alle Fleischarten (insbesondere Innereien) enthalten reichlich Arachidonsäure.

## Omega-3-Fettsäuren (EPA, DHA)

α-Linolensäure ist die essenzielle Omega-3-Fettsäure im Körper. Sie kann im Körper in die Omega-3-Fettsäuren Eicosapentaensäure (EPA) und Docosahexaensäure (DHA) umgewandelt werden. Diese Umwandlungsprozesse sind beim Menschen wenig effizient. Der Grund ist, dass das hier mitbeteiligte Enzym δ-6-Desaturase sehr störungsanfällig ist. Seine Aktivität wird durch Nährstoffmängel (z. B. Mangel an Vitamin $B_6$, Zink oder Magnesium), aber auch durch Insulinresistenz, Alkohol, UV-Strahlen und mit zunehmendem Alter gehemmt (siehe Abb.). Darum ist der effektivste Weg, den Körper mit EPA und DHA zu versorgen, die direkte Zufuhr aus der Nahrung (über fette Fische, Kaltwasserfische) oder aus Nährstoffsupplementen. Präparate, die Omega-3-Fettsäuren in hoher Konzentration enthalten, werden vorwiegend aus Fischöl angeboten, das vor allem reich an EPA und DHA ist. Auch Präparate aus Krillöl und Algenöl enthalten EPA und DHA. Momentan ist es wissenschaftlich noch nicht hinreichend belegt, ob Krillöl und Algenöl einen vergleichbaren Effekt haben wie Fischöl. Für Fischöl-Präparate ist die Datenlage für viele Anwendungsgebiete hingegen bereits zufriedenstellend.

### Regelmäßige Laborkontrolle

Die Kontrolle des Fettsäure-Stoffwechsels im Labor ist wichtig und mittlerweile recht einfach geworden. Jedermann sollte – auch in präventiver Hinsicht – in gewissen Abständen das Omega-6- zu Omega-3-Verhältnis und die wichtigen Fettsäuren EPA, DHA und GLA (γ-Linolensäure) im Blut bestimmen lassen.

### Anwendungsgebiete

Omega-3-Fettsäuren können sowohl zur Prävention als auch zur Therapie von vielen wichtigen Krankheiten eingesetzt werden. Es zeigte sich auch, dass sich die Eigenschaften und Funktionen der beiden wichtigsten Omega-3-Fettsäuren EPA und DHA durchaus unterscheiden – auch wenn zwischen den Wirkungsbereichen von EPA und DHA nicht immer ein klarer Trennstrich gezogen werden kann. Heute stehen Omega-3-Präparate zur Verfügung, bei denen eine der beiden Fettsäuren im Vordergrund steht – und die dementsprechend gezielt zur Vorbeugung oder Behandlung bestimmter Krankheitsbilder eingesetzt werden können. In diesen Präparaten sind immer sowohl EPA als auch DHA in einem bestimmten Mengenverhältnis enthalten.

- EPA wird bevorzugt bei koronaren Herzerkrankungen, Störungen der Blutfettwerte, bei erhöhtem Blutdruck, Entzündungen, zur Regulation der Immunantwort und bei Verhaltensauffälligkeiten (ADHS, Depressionen usw.) eingesetzt.
- Demgegenüber wird DHA – ein integraler Bestandteil der Phospholipide der Nervenzellmembran – vor allem für eine optimale Hirnentwicklung, zur Erhaltung eines guten Gedächtnisses und für die Sehfunktion verwendet. DHA besitzt aber auch wie EPA Herz-Kreislauf-bezogene und entzündungshemmende Wirkungen und scheint nach neueren Untersuchungen kardiovaskuläre Risikofaktoren mindestens gleich gut zu beeinflussen wie EPA.

**ADHS, Hyperaktivität:** Die Omega-3-Blutspiegel (inkl. EPA- und DHA-Werten) sind bei Kindern mit ADHS erniedrigt. Leicht EPA-lastige Präparate wurden in den Studien bevorzugt und konnten die Verhaltensauffälligkeiten mit einer mittleren Effektstärke verbessern.

**Adipositas:** Ein im Verhältnis zu den Omega-6-Fettsäuren zu geringer Verzehr von Omega-3-Fettsäuren führt zu einer Leptin- und Insulin-Resistenz sowie zu Gewichtszunahme. Leptin ist ein Hormon, das an der Steuerung des Hunger- und Sättigungsgefühls beteiligt ist.

**Akne:** Die Gabe von 1 g EPA und 1 g DHA/Tag über etwa 2–3 Monate stellt eine sinnvolle Ergänzung der lokalen und medikamentösen Aknetherapie dar. Sowohl entzündliche als auch nicht-entzündliche Akne-Läsionen wurden deutlich reduziert.

**Allergien, atopisches Ekzem (Neurodermitis):** Omega-3-Fettsäuren können allergische Reaktionen mildern. Sie reduzierten in Untersuchungen bei Neurodermitis-Patienten die Schuppenbildung, den Juckreiz und die Empfindlichkeit der Haut, sowohl bei Erwachsenen als auch bei Kindern.

### Welche Nahrungsmittel sind empfehlenswert?

Um mit den täglichen Mahlzeiten eine genügende Zufuhr von Omega-3-Fettsäuren zu erreichen, sollte man diese Empfehlungen befolgen:

- Regelmäßiger Verzehr von Fisch (1–2 Mahlzeiten/Woche mit Fischen, die reich an Omega-3-Fettsäuren sind).
- Raps-, Soja-, Walnuss-, Leinsamen- und Weizenkeimöl bevorzugen.
- Essen Sie mehr Gemüse und weniger Fleisch.
- Meiden Sie industriell verarbeitete Lebensmittel; die meisten enthalten nur wenig Omega-3-Fettsäuren.

**Arthritis, aktivierte Arthrosen, rheumatische Entzündungen:** Zahlreiche Studien zeigen, dass Omega-3-Fettsäuren bei Entzündungen und rheumatischen Schmerzen eine gute Wirkung zeigen. Entzündungsfördernde Substanzen (Eicosanoide, Zytokine, freie Radikale) werden durch Omega-3-Fettsäuren reduziert und die Bildung von antiinflammatorischen Resolvinen wird erhöht. Damit werden Schmerzen vermindert und die Gelenkbeweglichkeit wird. EPA und DHA (2,5–3 g/Tag) sollten stets langfristig eingenommen werden. Omega-3-Fettsäuren können die Wirkung von klassischen Antirheumatika unterstützen und den Bedarf daran um mind. 30 % reduzieren.

**Asthma, COPD:** Die Omega-3-Fettsäuren EPA und DHA sind unter anderem Vorstufen für neu entdeckte bioaktive Moleküle (Resolvine, Protektine und Maresine). Diese körpereigenen Substanzen fördern die »Auflösung« der Entzündung, die bei Asthma und Allergien typisch ist. Die Datenlage ist noch schmal. Eine Gabe kann begleitend auch bei Leistungsasthma versucht werden.

**Augentrockenheit, Dry-Eye-Syndrom:** Die in den Studien bisher zum Einsatz gekommenen Fischöl-Präparate verminderten diverse Symptome bei Augentrockenheit (Brennen, Tränen, Trockenheit). Die Dosierungen waren eher moderat (0,5–1 g EPA/DHA, zumeist leicht EPA-lastige Präparate). Eventuell könnte die Wirkung mit höheren Dosierungen sogar noch weiter verbessert werden.

**Blutdruck, erhöhter:** Zahlreiche Studien haben gezeigt, dass Omega-3-Fettsäuren (3–4 g EPA+DHA/Tag) einen erhöhten Blutdruck moderat senken können. Dabei scheint DHA eventuell einen eher höheren Nutzen zu haben als EPA.

### An Omega-3-Fettsäuren reiche Fische und Meeresfrüchte.

| | EPA (mg/100 g) | DHA (mg/100 g) |
|---|---|---|
| Hering | 2700 | 450 |
| Thunfisch* | 1070 | 2 280 |
| Lachs | 700 | 2 140 |
| Makrele | 690 | 1 300 |
| Heilbutt | 190 | 500 |
| Bachforelle | 150 | 335 |
| Hummer | 280 | 130 |
| Garnele | 215 | 150 |

* wegen der hohen Schwermetall-Belastung weniger empfehlenswert

**Blutfettwerte, erhöhte:** Omega-3-Fettsäuren aus Fisch und Fischölpräparaten (mind. 2 g EPA und DHA/Tag) können erhöhte Triglyzerid-Blutspiegel dosisabhängig reduzieren. Zudem wird das »gute« Cholesterin (HDL) moderat erhöht.

**Depressionen:** Die Supplementierung von Omega-3-Fettsäuren (ca. 2 g EPA/ DHA pro Tag) kann in klinisch relevanter Weise Depressionen (auch schwere) verbessern. Es hat sich gezeigt, dass die besten Ergebnisse erzielt werden, wenn das Präparat mindestens 60 % EPA enthält. Dabei scheinen verschiedene Wirkmechanismen ineinanderzugreifen:

- Antiinflammatorische, immunmodulierende, neuroprotektive und antioxidative Wirkung, z. B. Hemmung von Prostaglandinen, IL-6, CRP, Förderung von Proresolvinen, Neuroprotektinen, Erhöhung der Glutathionspiegel. Entzündungsprozesse scheinen für die Entstehung von Depressionen wesentlich zu sein. Die Serotonin-Freigabe wird durch entzündungsfördernde Zytokine gehemmt.
- Verbesserung der Neuroplastizität, Modulation stressbedingter Veränderungen
- Vermehrung der Serotoninrezeptor-Dichte

Die Kombination von Omega-3-Fettsäuren mit klassischen Antidepressiva (Serotonin-wiederaufnahme-Hemmer) scheint wirksamer zu sein als die jeweilige Monotherapie.

Eine gute Versorgung der Mutter mit Omega-3-Fettsäuren (hier vor allem mit DHA) während der Schwangerschaft und nach der Geburt kann das Risiko von Wochenbettdepressionen senken.

**Fertilitätsstörungen, Mann:** Bei Männern mit geringer Spermienqualität und niedrigen Blutwerten von EPA und DHA können Omega-3-Fettsäuren-Supplemente die Spermienzahl, die Spermienbeweglichkeit und die Morphologie des Spermas verbessern.

**Gedächtnis, Demenzen:** Die aktuelle wissenschaftliche Datenlage lässt vermuten, dass eine langfristig gute Omega-3-Zufuhr (ca. 0.5–2 g, eher mit Schwergewicht DHA) vor einem Gedächtnisabbau im Alter schützt. Zur Prävention von Demenzen vom Typ Alzheimer scheint ein Fischverzehr wirksamer zu sein als Fischöl-Supplemente.

**Herz-Kreislauf-Erkrankungen:** Primärprävention bei gesunden Menschen: Eine höhere Konzentration der Omega-3-Fettsäuren EPA und DHA, aber auch von alpha-Linolensäure und Docosapentaensäure (DPA) korreliert mit einem verminderten Risiko für Herz-Kreislauf-Erkrankungen und nicht tödlichem Herzinfarkt.

Sekundärprävention bei diagnostizierten Herz-Kreislauf-Patienten: Die regelmäßige Supplementierung mit Fischölpräparaten (wichtig: mind. 2 g EPA und DHA/Tag) führt dazu, dass die Gesamtmortalität und kardiovaskuläre Mortalität abnimmt.

Es gibt viele Gründe, warum die Supplementierung mit Omega-3-Fettsäuren günstig für die Vorbeugung und Behandlung von Herz-Kreislauf-Erkrankungen ist: Reduktion der Triglyzerid-Blutspiegel, Hemmung der Thrombozytenaggregation, Blutdrucksenkung, Vorbeugung gegen Herzrhythmusstörungen, entzündungshemmende Wirkungen, Verbesserung der Endothelfunktion usw.

**TIPP** **Zur Vorbeugung gegen Herz-Kreislauf-Erkrankungen werden etwa 1 g EPA/DHA empfohlen, zur Therapie zwischen 2 und 4 g EPA/DHA.**

**Krebserkrankungen:** Omega-3-Fettsäuren können dazu beitragen, das Körpergewicht bei Krebspatienten zu stabilisieren und damit der sogenannten Tumorkachexie entgegenzuwirken. Omega-3-Fettsäuren (EPA und DHA) in Dosen von mindestens 1,5 g/Tag können bei Patienten mit fortgeschrittener Krebserkrankung klinische, biologische und Lebensqualitätsparameter verbessern.

**Lebererkrankungen:** EPA und DHA können bei der nichtalkoholischen Fettleber (Non-alcoholic fatty liver disease; NAFLD) die Fettanteile der Leber reduzieren, gewisse Leberenzyme normalisieren und die Blutfettwerte (Triglyzeride) verbessern. Die Dosierungen lagen bei den vorliegenden Studien meist zwischen 2 und 5 g EPA und DHA (oft mit einem EPA-DHA-Verhältnis von etwa 3 : 2). Interventionsdauer: mehrere Monate.

**Muskelschwund, Sarkopenie:** Omega-3-Fettsäuren (ca. 2 g EPA, 1,5 g DHA/Tag, 6 Monate) können den normalen Rückgang der Muskelmasse bei älteren Menschen verlangsamen.

**Psoriasis (Schuppenflechte):** EPA und DHA (meist 2–8 g, eher EPA-lastig) vermindern Hautentzündungen, Rötungen und Schuppenbildung sowie auch Symptome der psoriatischen Arthritis. Dabei dürfte die antiinflammatorische und immunmodulierende Wirkung im Vordergrund stehen.

**Psychosen:** EPA und DHA (ca. 1,2 g/Tag, 60 % EPA) scheinen bei Hochrisikopatienten die Diagnose Psychose häufig verhindern zu können.

**Schwangerschaft:** Die Supplementierung mit Omega-3-Fettsäuren in der Schwangerschaft (besonders DHA, mind. 200 mg DHA/Tag) führt später zu einer klaren Reduktion von diagnostizierten Allergien und Ekzemen beim 1–3-jährigen Kind. Ebenso scheint das Asthma-Risiko bei Neugeborenen um ⅓ kleiner zu sein, wenn die Mutter ab der 24. Woche täglich ca. 2,5 g Omega-3-Fettsäuren supplementiert (bei sehr niedrigen Omega-3-Blutspiegeln vor der Supplementierung sogar um mehr als 50 %!).

## Weitere Hinweise/Nebenwirkungen

Die Bioverfügbarkeit von Omega-3-Fettsäure-Ethylestern (oft als Arzneimittel registriert) ist schlechter als diejenige der Fischöl-Präparate in der natürlichen Triglycerid-Form. Die in der Select-Studie veröffentlichte Vermutung, Omega-3-Fettsäuren würden das Risiko für Prostatakrebs erhöhen, wurde mittlerweile durch mehrere Meta-Analysen entkräftet. Die Hemmung der Thrombozytenaggregation (Verklumpung der Blutplättchen) hat keinen negativen Einfluss auf die Blutgerinnungszeit (untersucht bis zu einer Dosierung von 6,9 g/Tag). Vielmehr scheinen Herz-Kreislauf-Risikopatienten von der Hemmung der Thrombozytenaggregation profitieren zu können. Werden therapeutische Dosierungen von Fischöl-Präparaten eingenommen, sollte zum Schutz dieser ungesättigten Fettsäuren vor Oxidation zusätzlich die Vitamin-E-Zufuhr (ca. 50–100 mg) erhöht werden.

## Literatur

Alexander DD et al. A meta-analysis of randomized controlled trials and prospective cohort studies of eicosapentaenoic and docosahexaenoic long-chain omega-3 fatty acids and coronary heart disease risk. Mayo Clin Proc 2017;92(1):15–29.

Alexander DD et al. Meta-analysis of long-chain omega-3 polyunsaturated fatty acids (LCω-3PUFA) and prostate cancer. Nutr Cancer 2015;67(4):543–554.

Allaire J et al. Randomized, crossover, head-to-head comparison of EPA and DHA supplementation to reduce inflammation markers in men and women: the comparing EPA to DHA study. Am J Clin Nutr 2016;104(2):280–287.

Amminger GP et al. Longer-term outcome in the prevention of psychotic disorders by the Vienna omega-3 study. Nat Commun 2015;11(6)7934.doi:10.1038/ncomms8934.

Bisgaard H et al. Fish oil-derived fatty acids in pregnancy and wheeze and asthma in offspring. New Engl J Med 2016;375(26):2530–2539.

Bloch, M.H. and A. Qawasmi, Omega-3 fatty acid supplementation for the treatment of children with attention-deficit/hyperactivity disorder symptomatology: systematic review and meta-analysis. J Am Acad Child Adolesc Psychiatry 2011;50(10):991–1000.

Casula M et al. Long-term effect of high dose omega-3 fatty acid supplementation for secondary prevention of cardiovascular outcomes: a meta-analysis of randomized, placebo controlled trials. Atheroscler Suppl. 2013;14(2):243–251.

Del Gobbo LC et al. Ω-3 polyunsaturated fatty acid biomarkers and coronary heart disease. Pooling project of 19 cohort studies. JAMA Intern Med 2016;176:1155–1166.

Froyland L et al. Norwegian committee for food safety. Evaluation of negative and positive health effects of n-3 fatty acids as constituents of food supplements and fortified foods. 2011 Doc.Nr. 08–707-final; ISBN :978–82–8082–365–6.

Grosso G et al. Role of omega-3 fatty acids in the treatment of depressive disorders: a comprehensive meta-analysis of randomized clinical trials. PLOS one 2014;9(5):e96905.doi:10.1371.

Gunaratne AW et al. Maternal prenatal and/or postnatal n-3 long chain polyunsaturated fatty acids (LCPUFA) supplementation for preventing allergies in early childhood. Cochrane Database Syst Rev. 2015;22;(7):CD010085. doi:10.1002/14651858.

Jung JY et al. Efect of dietary supplementation with omega-3 fatty acid and gamma-linolenic acid on acne vulgaris: a randomised, double-blind, controlled trial. Acta Derm Venereol. 2014;94(5):521–525.

Kelley DS et al. Chronic and degenerative diseases. Similarities and differences between the effects of EPA and DHA on markers of atherosclerosis in human subjects. Proc Nutr Soc 2012;71:322–331.

Kruger MC et al. Long-chain polyunsaturated fatty acids: selected mechanisms of action on bone. Prog Lipid Res 2010;49:438–449.

Lee YH et al. Omega-3 polyunsaturated fatty acids and the treatment of rheumatoid arthritis: a meta-analysis. Arch Med Res. 2012;43(5):356–362.

Lu W et al. Effects of omega-3 fatty acid in nonalcoholic fatty liver disease: a meta-analysis. Gastroenterol Res Pract 2016.doi:10.1155/2016/1459790

Mari NL et al. N-3 polyunsaturated fatty acids supplementation in psoriasis: a review. Nutrire 2017;42:5

Miller PE et al. Long-chain omega-3 fatty acids eicosa pentaenoic acid and dososahexaenoic acid and blood pressure : a meta-analysis of randomized controlled trials. Am J Hypertens 2014;27(7):885–896.

Miyata J et al. Role of omega-3 fatty acids and their metabolites in asthma and allergic diseases. Allergol Int 2015;64:27–34.

Rosenblat JD et al. Inflamed moods: a review of the interactions between inflammation and mood disorders. Prog Neuropsychopharmacol Biol Psych 2014;53 :23–34.

Safarinejad MR. Effect of omega-3 polyunsaturated fatty acid supplementation on semen profile and enzymatic anti-oxidant capacity of seminal plasma in infertile men with idiopathic oligoasthenoteratospermia: a double-blind, placebo-controlled, randomised study. Andrologia 2011;43:38–47.

Simopoulos AP. An increase in the omega-6/omega-3 fatty acid ratio increases the risk for obesity. Nutrients 2016;8(3):128.

Smith GI et al. Fish oil-derived n-3 PUFA therapy increases muscle mass and function in healthy older adults. Am J Clin Nutr 2015;102:115–122.

Sublette ME et al. Meta-analysis: effects of eicosapentaenoic acid in clinical trials in depression. J Clin Psych 2011;72(12):1577–1584.

Wall R et al. Fatty acids from fish: the anti-inflammatory potential of long-chain omega-3 fatty acids. Nutr Rev 2010;68:280–289.

Wen YT et al. Effects of Omega-3 fatty acid on major cardiovascular events and mortality in patients with coronary heart disease: A meta-analysis of randomized controlled trials. Nutr Metabol Cardiovasc Dis 2014;24:470–475.

Wojcicki JM et al. Maternal omega-3 fatty acid supplementation and risk for perinatal maternal depression. J Matern Fetal Neonatal Med 2011;24:680–686.

Wu S et al. Omega-3 fatty acids intake and risks of dementia and Alzheimer's disease: a meta-analysis. Neurosci Biobehav Rev 2015;48:1–9.

Yurko-Mauro Y et al. Docosahexaenoic acid and adult memory : a systematic review and meta-analysis. PLOS one 2015;10(3):e0120391.doi:10.1371.

# Omega-6-Fettsäuren

Bei Menschen kann die essenzielle cis-Linolsäure in Arachidonsäure umgewandelt werden, die zu den Omega-6-Fettsäuren gehört. Arachidonsäure kommt vor allem in tierischen Lebensmitteln – in Fleisch, Eiern und Käse – vor. Eine hohe Zufuhr von Omega-6-Fettsäuren und arachidonsäurehaltigen Lebensmitteln durch die Nahrung kann zu einer Erhöhung der Entzündungsneigung beim Menschen führen, da die meisten Omega-6-Fettsäuren im Stoffwechsel in proinflammatorische Eicosanoide umgewandelt werden.

Cis-Linolsäure wird in γ-Linolensäure (GLS) und Di-Homo-γ-Linolensäure (DGLS) umgewandelt. GLS ist ebenfalls eine Omega-6-Fettsäure. Während Omega-6-Fettsäuren in der Regel proinflammatorisch sind, besitzt GLS entzündungshemmende Eigenschaften. GLS seinerseits wird in ein äußerst wichtiges Eicosanoid umgewandelt, das Prostaglandin E1 (PGE1). Dieses trägt zur Regu-

## Nachtkerzenöl: gute Quelle für γ-Linolensäure (GLS)

GLS kann aber auch direkt aus pflanzlichen Ölen, wie z. B. Nachtkerzenöl, schwarzem Johannisbeerkernöl und Borretschöl gewonnen werden. Diese enthalten ganz unterschiedliche Mengen an GLS. Bei Borretschöl sind 15–20 % GLS, beim Nachtkerzenöl 8–10 % GLS enthalten. Da das Fettsäurespektrum im Nachtkerzenöl im Gesamten als optimaler beurteilt wird, werden Nachtkerzenöl-Präparate als GLS-Quellen weltweit am häufigsten eingesetzt.

lation von Entzündungen bei und zeigt u.a. auch eine Mastzell-stabilisierende, antiallergische Wirkung.

Ein Mangel an GLS im Körper ist nicht selten und kann dann auftreten, wenn die Umwandlung von cis-Linolsäure in GLS vermindert ist. Wie bei der Umwandlung der α-Linolensäure (Omega-3-Fettsäure) ist auch hier vor allem die Aktivität des Enzyms δ-6-Desaturase für die Bildung der GLS entscheidend. Seine Aktivität wird durch Nährstoffmängel (z.B. Mangel an Vitamin $B_6$, Zink, Eisen oder Magnesium), aber auch durch Insulinresistenz, Alkohol, UV-Strahlen und mit zunehmendem Alter gehemmt. Man schätzt, dass die Ausbeute von GLS bei dieser Umwandlung nicht mehr als 1–5% beträgt und beim einzelnen Menschen sehr unterschiedlich ist. Dies könnte ein Grund für die häufig inkonsistenten Studienergebnisse mit GLS-haltigen Präparaten sein.

Verschiedene Einflussfaktoren verhindern eine ausreichende Umwandlung der in Pflanzenölen enthaltenen Omega-6-Fettsäuren.

## Anwendungsgebiete von γ-Linolensäure (GLS)

**Akne:** Die Gabe von 2g Borretschöl/Tag (= 400mg γ-Linolensäure), während ca. 2–3 Monaten, stellt eine sinnvolle Ergänzung der lokalen und medikamentösen Aknetherapie dar. Sowohl entzündliche als auch nicht entzündliche Akne-Läsionen wurden gebessert.

**Alkoholismus:** Nachtkerzenöl vermindert die depressiven Phasen beim Alkoholiker und kann die Psyche wesentlich stabilisieren. Dadurch kann das Verlangen nach Alkohol oft stark reduziert und der Entzug erleichtert werden.

**Atopisches Ekzem, Neurodermitis:** Bei Neurodermitis bzw. atopischem Ekzem kann die Umwandlung von Linolsäure in GLS gestört sein, wodurch der Spiegel an GLS und

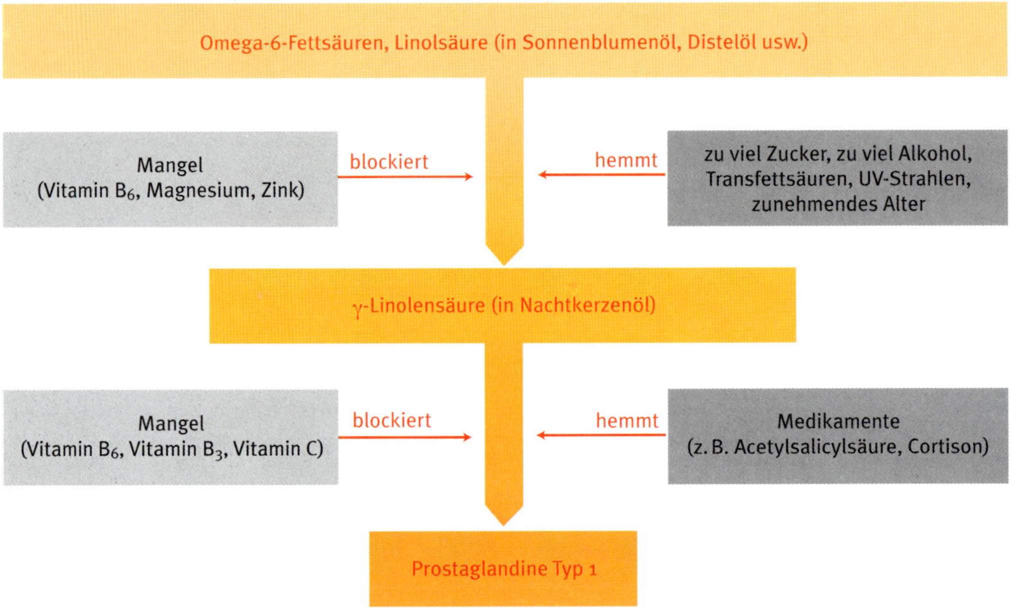

ihrem Folgeprodukt PGE1 gesenkt wird. Nachtkerzenöl (4–6 g/Tag, ca. 3 Monate) kann bei Personen mit niedriger GLS (sollte mit einer Blutanalyse bestimmt werden) die Schuppenbildung, den Juckreiz sowie die Hautempfindlichkeit verbessern und auch den Bedarf an Cortisonpräparaten reduzieren. Eine Cochrane-Analyse kommt zu keinen positiven Ergebnissen (allerdings wurden in diesen Studien nie die GLS-Spiegel vor einer Supplementierung bestimmt).

**Haut und Haar:** Nachtkerzenöl kann dazu beitragen, trockene Haut und trockenes brüchiges Haar geschmeidiger zu machen.

**Hyperaktivität:** Nachtkerzenöl kann sich – insbesondere bei erniedrigten GLS-Blutwerten (sollte stets im Labor gemessen werden) – positiv auf das Verhalten auswirken. Alternierend oder gemeinsam mit Omega-3-Präparaten einsetzen. Bei Kleinkindern kann anstelle der Kapseln reines Nachtkerzenöl auf dem Rücken einmassiert werden.

**Prämenstruelles Syndrom, Menopause:** Nachtkerzenöl kann die Symptome des PMS günstig zu beeinflussen, besonders depressive Verstimmungen, Empfindlichkeit der Brüste und die Ödembildung. Es kann evtl. auch die Intensität von Hitzewallungen in der Menopause senken.

Werden therapeutische Dosierungen von γ-Linolensäure-haltigen Ölen eingenommen, sollte zum Schutz dieser ungesättigten Fettsäuren vor Oxidation zusätzlich die Vitamin-E-Zufuhr (ca. 50–100 mg) erhöht werden.

### Literatur

Bamford JT et al. Oral evening primrose oil and borage oil for eczema. Cochrane Database Syst Rev 2013, Issue 4. Art.No.CD004416.

Buri BK et al. Which polyunsaturated fatty acids are active in children with attention-deficit hyperactivity disorder receiving PUFA supplementation ? A fatty acid validated meta-regression analysis of randomized controlled trials. Prostagl Leukotr Ess Fatty Acids 2014;90(5):179–189.

Farzaneh F et al. The effect of oral evening primrose oil on menopausal hot flashes : a randomized clinical trial. Arch Gynecol Obstet 2013;288(5):1075–1079.

Jung JY et al. Effect of dietary supplementation with omega-3 fatty acid and gamma-linolenic acid on acne vulgaris: a randomised, double-blind, controlled trial. Acta Derm Venereol. 2014;94(5):521–525.

Pruthi S et al. Vitamin E and evening primrose oil for management of cyclical mastalgia: a randomized pilot study. Altern Med Rev 2010;15:59–67.

Sergeant S et al. Gamma-linolenic acid, dihomo-gamma linolenic, eicosanoids and inflammatory process. Eur J Pharmacol. 2016;785:77–86.

Simon D et al. Gamma-linolenic acid levels correlate with clinical efficacy of evening primrose oil in patients with atopic dermatitis. Adv Ther 2014;31:180–188.

## Omega-9-Fettsäuren

Omega-9-Fettsäuren gehören der Familie der ungesättigten Fettsäuren an, die normalerweise eine Doppelbindung am neunten C-Atom vom Omega-Ende her haben. Einige der Omega-9-Fettsäuren sind in tierischen Fetten und pflanzlichen Ölen enthalten:

- in Ölsäure, Hauptbestandteil des Oliven- und Avocadoöls und anderen einfach ungesättigten Fetten. Reduziert LDL, günstig für die Elastizität von Haut und Blutgefäßen, entzündungshemmend (daher ist Olivenöl nicht als Placebo in Studien geeignet), fördert Kommunikation der Nervenzellen.
- in Erucasäure, in Rapssamen und Senfkörnern. Erucasäure ist in Rapsöl wegen seines Geschmacks und seiner Toxikologie

unerwünscht. Heute wird Raps ohne oder mit nur wenig Erucasäure angebaut.

- in Nervonsäure, in der Muttermilch enthalten (nicht jedoch in adaptierten Baby-Milchpulvern), wichtig für die Aktivität der Hirnnerven, trägt zur Biosynthese des Myelins (Schutzschicht der Nervenzellen) bei. Bei der MS sind niedrige Nervonsäure-Blutspiegel bekannt. Tiefe Nervonsäure-Konzentrationen in den roten Blutkörperchen scheinen ein Frühmarker für Hochrisikopatienten für Psychose zu sein.

Anders als Omega-3- und Omega-6-Fettsäuren sind Omega-9-Fettsäuren keine essenziellen, lebensnotwendigen Fettsäuren. Sie können im menschlichen Körper aus ungesättigten Fettsäuren gebildet werden. Da sie keine Omega-6- oder Omega-3-Doppelbindung haben, können aus ihnen keine Eicosanoide gebildet werden. Bei schwerem Mangel an essenziellen Fettsäuren (v.a. Arachidonsäure, z.B. bei Vegetariern) kann der Körper aus Ölsäure die Mead'sche Säure bilden. Sie hat offenbar entzündungshemmende Wirkungen. Sie dient auch als Indikator (hohe Blutspiegel) für einen Mangel an essenziellen Fettsäuren.

## Anwendungsgebiete

**Adipositas:** Eine Ernährung, die reich an Ölsäure ist, führt zu einer Erhöhung der Fettoxidation nach dem Essen. Dies erhöht den nach einem Essen normalerweise gesteigerten Energieumsatz (erhöhte Körpertemperatur und Wärmeabgabe), was sich bei Übergewichtigen günstig auswirken könnte.

**Arteriosklerose:** Zusätzlich zu einem hohen Gehalt an Ölsäure ist kaltgepresstes Olivenöl reich an phenolischen Verbindungen, welche die Oxidation des LDL-Cholesterins hemmen können.

## Literatur

Amminger GP et al. Decreased nervonic acid levels in erythrocyte membranes predict psychosis in help-seeking ultra-high-risk individuals. Mol Psych 2012;17:1150–1152.

Delgado-Lista J et al. Olive oil and haemostasis: platelet function, thrombogenesis and fibrinolysis. Curr Pharm Des 2011;17:778–785.

# Aminosäuren und ähnliche Substanzen

Am besten bekannt sind Aminosäuren durch ihre zentrale Funktion als Baustein der zahlreichen Proteine. So werden Aminosäuren für die Synthese der Muskulatur und den Aufbau der Haut benötigt, sie sind für ein funktionierendes Immunsystem unerlässlich, sie sind Bestandteile von Enzymen, Hormonen, der DNA oder fungieren auch allein als wichtige Signalstoffe des Gehirns.

## Basiswissen zu Aminosäuren

Einige Aminosäuren sind essenziell, können also wie Vitamine vom Körper nicht hergestellt, sondern müssen über die Ernährung zugeführt werden. Interesse erwecken Aminosäuren aber nicht nur als essenzielle Nahrungsbestandteile und Eiweißbausteine, sondern auch als Substanzen, welche einzeln oder in Kombination gezielt eingesetzt werden können, um Stoffwechselvorgänge zu beeinflussen.

Generell gibt es bei Aminosäuren einige wichtige Punkte zu beachten:

- Von jeder Aminosäure (mit Ausnahme des Glycins) existieren zwei verschiedene Formen (L-Form, D-Form), die sich in der Anordnung der Aminogruppe spiegelbildlich zueinander verhalten. Natürlicherweise kommen Aminosäuren immer in ihrer L-Form vor und sollten auch nur in dieser Form zum Einsatz kommen. Die D-Form sowie Mischungen aus L-und D-Form haben biologisch andere Wirkungen und können auch toxisch sein (z. B. D-Carnitin). Qualitativ minderwertige Präparate können mit der D-Form von Aminosäuren verunreinigt sein.
- Durch Störungen des Stoffwechsels oder auch durch sehr einseitige Ernährung können durchaus Mängel an einzelnen (v. a. essenziellen) Aminosäuren entstehen, denn nicht in allen Nahrungseiweißen sind alle Aminosäuren im gleichen Ausmaß vertreten. So kann beispielsweise eine einseitige, pflanzliche Ernährung zu einem Mangel an L-Lysin führen.
- Aminosäuren werden je nach Indikation nicht nur peroral, z. B. in Tabletten, sondern auch intravenös (i. v.) verabreicht. Da bei einer i. v.-Verabreichung die normale Aufnahme via Darmschleimhaut bewusst umgangen wird, haben sie unterschiedliche Reaktionen des Stoffwechsels (Blutkonzentrationen) zur Folge. Diese beiden

Anwendungsmethoden können nicht generell miteinander verglichen werden.
- Um die Verträglichkeit und Verwertbarkeit von Aminosäuren bei der peroralen Einnahme zu optimieren, sollten höhere Dosierungen (> 1 g) wenn möglich auf mehrere Portionen sowie über den Tag verteilt eingenommen werden.
- Am besten aufgenommen werden Aminosäuren in der Regel bei einer Einnahme auf leeren Magen, da dann keine Konkurrenz bei der Aufnahme durch die Nahrungsproteine entstehen.

## L-Arginin und L-Ornithin

Die beiden Aminosäuren L-Arginin und L-Ornithin sind eng verwandt; Arginin ist die Vorstufe von Ornithin. L-Arginin wird zu den halb oder bedingt essenziellen Aminosäuren gezählt, weil die körpereigene Synthese den Bedarf nicht immer decken kann. Dies ist vor allem während Wachstumsphasen, aber auch in der Schwangerschaft sowie bei schweren Verletzungen und Verbrennungen der Fall.

### Funktionen

**Hormon-Metabolismus:** L-Arginin ist an der Freisetzung von verschiedenen Hormonen beteiligt. So beispielsweise von Wachstumshormon aus der Hirnanhangsdrüse (Hypophyse), Insulin aus der Bauchspeicheldrüse (Pankreas), Noradrenalin aus der Nebenniere sowie des Insulin-like Growth Factor 1 (Knochen). Parenteral appliziertes Arginin wird in einem speziellen Test zur Überprüfung der Funktion der Hirnanhangdrüse (Freisetzung des Wachstumshormons) eingesetzt.

**Kreatinsynthese:** L-Arginin ist ein wichtiger Baustein für die Kreatinsynthese.

**Kollagenbildung, Wundheilung:** L-Arginin ist ein Substrat der Prolinbiosynthese und damit am Aufbau von Kollagen beteiligt. L-Arginin ist in diesem Zusammenhang wichtig für die Wundheilung und den Knochenstoffwechsel.

**Proteinstoffwechsel:** L-Arginin und L-Ornithin haben eine Schlüsselstellung bei der Harnstoffsynthese in der Leber. Die Bildung und Ausscheidung von Harnstoff dient dem Körper zur Entsorgung von überschüssigem Stickstoff und der Entgiftung von Ammoniak aus dem Eiweißabbau. Außerdem ist Arginin wichtig für den Aufbau von körpereigenem Eiweiß.

**Stickstoffmonoxid-Synthese:** L-Arginin ist das Substrat der NO-Synthase, welche für die Bildung von Stickstoffmonoxid (NO) sorgt, einem wichtigen Botenstoff im menschlichen Körper. So spielt NO eine zentrale Rolle bei der Regulierung des Gefäßtonus (wirkt gefäßerweiternd) sowie auch im zentralen Nervensystem und für die zelluläre Immunantwort (oxidativ bakterizide Wirkung von NO). NO ist auch einer der zentralen Faktoren für die Bildung und Aktivität von Mitochondrien und daher sehr wichtig für die Effizienz des Energiestoffwechsels.

### Vorkommen in der Nahrung

| Lebensmittel | g Arginin/100 g Nahrungsmittel |
|---|---|
| Erdnüsse | 3,5 |
| Garnele | 1,2 |
| Huhn, Brust | 1,5 |
| Haferflocken | 0,9 |
| Hühnerei | 0,9 |

## Zufuhrempfehlungen

Die durchschnittlich empfohlene tägliche Dosierung für Arginin- und Ornithinsupplemente beträgt 2–8 g. Vor allem bei enteraler/parenteraler Anwendung von L-Arginin kommen auch weit höhere Dosierungen zum Einsatz (bis 30 g/Tag) – beispielsweise zur Wundheilung und besseren Epithelisierung bei Verbrennungen.

## Anwendungsgebiete

**Diabetes mellitus:** L-Arginin scheint in höheren Tagesdosierungen (3 × 3 g/Tag) einen regulierenden Einfluss auf die Insulinsensitivität zu haben. Schmale Datenlage.

**Herz-Kreislauf-Erkrankungen:** Über die Bildung von Stickstoffmonoxid (NO) kann L-Arginin wegen seiner gefäßerweiternden Wirkung bei koronaren Herzerkrankungen und Bluthochdruck eingesetzt werden Diskutiert wird die Gabe von L-Arginin auch bei der Gefahr von Präeklampsie (Schwangerschaftsbluthochdruck).

Ein erhöhter ADMA-Blutspiegel (asymmetrisches Dimethyl-Arginin) hemmt die NO-Synthese und scheint das kardiovaskuläre Risiko zu erhöhen. Er kommt bei Menschen mit erhöhten Blutfett- und Homocysteinwerten, bei eingeschränkter Nierenfunktion, bei Diabetikern und Rauchern vermehrt vor. Die Gabe von L-Arginin kann die ADMA-Bildung zurückdrängen. L-Arginin scheint vor allem bei Menschen mit hohen ADMA-Werten eine gute Wirkung zu haben.

**Immunsystem:** Eine ausreichende Versorgung mit L-Arginin ist wichtig für das Funktionieren des Immunsystems. L-Arginin ist Bestandteil von »Immunonutrition« (Nährstofflösungen und -mischungen, welche diverse immunmodulierende Substanzen enthalten). Enterale Gaben von L-Arginin können bei Operationspatienten die Infektrate und die Aufenthaltsdauer in der Klinik reduzieren.

**Infertilität, erektile Dysfunktion:** L-Arginin und L-Ornithin werden eingesetzt, um die Spermienqualität zu erhöhen (Zahl, Stabilität, Beweglichkeit). Wegen seiner gefäßerweiternden Wirkung findet L-Arginin (ca. 5 g/Tag während ca. 6 Wochen) auch Anwendung bei erektiler Dysfunktion. Dazu existieren allerdings erst relativ wenige Studien.

## Überdosierung, Interaktionen

Mengen von bis zu 20 g L-Arginin/Tag werden von gesunden Erwachsenen normalerweise gut vertragen. Hohe Dosen von L-Arginin-Supplementen können Blähungen und Durchfall verursachen. Durch seine gefäßerweiternde Wirkung können hohe Argininдosen gelegentlich zu einem Flush (anfallsweise auftretende Rötung des Gesichts) und zu Blutdruckabfall führen.

Ältere Daten weisen auf ein wachstumsförderndes Potenzial von L-Arginin bei Herpes-Viren hin. In neueren Studien hingegen wird sogar eine antivirale (viruzide) Wirkung von Arginin diskutiert.

Bei der längerfristigen Einnahme von hohen Arginindosierungen besteht die Gefahr von nitrosativem Stress durch die erhöhte NO-Synthese und Peroxynitrit-Bildung. Daher empfiehlt sich bei therapeutischer Argininsupplementierung eine Kombination mit Antioxydanzien wie Vitamin C und/oder Mischtocopherolen (v. a. γ-Tocopherol).

## Literatur

Balercia G et al. Role of nitric oxide concentrations on human sperm motility. J Androl 2004;25(2):245–249.

Camarena Pulido EE et al. Efficacy of L-arginine for preventing preeclampsia in high-risk pregnancies: a double-blind, randomized, clinical trial. Hypertension Pregnancy 2015;35:217–225.

Dong IJ et al. Effect of oral L-arginine supplementation on blood pressure: A meta-analysis of randomized, double-blind, placebo-controlled trials. Am Heart J 2011;162(6):959–965.

Gad MZ. Anti-aging effects of L-arginine. J Adv Res 2010;1:169–177.

Ganz T et al. Serum asymmetric dimethylarginine and arginine levels predict microvascular and macrovascular complications in type 2 diabetes mellitus. Diabetes Metab Res Rev 2017;33(2):e2836.

Guttmann H et al. Effect of Long-Term L-Arginine Supplementation on Arterial Compliance and Metabolic Parameters in Patients with Multiple Cardiovascular risk Factors: Randomized, Placebo-Controlled Study. J Cardiovasc Pharmacol 2010. [Epub ahead of print]

Mc Rae MP et al. Therapeutic benefits of L-arginine: an umbrella review of meta-analyses. J Chiropr Med 2016;15:184–189.

Piatti PM et al. Long-term oral L-arginine administration improves peripheral and hepatic insulin sensitivity in type 2 diabetic patients. Diabetes Care 2001;24(5):875–880.

Stechmiller JK et al. Arginine supplementation and wound healing. Nutr Clin Pract 2005;20(1):52–61.

Ströhle A et al. Arginin bei Atherosklerose, Teil 2: Vasoprotektive Effekte von L-Arginin. Dt. Apo Ztg 2012;21:74–83.

Wu G et al. Arginine metabolism and nutrition in growth, health and disease. Amino Acids 2009;37(1):153–168.

# L-Cystein, N-Acetylcystein

L-Cystein ist eine bedingt essenzielle, schwefelhaltige Aminosäure und kann in der Leber von Erwachsenen aus der essenziellen Aminosäure Methionin gebildet werden. Zusammen mit L-Glutamin und L-Glycin bildet L-Cystein Glutathion. Die Verfügbarkeit von L-Cystein ist der geschwindigkeitsbestimmende Faktor bei der körpereigenen Glutathionproduktion (Seite 286). Statt der Aminosäure L-Cystein kommt häufig die verwandte Verbindung N-Acetylcystein zum Einsatz.

## Funktionen

**Antioxidative Wirkung:** Als Bestandteil von Glutathion oder von anderen Zellproteinen, ist L-Cystein ein starkes Antioxydanzien, kann also freie Radikale abfangen.

**Bindegewebe, Haut und Haare:** Im Strukturprotein des Bindegewebes, der Muskeln und der Knochen liegt L-Cystein in Form seines Dimers Cystin (Verbindung aus 2 Cystein-Molekülen) vor, welches wichtig für die Festigkeit des Gewebes ist. Cystin ist auch ein wichtiger Bestandteil von Haut und Haaren.

**Glukosetoleranzfaktor:** L-Cystein wird als möglicher struktureller Bestandteil des Glukosetoleranzfaktors (GTF) diskutiert. Der GTF ist eine körpereigene Verbindung, die an der Regulation des Blutzuckers beteiligt ist.

**Immunität:** L-Cystein hat einen positiven Einfluss auf die Funktionen von verschiedenen Immunzellen.

**Lipidstoffwechsel:** L-Cystein scheint den Blutfett-Stoffwechsel zu regulieren.

**Schleimhaut (Magen, Darm), Intaktheit:** L-Cystein spielt eine wichtige Rolle für die Intaktheit der gastrointestinalen Schleimhaut.

**Schwefellieferant:** L-Cystein enthält organisch gebundenen Schwefel. Dieser Schwefel kann Schwermetalle komplex binden. Daher wird L-Cystein u.a. auch eingesetzt, um die

Schwermetall-Ausscheidung aus dem Körper zu beschleunigen.

Taurinsynthese: L-Cystein ist die Vorläufersubstanz von Taurin (Seite 289), einer aminosäureähnlichen Verbindung.

## Vorkommen, Zufuhrempfehlungen

Der Gehalt von L-Cystein in Lebensmitteln ist schwierig zu messen. Daher wird im Normalfall der Gehalt an Cystin angegeben (Hühnerbrust, Schweinefilet, Ei enthalten alle ca. 0,3 g/100 g; Molkenprotein enthält sogar ca. 2,5 g/100 g).

Täglicher Bedarf: Für die Zufuhrempfehlungen werden die beiden schwefelhaltigen Aminosäuren L-Cystein und seine essenzielle Vorstufe L-Methionin zusammen erfasst: Der tägliche Bedarf eines gesunden Erwachsenen liegt bei 19 mg/kg Körpergewicht; bei einem Körpergewicht von 70 kg müsste man also 1,3 g/Tag zuführen.

Therapeutische Dosis: Die durchschnittlich empfohlene Dosierung bei therapeutischem Einsatz beträgt 1–2 g L-Cystein/Tag.

**TIPP** **Wenn das Ziel der Therapie darin besteht, den Glutathionspiegel zu heben, sollte L-Cystein zusätzlich mit Glycin und Glutaminsäure bzw. L-Glutamin eingenommen werden. Glutathion ist ein sogenanntes Tripeptid und besteht exakt aus diesen 3 Aminosäuren.**

## Anwendungsgebiete

Auswurffördernd: L-Cystein kommt in Form von N-Acetylcystein vor allem bei Atemwegserkrankungen mit festsitzendem Schleim (Bronchitis, COPD) als Medikament zum Einsatz. Durch seine schleimlösende Wirkung erleichtert es das Abhusten von Bronchialschleim.

Diabetes mellitus Typ 2: L-Cystein reduziert den oxidativen Stress bei Typ-2-Diabetikern.

Entgiftung, Leberschutz: L-Cystein und Glutathion dienen zur Entgiftung von verschiedenen Substanzgruppen wie Alkohol, Medikamenten, bakteriellen Giften, peroxidierten Fetten, Schwermetallen (z. B. Blei, Cadmium und Arsen). N-Acetylcystein dient als Antidot (Gegengift) bei Paracetamolvergiftungen.

Haarausfall, Nagelwachstum: Bei Störungen des Haar- und Nagelwuchses sowie bei Haarausfall werden schwefelhaltige Aminosäuren (Cystein, Methionin) gemeinsam mit weiteren Mikronährstoffen (Zink, B-Vitamine) eingesetzt.

Immunsystem: L-Cystein steigert die Aktivität verschiedener Immunzellen und findet daher Anwendung bei der Unterstützung des Immunsystems (v. a. in Form von N-Acetylcystein).

Porphyrie, erythropoietische: L-Cystein ist ein wichtiges Begleitsupplement bei Patienten mit dieser seltenen Blutkrankheit.

Schwermetall-Belastungen: L-Cystein wird bei Schwermetall-Belastungen eingesetzt, um die Ausscheidung zu fördern (Komplexbildung). Die wissenschaftliche Datenlage aus Studien am Menschen ist allerdings dünn.

### Überdosierung, Interaktionen

L-Cystein wird rasch zu Cystin oxidiert – v. a. bei höheren Cysteindosierungen kann dies zu einem erhöhten Risiko für Nierensteine (Cystinsteine) führen. Eine gleichzeitige Zufuhr von Vitamin C kann in Erwägung gezogen werden, um die Umwandlung von L-Cystein in Cystin zu reduzieren.

Hohe Cysteindosen können die Wirkung von Insulin stören und so die Kontrolle des Blutzuckers bei Diabetes verschlechtern; Diabetiker sollten deshalb ihren Arzt konsultieren, bevor sie hohe Mengen an L-Cystein einnehmen. L-Cystein kann die Blutgerinnungszeit verkürzen – bei antikoagulierten Patienten muss daher zu Beginn einer L-Cystein-Gabe eine engmaschige Kontrolle des Blutgerinnungsstatus erfolgen.

### Literatur

Brok J et al. Interventions for paracetamol (acetaminophen) overdose. Cochrane Database Syst Rev 2006;(2):CD003328

Cazzola M et al. Influence of N-acetylcysteine on chronic bronchitis or COPD exacerbations: a meta-analysis. Eur Respir Rev. 2015;24:451–461.

Ghabril M et al. Drug-induced liver injury: a clinical update. Curr Opin Gastroenterol 2010;26(3):222–226.

Mathews-Roth MM, Rosner B. Long-term treatment of erythropoietic protoporphyria with cysteine. Photodermatol Photoimmunol Photomed 2002;18(6):307–309.

Sekhar RV et al. Deficient synthesis of glutathione underlies oxidative stress and can be corrected by dietary cysteine and glycine supplementation. Am J Clin Nutr 2011;94(3):847–853.

Yin J et al. L-Cysteine metabolism and its nutritional implications. Mol Nutr Food Res 2015;0;1–13.

## L-Glutamin und L-Glutaminsäure

L-Glutamin ist die häufigste, frei vorkommende Aminosäure im menschlichen Körper (Blutplasma, Skelettmuskel) und gehört zu den halb oder bedingt essenziellen Aminosäuren. Bei schweren Erkrankungen, Verletzungen, Verbrennungen und Operationen kann die körpereigene Glutaminproduktion den Bedarf oft nicht decken, und eine Zufuhr von außen (Ernährung, Supplemente) wird nötig. L-Glutaminsäure ist eine nicht essenzielle Aminosäure, die der Organismus aus verschiedenen Vorstufen in genügender Menge herstellen kann. L-Glutaminsäure selbst dient als Vorstufe für L-Glutamin.

### Funktionen

**Bereitstellung von Stickstoff:** L-Glutamin ist Stickstofflieferant für die Synthese von vielen wichtigen Verbindungen wie Purinen, Pyrimidinen und Nukleotiden (DNA-Bausteine).

**Darmschleimhaut:** Hauptsächliches glutaminverbrauchendes Organ ist der Dünndarm (Energiequelle für die Darmzellen). Aktuelle Daten weisen stark darauf hin, dass L-Glutamin unentbehrlich ist für die Aufrechterhaltung des Stoffwechsels, für die Funktion und die Intaktheit der Dünndarmschleimhaut.

**Energiegewinnung:** L-Glutamin ist eine wichtige Energiequelle für die Zellen und für viele Gewebe des Körpers – vor allem aber für die Zellen des Magen-Darm-Traktes (Enterozyten) sowie für gewisse Zellen des Immunsystems.

**Glukosetoleranzfaktor:** L-Glutamin wird als möglicher struktureller Bestandteil des Glukosetoleranzfaktors (GTF) diskutiert. Der GTF ist eine körpereigene Verbindung, die an der Regulation des Blutzuckers beteiligt ist. Seine genaue Struktur ist noch nicht bekannt.

**Glutathionsynthese:** L-Glutaminsäure dient zusammen mit Cystein und Glycin als Ausgangsmaterial für die körpereigene Produktion von Glutathion, einem der wichtigsten Antioxidanzien und entgiftenden Verbindungen des Organismus.

**Immunsystem, Entzündungen:** L-Glutamin ist eine wichtige Energiequelle für alle sich schnell vermehrenden Zellen des Immunsystems. Glutamin hemmt den Transkriptionsfaktor NF-κB, was wichtig für die Kontrolle von Entzündungsprozessen ist.

**Neurotransmitter, GABA-Synthese:** L-Glutaminsäure ist selbst ein Botenstoff des zentralen Nervensystems (Neurotransmitter) – zudem ist sie die Vorstufe von GABA (γ-Aminobuttersäure), einem weiteren wichtigen Neurotransmitter.

**Proteinsynthese:** L-Glutamin ist ein wichtiger Baustein für die Proteinbildung und ein mitentscheidender Regulator der Muskeleiweißbilanz.

**Säure-Basen-Haushalt:** L-Glutamin ist an der Regulation des Säure-Basen-Haushaltes beteiligt (Substrat für die Ammoniakproduktion in der Niere).

## Zufuhrempfehlungen

Die therapeutischen Dosierungen für L-Glutamin bewegen sich im Bereich von 2 g/Tag bis über 10 g/Tag. Bei enteralen und parenteralen Anwendungen (Immunonutrition) kommen Dosierungen von bis zu 40 g/Tag zum Einsatz.

## Vorkommen in der Nahrung

| Lebensmittel | g Glutaminsäure/ 100 g Nahrungsmittel |
|---|---|
| Parmesankäse | 8,1 |
| Huhn, Brust | 4,1 |
| Haferflocken | 3,1 |
| Hühnerei | 1,8 |
| Vollmilch | 0,8 |

## Anwendungsgebiete

**Antioxidative Wirkung:** Eine gemeinsame Einnahme von L-Glutamin, L-Cystein und Glycin kann zu einer Steigerung der körpereigenen Produktion von Glutathion führen.

**Chemotherapie, Strahlentherapie:** L-Glutamin kann unerwünschte Nebenwirkungen einiger Chemotherapeutika (z. B. Platin-Verbindungen, Taxane, Vinca-Alkaloide) und von Bestrahlungen reduzieren (Schleimhautentzündungen, Durchfälle, Neuropathien). Bis ca. 30 g/Tag

**Darmpermeabilität, erhöhte (Leaky-gut-Syndrom):** Glutamin kann eine erhöhte Durchlässigkeit der Darmschleimhaut (Leaky-gut-Syndrom) reduzieren. Dies ist besonders bei Reizdarm, Nahrungsmittelunverträglichkeiten, chronischen Darmentzündungen, während einer Chemo- und Antibiotika-Therapie, bei Infekten, im Leistungssport, bei Verletzungen sowie in anderen Stresssituationen und bei katabolen Zuständen von Bedeutung.

**Immunsystem:** L-Glutamin wird zur Unterstützung des Immunsystems eingesetzt (Energielieferant von sich schnell teilenden Immunzellen, immunmodulierende Wirkung), v. a. nach Operationen, bei Infektionen, Verbrennungen, Verletzungen und chronischen Erkrankungen.

**Pankreatitis (Bauchspeicheldrüsenentzündung):** Der Einsatz von L-Glutamin (0,2–0,5 g/kg Körpergewicht/Tag) bei der akuten Pankreatitis führt zu einer klinisch relevanten Reduktion der Mortalität und von infektiösen Komplikationen.

**Sport:** Der Glutamin-Bedarf ist bei intensiver sportlicher Betätigung stark erhöht. Eine entsprechende Kompensation ist u.a. für die Erhaltung der antioxidativen Kapazität, für den Energie-Stoffwechsel, für das Immunsystem, die pH-Regulation, zur Verhinderung eines Übertrainings und für die Intaktheit der Darmschleimhaut von Bedeutung.

**Verbrennungen (großflächig), Wundheilung:** Glutamin, Glutamin-Dipeptide (z.B. Glutamin-Glycin) sowie Nährlösungen mit einem hohen Anteil von Glutamin werden bei großflächigen Verbrennungen eingesetzt. Dabei wurde eine verbesserte Integrität der Darmschleimhaut und eine beschleunigte Heilung beobachtet. Die Anwendung erfolgt für diese Indikation häufig via Sonde oder auch parenteral. Die Wundheilung bei Traumapatienten mit Wundheilungsstörungen konnte mit 20 g Glutamin/Tag (+ Antioxydanzien) um etwa die Hälfte verkürzt werden.

### Überdosierung

L-Glutamin wird in der Regel sehr gut vertragen. Bei hohen peroral verabreichten Dosierungen können Blähungen und/oder Durchfall auftreten (hohe Dosis aufteilen). Sehr hohe Dosen von L-Glutamin oder L-Glutaminsäure können den Glutamatspiegel im Körper erhöhen. Menschen mit manischen Störungen oder Epilepsie sollten daher hohe Dosen von Glutamin meiden. Bei Glutamatunverträglichkeit (»Chinarestaurant-Syndrom«) ist ebenfalls Vorsicht geboten.

### Literatur

Asrani V et al. Glutamine supplementation in acute pancreatitis: a meta-analysis of randomized controlled trials. Pancreatology 2013;13:468–474.

Beniamin J et al. Glutamine and Whey Protein Improve Intestinal Permeability and Morphology in Patients with Crohn's Disease: A Randomized Controlled Trial. Dig Dis Sci 2011 Oct 26. [Epub ahead of print]

Blass SC et al. Time to wound closure in trauma patients with disorders in wound healing is shortened by supplements containing antioxidant micronutrients and glutamine. Clin Nutr 2012;31 :469–475.

Brami C et al. Natural products and complementary therapies for chemotherapy-induced peripheral neuropathy: a systematic review. 2016;98 :325–334.

Genton L, Pichard C. Protein catabolism and requirements in severe illness. Int J Vitam Nutr Res 2011;81(2):143–152.

Lin JJ et al. A meta-analysis of trials using the intention to treat principle for glutamine supplementation in critically ill oatients with burn. Burn 2013;39(4):565–570.

Melis GC et al. Glutamine: recent developments in research on the clinical significance of glutamine. Curr Opin Clin Nutr Metab Care 2004;7(1):59–70.

Nagashima M et al. Glutamine and exercise. J Phys Fitness Sports Med. 2013;2(4):469–473.

Rao R et al. Role of glutamine in protection of intestinal epithelial tight junctions. J Epithel Biol Pharmacol 2012;5(Suppl 1-M7):47–52.

Sayles C et al. Oral glutamine in preventing treatment-related mucositis in adult patients with cancer. A systematic review. Nutr Clin Pract 2016;31(2):171–179.

## Glycin

Glycin ist die kleinste natürlich vorkommende Aminosäure. Sie ist in ihrer Struktur so einfach gebaut, dass es keine L- oder D-Form gibt. Glycin ist nicht essenziell, kann also vom menschlichen Körper aus verschiedenen Vorstufen hergestellt werden (Serin, Threonin). Ihr Name stammt vom süßlichen Geschmack des reinen Glycins.

## Funktionen

**Antioxydanzien:** Glycin besitzt eine antioxidative, zellschützende und entzündungshemmende Wirkung.

**Baustein:** Glycin ist ein häufiger Baustein von Proteinen. Außerdem benötigt unser Organismus diese Aminosäure auch für die Bildung verschiedener wichtiger Verbindungen. Dazu gehören beispielsweise Bestandteile der Erbsubstanz (DNA), Kollagen, der rote Blutfarbstoff Hämoglobin, Harnsäure, Gallensäuren, Kreatin sowie Glutathion.

**Entgiftung:** Glycin ist an Entgiftungsreaktionen in der Leber beteiligt.

**Glukosetoleranzfaktor:** Glycin wird als möglicher struktureller Bestandteil des Glukosetoleranzfaktors (GTF) diskutiert. Der GTF ist eine körpereigene Verbindung, welcher an der Regulation des Blutzuckers beteiligt ist. Seine genaue Struktur ist noch nicht bekannt.

**Immunsystem:** Glycin scheint die Aktivität verschiedener Immunzellen zu beeinflussen.

**Neurotransmitter:** Glycin wirkt im Zentralnervensystem als dämpfender Signalstoff (Neurotransmitter).

**Reparaturprozesse, Wundheilung:** Glycin fördert die Proteinsynthese und die Wundheilung.

## Zufuhrempfehlungen

Die üblichen Dosierungen von Glycin bewegen sich im Grammbereich (1–10 g/Tag). Glycin wird wie alle Aminosäuren auf nüchternen Magen besser verwertet.

## Vorkommen in der Nahrung

| Lebensmittel | g Glycin/100 g |
|---|---|
| Gelatine | 23 |
| Sojabohnen | 1,4 |
| Linsen | 1,3 |
| Rindfleisch, Filet | 1,5 |
| Hühnerei | 0,5 |

## Anwendungsgebiete

**Blutzuckerregulation:** Der Einfluss von Glycin auf die Verbesserung der Insulinsensitivität birgt ein interessantes Potenzial im Bereich der Vorbeugung und Therapie des Typ-2-Diabetes. Die Datenlage aus Studien ist aber nicht einheitlich und lässt daher noch keine abschließenden Empfehlungen zu.

**Entgiftung (Leber):** Aufgrund seiner biochemischen Eigenschaften wird Glycin zur Unterstützung der Entgiftungsprozesse in der Leber eingesetzt (z. B. bei alkoholischen Leberschäden, medikamentenbedingten Leberbelastungen). Die wissenschaftliche Datenlage aus Studien ist allerdings noch unzureichend.

**Schlafstörungen:** Eine Indikation, welche ebenfalls auf Erfahrung beruht, ist der Einsatz von Glycin (3–9 g/Tag) zur Verbesserung von Ein- und Durchschlafstörungen. Auch für diese Indikation finden sich noch keine ausreichenden wissenschaftlichen Daten.

## Überdosierung

Es gibt keine Berichte über toxische Reaktionen auf Glycin beim Menschen.

**Literatur**

Bannai M et al. New therapeutic strategy for amino acid medicine: glycine improves the quality of sleep. J Pharmacol Sci 2012;118:145–148.

Wang W et al. Glycine metabolism in animals and humans: implications for nutrition and health. Amino Acids 2013;45:463–477.

## L-Lysin

L-Lysin ist eine essenzielle Aminosäure, die in ausreichenden Mengen mit der Nahrung aufgenommen werden muss. Ein Mangel an L-Lysin führt zu Wachstumsstörungen und zu einer reduzierten Immunfunktion.

### Funktionen

**Antivirale Wirkung, Immunsystem:** L-Lysin besitzt antivirale Eigenschaften. Es antagonisiert die Aminosäure Arginin, die für die Teilung des Herpes-Virus benötigt wird. L-Lysin ist in die Bildung von Antikörpern involviert.

**Carnitinsynthese:** L-Lysin ist an der körpereigenen Synthese von L-Carnitin beteiligt.

**Knochenstoffwechsel:** L-Lysin scheint die Kalziumabsorption und die Osteoblastentätigkeit zu verbessern.

**Proteinsynthese** Wichtigste Funktionen von L-Lysin sind jene als Proteinbaustein und als Bestandteil von Kollagen (gemeinsam mit L-Glycin und L-Prolin).

### Vorkommen in der Nahrung

| Lebensmittel | g Lysin/100 g |
|---|---|
| Parmesan-Käse | 3,0 |
| Thunfisch | 2,2 |
| Schweinefleisch, Filet | 2,2 |
| Sojabohnen | 1,9 |
| Haferflocken | 0,5 |

**Lysinmangel verhindern**

Bei Menschen mit einer einseitigen, lysinarmen Ernährung (Verzicht auf tierische Eiweißquellen) kann die Supplementierung mit L-Lysin (sinnvollerweise in Kombination mit anderen essenziellen Aminosäuren) einen Mangel und damit verbundene negative gesundheitliche Folgen verhindern.

### Zufuhrempfehlungen

Der tägliche Bedarf eines gesunden Erwachsenen liegt bei 38 mg L-Lysin/kg Körpergewicht; bei einem Körpergewicht von 70 kg müsste man also 2,7 g/Tag zuführen. L-Lysin wird gewöhnlich in Dosierungen von 0,5–5 g/Tag supplementiert. Einen erhöhten Bedarf an L-Lysin haben Neugeborene und Kleinkinder. Pflanzliche Lebensmittel enthalten vergleichsweise geringe Mengen an L-Lysin. Vor allem bei Ernährungsformen, die nur auf pflanzlichen Lebensmitteln basieren (Veganer), besteht die Gefahr einer unzureichenden L-Lysin-Zufuhr und -Versorgung

### Anwendungsgebiete

**Herpes labialis:** L-Lysin-Supplemente werden eingesetzt, um das Auftreten von wiederholten Herpes-labialis-Infektionen zu reduzieren (Rezidiv-Prophylaxe: 1,5 g L-Lysin/Tag, akute Herpes-Affektionen: 3 g L-Lysin/Tag). Aus Erfahrung spricht eine Lysin-Gabe bei akuten Fieberblasen schnell und gut an. Wichtig scheint, dass man möglichst bei den ersten Anzeichen einer frisch auftretenden

Fieberblase mit der Lysin-Supplementierung beginnt. Die Rezidivprophylaxe wird über ca. 6–9 Monate durchgeführt. Es existieren allerdings nur wenig qualitativ hochwertige Studien zu dieser Indikation.

### Überdosierung, Interaktionen

L-Lysin ist gut verträglich, und eine langfristige Zufuhr von 3 g täglich gilt für gesunde Erwachsene als sicher. Von einer L-Lysin-Gabe in therapeutischen Dosen während der Schwangerschaft sollte aufgrund von noch unzureichenden Daten abgesehen werden.

### Literatur

Griffith RS et al. Success of L-lysine therapy in frequently recurrent herpes simplex infection, Dermatologica 1987;175:183–190.

Harlow K. L-lysine hydrochloride: an alternative prophylactic therapy reducing the recurrence rate of herpes labialis. 2015 Pacific University; School of Physician Assistant Studies. Paper 525.

Singh M et al. Medicinal uses of L-lysine: past and future. Int J Res Pharm Sci 2011;2(4):637–642.

Wright EF. Clinical effectiveness of lysine in treating recurrent aphthous ulcers and herpes labialis. Gen Dent 1994;42:40–42.

## L-Methionin, S-Adenosyl-Methionin

L-Methionin ist die einzige essenzielle schwefelhaltige Aminosäure. Der Organismus ist auf eine ausreichende Zufuhr von außen angewiesen. Die aktive Form von Methionin ist S-Adenosyl-Methionin.

### Funktionen

**Antioxydanzien, Schwefellieferant, Entgiftung:** Der im L-Methionin-Molekül enthaltene organisch gebundene Schwefel ist für die spezielle Stellung der Aminosäure im Stoffwechsel und für viele ihrer physiologischen Wirkungen verantwortlich: als wichtiger Proteinbaustein, wegen seiner antioxidativen Wirksamkeit, als Vorstufe von L-Cystein, Glutathion und Taurin, für die Komplexbindung mit Schwermetallen sowie Entgiftungsfunktionen in der Leber. S-Adenosyl-Methionin aktiviert die Bindung von Glutathion an körperfremde Substanzen (Xenobiotika) und unterstützt so deren Ausscheidung.

**Methylgruppenlieferant:** In Form von S-Adenosyl-Methionin ist L-Methionin ein wichtiger Donator von Methylgruppen im Zellstoffwechsel und spielt in dieser Form eine zentrale Rolle bei zahlreichen Stoffwechselprozessen und bei der Bildung von verschiedenen wichtigen Molekülen wie L-Carnitin, Phospholipiden (Cholin), DNA-Bausteinen, Hormonen und Neurotransmittern (Serotonin, Adenalin, Noradrenalin, Acetylcholin, Melatonin). S-Adenosyl-Methionin ist außerdem ein zentraler Bestandteil des Homocysteinstoffwechsels (Vorstufe von Homocystein) und am Abbau von Histamin beteiligt.

**Proteinsynthese, Keratine:** L-Methionin und sein Stoffwechselprodukt L-Cystein sind unverzichtbare Bausteine von zahlreichen Proteinen (Schwefellieferant). Dies gilt auch für die in Haaren und Nägeln vorkommenden Keratine.

### Vorkommen in der Nahrung

| Nahrungsmittel | g Methionin/100 g |
|---|---|
| Paranuss | 0,9 |
| Lachs | 0,7 |
| Schweinefleisch, Filet | 0,7 |
| Hühnerei | 0,5 |

## Zufuhrempfehlungen

Für die Zufuhrempfehlungen werden die beiden schwefelhaltigen Aminosäuren L-Cystein und seine essenzielle Vorstufe L-Methionin zusammen erfasst: Der tägliche Bedarf eines gesunden Erwachsenen liegt bei 19 mg/kg Körpergewicht; bei einem Körpergewicht von 70 kg müsste man also 1,3 g/Tag zuführen. Die Empfehlungen zur Supplementierung von Methionin liegen bei täglich 0,5–3,0 g.

## Anwendungsgebiete

**Allergien:** Wegen seiner Funktion im Histaminstoffwechsel wird L-Methionin bei Allergien eingesetzt (beschleunigter Abbau von Histamin durch Methylierung). Die Empfehlung beruht in erster Linie auf Erfahrungsberichten; die wissenschaftliche Datenlage ist eher schmal.

**Antioxydanzien:** Durch seine antioxidativen Eigenschaften ist ein Einsatz von Methionin oder S-Adenosyl-Methionin potenziell bei allen Erkrankungen denkbar, deren Entstehung und Fortschreiten mit oxidativem Stress in Zusammenhang gebracht werden (Alzheimer-Krankheit, Typ-2-Diabetes, chronisch entzündliche Krankheiten usw.).

**Depressionen:** Wegen seiner Rolle bei der Synthese verschiedener Neurotransmitter und wegen seiner Antihistamin-Eigenschaften ist die (adjuvante) Gabe von S-Adenosyl-Methionin bei Depressionen Thema aktueller Forschung.

**Lebererkrankungen:** Aufgrund ihrer lipotropen Wirkungen können Methionin und S-Adenosyl-Methionin bei Erkrankungen der Leber und Leberschäden (z. B. Fettleber) eingesetzt werden, um den Lebermetabolismus zu unterstützen (Entgiftung etc.). S-Adenosyl-Methionin sorgt zudem für die Wiederherstellung der Glutathionspiegel in der Leber.

**Osteoarthritis:** S-Adenosyl-Methionin (800–1600 mg/Tag) scheint die entzündlichen Prozesse zu reduzieren, den Knorpelaufbau zu fördern und knorpelabbauende Enzyme zu hemmen. Dies kann zu reduzierten Schmerzen und erhöhter Mobilität bei den Patienten führen. Einzelne Studien zeigten eine den nichtsteroidalen Antirheumatika ebenbürtige Wirkung.

**Schwermetall-Ausleitung:** Wegen des Schwefelgehaltes (Komplexbildung mit Schwermetallen) wird L-Methionin unterstützend zur Ausleitung von Schwermetallen eingesetzt. Auch diese Empfehlung beruht in erster Linie auf Erfahrungsberichten; es existieren wenig wissenschaftliche Daten zu dieser Indikation.

### Häufige Harnwegsinfekte verhindern

L-Methionin hat eine harnansäuernde Wirkung. Ein saurer Urin hemmt das Wachstum verschiedener pathogener Bakterien in den ableitenden Harnwegen und optimiert die Wirkung bestimmter Antibiotika. Methionin kann bei rezidivierenden Harnwegsinfekten eingesetzt werden (akut: 3 g/Tag, zur Rezidivprophylaxe: 1,5 g/Tag). Es hat sich auch bei chronischen Harnwegsinfekten bei Menschen mit einem Katheter oder bei querschnittgelähmten Personen als hilfreich erwiesen.

### Überdosierung

Wegen der harnansäuernden Wirkung kann eine Langzeiteinnahme von Methionin die Kalziumausscheidung erhöhen und zu Ungleichgewichten im Mineralstoffhaushalt führen. Bei der Verstoffwechselung von Methionin entsteht Homocystein. Bei einer Langzeitanwendung von L-Methionin sollte daher auf eine ausreichende Versorgung mit Folsäure, Vitamin $B_6$ und $B_{12}$ geachtet werden. Mit erhöhten Homocysteinblutwerten ist vermutlich aber erst bei Dosierungen ab etwa 5 g Methionin/Tag zu rechnen.

### Literatur

Castrogiovanni P et al. Nutraceutical Supplements in the Management and Prevention of Osteoarthritis. Int J Mol Sci 2016;17:2042–2055.

Ditscheid B et al. Effect of L-methionine supplementation on plasma homocysteine and other free amino acids: a placebo-controlled double-blind cross-over study. Eur J Clin Nutr 2005;59(6):768–775

Fünfstück R et al.: Prevention of reinfection by L-methionine in patients with recurrent urinary tract infection. Med Klin (Munich) 1997;92(10):574–581.

Guo T et al. S-Adenosyl-L-Methionine for the Treatment of Chronic Liver Disease: A Systematic Review and Meta-Analysis. PLOS one 2015;10(3): e0122124. doi:10.1371/.

Panza F et al. Polyunsaturated fatty acid and S-adenosylmethionine supplementation in predementia syndromes and Alzheimer's disease: a review. Scientific World Journal 2009;9:373–389.

Sarris J et al. Is S-Adenosyl Methionine (SAMe) for depression only effective in males? A re-analysis of data from a randomized clinical trial. Pharmacopsychiatry 2015;48(4–5):141–144.

## L-Phenylalanin und L-Tyrosin

L-Phenylalanin ist eine der essenziellen Aminosäuren und kann in der Leber in L-Tyrosin umgewandelt werden. Beide Aminosäuren spielen eine wichtige Rolle im Stoffwechsel verschiedener Hormone und Neurotransmitter. L-Tyrosin gehört zu den bedingt essenziellen Aminosäuren, da die Fähigkeit der Leber zur Umwandlung von L-Phenylalanin in L-Tyrosin in bestimmten Stoffwechselsituationen und bei ernsthaften Erkrankungen der Leber gestört ist und eine Zufuhr der Aminosäure nötig wird.

### Vorkommen in der Nahrung

| Lebensmittel | g L-Phenylalanin/100 g | g Tyrosin/100 g |
|---|---|---|
| Sojabohnen | 2,0 | 1,3 |
| Emmentaler Käse | 1,6 | 1,7 |
| Mandeln | 1,2 | 0,6 |
| Thunfisch | 1,0 | 1,0 |
| Rindfleisch, Filet | 1,0 | 0,8 |
| Hühnerei | 0,8 | 0,6 |

### Funktionen

**Baustein:** L-Phenylalanin und L-Tyrosin dienen als Vorläufersubstanzen für verschiedene, sehr wichtige Verbindungen im Organismus:

- Neurotransmitter wie Dopamin, Noradrenalin und Adrenalin
- Schilddrüsenhormon (Thyroxin) sowie das Hautpigment Melanin

**Enkephaline:** L-Phenylalanin verlangsamt den enzymatischen Abbau von Enkephalinen. Dies sind Substanzen, die vom Körper im Gehirn gebildet werden und die schmerzlindernde, opiatähnliche Eigenschaften haben.

**Hunger, Appetit:** Als Dopamin-Vorläufersubstanzen unterstützen L-Phenylalanin und L-Tyrosin das sog. sympathische Nervensystem (Sympathikus). Eine Unterversorgung mit L-Phenylalanin und L-Tyrosin senkt die Dopaminspiegel und könnte theoretisch ei-

### Bei der Phenylketonurie reichert sich Phenylalanin im Blut an

Bei der seltenen Erbkrankheit Phenylketonurie fehlt den Betroffenen das Enzym, um Phenylalanin zu Tyrosin abzubauen. Die Folge sind abnormal hohe und toxische Dosen von Phenylalanin im Blut. Diese verursachen Schäden im Gehirn, die für Anfälle und Verlangsamung der geistigen Entwicklung verantwortlich sind. Betroffene Menschen vertragen nur einen Bruchteil der üblichen Zufuhr phenylalaninhaltiger Stoffe und Nahrungsmittel. Sie müssen lebenslang eine strikte Diät einhalten, bei der alle Quellen von Phenylalanin gemieden werden. Dazu gehören neben natürlichen Eiweißquellen auch der künstliche Süßstoff Aspartam. Aspartam, eine Verbindung aus den Aminosäuren Phenylalanin und Asparaginsäure, hat eine 200-fach höhere Süßkraft als herkömmlicher Haushaltszucker und findet Verwendung in zahlreichen Softdrinks, Kaugummis und weiteren künstlich gesüßten Nahrungsmitteln.

nen Einfluss auf das Hungergefühl und den Appetit (mehr Appetit) haben.

## Zufuhrempfehlungen

Der tägliche Bedarf eines gesunden Erwachsenen liegt bei 2,3 g/Tag. Supplemente mit L-Phenylalanin bzw. Tyrosin werden in Dosen von 500 mg/Tag bis zu 12 g/Tag gegeben. Präparate mit L-Phenylalanin und Tyrosin sollten normalerweise nicht gleichzeitig gegeben werden, da sonst das Risiko von Nebenwirkungen erhöht ist.

## Anwendungsgebiete

**Depressionen, Gedächtnis:** L-Tyrosin wurde bereits begleitend als »mildes Antidepressivum«, zur Verbesserung des Gedächtnisses und von kognitiven Leistungen unter Stressbedingungen eingesetzt. Die Datenlage ist allerdings noch uneinheitlich.

**Schmerzen, chronische:** Phenylalanin kann die Wirkung der schmerzstillenden Enkephaline, die im Gehirn des Menschen gebildet werden, optimieren. Da der Wirkungseintritt viele Tage beanspruchen kann, ist die begleitende Gabe von Phenylalanin (meist wird für diese Anwendung DL-Phenylalanin eingesetzt) nur bei chronischen Schmerzzuständen sinnvoll. Die Datenlage ist schmal.

## Überdosierung, Interaktionen

L-Phenylalanin- und L-Tyrosin-Supplemente können dosisabhängig vereinzelt Kopfschmerzen, Unruhe oder Schläfrigkeit verursachen. Sie sollten nicht an Schwangere, Stillende, bei vererbter Phenylketonurie sowie bei Schizophrenie verabreicht werden. Bei der Einnahme bestimmter Antidepressiva (MAO-Hemmer) sowie des Antiparkinsonmittels L-Dopa sind L-Phenylalanin und Tyrosin kontraindiziert.

## Literatur

EFSA (European Food Safety Authority). Häufig gestellte Fragen zu Aspartam. [Online, Zugriff 22.1.2012].

Hardman CA et al. Dopamine and food reward: effects of acute tyrosine/phenylalanine depletion on appetite. Phys Behav 2012;105(5):1202–1207.

Jongkees BJ et al. Effect of tyrosine supplementation on clinical and healthy populations under stress or cognitive demands – a review. J Psych Res 2015;70:50–57.

Linssen A et al. Effects of tyrosine/phenylalanine depletion on electrophysiological correlates of memory in healthy volunteers. J Psychopharmacol 2011;25(2):230–238.

Matthews DE. An overview of phenylalanine and tyrosine kinetics in humans. J Nutr 2007;137:1549S–1555S.

## L-Tryptophan

L-Tryptophan ist eine essenzielle Aminosäure. Sie wird zum Aufbau von Zellprotein gebraucht und ist die Vorstufe des Neurotransmitters Serotonin, des Hormons Melatonin und des Vitamins Niacin (Vitamin $B_3$). Neuere Daten zeigen, dass dem intestinalen Mikrobiom eine Cofaktor-Rolle bei der Steuerung des Tryptophan- und Serotonin-Stoffwechsels zukommen dürfte.

### Funktionen

**Neurotransmitter- und Hormonvorstufe:** L-Tryptophan hat als Vorstufe des Neurotransmitters Serotonin sowie des Hormons Melatonin verschiedene wichtige Funktionen: für den Schlaf-Wach-Rhythmus, für die Regulation der Stimmungslage, für das Schmerzempfinden und für die Appetitkontrolle.

### Vorkommen in der Nahrung

| Nahrungsmittel | mg Tryptophan/100 g |
|---|---|
| Cashewnüsse | 450 |
| Emmentaler Käse | 460 |
| Huhn, Brust | 310 |
| Rindfleisch, Filet | 270 |
| Hühnerei | 230 |
| Haferflocken | 190 |

#### Warum kohlenhydratreiches Essen hier günstig wirkt

Fünf andere Aminosäuren (Phenylalanin, Tyrosin, Leucin, Isoleucin und Valin) konkurrieren mit L-Tryptophan um den Transport ins Gehirn. Insulin fördert die Aufnahme von Valin, Leucin und Isoleucin aus dem Blut in die Muskeln und reduziert so die Konkurrenzsituation. Durch eine kohlenhydratreiche Diät (Erhöhung des Insulinspiegels) kann daher die Aufnahme von L-Tryptophan ins Gehirn verbessert werden. Für die Produktion von Serotonin (oder Niacin) aus Tryptophan ist u. a. eine ausreichende Menge an Vitamin $B_6$ und Magnesium nötig.

**Niacinvorstufe:** Wenn ausreichend Tryptophan zur Verfügung steht, kann der Organismus daraus Niacin (Vitamin $B_3$) herstellen. Allerdings benötigt der Stoffwechsel 60 mg L-Tryptophan, um 1 mg Niacin herzustellen.

**Proteinsynthese:** L-Tryptophan ist ein wichtiger Baustein von körpereigenem Protein.

### Zufuhrempfehlungen, Interaktionen

Der tägliche Bedarf eines gesunden Erwachsenen liegt bei 5 mg/kg Körpergewicht; bei einem Körpergewicht von 70 kg müsste man also 350 mg/Tag zuführen. L-Tryptophan wird gewöhnlich in Dosen von 0,5 g–5 g verabreicht, je nach Indikation. Die Einnahme sollte auf leeren Magen erfolgen, bei Schlafstörungen 30–45 Minuten vor dem Zubettgehen.

## Anwendungsgebiete

**Depressive Verstimmungen:** Als Vorstufe von Serotonin wird L-Tryptophan bei depressiven Verstimmungen (z.B. während der Menstruation) eingesetzt. Der Einsatz von L-Tryptophan (häufig niedrige Tryptophan-Plasmaspiegel) bzw. 5-OH-Tryptophan bei Depressionen oder depressiven Verstimmungen gehört in die Hand eines Arztes.

**Entzündungen, chronische (niedergradige, »silent inflammations«)** Bei länger anhaltenden niedergradigen Entzündungen werden Enzyme aktiviert (z.B. Indolamin-2,3-Dioxygenase, IDO), die den Abbau von Tryptophan fördern und so die Serotonin-Synthese hemmen. Eine Tryptophangabe erfolgt nur bei niedrigen Tryptophan-Blutspiegeln und bei niedriger IDO-Aktivität, da sonst Tryptophan sofort wieder zu Kynurenin – und nicht zu Serotonin – abgebaut würde.

**Fruktose- und Laktose-Malabsorption:** Bei Menschen, die unter ausgeprägten Störungen der Aufnahme von Zuckermolekülen (Fruktose, Laktose) leiden, kann es im Darm zu einer Komplexbildung zwischen den nicht aufgenommenen Zuckermolekülen und L-Tryptophan kommen. In solchen Komplexen eingebundenes L-Tryptophan kann vom Organismus nicht resorbiert werden. Dies kann zu einer Unterversorgung mit L-Tryptophan und einem erhöhten Risiko für depressive Verstimmungen und Schlafstörungen führen.

Tryptophan ist ein Grundbaustein zur körpereigenen Bildung des Neurotransmitters Serotonin und des Hormons Melatonin.

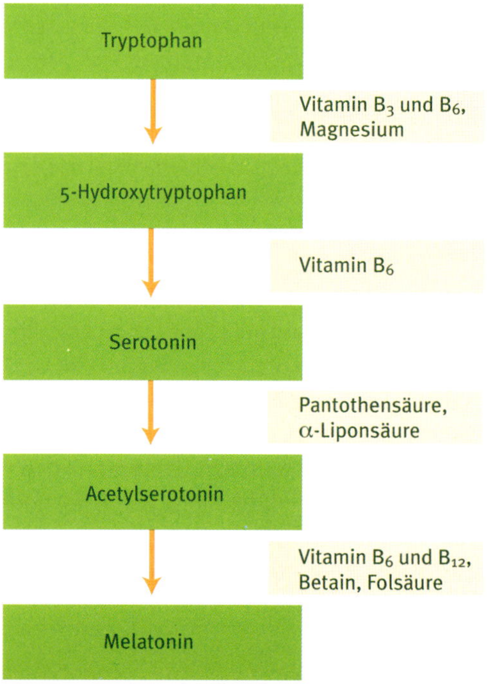


Die durch Entzündungen aktivierte IDO (Indolamin-2,3-Dioxygenase) fördert den Abbau von Tryptophan und hemmt die Serotonin-Synthese (www.inflammatio.de)

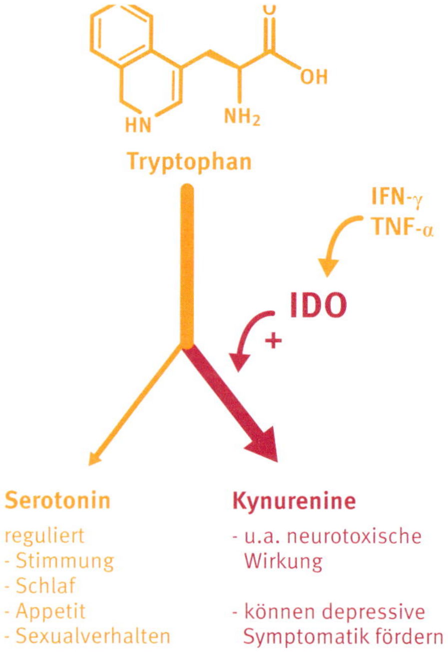

Herz-Kreislauf-Erkrankungen, Atherosklerose: Ein erhöhtes Kynurenin-Tryptophan-Verhältnis ist ein Risikofaktor für fatale Herz-Kreislauf-Ereignisse. Der Tryptophanmangel kann z.B. durch eine Kohlenhydrat-Intoleranz oder auch durch enzymatische Abbauprozesse (z.B. durch Entzündungen) bedingt sein. Auch in diesen Fällen sollte L-Tryptophan nur bei festgestelltem Mangel und nach einer Therapie mit Entzündungshemmern supplementiert werden.

Schlafstörungen: Als Vorstufe des »Schlafhormons« Melatonin wird L-Tryptophan zur Behandlung von Einschlaf- und Schlafstörungen eingesetzt. Die Erfahrung zeigt, dass etwa die Hälfte der Patienten mit Schlafstörungen gut auf die Verabreichung von L-Tryptophan (1–2 g, ca. 1 Stunde vor dem Schlafengehen) anspricht. L-Tryptophan (2,5 g/Tag) kann auch bei der obstruktiven Schlafapnoe versucht werden.

### Nebenwirkungen

Der Gebrauch von Tryptophan-Supplementen verursachte vor über 20 Jahren das sogenannte Eosinophilie-Myalgie-Syndrom (EMS). Dieses Syndrom ist durch ungewöhnliche Anhäufung von Eosinophilen (einer Art weißer Blutkörperchen) im Bindegewebe, durch Muskel- und Gelenkschmerzen und durch ungewöhnliche Kollagen-Ablagerungen in der Haut gekennzeichnet. Die Präparate, die damals EMS verursachten, enthielten Tryptophan von ausschließlich einem japanischen Rohstoffhersteller. Beim Tryptophan dieses Lieferanten konnte eine aus der Herstellung stammende Verunreinigung nachgewiesen werden. Reines L-Tryptophan scheint in dieser Hinsicht nicht bedenklich zu sein. L-Tryptophan soll wegen der Gefahr einer Serotonin-Überladung nicht mit anderen Antidepressiva (Serotoninwiederaufnahme-Hemmern, Amitriptylin, Imipramin usw.) kombiniert werden.

### Literatur

Institut für Medizinische Diagnostik Berlin-Potsdam MVZ GbR. Tryptophan-Serotonin-Stoffwechsel. http://www.inflammatio.de/fachbeitraege/depression-und-fatigue/tryptophan-serotonin-stoffwechsel.html (Stand September 2017).

Jenkins TA et al. Influence of tryptophan and serotonin on mood and cognition with a possible role of the gut-brain-axis. Nutrients 2016;8:56; doi:10.3390/nu8010056.

Mangge H et al. Disturbed tryptophan metabolism in cardiovascular disease. Curr Med Chem. 2014;21(17):1931–1937.

O'Mahony SM et al. Serotonin, tryptophan metabolism and the brain-gut-microbiome axis. Behaviour Brain Res. 2015;277:32–48.

Palego L et al. Tryptophan biochemistry: structural, nutritional, metabolic, and medical aspects in humans. J Amino Acids 2016:8952520. doi:10.1155/2016/8952520. Epub 2016 Jan 12

Silber BY et al. Effects of tryptophan loading on human cognition, mood and sleep. Neurosci Biobehaviour Rev 2010;34(3):387–407.

Varea V et al. Malabsorption of carbohydrates and depression in children and adolescents. J Pediatr Gastroenterol Nutr 2005;40(5):561–565.

## Verzweigtkettige Aminosäuren (BCAA)

Als verzweigtkettige Aminosäuren (BCAA für englisch »Branched-Chain Amino Acids«) bezeichnet man die Aminosäuren Leucin, Isoleucin und Valin. Sie gehören zu den essenziellen Aminosäuren, können also vom Körper nicht selbst gebildet, sondern müssen mit der Nahrung zugeführt werden. BCAAs kommen in allen proteinhaltigen Nahrungsmitteln vor.

### Vorkommen in der Nahrung

| Nahrungsmittel | g Valin/ 100 g | g Leucin/100 g | g Isoleucin/100 g |
|---|---|---|---|
| Erdnüsse | 1,5 | 2,0 | 1,2 |
| Thunfisch | 1,4 | 2,2 | 1,2 |
| Rindfleisch, Filet | 1,3 | 2,0 | 1,2 |
| Reis, unpoliert | 0,5 | 0,7 | 0,3 |
| Vollmilch | 0,2 | 0,4 | 0,2 |
| Molkenprotein | 6,2 | 11,6 | 7,0 |

## Funktionen

**Muskulatur:** Hohe Mengen an BCAAs finden sich in der Muskulatur. Im Muskelgewebe sind BCAAs wichtig für die Energieproduktion der Muskelzellen und den Eiweißaufbau (v. a. Leucin).

**Neurotransmitter-Metabolismus:** BCAAs konkurrieren mit den Aminosäuren L-Phenylalanin, L-Tyrosin und L-Tryptophan um die Aufnahme ins Gehirn. Eine erhöhte Zufuhr von BCAAs beispielsweise über Supplemente senkt den Spiegel dieser Aminosäuren im Gehirn. Da L-Phenylalanin, L-Tyrosin und L-Tryptophan im Gehirn in Überträgerstoffe umgewandelt werden (z. B. Serotonin, Dopamin), kann eine hohe Aufnahme von BCAAs die Konzentration dieser Neurotransmitter im Gehirn reduzieren.

**Proteinsynthese:** BCAAs sind nicht nur unverzichtbare Bausteine für den Proteinaufbau, sie sind auch maßgeblich an der Regulierung des Eiweißstoffwechsels (Abbau und Aufbau) beteiligt (v. a. Leucin).

**Zuckerstoffwechsel:** BCAAs – vor allem Isoleucin – spielen eine wichtige Rolle bei der Glukoseverwertung, indem sie die Glukose-Transporter im Darm und in der Muskelzelle hochregulieren.

## Zufuhrempfehlungen

### Täglicher Bedarf bei gesunden Erwachsenen, um den normalen BCAA-Verbrauch zu kompensieren

| | täglicher Bedarf | bei 70 kg Körpergewicht |
|---|---|---|
| Valin | 24 mg/kg Körpergewicht | 1,7 g/Tag |
| Isoleucin | 19 mg/kg Körpergewicht | 1,3 g/Tag |
| Leucin | 42 mg/kg Körpergewicht | 2,9 g/Tag |

BCAA-Supplemente werden gewöhnlich in Dosen von 1–10 g/Tag verabreicht. Eine weitere Möglichkeit, BCAAs therapeutisch einzusetzen, besteht in der Einnahme eines Gesamtproteins mit hohem BCAA-Anteil (z. B. Molkenproteine).

### Anwendungsgebiete

**Lebererkrankungen:** Bei schweren Lebererkrankungen (Leberzirrhose, hepatische Enzephalopathie) werden BCAAs eingesetzt, um

- den Abbau von Muskelmasse und Stoffwechselstörungen des Gehirns zu verhindern und
- die Erholung der Leber zu unterstützen und dabei ihren Stoffwechsel möglichst wenig zu belasten.

**Operationen, Verletzungen, Immobilität, Malnutrition:** BCAAs werden hier eingesetzt, um dem Verlust an Muskelmasse entgegenzuwirken. BCAAs können die Proteinsynthese fördern und reduzieren die Krankheitshäufigkeit vor allem auch bei älteren Menschen.

**Sport:** Der Einsatz von BCAAs im Sport ist weit verbreitet (Förderung Muskelaufbau, Prävention von sportinduzierten Muskelschäden, Reduktion von Muskelschmerzen nach muskulärer Überforderung, Verbesserung der Ausdauer, Glykogen-sparende und Laktat-senkende Wirkung). Es konnten bisher keine direkten leistungssteigernden Effekte nachgewiesen werden.

### Überdosierung

Hohe Dosen von BCAAs können den Transport von Aminosäuren, welche im Gehirn in Neurotransmitter (z. B. Serotonin) umgewandelt werden, stören. Bei Erkrankungen, welche im Zusammenhang mit niedrigen Serotoninspiegeln stehen (z. B. Stimmungsschwankungen oder Migräne), sollten Supplementierungen mit hohen Dosen von BCAAs vermieden werden. Sowohl erhöhte wie auch erniedrigte BCAA-Blutspiegel können frühzeitig auf Stoffwechselerkrankungen wie Diabetes oder Übergewicht hinweisen.

### Literatur

Colonetti T et al. Effects of whey protein supplement in the elderly submitted to resistance training: systematic review and meta-analysis. Int J Food Sci Nutr 2017;68(3):257–264.

Gluud LL et al. Branched-chain amino acids for people with hepatic encephalopathy. Cochrane Database Syst Rev 2015;9 Art No : CD001939. DOI:10.1002/14651858.

Negro M et al. Branched-chain amino acid supplementation does not enhance athletic performance but affects muscle recovery and the immune system. J Sports Med Phys Fitness 2008;48(3):347–351.

Zhang S et al. Novel metabolic and physiological functions of branched chain amino acids: a review. J Anim Sci Biotech 2017;8:10; DOI 10.1186/s40104-016-0139-z.

## L-Carnitin

L-Carnitin ist eine Aminosäure-ähnliche Verbindung mit wichtigen Funktionen im Energiestoffwechsel. Der gesamte Carnitingehalt des Körpers beträgt etwa 20–25 g, wovon über 95 % in der Herz- und Skelettmuskulatur enthalten sind.

L-Carnitin kann mit der Nahrung aufgenommen oder im Organismus (Leber, Nieren, Gehirn) aus den beiden essenziellen Aminosäuren L-Methionin und L-Lysin gebildet werden. Für diese Biosynthese werden auch die Vitamine C, $B_6$ und Niacin sowie Eisen benötigt.

Menschen, die sich rein pflanzlich ernähren, nehmen praktisch kein L-Carnitin mit dem täglichen Essen auf. In bestimmten Situationen (Dialyse, Chemotherapie, schwere Erkrankungen der Leber, Fehlernährung usw.) wird daher eine Zufuhr von L-Carnitin trotz Eigensynthese des Organismus nötig.

## Funktionen

**Antioxydanzien:** L-Carnitin besitzt eine antioxidative Wirkung; es kann die antioxidative Kapazität sowie auch die Aktivität der antioxidativ aktiven Enzyme Glutathionperoxidase, Katalase und Superoxiddismutase erhöhen.

**Energiestoffwechsel:** L-Carnitin transportiert Fettsäuren in die Mitochondrien (Energiekraftwerke unserer Zellen). Fettsäuren dienen dort zur Energiegewinnung (β-Oxidation). L-Carnitin wird dabei nicht verbraucht, sondern steht nach seinem Rücktransport wieder zur Verfügung.

**Entgiftung:** L-Carnitin spielt eine generell wichtige Rolle bei Entgiftungsprozessen. So entfernt L-Carnitin beispielsweise bei seiner »Rückkehr« aus den Mitochondrien ins Zellplasma Abbauprodukte aus dem mitochondrialen Stoffwechsel (z. B. organische Säuren).

**Immunsystem, Entzündungen:** L-Carnitin hat immunmodulierende und entzündungshemmende Eigenschaften, die eventuell auf seiner antioxidativen Kapazität beruhen. Es senkt die Entzündungsmarker CRP, Interleukin-6 und TNF-α.

**Fett- und Zuckerstoffwechsel:** L-Carnitin trägt zur Regulierung der Insulinsensitivität und des Fettstoffwechsels bei.

## Zufuhrempfehlungen

L-Carnitin sollte für therapeutische Zwecke normalerweise im Bereich von mindestens 2–3 g/Tag (z. T. auch deutlich höher) verabreicht werden, idealerweise in mehreren kleineren Portionen zum Essen. (2 g L-Carnitin entsprechen 3 g L-Carnitintartrat, der am häufigsten in Supplementen vorkommenden L-Carnitin-Verbindung.)

### Fleisch enthält besonders viel L-Carnitin

Lebensmittel tierischer Herkunft, vor allem Lamm, Wild und Rind, sind reich an L-Carnitin. Gemüse, Früchte und Cerealien enthalten hingegen kaum messbare Carnitinmengen. Eine normale Mischkost liefert ungefähr 20–200 mg L-Carnitin/Tag. Rein vegane Ernährung enthält praktisch kein L-Carnitin.

Es sollte nur L-Carnitin eingesetzt werden; D-Carnitin sowie die Mischung D-/L-Carnitin besitzen eine erhöhte Toxizität. Sie können die Transportfunktion von L-Carnitin einschränken oder die L-Carnitinspeicher entleeren. Die am besten untersuchte Form von L-Carnitin ist L-Carnitintartrat (Carnipure), daneben werden auch dessen Ester Acetyl- und Propionyl-Carnitin in Studien eingesetzt.

Die Aufnahme von L-Carnitin in die Muskelzellen ist optimal, wenn die Einnahme 30 Minuten vor einer kohlenhydratreichen Mahlzeit erfolgt. So fällt die maximale Carnitinkonzentration mit dem maximalen Insulinspiegel zusammen.

**TIPP** **Für Sportler empfiehlt sich erfahrungsgemäß eine zyklische Einnahme über Zeiten intensiver Belastung: 2 Monate Einnahme, 1 Monat Pause (reduzierter Einfluss auf die körpereigene Produktion von L-Carnitin).**

## Anwendungsgebiete

**Diabetes mellitus:** Es gibt Hinweise auf blutzuckersenkende Eigenschaften von L-Carnitin. Es wird außerdem bei diabetischer Neuropathie eingesetzt. Der Einsatz beruht allerdings hauptsächlich auf dem biochemischen Wirkmechanismus von L-Carnitin; noch existieren zu dieser Indikation wenig klinische Studien.

**Dialyse:** Regelmäßige Dialyse kann zu einem Mangel an L-Carnitin führen (erhöhter Verlust). Erschwerend kommt hinzu, dass bei Niereninsuffizienz der Konsum von tierischem Eiweiß bzw. Fleisch (L-Carnitinquelle) eingeschränkt werden muss. Eine Supplementierung von L-Carnitin bei Dialysepatienten kann diesen Mangel beheben bzw. verhindern. Zudem senkt L-Carnitin bei diesen Patienten das C-reaktive Protein (CRP, wird bei Entzündungen vermehrt gebildet) in klinisch relevanter Weise.

**Fatigue (chronische Erschöpfungszustände):** L-Carnitin wird bei chronischen Erschöpfungszuständen (Fatigue), welche typischerweise bei Tumorerkrankungen oder anderen chronischen Erkrankungen auftreten, eingesetzt.

**Fettstoffwechsel:** L-Carnitin senkt das LDL, Gesamtcholesterin, Lipoprotein (a), Apolipoprotein A1 und B100.

**Herz-Kreislauf-Erkrankungen:** L-Carnitin hat sich in der Sekundärprävention von Herzinfarkt-Patienten als äußerst effektiv erwiesen. In einer Meta-Analyse von 13 kontrollierten Studien bewirkte die begleitende Gabe von L-Carnitin eine um 27 % (!) reduzierte Gesamtmortalität, eine um eindrückliche 65 % verminderte Komplikationsrate für ventrikuläre Arrhythmien sowie eine um 40 % verringerte Häufigkeit der Entwicklung einer Angina pectoris. L-Carnitin kann therapeutisch bei Kardiomyopathien (Herzmuskelschwäche) und Angina pectoris eingesetzt werden. Es reduziert deutlich das Lipoprotein (a),

L-Carnitin lässt sich vielseitig einsetzen.

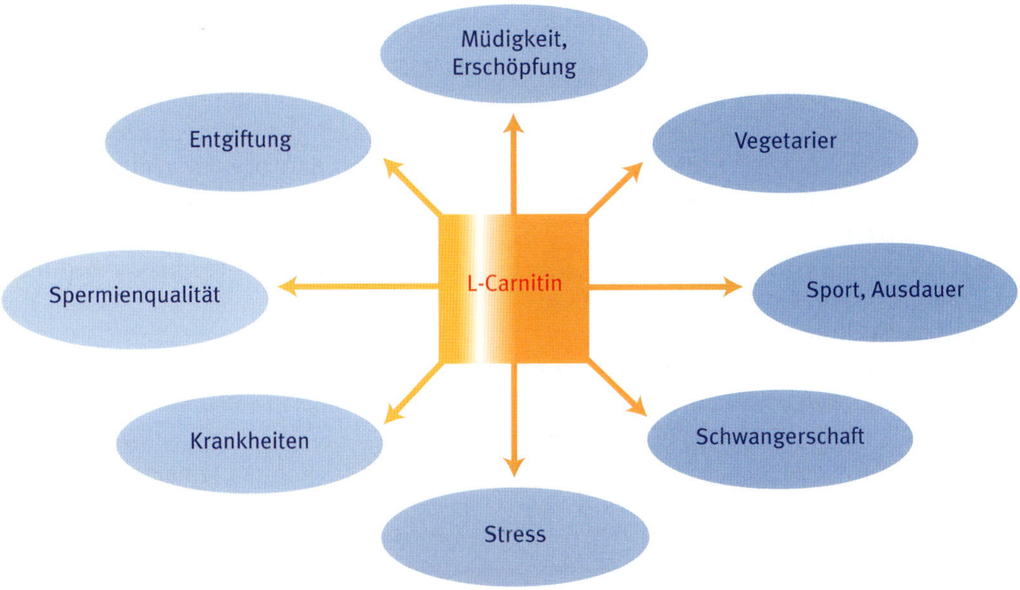

die LDL-Oxidation sowie die kardiovaskulären Risikomarker CRP, TNF-α, Interleukin-6 und kann somit dazu beitragen, die Low-grade-Inflammation in den Gefäßen niedrig zu halten.

**Infertilität (männliche):** Es gibt Hinweise darauf, dass L-Carnitin die Spermienbildung und die Beweglichkeit der Spermien verbessern kann. Aus diesem Grund sowie wegen seiner antioxidativen Eigenschaften wird L-Carnitin (meist in Kombination mit anderen Mikronährstoffen) bei männlichen Fruchtbarkeitsstörungen eingesetzt.

**Krebserkrankungen, Chemotherapie:** Bei Tumorpatienten kommt L-Carnitin aus verschiedenen Gründen adjuvant zum Einsatz:

- um Nebenwirkungen einiger Chemotherapeutika zu reduzieren. Dazu gehören die Kardiotoxizität von Anthrazyklinen sowie die Neuropathien durch Platinverbindungen und Taxole.
- um erhöhte L-Carnitinverluste über die Nieren zu kompensieren, welche durch bestimmte Chemotherapeutika aus der Gruppe der Platinverbindungen sowie durch Ifosfamid entstehen können.
- um die bei Tumorpatienten häufig auftretende Erschöpfung (oft bedingt durch sehr niedrige Carnitinblutspiegel) zu reduzieren (uneinheitliche Datenlage).

Außerdem weisen viele Tumorpatienten, v. a. im fortgeschrittenen Krankheitsstadium, eine Mangelernährung sowie einen unerwünschten, ausgeprägten Verlust von Muskelmasse (Kachexie) auf. Auch in diesem Zusammenhang ist die Gabe von L-Carnitin eine interessante Option.

Durch seine synergistische Wirkung bei verschiedenen Problemen von Tumorpatienten sowie seine hohe Verträglichkeit und Sicherheit kann ein adjuvanter Einsatz von L-Carnitin v. a. während der akuten Krankheits- und Therapiephase bei Tumorerkrankungen vertreten werden.

### Kann L-Carnitin als »Fatburner« wirken?

Sehr häufig wird L-Carnitin als »Fatburner« angepriesen und eingesetzt, mit dem Ziel, die Fettverbrennung anzukurbeln und unerwünschtes Fett abzubauen. Für den erhöhten Abbau von Körperfett muss die Fettverbrennung immer auch durch ein geeignetes Training gesteigert werden. Erst dann kann L-Carnitin (mindestens 2 g/Tag und unter Befolgung einer professionellen Ernährungsberatung) allenfalls einen zusätzlichen Benefit bei der Gewichtsabnahme ergeben.

**Lebererkrankungen, Entgiftung:** Eine reduzierte Leberfunktion beeinträchtigt die Synthese von L-Carnitin. Eine zusätzliche Zufuhr von L-Carnitin über die Nahrung oder Supplemente kann diese Beeinträchtigung ausgleichen und die Leber bei Entgiftungsprozessen unterstützen.

**Periphere arterielle Verschlusskrankheit, Claudicatio intermittens:** Die Gabe von L-Carnitin kann die schmerzfreie Gehstrecke der Patienten signifikant verlängern.

**Schilddrüsenunterfunktion, Hypothyreose:** L-Carnitin scheint bei Patienten mit einer Hypothyreose die körperliche und mentale Müdigkeit wesentlich verringern zu können (2 × 1000 mg/Tag).

**Schwangerschaft:** Schwangere und stillende Frauen scheinen einen erhöhten Bedarf an Carnitin zu haben.

**Sport, Regeneration:** Aufgrund seiner Bedeutung im Energiestoffwechsel (Mitochondrien, Glykogen-sparender Effekt) wird L-Carnitin im Sport häufig eingesetzt, um eine Leistungssteigerung zu erreichen. Allerdings muss dazu L-Carnitin in adäquater Dosierung (mind. 2–4 g/Tag) und Dauer eingenommen werden. Es gibt außerdem Hinweise darauf, dass eine regelmäßige L-Carnitin-Einnahme die Erholungsprozesse nach intensivem Training unterstützt (Reduktion zellulärer Schäden und von Muskelkater).

**Ungenügende Zufuhr:** Eine ungenügende Zufuhr von Bausteinen (L-Methionin, L-Lysin) und Cofaktoren (Vitamin C, $B_6$, Eisen und Niacin) für die L-Carnitin-Produktion schränkt die körpereigene Synthese ein und kann, v. a. in Kombination mit einer niedrigen Zufuhr über die Nahrung und/oder erhöhtem Bedarf, zu einem L-Carnitin-Mangel führen. So kann man beispielsweise bei Eisenmangel eine Beeinträchtigung der endogenen L-Carnitin-Synthese nicht ausschließen.

Bei streng vegetarischer oder gar veganer Ernährung besteht daher ein erhöhtes Risiko für einen L-Carnitin-Mangel (wenig gut verfügbares Eisen, wenig L-Lysin sowie kein L-Carnitin in der Nahrung).

## Überdosierung, Nebenwirkungen

Die Einnahme von L-Carnitin kann v. a. in höherer Dosierung zu Blähungen und Durchfall führen. Es kann nicht ausgeschlossen werden, dass eine langfristige Supplementierung die körpereigene Carnitin-Synthese beeinträchtigt. Daher empfiehlt sich bei langfristigen Einnahmen, welche nicht gezielt einen Mangelzustand beheben und über 2 Monate dauern, Einnahmepausen einzulegen. L-Carnitin kann in gewissen Fällen von den Darmbakterien und via Leber zu Trimethylaminoxid (TMAO) abgebaut werden. Dies äußert sich in einer nach Fisch riechenden Atemluft. Ob das potentiell atherogene TMAO gebildet wird, hängt von der individuellen Darmflora und auch von der Ernährungsweise ab. Bei Fleischkonsum wird mehr TMAO gebildet, bei vegetarischer Ernährung nur vernachlässigbare Mengen. Wird nach der Einnahme von L-Carnitin ein »fishy odor« festgestellt, sollte die weitere Einnahme mit einer Fachperson besprochen werden.

## Literatur

An JH et al. L-carnitine supplementation for the management of fatigue in patients with hypothyroidism on levothyroxine treatment: a randomized, double-blind, placebo-controlled trial. Endocrine J 2016;63(10):885–895.

Carroll JK et al. Pharmacologic treatment of cancer-related fatigue. Oncologist 2007;12 Suppl 1:43–51.

Chen Y et al. L-carnitine supplementation for adults with end-stage kidney disease requiring maintenance hemodialysis: a systematic review and meta-analysis. Am J Clin Nutr. 2014;99:408–422.

De Grandis D. Acetyl-L-carnitine for the treatment of chemotherapy-induced peripheral neuropathy: a short review. CNS Drugs 2007;21 Suppl 1:39–43.

Delaney CL et al. A systematic review to evaluate the effectiveness of carnitine supplementation in improving walking performance among individuals with intermittent claudication. Atherosclerosis 2013;229(1):1–9.

DiNicolantonio JJ et al. L-carnitine in the secondary prevention of cardiovascular disease: systematic review and meta-analysis. Mayo Clin Proc 2013;88(6):544–561.

Engle DB et al. Effect of acetyl-l-carnitine on ovarian cancer cells' proliferation, nerve growth factor receptor (Trk-A and p75) expression, and the cytotoxic potential of paclitaxel and carboplatin. Gynecol Oncol 2009;112(3):631–636.

Flanagan JL et al. Role of L-carnitine in disease. Nutr& Metab 2010;7:30–43.

Ho JY et al. l-Carnitine l-tartrate supplementation favorably affects biochemical markers of recovery from physical exertion in middle-aged men and women. Metabolism 2010;59(8):1190–1199.

Hockenberry MJ et al. Carnitine plasma levels and fatigue in children/adolescents receiving cisplatin, ifosfamide, or doxorubicin. J Pediatr Hematol Oncol 2009;31(9):664–669.

Lancaster CS et al. Cisplatin-induced downregulation of OCTN2 affects carnitine wasting. Clin Cancer Res 2010; 16(19):4789–4799.

Lee BJ et al. Antiinflammatory effects of L-carnitine supplementation (1000 mg/d) in coronary artery disease patients. Nutrition 2015;31(3):475–479.

Mancinelli A et al. Urinary excretion of l-carnitine and its short-chain acetyl-l -carnitine in patients undergoing carboplatin treatment. Cancer Chemother Pharmacol 2007;60:19–26.

Mingorance C et al. Pharmacological effects and clinical applications of propionyl-L-carnitine. Nutr Rev 2011;69(5):279–290.

Pooyandjoo M et al. The effect of (L)-carnitine on weight loss in adults: a systematic review and meta-analysis of randomized trials. Obes Rev 2016;17(10);970–976.

Randrianarisoa E et al. Relationship of serum trimethylamine N-oxide (TMAO) levels with early atherosclerosis in humans. Sci Rep 2016;6:26745.

Renner P et al. L-Carnitine. Abstracts and key points. CAM-Cancer. January 29, 2015.

Sahebcar A et al. Effect of L-carnitine supplementation on circulating C-reactive protein levels : a systematic review and meta-analysis. J Med Biochem 2015;34:151–159.

Sansone A et al. Carnitine in male fertility: Balercia G et al. (ed) Trends in andrology and sexual medicine / Antioxidants in andrology. Springer Int Publishers Switzerland 2017, 35–41.

Serban MC et al. Impact of L-carnitine on plasma lipoprotein (a) concentrations : a systematic review and meta-analysis of randomized controlled trials. Sci Rep 2016;6:19188.

Shang XJ et al. Effect and safety of L-carnitine in the treatment of idiopathic oligoasthenozoospermia : a systematic review. Nat J Androl 2015;21(1) :65–73.

Silvério L et al. l-carnitine and cancer cachexia: Clinical and experimental aspects. J Cachex Sarcopenia Muscle 2011;2(1):37–44.

Sung DJ et al. Role of L-carnitine in sports performance: focus on ergogenic aid and antioxidant. Science Aports 2016;31:177–188.

Vidal A et al. Metabolic effects of L-carnitine on type 2 diabetes mellitus: systematic review and meta-analysis. Exp Clin Endocrinol Diabetes 2013;121:234–238.

# β-Alanin und Carnosin

Carnosin wird vor allem in der Muskulatur aus L-Histidin und β-Alanin gebildet. β-Alanin ist chemisch gesehen ebenfalls eine Aminosäure, wird aber nicht zur Bildung von Proteinen eingesetzt. β-Alanin ist der limitierende Faktor für die Bildung von Carnosin. In der Praxis – d. h. vor allem im Sport – wird in erster Linie β-Alanin eingesetzt und damit der Carnosinspiegel im Muskel beeinflusst. Die orale Supplementierung von Carnosin gilt als eher ineffizient, da dieses vor dem Erreichen der Muskelzelle bereits im Darm enzymatisch abgebaut werden kann.

## Funktionen

**Antioxydanzien:** Carnosin neutralisiert freie Radikale und Singulett-Sauerstoff. Zudem kann es oxidativen Stress vermindern, indem es Metallionen wie Eisen und Kupfer an sich bindet.

**Hemmung von Glykierungsprozessen:** Carnosin hemmt die Bildung von AGEs (Advanced Glycosylated Endproducts). AGEs sind Moleküle, die bei der Reaktion von Aminosäuren bzw. Eiweißen mit Zuckern (z. B. in den Blutgefäßen) entstehen. AGEs stehen unter anderem in Verdacht, Alterungsprozesse zu fördern und an arteriosklerotischen Prozessen sowie an den Spätfolgen des Diabetes beteiligt zu sein.

**Säurepuffer:** Carnosin agiert als intrazellulärer Säurepuffer – es kann also $H^+$-Ionen, die während einer körperlichen Belastung beim Abbau der Milchsäure zu Lactat entstehen, neutralisieren und damit die muskuläre Übersäuerung (und die damit verbundene Müdigkeit und Leistungseinbuße) verzögern. Diese Übersäuerung ist ja auch für eine unzureichende Wiederaufbereitung von phosphoryliertem Kreatin als Energielieferant mitverantwortlich.

**Weitere Funktionen:** Carnosin könnte eventuell dazu beitragen, den Cortison-Stoffwechsel zu verbessern. Es hemmt auch die Verkürzung der Telomere (Endteile der Chromosomen; die Telomerlänge ist eng mit dem individuellen biologischen Alter verbunden).

## Zufuhrempfehlungen

Carnosin findet sich in Fleisch und Fisch. Pflanzliche Lebensmittel enthalten kein Carnosin. Daher ist es erklärbar, dass Vegetarier deutlich niedrigere muskuläre Carnosinspiegel zeigen. Als Supplement kommt vor allem β-Alanin zum Einsatz. β-Alanin wird zur Leistungssteigerung im Sport in Dosierungen von 4–6 g/Tag eingesetzt.

Die Einnahme von β-Alanin kann zu Parästhesien (Kribbeln) führen. Deshalb wird entweder die Einnahme von retardierten β-Alanin-Präparaten oder die Aufteilung der Tagesdosis auf Portionen von ca. 1,6 g empfohlen. Da Carnosin nur sehr langsam ausgeschieden wird, dauert es bis zu 4 Monaten, bis sich erhöhte Carnosinkonzentrationen im Muskel nach der Gabe von β-Alanin wieder normalisieren.

## Anwendungsgebiete

**Sport, Leistungssteigerung, neuromuskuläre Ermüdung:** β-Alanin wird vor allem im Sport eingesetzt. Eine leistungssteigernde Wirkung von Beta-Alanin ist sowohl bei kürzeren Belastungen (1–4 Minuten) als auch bei länger dauernden oder repetitiven, sehr intensiven Belastungen (Rudern, Schwimmen, Sprintserien, Krafttraining) belegt (Anwendungsdauer ca. 4 Wochen). Auch bei älteren Menschen konnte eine Verminderung der neuromuskulären Ermüdung und eine Verbesserung der körperlichen Leistungsfähigkeit festgestellt werden.

**Diabetes Typ 2:** Die Carnosin-Supplementierung (2 g/Tag, 3 Monate) führte in einer kleineren Pilotstudie zu einer Erhöhung des Nüchtern-Insulins und zu einer Verbesserung der Insulinresistenz. In zukünftigen Studien sollte gezielt untersucht werden, ob mit optimalen muskulären Carnosin-Spiegeln Glykierungsprozesse gehemmt werden und damit bei Diabetikern der Zuckerspiegel langfristig besser eingestellt werden könnte ($HbA_{1c}$).

**Psychiatrie, Kognition:** Evtl. verbessert Carnosin die kognitive Leistungsfähigkeit. Entsprechende beschränkte Erfahrungen sind bei Gesunden, aber auch bei Depressionen, Schizophrenie und Autismus gemacht worden.

### Literatur


Baye E et al. Physiological and therapeutic effects of carnosine on cardiometabolic risk and disease. Amino Acids 2016;48(5):1131–1149.

De Courten B et al. Effects of carnosine supplementation on glucose metabolism: pilot clinical trial. Obesity 2016; 24(5):1027–1034.

Hipkiss AR. Possible benefit of dietary carnosine towards depressive disorders. Aging Disease 2015;6(5):300–303.

Hobson RM et al. Effects of β-alanine supplementation on exercise performance: a meta-analysis. Amino Acids 2012;43:25–37.

McCormack WP et al. Oral nutritional supplement fortified with beta-alanine improves physcial working capacity in older adults : a randomized, placebo-controlled study. Exp Gerontol 2013;48:933–939.

Sale C et al. Carnosine : from exercise performance to health. Amino Acids 2013;44(6):1477–91

Trexler ET et al. International society of sports nutrition position stand: Beta-Alanine. J Int Soc Sports Nutr 2015;12:30.doi:10.1186/s12970-015-0090-y

## Glutathion

Glutathion besteht aus den drei Aminosäuren L-Cystein, Glutaminsäure und Glycin. Glutathion kann fast von allen Zellen hergestellt werden und gehört zu den wichtigsten Antioxidanzien im Körper (limitierender Faktor: Verfügbarkeit von L-Cystein). Gleichzeitig bildet Glutathion eine Reserve für Cystein. Beste Nahrungsmittelquelle für Glutathion ist frischer Spargel.

### Funktionen

**Antioxydanzien:** Die mit Abstand wichtigste Funktion von Glutathion ist jene als intrazelluläres Antioxydanzien. Glutathion ist für die Aufrechterhaltung des Redox-Gleichgewichtes in den Zellen (v.a. auch in den Mitochondrien) verantwortlich. Besonders wichtig ist dabei das reduzierte Glutathion, das Elektronen auf freie Radikale übertragen und diese damit neutralisieren kann. Die Bildung von reduziertem Glutathion erfolgt mit Hilfe des Enzyms Glutathionreduktase. Bei diesem Recyclingprozess ist auch ein ganzes Netzwerk von Antioxdianzien (Coenzym Q10, α-Liponsäure usw.) mitbeteiligt.

**Entgiftung:** Erst durch die Verbindung mit Glutathion werden viele Substanzen wasserlöslich und können so über die Nieren ausgeschieden werden.

**Immunsystem:** Glutathion fördert die Aktivität verschiedener Immunzellen (z.B. weiße Blutkörperchen, T-Lymphozyten) und spielt außerdem eine wichtige Rolle im Stoffwechsel von Entzündungsmediatoren (Prostaglandine, Leukotriene).

**Reparaturprozesse:** Glutathion spielt eine Rolle bei der Reparatur von veränderter DNA.

Glutathion wird aus den 3 Aminosäuren L-Cystein, L-Glutamin und Glycin gebildet und ist in den Zellen für die Inaktivierung freier Radikale zuständig.

### Zufuhrempfehlungen

Glutathion wird häufig parenteral eingesetzt. Neuere Daten zeigen aber, dass offenbar auch perorale Gaben wirksam sein dürften. Eine

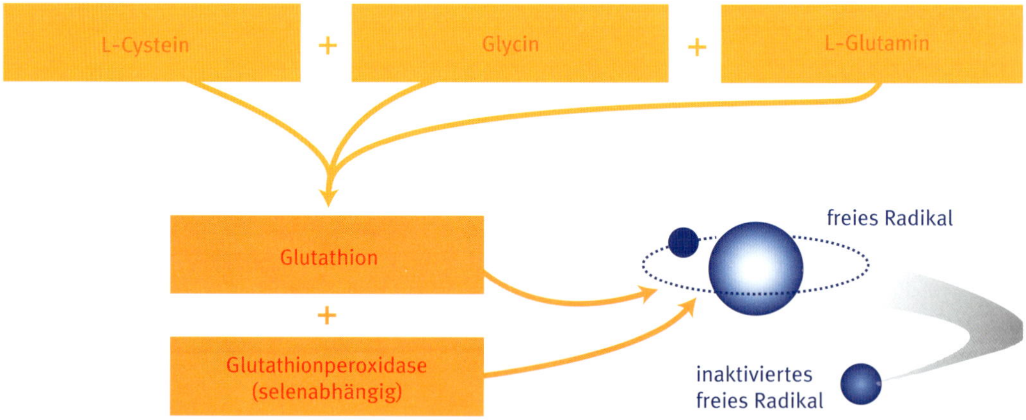

Einnahme von Cystein, N-Acetylcystein oder α-Liponsäure ist ebenfalls empfehlenswert, um die endogene Glutathionsynthese anzukurbeln und den Glutathiongehalt in den Zellen zu erhöhen.

### Anwendungsgebiete

Die Erhöhung der Konzentration von (reduziertem) Glutathion ist grundsätzlich bei allen Krankheiten und Stoffwechselstörungen von Interesse, deren Entstehung oder Komplikationen mit oxidativem oder nitrosativem Stress in Zusammenhang gebracht werden. Dazu gehören beispielsweise Diabetes, Arteriosklerose, chronische Entzündungen, Adipositas, degenerative Nervenerkrankungen, Fertilitätsstörungen beim Mann, grauer Star, Krebserkrankungen (Chemotherapie), Virusinfektionen, chronische Schwermetallbelastungen usw. Bei der Anwendung von Antioxidanzien ist es zudem immer ratsam, eine Kombination von synergistisch antioxidativ wirkenden Mikronährstoffen einzusetzen, um Recycling-Prozesse von verbrauchten und oxidierten Antioxidanzien zu fördern sowie um Ungleichgewichte im Antioxidanzien-System zu verhindern (z. B. Coenzym Q10, Tocopherole, Carotinoide, Vitamin C etc.).

Da der natürliche Glutathiongehalt der Zellen mit dem Alter abnimmt, wird die Erhöhung des Glutathionspiegels auch als »Antiaging-Methode« angepriesen. Dafür existieren allerdings nur wenige wissenschaftliche Daten.

### Literatur

Franco R et al. The central role of glutathione in the pathophysiology of human diseases. Arch Physiol Biochem 2007;113(4–5):234–258.

Nguyen D et al. Impaired mitochondrial fatty acid oxidation and insulin resistance in aging: novel protective role of glutathione. Aging Cell 2013;12:415–425.

Richie JP et al. Randomized controlled trial of oral glutathione supplementation on body stores of glutathione. Eur J Nutr 2015;54:251–263.

Sekhar RV et al. Deficient synthesis of glutathione underlies oxidative stress in aging and can be corrected by dietary cysteine and glycine supplementation. Am J Clin Nutr 2011;94(3):847–853.

Sekhar RV et al. Glutathione synthesis is diminished in patients with uncontrolled diabetes and restored by dietary supplementation with cysteine and glycine. Diabetes Care 2011;34(1):162–167.

Suh JH et al. Decline in transcriptional activity of Nrf2 causes age-related loss of glutathione synthesis, which is reversible with lipoic acid. Proc Natl Acad Sci USA 2004;101(10):3381–3386.

## Kreatin

Kreatin wird vor allem in Leber und Niere aus den Aminosäuren L-Arginin, Glycin und L-Methionin hergestellt, aber auch über die Nahrung aufgenommen. Über 90 % des Kreatins findet sich in der Skelettmuskulatur.

### Funktionen

**Energiegewinnung:** Kreatin hat in Verbindung mit Phosphat eine zentrale Funktion bei der Energiegewinnung v. a. in Muskelzellen (Synthese und Aufrechterhalten des intrazellulären ATP). In den schnellen Muskelfasern findet sich mehr Kreatin als in langsamen Muskelfasern.

**Muskel- und Kraftaufbau:** Kreatin fördert den Aufbau von Muskelmasse und Muskelkraft.

**Weitere Funktionen:** zerebrale Gefäßerweiterung (Kognition?), Antioxydanzien, Stabilisierung der Lipidmembranen, Beitrag zur Säure-Base-Regulation, Interaktion mit dem Benzodiazepin-Rezeptor, Neuroprotektion.

### Ladephasen mit Kreatin im Sport (Antidoping Schweiz)

| Prinzip | | Ladephase | Erhaltungsphase | Absetzphase |
|---|---|---|---|---|
| Fast Load | Dosis | 0,3 g Kreatin/kg Körpergewicht und Tag<br>bei 70 kg Körpergewicht:<br>21 g/Tag, in 4–5 Einzeldosen | ca. 3 g Kreatin/Tag | nach jedem Lade-Erhaltungs-Zyklus |
| | Dauer | 5 Tage | 4–12 Wochen | ca. 4 Wochen oder länger |
| Slow Load | Dosis | 3 (–5) g Kreatin/Tag, in 1–3 Einzeldosen | ca. 3 g Kreatin/Tag | nach jeden Lade-Erhaltungs-Zyklus |
| | Dauer | ca. 4 Wochen | 4–12 Wochen | ca. 4 Wochen oder länger |

## Zufuhrempfehlungen

Kreatin findet sich vor allem in tierischen Lebensmitteln; Fisch und Fleisch enthalten durchschnittlich etwa 500 mg Kreatin/100 g. Kreatinsupplemente werden in Dosierungen von 3–5 (–20) g/Tag gegeben. Die Tagesdosierungen sollten auf mehrere Portionen aufgeteilt werden.

Im Sport wird die Supplementierung mit Kreatin (v. a. mit Kreatinmonohydrat) häufig mit einer Ladephase begonnen, mit Dosierungen von 5–20 g/Tag (Slow oder Fast Load, siehe Tab.). Tendenziell wird aber heute die Slow Load empfohlen, da hohe Ladephasen keinen wesentlichen Benefit bringen.

Die Aufnahme von Kreatin in die Muskelzellen ist optimal, wenn die Einnahme 30 Minuten vor einer kohlenhydratreichen Mahlzeit erfolgt. So fällt die maximale Kreatinkonzentration mit dem maximalen Insulinspiegel zusammen.

## Anwendungsgebiete

Kreatin kann potenziell außer im Sport in allen Situationen zum Einsatz kommen, in welchen die kurzfristige Energiebereitstellung in der Muskulatur ungenügend ist. Besondere Beachtung findet dabei die Vorbeugung des altersbedingten Verlusts von Muskelmasse und Muskelstärke (Sarkopenie).

**Diabetes mellitus:** Es gibt Hinweise auf Zuckerstoffwechsel regulierende Effekte ($HbA_{1c}$) von Kreatin in Kombination mit erhöhter körperlicher Aktivität.

**Herzerkrankungen:** Wegen seiner zentralen Funktion bei der Energiebereitstellung im Herzmuskel wird Kreatin vor allem intravenös gelegentlich bei verschiedenen Herzkrankheiten versucht. Allenfalls kann Kreatin Arrhythmien verbessern. Die Studienergebnisse sind aber nicht einheitlich. Die Anwendung von Kreatin bei diesen Indikationen gehört in die Hand einer Fachperson.

**Sarkopenie, Muskelerkrankungen, Morbus Parkinson, Neuroprotektion:** Wegen seiner wichtigen Funktion bei der Energiebereitstellung für die Skelettmuskulatur wird Kreatin in Kombination mit leichtem Krafttraining erfolgreich zur Vorbeugung gegen die Sarkopenie eingesetzt (zusätzliche Zunahme der Muskelmasse und der Muskelkraft). Ob Kreatin allenfalls auch einen positiven Einfluss auf die Knochenstruktur hat, wird sich zukünftig zeigen müssen. Aufgrund seiner neuroprotektiven Funktionen wurde Kreatin auch bei diversen schweren muskulären und neurodegenerativen Erkrankungen versucht (Morbus Parkinson, amyotrophe Lateralsklerose, Muskeldystrophien, Friedreichsche Ataxie u.a.). Klinische Versuche (z.T. mit einer Zeitdauer bis zu 5 Jahren) haben aber eher enttäuschende Ergebnisse gebracht. Bei der Fibromyalgie konnte mit Kreatin ein Kraftzuwachs erzielt werden.

Sport: Die fachgerechte Kreatineinnahme in Kombination mit einem Trainingsstimulus hat eine erhöhte Energiebereitstellung im Muskel zur Folge. Dies kann vor allem bei kurz anhaltenden, sich wiederholenden intensiven Kraft- und Sprint-Belastungen (bis etwa max. 2,5 Minuten) zu einer erhöhten Leistung führen. Dabei spielt die schnellere Regeneration der ATP-Reserven z.B. während eines Intervalltrainings und die Senkung der Laktat-Blutspiegel eine wichtige Rolle. Kreatin erhöht die Muskelkraft, die Muskelmasse (die aber auch bewegt werden muss!) und auch die fettfreie Masse im Körper. Kreatin scheint zudem eine Rolle bei der Reduktion von trainingsbedingten Muskelschäden spielen zu können.

### Überdosierung, Nebenwirkungen

Frühere Vermutungen, dass Kreatin zu Muskelkrämpfen, Leberschäden, Störungen des Wasserhaushalts und Nierenschäden führen könnte, wurden in neueren Untersuchungen entkräftet. Bei empfindlichen Personen kann Kreatin dosisabhängig zu Blähungen und Durchfall führen, eine Aufteilung der Tagesdosis auf mehrere Portionen erhöht die Verträglichkeit. Bei Jugendlichen und bei Menschen mit Niereninsuffizienz wird grundsätzlich von einer Kreatineinnahme abgeraten. Es gibt Hinweise darauf, dass Koffein die leistungssteigernde Wirkung von Kreatinsupplementen reduziert. Der Einsatz von Kreatin in der Schwangerschaft ist grundsätzlich möglich. Er wird insbesondere bei Risikoschwangerschaften (z.B. Sauerstoffmangel des Fötus, Frühgeburten) erwogen.

### Literatur

Antidoping Schweiz. Supplementguide. Faktenblatt Kreatin. [Online, Zugriff 20.5.2017]

Bender A et al. Creatine for neuroprotection in neurodegenerative disease: end of story? Amino Acids 2016;48(8):1929–1940.

Devries MC et al. Creatine supplementation during resistance training in older adults – a meta-analysis. Am Coll Sports Med 2014;46(6):1194–1203.

Dickinson H et al. Creatine supplementation during pregnancy: summary of experimental studies suggesting a treatment to improve fetal and neonatal morbidity and reduce mortality in high-risk human pregnancy. Pregnancy and Childbirth 2014;14:150–161.

Dorrell HF et al. An update on effects of creatine supplementation on performance: a review. Sports Nutr Ther 2016;1(1):107–112.

Graham SM et al. Creatine supplementation and exercise as possible therapeutic treatments in Parkinson's disease: a review. Arch Exerc Health Dis 2014;4(3):1647–1652.

Gualano B et al. Creatine in type 2 diabetes: a randomized, double-blind, placebo-controlled trial. Med Sci Sports Exerc 2011;43(5):770–778.

Gualano B et al. Creatine supplementation in the aging population: effects on skeletal muscle, bone and brain. Amino Acids 2016;48(8):1793–1805.

Horjus DL et al. Creatine and creatine analogues in hypertension and cardiovascular disease. Cochrane Database Syst Rev 2011 Nov 9;11:CD005184.

Kim J et al. Role of creatin supplementation in exercise-induced muscle damage: a mini review. J Exerc Rehab 2015;11(5):244–250.

## Taurin

Taurin ist eine aminosäureähnliche Verbindung. Die Substanz wird in der Leber gesunder Erwachsener aus Methionin und Cystein gebildet und enthält wie seine beiden Vorläufersubstanzen organisch gebundenen Schwefel. Der Organismus von Kleinkindern kann Taurin nur in geringem Ausmaß herstellen. Es wird daher oft der Säuglingsnahrung zugesetzt. Taurin besitzt verschiedene wichtige Funktionen im Organismus, so beispielsweise bei der Entwicklung des Gehirns und des Sehapparats oder als Bestandteil von Gallensäuren. Am meisten Taurin findet sich im Gehirn, in der Retina (Netzhaut im Auge), im Herzen, in der Muskulatur sowie in den weißen Blutkörperchen.

## Funktionen

**Embryonale und kindliche Entwicklung:** Taurin spielt eine zentrale Rolle beim Wachstum sowie bei der Entwicklung des Gehirns und der Augen. Da der Organismus von Kleinkindern Taurin nur in geringem Ausmaß herstellen kann, kann in diesem Lebensabschnitt eine Zufuhr von außen nötig sein, um den Bedarf zu decken und Entwicklungsstörungen zu verhindern. Muttermilch enthält natürlicherweise Taurin, viele Muttermilch-Ersatzpräparate werden bewusst mit Taurin angereichert.

**Entgiftung:** Taurin schützt vor diversen toxischen Wirkungen von Umwelt- und Stoffwechselgiften auf die Leber, Nieren, Herz, Nerven, Augen, Hoden usw. Es unterstützt die Leber beim Abbau von potenziell schädlichen Stoffwechselprodukten und bei der Mobilisierung von toxischen Schwermetallen.

**Entzündungen:** Taurin (v.a. in Form des im Stoffwechsel gebildeten Taurin-Chloramins) besitzt entzündungshemmende Eigenschaften.

**Gallensäuren, Fettverdauung:** In der Gallenblase liegen die aktiven Gallensäuren nicht rein, sondern in Form einer Verbindung (als Konjugate) mit Glycin oder Taurin vor. In dieser Form werden sie an den Darm abgegeben. Gallensäuren sind für die Verdauung von Fetten und die Ausscheidung von Cholesterin unerlässlich.

**Herz-Kreislauf, oxidativer Stress:** Taurin trägt zur Regulation der Kontraktionsfähigkeit des Herzens sowie zur Reparatur von beschädigtem Gefäßendothel bei. Taurin hemmt zudem die Bildung von AGEs (glykosylierten Proteinen), hemmt freie Radikale und senkt das LDL sowie das VLDL. Dies sind wichtige präventive Faktoren gegen die Progression von Herz-Kreislauf-Erkrankungen und diabetische Komplikationen.

**Immunsystem:** Es gibt Hinweise auf immunmodulierende Eigenschaften von Taurin.

**Stabilität der Zellmembranen:** Zusammen mit Kalzium hat Taurin eine stabilisierende Wirkung auf leicht stimulierbare Zellmembranen (v.a. Nervenzellen, Muskelzellen von Skelett und Herz). Aus diesem Grund wird Taurin eine ausgleichend-beruhigende und konzentrationsfördernde Wirkung nachgesagt.

**Weitere Funktionen:** Taurin reguliert den Flüssigkeitshaushalt in der Zelle, hemmt den intrazellulären Kalziumeinstrom und hat auch eine neuroprotektive Wirkung (schützt Mitochondrien der Nervenzellen und vor oxidativem Stress).

## Zufuhrempfehlungen

Taurin kommt ausschließlich in tierischen Nahrungsmitteln vor. Den höchsten Gehalt weisen Muscheln (bis zu 650 mg/100 g) und dunkles Muskelfleisch von Geflügel (ca. 150

mg/100 g) auf. Normales Muskelfleisch enthält 30–50 mg Taurin/100 g. Mit der Nahrung werden schätzungsweise bis zu 400 mg Taurin/Tag aufgenommen. Vegetarier haben niedrigere Taurin-Blutspiegel.

Taurin wird in Dosen von 0,5–6,0 g/Tag verabreicht. Eine längerfristige Einnahme von 3 g/Tag gilt für gesunde Erwachsene als sicher. Taurin wird am besten absorbiert, wenn es auf leeren Magen und bei Dosierungen über 1 g über den Tag verteilt eingenommen wird.

### Energy Drinks enthalten Taurin, Koffein und viel Zucker

Unter der Bezeichnung »Energy Drink« sind zahlreiche Produkte im Handel. In den meisten Fällen sind ihre Rezepturen sehr ähnlich und enthalten erhebliche Mengen an Taurin (200–4 000 mg/l), Koffein (ca. 200–300 mg/l) und Zucker (teilweise mehr als 100 g/l). Für die »Energy-Wirkung« ist vor allem das Koffein verantwortlich. Eine leistungssteigernde Wirkung von Taurin allein konnte bisher nicht belegt werden.

## Anwendungsgebiete

**Diabetes mellitus Typ 2:** Taurin ist in einigen Studien eingesetzt worden (Dosierungen 1–3 g/Tag, 1–4 Monate). Die Datenlage ist allerdings noch schmal und die Ergebnisse sehr heterogen. Die richtige Dosierung ist noch alles andere als klar.

**Epilepsie:** Es gibt Hinweise auf membranstabilisierende Eigenschaften von Taurin in Nervenzellen. Aus diesem Grund kommt Taurin gelegentlich bei der partiellen Epilepsie zum Einsatz. Die Daten stammen allerdings aus wenigen, älteren Studien.

**Herz-Kreislauf-Erkrankungen, Bluthochdruck:** Taurin hat eine mehrfach positive Wirkung auf die Funktion des Herzens und wird bei verschiedenen Herzerkrankungen wie z. B. Herzrhythmusstörungen und Herzinsuffizienz eingesetzt. Taurin kann bei grenzwertig erhöhtem Blutdruck eingesetzt werden (ca. 1,5–2 g Taurin/Tag während 3 Monaten). Taurin senkt den Blutdruck klinisch gemessen um 7 (Systole) / 4,5 (Diastole) bzw. 4 / 3,5 mmHg ambulant gemessen.

**Lebererkrankungen, Entgiftung:** Taurin unterstützt die Leber bei Entgiftungsprozessen (inkl. Xenobiotika bzw. körperfremder Substanzen). Bei reduzierter Leberfunktion könnte die Taurinproduktion beeinträchtigt sein. Aufgrund seiner Eigenschaften ist ein unterstützender Einsatz von Taurin bei akuten und chronischen Lebererkrankungen, inkl. nichtalkoholischer Fettleber (nicht-alkoholische Steatohepatitis, NASH), denkbar.

**Schwermetall-Ausleitung, Schwefellieferant:** Taurin enthält organisch gebundenen Schwefel; dieser kann Schwermetalle komplex binden. Daher wird Taurin eingesetzt, um die Schwermetall-Ausscheidung aus dem Körper zu fördern. Trotz seines Schwefelgehaltes ist Taurin aber geruchs- und geschmacksneutral und eignet sich daher für einen Einsatz bei empfindlichen Personen wie beispielsweise Kindern.

**Sporternährung:** Bis heute konnte für Taurinsupplemente kein leistungssteigernder Effekt nachgewiesen werden.

**Stress, oxidativer:** Für den Einsatz von Taurin bei Erkrankungen, deren Entstehung und

Fortschreiten mit oxidativem Stress in Zusammenhang stehen (z.B. Arteriosklerose, Diabetes, Makuladegeneration), existieren interessante Hinweise.

## Nebenwirkungen

Taurin kann in Einzelfällen Magenverstimmungen, Magenbrennen und bei Kindern Schläfrigkeit bewirken.

## Literatur

Abebe W et al. Role of taurine in the vasculature: an overview of experimental and human studies. Am J Cardiovasc Dis 2011;1(3):293–311.

Beyranvand MR et al. Effect of taurine supplementation on exercise capacity of patients with heart failure. J Cardiol 2011;57(3):333–337.

Gentile CL et al. Experimental evidence for therapeutic potential of taurine in the treatment of nonalcoholic fatty liver disease. Am J Physiol Regul Integr Comp Physiol 2011;301(6):R1710–1722.

Haber CA et al. N-acetylcysteine and taurine prevent hyperglycemia-induced insulin resistance in vivo: possible role of oxidative stress. Am J Physiol Endocrinol Metab 2003;285:E744–E753.

Ito T et al. The potential usefulness of taurine on diabetes mellitus and its complications. Amino Acids 2012;42:1529–1539.

Milioni F et al. Acute administration of high doses of taurine does not substantially improve high-intensity running performance and the effect on maximal accumulated oxygen deficit is unclear. Appl Physiol Nutr Metab 2016;41:498–503.

Oja SS et al. Taurine and epilepsy. Epilepsy research 2013;104(3):187–194.

Schaffer S et al. Physiological roles of taurine in heart and muscle. J Biomed Sci 2010;17 Suppl 1:S2.

Sun Q et al. Taurine supplementation lowers blood pressure and improves vascular function in prehypertension. Hypertension 2016;67(3):541–549.

Vanitha MK et al. A review on the biomedical importance of taurine. Int J Pharm Res Health Sci 2015;3(3):680–686.

# Weitere Nährstoffe

In diesem Kapitel werden weitere Nährstoffe besprochen, die – abgesehen vom Cholin – keine lebensnotwendige Funktion besitzen, aber wegen ihrer guten Wirkungen und der Datenlage häufig eingesetzt werden.

## Astaxanthin

Astaxanthin gehört zur Gruppe der Carotinoide. Es ist ein rotes Farbpigment, das in der Natur weitverbreitet ist. Astaxanthin wird von Mikroalgen (z.B. von der Blutalge Haematococcus pluvialis) oder pflanzlichem Plankton gebildet. Astaxanthin ist für die rötliche bis rosa Farbe bei Meerestieren, z.B. von Krabben, von Lachs und Lobster, oder auch bei Flamingos mitverantwortlich.

### Funktionen

**Antimikrobielle Wirkung:** Astaxanthin zeigt eine antimikrobielle Wirkung gegen das Bakterium Helicobacter pylori, das an der Entstehung von Magengeschwüren mitbeteiligt ist.

**Antioxidative und lichtabsorbierende Wirkung:** Aufgrund seiner besonderen chemischen Struktur besitzt Astaxanthin – auch im Vergleich mit anderen Carotinoiden und Antioxidanzien (wie z.B. Vitamin E) – besonders kräftige antioxidative und lichtabsorbierende Eigenschaften. Im Unterschied zu vielen anderen Antioxidanzien wird oxidiertes, verbrauchtes Astaxanthin nicht selbst zum freien Radikal. Es ist in der Lage, die sogenannte Lipidperoxidation zu hemmen.

**Entzündungshemmende Wirkung:** Astaxanthin scheint Entzündungen auf verschiedenen Ebenen beeinflussen zu können. Nachgewiesen wurde eine Hemmung des nitrosativen Stresses (NO-Synthase), des entzündungsfördernden Enzyms Cyclooxygenase-2 (COX-2) sowie weiterer wichtiger Verbindungen innerhalb von Entzündungsprozessen wie CRP (C-reaktives Protein), TNF-$\alpha$ und Interleukin-6 (IL-6).

**Neuroprotektive Wirkung, Kognition:** Astaxanthin durchdringt die Blut-Hirn-Schranke und hat in experimentellen Modellen neuroprotektive Wirkungen (antioxidativ, antiinflammatorisch, antiapoptotisch) bei Verletzungen und neurodegenerativen Störungen gezeigt.

### Zufuhrempfehlungen

In der Prävention (z.B. Sonnenschutz von innen) und bei Sportlern wird Astaxanthin meist in Dosierungen von 4–8 mg/Tag empfohlen. Für therapeutische Anwendungen (Entzündungen, Arthritis, Herz-Kreislauf-Erkrankungen) sollten 4–12 mg, bei männlichen Fertilitätsstörungen 16 mg Astaxanthin/Tag genommen werden.

Es ist übrigens möglich, Astaxanthin synthetisch herzustellen. Die strukturchemischen Eigenschaften, die antioxidative Kapazität sowie die Wirkungen und die Sicherheit von synthetischem Astaxanthin scheinen mit denjenigen der natürlichen Form (z. B. in der Blutalge Haematococcus pluvialis) jedoch nicht identisch zu sein.

## Anwendungsgebiete

**Entzündungen, Arthritis:** Astaxanthin kann begleitend bei entzündlichen Gelenkerkrankungen und anderen Entzündungen (senkt CRP) versucht werden. Wirkungen sind in der Regel nach wenigen Wochen zu erwarten. Astaxanthin kann auch zur Vorbeugung gegen die sogenannte »silent Inflammation«, das sind Entzündungsprozesse, die »ruhig« und schleichend im Hintergrund ablaufen (z. B. in den Blutgefäßen bei Arteriosklerose, bei Demenzen usw.), eingesetzt werden.

**Fertilitätsstörungen, männliche:** In einer Placebo-kontrollierten Doppelblindstudie bei Männern mit Infertilität resultierte bei Einnahme von 16 mg Astaxanthin/Tag eine erstaunlich hohe Schwangerschaftsrate von über 50 %.

**Fettstoffwechsel, Antioxydanzien:** Astaxanthin senkt die LDL-Oxidation.

**Hautqualität, Sonnenschutz von innen, Lichtschutz:** Tägliche Dosierungen im Bereich von 4–8 mg vermögen die schädlichen Auswirkungen der UV-Strahlung auf die Haut zu reduzieren. Dazu sollte Astaxanthin idealerweise wenigstens 4–6 Wochen vor einer Sonnenexposition genommen werden, damit es sich in einer ausreichenden Konzentration in den oberen Hautschichten anreichern kann. Astaxanthin scheint auch die Hautelastizität und den Feuchtigkeitsgehalt der Haut zu verbessern. Zudem besitzt Astaxanthin als Antioxydanzien schützende Wirkungen gegen lichtinduzierte Schäden der Netzhaut des Auges.

**Sport:** In kleineren Studien bewirkte eine Zufuhr von täglich 4 mg Astaxanthin eine verbesserte Leistungsfähigkeit bei Radfahrern und Läufern. Astaxanthin scheint auch die Laktat-Serumspiegel und die Gelenkschmerzen (z. B. Tennisellbogen) nach einem Training oder Wettkampf zu reduzieren.

## Literatur

Bhattacharjee M. Algal astaxanthin – a potent molecule for good health. J Algal Biomass Utln 2014;5(4):21–28.

Capelli B et al. Role of astaxanthin in sports nutrition. Aus : Bagchi D et al. (eds.) Nutrition and enhanced sports performance. Elsevier Inc. Amsterdam 2013, Chapter 48, 465–471.

Capelli B et al. Synthetic astaxanthin is significantly inferior to algal-based astaxanthin as an antioxidant and may not be suitable as a human nutraceutical supplement. Nutrafoods 2013;12(4):145–152.

Comhaire FH et al. Combined conventional/antioxidant Astaxanthin treatment for male infertility: a double-blind, randomized trial. Asian J Androl 2005;7:257–262.

Kishimoto Y et al. Potential anti-atherosclerotic properties of astaxanthin. Mar Drugs 2016;4(2):35–47.

Otsuka T et al. The protective effects of a dietary carotenoid, astaxanthin, against light-induced retinal damage. J Pharmacol Sci 2013;123:209–218.

Tominaga K et al. Cosmetic benefits of astaxanthin on human subjects. 2012;59(1):43.47.

Wu H et al. Astaxanthin as a potential neuroprotective agent for neurological diseases. Mar Drugs 2015;13:5750–5766.

# Betain

Betain (= Trimethylglycin) ist eine dem Cholin eng verwandte Substanz. Im Stoffwechsel des Menschen erfolgt die Herstellung von Betain über die Oxidation von Cholin oder über die Aminosäure Glycin. Ein großer Teil stammt auch aus der täglichen Nahrung. Unter schwierigen Stoffwechselbedingungen, wie Stress, Sauerstoffmangel oder bei Störungen des Mitochondrien-Stoffwechsels ist die körpereigene Herstellung von Betain eingeschränkt.

## Funktionen

**Homocysteinspiegel, erhöhte:**

- Betain ist wie Folsäure und die Vitamine $B_6$ und $B_{12}$ ein Einflussfaktor, der den Homocysteinspiegel im Blut (ein Risikofaktor für Herz-Kreislauf-Erkrankungen, Osteoporose und evtl. Demenzen) zu senken vermag, indem es das Recycling von Homocystein zu Methionin fördert.

**Methylierungsprozesse:**

- Betain besitzt freie Methylgruppen und kann daher Methylierungsreaktionen fördern. Diese können beispielsweise bei DNA-Reparaturprozessen, bei der Rezyklierung von Homocystein zu Methionin, bei der Bildung von Kreatin (Energiestoffwechsel) oder bei der Methylierung von Histamin von Bedeutung sein.

**Nierenfunktion:** Betain wird für eine normale glomeruläre Funktion der Nieren (Ultrafiltration) benötigt.

**Zellschutz, Krebsrisiko:**

- Betain schützt die Zelle in Stress-Situationen vor Dehydrierung und einem zu hohen Salzgehalt. Betain kann – vor allem in Kombination mit Cholin – das Krebsrisiko reduzieren.

## Störungen des Betainhaushalts

Störungen des mitochondrialen Stoffwechsels (Energiestoffwechsel) oder der Leberfunktion (z. B. bei übermäßigem Alkoholkonsum) können zu einer verminderten Eigenproduktion von Betain im Körper führen. Dies kann einen gestörten Protein- bzw. Methioninstoffwechsel in der Leber ergeben, was wiederum einen erhöhten Homocysteinspiegel und eine Abnahme von S-Adenosyl-Methionin (wichtiger Methylgruppen-Überträger) nach sich ziehen kann. In der Folge werden der Fettstoffwechsel in der Leber (Verfettung) und die Blutfettwerte beeinträchtigt.

## Zufuhrempfehlungen

Besonders reich an Betain sind alle Rübenpflanzen (Zuckerrüben, Karotten, Rote Bete), die etwa 0,25–0,30 % Betain in der Frischmasse enthalten. Die Zuckerrübenmelasse enthält 6–7 % Betain, Weizenkleie und Weizenkeime ca. 1,3 % Betain wird von manchen Blattpflanzen als Frostschutzmittel genutzt, sodass der Gehalt in der kalten Jahreszeit am höchsten ist. Über die Nahrung werden normalerweise 1–2,5 g Betain/Tag eingenommen. Bei erhöhten Homocysteinwerten werden 4–6 g Betain/Tag empfohlen.

## Anwendungsgebiete

**Diabetes mellitus, metabolisches Syndrom:** Viele Diabetiker und Patienten mit einem metabolischen Syndrom scheiden viel Betain über den Urin aus. Je niedriger die Betainplasmaspiegel, desto höher lagen gewisse kardiovaskuläre Risikoparameter: Triglyceride, BMI, Körperfettanteil, Bauchumfang, systolischer und diastolischer Blutdruck.

Homocysteinblutspiegel, erhöhter: Betain reduziert erhöhte Homocysteinblutwerte bei Gesunden um 5–20 % (nach mind. 6 Wochen). Diese gelten als Risikofaktor für Herz-Kreislauf-Erkrankungen, Demenzen und erhöhte Knochenbrüchigkeit.

Sport: Betain scheint die Leistungsfähigkeit von Athleten (v. a. Kraft) zu verbessern. Die möglichen Mechanismen: Hochfahren der körpereigenen Kreatinsynthese durch die Übertragung der in Betain enthaltenen Methylgruppen oder eine Erhöhung der NO-Verfügbarkeit (und einer entsprechend verbesserten Mikrozirkulation in der Muskulatur).

### Literatur

Detopoulou P et al. Dietary choline and betaine intakes in relation to concentrations of inflammatory markers in healthy adults: the ATTICA study. Am J Clin Nutr 2008;87:424–430.

Ismaeel A. Effects of beatine supplementation on muscle strength and power : a systematic review. J Strength Cond Res 2017 Apr 15. doi: 10.1519/JSC.0000000000001959.

Konstantinova SV et al. Divergent associations of plasma choline and betaine with components of metabolic syndrome in middle age and elderly men and women. J Nutr 2008;138:914–920.

Lever M et al. Betaine and secondary events in an acute coronary syndrome cohort. PLOS one 2012;7(5):e37883.

Lever M et al. The clinical significance of betaine, an osmolyte with a key role in methyl group metabolism. Clin Biochem 2010;43:732–744.

McRae MP et al. Betaine supplementation decreases plasma homocysteine in healthy adult participants: a meta-analysis. J Chiropract Med 2013;12:20–25.

Sun S et al. Choline and betaine consumption lowers cancer risk : a meta-analysis of epidemiologic studies. Sci Rep 2016 Oct 19;6:35547. doi: 10.1038/srep35547.

# Cholin

Cholin ist seit 1998 als essenzieller, lebensnotwendiger Nährstoff anerkannt. Cholin besitzt biochemisch einen engen Bezug zu den Vitaminen des B-Komplexes. Aufgrund von unterschiedlichen genetischen Voraussetzungen kann der indivduelle Cholinbedarf stark variieren. Die körpereigene Cholinproduktion reicht oft nicht aus, um den Bedarf abzudecken. Sie ist vor allem bei Frauen und älteren Menschen oft unzureichend.

## Funktionen

Acetylcholinbildung: Cholin wird im Stoffwechsel in Acetylcholin umgewandelt. Acetylcholin ist einer der wichtigen Neurotransmitter im Körper. Es steuert im Gehirn Gedächtnisvorgänge, Emotionen und Verhalten. Acetylcholin ist mitverantwortlich für die Erregungsübertragung von den Nerven zur Muskulatur und spielt eine zentrale Rolle im vegetativen Nervensystem, durch das lebenswichtige Funktionen wie Atmung, Blutdruck, Herzschlag, Verdauung und Stoffwechsel kontrolliert werden.

Leberstoffwechsel: Cholin ist notwendig für den Transport von Triglyceriden und anderen Fetten aus der Leber in das Gewebe. Ein niedriger Cholinstatus ist gleichbedeutend mit der Anhäufung von Fett in den Leberzellen, mit einer gestörten Leberfunktion und mit entsprechend schlechter Entgiftungskapazität für körperfremde Substanzen.

Methyldonator: Die Übertragung von Methylgruppen ist ein wichtiger Stoffwechselvorgang. Dadurch entstehen wichtige Verbindungen wie beispielsweise Noradrenalin (aus Adrenalin), Melatonin (aus Serotonin) oder der Energielieferant Kreatin. Und Homocystein wird dadurch zu Methionin rezykliert. Methylierungsprozesse können oxidative Schäden an der DNA reparieren und generell epigenetische Programme beeinflussen.

**Phosphatidylcholin, Fettstoffwechsel:** Cholin ist die Vorstufe von Phosphatidylcholin. Dies ist die Hauptkomponente von Zellmembranen, Lipoproteinen und sorgt für das Flüssigbleiben der Galle. Phosphatidylcholin wird für den Abtransport der Triglyceride in VLDL-Partikel aus der Leber in das Gewebe benötigt.

**Struktur der Zellmembranen:** Cholin ist nötig, um Membranen (z.B. der Zellen, Mitochondrien) im ganzen Körper aufzubauen und um Myelin, die Schutzhülle der Nervenbahnen, herzustellen.

## Störungen des Cholinhaushalts: Ursachen

**Mangel an B-Vitaminen:** Eine ungenügende Folsäure- oder Vitamin-$B_{12}$-Zufuhr erhöht den Bedarf an Cholin beträchtlich.

**Chronische Erkrankungen:** Krankheiten wie zum Beispiel AIDS, entzündliche Darmerkrankungen oder Arthritis erhöhen das Risiko für einen Cholinmangel.

**Hoher Alkoholkonsum:** Regelmäßiger Alkoholkonsum senkt den Cholinspiegel im Körper.

**Östrogenstatus:** Der Cholinbedarf ist bei Frauen nach der Menopause höher. Hohe Östrogenspiegel scheinen vor der Entwicklung einer Fettleber zu schützen.

**Parenterale Ernährung:** Parenterale Ernährung enthält kein Cholin und kann den Leberstoffwechsel entgleisen lassen.

**Schwangerschaft, Stillzeit:** Während der Schwangerschaft (wichtig für die Plazentafunktion) und Stillzeit ist der Bedarf an Cholin erhöht.

**Verdauungsstörungen:** Menschen, die eine Störung der Bauchspeicheldrüsenfunktion oder andere Fettverdauungsstörungen haben, nehmen Cholin schlecht auf und können deswegen Mangelerscheinungen entwickeln.

## Störungen des Cholinhaushalts: Folgen

- Fetteinlagerung in der Leber (Fettleber, NAFLD), Leberzellschäden (korreliert mit VLDL-Synthese, Anhäufung von Triglyzeriden), NASH (nichtalkoholische Steatohepatitis = entzündliche Veränderungen in einer Fettleber)
- DNA-Schäden, Veränderung der Mitochondrienmembran und -funktion, erhöhtes Krebsrisiko
- Entzündungen: eine unzureichende Cholinversorgung kann diverse Entzündungsparameter negativ beeinflussen, u.a. C-reaktives Protein (CRP), Adiponektin, Resistin
- gestörte Nierenfunktion
- gestörter Carnitin-Metabolismus
- gestörtes Wachstum
- gestörte Muskelfunktion, verminderte ATP-Produktion
- erhöhtes Risiko für Neuralrohrdefekte und Herzdefekte beim Fötus in der Schwangerschaft

## Vorkommen und Zufuhrempfehlungen

Cholin findet man in vielen Lebensmitteln: Eier, Fleisch, Fisch, Milch sowie auch Sojabohnen sind gute Quellen. In Lezithinsupplementen ist besonders viel Cholin enthalten (gewöhnlich ca. 20 % Phosphatidylcholin). Trotzdem ist die tägliche Zufuhr von Cholin in Westeuropa und in den USA häufig niedrig. Für reines Cholin beträgt die tägliche Zufuhrempfehlung 425 mg für Frauen sowie 550 mg für Männer (AI / DRI, 1998).

### Vorkommen in der Nahrung

| Nahrungsmittel | Menge | mg Cholin |
|---|---|---|
| Leber, Rind | 100 g | 520 |
| Leber, Huhn | 100 g | 290 |
| Lachs | 100 g | 220 |
| Sojamehl | 1 Tasse | 201 |
| Hühnerei | groß | 125 |
| Hühnerfleisch | 100 g | 66 |
| Erbsen, gekocht | 1 Tasse | 44 |
| Blumenkohl | 100 g | 42 |
| Milch, fettarme | 100 g | 17 |

## Anwendungsgebiete

**Asthma:** Cholinsupplemente scheinen Asthmasymptome verbessern zu können und den Bedarf an bronchienerweiternden Medikamenten zu reduzieren. Tägliche Dosierungen von 3 g Cholin scheinen dabei wirksamer zu sein als 1,5 g.

**Bewegungsstörungen:** Unregelmäßigkeiten des Acetylcholinsystems im Gehirn können zu Bewegungsstörungen führen. Deshalb kann Menschen mit Huntington-Krankheit und anderen Nervenstörungen, die sich in abnormalen Bewegungen äußern, durch die Verabreichung eines cholinhaltigen Supplementes eventuell geholfen werden.

**Fettleber (NAFLD), Entzündung der Leber:** Bei Frauen nach der Menopause (höherer Cholinbedarf) zeigen sich bei der NAFLD stärkere fibrotische Veränderungen. Durch Cholin- und Lezithinsupplemente können Symptome von viralen Leberentzündungen (Hepatitis) abgeschwächt werden sowie ihre Dauer reduziert und Rückfällen vorgebeugt werden. Bei parenteraler Ernährung an Cholinsupplementierung denken.

**Gedächtnisstörungen:** Lezithin- und Cholinsupplemente vermögen den Acetylcholinspiegel im Gehirn zu erhöhen. Acetylcholin ist beteiligt, wenn wir Erinnerungen speichern und abrufen. Cholin und Lezithin könnten folglich die Gedächtnisleistung und die Kognition steigern. Bei der Alzheimer-Krankheit werden niedrige Acetylcholinspiegel im Gehirn gefunden. Es wird diskutiert, ob die Gabe von Cholin und Lezithin Menschen mit Alzheimer-Krankheit und anderen Demenzformen helfen könnte. Cholin kann bei Kindern mit einem fetalen Alkoholsyndrom das Gedächtnis verbessern.

## Überdosierung

Bis zu einer täglichen Dosierung von 3,5 g gilt Cholin als sicher. Bei Dosierungen über 3,5 g kann in Einzelfällen eine Blutdrucksenkung beobachtet werden. Sehr hohe Dosen von Cholin (≥ 20 g/Tag über mehrere Wochen) können Übelkeit, Erbrechen, Schwindel verursachen. Cholin kann in gewissen Fällen von den Darmbakterien und via Leber zu Trimethylaminoxid (TMAO) abgebaut werden. Dies äußerst sich in einer nach Fisch riechenden Atemluft. Ob das potentiell atherogene TMAO gebildet wird, hängt von der individuellen Darmflora und auch von der Ernährungsweise ab. Bei Fleischkonsum wird mehr TMAO gebildet, bei vegetarischer Ernährung nur vernachlässigbare Mengen. Wird nach der Einnahme Cholin ein »fishy odor« festgestellt, sollte die weitere Einnahme mit einer Fachperson besprochen werden.

## Literatur

Corbin KD et al. Choline metabolism provides novel insights into nonalcoholic fatty liver disease and its progression. Curr Opin Gastroenterol 2012;28(2):159–165.

Detopoulou P et al. Dietary choline and betaine intakes in relation to concentrations of inflammatory markers in healthy adults: the ATTICA study. Am J Clin Nutr 2008;87:424–430.

Guerrerio AL et al. Choline intake in a large cohort of patients with nonalcoholic fatty liver disease. Am J Clin Nutr 2012;95:892–900.

Mehta AK et al. Choline attenuates immune inflammation and suppresses oxidative stress in patients with asthma. Immunobiology 2010;215:527–534.

Sun S et al. Choline and betaine consumption lowers cancer risk : a meta-analysis of epidemiologic studies. Sci Rep 2016 Oct 19;6:35547. doi: 10.1038/srep35547.

Zeisel SH. Choline. In: Ross AC, Caballero B, Cousins RJ, Tucker KL, Ziegler TR, eds. Modern Nutrition in Health and Disease. 11th ed. Baltimore, MD: Lippincott Williams & Wilkins; 2014:416–26.

# Chondroitinsulfat und Glukosamin

Sowohl Chondroitinsulfat als auch Glukosamin sind wichtige physiologische Bestandteile des Knorpels und werden sehr oft gemeinsam zur Behandlung der Arthrose der großen Gelenke (Hüfte, Knie) eingesetzt.

## Funktionen

**Chondroitinsulfat:** Chondroitinsulfat ist chemisch gesehen ein sulfatiertes Glukosaminoglycan. Es ist ein natürlicher Bestandteil der sog. Proteoglycane im extrazellulären Gewebe des Knorpels. Proteoglycane bestehen zum vorwiegenden Teil aus Kohlenhydraten, daneben auch aus einem kleinen Anteil Protein.

Chondroitinsulfat trägt dank seiner hochmolekularen, polymeren Struktur zur Widerstandskraft des Knorpels gegenüber Kompression bei. Zudem ist es ein Cofaktor für die Elastizität von Sehnen und Bändern. Daneben kommt es auch in Blutgefäßen und Knochen vor. Chondroitin hat antioxidative, immunmodulierende, entzündungshemmende und schmerzreduzierende Eigenschaften.

**Glucosamin:** Glukosamin ist eine Aminozucker-Verbindung, die der Glukose chemisch sehr ähnlich ist. Glucosamin ist ein natürlicher Bestandteil von Glukosaminoglycanen im Knorpelgewebe und in der Synovialflüssigkeit. Glukosamin stimuliert Knorpelzellen zum Aufbau von Knorpelmasse und trägt auch zu deren Schutz und Erhalt bei. Glukosamin wirkt entzündungshemmend (NF-kB, PGE2 usw.) und hat auch schmerzreduzierende Eigenschaften.

## Zufuhrempfehlungen

Für die Therapie der Arthrose werden folgende Dosierungen empfohlen:

- Chondroitinsulfat: 800–1200 mg/Tag
- Glukosaminsulfat: 1500 mg/Tag

Die empfohlenen Tagesdosierungen werden idealerweise auf mehrere Tagesrationen verteilt.

Sowohl für Chondroitinsulfat als auch für Glukosaminsulfat sowie auch für die Kombination dieser beiden Substanzen gibt es nebst zumeist positiven Studienergebnissen auch eine Anzahl von Studienresultaten, bei denen gegenüber der Placeboanwendung kein signifikanter Therapieerfolg festgestellt werden konnte. Folgendes ist hierzu zu beachten:

- Je nach gewähltem Therapieziel (Weite des Gelenkspalts, Progression der Erkrankung usw.) muss die Anwendungsdauer ausreichend lang sein (bis zu 1–3 Jahren). Vor allem bei älteren Studien wurde die Interventionsdauer zu kurz geplant.
- Oft wurden in den Studien zu niedrige Dosierungen verwendet.
- Bei der Arthrose ist der Placeboeffekt überdurchschnittlich hoch.
- Bei der Anwendung von Glukosamin ergibt Glukosaminsulfat die wesentlich besseren klinischen Ergebnisse (analgetische Wirkungsstärke) als Glukosaminhydrochlorid (HCl). Dies führt ebenfalls zu einer Verwässerung der Studienergebnisse.

## Anwendungsgebiete

**Arthrose, große Gelenke (Hüfte, Knie):** Sowohl Chondroitinsulfat als auch Glukosaminsulfat werden von der ESCEO (European Society for Clinical and Economic Aspects of Osteoporosis and Osteoarthritis) als »First line«-Therapie (Langzeitbehandlung) bei der Kniearthrose empfohlen.

**Chondroitinsulfat:** Eine große statistische Auswertung (Meta-Analyse), die in der renommierten Cochrane Database of Systematic Reviews publiziert wurde kam zu folgenden Ergebnissen:

- Chondroitin kann die Gelenkschmerzen für einen kurzen Zeitraum (unter 6 Monaten) leicht verringern.
- Chondroitin verbessert wahrscheinlich leicht die Lebensqualität (Schmerz, Funktion, Behinderung).

### Quellen

Chondroitinsulfat (aus Rindern, Schweinen, Hühnern oder Haifischen) und Glukosamin (aus Schalen- oder Krustentieren) werden momentan meist noch aus tierischen Quellen gewonnen. Auf dem Rohstoffmarkt sind diese beiden Rohstoffe mittlerweile in »Non-animal«-Qualität erhältlich. Ob diese dann dieselben Eigenschaften und Wirkungen besitzen, wird sich noch zeigen müssen.

- Chondroitin verlangsamt leicht die Verengung des Gelenkspaltes im Röntgenbild des betroffenen Gelenks.

In einem direkten Vergleich mit klassischen Antirheumatika (Celecoxib) zeigte sich Chondroitinsulfat hinsichtlich der Arthrose-Symptome (Gelenkschwellungen, Schmerzen, Beweglichkeit) gleichwertig, hatte jedoch Vorteile bei der Reduktion des Knorpelverlusts.

**Glukosaminsulfat:** Die Datenlage zum Glukosaminsulfat (nicht Glukosamin HCl) ist breit und kann momentan wie folgt beschrieben werden:

- Langzeitgabe reduziert den Abbau von Knorpelmaterial.
- Linderung der Arthrosesymptome und Verzögerung des Verlaufs
- schmerzlindernde und entzündungshemmende Wirkung
- moderate, aber signifikante Wirkung bezüglich der Gelenkspalt-Verringerung im Knie (nach 24 Monaten Behandlungsdauer)

- deutlich geringere Notwendigkeit von Knieoperationen
- reduzierter Bedarf an nichtsteroidalen Antirheumatika bei der Kniearthrose (ca. minus 35%)
- um über 50% verminderte Kosten (Medikamente, Konsultationen, Untersuchungen)

**Kombination Chondroitinsulfat/Glukosaminsulfat:** In den meisten neueren Studien werden Chondroitinsulfat und Glukosaminsulfat kombiniert verabreicht. Ein direkter Vergleich der Einzelgaben und der kombinierten Anwendung zeigte, dass die Kombination zusätzlich zu einer Verringerung des Gelenkspaltes führte. In einer größeren europäischen Multicenter-Studie zeigte sich die Kombination von Chondroitinsulfat und Glucosaminsulfat ebenbürtig mit dem Antirheumatikum Celecoxib hinsichtlich Schmerzreduktion, Steifheit, funktioneller Einschränkungen und Gelenkschwellungen. Auch in der Kombination ermöglicht die regelmäßige und langfristige Einnahme dieser beiden Substanzen eine klinisch relevante Reduktion des Bedarfs an nichtsteroidalen Antirheumatika und der Progression der Kniearthrose.

**Reduzierter Bedarf an nichtsteroidalen Antirheumatika:** Dieser Aspekt der Wirkung von Chondroitinsulfat/Glukosamin ist daher so bedeutsam, weil dadurch auch die – vor allem in der Langzeitanwendung – häufigen unerwünschten Nebenwirkungen (z.B. Schädigungen der Magen- und Darmschleimhaut) der Antirheumatika reduziert werden können. Zudem wird dadurch auch der Bedarf an parallel zu den Antirheumatika verordneten Protonenpumpenhemmern geringer, die zwar die Magenschleimhaut schützen, dafür wegen der Hemmung der Magensäure-Sekretion zahlreiche andere unerwünschte Wechselwirkungen mit dem Mikronährstoff-Haushalt zur Folge haben (Mängel an Eisen, Magnesium, Zink, Vitamin $B_{12}$ usw.).

## Unerwünschte Nebenwirkungen und weitere Hinweise

Das Nebenwirkungspotential von Chondroitinsulfat und Glukosaminsulfat ist gering. Gelegentlich werden gastrointestinale Nebenwirkungen (Bauchschmerzen, Verstopfung, abführende Wirkung) beschrieben. Auch deshalb sollte die Einnahme auf mehrere Tagesrationen aufgeteilt und die Einnahme nach einer Mahlzeit empfohlen werden.

Da in der Literatur über Wechselwirkungen von Glukosamin mit blutverdünnenden Arzneimitteln (Warfarin) berichtet wurde, wird von einem Einsatz von Glukosamin bei der Einnahme auch cumarinhaltiger Antikoagulanzien eher abgeraten. Glukosaminsulfat (aus tierischen Quellen) darf bei einer Allergie gegen Schalentiere nicht angewendet werden.

## Literatur

BfR: Stellungnahme Glucosamin Nr. 004/2010 des BfR vom 14. August 2009, ergänzt am 21. Januar 2013.

Bruyère O et al. Efficacy and safety of glucosamine sulfate in the management of osteoarthritis: evidence from real-life setting trials and surveys. Semin Arthritis Rheum 2016;45:S12-S17.

Fransen M et al. Glucosamine and chondroitin for knee osteoarthritis: a double-blind randomised placebo-controlled clinical trial evaluating single and combination regimens. Ann Rheum Dis. 2015;74(5):851–858.

Hochberg MC et al. Combined chondroitin sulfate and glucosamine for painful knee osteoarthritis: a multicentre, randomised, double-blind, non-inferiority trial versus celecoxib. Ann Rheum Dis 2016;75(1):37–44.

Pelletier JP et al. In a two-year double-blind randomized controlled multicenter study, chondroitin sulfate was significantly superior to celecoxib at reducing cartilage loss with similar efficacy at reducing disease symptoms in knee osteoarthritis patients. Arthritis Rheumatol 2015;67(suppl.10):abstract nr. 950.

Rovati LC et al. Effects of glucosamine sulfate on the use of rescue non-steroidal anti-inflammatory drugs in knee osteoarthritis: results from the Pharmaco-Epidemiology of GonArthroSis (PEGASus) study. Semin Arthritis Rheum 2016;45:S34–S41.

Singh G et al. Combination treatment with glucosamine-chondroitin sulfate reduces pain, disability and NSAID consumption in patients with chronic low back pain: final results from a large, community-based, pilot, open prospective interventional study. Ann Rheum Dis 2014;73(Suppl 2):300.

Singh JA, et al. Chondroitin for osteoarthritis. Cochrane database of systematic reviews 2015, Issue 1.

# Coenzym $Q_{10}$

Coenzym $Q_{10}$, auch Ubichinon genannt, ist eine körpereigene, vitaminähnliche Verbindung. Coenzym $Q_{10}$ kann von allen lebenden Zellen unseres Körpers hergestellt werden, daher wird es auch nicht zu den Vitaminen gezählt.

Unser Bedarf an Coenzym $Q_{10}$ wird im Normalfall zum größten Teil durch die zelleigene Produktion gedeckt.

## Funktionen

**Antioxidative Wirkung:** Coenzym $Q_{10}$ ist ein wichtiges fettlösliches Antioxydanzien; es hilft, Fette im ganzen Körper vor Oxidation zu schützen. So auch jene, welche als Bestandteil von Lipoproteinen (z.B. Schutz vor oxidiertem LDL-Cholesterin) im Blut oder als Bestandteil von Zellwänden zu finden sind. Coenzym $Q_{10}$ wirkt aber auch im Zusammenspiel mit anderen antioxidativen Systemen. So kann es beispielsweise »gebrauchtes«, oxidiertes Glutathion sowie Vitamin E wieder regenerieren, sodass das Vitamin erneut als Antioxydanzien genutzt werden kann.

### Laborbestimmungen von Coenzym $Q_{10}$

Der Blutspiegel von Coenzym $Q_{10}$ ist nur begrenzt aussagekräftig und unterliegt individuell großen Schwankungen, weil jede Körperzelle das Molekül im Normalfall selbst herstellen kann und daher das Blut nicht als primäres Transportmittel fungiert. Bei Supplementierung sollte der Plasma-Coenzym-$Q_{10}$-Spiegel aber dosisabhängig ansteigen, weil von außen zugeführtes Coenzym $Q_{10}$ sehr wohl übers Blut verteilt wird. Da Coenzym $Q_{10}$ im Blut in denselben Partikeln wie Cholesterin transportiert wird, sollte bei Laborbestimmungen der Plasma-Coenzym-$Q_{10}$-Spiegel auf den Cholesteringehalt bezogen werden (Cholesterin-korrelierter Wert).

**Energiestoffwechsel:** Coenzym $Q_{10}$ spielt eine lebenswichtige Rolle bei der sauerstoffabhängigen Energieproduktion in den Mitochondrien, den Energiekraftwerken aller lebenden Zellen, und trägt somit zur Bildung von ATP bei. Die Geschwindigkeit und Wirksamkeit des Atemzyklus für die Mitochondrien ist in hohem Maße von einer optimalen Coenzym-$Q_{10}$-Versorgung abhängig. Aus diesem Grund ist der Coenzym-$Q_{10}$-Spiegel in jenen Geweben am höchsten, welche die größte metabolische Aktivität haben und daher am meisten Energie benötigen (Herz, Leber, Nieren, Muskeln).

**Endothelfunktion, Entzündungshemmung:** Coenzym $Q_{10}$ zeigt diverse Wechselwirkungen mit Entzündungsmarkern: Die Spiegel des Tumornekrose-Faktors-alpha (TNF-$\alpha$)

und vermutlich auch diejenigen von Interleukin-6 (IL-6) und des C-reaktiven Proteins (CRP) werden gesenkt. Coenzym $Q_{10}$ führt zu einer deutlichen Verbesserung der Funktion des Gefässendothels.

## Vorkommen in der Nahrung

Coenzym $Q_{10}$ ist in vielen Lebensmitteln zu finden, aber immer nur in sehr kleinen Mengen. Sardinen enthalten zwar besonders viel Coenzym $Q_{10}$, aber man müsste mindestens 2 Kilogramm Sardinen verzehren, um 100 mg Coenzym $Q_{10}$ (die normale therapeutische Dosis) zu erhalten. Deshalb muss bei erhöhtem Bedarf Coenzym $Q_{10}$ als Supplement zugeführt werden.

## Zufuhrempfehlungen

Die üblichen präventiven Dosierungen für Coenzym $Q_{10}$ bewegen sich zwischen 30 und 60 mg/Tag. Für therapeutische Einsätze wird meist eine tägliche Supplementierung im Bereich von 60–300 mg empfohlen. Reines Coenzym $Q_{10}$ wird durch seine hohe Fettlöslichkeit nur in geringen Mengen vom Körper aufgenommen. In modernen Formulierungen (z. B. Lutschtabletten, gelöste, liposomale Zubereitungen in Tropfenform) ist Coenzym $Q_{10}$ deutlich besser verwertbar.

In den letzten Jahren sind auch Präparate mit reduziertem Coenzym $Q_{10}$ (Ubichinol, Coenzym QH) auf dem Markt erschienen. Ubichinol wird aus dem normalen Coenzym $Q_{10}$ (Ubichinon) bei gesunden Menschen im Darmtrakt gebildet. Es sollen damit höhere $Q_{10}$-Blutspiegel erreicht werden können. Es bleibt abzuwarten, ob das wesentlich teurere und auch instabilere Ubichinol gegenüber der bewährten Wirkung von Coenzym $Q_{10}$ in zukünftigen klinischen Studien langfristige Vorteile bietet.

Patienten mit einem frischen Herzinfarkt profitieren deutlich von einer zusätzlichen Gabe von $Q_{10}$, da sie weniger Folgeereignisse erleiden (Singh et al. 1998).

Placebokontrollierte Doppelblindstudie an 144 Patienten ($Q_{10}$ = 73, Placebo = 71) mit akutem Herzinfarkt, 120 mg Coenzym $Q_{10}$/Tag, 28 Tage

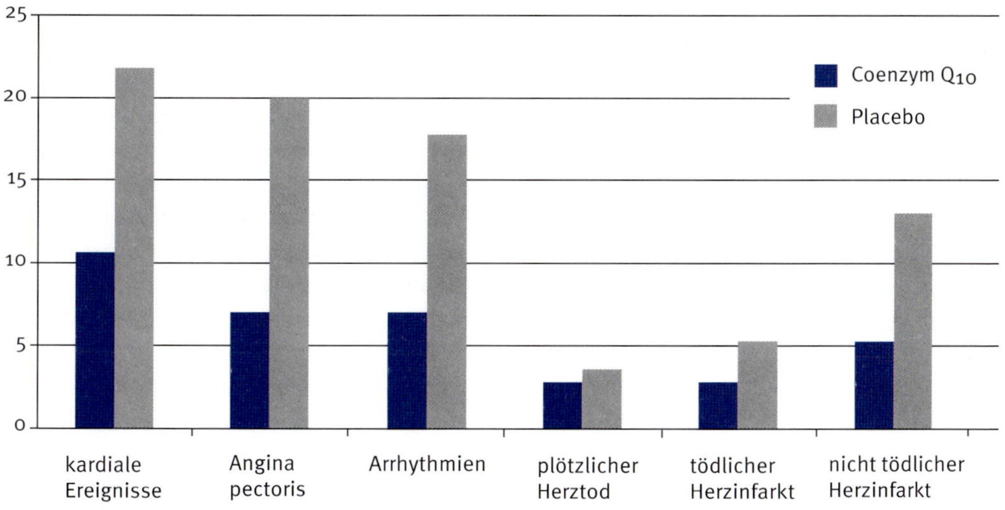

## Anwendungsgebiete

**Zystische Fibrose:** Bei Patienten mit zystischer Fibrose sind niedrige Coenzym-$Q_{10}$-Blutspiegel bekannt. Coenzym $Q_{10}$ kann auch Kindern (z. B. enteral) gegeben werden.

**Diabetes mellitus:** Coenzym $Q_{10}$ kann bei Diabetikern die Insulinspiegel und die Insulinresistenz (HOMA-IR)verbessern sowie auch begleitend zur Reduktion des oxidativen Stresses eingesetzt werden (Dosierungen 100–200 mg/Tag). Damit kann evtl. auch das Risiko für die unerwünschten Spätfolgen des Diabetes (Gefäßverengungen, Nervenschädigungen, Augenprobleme usw.) reduziert werden. Die vorliegenden Studiendaten sind jedoch nicht einheitlich.

**Fibromyalgie:** Nach einer lediglich 6-wöchigen Supplementierung (300 mg/Tag) konnten überraschend klare, klinisch relevante Ergebnisse erzielt werden: Linderung der Symptome insgesamt um 52 %, Reduktion der Schmerzen um 52 %, Reduktion der Erschöpfung um 47 %, Reduktion der morgendlichen Müdigkeit um 44 % sowie eine Normalisierung der Genexpression proinflammatorischer Faktoren.

**Hautalterung, Hautschutz:** Aufgrund seiner antioxidativen Eigenschaften ist Coenzym $Q_{10}$ in vielen Kosmetika zur Verlangsamung der Hautalterung enthalten (Anti-Aging-Produkte). Wegen der intensiv gelborangen Farbe von Coenzym $Q_{10}$ ist deren Konzentration allerdings immer sehr gering. Mittels Supplementierung genommenes Coenzym $Q_{10}$ (wenigstens 30 mg/Tag) dürfte hier einen mindestens ebenbürtigen Effekt zeigen.

**Herz-Kreislauf-Erkrankungen:** Vor allem wegen seiner wichtigen Funktionen im Energiestoffwechsel der Zellen und seiner antioxidativen Wirksamkeit gehören Herz-Kreislauf-Erkrankungen zu den wichtigsten und am besten belegten Anwendungsgebiete für den Einsatz von Coenzym $Q_{10}$. Es trägt dazu bei, die Blutgefäße, Lipoproteine (z. B. Schutz vor oxidiertem LDL-Cholesterin) usw. vor oxidativen Schäden zu schützen; diese gelten als zentraler Faktor bei der Entstehung diverser Herz-Kreislauf-Erkrankungen, wie beispielsweise Arteriosklerose, Bluthochdruck oder Herzinsuffizienz. Bei herzkranken Menschen konnte ein erniedrigter Coenzym-$Q_{10}$-Gehalt

Coenzym $Q_{10}$ und Cholesterinsenkung

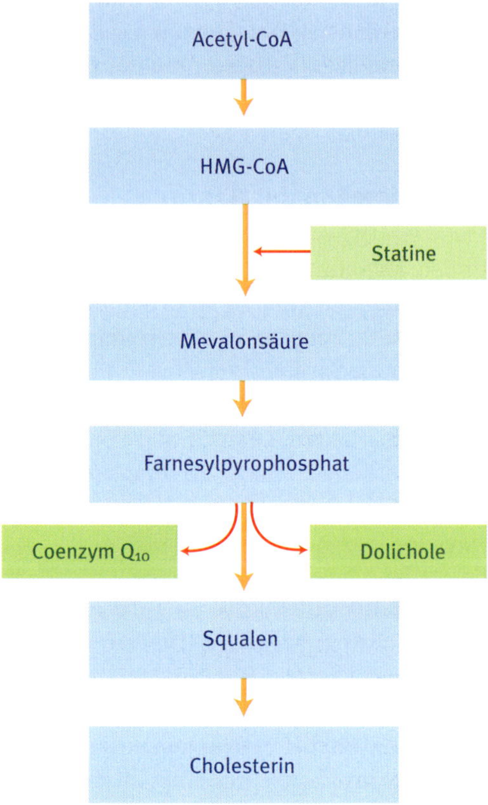


Statine blockieren nicht nur die körpereigene Cholesterinproduktion, sondern auch die Biosynthese von Coenzym $Q_{10}$.

im Herzmuskel festgestellt werden. Patienten mit Herz-Kreislauf-Erkrankungen werden oft langfristig mit cholesterinsenkenden Medikamenten aus der Gruppe der Statine behandelt. In solchen Fällen empfiehlt sich eine begleitende Gabe von Coenzym $Q_{10}$.

**Primärprävention Herz-Kreislauf-Erkrankungen:** Gesunden Senioren wurde täglich 200 mg Coenzym $Q_{10}$ (zusammen mit 200 µg Selen) langfristig verabreicht. Die Supplementierung bewirkte eine Reduktion der Todesfälle aufgrund von Herz-Kreislauf-Erkrankungen um nicht weniger als 55 %, die Gesamtmortalität sank um 24 %!

**Sekundärprävention Bypass-Operation:** Patienten, die vor einer Bypass-Operation stehen, sollten präventiv Coenzym $Q_{10}$ nehmen. Dadurch sinkt der Bedarf an Medikamenten, welche die Herzpumpfunktion anregen, um 53 % (positiv inotrop). Zudem sinkt die Häufigkeit von ventrikulären Arrhythmien, einer häufigen Komplikation, in klinisch äußerst relevanter Weise.

**Sekundärprävention Herzinfarkt:** Bei Patienten nach einem akuten Herzinfarkt kann eine begleitende Supplementierung mit Coenzym $Q_{10}$ die Häufigkeit von weiteren Ereignissen und Komplikationen ungefähr halbieren und ist damit klinisch äußerst relevant (Dosierungen 100–200 mg/Tag).

**Herzinsuffizienz:** Coenzym $Q_{10}$ (300 mg, 2 Jahre) kann bei Herzinsuffizienz (ungenügende Herzpumpleistung) die Herzfunktion (Auswurffraktion, Herzschlagvolumen, Herzindex) und den Herzrhythmus wesentlich verbessern. Die Mortalität von Herzinsuffizienzpatienten kann fast halbiert werden.

**Bluthochdruck:** Interessante Hinweise gibt es auch für den Einsatz von Coenzym $Q_{10}$ bei Bluthochdruck. Die zu erwartende Blutdrucksenkung beträgt klinisch relevante 11–17 µmol/l für den systolischen Blutdruck bzw. 8 µmol/l für den diastolischen Blutdruck (Dosierungen 60–200 mg/Tag). Eine neue Cochrane-Analyse kommt zu einer Blutdrucksenkung von 4/2 µmol/l.

**Krebserkrankungen:** Coenzym $Q_{10}$ wird eingesetzt, um die kardiotoxischen Nebenwirkungen gewisser Chemotherapeutika (Anthrazykline, Doxorubicin) zu reduzieren. Auch bei der für Tumorpatienten typischen Erschöpfung kann Coenzym $Q_{10}$ zum Einsatz kommen. Coenzym $Q_{10}$ kann die Immunantwort verbessern.

Ob ein Mangel an Coenzym $Q_{10}$ bei der Entstehung und dem Verlauf von Krebserkrankungen beteiligt ist, kann zum heutigen Zeitpunkt nicht beantwortet werden. Das eindrückliche Resultat einer Studie mit Melanompatienten lässt vermuten, dass ein langfristig ausreichend hoher Coenzym-$Q_{10}$-Blutspiegel den Krankheitsverlauf bei Melanompatienten günstig beeinflusst.

**Männliche Fertilitätsstörungen, Spermiendysfunktion:** Coenzym $Q_{10}$ verbessert die Spermienanzahl und die Spermienmotilität und sollte in Kombination mit anderen Mikronährstoffen (Antioxydanzien, L-Carnitin usw.) zur Verbesserung der Spermienqualität eingesetzt werden.

**Migräne:** Coenzym $Q_{10}$ wird erfolgreich zur Prävention gegen Migräneanfälle eingesetzt. Dabei werden während mindestens 8–12 Wochen täglich 200–300 mg Coenzym $Q_{10}$ empfohlen (oft in Kombination mit Vitamin $B_2$ und Magnesium). Die Wirkung dürfte mit einer Verbesserung des mitochondrialen, zellulären Energiedefizits zu erklären sein.

**Mitochondriale Dysfunktionen, Nitrostress:** Bei Störungen des mitochondrialen Stoffwechsels, der sich zunächst häufig in Müdigkeit, Energielosigkeit und Erschöpfung zeigt, ist der Einsatz von Coenzym $Q_{10}$ eine wichtige Option.

**Neurodegenerative Erkrankungen:** Die Datenlage beim Morbus Parkinson, beim Morbus Alzheimer, bei der Friedreichschen Ataxie und beim Morbus Huntington ist noch relativ schmal und uneinheitlich. Es gibt Vermutungen, dass Coenzym $Q_{10}$ wegen seiner mitochondrialen, antioxidativen und entzündungshemmenden Wirkungen hilfreich sein könnte.

**Schwangerschaft, Präeklampsie:** Coenzym $Q_{10}$ (200 mg/Tag, ab 20. Woche) reduziert bei Frauen mit einem erhöhten Risiko die Wahrscheinlichkeit einer Präeklampsie in klinisch relevanter Weise.

**Sport:** Vor allem bei hoher sportlicher Aktivität wird Coenzym $Q_{10}$ eingesetzt, um den Energiestoffwechsel zu unterstützen, die Regeneration der Muskulatur nach starker Beanspruchung zu fördern und den Überschuss an freien Radikalen zu reduzieren. Die Datenlage aus Studien ist aber nicht einheitlich.

**Statine bei erhöhten Blutfettwerten:** Bestimmte Blutfett-senkende Medikamente (Statine) hemmen nicht nur die körpereigene Produktion von Cholesterin, sondern gleichzeitig auch jene von Coenzym $Q_{10}$ (siehe Abb.). Daher ist bei Statineinnahme die parallele Supplementierung mit $Q_{10}$ zu empfehlen, um diese reduzierte Eigenproduktion und die erniedrigten Coenzym-$Q_{10}$-Blutspiegel auszugleichen und damit das Risiko der möglichen, breitgefächerten Nebenwirkungen der Statine zu reduzieren.

**Zahnfleischentzündung und Parodontose:** Coenzym $Q_{10}$, v. a. in Form von lokal wirksamen Zubereitungen (Lutschtabletten), ist dank seiner entzündungshemmenden Eigenschaften bei entzündetem Zahnfleisch und Parodontose gut wirksam.

## Überdosierung

Langjährige Erfahrungen auch mit sehr hohen Coenzym-$Q_{10}$-Dosierungen (bis 3 000 mg/Tag) haben gezeigt, dass Coenzym $Q_{10}$ praktisch uneingeschränkt gut verträglich und sicher ist.

## Literatur

Alehagen U et al. Cardiovascular mortality and N-terminal pro-BNP reduced after combined selenium and coenzyme Q10 supplementation: a 5-year prospective randomized double-blind placebo-controlled trial among elderly Swedish citizens. Int J Cardiol 2013;167:1860–1866.

Cordero MD et al. Can coenzyme Q10 improve clinical and molecular parameters in fibromyalgia? Antioxid Redox Signal. 2013;19(12):1356–1361.

De Frutos F et al. Prophylactic treatment with coenzyme Q10 in patients undergoing cardiac surgery: could an antioxidant reduce complications ? A systematic review and meta-analysis. Interact Cardiovasc Thorac Surg 2015;20:254–259.

Fan Li et al. Effects of coenzyme Q10 supplementation on inflammatory markers: a systematic review and meta-analysis of randomized controlled trials. Pharmacol Res 2017;119:128–136.

Fotino AD et al. Effect of coenzyme Q10 supplementation on heart failure: a meta analysis. Am J Clin Nutr 2013;97:268–275.

Gao L et al. Effects of coenzyme Q10 on vascular endothelial function in humans : a meta-analysis of randomized controlled trials. Atherosclerosis 2012;221:311–316.

Garrido-Maraver J et al. Clinical applications of coenzyme Q10. Front Biosci 2014;19:619–633.

Gül I et al. Oxidative stress and antioxidant defense in plasma after repeated bouts of supramaximal exercise: the effect of coenzyme $Q_{10}$. J Sports Med Phys Fitness 2011;51(2):305–312.

Hertz N et al. Improved survival in patients with end-stage cancer treated with coenzyme $Q_{10}$ and other antioxidants: a pilot study. J Int Med Res 2009;37:1961–1971.

Lafuente R et al. Coenzyme Q10 and male infertility : a meta-analysis. J Assist Reprod Genet 2013;30:1147–1156.

Meghan JH et al. Blood pressure lowering efficacy of coenzyme Q10 for primary hypertension. Cochrane database of systematic reviews 2016, Issue 3, Art.No. CD007435.

Mortensen SA et al. The effect of coenzyme Q10 on morbidity and mortality in chronic heart failure: results from Q-SYMBIO : a randomized double-blind trial. JACC Heart Fail 2014;2(6):641–649.

Peres HA et al. The role of coenzyme Q10 supplementation with statin drug use and chronic diseases. J Infect Dis Prev Med. 2017;5(2):DOI: 10.4172/2329-8731.1000157.

Prakash S et al. Role of coenzyme $Q_{10}$ as an antioxidant and bioenergizer in periodontal diseases. Ind J Pharmacol 2010;42(6):334–337.

Raygan F et al. The effects of coenzyme Q10 administration on glucose homeostasis parameters, lipid profiles, biomarkers of inflammation and oxidative stress in patients with metabolic syndrome. Eur J Nutr. 2016;55:2357–2364.

Rosenfeldt FL et al. Coenzyme $Q_{10}$ in the treatment of hypertension: a meta-analysis of the clinical trials. J Hum Hypert 2007;21:297–306.

Rusciani L et al.Low plasma coenzyme $Q_{10}$ levels as an independent prognostic factor for melanoma progression, J Am Acad Dermatol 2006;54(2):234–241.

Teran E et al. Coenzyme Q10 supplementation during pregnancy reduces the risk of pre-eclampsia. Int J Gynecol Obstet 2009;105(1):43–45.

# Curcumin

Curcumin ist der Hauptinhaltsstoff der Gelbwurz (Curcuma longa). Das intensiv gelb gefärbte Curcuma-Pulver ist allgemein bekannt als Bestandteil von Curry. Curcuma wird in der Ayurvedischen Medizin seit Generationen gebraucht. Bei uns sind die interessanten Wirkungen von Curcuma-Extrakten erst in letzter Zeit bekannter geworden.

## Funktionen

**Entzündungshemmung, Antioxydanzien:** Curcumin hemmt diverse Entzündungsmoleküle. Dazu gehören das Interleukin-1β, ein hochreaktives Molekül, das am Anfang der Entzündungskaskade steht und die Bildung von NF-κB auslöst. Curcuma hemmt als Folge auch die aus NF-κB entstehenden TNF-α, COX-2, IL-6, IL-8 und VEGF (Vascular endothelial growth factor). Ferner senken Curcuma-Extrakte auch das CRP (C-reaktives Protein) und fördern die antioxidative Antwort des Transkriptionsfaktors Nrf2.

**Weitere biochemische Funktionen und Eigenschaften:** Erhöhung der Spiegel von Serotonin und Dopamin, Schutz vor stressbedingter Cortisol-Ausschüttung, Verbesserung der Neuroplastizität (Brain Derived Neurotrophic Factor, BDNF), Modulation des Stickstoff-Monoxids (NO), Neuroprotektion (Hochregulierung des Transkriptionsfaktor Nrf2). Diese biochemischen Eigenschaften von Curcumin werden auch mit dessen antidepressiver Wirkung in Zusammenhang gebracht.

## Dosierungsempfehlungen

Aufgrund der sehr verschiedenen Extraktarten und galenischen Zubereitungen ist es schwierig, einheitliche Dosierungsempfehlungen abzugeben. Insbesondere die Bioverfügbarkeit der verschiedenen erhältlichen Curcumin-Präparate kann sehr unterschiedlich sein. Am besten man orientiert sich an Präparaten, mit denen konkrete Studienerfahrungen gemacht worden sind, und richtet sich nach diesen Dosierungen.

## Anwendungsgebiete

Arthritis: Die statistische Auswertung von randomisierten klinischen Studien zeigte, dass Curcumin (Interventionsdauer 1,5–4 Monate) bei Arthritis eine mit den klassischen Antirheumatika (Ibuprofen) vergleichbare Wirkung aufweist. Einen klaren Vorteil bildet das deutlich geringere Nebenwirkungspotential von Curcumin.

Arthrose: Curcumin zeigte gegenüber Ibuprofen (1200 mg/Tag, 4 Wochen) eine vergleichbare Wirkung. In der Curcumin-Gruppe zeigten sich weniger gastrointestinale Nebenwirkungen.

Darmentzündungen, chronische: Aufgrund der entzündungshemmenden Wirkung kann Curcumin auch bei chronischen Darmentzündungen eine sinnvolle Begleitmedikation sein. Allerdings ist die Datenlage noch schmal. Evtl. sind für diese Anwendung eher schlecht bioverfügbare Präparate sinnvoll, da diese ihre Wirkung lokal im Darm und weniger systemisch entwickeln.

Depressionen, Angstzustände: Zahlreiche Studien (mind. 4 Wochen) zeigen recht einheitlich die gute Wirkung von Curcumin bei Depressionen (Major Depression) – bei gleichzeitiger Nebenwirkungsfreiheit. Dabei zeigt sich bei der Kombination mit klassischen Antidepressiva ein klarer additiver Effekt. Für die Wirkung scheinen diverse Eigenschaften eine Rolle zu spielen. Es konnte auch eine angstlösende Wirkung von Curcumin festgestellt werden.

Diabetes, Mikroangiopathie, Retinopathie: Curcumin zeigte in einer Pilotstudie bereits nach 4 Wochen interessante Wirkungen bei der Behandlung von Mikroangiopathien und Retinopathien (retinales Ödem, Sehkraft gemäß Snellen Scale) von Diabetikern.

Krebserkrankungen: Die Rolle von Curcumin bei Krebserkrankungen ist ausführlich studiert und publiziert worden. Curcumin hemmt die Initiierung, die Progression und Metastasierung diverser Krebsformen. Gut bioverfügbare Curcumin-Präparate können begleitend – mit professioneller Unterstützung – zur Prävention und Therapie eingesetzt werden. Die genauen Wirkmechanismen und Einsatzgebiete können der ausführlichen Referenzliteratur entnommen werden.

Prostatahyperplasie, benigne: Gut bioverfügbare Curcuma-Extrakte können bei der gutartigen Prostatahyperplasie versucht werden. Eine Pilotstudie ergab klinisch relevante Verbesserungen gegenüber der alleinigen Standardbehandlung, die mittels des International Prostate Symptome Score quantifiziert wurden.

Lebererkrankungen, nichtalkoholische Fettleber (NAFLD): Curcumin-Extrakte scheinen bei Patienten mit NAFLD diverse positive metabolische Veränderungen bewirken zu können. Dazu gehören die Verbesserung der Leberwerte ALT, AST sowie eine klinisch relevante Verbesserung der Ultraschall-Befunde. Ebenfalls positiv verändert zeigen sich die Cholesterin-Werte. Curcumin kann zur Prävention gegen Leberschäden, die durch chronische Metallbelastungen (Cadmium, Arsen, Blei, Quecksilber usw.) hervorgerufen werden können, eingesetzt werden.

Schmerzen: In einer Meta-Analyse zeigte sich bei Schmerzpatienten (Arthritis, Arthrose, Muskelschmerzen, postoperative Schmerzen usw.), dass Curcumin eine höhere analgetische Effektstärke aufweist als nichtsteroidale Antirheumatika oder Paracetamol.

Sport, Muskelkater: Dank der entzündungshemmenden und antioxidativen Eigenschaften können Curcuma-Extrakte präventiv Muskelkater vermindern sowie akute Muskelschmerzen und Entzündungen nach intensiven sportlichen Leistungen reduzieren.

## Weitere Hinweise

Es gibt Präparate, die Piperin zur Verbesserung der Bioverfügbarkeit verwenden. Piperin ist einer der Hauptinhaltsstoffe von schwarzem Pfeffer. Allerdings kann Piperin Wechselwirkungen mit anderen Medikamenten eingehen. Piperin hemmt Glukuronidierungsprozesse und kann somit den Arzneimittelabbau im Körper verzögern.

Curcuma-Extrakte sind bei zahlreichen weiteren entzündlichen Krankheitsbildern (Krebserkrankungen, Uveitis, Psoriasis, Gastritis, Gallenblasenentzündung usw.) untersucht worden.

## Literatur

Brumatti LV et al. Curcumin and inflammatory bowel disease: potential and limits of innovative treatments. Molecules 2014;19:21127–21153.

Daily JW et al. Efficacy of turmeric extracts and curcumin for alleviating the symptoms of joint arthritis: a systematic review and meta-analysis of randomized clinical trials. J Med Food 2016;19(8):717–729.

Drobnic F et al. Reduction of delayed onset muscle soreness by a novel curcumin delivery system: a randomised, placebo-controlled trial. J Int Soc Sports Nutr. 2014;11:31–40.

Garcia-Nino WR et al. Protective effect of curcumin against heavy metals-induced liver damage. Food Chem Toxicol 2014;69:182–201.

Gupta SC et al. Therapeutic roles of curcumin: lessons learned from clinical trials. The AAPS Journal 2013;15(1):195–218.

He Y et al. Curcumin, inflammation, and chronic diseases: how are they linked? Molecules 2015;20:9183–9213.

Kuptniratsaikul V et al. Efficacy and safety of curcuma domestica extracts compared with ibuprofen in patients with knee osteoarthritis: a multicenter study. Clin Interv Aging 2014;9:451–458.

Ledda A et al. Meriva®, a lecithinized curcumin delivery system. In the control of benign prostatic hyperplasia: a pilot, product evaluation registry study. Panminerva Med 2012;54(Suppl 1 to No. 4):17–22.

Lopresti AL et al. Multiple antidepressant potential modes of action of curcumin: a review of its anti-inflammatory, monoaminergic, antioxidant, immune-modulating and neuroprotective effects. J Psychopharmacol. 2012;26(12):1512–1524.

Ng QX et al. Clinical use of curcumin in depression: a meta-analysis. J Am Med Dir Assoc 2017;18(6):503–508.

Panahi Y et al. Efficacy and safety of phytosomal curcumin in non-alcoholic fatty liver disease: a randomized controlled trial. Drug Res (Stuttg) 2017;67:4:244–251.

Prasad S et al. Recent developments in delivery, bioavailability, absorption and metabolism of curcumin: the golden pigment from golden spice. Cancer Res. Treat 2014;46(1):2–18.

Sahebkar A et al. Analgesic efficacy and safety of curcuminoids in clinical parctice: a systematic review and meta-analysis of randomized controlled trials. Pain Med 2016;17:1192–1202.

Sanmukhani J et al. Efficacy and safety of curcumin in major depressive disorder: a randomized controlled trial. Phytother Res 2014;28:579–585.

Shanmugam MK et al. The multifaceted role of curcumin in cancer prevention and treatment. Molecules 2015;20:2728–2769.

Steigerwalt R et al. Meriva, a lecithinized curcumin delivery system, in diabetic microangiopathy and retinopathy. Panminerva Med 2012;54(Suppl.1 to No. 4):11–16.

# β-Glucane

β-Glucane gehören zur Gruppe der löslichen Fasern. Der Verzehr von löslichen Nahrungsfasern wird bereits seit einiger Zeit mit positiven Auswirkungen auf die Gesundheit in Zusammenhang gebracht.

## Funktionen

Es gibt verschiedene β-Glucane. Sie sind aus D-Glucopyranone-Einheiten aufgebaut, die unterschiedlich verknüpft sind. β-1,3/1,4-Glucan wird aus Hafer und Gerste gewonnen und wird zur Regulation des Lipidstoffwechsels eingesetzt. β-1,3/1,6-Glucan wird aus den Zellwänden von Bierhefe gewonnen und besitzt immunologische Wirkungen.

**Cholesterinsenkende Wirkung:** Das aus Getreide gewonnene β-1,3/1,4-Glucan reduziert das Gesamtcholesterin und das LDL-Cholesterin.

**Verbesserung des Immunsystems:** β-1,3/1,6-Glucan stimuliert Immunzellen (NK-Zellen, Makrophagen usw.) und immunologische Rezeptoren (Dectin-1, CR-3). Studien zeigen einen Nutzen von β-1,3/1,6-Glucan zur Verringerung von Infektanfälligkeit und Pollenallergien. Es sind auch antiinflammatorische und IgA-steigernde Effekte bekannt.

## Vorkommen, Zufuhrempfehlungen

β-1,3/1,4-Glucan: In 100 g Hafer oder Gerste sind etwa 5 g β-1,3/1,4-Glucan enthalten. Die meisten Studien arbeiten mit 3–6 g β-1,3/1,4-Glucan/Tag. Die Anwendungsdauer beträgt mind. 6–12 Wochen.

β 1,3 / 1,6-Glucan: kommt in den Zellwänden der Bierhefe und auch in Shiitake-Pilzen vor. Zur Prävention gegen Infektanfälligkeit werden ca. 250 mg / Tag eingesetzt. Wesentliche unerwünschte Nebenwirkungen sind nicht bekannt.

## Anwendungsgebiete

**Erhöhte Blutfettwerte, erhöhtes Cholesterin:** β-1,3/1,4-Glucan bewirkt eine Reduktion des LDL-Cholesterins um ca. 0,25 mmol/l und des Gesamtcholesterins um ca. 0,3 mmol/l. Allgemein wird für diese Anwendung eine Dosierung von ≥ 3 g/Tag empfohlen. Die Datenlage ist sehr gut.

**Störungen des Zuckerstoffwechsels:** β-1,3/1,4-Glucan führt zu einer verbesserten Glukosetoleranz und reduziert die Blutzuckerschwankungen nach einer Mahlzeit. Die empfohlene Dosierung beträgt 4 g/Tag.

**Prävention gegen Infekte der oberen Atemwege, Pollenallergien:** Tägliche Dosierungen von 250 mg β-1,3/1,6-Glucan reduzieren die Häufigkeit von Infekten der oberen Atemwege und den Antibiotika-Bedarf bereits nach 2–4 Wochen in klinisch relevanter Weise (auch bei Kindern und in Stresssituationen). Die Häufigkeit und Symptomatik von Pollenallergien scheinen ebenfalls günstig beeinflusst zu werden.

## Literatur

Chan GCF et al. The effects of beta-glucan on human immune and cancer cells. J Hematol Oncol 2009;2: 25–35.

Daou C et al. Oat beta-glucan: its role in health promotion and prevention of diseases. Comprehensive Rev Food Sci Food Safety 2012;11:355–365.

McFarlin BK et al. Baker's yeast beta-glucan supplementation increases salivary IgA and decreases cold/ flu symptomatic days after intense exercise. J Diet Suppl 2013;10(3):171–183.

Meng F. Baker's yeast beta-glucan decreases episodes of common childhood illness in 1 to 4 year old children during cold season in China. J Nutr Food Sci 2016;6:518.

Stier H et al. Immune-modulatory effects of dietary yeast beta-1,3/ 1,6-D-glucan Nutr J 2014;13:38–46.

Talbott S et al. Beta 1,3/ 1,6 Glucan decreases upper respiratory tract infection symptoms and improves psychological well-being in moderate to highly stressed subjects. Agro Food Industry Hi-Tech. 2010;21:21–24.

Talbott S et al. β-glucan supplementation, allergy symptoms, and quality of life in self-described ragweed allergy sufferers. Food Sci Nutr 2013;1(1):90–101.

Whitehead A et al. Cholesterol-lowering effects of oat β-glucan : a meta-analysis of randomized controlled trials. Am J Clin Nutr 2014;100:1413–1421.

# Grüntee

Grüntee wird aus der Stammpflanze Camellia sinensis (»sinensis« = aus China stammend) gewonnen. Während das Trinken von Grüntee früher vor allem in Asien bekannt war, erfreut sich dieses Getränk auch in der westlichen Welt zunehmender Beliebtheit.

## Funktionen

**Antioxidative Kapazität, nitrosativer Stress:** Die antioxidativen Eigenschaften von Grüntee beruhen vor allem auf seinen hemmenden Effekt auf die Wasserstoffperoxid-Bildung. Grüntee hemmt die Lipidperoxidation, aktiviert die Glutathionperoxidase (wichtiges selenabhängiges, antioxidatives Enzym) und Glutathion und trägt auch zur Neutralisierung der aus der Bildung von NO (Stickstoff-Monoxid) entstehenden freien Radikale bei.

**Appetit- und Gewichtsregulation:** Grüntee reduziert die Bildung von Ghrelin, einem appetitanregenden Hormon, und erhöht das Adiponektin (Senkung des Diabetes-Risikos). Grüntee scheint auch die Bildung und den Abbau von Enzymen für den Fettstoffwechsel mitzuregulieren sowie auch den Abbau und die Aufnahme von Stärke aus der Nahrung zu hemmen.

**Entzündungen, Histaminfreisetzung** Grüntee hemmt das am Anfang der Entzündungskaskade stehende Molekül NF-κB. Er reduziert auch die Bildung der 12-Hydroxy-Eicosatetraensäure und von PGE2 – dies sind die beiden wichtigsten Moleküle bei der Entstehung von akutem Sonnenbrand. Zudem reduziert Grüntee die Histamin-Freisetzung aus den Mastzellen.

**UV-Protektion, Sonnenschutz:** Die Grüntee-Catechine werden in die Haut eingelagert und tragen zum Schutz vor UVA-induzierten Hautschäden und der Hautalterung bei. Fördert Reparaturprozesse in der DNA.

### Wissen

Die hauptsächlich im Grüntee enthaltenen sekundären Pflanzenstoffe sind Polyphenole, davon sind die Mehrheit Catechine – v. a. Epigallocatechingallat – daneben Coffein, Theanin, Theobromin und Theophyllin. Es gibt viele Studien über die Vorteile des Trinkens von Grüntee. Will man diese positiven Wirkungen auch mit Grüntee-Supplementen erzielen, sollte man hierfür wasserlösliche Grüntee-Extrakte wählen.

## Zufuhrempfehlungen

Aufgrund der sehr verschiedenen Extrakt-Arten und galenischen Zubereitungen ist es schwierig, einheitliche Dosierungsempfehlungen abzugeben. Am besten orientiert man sich an Präparaten, mit denen konkrete Studienerfahrungen gemacht worden sind, und richtet sich nach diesen Dosierungen.

## Anwendungsgebiete

**Akne:** Grüntee verbesserte in einer Studie die entzündlichen Hautläsionen im Bereich der Stirn und der Wangen und führte generell zu weniger betroffenen – auch nicht entzündlichen – Stellen auf der Nase, rund um den Mund und das Kinn.

**Blutfette, erhöhte:** Grüntee kann die Blutfettwerte moderat verbessern. Bei einer einjährigen Supplementierung kann eine Reduktion der Triglyzeride um etwa 2 % sowie des LDL um ca. 4 % erwartet werden.

**Darmpolpypen:** In einer japanischen Pilotstudie wurde nach der endoskopischen Entfernung von Darmpolypen, deren erneutes Auftreten untersucht. Nach der 1 Jahr dauernden Einnahme von 5–10 Tassen Grüntee/Tag lag die Anzahl der registrierten Darmpolypen in der Grüntee-Gruppe um 50 % niedriger.

**Diabetes:** Grüntee kann den $HbA_{1c}$-Wert (Langzeit-Einstellung) um etwa 0,3 % senken. Die Gluconeogenese in der Leber wird gehemmt und die Insulinsensitivität verbessert.

**Fettleber, nichtalkoholische (NAFLD):** Grüntee scheint den Fettgehalt in der Leber zu reduzieren. Zudem senkt er bei der nichtalkoholischen Fettleber den ALT-Wert (Alanain-Aminotransferase), den Marker für eine Leberentzündung.

**Herz-Kreislauf-Erkrankungen:** Ein regelmäßig hoher Grünteekonsum senkt das Risiko für Herzinfarkte (um ca. 20–30 %), Schlaganfälle (um ca. 25–35 %) und Hirnblutungen.

**Prävention, lebensverlängernde Wirkung:** In zwei großen Kohortenstudien mit über 115 000 Probanden und einer Beobachtungszeit von 8–14 Jahren konnte bei regelmäßigen Grüntee-Trinkern (≥3 Tassen/Woche, ununterbrochen während 6 Monaten/Jahr) eine Reduktion der Gesamt-Todesfälle um 5 % (bei Nichtrauchern sogar um 11 %) festgestellt werden. Die Zahl von kardiovaskulär bedingten Todesfällen nahm sogar um 14 % ab.

## Sicherheit/Überdosierung

Grüntee als Getränk gilt als sicher. Bei der Verwendung von Grüntee-Extrakt gibt es einzelne Fallberichte von erhöhten Leberwerten. Bei bekannten Lebererkrankungen sollte man allenfalls auf hochdosierte Grünteeextrakte verzichten Eine Tagesration an Grüntee kann durchaus ca. 1,5 Liter Grüntee oder mehr betragem. Genauso wie man diese Menge Grüntee nicht auf einmal trinken würde, sollte man auch die Einnahme von Grüntee-Extrakten daher über den Tag verteilen.

## Literatur

Huang J et al. The anti-obesity effects of green tea in human intervention and basic molecular studies. Eur J Clin Nutr 2014;68:1075–1087.

Isomura T et al. Liver-related safety assessment of green tea extracts in humans: a systematic review of randomized controlled trials. Eur J Clin Nutr 2016;70:1221–1229.

Li NN et al. Photoprotective effect of tea and its extracts against ultraviolet radiation-induced skin disorders. Trop J Pharm Res 2014;13(3)-475–483.

Liu K et al. Effect of green tea on glucose control and insulin sensitivity: a meta-analysis of 17 randomized controlled trials. Am J Clin Nutr. 2013;98:340–348.

Lu PH et al. Does supplementation with green tea extract improve acne in post-adolescent women? A randomized, double-blind, and placebo-controlled clinical trial. Compl Ther Med 2016;25:159–163.

Pang J et al. Green tea consumption and risk of cardiovascular and ischemic related diseases: a meta-analysis. Int J Cardiol 2016;202:967–974.

Sakata R et al. Green tea with high-density catechins improves liver function and fat infiltration in non-alcoholic fatty liver disease (NAFLD) patients: a double-blind placebo-controlled study. Int J Mol Med 2013;32:989–994.

Samavat H et al. Effects of green tea catechin extract on serum lipids in postmenopausal women: a randomized, placebo-controlled clinical trial. Am J Clin Nutr 2016;104(6):1671–1682.

Shimizu M et al. Green tea extracts for the prevention of metachronous colorectal adenomas: a pilot study. Cancer Epidemiol Biomarkers Prev 2008, 17(11):3020–3025.

Suzuki T et al. Beneficial effects of tea and the green tea catechin epigallocatechin-3-gallate on obesity. Molecules 2016,21,1305;doi:10.3390.

Zhao LG et al. Green tea consumption and cause-specific mortality: results from two prospective cohort studies in China. J Epidemiol 2017;27:36–41.

# α-Liponsäure

Die α-Liponsäure, man nennt sie chemisch auch Thioctsäure, ist eine schwefelhaltige Fettsäure. Sie besitzt sowohl fett- als auch wasserlösliche Eigenschaften und kann daher ihre antioxidative Schutzwirkung überall im Gewebe (an der Zellmembran sowie außerhalb und innerhalb der Zelle) zur Verfügung stellen. Sie kann auch die Blut-Hirn-Schranke passieren.

## Funktionen

**Antioxidative Wirkung:** Die Substanz übt als Antioxydanziensystem (Liponsäure, Dihydroliponsäure) eine breite und kräftige Wirkung aus und ist in der Lage, andere wichtige Antioxidanzien wie beispielsweise Coenzym $Q_{10}$, Glutathion, Vitamin C und E zu regenerieren (»das Antioxydanzien der Antioxidanzien«). α-Liponsäure fördert zudem die körpereigene Synthese von Glutathion, einem der wichtigsten intrazellulären Antioxidanzien und Entgiftungsmoleküle.

**Energiestoffwechsel, Mitochondrien:** α-Liponsäure hat eine äußerst wichtige und schützende Bedeutung im Energiestoffwechsel der Mitochondrien; einerseits durch ihre antioxidativen Eigenschaften, andererseits durch ihre Fähigkeit, Schäden an Fetten, Eiweißen, Enzymen und auch an der DNA zu reparieren. Als »mitochondrialer Nährstoff« könnte α-Liponsäure in Zukunft nicht nur bei Müdigkeit und Erschöpfung, sondern auch bei der Prävention gegen neurodegenerative Erkrankungen (z. B. Alzheimer-Krankheit, Multiple Sklerose oder Parkinson-Krankheit) eine Rolle spielen.

**Entgiftung von toxischen Substanzen (z. B. Schwermetallen):** Dank ihres Schwefelgehaltes kann α-Liponsäure mit Schwermetallen (z. B. Blei, Cadmium, Quecksilber, Nickel, Arsen) eine Komplexbindung eingehen (Chelatbildung). Damit erfolgt eine beschleunigte Ausscheidung dieser Metalle v. a. über die Leber (Stuhl). Die in vielen Studien beobachtete gute therapeutische Wirkung der α-Liponsäure dürfte oft mit einer Reduktion der Schwermetall-Belastung einhergehen und ein Indiz dafür sein, dass bei Volkskrankheiten chronische Schwermetall-Belastungen häufiger als vermutet eine Rolle spielen. Die Schwermetall-Ausleitung hat auch immer eine Reduktion des oxidativen Stresses zur Folge.

**Entzündungshemmende Wirkung:** α-Liponsäure kann entzündungsfördernde Moleküle wie z. B. NF-κB, Tumornekrosefaktor-alpha (TNF-α), Interleukin 6 (IL-6) und Interleukin-1β (IL-1β) und C-reaktives Protein (CRP) hemmen.

## Zufuhrempfehlungen

α-Liponsäure wird nur in geringen Mengen vom Körper selbst hergestellt. Da wir auch über die Nahrung (z. B. Fleisch, Brokkoli, Spinat oder Kartoffeln) nur kleine Mengen aufnehmen, ist eine zusätzliche Zufuhr in vielen Fällen empfehlenswert.

Präventiv werden Dosierungen zwischen 100 und 200 mg/Tag, therapeutisch meist zwischen 300–600 (–1200) mg/Tag empfohlen. Die therapeutische Gabe wird oft langfristig über mehr als 3–6 Monate durchgeführt.

### Anwendungsgebiete

**Diabetes, diabetische Neuropathien:** Bei der α-Liponsäure steht insbesondere ihre Anwendung bei der Behandlung und Prävention von diabetischen Nervenstörungen (Polyneuropathie, Parästhesien) im Vordergrund: α-Liponsäure bewirkt eine signifikante Verminderung der Schmerzintensität und auch der Nervenleitgeschwindigkeit; für die Verbesserung der Symptome ist eine Dosierung von i.v. 600 mg/Tag (3 Wochen) oder peroral von mind. 600 mg/Tag (mind. 3–5 Wochen) und sollte möglichst frühzeitig erfolgen. α-Liponsäure kann die Einstellung des Zuckerstoffwechsels ($HbA_{1c}$) im gleichen Ausmaß wie Vitamin E und Omega-3-Fettsäuren verbessern und kann auch die Funktion des Gefäßendothels optimieren.

**Entzündungen (inkl. low-grade Inflammation), Schmerzen:** Wegen seiner entzündungshemmenden Wirkung (ca. 600 mg/Tag) kann α-Liponsäure bei Low-Grade-Entzündungen (Herz-Kreislauf-Erkrankungen), aber auch bei Leberentzündungen, Gelenkentzündungen, Autoimmunerkrankungen, Colitis ulcerosa und chronischen Schmerzzuständen begleitend eingesetzt werden. Es werden diverse Entzündungsmoleküle gehemmt.

**Grauer Star (Katarakt):** α-Liponsäure kann wegen seiner antioxidativen und Schwermetall-eliminierenden Eigenschaften für die Prävention und Behandlung des grauen Stars hilfreich sein.

#### α-Liponsäure nicht zu den Mahlzeiten einnehmen

Verschiedene Nahrungsmittel können die Verwertbarkeit der α-Liponsäure beeinträchtigen; umgekehrt stört sie auch die Verwertung von Mineralstoffen und Spurenelementen. α-Liponsäure sollte daher mit ausreichendem Abstand zu einem Mineralstoff- oder Spurenelementpräparat und nicht zu einer Mahlzeit eingenommen werden. Nehmen Sie Ihr α-Liponsäure-Präparat idealerweise entweder 1,5 Stunde vor oder 2 Stunden nach einer Mahlzeit ein.

**Krebserkrankungen:** Bei gewissen Chemotherapeutika (z. B. Platinverbindungen, Docetaxel) kann α-Liponsäure die häufig als Nebenwirkung auftretende Polyneuropathie vermeiden oder reduzieren.

**Lebererkrankungen (nichtalkoholische Fettleber, NAFLD):** Die antioxidativen, antiinflammatorischen und die mitochondrialen Wirkungen der α-Liponsäure könnten diese zu einem interessanten Cofaktor bei der Behandlung der NAFLD machen.

**Mitochondriopathien, nitrosativer Stress:** Der Einsatz von α-Liponsäure – in Kombination mit anderen wichtigen mitochondrialen Mikronährstoffen wie Vitamin $B_2$, $B_{12}$, Coenzym $Q_{10}$ und L-Carnitin – ist zur Wiederherstellung einer optimalen Mitochondrienfunktion und zur Neutralisierung des Nitrostresses sinnvoll. Diese Nährstoffe könnten zukünftig auch eine wichtige Rolle bei der Vorbeugung gegen neurodegenerative Krankheiten (Alzheimer-Krankheit, Parkinson-Krankheit, Multiple Sklerose usw.) oder gegen Migräne übernehmen.

**Multiple Sklerose:** Kann den Verlauf der Erkrankung allenfalls positiv beeinflussen, da Liponsäure die T-Zell-Aktivität moduliert, Schwermetalle komplex bindet und eliminiert sowie die antioxidative Kapazität und das Zytokin-Profil verbessert.

**Schwermetall-Belastungen, chronische:** Liponsäure und Dihydroliponsäure binden bevorzugt Blei, Quecksilber, Kupfer, Eisen. Der prinzipielle Vorteil von α-Liponsäure bei der Therapie von chronischen Metallintoxikationen im Vergleich mit anderen Komplexbildnern wie Penicillamin, EDTA usw. ist, dass diese eine gut verträgliche, physiologische Substanz ist. Zudem kann die belastende parenterale Applikation (Infusion, Injektion) oft durch eine perorale Gabe ersetzt werden.

**Sport:** α-Liponsäure kann die Konzentration von Laktat und Pyruvat senken. Für Ausdauersportler bringt dies den Vorteil, dass die Energiegewinnung in Richtung Fettverbrennung gelenkt werden kann. Der positive Einfluss auf das Glutathionrecycling und die Glutathionsynthese verbessert die Regeneration des Athleten.

### Überdosierung

Auch in höheren Dosierungen (bis ca. 2 g/Tag) sind keine wesentlichen Nebenwirkungen zu erwarten.

### Literatur


Gomes MB et al. Alpha-lipoic acid as a pleiotropic compound with potential therapeutic use in diabetes and other chronic diseases. Diabetol Metabol Syndr 2014;6(1):80.

Khalili M et al. Does lipoic acid consumption affect the cytokine profile in multiple sclerosis patients: a double-blind, placebo-controlled, randomized clinical trial. Neuroimmunomodulation 2014;21(6):291–296.

Liu J et al. The effects and mechanisms of mitochondrial nutrient alpha-lipoic acid on improving age-associated mitochondrial and cognitive dysfunction: an overview. Neurochem Res 2008;33:194–203.

Mijnhout GS et al. Alpha lipoic acid for symptomatic peripheral neuropathy in patients with diabetes: a meta-analysis of randomized controlled trials. Int J Endocrinol 2012:456279. doi: 10.1155/2012/456279.

Moura FA et al. Lipoic acid: its antioxidant and anti-inflammatory role and clinical applications. Curr Top Med Chem 2015;15(5):458–483.

Park S et al. Physiological effect and therapeutic application of alpha lipoic acid. Curr Med Chem 2014;21: 1–10.


## Lutein, Zeaxanthin

Lutein und Zeaxanthin werden den Carotinoiden zugeordnet. Sie können vom Körper nicht selbst hergestellt werden. Sie zählen zu den essenziellen Mikronährstoffen und müssen über die Nahrung zugeführt werden. Die wichtigste Quelle sind Gemüse und Früchte. »Lutein« kommt vom lat. »luteus« = gelb. Lutein besitzt eine tiefgelbe Farbe.

### Funktionen

Lutein und Zeaxanthin wird eine vorbeugende Wirkung gegen die Makuladegeneration zugeschrieben. Sowohl Lutein als auch Zeaxanthin haben eine hohe Affinität zur Augenlinse und zur Netzhaut des Auges. Die Luteinkonzentration in der Macula lutea, dem Ort des schärfsten Sehens im Auge, liegt etwa 10 000-mal höher als im Blut. Der Transport vom Blut ins Auge erfolgt durch von DHA (Omega-3-Fettsäure) abhängigen Lipiden (HDL-Cholesterin).

Antioxidative Wirkung: Lutein und Zeaxanthin können durch UV-Licht gebildete freie Radikale frühzeitig neutralisieren, bevor es über Kettenreaktionen zu Zellschädigungen kommt.

Lichtfilter: Lutein und Zeaxanthin agieren als eigentliche Lichtfilter. Sie sind in der Lage, bestimmte Wellenlängen des Sonnenlichtes zu absorbieren. Insbesondere das zellschädigende blaue Licht wird im Bereich von 445 nm (Lutein) und 451 nm (Zeaxanthin) wirksam ausgefiltert

Weitere Funktionen: Hemmung des Wachstums von Melanom-Zellen im Auge. Entzündungshemmende Effekte (Interleukin-6 und 8).

## Zufuhrempfehlungen

Die in den wissenschaftlichen Studien zumeist eingesetzten Dosierungen von Lutein bewegen sich im Bereich von mindestens 10–20 mg/Tag (meist in Kombination mit Zeaxanthin). Diese Mengen können auch mit einer »farbigen«, carotinoidreichen Nahrung mit viel Gemüse und Früchten erreicht werden.

Im Handel werden zahlreiche Nahrungsergänzungsmittel angeboten, die oftmals synthetisches Lutein und Zeaxanthin und nur einen Bruchteil der für die Vorbeugung benötigten Dosierungen von etwa 10 mg/Tag enthalten. Damit wird man niemals eine reproduzierbare, präventive Wirkung erzielen. Es lohnt sich also, den Inhalt der angebotenen Produkte etwas genauer unter die Lupe zu nehmen.

### Welche Nahrungsmittel sind luteinreich?

Lutein ist in erster Linie in Gemüse und Früchten zu finden: (pro 100 g): Grünkohl 22 mg, Spinat 10 mg, schwarze Johannisbeeren 4–22 mg, Blaubeeren 3–26 mg, Avocado 3–16 mg, Pflaumen 2–24 mg, Mais 1 mg.

## Anwendungsgebiete

Herz-Kreislauf-Erkrankungen: Eine höhere Lutein- und Zeaxanthinzufuhr und höhere Blutspiegel dieser Mikronährstoffe korrelieren mit einem geringeren Risiko für koronare Herzerkrankungen, Schlaganfälle und das metabolische Syndrom.

Katarakt, grauer Star: Ausreichend hohe Lutein- und Zeaxanthin-Blutspiegel reduzieren das Risiko für eine der drei Kataraktformen (Cataracta nuclearis, Kernkatarakt).

Makuladegeneration: Folgende positive Wirkungen von Lutein, Zeaxanthin und meso-Zeaxanthin (Ernährung, Supplementierung) sind bekannt:

- Erhöhung der Dichte der schützenden Makulapigmentschicht (auch zusammen mit der Omega-3-Fettsäure DHA). Diese spielt für die Sehkraft und Sehschärfe eine fundamentale Rolle.
- Verbesserung der Sehschärfe bei Patienten mit Maculadegeneration
- Reduktion des Risikos für eine fortgeschrittene Maculadegeneration. Allerdings halte die vielbeachtete AREDS2-Studie (10 mg Lutein, 2 mg Zeaxanthin) diesbezüglich eher enttäuschende Ergebnisse. Bei Personen mit einer niedrigen Lutein- und Zeaxanthinzufuhr über die Ernährung

konnte die Supplementierung von Lutein und Zeaxanthin jedoch eine Risikoreduktion von 26 % bewirken.

In zukünftigen Studien müsste der genauen Dosierungsfindung (höhere Dosierungen, evtl. höhere Bedeutung von Zeaxanthin und meso-Zeaxanthin als bisher angenommen usw.) mehr Beachtung geschenkt werden. Das Schwergewicht des Einsatzes für Lutein und Zeaxanthin liegt klar auf der Prävention. Eine bestehende Makuladegeneration wird man bestenfalls stabilisieren können.

### Literatur

Akuffo KO et al. Sustained supplementation and monitored response with differing carotenoid formulations in early age-related macular degeneration. Eye 2015;29:902–912.

Leermakers ET et al. The effects of lutein on cardiometabolic health across the life course: a systematic review and meta-analysis. Am J Clin Nutr. 2016;103:481–494.

Liu R et al. Lutein and zeaxanthin supplementation and association with visual function in age-related macular degeneration. Invest Ophthalmol Vis Sci 2015;56(1):252–258.

Liu XH et al. Association between lutein and zeaxanthin status and the risk of cataract: a meta-analysis. Nutrients 2014;6:452–465

Ma L et al. Lutein, zeaxanthin and meso-zeaxanthin supplementation associated with macular pigment optical density. Nutrients 2016;8:426–439.

Ma L et al. Lutein and zeaxanthin intake and the risk of age-related macular degeneration: a systematic review and meta-analysis. Brit J Nutr 2012;107:350–359.

The age-related eye disease study 2 (AREDS2) research group. Lutein + zeaxanthin and omega-3-fatty acids for age related macular degeneration. JAMA 2013;309(19):2005–2015.

Wu J et al. Intakes of lutein, zeaxanthin, and other carotenoids and age-related macular degeneration during 2 decades of prospective follow-up. JAMA Ophthalmol. 2015;133(12):1415–1424.

## Lycopin

Lycopin ist ein natürlicher Pflanzenfarbstoff. Es gehört zu den Carotinoiden und gibt beispielsweise den Tomaten ihre rote Farbe.

### Funktionen

**Antioxidative Wirkung:** Lycopin hat eine ausgeprägte antioxidative Wirkung. Es kann Singulett-Sauerstoff und das Peroxyl-Radikal neutralisieren. Lycopin trägt dazu bei, die zelluläre Kommunikation anzuregen.

**Photoprotektive Wirkung (Lichtschutz):** Die vielen Doppelbindungen in seiner chemischen Struktur ermöglichen es dem Lycopin, den größten Teil des sichtbaren Lichts zu absorbieren. Es erscheint deshalb rot. Dadurch kann es die Haut vor dem erhöhten Kollagenabbau durch die UV-Strahlung schützen und die entstehenden freien Radikale und Enzyme (Metallproteasen) neutralisieren.

**Endothelfunktion:** Die Veränderung der Endothelfunktionen gilt als einer der frühen Marker für arteriosklerotische Gefäßveränderungen. Lycopin verbessert diverse endotheliale Zellfunktionen.

**Entzündungshemmung:** Reduziert u.a. folgende Entzündungsmarker: IL-4, TNF-alpha, C-reaktives Protein (CRP).

### Vorkommen in der Nahrung

Tomaten und aus Tomaten hergestellte Lebensmittel sind die wichtigsten Lycopinquellen. Daneben kommt Lycopin auch in Wassermelonen, Guava, Aprikosen, Papaya und rosagefärbten Grapefruits vor. Lycopin wird durch den Kochvorgang nicht zerstört, sodass eine Tomatensauce in Teigwaren oder auf der Pizza auch als Lycopinlieferant dienen kann.

## Zufuhrempfehlungen

Die durchschnittliche tägliche Lycopinzufuhr über Lebensmittel liegt in Europa im Bereich von 0,5–5 mg. Bei sekundärpräventiven oder therapeutischen Zielsetzungen werden in der Regel Supplemente mit 10–30 mg Lycopin/Tag empfohlen. Lycopin-Präparate aus natürlichen Quellen sind synthetischem Lycopin vorzuziehen.

## Anwendungsgebiete

**Herz-Kreislauf-Erkrankungen:** 1997 konnte in der EURAMIC-Studie ein Zusammenhang zwischen dem Lycopingehalt im Fettgewebe und der Häufigkeit eines Herzinfarktes festgestellt werden. Lycopin ist eine sehr lipophile Substanz – daher ist ein solcher Messwert vermutlich noch aussagekräftiger als der Lycopin-Blutspiegel. Gemäß dieser Studie können hohe Lycopinspiegel etwa 50 % aller Herzinfarkte verhindern. Neuere Meta-Analysen bestätigen die früheren Ergebnisse grundsätzlich. Lycopinsupplemente verbessern den systolischen Blutdruck um ca. 5 mmHg (bei systolischem Blutdruck von > 120 mmHg sogar um ca. 8 mmHg), tomatenreiche Ernährung verbessert die endothelialen Funktionen, das LDL-Cholesterin (moderat) und Entzündungsfaktoren (IL-6). Ausreichend hohe Lycopin-Blutspiegel reduzieren das Schlaganfall-Risiko.

**Krebserkrankungen:** Eine an Lycopin reiche Nahrung bzw. hohe Lycopinspiegel können das Risiko verschiedener Krebsformen z. T. sehr deutlich reduzieren (Magen-Darm, Prostata, Brust). Die begleitende Gabe von Lycopin (15–30 mg/Tag, 1–4 Monate) senkt den Messwert des Tumormarkers PSA (prostataspezifisches Antigen).

### Wissen

Lycopin besitzt – anders als Beta-Carotin – in seiner chemischen Struktur keinen geschlossenen sog. Beta-Ionon-Ring. Daher kann Lycopin im Körper nicht in Vitamin A umgewandelt werden.

**Lichen ruber planus:** In kleineren Studien zeigte Lycopin (8 mg/Tag, 2 Monate) bei dieser entzündlichen und sich oft mit juckenden Knötchen zeigenden Hauterkrankung deutliche Verbesserungen.

**Lichtschutz, Sonnenschutz:** Lycopin wird oft mit anderen Carotinoiden zum Schutz vor UV-bedingten Hauterythemen eingesetzt (begleitend mit einem äußeren Sonnenschutz). Diese Carotinoide (insgesamt ≥ 20 mg/Tag) verlängern die Latenzzeit bis zur Entstehung entsprechender Hautaffektionen. Wichtig ist es, solche Präparate mehrere Wochen vor der Sonnenexposition einzunehmen, damit sich die Carotinoide in der Haut genügend anreichern und ihre UV-Absorber-Wirkung ausüben können.

**Zahnfleischentzündung und Parodontose:** Lycopin kann bei Zahnfleischentzündungen versucht werden (schmale Datenlage).

### Literatur

Chen J et al. Effect of lycopene supplementation on oxidative stress: an exploratory systematic review and meta-analysis of randomized controlled trials. J Med Food 2013;16(5):361–374.

Cheng HM et al. Tomato and lycopene supplementation and cardiovascular risk factors: a systematic review and meta-analysis. Atherosclerosis 2017;257:100–108.

Ilic D et al. Lycopene fort he prevention and treatment of benign prostatic hyperplasia and prostate cancer: a systematic review. Maturitas 2012;72:269–276.

Kohlmeier et al. Lycopene and myocardial infarction risk in the EURAMIC study. Am J Epidemiol. 1997;146:618–626.

Li X et al. Dietary and circulating lycopene and stroke risk: a meta-analysis of prospective studies. Sci Rep 2014;4:5031.

Li X et al. Lycopene supplement and blood pressure: an updated meta-analysis of intervention trials. Nutrients 2013:5:3696–3712.

Rowles JL et al. Increased dietary and circulating lycopene are associated with reduced prostate cancer risk: a systematic review and meta-analysis. Prostate Cancer and Prostatic Dis 2017 Apr 25.doi:10.1038./pcan.2017.25.

Saawarn N et al. Lycopene in the management of oral lichen planus : a placebo-controlled study. Indian J Dent Res 2011;22(5):639–643.

# Melatonin

Melatonin ist ein Hormon, das von der Zirbeldrüse produziert wird, einer kleinen erbsenförmigen Drüse im Gehirn. Melatonin reguliert den Schlaf-Wach-Rhythmus; es ist unser innerer Zeitgeber, der uns sagt, wann wir schlafen oder wach sein müssen. Weitere Wirkungsweisen von Melatonin beruhen auf dem Effekt als Antioxidans sowie auf der Regulation des Reproduktions- und Immunsystems. Der Melatoninspiegel ist während der Kindheit und im Jugendalter am höchsten.

## Funktionen

**Analgetische Wirkung:** Melatonin besitzt ein schmerzstillendes Potential. Dieses wird durch die Regulation von zirkadianen Rhythmen, durch angstlösende Effekte, durch Einflüsse auf Melatonin-Schmerzrezeptoren im Hirn sowie durch Einflüsse auf Neurotransmitter erklärt.

**Antioxidative Wirkung, Mitochondrien:** Melatonin ist ein relativ starkes Antioxidans. Dank der lipophilen Eigenschaften ist es vor allem für Nervenstrukturen (neuroprotektive Wirkung) wichtig. Melatonin wirkt auch im Verbund mit anderen Antioxidanzien, z. B. stimuliert es die Aktivität von Glutathionperoxidase, einem wichtigen antioxidativen, selenabhängigen Enzym. Melatonin schützt die Mitochondrien (inkl. DNA) vor oxidativen Schäden.

**Alterungsprozess:** Die verminderte Produktion von Melatonin im Alter vermag zu den degenerativen Veränderungen beitragen, die mit dem Alterungsprozess verbunden sind. Bei Tieren vermag Melatonin die Lebenserwartung zu erhöhen, die Verkürzung der Telomere zu hemmen sowie die Zellreparatur-Mechanismen, die Gefäßendothel-Funktionen und die Schilddrüsenfunktion zu optimieren. Melatonin erhöht den Spiegel des »Langlebigkeits-Proteins« SIRT1.

**Auswirkung auf den Stoffwechsel:** Melatonin spielt eine Rolle bei der Steuerung des Stoffwechsels. Es kann die Körpertemperatur und den Blutdruck senken. Melatonin kann als Botenstoff wirken, der den Metabolismus an eine veränderte Nahrungsaufnahme anpasst: Verlangsamung des Stoffwechsels bei geringer Energieaufnahme, erhöhte Stoffwechselaktivität in Zeiten hoher Energieaufnahme.

**Immunsystem, Krebserkrankungen:** Melatonin wirkt immunmodulatorisch und verbessert die Immunantwort auf Bakterien, Viren und körperfremde Eiweiße. Melatonin moduliert zudem die Östrogen- und Androgenaktivität, hemmt das Krebszell-Wachstum und hemmt die Angiogenese.

Schlaf-Wach-Rhythmus: Mit der Abgabe von Melatonin kontrolliert die Zirbeldrüse die biologische Uhr des Körpers, den inneren Mechanismus, der unseren Wach- und Schlafzustand reguliert. Die Ausschüttung von Melatonin erfolgt zyklisch; hohe Dosen während der Nacht (der Blutspiegel erhöht sich in der Nacht um mehr als das 10-Fache, mit Spitzenwerten zwischen 2 und 4 Uhr). Melatonin hat eine leicht einschläfernde und beruhigende Wirkung.

## Vorkommen, Zufuhrempfehlungen

In Lebensmitteln kommt Melatonin in geringen Mengen vor (z.B. Walnüsse, Milch, Gemüsekeimlinge, Trauben). Aus Supplementen wird Melatonin gut absorbiert, wenn diese oral eingenommen oder unter der Zunge aufgelöst werden. Gewöhnlich werden Melatoninsupplemente von 0,5–5 mg (auch in retardierten Formen) angeboten.

**TIPP** Wenn Sie Melatonin wegen der schlaffördernden Wirkung verwenden, sollten Sie das Präparat eine halbe bis eine Stunde vor dem Schlafengehen auf leeren Magen nehmen.

## Anwendungsgebiete

Alterungsprozesse: Ältere Menschen mit einer geringen körpereigenen Melatonin-Synthese können positiv auf Melatoninsupplemente reagieren. Der normale tägliche Schlaf-Wach-Rhythmus kann wiederhergestellt werden, Zellkomponenten (z.B. DNS) werden vor dem vorzeitigen, altersbedingten Abbau geschützt. Melatonin hilft auch, ein gesundes Funktionieren der Blutgefäße (entzündungshemmend, antioxidativ, antiatherogen), der Gonaden (Geschlechtsdrüsen) und der Schilddrüse aufrechtzuerhalten.

Alzheimer-Krankheit: Bei Patienten mit Alzheimer-Krankheit konnten erhöhte Schwermetall-Konzentrationen im Gehirn sowie auch in Körperflüssigkeiten nachgewiesen werden. In Zellkulturen scheint Melatonin die Zellen vor Quecksilberwechselwirkungen (Glutathionverlust, Neuroprotektion) zu schützen. Langzeitgaben von Melatonin scheinen bei Alzheimer-Patienten die kognitiven Funktionen und die Schlafqualität zu verbessern. Für den neuroprotektiven Einsatz postulieren Wissenschaftler Studien mit Dosierungen von 50 bis 100 mg Melatonin/Tag.

Krebserkrankungen: Die begleitende Einnahme von Melatonin (10–40 mg/Tag) – zusammen mit einer Chemotherapie – führte bei Krebspatienten (unabhängig der Krebsform) zu einer deutlich reduzierten Mortalität nach 1 Jahr sowie zu einem besseren klinischen Bild. Wesentlich optimiert wurden auch das Blutbild (Leukopenie, Thrombozy-

### Melatonin gegen Jetlag

Melatonin kann die Symptome eines Jetlags wirkungsvoll reduzieren. Nehmen Sie es eine Woche bis zehn Tage lang ein, nachdem Sie in die neue Zeitzone gereist sind. Es hilft so, die innere Uhr auf den richtigen Schlaf-Wach-Rhythmus zu stellen. Die Dosierungsempfehlungen liegen im physiologischen Bereich (0,5 mg/Tag) bis zu 3–5 mg/Tag.

topenie), Schwächezustände, Schwindel und Erbrechen sowie niedriger Blutdruck.

**Medikamente:** Betablocker beeinflussen die Melatoninproduktion negativ. Benzodiazepine (wie z.B. Valium®) unterbrechen den gewöhnlichen Melatoninzyklus während Schlaf- und Wachphasen und können bei manchen Menschen eine entgegengesetzte Wirkung haben, obwohl sie oft als Schlafmittel verschrieben werden. Menschen mit Schlafstörungen, die diese Medikamente einnehmen, können positiv auf Melatonin reagieren. Melatonin kann parallel mit Benzodiazepinen verabreicht werden und ermöglicht in der Regel eine Dosisreduktion ohne Entzugssymptome.

**Reizdarm:** Melatonin kann die gastrointestinale Motilität regulieren. Es reduziert Bauchschmerzen und verbessert das Wohlbefinden von Reizdarm-Patienten.

**Schlafstörungen:** Melatonin ist wirksam bei (älteren) Menschen, deren Melatoninausschüttung während der Nacht reduziert ist und die deshalb an Schlafstörungen leiden. Melatonin verbessert Einschlafstörungen, erhöht die Schlafdauer und die Schlafqualität (inkl. REM-Schlaf). Dosierungen im Bereich von 5 mg/Tag und eine längere Einnahmedauer (mehrere Wochen) führten zu insgesamt besseren Ergebnissen als eine niedrigere Dosierung und kürzere Einnahmezeiten. Melatonin kann auch bei zahlreichen Krankheitsbildern einerseits zur Verbesserung des Schlafes, andererseits gleichzeitig zur Verbesserung der jeweiligen Krankheitssymptome eingesetzt werden (z.B. Neurodermitis, Schmerzzustände, Krebserkrankungen, Demenzen usw.). Bei den meisten Menschen verursacht Melatonin keinen »Kater« am Morgen. Stimmung und Leistungsfähigkeit am Morgen sind nicht beeinträchtigt. Bei Durchschlafstörungen können retardierte Melatoninpräparate versucht werden. In placebokontrollierten Doppelblind-Untersuchungen konnte Melatonin auch bei Einschlafschwierigkeiten von Kindern mit Entwicklungsstörungen erfolgreich eingesetzt werden. Es wurden bei einer Versuchsdauer von 6 Wochen keinerlei unerwünschte Nebenwirkungen festgestellt.

**Schmerzzustände (Migräne, Spannungs- und Clusterkopfschmerzen, Rückenschmerzen, Endometriose, Fibromyalgie):** Melatonin (3 mg/Tag, abends einnehmen) führt zu einer relevanten Reduktion von Migräne-Attacken (auch bei Kindern), deutlicher Verbesserung bei Spannungs- und Clusterkopfschmerzen (3–10 mg Melatonin/Tag) sowie auch bei chronischen Rückenschmerzen. Bei Endometriose führte Melatonin (10 mg/Tag, 8 Wochen) zu einer klinisch relevanten Reduktion der Schmerzen und Menstruationskrämpfe (um ca. 40 %) sowie des Schmerzmittelbedarfes (um 80 %). Bei der Fibromyalgie wurde Melatonin (auch in Kombination mit Fluoxetin, Amitriptylin) in Dosierungen von 3–10 mg/Tag eingesetzt. Es führte zu Verbesserungen der Schmerzen, Depressionen und Schlafstörungen.

**Tardive Dyskinesie, Schizophrenie:** In einer doppelblinden, placebokontrollierten Cross-over-Studie wurde Patienten mit Schizophrenie und tardiver Dyskinesie während 6 Wochen täglich 10 mg Melatonin gegeben. Es konnte eine signifikante Verbesserung der Bewegungsmotorik festgestellt werden.

### Überdosierung

Bei Dosen von 1–5 mg wurden nur wenige milde Nebenwirkungen festgestellt: Schlaflosigkeit (9 %), Kopfschmerzen (3 %), Schwindel (3 %), Übelkeit (1 %). Bei älteren Frauen scheinen bereits niedrige Dosen (1 mg Melatonin/Tag) die Glukosetoleranz und die Insulinsensitivität zu reduzieren. Melatonin wurde den Patienten in den meisten Studien während einer begrenzten Zeit verabreicht – gewöhnlich während Tagen oder einiger Wochen. Sehr hohe Dosen können zur Unterbrechung des Menstruationszyklus bei jungen Frauen oder bei einzelnen anfälligen Personen zu Depressionen führen. Wenn Melatonin während des Tages eingenommen wird, kann es leichte Ermüdungserscheinungen und Schläfrigkeit hervorrufen.

### Literatur

Cardinali DP et al. Clinical aspects of melatonin intervention in Alzheimer's disease progression. Curr Neuropharmacol 2010;8:218–227.

Chang YS et al. Melatonin supplementation for children with atopic dermatitis and sleep disturbance. A randomized clinical trial. JAMA Pediatr 2016;170(1):35–42.

Danilov A et al. Melatonin in chronic pain syndromes. Pain Ther 2016;5:1–17.

Favero G et al. Melatonin and its atheroprotective effects: a review. Mol Cell Endrocrin 2014:382:926–937.

Ferracioli-Oda E et al. Meta-analysis: melatonin for the treatment of primary sleep disorders. Plos One 2013;8(5): e63773. doi:10.1371.

Gonçalves AL et al. Randomised clinical trial comparing melatonin 3 mg, amitryptiline 25 mg and placebo for migraine prevention. J Neurol Neurosurg Psychiatry 2016;87(10):1127–1132

Jung-Hynes B et al. Sirtuins, melatonin and circadian rhythms: building a bridge between aging and cancer. J Pineal Res 2010;48:9–19.

Pandi-Perumal SR et al. Melatonin antioxidative defense: therapeutical implications for aging and neurodegenerative processes. Neurotox Res 2013;23:267–300.

Sanchez-Barcelo EJ et al. Clinical uses of melatonin. Evaluation of clinical trials. Curr Med Chem 2010;17(19):2070–2095.

Schwertner A et al. Efficacy of melatonin in the treatment of endometriosis: a phase II, randomized, double-blind, placebo-controlled trial. Pain 2013;154: 874–881.

Seely D et al. Melatonin as adjuvant cancer care with and without chemotherapy: a systematic review and meta-analysis of randomized trials. Integr Cancer Ther 2012;11(4):293–303.

Serfaty MA et al. A randomized double-blind placebo-controlled trial of treatment as usual plus exogenous slow-release melatonin (6 mg) or placebo for sleep disturbance and depressed mood. Int Clin Psychopharmacol 2010;25(3):132–142.

Siah KTH et al. Melatonin for the treatment of irritable bowel syndrome. World J Gastroenterol 2014;20(10):2492–2498.

Srinivasan V et al. Jet lag, circadian rhythm sleep disturbances, and depression: the role of melatonin and its analogs. Adv Ther 2010;27(11):796–813.

Wade AG et al. Add-on prolonged-release melatonin for cognitive function and sleep in mild to moderate Alzheimer's disease: a 6-month, randomized, placebo-controlled, multicenter trial. Clin Interv Aging 2014;9:947–961.

# Phosphatidylserin

Phosphatidylserin ist ein natürliches Phospholipid, welches im gesamten Körper, besonders konzentriert jedoch im Gehirn und im Zentralnervensystem vorkommt. Es wird mit der Nahrung zugeführt oder im Körper selbst gebildet. Zur Biosynthese werden die Aminosäure L-Serin, Glycerophosphat sowie Fettsäuren benötigt. Auch eine Umwandlung von Phosphatidylcholin in Phosphatidylserin ist möglich. Früher wurde Phosphatidylserin aus tierischem Material gewonnen – heute gewinnt man es für Nahrungsergänzungspräparate aus Sojalezithin oder Kohl.

## Funktionen

- Phosphatidylserin fungiert zusammen mit anderen Phospholipiden als Grundbaustein von Zellmembranen. Diese Membranphospholipide spielen eine zentrale Rolle für die intrazelluläre Kommunikation und für die Übertragung biochemischer Signale in das Zellinnere.

- Phosphatidylserin ist für den Informationsaustausch zwischen den Nervenzellen im Gehirn nötig. Es beeinflusst die Freisetzung von Neurotransmittern und verbessert die mentale Leistungsfähigkeit (Konzentration, Lernfähigkeit, Gedächtnis). Der DHA-Gehalt (Omega-3-Fettsäure) des neuronalen Phosphatidylserins korreliert direkt mit der Freisetzung von Neurotransmittern (Acetylcholin, Serotonin, Dopamin usw.) und den kognitiven Fähigkeiten.
- Phosphatidylserin kann in hohen Mengen im Myelin, der Schutzschicht der Nervenzellen, gefunden werden. Myelin kann mit Phosphatidylserin und anderen Fettsäuren wiederaufgebaut werden.
- Schützt Zellen vor freien Radikalen.
- Bei oraler Verabreichung wird Phosphatidylserin rasch ins Blut aufgenommen – das Konzentrationsmaximum wird bereits nach 1–4 Stunden erreicht. Phosphatidylserin gelangt durch die Blut-Hirn-Schranke ins Gehirn.
- Phosphatidylserin kann vermutlich die Aufnahme von Glukose in die Muskelzelle fördern und damit nach einem intensiven sportlichen Training zum Aufbau von Muskelglykogen beitragen.
- Atheroprotektive Funktion: Phosphatidylserin ist eine der Hauptkomponenten von HDL und besitzt antiinflammatorische sowie antithrombotische Effekte.

## Vorkommen, Zufuhrempfehlungen

An Phosphatidylserin reiche Lebensmittel sind Fleisch, Wurst, Innereien, gewisse Fische wie Makrele und Thunfisch sowie Soja. Die heutige Ernährung ist eher arm an Phosphatidylserin. Gerade bei einer fett- und cholesterinreduzierten Ernährung ist die notwendige tägliche Zufuhrmenge von 200–300 mg oft nicht gewährleistet. Der durchschnittliche tägliche Konsum in den westlichen Ländern wird zurzeit auf etwa 130 mg Phosphatidylserin geschätzt.

Zur Vorbeugung werden oft 300 mg Phosphatidylserin/Tag empfohlen, nach ca. 4 Wochen kann auf eine Dosierung von 100–200 mg/Tag umgestellt werden. Therapeutisch werden langfristig 300 mg Phosphatidylserin/Tag gegeben, bei ausgeprägteren Kognitionsstörungen oder Stress-Situationen bis 800 mg Phosphatidylserin/Tag.

## Anwendungsgebiete

Phosphatidylserin kann in jedem Lebensalter – vom Schüler bis zum Senioren – hilfreich eingesetzt werden.

**Kognitive Fähigkeiten, Hirnfunktion:** Phosphatidylserin verbessert bei einer Anwendungsdauer von mind. 6—15 Wochen

- mentale Leistungsfähigkeit
- Lernleistung, Konzentration, Aufmerksamkeit (auch beim ADHS)
- Denkvermögen und Motorik
- Gedächtnisleistung, Kurz- und Langzeitgedächtnis; beste Wirkung beim »mild cognitive impairment«
- psychische Stabilisierung bei Depressionen

**LDL-Cholesterin:** Erhöhtes LDL-Cholesterin wird gesenkt.

**Stress, Prüfungen, Sport:** Phosphatidylserin eignet sich speziell für Personen, die in Schule, Studium und Beruf stark gefordert sind. Es scheint in Stresssituationen (z. B. Prüfungen, Beruf, Sport) die Stressreaktion des Körpers (Ausschüttung von Cortison) zu reduzieren (Einnahme mind. 2–4 Wochen). Phosphatidylserin kann die Konzentrations- und Reaktionsfähigkeit bei sportlicher Betätigung verbessern. Es kann vermutlich die Aufnahme von Glukose in die Muskelzelle fördern und damit nach einer sportlichen Leistung zum Aufbau von Muskelglykogen beitragen. Phosphatidylserin ermöglicht eine schnellere Erholungszeit und senkt die Laktatwerte im Blut durch Drosselung des Kohlenhydratstoffwechsels unter Belastung.

### Überdosierung

Wesentliche Nebenwirkungen sind auch bei Langzeitanwendung nicht bekannt.

### Literatur

Carter J. Phosphatidylserine for the athlete. Strength and conditioning journal 2015;37(1):61–68.

Darabi M et al. Can phosphatidylserine enhance atheroprotective activities of high-density lipoprotein? Biochimie 2016;120:81–86.

Glade MJ et al. Phosphatidylserine and the human brain. Nutrition 2015;31:781–786.

Hirayama S et al. The effect of phosphatidylserine administration on memory and symptoms of attention-deficit hyperactivity disorder: a randomized, double-blind, placebo-controlled clinical trial. J Hum Nutr Diet 2014;27(Suppl.2):284–291.

Richter Y et al. The effect of soybean-derived phosphatidylserine on cognitive performance in elderly with subjective memory complaints : a pilot study. Clin Interv Aging 2013;8:557–563.

## Traubenkernextrakt

Im Traubenkernextrakt sind oligomere Proanthocyanidine (OPC) enthalten. Lange hat man nicht realisiert, dass dieses Nebenprodukt der Weinherstellung so wertvolle Pflanzenstoffe enthält. OPC kommen auch im Extrakt von Pinienrinden vor.

### Funktionen

**Antioxidative Wirkung:** OPC verbessern die antioxidative Kapazität und hemmen die LDL-Oxidation.

**Immunmodulierend, antiallergisch:** Traubenkernextrakt führt zu einer Hochregulierung der Th1-Antwort (γ-Interferon, IL-2) – und somit zu einem Ausgleich des Th1-/Th2-Verhältnisses (Verminderung der Neigung zu Allergien und Unverträglichkeiten)

### Vorkommen

Oligomere Proanthocyanidine (OPC) sind nicht nur in den Traubenkernen enthalten, sondern auch im Rotwein, in Äpfeln, Nüssen und Schokolade – allerdings in sehr viel geringerer Menge.

### Zufuhrmengen

Die Dosierung von Traubenkernextrakten (Bereich ca. 200–300 mg OPC/Tag) hängt stark vom einzelnen Produkt ab (Konzentration, Lösungsmittel, Bioverfügbarkeit usw.). Verwenden Sie nach Möglichkeit nur Extrakte und Präparate, mit denen bereits erfolgreiche und veröffentlichte Studien durchgeführt wurden. Nur so haben Sie die Gewissheit, dass das Produkt sich in der Praxis bewährt. Ideale Einnahmezeit: nach den Mahlzeiten.

### Anwendungsgebiete

**Cholesterin, erhöhtes:** Traubenkernextrakt führt zu einer Reduktion des LDL-Cholesterins und des oxidierten LDL (gilt als einer der auslösenden Faktoren für arteriosklerotische Veränderungen).

**Herz-Kreislauf-Erkrankungen, erhöhter Blutdruck:** Traubenkernextrakt reduziert die

Herzfrequenz leicht und senkt einen erhöhten Blutdruck mit Hilfe desselben Mechanismus wie klassische Blutdruck-Medikamente, nämlich über eine Hemmung des Angiotensin-Converting-Enzyms (ACE-Hemmer). Zudem führt Traubenkernextrakt zu einer verlängerten Wirkung des im Gefäß gebildeten und zu einer Gefäßerweiterung führenden Stickstoff-Monoxids (NO). Allerdings sind die Effekte bescheiden: ca. 1,5 µmol/l beim systolischen Blutdruck. Bei höheren Blutdruck-Ausgangswerten wird eine höhere Effektstärke von Traubenkernextrakt vermutet.

**Kapillarbrüchigkeit, venöse Insuffizienz:** Traubenkernextrakt kann bei venöser Insuffizienz (300 mg OPC/Tag) eingesetzt werden.

**Lebererkrankungen, nichtalkoholische Fettleber:** In einer kleinen Studie verbesserte Traubenkernextrakt den Fettanteil in der Leber und führte zu einer klaren Verbesserung der des ALT-Wertes (Alanin-Aminotransferase).

**Menopause, Wechseljahrsymptome:** Traubenkernextrakt (Interventionsdauer mind. 2 Monate) scheint körperliche und psychische Symptome in den Wechseljahren bessern zu können (Wallungen, Schlafstörungen, depressive Störungen, Angstzustände, Zunahme der Muskelmasse).

**Ödeme (postoperativ, posttraumatisch, inkl. Lymphödem):** Nach langem Sitzen (Büro, Flugreisen usw.) kann Traubenkernextrakt (Einzelgaben oder Einnahmedauer von 2 Wochen) Schwellungen und Ödeme in den Beinen reduzieren. Wirkt auch günstig bei postoperativen oder posttraumatischen Ödemen. Kann begleitend (auch mit Selen) beim Lymphödem von Brustkrebs-Patientinnen versucht werden.

### Wissen

Bei der Wahl eines Traubenkernextrakts muss darauf geachtet werden, dass dieser möglichst viel OPC mit einem niedrigen Molekulargewicht enthält (sog. Monomere, Dimere, Trimere oder Tetramere) und wenig (< 5 %) hochmolekulare OPC-Verbindungen (Pentamere, Hexamere, Heptamere usw.). Dies ist entscheidend für die Bioverfügbarkeit und für die Wirkung der OPC.

## Überdosierung

Bei der Kombination von Traubenkern- oder Pinienrindenextrakt mit Grüntee-Extrakt muss beachtet werden, dass alle diese Pflanzenextrakte Catechine enthalten, was evtl. zu einer zu starken Leberbelastung führen könnte.

## Literatur

Khoshbaten M et al. Grape seed extract to improve liver function in patients with nonalcoholic fatty liver change. Saudi J Gastroenterol. 2010;16(3):194–197.

Li SH et al. Effect of grape polyphenols on blood pressure: a meta-analysis of randomized controlled trials. PLOS one 2015;10(9):e0137665.doi:10.1371.

Razavi SM et al. Red grape extract improves lipid profiles and decreases oxidized low-density lipoprotein in patients with mild hyperlipidemia J Med Food 2013:16(3):255–258.

Sano A et al. Proanthocyanidin-rich grape seed extract reduces leg swelling in healthy women during prolonged sitting. J Sci Food Agric 2013:93:457–462.

TerauchiM et al. Effects of grape seed proanthocyanidin extract on menopausal symptoms, body composition, and cardiovascular parameters in middle-aged women: a randomized, double-blind, placebo-controlled pilot study. Menopause 2014;21(9):990–996.

Thebaut JF et al. Study of Endotelon in functional manifestations of peripheral venous insufficiency [translated from French]. Gaz Med. 1985;92:96–100.

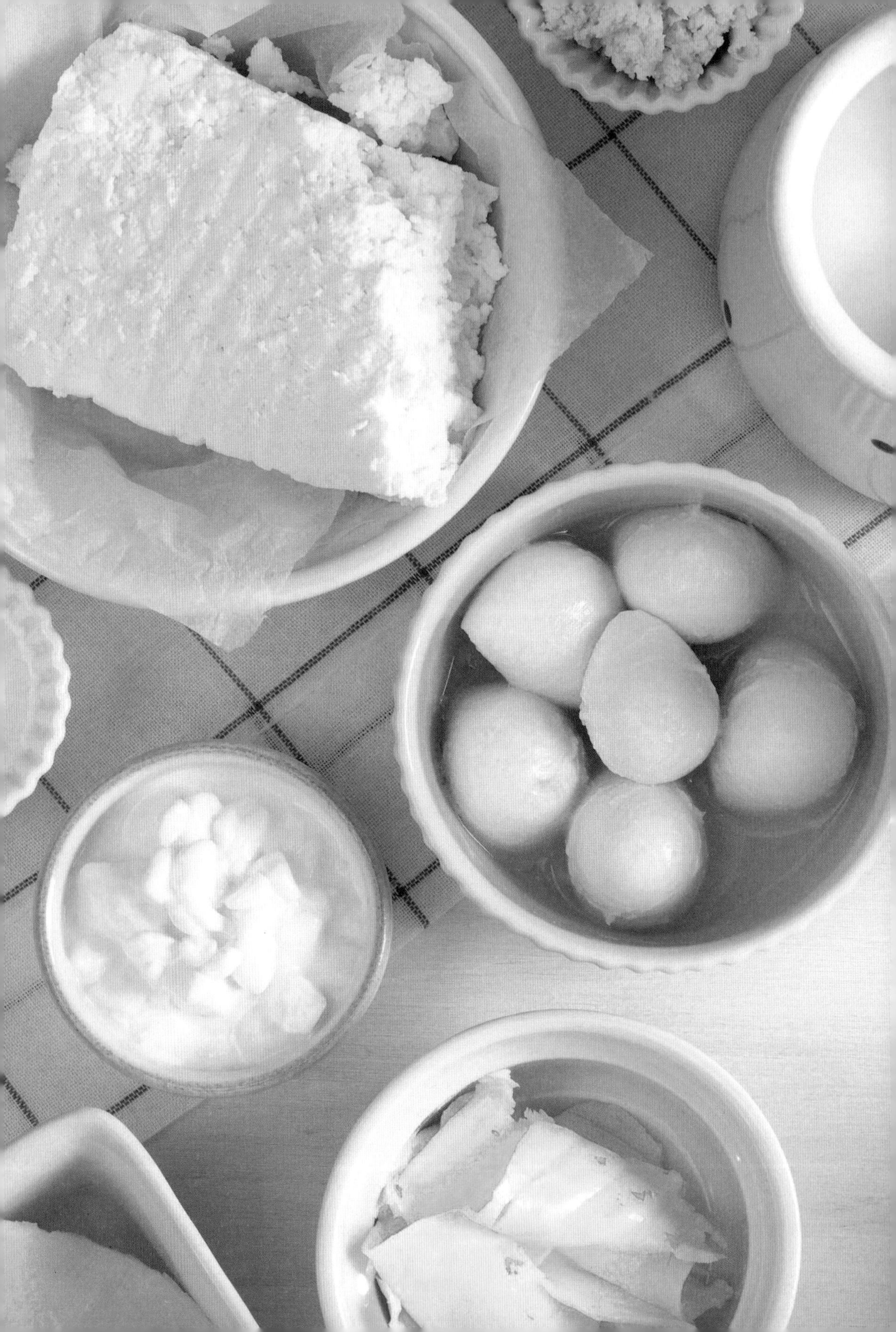

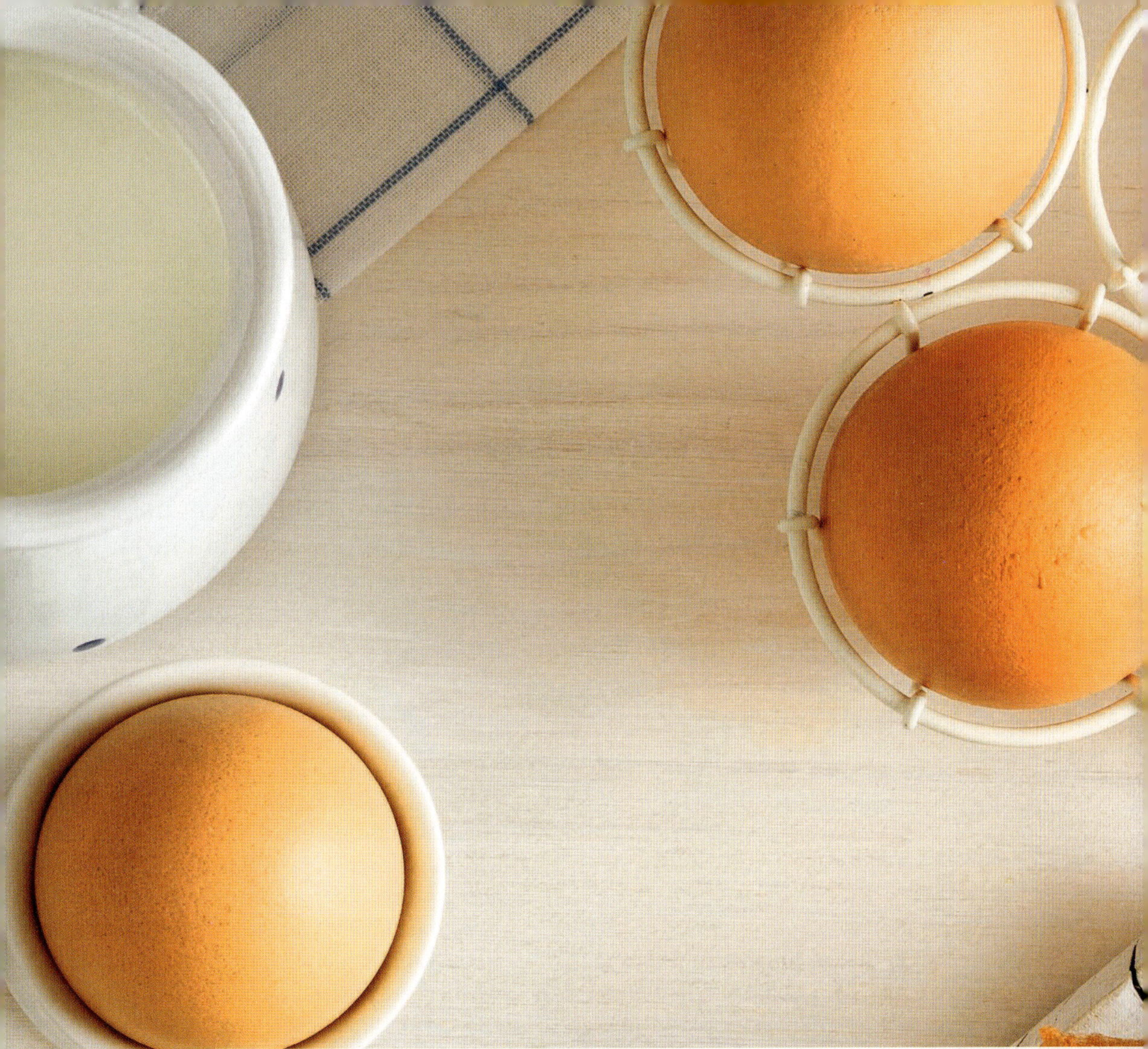

# Ernährung in verschiedenen Lebensabschnitten

Unser Bedarf an Energie, Makro- und Mikronährstoffen verändert sich im Laufe des Lebens sehr stark. Um in jeder Lebensphase optimal versorgt zu sein, muss man die speziellen Bedürfnisse kennen und auf eine ausreichende Zufuhr der entsprechenden Nährstoffe achten.

# Schwangerschafts-planung

Bei der Planung einer Schwangerschaft spielt die Ernährung vor der Empfängnis eine wichtige Rolle. Der richtige Zeitpunkt, mit der »Ernährung eines Babys« anzufangen, liegt also weit vor seiner Geburt. Beginnen Sie bereits vor einer geplanten Schwangerschaft damit, eventuelle Nährstoffdefizite aufzuspüren und gezielt zu beheben. Das gilt übrigens auch für den zukünftigen Vater.

## Kinderwunsch: Worauf sollte eine Frau achten?

Eine entsprechende Ernährung während der präkonzeptionellen Phase – d.h. einige Monate vor der Empfängnis – und in den ersten Schwangerschaftswochen kann für eine erfolgreiche Schwangerschaft ausschlaggebend sein. Ein Großteil der entscheidenden Entwicklung des Fötus geht in den ersten acht Wochen der Schwangerschaft vor sich, also zu einer Zeit, in der viele Frauen überhaupt noch nicht wissen, dass sie schwanger sind. Während der ersten Schwangerschaftswochen reagiert der winzige, sich langsam entwickelnde Embryo besonders empfindlich auf Fehlernährung, Alkohol, Umweltgifte und andere schädliche Einflüsse. Daher sollten Frauen mit Kinderwunsch lange vor der eigentlichen Empfängnis für eine Ernährung von hoher Qualität sorgen. Studienergebnisse weisen darauf hin, dass die Einnahme von Multivitaminpräparaten vor und während einer Schwangerschaft einen positiven Effekt in Bezug auf das Risiko für Früh-, Fehlgeburten und weitere Geburtsfehler haben kann (siehe Abb.).

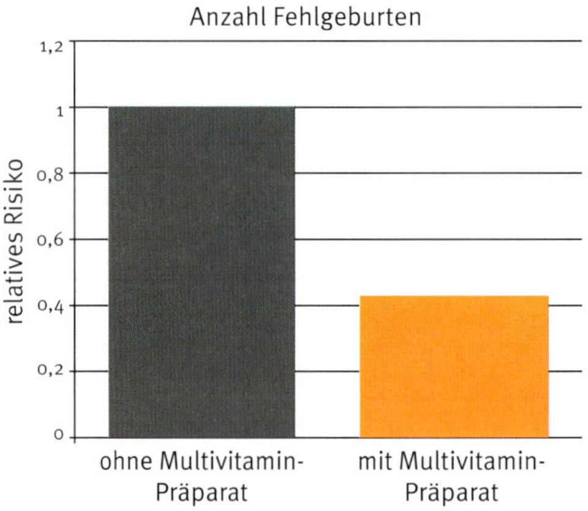


Die Einnahme eines Multivitaminpräparates während einiger Monate vor einer Schwangerschaft reduziert das Risiko für Fehlgeburten um die Hälfte. (Buck Louis et al. 2016)

### Schwangerschaftsrisiken

**Folsäure:** Der Nährstoff Folsäure ist für Frauen mit Kinderwunsch von großer Bedeutung. Ein Folsäuremangel zum Zeitpunkt der Empfängnis und während der ersten Schwangerschaftswochen erhöht die Häufigkeit von Geburtsfehlern ganz erheblich. Insbesondere steigt bei Folsäuremangel die Wahrscheinlichkeit von Entwicklungsstörungen, von denen das Nervensystem und die Wirbelsäule betroffen sind. Diese Störungen sind unter der Bezeichnung »Neuralrohrdefekte« bekannt und gehören zu den bekanntesten Geburtsfehlern. Sie zählen zu den Hauptursachen für Fehlgeburten. In der Schweiz sind immer noch 50 bis 60 Schwangerschaften pro Jahr von Neuralrohrdefekten betroffen. Folsäuresupplemente während der Monate vor der Empfängnis und in den ersten Monaten der Schwangerschaft vermindern das Risiko eines Neuralrohrdefekts oder eines anderen Geburtsfehlers beträchtlich. Wer während dieser Zeit ein Multivitaminsupplement mit 400–800 µg Folsäure nimmt, senkt dadurch das Risiko um ein Drittel bis zur Hälfte. Frauen mit niedrigem Folsäure-Status, z. B. Frauen, die lange eine Antibabypille eingenommen haben, benötigen oft ein Supplement von 800 µg pro Tag, um innerhalb von 4 bis 8 Wochen einen wünschenswerten Folsäure-Status sicherzustellen.

**Weitere Nährstoffe:** Eine Unterversorgung der Mutter mit weiteren Nährstoffen, wie Vitamin $B_1$, $B_2$ sowie $B_{12}$, Vitamin A, Zink und Eisen, kann das Risiko für andere Arten von Geburtsfehlern verschärfen. Es ist für Frauen von größter Bedeutung, vor der Empfängnis – also bereits bei der Schwangerschaftsplanung – ausreichende Nährstoffreserven anzulegen. Eine ausgewogene Ernährung, verbunden mit einem Multivitamin-Mineralstoff-Supplement von hoher Qualität, ist eine gute Möglichkeit, dieses Ziel zu erreichen.

> **Stoffwechsel im Gleichgewicht**
>
> Lassen Sie und Ihr Partner 6–12 Monate vor einer geplanten Schwangerschaft eine Spurenelement-, Schwermetall- und Vitaminanalyse machen, um ganz gezielt Ihren Stoffwechsel ins Gleichgewicht zu bringen. Insbesondere sollten Frauen mit Kinderwunsch ihren Vitamin-D-, Vitamin-$B_{12}$-, Folsäure- und Eisenstatus bestimmen lassen.

## Ernährung des Vaters

Der Ernährungszustand des Vaters ist für die Familienplanung ebenso bedeutend. Es ist wichtig, dass der Körper über reichlich Zink und Vitamin A, C und E verfügt, damit er große Mengen von gesunden, gleichmäßig ausgebildeten Spermien hervorbringen kann. Durch Supplementierung mit L-Carnitin (2 g pro Tag) kann die Anzahl und Beweglichkeit der Spermien erhöht werden. Rauchen und übermäßiger Alkoholkonsum verursachen Missbildungen der Samenzellen und vermindern deren Anzahl. Wenn der Körper stark mit Blei, Quecksilber oder Cadmium belastet ist, kann das einen ungünstigen Einfluss auf die Qualität der Spermien haben und die Fruchtbarkeit beeinträchtigen.

### Literatur

Balogun OO et al. Vitamin supplementation for preventing miscarriage. Cochrane Database Syst Rev 2016. CD004073.pub4.

Buck Louis GM et al. Lifestyle and pregnancy loss in a contemporary cohort of women recruited before conception: The LIFE Study. Fertil Steril 2016;106(1):180–188.

Cetin I et al. Role of micronutrients in the periconceptional period. Hum Repr Upd. 2009;16(1):80–95.

Gerhard I, Runnebaum B. Schadstoffe und Fertilitätsstörungen, Schwermetalle und Mineralstoffe. Geburtsh Frauenheilk 1992;52:383.

Miranda ML et al. Environmental contributions to disparities in pregnancy outcomes. Epidemiol Rev 2009;31(1):67–83.

Moradi M et al. Safety and efficacy of clomiphene citrate and L-Carnitine in idiopathic male infertility. Urol J 2010;7:188–93.

Obeid R et al. The effectiveness of daily supplementation with 400 or 800 µg/day folate in reaching protective red blood folate concentrations in non-pregnant women: a randomized trial. Eur J Nutr 2017 Apr 26. Doi:10.1007/s00394-017-1461-8.

Parisi F et al. Multiple micronutrient needs in pregnancy in industrialized countries. Ann Nutr Metab 2014;65(1):13–21.

Picciano MF et al. Use of dietary supplements by pregnant and lactating women in North America. Am J Clin Nutr 2009;89(suppl):663S–667S.

Stillerman KP. Environmental exposures and adverse pregnancy outcomes: a review of the science. Reprod Sci 2008;15(7):631–650.

Wolf HT et al. Multivitamin use and adverse birth outcomes in high-income countries: a systematic review and meta-analysis. Am J Obstet Gynecol 2017. Doi:10.1016/j.ajog.2017.03.029.

Yi Y et al. Economic burden of neural tube defects and impact of prevention with folic acid: a literature review. Eur J Pediatr 2011;170:1391–1400.

# Ernährung während der Schwangerschaft

Eine Frau hat zu keinem anderen Zeitpunkt in ihrem Leben einen höheren Mikronährstoffbedarf als während ihrer Schwangerschaft und Stillzeit. Das sich entwickelnde Kind bezieht seine Nährstoffe ausschließlich aus der Nahrung der Mutter. Daher ist eine optimale Ernährung der Mutter eine zwingende Voraussetzung für ein gesundes und komplikationsloses Wachstum des Fötus.

## Wie verändert sich der Nährstoffbedarf?

**Bedeutung der Ernährung der Schwangeren für die Nachkommen:** Epigenetische Studien zeigen, wie wichtig die Qualität und die Quantität der Nahrung während der Schwangerschaft für die Nachkommen sind. Epigenetische Strukturen (DNA-Methylierung, Histon-Modifikationen und nicht-kodierende RNAs) wirken wie Schalter, die je nach Umwelteinflüssen Gene an- oder abschalten können. Eine exzessive Gewichtszunahme während der Schwangerschaft und ein niedriger Vitamin-D-Status erhöhen zum Beispiel das Risiko des Kindes, übergewichtig zu werden.

**Der Kalorienbedarf steigt nur minimal:** Obwohl eine werdende Mutter »für zwei isst«, muss und soll sie nicht gleich das Doppelte essen. Eine durchschnittliche Schwangere benötigt ab dem vierten Monat nur 250 zusätzliche Kilokalorien (kcal) pro Tag und ab dem 7. Monat 500 kcal pro Tag. Zwei Scheiben Vollkornbrot (100 g) enthalten zum Beispiel bereits 250 kcal. Insgesamt ist in einer normalen Schwangerschaft mit einer durchschnittlichen Gewichtszunahme von etwa 10–15 kg zu rechnen. Eine Gewichtszunahme von mehr als 0,5 kg/Woche kann darauf hinweisen, dass zu viele Kalorien aufgenommen werden.

**Verdoppelter Eiweißbedarf:** In der zweiten Schwangerschaftshälfte verdoppelt sich der Eiweißbedarf annähernd – eine Frau, die vor der Schwangerschaft 40–50 g täglich benötigte, braucht jetzt 70–90 g Eiweiß/Tag. Hauptquellen für Nahrungseiweiße in der Schwangerschaft sind Fisch, Fleisch, Milch und Milchprodukte, Eier sowie Getreideprodukte auf Vollkornbasis.

**Omega-3-Fettsäuren:** Die Ernährung sollte jetzt reich an Omega-3-Fettsäuren sein. Insbesondere die DHA (Docosahexaensäure) scheint in der Schwangerschaft einen Nutzen für Mutter und Kind zu bringen. Umfangreiche Studien haben gezeigt, dass DHA für den Aufbau des Gehirns und der Augen des sich entwickelnden Kindes wichtig sind. Säuglinge und Kinder von Müttern, die sich vor und während der Schwangerschaft ausreichend mit DHA versorgt haben, zeigen bessere motorische und kognitive Fähigkeiten, ein besseres Immunsystem und weniger Allergien. Bei Kinderwunsch und während der Schwangerschaft werden täglich 300 mg DHA empfohlen. Über die Nahrung (z.B. Fisch) werden normalerweise etwa 100 mg DHA täglich zugeführt. Der Rest, also etwa 200 mg DHA/Tag, sollte mit einem DHA-haltigen Supplement zugeführt werden.

**Mehr trinken:** Der Wasserbedarf steigt in der Schwangerschaft stark an, denn Wasser wird bei der Erhöhung des Blutvolumens der Mutter, zur Erhaltung des Fruchtwassers und zur Versorgung des Fötus benötigt. Etwa zwei Drittel der Gewichtszunahme während der Schwangerschaft entstehen durch Wassereinlagerungen. Werdende Mütter sollten reichlich Flüssigkeit trinken. Dabei ist Wasser, ungesüßten Früchtetees und stark verdünnten Gemüse- und Fruchtsäften der Vorzug zu geben. Vorsicht bei kalorienhaltigen Süßgetränken!

## Fettlösliche Vitamine

**Vitamin D:** Eine ausreichende Versorgung mit Vitamin D ist während der Schwangerschaft von großer Bedeutung. Auch wenn sich die Schwangere häufig im Freien aufhält (Sonnenlicht fördert die Bildung von Vitamin D) und Nahrungsmittel wie z.B. Fisch und Eier isst, die reich an Vitamin D sind, sollte sie dennoch Vitamin D supplementieren. Der Vitamin-D-Blut-Spiegel sollte idealerweise

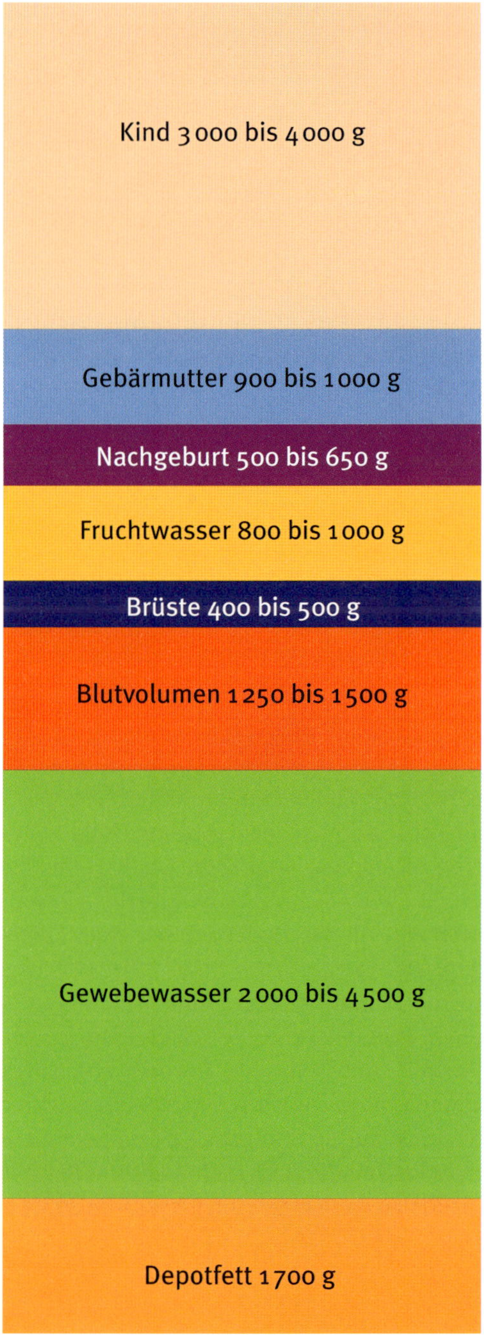


Die Verteilung des mittleren Gewichtsanstiegs von insgesamt ca. 10–15 kg in der normalen Schwangerschaft:

im Bereich von 75 bis 150 nmol pro Liter liegen. Eine ausreichende Vitamin-D-Versorgung ist nicht nur wichtig für die Knochenbildung, sondern reduziert auch das Risiko von Präeklampsie, niedrigem Geburtsgewicht, Frühgeburt und fördert die kognitive Entwicklung des Kindes.

**Vitamin A:** Hohe Mengen an Vitamin A können in den ersten 3 Monaten einer Schwangerschaft zu Missbildungen führen. Es wird daher empfohlen, bei Kinderwunsch sowie im ersten Drittel einer Schwangerschaft nicht mehr als insgesamt 10000 I.E. Vitamin A (3 mg)/Tag zuzuführen. Andererseits gilt es aber auch, einen Vitamin-A-Mangel in der Schwangerschaft zu vermeiden, da dieser ebenso wie ein Zuviel zu Komplikationen bei Mutter und Kind führen kann (z.B. Frühgeburten). Multivitaminpräparate für die Schwangerschaft sollten daher Vitamin-A-Dosierungen zwischen 2000 und 4000 I.E./Tag enthalten. Alternativ ist auch die Zufuhr von Carotinoiden (ca. 6 mg/Tag), der pflanzlichen Vorstufen von Vitamin A, sinnvoll. Achten Sie darauf, dass Sie in den ersten drei Schwangerschaftsmonaten nicht mehrere Vitamin-A-haltige Präparate parallel einnehmen. Außerdem sollten Schwangere auf den Verzehr von Leber und Leberprodukten verzichten.

**Vitamin K:** Studien haben gezeigt, dass Vitamin K auch für die Knochenbildung (Osteocalcin) äußerst wichtig ist. Da vor allem in der zweiten Schwangerschaftshälfte viel Knochenmasse aufgebaut wird, ist es von Vorteil, wenn in dieser Phase regelmäßig Lebensmittel mit viel Vitamin K (z.B. Brokkoli, Blumenkohl, Grünkohl, Rosenkohl) gegessen werden.

## Wasserlösliche Vitamine

Eine Schwangerschaft erhöht den Bedarf an allen B-Vitaminen sowie an Vitamin C. Das Kind muss regelmäßig mit Vitamin $B_6$ versorgt werden, da der Vitamin-$B_6$-Spiegel im Blut des Fötus zwei- bis fünfmal höher ist als derjenige im Blut der Mutter. Weil der Fötus die Vitamin-$B_6$-Reserven der Mutter geradezu »auslaugt«, kommt es bei vielen schwangeren Frauen zu Anzeichen eines Vitamin-$B_6$-Mangels (z.B. Stimmungsschwankungen, Blutarmut, Gestose usw.). Auch sinkt bei den meisten Frauen der Folsäurespiegel während der Schwangerschaft um etwa ein Drittel. Ein gestörter Folsäurehaushalt kann eine Ursache für eine schwangerschaftsbedingte Blutarmut und einen erhöhten Homocysteinspiegel sein.

## Mineralstoffe und Spurenelemente

**Kalzium:** Vor allem für die Knochenbildung werden während einer Schwangerschaft insgesamt 30–40 g Kalzium an den Fötus weitergegeben, der Großteil davon in der zweiten Schwangerschaftshälfte. Um diesen großen Bedarf abdecken zu können, verdoppelt der Körper für die Dauer der Schwan-

### Nahrungsergänzungspräparate einnehmen

Da der erhöhte Bedarf an Vitaminen, Mineralstoffen, Spurenelementen und Fettsäuren mit dem täglichen Essen meist nicht ausreichend abgedeckt werden kann, ist es sinnvoll, während der gesamten Schwangerschaft auf diese Zeitperiode abgestimmte Nahrungsergänzungspräparate einzunehmen.

gerschaft seine Aufnahmefähigkeit für Kalzium aus Nahrungsmitteln. Allerdings kann es selbst unter diesen Umständen sein, dass das mit dem täglichen Essen zugeführte Kalzium (bei den meisten Frauen sind das etwa 600 mg/Tag) nicht ausreicht. Kalzium für den Fötus muss in diesem Fall aus den Knochen der Mutter bezogen werden. Früher pflegte man zu sagen: »Jede Schwangerschaft kostet die Mutter einen Zahn ...«. Damit dies heutzutage nicht mehr geschieht, sollte eine ausreichende Kalzium- und Vitamin-D-Zufuhr sichergestellt werden. Je nach Versorgungslage reichen in der Regel 200–600 mg Kalzium/Tag aus, um die Lücke zwischen dem effektiven Bedarf und der Nahrungszufuhr schließen zu können.

**Eisen:** Weil die werdende Mutter Millionen von neuen roten Blutkörperchen zur Blutbildung des Kindes produziert, steigt der Eisenbedarf in der Schwangerschaft stark an. Der Stoffwechsel der Mutter stellt sich auf diesen erhöhten Bedarf ein, indem die Aufnahmefähigkeit des Darms für Eisen deutlich erhöht wird. Trotzdem kann das Eisen aus dem täglichen Essen (auch bei ausgewogener Ernährung) den Bedarf der meisten Schwangeren nicht decken. Aus einem Eisenmangel kann sich rasch eine Anämie (Blutarmut) entwickeln. Die Folgen einer Eisenmangelanämie äußern sich häufig als Erschöpfung und Reizbarkeit bei der Mutter sowie als Entwicklungsstörungen beim Fötus. Alle in der Schwangerschaft empfohlenen Multivitamin-Spurenelement-Präparate enthalten daher Eisen. Neuere Studien haben gezeigt, dass eine moderate zusätzliche Eisenzufuhr meist genügt, um einer Eisenmangelanämie in der Schwangerschaft wirksam vorzubeugen. Eine Supplementierung mit 30–40 mg Eisen täglich scheint hierfür in der Regel auszureichen. Moderatere Eisendosierungen haben zudem den Vorteil, dass unerwünschte Nebenwirkungen wie Übelkeit, Verstopfung, Stuhlverfärbungen, die von höher dosierten Eisenpräparaten bekannt sind, kaum mehr vorkommen. Mittlerweile ist ebenfalls bekannt, dass eine hohe (> 40 mg) tägliche Eisenzufuhr die Bildung von Hepcidin erhöht und so die Eisenresorption für ca. 1 Tag blockieren kann. Hepcidin ist eine körpereigene eiweißähnliche Substanz, die die Eisenaufnahme hemmt. Zur Überwachung des Eisenspiegels gibt es verschiedene Parameter, meist misst der Arzt den Ferritinwert. Ergänzende Gaben von Eisen sollten gemeinsam mit Nahrungsmitteln eingenommen werden, die die Eisenaufnahme verbessern (Fisch und Fleisch, Vitamin-C-reiches Obst und Gemüse).

**Magnesium:** Während der Schwangerschaft sollte die Zufuhr von Magnesium nicht vernachlässigt werden. Besonders in der zweiten Schwangerschaftshälfte entwickeln viele Schwangere einen Magnesiummangel, der das Risiko von Bluthochdruck bei der Mutter und die Gefahr einer Frühgeburt erhöht. Ausdruck eines Mangelzustandes können nächtliche Wadenkrämpfe als Folge einer Übererregbarkeit der Muskeln sein.

**Zink:** Der Zinkbedarf steigt während der Schwangerschaft um etwa 50% an. Die Ernährung kann diesen erhöhten Bedarf häufig nicht abdecken. Eine ungenügende Versorgung mit Zink stört die normale körperliche Entwicklung des Kindes, erhöht die Risiken von niedrigem Geburtsgewicht und Geburtsfehlern. Bei der Schwangeren kommt es vermehrt zu Infektanfälligkeit und zu Störungen des Zucker- bzw. Insulinstoffwechsels.

**Jod:** Jod ist essenzieller Bestandteil der Schilddrüsenhormone. Der Jodbedarf steigt

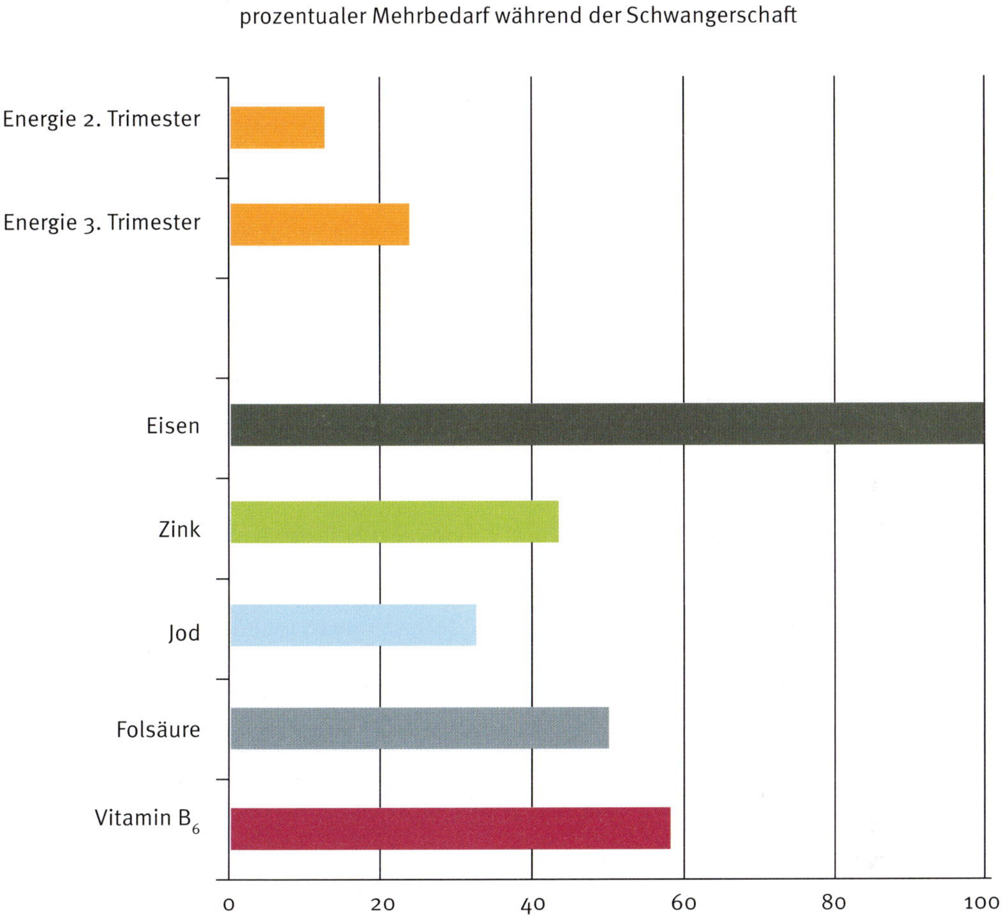


Mehrbedarf an Energie und Mikronährstoffen während der Schwangerschaft. (DACH: Referenzwerte für die Nährstoffzufuhr, 2015)

in der Schwangerschaft um ca. 33 % an. Ein Jodmangel während der Schwangerschaft führt zu schwerwiegenden geistigen und motorischen Entwicklungsstörungen. Heute ist bekannt, dass bereits ein leichter bis moderater Jodmangel während der ersten drei Monate einer Schwangerschaft die kindliche kognitive Entwicklung beeinträchtigt. Das Speisesalz wird zwar jodiert, da jedoch immer mehr Menschen auf eine salzarme Ernährung achten und insbesondere bei Fertigprodukten nicht immer jodiertes Speisesalz eingesetzt wird, kann auch bei uns die Jodversorgung suboptimal sein. Eine zusätzliche Einnahme von 100 bis 150 µg pro Tag ist empfehlenswert.

**Probiotika:** Schwangere haben häufig einen höheren pH-Wert in der Scheide. Dies erhöht das Risiko von bakteriellen Fehlbesiedlungen und in Folge das Risiko für Frühgeburten. Probiotische Präparate, die vor allem Laktobazillen enthalten, können die vaginale Besiedlung mit Laktobazillen verbessern und den vaginalen pH-Wert reduzieren. Ein orales probiotisches Präparat verbessert nicht

### Auswirkungen von Mikronährstoffmangel in der Schwangerschaft

| Nährstoff | Auswirkungen auf die Mutter | Auswirkungen auf den Fötus bzw. den Säugling |
|---|---|---|
| Eisen | Anämie, Müdigkeit | niedriges Geburtsgewicht, Frühgeburt, erhöhte Kindersterblichkeit |
| Folsäure | Anämie, erhöhter Homocysteinwert | niedriges Geburtsgewicht, Geburtsfehler |
| Jod | Beeinträchtigung der Schilddrüsenfunktion (Hypothyreose) | schwerwiegende geistige und motorische Entwicklungsstörungen; bereits leichte bis moderate Unterversorgung beeinträchtigt die geistige Entwicklung |
| Kalzium | schwangerschaftsbedingter Bluthochdruck (Präeklampsie), verminderte Knochendichte, erhöhtes Risiko einer späteren Osteoporose | beeinträchtigte Entwicklung von Knochen und Zähnen, niedriger Kalziumspiegel im Blut, Rachitis |
| Magnesium | schwangerschaftsbedingter Bluthochdruck (Präeklampsie) | Frühgeburt |
| Zink | Infektanfälligkeit, Störungen des Zucker- bzw. Insulinstoffwechsels | Geburtsfehler, Frühgeburt, niedriges Geburtsgewicht |
| Vitamin A | Anämie | niedriges Geburtsgewicht, Frühgeburt |
| Vitamin $B_6$ | schwangerschaftsbedingter Bluthochdruck (Präeklampsie) | |
| Vitamin $B_{12}$ | Anämie | erhöhtes Abortrisiko, Neuralrohrdefekte |
| Vitamin D | verminderte Knochendichte, erhöhtes Risiko einer späteren Osteoporose bei der Mutter | beeinträchtigte Entwicklung von Knochen und Zähnen und kognitiven Fähigkeiten, niedriger Kalziumspiegel im Blut, Rachitis |
| Vitamin C und E | Präeklampsie | Geburtsfehler, spontaner Abort |
| Omega-3-Fettsäuren (v. a. DHA) | Stimmungsschwankungen (auch Wochenbett-Depressionen) | vermehrte Allergien, schlechtere Wahrnehmung, Motorik und Sehschärfe |

nur die Scheidenflora, sondern kann auch gastrointestinale Probleme wie Verstopfung lindern und reduziert das Allergierisiko.

## Vorsicht Schadstoffe!

Auch die Lebensgewohnheiten der werdenden Mutter bekommen während der Schwangerschaft eine neue Bedeutung: Das Kind im Mutterleib reagiert sehr empfindlich auf Chemikalien und Einflüsse aus der »Außenwelt«. Alkohol, Zigarettenrauch, Drogen, Stress sollten wenn immer möglich vermieden werden.

### Auf Alkohol verzichten

Regelmäßiger Alkoholgenuss während der Schwangerschaft kann verheerende Auswirkungen auf das Kind haben. Alkoholismus bei der Mutter verursacht eine ganze Reihe von Geburtsfehlern, die unter dem Oberbegriff fötales Alkoholsyndrom (FAS) zusammengefasst werden. FAS ist durch einen abnormalen Gesichtsaufbau (kleine Augen, unterentwickelte Nase und Oberlippe und ungenügend ausgebildeter Oberkiefer), Beeinträchtigungen des Wachstums und der geistigen Entwicklung gekennzeichnet.

Obwohl ein schweres FAS in der Regel nur bei Babys von Alkoholikerinnen (mehr als 6 Drinks/Tag) vorkommt, können selbst kleinere Mengen Alkohol ungünstige Auswirkungen haben. Werdende Mütter, die sich mehr als 3 Drinks/Tag gönnen, verdoppeln dadurch das Risiko einer geistigen Entwicklungsstörung ihres Kindes. Bereits 1–2 Drinks/Tag erhöhen das Risiko einer Wachstumsstörung. Da jedoch bis jetzt noch kein restlos sicherer Grenzwert für den Alkoholkonsum ermittelt werden konnte, sollte der Alkoholgenuss während der Schwangerschaft möglichst unterlassen werden.

## Möglichst wenig Koffein

Schwangere sollten möglichst wenig Koffein zu sich nehmen. Die Fähigkeit der Mutter, Koffein abzubauen, nimmt während der Schwangerschaft ab, weil Abbau und Ausscheidung von Koffein durch den Stoffwechsel zwei- bis dreimal so viel Zeit in Anspruch nehmen wie sonst. Daher bleibt der Koffeinspiegel nach Kaffeegenuss im Blut der Mutter über längere Zeit hinweg erhöht. Koffein kann die Plazentaschranke leicht überwinden und zum Fötus gelangen. Die Einnahme von mehr als 300 mg Koffein/Tag (mehr als 3 Tassen Kaffee) während der Schwangerschaft kann das Wachstum und die Entwicklung des Kindes beeinträchtigen und das Risiko einer Fehlgeburt erhöhen. Schwangere Frauen sollten ihren Koffeinkonsum auf ein Mindestmaß beschränken, indem sie auf Kaffee, Schwarztee und koffeinhaltige Süßgetränke verzichten.

## Schwermetalle und EDCs (endokrine Disruptoren)

Der sich entwickelnde Fötus reagiert sehr empfindlich auf die toxischen Wirkungen von Quecksilber, Blei, Cadmium, Nickel und anderen Schwermetallen. Dies gilt auch für andere Chemikalien, mit denen Schwangere an der Arbeitsstätte, im Haushalt, durch Industrie-Emissionen oder über die Nahrungskette konfrontiert werden. Besonders problematisch sind hormonell wirksame Chemikalien (EDCs, endokrine Disruptoren) wie z. B. Phthalate und Bisphenol A (Weichmacher), die in einer Vielzahl von Konsumgütern enthalten sein können. Man geht davon aus, dass EDCs die gesunde Entwicklung des Fötus stören und langfristige schädigende Wirkungen haben können. Schwermetalle können die Plazentaschranke leicht überwinden und über die Nabelschnur zum Kind gelangen. Wenn der Fötus mit höheren Schwermetallkonzentrationen in Kontakt kommt, steigen die Risiken für Schwangerschaftskomplikationen sowie für Krankheiten im Kindesalter (Infekte, Asthma, Neurodermitis, Verhaltensstörungen usw.) an.

## Arzneimittel in der Schwangerschaft

Die Mehrheit aller Schwangeren nimmt Medikamente. Ein nicht zu unterschätzender Teil davon bereits auch in der Frühschwangerschaft, d. h. zu einem Zeitpunkt, zu dem noch nicht bekannt ist, ob man schwanger ist oder nicht. Bei Frauen mit aktuellem Kinderwunsch sollte man daher bei jeder Einnahme von Arzneimitteln von einer potenziellen Schwangerschaft ausgehen und wenn möglich Arzneimittel bevorzugen, deren Wirksamkeit und Verträglichkeit in dieser Phase ausreichend dokumentiert sind. Während der gesamten Schwangerschaft (und auch während der Stillzeit) sollte Sie sich vor der Einnahme eines Medikamentes von einer

## Keine Schwermetall-Ausleitung während der Schwangerschaft!

Schwermetalle sollten keinesfalls während der Schwangerschaft ausgeleitet werden, da sonst die aus dem Körper der Mutter mobilisierten Metalle zum Kind transferiert würden. Eine Schwermetall-Ausleitung sollte entweder bei Kinderwunsch vor einer Schwangerschaft oder dann erst nach der Stillzeit vorgenommen werden. Eine Belastung mit Schwermetallen können Sie mittels Haarmineral- und Urinanalysen im Labor feststellen lassen. Auch ist es nicht empfehlenswert, während der Schwangerschaft Diäten mit ungenügender Energie- oder Kohlenhydratzufuhr durchzuführen, da dann toxische Substanzen wie Schwermetalle aus dem Fettgewebe freigesetzt und zum Kind transportiert werden.

Fachperson (Arzt, Apotheker) beraten lassen.
Was tun bei Schwangerschaftsbeschwerden?

Während einer Schwangerschaft kann es zu diversen gesundheitlichen Problemen kommen. Da in dieser Zeit viele konventionelle Medikamente nicht eingenommen werden dürfen, bietet es sich an, mögliche Beschwerden in der Schwangerschaft mit »natürlichen Maßnahmen« zu behandeln. Ratschläge und Hinweise zu Erkältungen, Wadenkrämpfen und depressiven Verstimmungen können bei den entsprechenden Kapiteln aufgefunden werden. Eine frühzeitige Wehentätigkeit kann durch einen Magnesiummangel auftreten. Bei vorzeitigem Auftreten von Wehen sollte aber nicht versucht werden, Magnesium einzunehmen. In diesen Fällen muss der Arzt sofort über die zu treffenden Maßnahmen entscheiden.

**Sodbrennen:** In der Schwangerschaft wird die Darmtätigkeit verlangsamt. Dies ermöglicht eine langsamere Beförderung der Nahrung und dadurch eine größere Nährstoffausbeute. Die Aufnahme von Eisen, Kalzium und Vitamin $B_{12}$ ist während der Schwangerschaft wesentlich höher als sonst. Diese Umstellung bringt aber auch Probleme mit sich. Die verminderte Anspannung des Muskelrings am Ende der Speiseröhre führt dazu, dass Magensäure in die Speiseröhre gelangen kann, wo sie Reizungen und Beschwerden (»Sodbrennen«) verursacht. Sodbrennen können Sie durch die Aufteilung der Mahlzeiten in kleinere Portionen weitgehend verhindern. Weil der Rückfluss von Magensäure im Liegen in der Regel stärker ist, kann es hilfreich sein, das Kopfende des Bettes zu erhöhen und drei Stunden vor der Schlafenszeit nichts mehr zu essen oder zu trinken. Scharf gewürzte Speisen sollten Sie meiden. Es ist ratsam, unmittelbar vor körperlichen Anstrengungen oder sportlicher Betätigung keine Mahlzeiten zu sich zu nehmen.

**Verstopfung:** Weil die Darmtätigkeit verlangsamt ist und dem Stuhl mehr Wasser entzogen wird, ist Verstopfung für viele schwangere Frauen ein Problem. Eine Versorgung mit reichlich Flüssigkeit und Nahrungsfasern kann helfen. Die Nahrungsfaserzufuhr sollten Sie nach und nach auf mindestens 25–30 g/Tag erhöhen. Dies geschieht am besten durch frisches Obst, Gemüse und Vollkornprodukte. Zusätzliches Vitamin C (100 bis 500 mg/Tag) und regelmäßige, maßvolle sportliche Betätigung können ebenfalls hilfreich sein.

**Schwangerschaftsdiabetes:** In der Schwangerschaft ist die Insulinsensitivität vermindert. Die meisten schwangeren Frauen bilden deshalb mehr Insulin als gewöhnlich, um diese Beeinträchtigung auszugleichen. Trotzdem werden etwa 5% der Schwangeren prädiabetisch (entwickeln einen hohen Blutzuckerspiegel) oder bekommen einen echten Diabetes (und benötigen Insulinspritzen). Diabetes in der Schwangerschaft kann sowohl dem Baby als auch der Mutter schaden und das Risiko von Komplikationen während der Entbindung erhöhen. Vorbeugend sollten Sie regelmäßig kleinere Mahlzeiten einnehmen sowie mehr langsam verfügbare Kohlenhydrate und Nahrungsfasern und weniger Produkte mit verarbeiteter Stärke und Zucker essen. Maßvolle sportliche Betätigung erhöht die Insulinsensitivität. Ergänzende Gaben von Zink, Chrom und B-Vitaminen können von Nutzen sein.

### Vielen Schwangeren ist morgens übel

Vielen schwangeren Frauen ist übel, besonders in der ersten Schwangerschaftshälfte. Normalerweise ist die Übelkeit morgens schlimmer. Einfache Änderungen der Essgewohnheiten helfen, die Symptome zu mildern. Es kann nützlich sein, mehrmals kleinere Mahlzeiten zu essen oder den Umfang der Mahlzeiten zu verkleinern, indem Sie zwischen den Mahlzeiten viel Flüssigkeit trinken. Wenn diese Maßnahmen nichts nützen, bringt die zusätzliche Einnahme von Vitamin $B_6$ (25–75 mg/Tag) und Magnesium (200–500 mg/Tag) bei Übelkeit oft Linderung.

## So vermeiden Sie Probleme in der Schwangerschaft

Eine optimale Ernährung – in Verbindung mit einem liebevollen und guten sozialen Umfeld, regelmäßiger körperlicher Betätigung und reichlich Ruhepausen – kann einer Frau dazu verhelfen, eine problemlose Schwangerschaft zu genießen. Hier nochmals einige Hinweise für gesundes Essen in der Schwangerschaft:

- Achten Sie auf eine ausgewogene Ernährung, die reichlich Nährstoffe enthält. Stellen Sie Ihre Mahlzeiten und Snacks jeden Tag aus Obst, Gemüse, Getreide, Milchprodukten und Proteinlieferanten (Fleisch, Eier, Hülsenfrüchte, Nüsse und Tofu) zusammen. Legen Sie Wert auf Nahrungsmittel, die viel Eisen, Kalzium, Vitamin D, Zink, Folsäure und Nahrungsfasern enthalten. Essen Sie in regelmäßigen Abständen kleine bis mittelgroße Mahlzeiten. Essen Sie genug, aber nicht zu viel. Die Gewichtszunahme sollte sich insgesamt zwischen 10 und 15 kg bewegen, das entspricht etwa 0,5 kg/Woche ab der 14. Schwangerschaftswoche. Bei Frauen, die vor der Schwangerschaft untergewichtig waren, sollte die Gewichtszunahme am oberen Ende dieser Skala angesiedelt sein, bei vormals übergewichtigen Frauen am unteren Ende.
- Damit Sie genügend Kalzium und Vitamin D bekommen, nehmen Sie – sofern Sie dies vertragen – mindestens dreimal täglich Milchprodukte (Vollmilch, Joghurt, Quark) zu sich, mit oder zwischen den Mahlzeiten.

- Ergänzen Sie Ihre Mahlzeiten mit Fleisch, Geflügel, Fisch oder Nahrungsmitteln, die reich an Vitamin C sind (z.B. Orangensaft, Brokkoli oder Erdbeeren), damit Sie mehr Eisen aufnehmen können.
- Salzen Sie Ihr Essen nach Belieben, aber übertreiben Sie es nicht. Gesunde Frauen brauchen ihre Salzaufnahme während der Schwangerschaft nicht speziell einzuschränken.
- Meiden Sie Produkte mit hohem Gehalt an verarbeiteter Stärke (z.B. Weißbrot) und Nahrungsmittel, die »mikronährstofflos« sind. Auch Süßgetränke liefern oft viele leere Kalorien. Bevorzugen Sie frisch zubereitete Speisen, insbesondere Gemüse und Früchte.
- Verzichten Sie auf Kaffee und andere koffeinhaltige Getränke oder schränken Sie zumindest Ihren Konsum (besonders um die Essenszeit) ein. Koffein beeinträchtigt die Aufnahme von Eisen, Zink sowie von Mineralien.
- Meiden Sie Mikronährstoffe in Megadosen. Dies ist nicht der richtige Zeitpunkt, um mit Unmengen von Nährstoffen zu experimentieren, denn optimale Ernährung ist eine Frage des Gleichgewichts. Sowohl ein Zuviel als auch ein Zuwenig kann Schaden anrichten. Eine vernünftige, gezielte Supplementierung mit einem für die Schwangerschaft konzipierten Multivitamin-Mineralstoff-Spurenelement-Präparat sowie mit einem Omega-3-Präparat (v.a. DHA) ist während der gesamten Schwangerschaft sinnvoll.
- Insbesondere Frauen, die bereits ein Frühgeborenes zur Welt gebracht haben, sollten regelmässig den pH-Wert in der Scheide (Normalwert $< 4,5$) überprüfen. Die Einnahme eines oralen probiotischen Präparates, das primär Laktobazillen enthält, kann das Risiko für bakterielle Vaginosen reduzieren und auch gastrointestinale Probleme wie Blähungen und Verstopfungen lindern.
- Eine vegetarische Ernährung (ohne Fleisch und Fisch) ist auch während der Schwangerschaft möglich. Es muss jedoch darauf geachtet werden, dass bestimmte Mikronährstoffe wie z.B. die Omega-3-Fettsäuren, Vitamin $B_{12}$ und Eisen in ausreichender Menge aufgenommen werden. Von einer veganen Ernährung wird jedoch Schwangeren grundsätzlich abgeraten.

Die folgende Tabelle fasst den Nährstoffbedarf während einer normalen Schwangerschaft zusammen. Natürlich kann der individuelle Bedarf an einem Nährstoff im Einzelfall von den angegebenen Werten abweichen.

## Empfohlene Nährstoffe während der Schwangerschaft (normaler Verlauf; modifiziert nach DACH: Referenzwerte für die Nährstoffzufuhr, 2015)

| Nährstoffe | empfohlene Tagesmenge (die sich aus Nahrungsquellen und Supplementen zusammensetzt) |
|---|---|
| Energie | + 250 kcal ab 2. Trimester, + 500 kcal ab 3. Trimester |
| Protein (qualitativ hochstehend) | 58 g |
| Linolsäure | 2,5 % der Energie |
| α-Linolensäure | 0,5 % der Energie |
| DHA (Docosahexaensäure) | mind. 200 mg |
| Nahrungsfasern | 30 g |
| **Vitamine** | |
| Vitamin A | 1100 µg (= ca. 3666I. E.) |
| Vitamin D | 20 µg (= 800 I. E.) |
| Vitamin E | 13 mg |
| Vitamin K | 60 µg |
| Vitamin $B_1$ | 1,2–1,3 mg |
| Vitamin $B_2$ | 1,3 1,4 mg |
| Niacin/Niacinamid | 14–16 mg |
| Vitamin $B_6$ | 1,9 mg |
| Pantothensäure | 6 mg |
| Biotin | 30–60 µg |
| Folsäure | 0,55 mg |
| Vitamin $B_{12}$ | 3,5 µg |
| Vitamin C | 105 mg |
| **Mineralstoffe und Spurenelemente** | |
| Kalzium | 1 000 mg |
| Phosphor | 800 mg |
| Magnesium | 310 mg |
| Eisen | 30 mg |
| Zink | 10 mg |
| Jod | 250 µg |
| Selen | 60 µg |
| Kupfer | 1–1,5 mg |
| Fluorid | 0,5 mg |
| Mangan | 2–5 mg |
| Chrom | 30–100 µg |
| Molybdän | 50–100 µg |

## Literatur

Al-Saleh I et al. Heavy metals (lead, cadmium and mercury) in maternal, cord blood and placenta of healthy women. Int J Hyg Environ Health 2011;214(1):79–101.

Balogun OO et al. Vitamin supplementation for preventing miscarriage. Cochrane Database Syst Rev 2016. CD004073.pub4.

Bath SC et al. Effect of in adequate iodine status in UK pregnant women on cognitive outcomes in their children: results from the Avon longitudinal study of parents and children (ALSPAC). Lancet 2013;382(9889;331–337).

Berti C et al. Micronutrients in pregnancy: Current knowledge and unresolved questions. Clin Nutr 2011;30:689–701.

Caramaschi D et al_ Exploring a causal role of DNA methylation in the relationship between maternal vitamin B12 during pregnancy and child's IQ at age 8, cognitive performance and educational attainment: a two-step mendelian randomization study. Hum Mol Genet 2017; doi:10.1093/hmg/ddx164.

Coletta JM et al. Omega-3 fatty acids and pregnancy. Rev Obstet Gynecol 2010;3(4):163–171.

DACH (DGE, ÖGE, SGE). Referenzwerte für die Nährstoffzufuhr. 2015.

De-Regil LM. et al, Vitamin D supplementation for women during pregnancy. Cochrane Database Syst Rev 2016, Issue 1. Art. No.: CD008873.

Eidgenössische Ernährungskommission (EEK): Ernährung in den ersten 1000 Lebenstagen – von pränatal bis zum 3. Geburtstag. 2015

Friese K et al. Arzneimittel in der Schwangerschaft und Stillzeit. Wissenschaftl Verlagsges Stuttgart. 7. Auflage, 2009.

Godfrey KM et al. Development, epigenetics and metabolic programming. Nestle Nutr Inst Workshop Ser 2016;85:71–80.

Golding J et al. High levels of depressive symptoms in pregnancy with low omega-3 fatty acid intake from fish. Epidemiology 2009;20(4):598–603.

Greenwood DC et al. Caffeine intake during pregnancy, late miscarriage and stillbirth. Eur J Epidemiol. 2010;25:275–280.

Haider BA et al. Multiple-micronutrient supplementation for women during pregnancy. Cochrane Database Syst Rev 2017;13;4:CD004905.doi:1002/14651858. CD004905.pub5

Kukkonen K et al. Probiotics and prebiotic galacto-oligosaccharides in the prevention of allergic diseases: A randomized, double-blind, placebo-controlled trial. J Allergy Clin Immunol 2007;119(1):192–198.

Lidsky TI et al. Adverse effects of childhood lead poisoning: the clinical neuropsychological perspective. Environ Res 2006;100:284–293.

Milman N. Iron in pregnancy – how do we secure an appropriate iron status in the mother and child? Ann Nutr Metab 2011;59(1):50–54.

Moretti D et al. Oral iron supplements increase hepcidin and decrease iron absorption from daily or twice-daily doses in iron-depleted young women. Blood 2015;126(17):1981–9.

Pelissetto S et al. Vitamin intake and pregnancy. Minerva Ginecol, 2009;61(1):67–76.

Pena-Rosas JP et al. Effects and safety of preventive oral iron or iron+folic acid supplementation for women during pregnancy (review). Cochrane database 2009. Issue 4. Art. No.: CD004736. DOI: 10.1002/14651858.

Picciano MF et al. Use of dietary supplements by pregnant and lactating women in North America. Am J Clin Nutr 2009;89(suppl):663S–667S.

Ramakrishnan U et al. Prenatal supplementation with DHA improves attention at 5 y of age: a randomized controlled trial. Am J Clin Nutr 2016; doi.3945/ajcn.114.101071.

Schweizerische Eidgenossenschaft. ID Factsheet – Endokrine Disruptoren. 2017

SGE (Schweizerische Gesellschaft für Ernährung): Ernährung während der Schwangerschaft: Merkblatt, aktualisiert September 2015.

WECF (Women in Europe for a Common Future): Hormonell wirksame Chemikalien; Schwangere schützen, EDCs besser regulieren – WECF Positionspapier. 2013

Whitehouse AJO et al. Maternal serum vitamin D levels during pregnancy and offspring neurocognitive development. Pediatrics 2012;129(3):485–493.

Wolf HT et al. Multivitamin use and adverse birth outcomes in high-income countries: a systematic review and meta-analysis. Am J Obstet Gynecol 2017. Doi:10.1016/j.ajog.2017.03.029.

Yang S et al. Is there a role for probiotics in the prevention of preterm birth? Front Immunol 2015;6:Article 62.

Zimmermann MB. Iodine deficiency in pregnancy and the effects of maternal iodine supplementation on the offspring: a review. Am J Clin Nutr 2009;89 (suppl):668S–672S.

# Stillzeit und Säuglingsernährung

Die Milchdrüsen ziehen aus dem Blut der Mutter Wasser, Aminosäuren, Fette, Vitamine, Mineralien und andere Stoffe. Sie bilden damit eine einzigartige und komplexe Nährflüssigkeit, die für die Bedürfnisse des Säuglings geradezu maßgeschneidert ist. Das funktioniert natürlich nur dann optimal, wenn im mütterlichen Blut auch alle Nährstoffe in ausreichendem Maße vorhanden sind, die der Säugling braucht.

## Wie viele Nährstoffe brauchen stillende Frauen?

Die Milchbildung wird vom Körper der Mutter sorgfältig auf die Nachfrage des Säuglings abgestimmt. Im Durchschnitt produzieren die Milchdrüsen etwa 750 ml Milch/Tag. Bei Müttern, die Zwillinge oder Drillinge zu stillen haben, können es 2 000–3 000 ml Milch/Tag werden. Viele Mütter stellen sich die Frage, ob sie trotz der zahlreichen Umwelteinflüsse ihr Kind stillen sollen. Die Fachleute sind jedoch nach wie vor der Meinung, dass der vielfältige Nutzen des Stillens mögliche Risiken durch eventuelle Schadstoffbelastungen der Milch deutlich übersteigt. Jede Frau sollte – wenn immer möglich – ihr Kind in den ersten Lebensmonaten stillen.

Natürlich ist während der Stillzeit besonders wichtig, sich gesund zu ernähren. Der Nährstoffbedarf der Mutter ist während der Stillzeit eher höher als in der Schwangerschaft. Ein gesunder Säugling benötigt für sein Wachstum viel Substanz. Er verdoppelt in den ersten 4–6 Monaten nach der Geburt sein Gewicht. Die Ernährung der Mutter muss auch ihre eigene Gesundheit erhalten – sie soll das Gewicht, das sie in der Schwangerschaft zugenommen hat, wieder abnehmen können. Die durch die Schwangerschaft strapazierten Nährstoffreserven sollen wieder aufgefüllt werden. Die Gesundheit von Mutter und Säugling hängt wesentlich von der Qualität der Ernährung der Mutter in der Stillzeit ab. Obwohl das Stillen etwa 750 kcal/Tag verbraucht, sollten Frauen nur etwa 500 kcal/Tag zusätzlich verzehren – dies erlaubt das Verbrennen von Fettdepots, die in der Schwangerschaft angelegt wurden.

Die folgende Tabelle listet den Nährstoffbedarf während der Stillzeit auf. Natürlich kann der individuelle Bedarf an einem Nährstoff im Einzelfall von den angegebenen Werten abweichen.

## Der tägliche Nährstoffbedarf (Ernährung und Supplemente) einer stillenden Mutter (modifiziert nach DACH: Referenzwerte für die Nährstoffzufuhr, 2015)

| Nährstoff | täglicher Bedarf |
|---|---|
| Energie | plus 500 kcal zusätzlich zum normalen täglichen Energiebedarf einer nicht schwangeren Frau |
| Protein | 63 g |
| Linolsäure | 2,5 % der Gesamtkalorien |
| α-Linolensäure | 0,5 % der Gesamtkalorien |
| DHA (Docosahexaensäure) | mind. 200 mg |
| Nahrungsfasern | 30 g |
| **Vitamine** | |
| Vitamin A | 1 500 µg (= ca. 5 000 I. E.) |
| Vitamin D | 20 µg (= 800 I. E.) |
| Vitamin E | 17 mg |
| Vitamin K | 60 µg |
| Vitamin C | 120 mg |
| Vitamin $B_1$ | 1,3 mg |
| Vitamin $B_2$ | 1,4 mg |
| Niacin/Niacinamid | 16 mg |
| Vitamin $B_6$ | 1,9 mg |
| Folsäure | 0,45 mg |
| Vitamin $B_{12}$ | 4 µg |
| Pantothensäure | 6 mg |
| Biotin | 30–60 µg |
| **Mineralstoffe und Spurenelemente** | |
| Kalzium | 1 000 mg |
| Magnesium | 390 mg |
| Jod | 250 µg |
| Eisen | 20 mg* |
| Zink | 11 mg |
| Selen | 75 µg |
| Kupfer | 1,0–1,5 mg |
| Chrom | 30–100 µg |
| Mangan | 2,0–5,0 mg |
| Molybdän | 50–100 µg |

* Diese Angabe gilt für stillende und nicht stillende Frauen nach der Geburt zum Ausgleich der Verluste während der Schwangerschaft.

## Wovon hängt die Qualität der Muttermilch ab?

Weil die Milch aus Substraten des Körpers der Mutter zusammengesetzt ist, kann der Ernährungszustand einen großen Einfluss auf das Nährstoffprofil ihrer Milch haben. Mängel an Spurenelementen und Vitaminen in der Ernährung der Mutter zeigen sich prompt in sinkenden Nährstoffspiegeln bei der Muttermilch. Wenn Sie über mehrere Tage hinweg zu wenig von einem bestimmten Nährstoff aufnehmen, müssen Ihre Reserven dies ausgleichen. Kalzium ist ein gutes Beispiel hierfür. Wenn das mit der Milch verlorene Kalzium nicht durch die Aufnahme von zusätzlichem Kalzium ersetzt würde, müsste eine Frau innerhalb von 6 Monaten Stillzeit über 5% der Reserven in ihren Knochen für die Milchproduktion opfern! Es ist deshalb wichtig, während der Stillzeit reichlich Kalzium zu sich zu nehmen, damit der Kalziumhaushalt nicht aus dem Gleichgewicht gerät.

Es wird empfohlen, auch während der Stillzeit ein speziell für diese Phase konzipiertes, ausgewogenes Nährstoffergänzungspräparat mit Vitaminen, Mineralstoffen und Spurenelementen einzunehmen.

Alkoholische Produkte sollten in der Stillzeit nach wie vor äußerst zurückhaltend konsumiert werden. Alkohol im Übermaß kann die geistige und motorische Entwicklung des Kindes beeinträchtigen. Auch Koffein (aus Kaffee, Tee, Süßgetränken usw.) sollten Sie weiterhin einschränken, da es zu Unruhe und Schlafstörungen beim Säugling führen kann.

## Nährstoffe, die für den Säugling besonders wichtig sind

Das körperliche Wachstum geht in den ersten paar Monaten nach der Geburt schneller vonstatten als in jedem weiteren Lebensabschnitt. Der Nährstoffbedarf des Babys (im Verhältnis zum Körpergewicht) ist zu keiner anderen Zeit höher. Eine optimale Ernährung hat großen Einfluss auf Wachstum, Entwicklung und Abwehrkräfte des Säuglings. Wenn der Säugling nicht gestillt werden kann, sollte darauf geachtet werden, dass die industriell hergestellte Säuglingsmilch einen nicht zu hohen Proteingehalt hat. Der Proteingehalt sollte nicht viel höher als in der Muttermilch sein (reife Frauenmilch: ca. 1,1 g Protein/100 ml). Eine zu hohe Protein-Aufnahme des Säuglings erhöht das Risiko, später im Leben übergewichtig zu werden.

### Milchstau mit Lezithin auflösen

Bei Milchstau hat sich die Gabe von 3–4 g Lezithin/Tag bewährt. Die emulgierende Wirkung von Lezithin kann offenbar die Verklumpungen in den Milchgängen kurzfristig auflösen. Vorbeugend werden etwa 2–3 g Lezithin empfohlen. Es gibt hierzu keine breiten Studien – aber viele gute Erfahrungen, die von den Hebammen an die Mütter weitergegeben werden.

### Hoher Bedarf an essenziellen Fettsäuren

Im Säuglingsalter ist die Versorgung mit einer ausreichenden Menge an essenziellen Fettsäuren, Linolsäure und Linolensäure lebenswichtig. Weil Säuglinge Fett nur ungenügend aufnehmen können und kaum über Fettreserven verfügen, sind sie besonders anfällig für eine Mangelversorgung. Säuglinge, die während kurzer Zeit – und sei es nur für eine Woche – über ihre Nahrung zu wenig essenzielle Fettsäuren erhalten, können u.a. Durchfall, Haarausfall, schlechte Wundheilung und einen trockenen, schuppigen, an ein Ekzem erinnernden Hautausschlag entwickeln. Die Muttermilch ist in der Regel reich an essenziellen Fettsäuren. Bei der Auswahl einer industriell hergestellten Säuglingsnahrung sollte der Gehalt an essenziellen Fettsäuren ein wichtiges Kriterium sein. Die Omega-3-Fettsäure DHA ist unentbehrlich für die Entwicklung des Nervensystems des Neugeborenen. Deshalb sollten stillende Mütter diese Fettsäuren z.B. über Fischmahlzeiten oder über Supplemente in ausreichenden Mengen zu sich nehmen. Säuglinge von Müttern, die sich ausreichend mit Omega-3-Fettsäuren (v.a. DHA) aus Fisch und aus Nahrungsergänzungspräparaten versorgen, zeigen tendenziell eine bessere Kognition (geistige Fähigkeiten: Denken, Wahrnehmen, Erinnern, Erkennen, Kommunizieren), eine bessere Motorik, eine bessere Sehkraft sowie weniger Allergien. Stillenden Müttern wird jedoch aufgrund des hohen Schadstoffgehaltes (insbesondere Quecksilber) empfohlen, auf den Konsum von Thunfisch, Schwertfisch, Marlin/Speerfisch, Hai, Ostsee-Hering und Ostsee-Lachs zu verzichten.

### Vitamin D ergänzen

Insbesondere in den Wintermonaten der nördlichen Klimazonen, wenn Mutter und Säugling nur ein Mindestmaß an Sonnenlicht »tanken« können, kann es sein, dass der Vitamin-D-Spiegel in der Muttermilch absinkt und folglich nicht ausreicht, um beim Säugling ein optimales Immunsystem und Knochenwachstum zu ermöglichen. Säuglinge, denen während der Wintermonate täglich ein Vitamin-D-Supplement von ca. 10 µg (400 I.E.) verabreicht wird, zeigen ein besseres Knochenwachstum. Der Einsatz von flüssigen Vitamin-D-Supplementen hat eine lange Tradition. Da auf dem Markt verschiedenste Vitamin-D-Präparate mit sehr unterschiedlichen Vitamin-D-Konzentrationen existieren, ist es wichtig, die Dosierungen im jeweiligen Produkt vor der Verabreichung genau zu prüfen, um keine Überdosierungen zu provozieren.

### Vitamin-K

Vitamin K ist für die normale Blutgerinnung wichtig. Neugeborene, die nicht über genügend Vitamin K verfügen, können abnormale Blutungen entwickeln und sogar an Blutungen im Gehirn und in anderen Organen sterben. Die Mengen an Vitamin K, die im Allgemeinen in der Muttermilch vorhanden sind, reichen nicht aus, um den Bedarf des Säuglings zu decken. Daher werden Säuglingen in den ersten 6 Lebenswochen 3 Dosen Vitamin K oral verabreicht. Vitamin K ist auch für eine optimale Knochenstruktur wichtig.

### B-Vitamine

B-Vitamine können nicht lange gespeichert werden, wodurch Mängel recht schnell entstehen können. Der Bedarf an Folsäure ist gerade im Wachstum hoch, da sie für die

Zellteilung benötigt wird. Kinder, die von Veganerinnen zur Welt gebracht und gestillt werden, erhalten häufig zu wenig Vitamin $B_{12}$. Entsprechende Mangelerscheinungen (Anämie, neurologische Störungen usw.) werden nicht selten beobachtet.

### Viele Säuglinge leiden an Eisenmangel

Das schnelle Wachstum des Säuglings erfordert große Mengen an Eisen. In der Muttermilch ist eher wenig Eisen vorhanden, und die Eisenmenge, die der Säugling beim Stillen aufnehmen kann, reicht nicht immer aus, um seine Bedürfnisse abzudecken. In der zweiten Hälfte ihres ersten Lebensjahres entwickelt über ein Viertel der gestillten Säuglinge einen Eisenmangel. Babys, die unter einem Eisenmangel leiden, sind anfälliger für Infektionen, haben eher Appetitmangel und wachsen langsamer als ihre gesunden Altersgenossen. Ein langfristiger Eisenmangel in der Kindheit kann auch die intellektuelle Entwicklung stören. Zu einer eisenreichen Säuglingsnahrung gehören püriertes grünes Blattgemüse, püriertes Fleisch und mit Eisen angereicherte Babybreie. Stellt der Kinderarzt einen ausgeprägten Eisenmangel fest, können auch Eisensupplemente zur Anwendung kommen.

## Umstellung auf feste Nahrung

Beim Neugeborenen bilden sich die Verdauungsfunktionen und Enzymsysteme erst allmählich aus. Die Darmwand ist noch in der Entwicklung begriffen. Wird während der Stillzeit feste Nahrung zugeführt, kann dies im Einzelfall sogar allergische Reaktionen hervorrufen. Deshalb sollten Sie mit der Gabe »normaler« Nahrung nicht zu früh beginnen. Während der ersten 4–6 Monate sollte der Säugling idealerweise mit Muttermilch oder, falls Stillen nicht möglich ist, mit einer Säuglingsnahrung von hoher Qualität gefüttert werden.

Bei gesunden Babys können Sie zwischen dem vierten und sechsten Monat mit der Gabe normaler Lebensmittel in Breiform anfangen. Führen Sie diese – eines nach dem anderen – in wöchentlichen Abständen ein. Die Zeitabstände zwischen den neuen Nahrungsmitteln erlauben es Ihnen, eventuell unverträgliche Nahrungsmittel und -allergien zu erkennen. Reis und Kartoffeln eignen sich besonders gut als erste Versuchsnahrung – sie sind leicht verdaulich und werden von den meisten Babys gut vertragen. Die weitere mögliche Reihenfolge wäre die wöchentliche Einführung von Getreide, Obst und Gemüse, danach Fleisch, Geflügel und Fisch. Vollkornprodukte, Mais, Nüsse und Pilze werden häufig schlecht verdaut, wenn sie zu früh gegeben werden. Reine Kuhmilch als Milchgetränk sollten Sie Ihrem Baby während der ersten zwölf Monate nicht geben. Kleine Mengen Kuhmilch können aber bedenkenlos ab dem 6. bis 7. Lebensmonat bei der Zubereitung der Beikost verwendet werden.

## Säuglinge sind anfällig für Nahrungsmittelallergien

Nahrungsmittelallergien treten auf, wenn Proteine nicht vollständig verdaut und kleine Proteinbruchstücke aus dem Darm ins Blut aufgenommen werden. Diese Proteine wer-

## Übersicht: Einführung der Lebensmittel

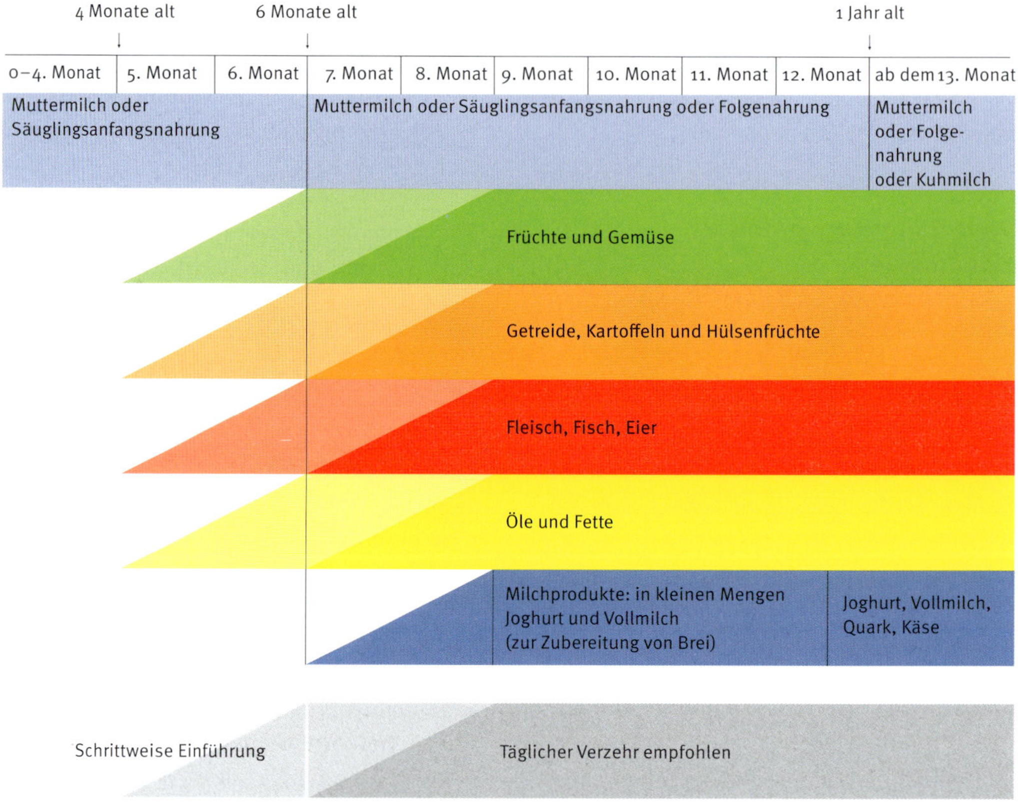


© Schweizerische Gesellschaft für Ernährung SGE, Schweizerische Gesellschaft für Pädiatrie SGP, 2011

Ernährung in den ersten 1000 Lebenstagen – von pränatal bis zum 3. Geburtstag.

den vom Immunsystem als fremd erkannt, was allergische Reaktionen auslöst. Etwa 5 % aller Kinder leiden unter Nahrungsmittelallergien, meistens im Säuglingsalter. Säuglinge sind besonders anfällig für Nahrungsmittelallergien, weil ihr Darm, der ja noch in der Entwicklung ist, Proteine noch nicht vollständig verdauen kann.

### Allergieauslösende Nahrungsmittel

Auch Bestandteile von Nahrungsmitteln aus der Ernährung der Mutter können in die Muttermilch gelangen und möglicherweise beim Säugling Allergien auslösen, was bei folgenden Nahrungsmitteln häufig der Fall ist:

- Eier
- Erdnüsse
- Kuhmilch
- Weizen
- Zitrusfrüchte
- Soja

Obwohl jedes Nahrungsmittel eine Allergie auslösen kann, ist Kuhmilchprotein als Auslöser am weitesten verbreitet. Heute wird jedoch weder Schwangeren noch Stillenden empfohlen, grundsätzlich Nahrungsmittelallergene (z.B. Kuhmilch, Eier, Weizen und Erdnüsse) zu meiden, da dies nicht mit einer primären Allergie-Prävention einhergeht. Eindeutige Empfehlungen bezüglich Beikost zur Allergieprävention können zurzeit nicht gegeben werden.

### Symptome einer Nahrungsmittelallergie

Folgende Symptome beim Säugling könnten von einer Nahrungsmittelallergie herrühren (andere Ursachen sind natürlich auch möglich):

- Bronchitis
- Durchfall
- Ekzem
- Erbrechen
- Koliken
- Schnupfen
- Urticaria (Nesselfieber)
- Windeldermatitis

### Belastungen mit Schwermetallen und EDCs (endokrine Disruptoren)

Belastungen mit Schwermetallen (bestimmt durch eine Schwermetall-Analyse im Haar) und EDCs können bei gesundheitlichen Problemen von Säuglingen und Kleinkindern recht häufig nachgewiesen werden. Dazu gehören beispielsweise

- ein gestörtes Immunsystem (Infektanfälligkeit, Allergien, Ekzeme, Neurodermitis, Asthma usw.)
- Entwicklungsstörungen
- Verhaltensstörungen
- neurologische Störungen (z.B. Epilepsie)

Die Ursachen können vielfältig sein. Oft überträgt die Mutter während der Schwangerschaft durch Plazenta und Nabelschnur die entsprechenden Schadstoffe. Diese können aber auch vom Kind über Schmutz und Staub (Umwelt und Lebensmittel) aufgenommen werden.

#### Koliken sind häufig

Koliken sind bei Säuglingen weit verbreitet und treten in der Regel zwischen der dritten Woche und dem dritten Monat nach der Geburt auf. Sie sind gekennzeichnet durch Reizbarkeit und untröstliches Weinen, das mit einem Anziehen der Beine, Gasabgang und Blähungen verbunden ist. Koliken können verschiedene Ursachen haben, wie zum Beispiel eine gestörte Darmflora. Probiotika wie Lactobacillus reuteri können möglicherweise das gestörte Gleichgewicht der Darmflora normalisieren. Aufgrund der guten Verträglichkeit von Lactobacillus reuteri ist nach Rücksprache mit einem Kinderarzt ein Therapieversuch möglich.

## Literatur


Allen LH. Multiple micronutrients in pregnancy and lactation: an overview. Am J Clin Nutr 2005;81(suppl): 1206S–1212S.

Brannon PM et al. Vitamin D in pregnancy and lactation in humans. Ann Rev Nutr 2011;31:89–115.

Bravi F et al: Impact of maternal nutrition on breast milk composition: a systematic review. Am J Clin Nutr 2016;104(3):646–62.

Eidgenössische Ernährungskommission (EEK): Ernährung in den ersten 1000 Lebenstagen – von pränatal bis zum 3. Geburtstag. 2015. Expertenbericht der EEK: Bundesamt für Lebensmittelsicherheit und Veterinärwesen.

DACH: Referenzwerte für die Nährstoffzufuhr. 2015

Devereux G et al. Diet as a risk factor for atopy and asthma. J Allergy Clin Immunol 2005;115:1109–1117.

Hermoso M et al. Critical micronutrients in pregnancy, lactation and infancy. Ann Nutr Metab 2011;59(1):5–9.

Hess SY et al. Effects of maternal zinc supplementation on pregnancy and lactation outcomes. Food Nutr Bull 2009;30(1, suppl):S60–78S.

Innis SM. Impact of maternal diet on human milk composition and neurological development of infants. Am J Clin Nutr 2014;99:734S-741S.

Lamers Y. Folate recommendations for pregnancy, lactation, and infancy. Ann Nutr Metab 2011;59(1):32–37.

Osendarp SJM. The role of omega-3 fatty acids in child development. OCL 2011;18(6):307–313.

SGE (Schweizerische Gesellschaft für Ernährung). Merkblatt: Ernährung des Säuglings im ersten Lebensjahr. (Online, Zugriff 20.10.2017)

Weber M et al. Lower protein content in infant formula reduces BMI and obesity risk at school age: follow-up of a randomized trial. Am J Clin Nutr 2014;99:1041–1051.

Xu M et al. The efficacy and safety oft he probiotic bacterium Lactobacillus reuteri DSM 17938 for infantile colic: a meta-analysisof randomized controlled trials. PLOS ONE 2015; DOI:10.1371/journal.pone.e0141445.

# Was brauchen Kinder und Jugendliche?

Kinder und Jugendliche haben einen hohen Bedarf an Energie, hochwertigen Proteinen und essenziellen Fettsäuren. Sie brauchen besonders viele B-Vitamine, Vitamin C, Kalzium und Eisen. Ihre tatsächliche Ernährung besteht viel zu oft aus industriellen Fertigprodukten sowie Fastfood und steht damit im krassen Gegensatz zum eigentlichen Bedarf. Vor allem bei Jugendlichen ist es für die Eltern häufig nicht einfach, in Richtung gesunde Ernährung zu steuern.

## Der Bedarf an Makronährstoffen

Eine an den Nährstoffbedarf angepasste Ernährung in der Kindheit und den Jugendjahren ist aus verschiedenen Gründen wesentlich:

- Eine optimale Ernährung ermöglicht vollständiges körperliches Wachstum und eine gute geistige Entwicklung. Durch ungenügende Nährstoffzufuhr in diesen Jahren entstandene Schäden können oft nicht mehr rückgängig gemacht werden. Andererseits kann eine allzu großzügige Ernährung in der Kindheit die Bildung einer zu hohen Anzahl von Fettzellen anregen, die ein Leben lang erhalten bleiben, was den Grundstein für Übergewicht im Erwachsenenalter legt.
- In der Kindheit werden Essgewohnheiten und Vorlieben geprägt. Daher sollte man Wert auf eine gesunde Ernährung legen, denn diese Essgewohnheiten bleiben oft ein Leben lang erhalten. Es kann sich um Zucker, Salz, Fett, kleine Geschmacksnuancen, die Häufigkeit von Mahlzeiten, das Tempo beim Essen oder die psychologische Bedeutung des Essens (als Belohnung oder seelische Unterstützung) handeln.
- Eine Ernährung, die den Bedürfnissen der Kinder- und der Jugendjahre nicht entspricht, erhöht das Risiko, dass sich im späteren Leben chronische Krankheiten – z. B. Osteoporose, Diabetes oder Herzkrankheiten – entwickeln.
- Eine unzureichende Ernährung und Mangelzustände im Bereich der Vitamine, Mineralstoffe, Spurenelemente und Fettsäuren können bei Kindern und Jugendlichen zu typischen Erkrankungen und Symptomen führen. Dazu gehören unter anderem Infektanfälligkeit, Asthma, Heuschnupfen, Neurodermitis, Verhaltensauffälligkeiten, Karies, Akne.

## Hoher Energie- und Eiweißbedarf

Die ausreichende Versorgung mit Energie und Eiweiß ist während des Wachstums außerordentlich wichtig. Der Energiebedarf eines Kindes ist groß, weil der Grundstoffwechsel von Kindern hoch ist, sie sehr aktiv sind und für ihr Wachstum viel Energie brauchen. Ein siebenjähriges Kind benötigt im Durchschnitt ebenso viele Kalorien wie seine Mutter. Jugendliche brauchen mehr Energie und Proteine als alle anderen Altersgruppen. Ein aktiver Fünfzehnjähriger kann ohne weiteres 4 000 kcal am Tag benötigen, also etwa das Doppelte des Energiebedarfs eines Erwachsenen.

## Fette: auf die Qualität achten

Kinder haben kleine Mägen und entsprechend kleinen Appetit. Daher sind Fette und Öle als Quelle konzentrierter Energie für das Wachstum wichtig. Andererseits kann übermäßiger Fettverzehr das Risiko für Übergewicht und Herzkrankheiten im späteren Leben erhöhen. Auf die Art des Fettes kommt es an: Kinder sollten so wenig wie möglich gesättigte und industriell gehärtete Fette verzehren. Es ist jedoch wichtig, dass sie regelmäßig essenzielle Fettsäuren aus hochwertigen, wenn möglich kaltgepressten Pflanzenölen, Nüssen und Fisch zu sich nehmen. Die Ernährung der meisten Jugendlichen in Europa enthält zu viel gesättigtes Fett und Transfettsäuren, was den Grundstein für Übergewicht, Herzkrankheiten und Bluthochdruck im Erwachsenenalter legt. Wer fetthaltige Esswaren (Kartoffelchips, Pommes frites, Würste, süße Backwaren usw.) reduziert, kann dadurch die Fettzufuhr einschränken, ohne dabei die Energie- und Mikronährstoffversorgung zu gefährden.

Softdrinks führen mengenabhängig zu einer niedrigeren Zufuhr an Mikronährstoffen (Libuda et al. 2009).

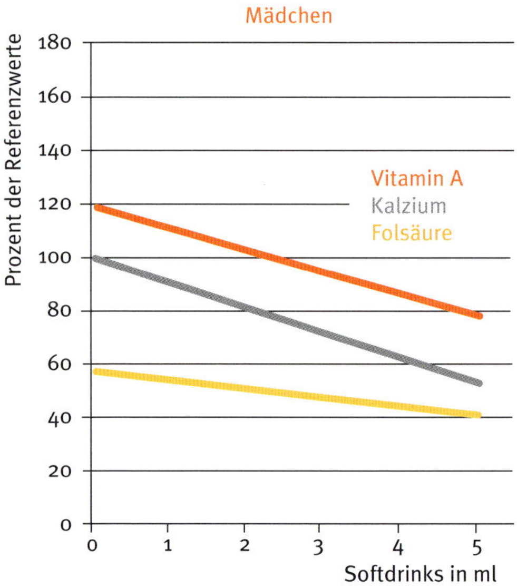


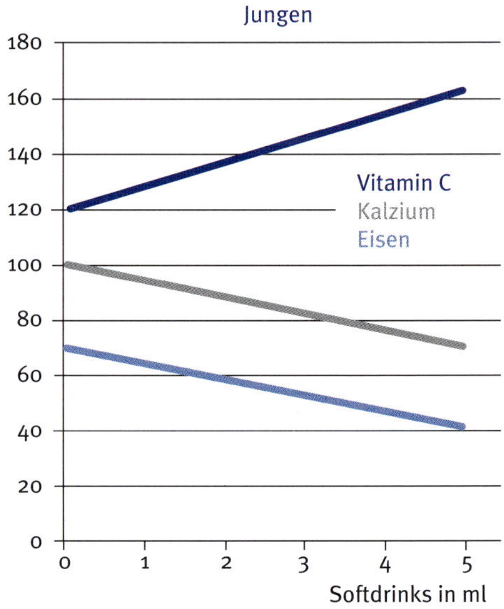


## Nicht so viel Zucker

Viele Kinder haben eine Vorliebe für süße, kohlenhydratreiche Lebensmittel, die aber oft Weißmehl und Zucker enthalten. Diesen Lebensmitteln fehlen wichtige Mikronährstoffe und Nahrungsfasern, die bei der industriellen Verarbeitung verloren gegangen sind. Ein übermäßiger Verzehr von stark zucker- und kohlenhydrathaltigen Nahrungsmitteln und Getränken kann das Karies- und Übergewichtsrisiko erhöhen und die Zufuhr von wichtigen Vitaminen, Mineralstoffen und Spurenelementen reduzieren (siehe Abb.), indem nährstoffreiche Lebensmittel in geringerem Maße konsumiert werden.

## Welche Mikronährstoffe sind oft kritisch?

Der Mikronährstoffbedarf von Kindern und Jugendlichen ist außerordentlich hoch – insbesondere während des rasanten Wachstums in der frühen Pubertät. Leider ist jedoch bei Teenagern eine mikronährstoffarme Ernährung weiter verbreitet als in jeder anderen Altersgruppe. Die Nährstoffe, an denen es am häufigsten mangelt, sind die B-Vitamine (insbesondere Vitamin $B_6$ und Folsäure), Vitamin D, Jod, Eisen und Omega-3 Fettsäuren.

### B-Vitamine, Vitamin C und Vitamin D

Der Bedarf an B-Vitaminen und Vitamin C ist in der Kindheit und in der Pubertät besonders hoch. Das liegt daran, dass die »Nachfrage« nach B-Vitaminen mit dem erhöhten Kalorienbedarf ansteigt. – Wegen seiner großen Bedeutung bei der Bildung von Kollagen (dem Hauptproteinbestandteil von Bindegewebe, Haut und Knochen) wird Vitamin C für den optimalen Aufbau von Knorpel, Knochen und Bindegewebe in Haut und Blutgefäßen in großen Mengen benötigt. Bei Kindern und Jugendlichen, die unregelmäßig essen und kaum Obst und Gemüse zu sich nehmen, kann ein ausgewogenes Supplement mit B-Vitaminen und Vitamin C die regelmäßige Versorgung und optimale Gesundheit sicherstellen.

Die Versorgung mit Vitamin D ist in vielen europäischen Ländern unzureichend. Auch in der Schweiz und in Deutschland reicht die Vitamin-D-Bildung in der Haut meist nicht aus, um den Vitamin-D-Bedarf zu decken. Bei vielen Kindern und Jugendlichen kommt hinzu, dass sie sehr viel Zeit vor dem Computer oder Fernseher verbringen und sich dementsprechend weniger im Freien aufhalten. Ein Vitamin-D-Supplement, mindestens über die Wintermonate, ist deshalb empfehlenswert.

### Kalzium für die Knochen

Der Aufbau der Knochensubstanz während der Kindheit und Jugend erfordert viel Kalzium, Phosphor und Magnesium. Ein zweijähriges Kind hat denselben täglichen Kalziumbedarf wie seine Eltern. Das richtige Verhältnis von Kalzium zu Phosphor (im Idealfall 1 : 1) ist bei der Versorgung außerordentlich wichtig. Kinder und Jugendliche neigen dazu, zu viel Phosphor und ungenügend Kalzium und Magnesium zuzuführen. So sind z. B. Fleischwaren und Süßgetränke reich an Phosphor. Eine einseitige Ernährung mit zu viel Phosphor kann das normale Wachstum des Knochengerüsts beeinträchtigen. Sesamsamen (50 g enthalten 400 mg Kalzium und 300 mg Phosphor) und dunkelgrünes Blattgemüse (z. B. Spinat) sind als ausgewogene Quellen dieser Mineralien gut geeignet.

### Kinder brauchen viel Eisen und ausreichend Zink

Der Eisenbedarf von Kindern und Jugendlichen ist sehr hoch – ein zwölfjähriger Junge benötigt etwa 25 % mehr Eisen als sein Vater. Die Ernährung vieler Kinder liefert oft jedoch nicht genug Eisen. Die Symptome von Eisenmangel sind in schweren Fällen leicht zu erkennen: Kinder erscheinen lustlos, sind blass, ermüden leicht und werden anämisch. Kinder mit leichtem Eisenmangel haben keinen Appetit, sind infektionsanfälliger und wachsen langsamer als ihre gesunden Altersgenossen. Oft sind sie leicht abzulenken, unaufmerksam und reizbar. Eisenmangel beeinträchtigt zudem die Lernfähigkeit und die motorische und geistige Entwicklung. Was kann unternommen werden, um bei Kindern und Jugendlichen eine gute Eisenversorgung zu gewährleisten? Wenn die Hauptquelle für Eiweiß Fleisch, Fisch oder Geflügel ist, wird viermal so viel Eisen aufgenommen, wie wenn das Protein in Form von Milchprodukten oder Eiern auf den Tisch kommt. Vitamin C verbessert zudem die Eisenaufnahme wesentlich. Achten Sie darauf, welches Getränk die Mahlzeiten begleitet: Orangensaft und andere Zitrussäfte verdoppeln die Aufnahmefähigkeit des Körpers für Eisen aus der Nahrung, während Milch sie stark vermindert. Eine Eisensupplementierung ist dann sinnvoll, wenn Kinder und Jugendliche zu wenig Eisen über Lebensmittel aufnehmen.

Zinkmangel kann bei Kindern und Jugendlichen das Wachstum nachhaltig beeinträchtigen und die Entwicklung zur Geschlechtsreife hinauszögern. Werden wenig Vollkornprodukte und Fleisch gegessen, steigt das Risiko für eine ungenügende Zinkversorgung. Bei Zinkmangel kann ein Zinksupplement Wachstum, Hautqualität, Psyche und Immunsystem deutlich verbessern.

### Omega-3-Fettsäuren

Die Aufnahme von Omega-3-Fettsäuren ist ebenfalls bei vielen Kindern und Jugendlichen unzureichend. Eine schlechte Versorgung mit Omega-3-Fettsäuren, insbesondere mit EPA und DHA, beeinträchtigt kognitive Fähigkeiten und kann das Auftreten von Verhaltensauffälligkeiten begünstigen. Gute EPA- und DHA-Lieferanten sind fettreiche Kaltwasserfische wie Lachs, Makrele, Hering, Thunfisch und Sardine. Bei Verhaltensauffälligkeiten wie zum Beispiel ADHS sollte der Omega-3- und Mikronährstoff-Status abgeklärt werden und bei Mangel eine gezielte Supplementierung erfolgen.

### Gesunde Essgewohnheiten vermitteln

Kinder entwickeln – in der Regel in ihrem zweiten oder dritten Lebensjahr – einen verminderten, eher unregelmäßigen Appetit, der im krassen Gegensatz zu dem kräftigen Appetit von Säuglingen steht. Viele Eltern sind über dieses Muster besorgt, weil sie denken, ihr Kind leide unter Appetitmangel. Denn Aufregung, Erschöpfung und Gefühlsleben haben bei gesunden Kindern Einfluss auf den Appetit. Eltern sollten lernen, dies zu akzeptieren. Weil der Appetit von Kindern weniger regelmäßig ist, müssen Familien darauf achten, dass sie eine Vielfalt von nährstoffreichen Lebensmitteln auf den Tisch bringen, damit das tägliche Essen die Nährstoffbedürfnisse des Kindes vollständig abdecken kann.

Bis zum vierten oder fünften Lebensjahr haben die meisten Kinder verschiedenste kulinarische Vorlieben und Abneigungen entwickelt. Kindern gute Essgewohnheiten beizubringen und unbekannte Lebensmittel schmackhaft zu machen, erfordert Ausdauer. Der Appetit von Kleinkindern ist unberechenbar und ihre Vorlieben und Abneigungen beim Essen können sich sehr schnell ändern. Allerdings essen, genießen und bevorzugen sie im Allgemeinen das, was ihnen regelmäßig serviert wird.

### Ein Vorbild sein

Hier einige Möglichkeiten, Kindern neue Nahrungsmittel schmackhaft zu machen und ihnen gesunde Essgewohnheiten nahezubringen:

- Essen Sie gemeinsam in einer möglichst entspannten Atmosphäre. Der Esstisch sollte ein Ort der Entspannung und des Ausruhens nach dem hektischen Schulalltag sein. Halten Sie sich an einigermaßen gleichbleibende Essenszeiten. Gleichbleibende Essenszeiten ermöglichen es dem Kind, hungrig bei Tisch zu erscheinen.
- Die kulinarischen Vorlieben der Eltern haben großen Einfluss darauf, welchen Lebensmitteln Kinder den Vorzug geben.
- Lassen Sie das Kind an der Zubereitung von Mahlzeiten teilnehmen. Dies kann unter Umständen Interesse an unbekannten Nahrungsmitteln wecken.
- Wenn ein Kind sich weigert, Gemüse zu essen, versuchen Sie, das Gemüse unter vertraute Speisen zu mischen oder es mit schmackhaften, nährstoffreichen Dips zu servieren.
- Essen soll nicht mit Belohnungen (z. B. Nachtisch) verbunden werden.

Die Häufigkeit von Übergewicht steigt mit dem Übergang in das Kindergarten- und Schulalter markant an. Bis etwa zum achten Lebensjahr wird im Stoffwechsel der Kinder die Anzahl der Fettzellen fixiert und festgelegt. In dieser Zeit sollte daher speziell auf ein normales Körpergewicht der Kinder geachtet werden. Denn der Körper hat die Speicherung überschüssiger Energie in Fettzellen förmlich trainiert und der Weg vom Übergewicht zum Normalgewicht wird dann immer schwieriger.

Viele Kinder besuchen einen Kindergarten, eine Kindertagesstätte oder eine Schule und nehmen ihr Mittagessen dort ein. In diesen Einrichtungen ist es besonders wichtig, dass gesunde Mahlzeiten und Getränke (Trinkwasser, verdünnte Fruchtsäfte usw.) angeboten werden.

### Das Frühstück ist wichtig

Das Frühstück frischt die Energiereserven auf, die im Laufe der Nacht erschöpft worden sind, und liefert Energie für die Tätigkeiten des Morgens. Das Weglassen des Frühstücks kann die Konzentrationsfähigkeit eines Kindes vermindern und seine morgendlichen Leistungen in der Schule, beim Spielen oder beim Sport beeinträchtigen. Untersuchungen zeigen, dass das Auslassen des Frühstücks bei Kindern das Risiko für Übergewicht zu erhöhen scheint (weil dann vermehrt kalorienreiche Zwischenmahlzeiten und Getränke konsumiert werden). Oft lassen Kinder das Frühstück weg, weil es ihnen nicht schmeckt. Ein Frühstück muss sich nicht zwangsläufig aus »traditionellen« Speisen wie Frühstücksgetreide, Brot und Marmelade zusammensetzen. Wo nötig, können Kinder dazu ermuntert werden, andere nährstoffreiche Lebensmittel zu finden, die sie morgens gerne essen würden.

## So gelingt die gesunde Ernährung

Die Ernährung von Kindern ist unregelmäßig und unberechenbar. Oft ist es ein Problem, sie dazu zu bewegen, regelmäßig und

»gut« zu essen. Dieser Umstand kann, in Verbindung mit ihrem schnellen Wachstum und ihrem hohen Nährstoffbedarf, zu verschiedenen Nährstoffmängeln führen. Die Ernährung vieler Jugendlicher liefert nicht genug B-Vitamine (insbesondere Vitamin $B_6$ und Folsäure), Vitamin E, Beta-Carotin, Eisen und Jod. Teenager zu einer gesunden Ernährung zu bewegen, stellt oft eine echte Herausforderung dar. Der Beitrag, den Eltern nebst einer sinnvollen Ernährung leisten können, um eine Versorgung der Kinder und Jugendlichen mit ausreichend Mikronährstoffen zu sichern, besteht vor allem darin, regelmäßig ein ausgewogenes Multivitaminpräparat anzubieten. Darüber hinaus sollten Sie aber auch stets an die separate Zufuhr von Kalzium, Magnesium und Vitamin D denken, da der Bedarf in diesem Alter hoch ist und diese Elemente in normalen Nahrungsergänzungspräparaten eher knapp dosiert sind.

Multivitaminsupplemente sind lediglich eine Ergänzung zu gesunden Lebensmitteln und Essgewohnheiten. Der Speiseplan sollte viel Obst, Gemüse, Vollkornprodukte, Milchprodukte, mageres Fleisch, Geflügel, Fisch und reichlich frisches Wasser bieten. Man sollte möglichst wenig industriell verarbeitete Lebensmittel (z. B. Weißbrot) essen. Lebensmittelzusätze, Zucker, Farbstoffe, gehärtete Fette und Salz aus industriell verarbeiteten Lebensmitteln haben keinen Nährwert und können u. a. zu Allergien, Verhaltensauffälligkeiten und Lernstörungen führen. Bieten Sie gesunde Zwischenmahlzeiten an wie Joghurt, Obst, Nüsse und Vollkorngebäck.

### Mikronährstoffpäparate geben

Die regelmäßige Gabe eines altersgerecht dosierten Mineralstoff- und Vitaminpräparates hilft, die Deckung des Mikronährstoffbedarfs ihres Kindes sicherzustellen. Dies ist nicht nur im Winter wichtig – Kinder wachsen auch im Sommer! Der Nährstoffbedarf von 12–16-Jährigen liegt – vor allem bei Kalzium und Vitamin D – höher als bei Erwachsenen. Jugendliche in diesem Alter sind hinsichtlich ihrer Nährstoffbedürfnisse als Erwachsene zu betrachten.

## Literatur

Akkermans MDet al. Iron and vitamin D deficiency in healthy young children in Western Europe despite current nutritional recommendations. J Pediatr Gastroenterol Nutr 2016;62(4):635–642.

Allen LH et al. Provision of multiple rather than two or fewer micronutrients more effectively improves growth and other outcomes in micronutrient-deficient children and adults. J Nutr 2009;139:1022–1030.

Andersson M et al., Prevention of iron deficiency in infancy, childhood and adolescence. Ann Nestlé 2010;68(3):120–131.

Brown KH et al. Preventive zinc supplementation among infants, preschoolers, and older prepubertal children. Food Nutr Bull 2009;30(1)(suppl):S12–S40.

Falkingham M et al. The effects of oral iron supplementation on cognition in older children and adults: a systematic review and meta-analysis. Nutr J 2010;9:4–19.

Hambly JLet al. Micronutrient therapy for violent and aggressive male youth: an open-label trial. J Child Adolesc Psychopharmacol 2017. doi: 10.1089/cap2016.0199.

Hanson M et al. Early life nutrition and lifelong health. Brit Med Ass. Board of Science 2009:1–122.

Imdad A et al. Effect of preventive zinc supplementation on linear growth in children under 5 years of age in developing countries: a meta-analysis of studies for input to the lives saved tool. BioMed Central Public Health 2011;11(Suppl 3):S22–S35.

Kaganov B, et al. Suboptimal micronutrient intake among children in Europe. Nutrients 2015;7:3524–3535

Kersting M, Alexy U. Ernährung bei Vorschulkindern: Empfehlungen und Wirklichkeit. J Klin Endokrinol Stoffw 2011;4(2):11–15.

Lassi ZS et al. Systematic review on evidence-based adolescent nutrition interventions. Ann N Y Acad Sci 2017;1393(1):34–50.

Mazumdar M et al. Low-level environmental lead exposure in childhood and adult intellectual function: a follow-up study. Environ Health 2011;10:24–30.

Montgomery Pet al. Low blood long chain omega-3 fatty acids in UK children are associated with poor cognitive performance and behavior: a cross-sectional analysis from DOLAB Study. PLOS ONE 2013;8(6):e66697. doi:10.1371/journal.pone.0066697.

Moreno LA et al. Nutrition and lifestyle in European Adolescents: The HELENA (Healty Lifestyle in Europe by Nutrition in Adolescence) Study. Adv Nutr 2014;5:615S–623S.

Tammam JD et al. A randomised double-blind placebo-controlled trial investigating the behavioural effects of vitamin, mineral and n-3 fatty acid supplementation in typically developing adolescent schoolchildren. Br J Nutr 2016;115(2):361–373.

Taylor MP et al. Lessons learned on lead poisoning in children: one-hundred years on from Turner's declaration. J Paed Child Health 2011;47(12):849–856.

Vyncke KE Dietary fatty acid intake, its food source and determinants in European adolescents: the HELENA (Healthy Lifestyle in Europe by Nutrition in Adolescence) Study. Br J Nutr 2012;198(12):2261–2273.

# Leistungsfähigkeit im Erwachsenenalter

Nährstoffmangel kann zu Leistungseinbußen führen. Durch eine entsprechende Supplementierung können Sie in Beruf und Alltag bessere Leistungen erbringen und den täglichen Stress leichter meistern. Diffuse, geringe Befindlichkeitsstörungen geht man meist mit einem breit gefächerten, gut dosierten Multivitamin-Mineral-Präparat an. Bei ausgeprägteren Beschwerden muss gezielt supplementiert werden.

## In Beruf und Alltag körperlich fit sein

Körperliche Leistungsfähigkeit ist eine wichtige Voraussetzung für unser Wohlbefinden und für eine gute Lebensqualität. Wer nicht leistungsfähig ist, wird beruflich, in der Schule und privat eher Nachteile haben. Die Leistungsfähigkeit hängt von unzähligen Faktoren ab. Primär ist sie untrennbar mit der Gesundheit verbunden. Daneben spielen aber viele andere Faktoren eine Rolle:

- genetische Voraussetzungen, Epigenetik
- körperliche Konstitution, Körperbau
- Training
- Verletzungsfreiheit
- Muskelmasse (In den Muskelzellen befinden sich viele Mitochondrien, die Energiekraftwerke der Zellen. Je höher die Muskelmasse, desto höher ist grundsätzlich die Leistungsfähigkeit des Körpers.)
- optimale Ernährung und Mikronährstoffversorgung
- Stoffwechselgleichgewicht und damit eine optimale Enzymaktivität (Diese kann bei Mikronährstoffmängeln und chronischen Belastungen mit körperfremden Substanzen massiv beeinträchtigt sein.)
- optimale Blutzirkulation
- gute Regeneration und Erholung
- gute Schlafqualität

Obwohl man also mit Ernährung und Vitaminen, Mineralstoffen und Spurenelementen allein keine Rekorde brechen kann, gehört der richtige »Treibstoff« natürlich trotzdem zu den gut beeinflussbaren Größen. Die bereits an anderen Stellen ausführlich besprochenen Kennzeichen einer »ausgewogenen Ernährung« (Seite 30) stellen die wichtigste Grundlage für die körperliche Leistungsfähigkeit dar. Nur wenige Mikronährstoffe (Seite 121) gelten im Sinne der Sportwissenschaft bei einer normalen Versorgungslage als leistungsfördernd.

### Was tun bei leichten Einschränkungen der Befindlichkeit?

Mangelzustände von Vitaminen & Co. können hingegen sehr wohl zu Leistungseinbußen führen. Durch eine Supplementierung mit Mikronährstoffen ist es möglich, auch in Beruf und Alltag bessere Leistungen zu erbringen und den täglichen Stress besser zu meistern. Bei der Beratung für eine ideale Nahrungsergänzung werden in der Regel nicht einzelne und hochdosierte Vitamine, Mineralstoffe, Spurenelemente, Fett- oder Aminosäuren im Vordergrund stehen. Man wird in erster Linie versuchen, zunächst einmal mit breitgefächerten, gut dosierten Multivitamin-Mineral-Präparaten – evtl. auch unter Zusatz von sogenannten Adaptogenen (z. B. Ginsengextrakt) – zu supplementieren. Damit können die zahlreichen, moderaten, aber leistungseinschränkenden Unterversorgungen meist korrigiert werden. Die Erfahrung zeigt, dass sich damit allgemeine diffuse Befindlichkeitsstörungen, die die Leistungsfähigkeit negativ beeinflussen (z. B. Müdigkeit, Energielosigkeit), durchaus bessern lassen.

### Was tun bei ausgeprägten Einbußen?

Bei ausgeprägteren Einschränkungen der Leistungsfähigkeit wird man dann – auch mithilfe von Laboruntersuchungen – gezielt nach Mikronährstoffmängeln und nach Störungen des Mikronährstoffhaushalts (z. B. durch Schwermetall-Belastungen, durch Wechselwirkungen von gewissen Medikamenten usw.) suchen. Dies ermöglicht dann eine in Art und Dosierung gezielte Supplementierung von Mikronährstoffen. Dabei können B-Vitamine, Vitamin D und $K_2$, Magnesium, Coenzym $Q_{10}$, L-Carnitin und L-Arginin usw. eine wichtige Rolle spielen.

## Konzentration und Gedächtnis stärken

Viele Menschen werden in Schule, Beruf und Alltag in Sachen Konzentration, Gedächtnis und Lernfähigkeit täglich gefordert. Gute Ideen, Kreativität, Lernen von neuen Dingen, stetige mentale Präsenz – dies sind Anforderungen, die sich überall und in jedem Alter immer wieder stellen. Wie kann ich mental fit bleiben und gute geistige Leistungen erzielen? Wovon hängt die Gehirnleistung ab? Kann man sie mit Ernährung und gewissen Produkten fördern? Und wie schaffe ich es, auch im Alter ein gutes Gedächtnis zu behalten?

Zunächst ist zu sagen, dass Intelligenz, Hirnleistung, Konzentrationsfähigkeit und Gedächtnis von sehr vielen Faktoren abhängen – und dass das Verknüpfen von verschiedenen und regelmäßigen Maßnahmen immer die besten und nachhaltigsten Erfolge bringen wird. Zu den wichtigsten Einflussfaktoren gehören:

- Lernen, Üben, Braintraining (fördert Neuro- und Synaptogenese!)
- genetische Voraussetzungen
- Umfeld
- Stress (reduziert Hirn- und Gedächtnisleistung dramatisch!)
- erholsamer Schlaf (Gelerntes wird auch nachts verarbeitet.)
- Stoffwechselgleichgewicht, Gesundheit
- gut funktionierendes Magen-Darm-System (sogenannte Darm-Hirn-Achse)
- gute zerebrale Durchblutung
- körperliche Aktivität und Fitness
- ausgewogene Ernährung (inkl. Fisch)
- Vorliegen von ausreichenden Neurotransmitterkonzentrationen (Z. B. Adrenalin, Serotonin usw.; viele Vitamine und Spu-

renelemente [B-Vitamine, Vitamin C, Eisen usw.] sind direkt an der körpereigenen Bildung von Nervenüberträgersubstanzen beteiligt.)
- Mikronährstoffe
- pflanzliche Substanzen (z.B. Ginkgoextrakt)
- körperfremde Medikamente und Substanzen (Z.B. Ritalin; dies ist nur bei klarer medizinischer Indikationsstellung zu vertreten! Solche Präparate werden häufig von sonst gesunden Menschen eingenommen bzw. missbraucht – nur um bessere berufliche Leistungen zu erbringen und um bessere Prüfungen zu schreiben.)
- Oxidative Prozesse bzw. freie Radikale können die mentale Leistungsfähigkeit vermindern.
- keine erhöhten Spiegel von toxischen Substanzen (z.B. Schwermetalle; diese stören den Hirnstoffwechsel massiv und reduzieren direkt den IQ)

## Mikronährstoffe fürs Gehirn

Welche Mikronährstoffe können nun im Alltag für ein gutes Gedächtnis und zur Verbesserung der Konzentration empfohlen werden? Dies sind vor allem:
- Omega-3-Fettsäuren (EPA, DHA; ca. 2 g/Tag) – entweder über regelmäßigen Fischkonsum oder durch die Supplementierung von Fischölpräparaten
- Phosphatidylserin (300 mg/Tag)
- Lezithin (5–15 g)
- Aminosäuremischungen (z.B. mit L-Arginin, L-Glutamin, L-Lysin, L-Glycin, Taurin)
- Antioxidanzen (Vitamin C, Vitamin E, Zink usw.)
- B-Vitamine (Vitamin $B_6$, $B_{12}$ und Folsäure)
- Probiotika bei ungünstiger Mikroorganismenflora im Darm

Für kurzfristige Erfolge (Prüfungsvorbereitung, spezielle Belastungs- und Stress-Situationen) werden die entsprechenden Präparate in der Regel phasenweise während einiger Wochen eingenommen. Geht es aber darum, auch im Alter ein gutes Gedächtnis zu haben, müssen wenigstens zwei Bedingungen erfüllt sein: Bei den erwähnten Substanzen (Omega-3-Fettsäuren, Phosphatidylserin, Lezithin, Aminosäuren, Antioxidanzien) muss langfristig für eine ausreichende Zufuhr gesorgt werden. Und: Es muss mit den vorbeugenden Maßnahmen frühzeitig begonnen werden. Die heute vorliegenden Studien zeigen nämlich eines ganz klar: Liegen bereits Anzeichen von markanten Gedächtnisverlusten oder gar einer Demenz vor, ist eine Wiederherstellung der ursprünglichen Funktionen nicht mehr zu erwarten.

# 50 plus – dem Abbau Paroli bieten

Es gibt 80-Jährige, die kaum Einbußen an ihrer geistigen und körperlichen Leistungsfähigkeit zeigen, während viele Menschen sich schon mit 65 Jahren alt fühlen und diverse Gebrechen verspüren. Aber woran liegt es, dass einige »ewig jung« bleiben und an anderen unaufhörlich der Zahn der Zeit nagt? Was geschieht beim Alterungsprozess und wie kann man den schleichenden Abbau aufhalten oder möglichst lange hinauszögern?

## Das genetisch mögliche Lebensalter

Unsere maximale Lebensdauer – das genetisch gegebene Lebenspotenzial, dessen Begrenzungen wir nicht überschreiten können – beträgt etwa 120 Jahre. Obwohl es eine Menge Geschichten über ganz besonders gesund lebende Volksstämme in den entlegensten Winkeln der Welt gibt, die angeblich 130–160 Jahre alt werden, erweisen sich diese Angaben bei sorgfältiger Überprüfung immer als falsch.

Unser genetisches Potenzial würde es vielen von uns erlauben, 100 Jahre und älter zu werden. Trotzdem erreichen nur wenige von uns ein Alter von 90, geschweige denn von 100 Jahren. Verbesserte Lebensbedingungen – bessere Ernährung, medizinische Versorgung und Hygiene – haben es ermöglicht, dass ein größerer Teil unserer Bevölkerung länger lebt. Allerdings heißt länger leben heute nicht zwangsläufig besser leben. Degenerative Erkrankungen – Arthritis, Herzerkrankungen, Osteoporose, grauer Star – plagen unsere älteren Mitmenschen oft. Es hat keinen Sinn, unsere maximale Lebensdauer verlängern zu wollen, solange wir nicht in der Lage sind, diese Zeit bei vergleichsweise guter Gesundheit auszukosten, d.h. mit körperlicher und geistiger Vitalität. Anstatt von einer Lebenserwartung von 120 Jahren zu träumen, sollten wir uns damit begnügen, wenigstens 100 Jahre alt zu werden, dafür aber bis zum Ende unserer Tage grundsätzlich gesund zu sein.

## Wann beginnt der Alterungsprozess?

Der Alterungsprozess ist ein langsamer Abbau von Körperfunktionen, der im Allgemeinen bestimmten voraussehbaren Mustern folgt. Es gibt jedoch, was Geschwindigkeit, Timing und Reihenfolge der Ereignisse anbelangt, große Unterschiede zwischen den einzelnen Individuen. Wenn wir altern, arbeitet das Herz oft weniger effizient, und die Leistungsfähigkeit des Herz-Kreislauf-Systems nimmt ab. Es kommt jedoch vor, dass 70- und 80-Jährige sich ein Herz-Kreislauf-System erhalten haben, das gesünder und jünger wirkt als das Herz-Kreislauf-System manch eines 30-Jährigen. Dies zeigt, dass das Herz – oder auch das Immunsystem – nicht zwangsläufig mit dem Alter schwächer werden muss.

Die Geschwindigkeit des individuellen Alterungsprozesses wird durch unsere Lebensweise beeinflusst. Zahllose Beispiele von gesunden, körperlich und geistig fitten Senioren im eigenen Umfeld zeigen immer wieder, dass es wichtig ist, sich auch im Alter aktiv in seinem Beruf oder in einem sozialen Netzwerk einzubringen, nicht nur den Körper, sondern auch das Hirn regelmäßig zu trainieren sowie eine positive Lebenseinstellung zu haben. Dabei ist es nicht zwingend nötig, so wie der im Jahre 2011 im hohen Alter von 108 Jahren verstorbene Schauspieler Johannes Heesters noch immer auf der Bühne und vor Fernsehkameras zu stehen.

**TIPP** **Gesund alt zu werden, lässt sich nicht delegieren. Sie müssen selbst aktiv werden. Es gibt hierzu auch keine Wundermittel, die Sie einfach nur schlucken müssen. Versuchen Sie, achtsam und verantwortungsvoll mit sich und Ihren Ressourcen umzugehen.**

## Anti-Aging – vom biologischen und chronologischen Alter

»Anti-Aging« ist ein Schlagwort, das aus dem angelsächsischen Bereich zu uns gelangt ist und einer vernünftigen Definition bedarf. Die moderne und realistische Definition sieht das »Anti-Aging« als die Summe aller Maßnahmen, die ein Älterwerden (»Aging«) bei bestmöglichem Erhalt von Leistungsfähigkeit und Lebensqualität fördern können. Anti-Aging bedeutet nicht, den natürlichen biologischen Alterungsprozess zu stoppen oder gar umzukehren. Um Missverständnissen bei Laien vorzubeugen, wird der Begriff »Anti-Aging« in der Literatur zunehmend durch die klareren Begriffe »Well-Aging«, »Good-Aging« oder »Fit-Aging« ersetzt.

Definitionsgemäß fallen für den gesunden Durchschnittsmenschen Lebensalter und biologisches Alter zusammen. Die Erfahrung zeigt aber, dass zwischen dem chronologischen Alter und dem biologischen Alter oft erhebliche Unterschiede bestehen. Bei überdurchschnittlich günstigen Voraussetzungen (genetische Grundlage, durchlebte Belastungen, zurückliegende Ernährung und optimale körperliche Aktivität) kann ein Mensch im biologischen Sinne deutlich jünger sein, als sein Lebensalter vorgibt. Umgekehrt kann ein Mensch aber auch unter besonders ungünstigen Voraussetzungen biologisch deutlich älter sein als gesunde Menschen im selben Alter. Die in der Vergangenheit eingetretene und kumulierte biologische Alterung ist häufig nicht umkehrbar.

### Das biologische Alter bestimmen

Es gibt standardisierte Computersysteme, die aufgrund der beispielhaft aufgeführten Parameter das biologische Alter berechnen:

- Reaktionszeit auf akustische und optische Reize
- Muskelleistung (Geschwindigkeit, Kraft, Handkraft etc.)
- Koordination, Gedächtnis, Wahrnehmung
- Funktion und Kapazität der Lungen
- Gehör
- Risikoparameter (Cholesterin, Blutdruck usw.)
- Hormonstoffwechsel

Das Ergebnis hängt somit nicht unerheblich von den gewählten Messgrößen und deren Gewichtung ab. Man muss einräumen, dass die Wirklichkeit oft noch komplizierter ist: So kann z. B. die Hautalterung anders verlaufen als die Alterung des übrigen Körpers, weil hier zum Teil andere Faktoren wie Lichtexposition oder chemische Belastungen eine bedeutende Rolle spielen können.

### Spätestens ab 40 gegensteuern

Es ist nun einleuchtend, dass »Anti-Aging-Maßnahmen« durch Optimierung der Lebensweise umso erfolgreicher sind, je früher die den Körper schonende Veränderung der Lebensweise einsetzt. Man geht heute davon aus, dass etwa bis zum Alter von 35 Jahren die biologischen Funktionen so robust sind, dass auch eine ungünstige Lebensweise nur in relativ geringem Umfang langfristige Auswirkungen hat. Ab einem Alter von etwa 35 Jahren lässt allerdings die biologische Vitalität des Menschen mit zunehmender Geschwindigkeit nach.

**TIPP** **Sie sollten sich spätestens ab dem 40. Lebensjahr darum kümmern, wie es um Ihr biologisches Alter steht. Wenn das biologische Alter jünger als das chronologische ist oder ihm zumindest entspricht, haben Sie bisher alles richtig gemacht; wenn nicht, heißt es aktiv werden!**

Der Alterungsprozess ist ein komplexer Vorgang, der zu einer laufenden Abnahme von zahlreichen Körperfunktionen und zu Veränderungen an Organen führt. Zur Frage, warum wir altern, gibt es verschiedene Theorien: Sechs Alterungsthesen sind heute bedeutsam. Die Bedeutung der sechs Thesen untereinander hat sich in den letzten Jahren ebenfalls etwas geändert. Auch sollte man diese Thesen nicht als völlig unabhängig voneinander betrachten.

## 1. Alterungsgrund: freie Radikale

Im Laufe der letzten zwei Jahrzehnte hat eine regelrechte Forschungsexplosion eine überzeugende Theorie hervorgebracht, die erklärt, weshalb Zellen altern, Funktionen verlieren und sterben: die Theorie der Alterung durch freie Radikale. Gewisse Schäden durch freie Radikale finden bei jedem von uns statt. Diese Schäden vermindern die Zellfunktion und die Fähigkeit der Zelle, sich zu teilen und sich selbst zu ersetzen. Ein sichtbares Beispiel hierfür sind die braunen Altersflecken, die sich auf reiferer Haut bilden: Sie sind Ballungen von Fettstoffwechselprodukten, die sich in der Haut ansammeln. Schäden durch freie Radikale sind auch für eine Anhäufung von kleinen Fehlern im genetischen Code der DNS verantwortlich, und schließlich kann die

## Schäden durch oxidative Belastung

Ein Überwiegen der oxidativen Belastung führt zumindest längerfristig zu bleibenden Schäden an den zellulären Strukturen des menschlichen Organismus:

- verminderte Fluidität von Zellmembranen (Nährstoff-Transport durch die Membran ist eingeschränkt)
- Schädigung der neurologischen Funktion (neuronale Degeneration, z. B. bei fortgeschrittenem Diabetes mellitus, Netzhautschädigung)
- Untergang stoffwechselaktiver Zellen und teilweise Ersatz durch Bindegewebe (z. B. Hepatitis, Leberzirrhose, Nephritis)
- Zerstörung von Zellstrukturen durch Verstärkung von Entzündungsprozessen, Aktivierung Gewebe zerstörenden Enzymen
- Hypersensibilisierung des Immunsystems (Allergie, Autoimmunerkrankungen)

DNS nicht mehr als Vorlage für die Synthese der so lebenswichtigen Proteine dienen. Einer der grundlegenden Widersprüche des Lebens an sich besteht darin, dass Sauerstoff zwar für unser Leben unabdingbar nötig ist, uns jedoch gleichzeitig allmählich und unwiderruflich altern lässt.

An der Theorie der freien Radikale ist besonders faszinierend, dass sie uns eine konkrete Möglichkeit aufzeigt, die Begleiterscheinungen des Alterns hinauszuzögern, indem wir dafür sorgen, dass das Gleichgewicht zwischen freien Radikalen und Antioxidanzien durch unsere Ernährung, den Lebensstil, durch unsere Lebensbedingungen – sowie gegebenenfalls auch durch die Supplementierung von antioxidativ wirksamen Nährstoffsupplementen – stets aufrechterhalten bleibt.

Die oxidative Belastung ist eine unvermeidliche und in wichtigen Teilbereichen (Immunsystem) sogar lebensnotwendige Begleiterscheinung des menschlichen Lebens. Entscheidend ist, dass die oxidative Belastung und die Fähigkeit des Körpers zur antioxidativen Abwehr in einem ausgewogenen Verhältnis zueinanderstehen. Nach heutigem Kenntnisstand beruht das Altern wesentlich auf einer zunehmenden Zell- und Gewebeschädigung durch freie Radikale.

### Wie entstehen oxidative Belastungen?

Oxidative Belastungen sind insbesondere:

- nachlassende Effizienz des Energiestoffwechsels (im Alter mehr freie Radikale) durch Verlust von Mitochondrien
- Aufnahme prooxidativer Stoffe (Umweltgifte, Medikamente, Übermaß an prooxidativen Stoffen wie Eisen durch Nahrung oder unphysiologische Speicherung)
- Strahlungsexposition (UV, Röntgen)
- psychischer negativ empfundener Stress
- diabetische Stoffwechsellage
- chronische Entzündungsprozesse
- Rauchen

### Die antioxidativen Gegenspieler

Die antioxidative Abwehr ist insbesondere abhängig von:

- Aufnahme und Verfügbarkeit unmittelbar antioxidativer konventioneller Lebensmittelinhaltsstoffe (Vitamin C, E, K, $B_2$, NADH oder andere Träger von aktivem Wasserstoff)
- Aufnahme und Pool unmittelbar antioxidativer sekundärer Pflanzenstoffe (z. B. Polyphenole/Flavonoide; Carotinoide, Thiole, Liponsäure aus Sprossen) und sekundärer tierischer Stoffe (z. B. Liponsäure aus Fleisch) sowie Aminosäuren, welche die Glutathionbildung fördern (Cystein, bei Erschöpfung auch Glutamin)
- Aufnahme und Verfügbarkeit indirekt (z. B. über Enzyme) antioxidativ wirksamer Lebensmittelinhaltsstoffe (Zink, Selen, Mangan, Homocystein-senkende Vitamine [$B_6$, Folsäure und $B_{12}$] sowie Arginin und Taurin)
- dem Status der körpereigenen antioxidativen Schlüsselstoffe (Glutathion, Liponsäure, $Q_{10}$, NADH usw.)
- der angemessenen Anzahl probiotischer Keime im Darm
- einer ausreichenden Muskelmasse mit genügender Anzahl Mitochondrien
- dem Alter entsprechender körperlicher Aktivität

Antioxidanzien mit höchster Kapazität liefern uns vor allem frische, nicht industriell verarbeitete Lebensmittel.

Ob ein erhöhter oxidativer Stress allerdings wirklich zu einer Verkürzung der Lebensdauer führt, ist zurzeit wissenschaftlich nicht belegbar und wird in neueren Publikationen sogar in Frage gestellt.

## Wie lässt sich die oxidative Belastung messen?

Die Messung der oxidativen Belastung oder des oxidativen Stresses im Labor ist nicht einfach. Einerseits müssen die Labormethoden in der Lage sein, die auf zellulärer und lokaler Ebene stattfindenden Prozesse abzubilden, und andererseits sind Oxidationsprodukte häufig sehr kurzlebig. Sie sind auch außerhalb des Körpers noch reaktiv, sodass sie sich möglicherweise verändern und nicht mehr in vollem Umfang nachweisbar sind. Dies stellt hohe Anforderungen an die Probengewinnung und den Probentransport von der Entnahme bis zur Messung (Präanalytik). Grundsätzlich gibt es zwei Messstrategien:

- Bestimmung der Konzentration antioxidativer Schlüsselsubstanzen oder der Konzentration der für die antioxidative Kapazität wichtigen Nährstoffe im Blut, Plasma oder Urin:
  - antioxidative Schlüsselsubstanzen: Superoxiddismutase (SOD), Glutathionperoxidase (GPx), Glutathion reduziert/oxidiert (GSH/GSSG)
  - Nährstoffe zur Erhaltung der antioxidativen Kapazität: Vitamine A, C, E, Selen, Zink, Kupfer, Coenzym $Q_{10}$
- Messung oxidativ geschädigter Markermoleküle, wie oxidierter Fette, oxidierter DNS, oxidierter Eiweiße, Malondialdehyd, oxidierten LDL, 8-Hydroxy-2-Desoxyguanosin, F2-Isoprostan

Die Durchführung und Bewertung solcher Messungen setzt einen gewissen apparativen Aufwand im Labor und eine große Erfahrung voraus, insbesondere was die Interpretation der Befunde betrifft.

### Wie kann ich gegensteuern?

Als antioxidative Vorbeugung empfiehlt sich eine an frischen, naturbelassenen Nahrungsmitteln reiche Ernährung (enthält viele Antioxidanzien) und eine in Art und Menge auf den individuellen Bedarf abgestimmte Versorgung mit allen Mikronährstoffen, insbesondere mit denjenigen, die für die Aufrechterhaltung der antioxidativen Kapazität wichtig sind. Auch diverse Pflanzen und speziell Beeren (Aroniabeere, Blaubeere, Brombeere, blaue Traube etc.) sind aufgrund ihres Gehaltes an sekundären Pflanzenstoffen (z. B. Anthocyane, Bioflavonoide, Carotinoide) äußerst potente und zudem noch schmackhafte Radikalfänger.

Was tun bei hohem oxidativem Risiko? Beispielsweise bei Diabetes mellitus oder chronisch entzündlichen Erkrankungen muss die Zufuhr antioxidativer Nährstoffe zur Unterdrückung prooxidativer Prozesse höher sein als beim Gesunden. Auch die Zufuhr gewebespezifischer Schutzstoffe wie Silibinin (aus der Mariendistel) bei besonderen Belastungen der Leber oder Ginkgo bei besonderen Belastungen der Kapillargefäße kann sinnvoll sein. Auch ist der reichliche Gebrauch von Grüntee, von frischen Gewürzen wie insbesondere Zimt, Piment, Lorbeer, Rosmarin, Thymian, Basilikum, Curcuma, Safran und Nelken als Würzmittel und auch als Nahrungsergänzung zu empfehlen.

## 2. Alterungsgrund: veränderter Hormonhaushalt

Die Hormonthese wird von manchen Autoren in den Vordergrund gestellt. Aus evolutionstheoretischer Sicht ist die Optimierung des Hormonhaushaltes bis zum Ende der Reproduktionsphase offenbar sehr wirksam, hat sie doch die Entwicklung der Menschheit ermöglicht. Nach der Reproduktionsphase nimmt die Bedeutung rapide ab. Das führt zu der unerfreulichen Erkenntnis, dass auf-

Hormonverteilung über die Lebenszeit.

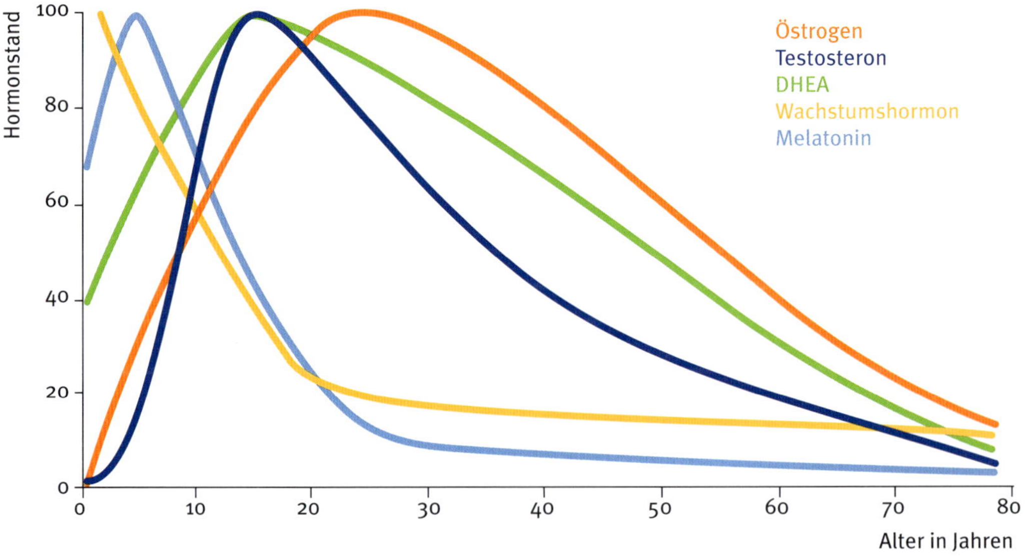

grund der gestiegenen Lebenserwartung die zweite Lebenshälfte (von 40 bis 80) im Bereich des Hormonhaushaltes durch die Evolution vergleichsweise schlecht optimiert ist, was viele in dieser Zeit auftretende Alterungsphänomene erklären kann. Es liegt also auf der Hand, auch in der zweiten Lebenshälfte den Optimalzustand des Hormonhaushalts mit einem breiten Spektrum von physiologischen und ernährungsphysiologischen Maßnahmen anzustreben. Dabei sollte man nicht außer Acht lassen, dass manche hormonellen Veränderungen (meist eine Abnahme der Produktion einzelner Hormone) zumindest theoretisch auch eine lebenserhaltende Funktion haben können. So wirkt z.B. das normale Nachlassen der Hormonproduktion bei beiden Geschlechtern der Entstehung hormonabhängiger Krebstypen entgegen.

Hormone dienen der Kommunikation zwischen verschiedenen Organen und Körperteilen. Sie werden von Drüsen, Organen oder Geweben produziert und über das System der Blutgefäße im ganzen Körper verteilt. Sie binden an spezielle Rezeptoren, die die Signale an die Körperzellen weiterleiten.

Wenn der Spiegel vieler Hormone mit zunehmendem Alter absinkt, gerät die Kommunikation ins Stocken. Am bekanntesten ist dieser Prozess beim »weiblichen« Sexualhormon Östrogen (das übrigens auch bei Männern vorkommt). Die Folgen sind unter anderem Alterserscheinungen wie ein beschleunigter Abbau der Knochenmasse (Osteoporose) oder das steigende Risiko für Herz-Kreislauf-Erkrankungen.

Weitere Hormone, deren Spiegel nach und nach absinken und somit zum Altern des Körpers beitragen, sind beispielsweise das »männliche« Sexualhormon Testosteron (wird auch vom weiblichen Körper produziert), Melatonin, das Wachstumshormon STH (Somatropin) und DHEA (Dehydroepiandrosteron). Ein Hormonmangel kommt als Ursache in Frage, wenn Sie sich mit zunehmendem Alter mehr und mehr müde und abgespannt fühlen, nachts nicht mehr richtig durchschlafen oder Ihre Gedächtnisleistung nachlässt.

Durch gezielte Testosterongaben können Männer mit unzureichender körpereigener Testosteronproduktion ihre Leistungsfähigkeit und Vitalität erhalten. Melatonin wirkt regulierend auf die innere Uhr. Aber es hilft nicht nur gegen Schlafprobleme, sondern verlangsamt den Alterungsprozess und scheint sogar verschiedenen Krebsformen vorzubeugen. DHEA kann die Immunabwehr stärken und unterstützt auch die geistige Leistungsfähigkeit.

## Den Hormonspiegel bestimmen

Der Spiegel der verschiedenen Hormone lässt sich heute sehr genau und recht einfach aus dem Blut oder aus dem Speichel bestimmen. Dabei sind Hormon-Tagesprofile (mehrere Messungen im Tagesverlauf) aussagekräftiger als Einzelmessungen, da die Hormone meist im Tagesverlauf schwanken. Im Labor kann dann ein sogenanntes Anti-Aging-Profil erstellt werden, das zeigt, wie hoch der Spiegel an für den Körper bioverfügbaren Hormonen noch ist.

Der Arzt kann bei einem festgestellten Hormonmangel die Defizite durch Hormonpräparate ausgleichen. Eine Hormonersatztherapie ist nicht nur bei Frauen in den Wechseljahren empfehlenswert, sondern kann auch viele Beschwerden des alternden Mannes lindern helfen. Auch Nahrungsergänzungspräparate können helfen, die Hor-

### Hormone und ihre Funktion

| Hormon | Funktion |
|---|---|
| **Östrogen** (das weibliche Sexualhormon) | sorgt für Fruchtbarkeit und Beweglichkeit der Samenzellen<br>senkt die Anfälligkeit für Herz- und Kreislauf-Erkrankungen<br>stimuliert den Knochenaufbau<br>hilft gegen Hitzewallungen, Schlafstörungen, Depressionen |
| **Testosteron** (das männliche Sexualhormon) | regelt den Sexualtrieb<br>steigert die Aktivität<br>sorgt für Muskelaufbau bzw. Fettabbau |
| **DHEA** | wirkt gegen Stress und Übergewicht<br>erhöht die Widerstandskraft<br>sorgt für Antrieb und Energie<br>verbessert die Gedächtnisleistung<br>unterstützt das Immunsystem |
| **Wachstumshormon** | fördert Fettabbau und Muskelwachstum<br>glättet die Haut<br>stärkt die Knochen<br>senkt den Blutdruck |
| **Melatonin** | hilft gegen Schlafstörungen<br>schützt vor freien Radikalen<br>stärkt das Immunsystem |

mondefizite auszugleichen. So darf z. B. nicht vergessen werden, dass der Körper ohne Zink kein Testosteron bilden kann und dass Vitamin D und Cholesterin ebenfalls wichtige Grundbausteine der körpereigenen Hormonbildung sind.

## 3. Alterungsgrund: Chromosomenschäden

Jede Körperzelle enthält unsere gesamte Erbinformation auf insgesamt 46 Chromosomen verteilt. Doch mit steigendem Lebensalter geht immer mehr Information verloren, denn auch Chromosomen können altern. Bei jeder Zellteilung wird eine identische Kopie erstellt und auf die Tochterzellen verteilt. Doch die Kopien sind nicht ganz vollständig. Mit jeder Teilung werden die Chromosomen-Endstücke, die sogenannten Telomere, verkürzt. Wird eine gewisse Mindestlänge der Telomere unterschritten, kann sich die Zelle nicht mehr teilen und es kommt zum programmierten Zelltod. Selbstverständlich hat der Organismus auch einen Reparaturmechanismus für die Telomere vorgesehen. Das dazu notwendige Enzym Telomerase kommt vor allem in Zellen vor, die sich sehr häufig teilen müssen (Blutbildung, Keimzellen). Trotzdem erschöpft sich das System zunehmend, was von manchen Forschern als der Hauptmechanismus der Alterung angesehen wird. Gewisse Mikronährstoffe wie z. B. Vitamin D, Selen und Zink, aber auch körperliche Aktivitäten und mediterrane Ernährung haben einen schützenden Einfluss auf die Länge der Telomere.

Ein weiterer Grund für den Informationsverlust sind Genmutationen, die sich mit dem Lebensalter anhäufen. Stellen Sie sich eine Mutation wie einen Buchstabenaustausch in einem Wort vor. Ist ein Buchstabe falsch, können Sie den Sinn des Wortes vielleicht noch erfassen. Häufen sich jedoch die Fehler, geht die Information unwiderruflich verloren. Die Folge ist entweder der Zelltod oder ein krebsartiges Wachstum, wenn wichtige Kontrollgene durch Mutationen ausfallen.

Da die Häufigkeit von Chromosomendefekten bei der Replikation offenbar auch von der oxidativen Belastung abhängt, kann man den Mechanismus der Chromosomenalterung auch als Spezialfall der Radikaltheorie des Alters verstehen.

### Labortests

Die Bestimmung der Telomerlänge ist labortechnisch schwierig. Mittels verschiedener molekularbiologischer Methoden ist der Nachweis grundsätzlich möglich. Die Verwendung als Voraussagewert für die noch verbleibende Lebensspanne ist wissenschaftlich umstritten und der Test hat deshalb noch keinen Einzug in die Routinediagnostik gefunden. In einem Urintest auf DNS-Oxidation (Desoxyguanosin) lässt sich indirekt eine Belastungssituation nachweisen.

### Was Sie selbst tun können

Die Verkürzung der Chromosomen-Enden (Telomere) ist ein natürlicher Prozess, der nur begrenzt zu beeinflussen ist. Neuere Studien zeigen, dass ein Wechsel des Lebensstils (z. B. Bewegung, mediterrane Ernährung und Reduktion der Energiezufuhr) die Telomere schützt.

Mutationen schädigen die Zelle dagegen früher. Meiden Sie schädliche Strahlung oder Chemikalien (z. B. UV, Röntgen, Tabakrauch, Asbest) und achten Sie auf Ihre Versorgung

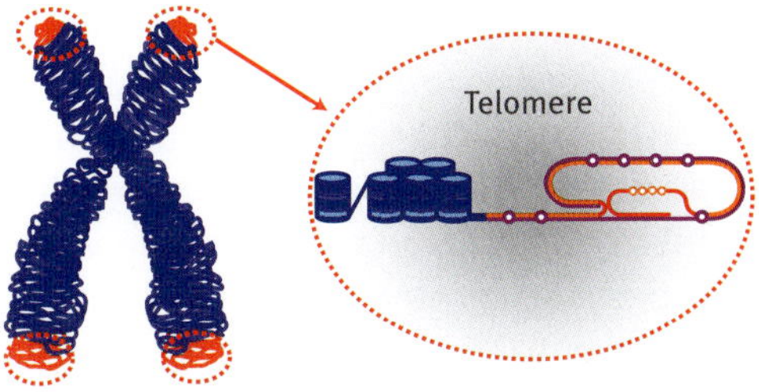


Die Telomere sind die Endstücke der Chromosomen. Sie schützen die DNS. Die Länge der Telomere korreliert mit der Lebenserwartung.

mit Antioxidanzien, da auch Sauerstoffradikale Mutationen hervorrufen können. Allerdings sollten Sie sinnvoll zusammengestellte Antioxidanzien-Komplexe und antioxidativ wirksame Pflanzenextrakte (nicht einzelne hochdosierte Antioxidanzien) einsetzen. Grundsätzlich können alle physiologischen Antioxidanzien nach ihrer Oxidation selbst zum freien Radikal werden. Synergistisch wirkende Antioxidanzien sind hingegen in der Lage, sich gegenseitig wieder zu regenerieren. Dies bedeutet, dass sich ihr Nebenwirkungsrisiko reduziert und dass mit moderateren Dosierungen gearbeitet werden kann.

## 4. Alterungsgrund: Glykierung

Die Eiweiße an der Oberfläche unserer Körperzellen und andere Proteinstrukturen sind stets der Reaktion mit Zuckermolekülen (Glukose) ausgesetzt, die im Blut als Energielieferanten zirkulieren. Das führt dazu, dass sich die Eiweiße durch diese Glykierungsprozesse mit der Zeit chemisch verändern. Die dabei entstehenden AGEs (Advanced Glycosylation Endproducts) sind in letzter Zeit in den Fokus des wissenschaftlichen Interesses gerückt. Einerseits können glykierte Eiweiße ihre ursprünglichen Aufgaben und Funktionen nicht mehr erfüllen, andererseits werden sie als chemisch veränderte Proteine vom Immunsystem als körperfremde Struktur wahrgenommen. Damit steigt auch die Neigung zu Autoimmunreaktionen und lokalen Entzündungsreaktionen und generell auch das Risiko für Funktionseinschränkungen und eine Beschleunigung der Alterungsprozesse.

Je nachdem an welchem Ort des Körpers solche Eiweißstrukturen durch Glykierungsreaktionen (oder auch durch den Einfluss von freien Radikalen) verändert werden, manifestieren sich die entsprechenden Funktionsstörungen, Alterungsprozesse und Krankheitssymptome. Es können alle kollagenen Strukturen (Haut, Schleimhaut, Knochen, Blutgefäße, Muskulatur, Augenlinse usw.) betroffen sein. Auch im Blut zirkulierende Immunglobuline und Enzyme können glykiert werden und somit ebenfalls für reduzierte Stoffwechselaktivitäten und unerwünschte immunologische Reaktionen sorgen. Bei Diabetespatienten und bei Menschen mit einer gestörten Glukosetoleranz (starke Blutzuckerschwankungen) laufen diese Prozesse wegen des erhöhten Glukosespiegels besonders schnell ab. Auch die Glykierung von Zellstrukturen wird durch freie Radikale begünstigt.

## Labortests

Als genereller und einfacher Glykierungsmarker bietet sich die Messung des $HbA_{1c}$ im Vollblut an. Dabei wird der Glykierungsgrad von Hämoglobin gemessen.

## Was Sie selbst tun können

Im Zusammenhang mit den Glykierungsprozessen ist der Konsum von Kohlenhydraten in quantitativer Hinsicht zu überdenken. Es stellt sich die Frage, ob die Empfehlung, dass 50–60 % der Gesamtkalorienzufuhr in Form von Kohlenhydraten erfolgen soll, noch zeitgemäß ist. Oder ob nicht vielmehr Gemüse und Früchte (500–700 g/Tag) im Zentrum einer ausgewogenen Ernährungsweise stehen sollten und die Menge der konsumierten Kohlenhydrate (Brot, Backwaren, Teigwaren, Reis, Kartoffeln, Mais usw.) vermehrt dem effektiven Energiebedarf angepasst werden sollte. Also: Wer sich körperlich viel betätigt, benötigt mehr Kohlenhydrate, wer sich kaum bewegt (sitzender Beruf, Computer, Fernsehen) benötigt entsprechend weniger.

Auch die Art der verzehrten Kohlenhydrate ist zu beachten. Wenn Kohlenhydrate konsumiert werden, dann sollten sie wenn immer möglich als langsam verfügbare Kohlenhydrate (Vollkornprodukte, wenig ausgemahlene Getreideprodukte) – aber nicht in Form von Zucker oder Weißmehl – konsumiert werden. In Kombination mit einem ausgeglichenen Haushalt der B-Vitamine, von Chrom, Zink, Mangan und Magnesium können damit ein schneller Anstieg und große Schwankungen des Blutzuckerspiegels vermieden werden. Diese Mikronährstoffe können zu einer Regulation des Zuckerstoffwechsels beitragen (dies ist natürlich auch bei bereits diagnostizierten Diabetikern wichtig!).

**TIPP** **Versuchen Sie, überflüssige Pfunde abzubauen, und bewegen Sie sich regelmäßig. Beide Maßnahmen fördern die natürliche Kohlenhydrat- und Zuckerverwertung und verhindern damit Glykierungsprozesse. Der Arzt kann außerdem Medikamente verschreiben, die den Glukoseblutspiegel senken.**

## 5. Alterungsgrund: nachlassende Abwehrkräfte

Das Immunsystem ist ein hochkompliziertes Abwehrnetz gegen Krankheitserreger, die in den Körper eindringen. Es erkennt aber auch krankhaft veränderte eigene Körperzellen und schützt somit vor Krebs. Im Alter schwinden die Immunkräfte, womit die Anfälligkeit für Infektionen, die dann schwerer verlaufen und länger andauern, steigt. Es können außerdem Autoimmunerkrankungen auftreten (z. B. chronische Polyarthritis): Dabei gerät die Abstimmung im Immunsystem durcheinander. Dieses beginnt, sich gegen eigene Körperzellen zu richten. Mit den schwächeren Immunkräften wächst auch die Krebsgefahr. Es ist heute allgemein anerkannt, dass ein schlechter antioxidativer Status die Leistungsfähigkeit des Immunsystems beeinträchtigen kann. Daher hat auch diese Alterungstheorie eine bedeutsame Verbindung zur Radikaltheorie des Alterns.

### Was Sie selbst tun können

Das Immunsystem ist vor allem im Alter auf eine ausreichende Versorgung mit Vitaminen und Mineralien angewiesen. Obst und Gemüse sollten daher fünfmal am Tag auf dem Speiseplan stehen. Regelmäßige Bewegung und Sport halten das Immunsystem fit. Zusätzlich können Präparate zur Immunstimulation empfohlen werden, die das natürliche Defizit im Alter ausgleichen helfen.

## 6. Alterungsgrund: zu viel Kalorien

Ein weiterer faszinierender Zusammenhang zwischen Ernährung und Langlebigkeit zeigt sich in Studien an Tieren, bei denen die Begrenzung der Kalorienzufuhr (bei gleichbleibender Nährstoffversorgung) den Alterungsprozess verlangsamen und die Lebensdauer verlängern kann. Tiere, die mit einer Nahrung aufgezogen werden, die nur etwa drei Viertel der Energie liefert, die diese Tiere normalerweise zu sich nehmen, leben ein Drittel länger als Tiere, die unbeschränkten Zugriff auf Nahrung haben. Kaloriensparen verlängert bei Tieren nicht nur das Leben, sondern verhindert oder verzögert das Eintreten vieler altersbedingter chronischer Krankheiten. Viele Veränderungen, die mit dem Alterungsprozess in Verbindung gebracht werden, z. B. verminderte Nieren- und Immunfunktion, treten viel später ein – die Tiere bleiben länger gesund.

Niemand weiß, warum Kaloriensparen die Lebensdauer von Tieren verlängert. Ergebnisse von Forschungen auch am Menschen legen die Vermutung nahe, dass die Veränderung von Hormonspiegeln, die Verlangsamung des Stoffwechsels, die antientzündliche Wirkung oder die Verzögerung des Auftretens chronischer Abnutzungserscheinungen eine Rolle spielen. Ob Kaloriensparen beim Menschen die Langlebigkeit oder den Alterungsprozess beeinflussen kann, muss allerdings weiter erforscht werden.

**TIPP** **Informationen zu den erwähnten Labortests erhalten Sie z. B. bei: ORTHO-Analytic AG, Hertistrasse 1 CH-8304 Wallisellen Tel. ++41 55 210 90 16, Fax ++41 55 210 90 12, services@orthoanalytic.ch>, www.orthoanalytic.ch**

## Literatur


Ames BN. Optimal micronutrients delay mitochondrial decay and age-associated diseases. Mech Ageing Develop 2010;131:473–479.

Annweiler C et al. et al. Vitamin D and cognition in older adults: international consensus guidelines. Geriatr Psychol Neuropsychiatr Vieil 2016;14(3):265–273.

Ashtiani HRA et al. Glutathion, cell proliferation and differentiation. Afr J Biotech 2011;10(34):6348–6363.

Boengler K et al. Mitochondria and aging-role in heart, skeletal muscle and adipose tissue. J Cachexia Sarcopenia Muscle 2017; DOI:10.1002/jcsm.12178.

Cardenas-Leon M et al. Glycation and protein crosslinking in the diabetes and ageing pathogenesis. Rev Invest Clin 2009;61(6):505–520.

Chaudhari A et al. Circadian clocks, diets and aging. Nutr Health Aging 2017;4:101–112.

Dong X et al. Evidence for a limit to human lifespan. Nature 2016;538(7624):257–259.

Fontana L et al. Extending life span – from yeast to humans. Science 2010;328(5976):321–326.

Haase H et al. The immune system and the impact of zinc during aging. Immun Ageing 2009;6:9–25.

Huber G. Grundlagen der Altersprävention. Maudrich-Verlag, Wien 2004.

Jacobi G, Biesalski HK, Gola U, Huber J, Sommer F. (Hsg.): Kursbuch Anti-Aging. Thieme Verlag. Stuttgart 2005.

Jesko H et al. Sirtuins and their roles in brain aging and neurodegenerative disorders. Neurochem Res 2017;42:876–890.

Lee JY et al. Longitudinal associations between micronutrient consumption and leukocyte telomere length. J Hum Nutr Diet 2016;DOI: 10.1111/jhn.12403.

Lucke JC et al. Anticipating the anti-ageing pill. Eu Mol Biol Org 2009;10(2):108–113.

Morley JE et al (eds). Geriatric Nutrition. CRC Press / Taylor & Francis Group 2007.

Pan MH et al. Molecular mechanisms for anti-aging by natural dietary compounds. Mol Nutr Food Res 2012;56:88–115.

Porter K et al. Causes, consequences and public health implications of low B-vitamin status in aging. Nutrients 2016;8;725; DOI:10.3390/nu8110725.

Pedersen BK. Anti-inflammation – just another word for anti-aging? J Physiol 2009;587.23:5515.

Pedersen BK et al. Exercise as medicine – evidence fro prescribing exercise as therapy in 26 different chronic diseases. Scand J Med Sci Sports 2015; 25(Suppl 3:1–72.

Prasad KN et al. Telomere shortening during aging: attenuation by antioxidants and anti-inflammatory agents. Mech Ageing Dev 2017;164:61–66.

Ruxton C. The role of micronutrients in healthy ageing. Nutr Food Sci 2011;41(6):420–429.

Saretzki G. Telomerase, mitochondria and oxidative stress. Exp Gerontol 2009;44(8):485–92.

Speakman JR et al. Oxidative stress and life histories: unresolved issues and current needs.Ecol Evol 2015; 5(24):5745–5757.

Zhou M et al. Influence of diet on leukocyte telomere length, markers of inflammation and oxidative stress in individuels with varied glucose tolerance : a Chinese population study. Nutr J 2016;15:39.

# Wie sollten sich ältere Menschen ernähren?

Für ältere Menschen ist eine ausreichende Versorgung mit Makro- und Mikronährstoffen besonders wichtig, da dieser Lebensabschnitt besonders viele körperliche, aber auch seelische Belastungen und Einschränkungen mit sich bringt. Leider gibt es bei älteren Menschen häufig diverse Ernährungsdefizite. Hier besteht noch ein großes Potenzial, die Nährstoffversorgung und damit auch die Lebensqualität und die Lebensdauer entscheidend zu verbessern.

## Wie kann man Fehlernährung und Krankheiten vermeiden?

Der Ernährungszustand vieler älterer Menschen ist unbefriedigend. Warum ist das so? Mit zunehmendem Alter verändern sich viele Eigenschaften und Funktionen in unserem Körper. Ältere Menschen leiden vermehrt an Krankheiten, die die Einnahme von Medikamenten erfordern – oft sind es mehrere Erkrankungen gleichzeitig und in vielen Fällen führen sie zu Einschränkungen im Alltag. Zu den körperlichen Problemen und Veränderungen kommen Umstellungen im sozialen Umfeld wie der Verlust von Partner und Freunden, der Umzug in ein Heim und psychische Belastungen wie Einsamkeit, Angstzustände und Depressionen. Alle dies kann an der Entstehung einer Unter- oder Fehlernährung (Malnutrition) beteiligt sein. Eine Malnutrition schwächt den gesamten Organismus, macht ihn anfälliger für diverse (weitere) Erkrankungen und führt zu einer Abnahme der Lebensqualität und der -dauer.

### Körperliche Veränderungen

Grundsätzlich sind alle Zellen und Organe von Alterungsprozessen betroffen – mit unterschiedlichen Auswirkungen. Einige Beispiele mit Tipps zum Umgang damit sind in der Tabelle Körperliche Veränderungen (Seite 374) im Alter dargestellt.

### Risikofaktoren für Fehlernährung

Neben rein organischen Veränderungen führen aber auch die Verschlechterung des allgemeinen Gesundheitszustandes sowie akute und chronische Erkrankungen zu Änderungen im Ernährungsverhalten. Viele alte Menschen leiden beispielsweise an schmerzhaften Veränderungen des Bewegungsapparates durch Osteoporose oder Gelenkerkrankun-

## Körperliche Veränderungen im Alter und ihre ernährungsrelevanten Auswirkungen

| Veränderung | Auswirkungen | Bemerkung |
|---|---|---|
| Körperzusammensetzung | Sarkopenie: Die fettfreie Körpermasse nimmt laufend ab (v. a. Skelettmuskulatur, innere Organe, Knochenmasse).<br>Als Kompensation nimmt das Körperfett zu.<br>Der Wassergehalt des Körpers sinkt; während ein Säugling noch zu etwa 70 % aus Wasser besteht, sinkt dieser Anteil bei einem 85-Jährigen auf unter 50 %. | Mit entsprechendem Training kann die Muskelmasse bis ins hohe Alter erhalten oder sogar aufgebaut werden. |
| Knochenmasse | Dichte und Stabilität der Knochen erreichen bei 30–35 Jahren ihren Höhepunkt und nehmen danach laufend ab.<br>Frauen sind vom Verlust an Knochendichte (Osteoporose) viel früher betroffen als Männer.<br>Die Abnahme der Knochendichte erfolgt schleichend und führt erst spät zu körperlichen Schäden, wie spontanen, schlecht heilenden Knochenbrüchen und schmerzhaften Veränderungen der Wirbelsäule. | Regelmäßige sportliche Aktivität, v. a. auch korrekt ausgeführtes Krafttraining, sowie ausreichende Versorgung mit Eiweiß, Vitamin D, Vitamin $K_2$, Kalzium, Magnesium und verschiedenen Spurenelementen können den Verlust von Knochenmasse deutlich bremsen. |
| Nieren | Die Organmasse der Nieren nimmt ab.<br>Dadurch wird die Durchblutung der Nieren verringert, das Blut weniger gefiltert und von Stoffwechselprodukten befreit.<br>Eine wichtige Fähigkeit der Nieren lässt nach: das Zurückgewinnen von Wasser; so verlieren ältere Menschen mehr Wasser als junge.<br>Gleichzeitig verringert sich auch das Durstempfinden; deshalb trinken ältere Menschen oft weniger – dies kann zu gefährlichen Störungen des Flüssigkeitshaushaltes bis hin zur Dehydratation (»Austrocknung«) führen, ohne dass die Betroffenen dies merken bzw. ein Verlangen nach Flüssigkeit haben. | Es ist daher bei älteren Menschen besonders wichtig, auf eine ausreichende Zufuhr von Flüssigkeit zu achten. |
| Verdauung | Verlust von Zähnen, Kieferrückbildungen<br>Nachlassen der Speichelproduktion<br>zunehmende Trägheit des Verdauungstraktes führt zu einer schlechteren Durchmischung des Speisebreis, einer schlechteren Aufnahme vieler Nährstoffe und dem gehäuften Auftreten einer störenden, hartnäckigen Verstopfung | Mehrere kleine, gut verträgliche Mahlzeiten mit mundgerechten Bissen, gutes Kauen, eventuell Zerkleinern und genügend Ballaststoffe unterstützen die Verdauung. |
| Veränderungen der Magenschleimhaut | Die Produktion von Magensaft ist in vielen Fällen reduziert; Magensaft enthält mehrere wichtige Bestandteile wie Magensäure, Enzyme zur Eiweißspaltung oder den Intrinsic-Faktor für die Vitamin-$B_{12}$-Resorption. | Die Versorgung mit Vitamin $B_{12}$ sollte überwacht und gegebenenfalls mit Supplementen korrigiert werden. |

| Veränderung | Auswirkungen | Bemerkung |
|---|---|---|
| | Dadurch werden Eiweiße nicht mehr so gut verdaut, weniger Vitamin $B_{12}$ aufgenommen und durch die geringere Säureproduktion kann es zu einem erhöhten Wachstum von Bakterien im Magen kommen. | Die Nahrung sollte gut verdauliche Proteinquellen enthalten (Eier, Milchprodukte).<br>Lebensmittel mit potenziellen mikrobiellen Verunreinigungen sollten gemieden werden (rohes Fleisch, nicht ausreichend erhitze Eierspeisen etc.). |
| Abnahme von Geruchs- und Geschmackssinn | Mahlzeiten werden als fad und eintönig wahrgenommen, der Appetit als wichtige Motivation zum Essen lässt nach und die Gefahr einer Mangelernährung steigt. | Speisen sollen fürs Auge und den Gaumen appetitlich und anregend angerichtet und nach Bedarf gewürzt werden. |

gen. Dadurch sinkt ihre Beweglichkeit und alle Arten von körperlicher Aktivität sind mit Schmerzen und Anstrengung verbunden – so auch der Einkauf und die Zubereitung von Mahlzeiten. Neben körperlichen Veränderungen wie der Rückbildung des Kiefers und Zahnverlusten führt auch ein schlechter Zahnersatz bei vielen Senioren zu Kau- und Schluckbeschwerden. Dadurch werden oft Lebensmittel bevorzugt, die möglichst weich und leider in vielen Fällen auch ballaststoff- und nährstoffarm sind (zu wenig frisches Obst und Gemüse).

Aber auch der Lebensstil vieler Senioren birgt Risiken für eine Fehlernährung. Beispiele sind: fehlende körperliche Aktivität, wenig Sonnenlicht, die Einnahme von Medikamenten oder ein zu hoher, regelmäßiger Alkoholkonsum. Erschwerend kommt hinzu, dass viele Menschen mit zunehmendem Alter alleine leben und kaum mehr über soziale Kontakte verfügen. Dies kann zu Einsamkeit und depressiven Verstimmungen führen – beides wirkt sich negativ auf das Ernährungsverhalten und den Ernährungszustand aus. Regelmäßige Essenszeiten und abwechslungsreiche Mahlzeiten, wie sie für Senioren wichtig wären, sind in solchen Situationen oft kaum mehr möglich.

## Der Energiebedarf nimmt ab

Übergewicht ist auch bei Senioren ein häufiges Problem. Durch den Rückgang der Muskulatur nimmt der Grundumsatz ab, um ca. 2 % pro Jahr ab Mitte 30. Die abnehmende Leistungsfähigkeit führt außerdem dazu, dass sich ältere Menschen weniger bewegen und somit der Leistungsumsatz verringert ist. Sie benötigen eine geringere Energiezufuhr, was bei der Ernährung berücksichtigt werden muss. Sinnvolle Einschränkungen sind beispielsweise bei der Einnahme von »ungesunden Fetten« möglich. Die Zufuhr von essenziellen Fettsäuren sollte jedoch nicht zu kurz kommen. Ebenfalls sinnvoll ist eine Reduktion des Anteils einfacher Kohlenhydrate (Zucker), auch weil der Zuckerstoffwechsel im Alter oft gestört ist (reduzierte Glukosetoleranz). Der Bedarf an Eiweiß hingegen scheint im Alter eher zuzunehmen: Während für junge Menschen eine Proteinaufnahme von 0,8 g/kg Körpergewicht empfohlen wird, lautet die Empfehlung für Ältere 1,0 bis 1,2 g/kg Körpergewicht.

## Der Mikronährstoffbedarf nimmt eher zu

Der Bedarf an Vitaminen und Mineralstoffen bleibt im Alter erhalten, bei gewissen Mikronährstoffen erhöht er sich sogar. Da der Energiebedarf meistens reduziert ist, sollte die Ernährung von Senioren also im Verhältnis mehr Mikronährstoffe enthalten (siehe Tab.). Hochbetagte, kranke, alleinstehende und alleinlebende Senioren sind allerdings oft untergewichtig und zeigen eine deutliche Unterversorgung mit Energie, hochwertigem Eiweiß sowie Vitaminen und Mineralstoffen.

## Kritische Mikronährstoffe im Alter

| Mikronährstoffe | Veränderungen im Alter | Auswirkungen, Bemerkungen |
|---|---|---|
| **Vitamine** | | |
| Vitamin D | Der Bedarf an Vitamin D steigt mit zunehmendem Alter deutlich an.<br>Durch die nachlassende körperliche Aktivität halten sich viele Senioren nur noch wenig im Freien auf – setzen ihre Haut also kaum mehr der Sonne aus.<br>Die haut- und körpereigene Umwandlung von Vitamin D in seine aktive Form lässt mit dem Alter nach. | Der Vitamin-D-Mangel hat negative Auswirkungen auf den Knochenstoffwechsel und schwächt die Skelettmuskulatur (erhöhte Gefahr für Stürze und Knochenbrüche).<br>Über die Ernährung kann dieser erhöhte Bedarf nicht gedeckt werden und es empfiehlt sich, den Vitamin-D-Spiegel bei Senioren regelmäßig zu überprüfen und mithilfe von Supplementen in ausreichend hoher Dosierung aufrechtzuerhalten. |
| Vitamin $B_{12}$ | Der Mangel an Vitamin $B_{12}$ ist ein bekanntes Problem bei älteren Menschen (Veränderungen der Magenschleimhaut führen gehäuft zu einem $B_{12}$-Mangel). | Dieser Mangel kann u. a. den Neurotransmitterstoffwechsel negativ beeinflussen und Symptome wie Vergesslichkeit und Depressionen verstärken.<br>Vor allem ältere Menschen mit Veränderung der Magenschleimhaut sollten regelmäßig mit genügenden Mengen an Vitamin $B_{12}$ supplementiert werden. |
| Folsäure | Ausreichende Versorgung mit Folsäure ist bei Senioren oft nicht sichergestellt, weil die Ernährung zu wenig enthält und der Gehalt durch langes Kochen, Warmhalten oder Wiederaufwärmen (wie es z. B. in Seniorenheimen, bei Essen-auf-Rädern oft üblich ist) weiter sinkt.<br>Veränderungen im Magen-Darm-Trakt führen zusätzlich zu einer reduzierten Aufnahme von Folsäure. | Durch den oft kombinierten Mangel an Folsäure und Vitamin $B_{12}$ findet man bei älteren Menschen häufig erhöhte Homocysteinspiegel. Diese stellen ein eigenständiges Risiko für Herz-Kreislauf-Erkrankungen dar.<br>Zur Sicherstellung der Folsäurezufuhr empfiehlt sich die Einnahme eines geeigneten Supplementes. |
| weitere Vitamine | Im Weiteren wird auch diskutiert, ob eine reduzierte Aufnahme und Veränderungen im Stoffwechsel von Vitamin $B_1$, $B_6$ und Vitamin C den Bedarf an diesen Vitaminen im Alter erhöhen. | |
| **Mineralstoffe** | | |
| Bei den Mineralstoffen scheinen Versorgungsengpässe vor allem bei Eisen, Zink, Jod, Magnesium, Kalzium und Selen aufzutreten. | | |
| Kalzium | Der Kalziumbedarf ist bei älteren Personen gleichbleibend hoch und liegt bei | Die besten Kalziumlieferanten sind Milch und Milchprodukte. Sie liefern zusätzlich |

| Mikronährstoffe | Veränderungen im Alter | Auswirkungen, Bemerkungen |
|---|---|---|
| | 1 000 mg/Tag. Häufig enthält die Nahrung von Senioren zu wenig Kalzium. Bei ungenügender Zufuhr greift der Körper auf die Kalziumspeicher in den Knochen zurück, was die Gefahr für eine Osteoporose zusätzlich erhöht. | wichtiges Eiweiß, das ebenfalls für den Erhalt der Knochen und der Muskulatur von Bedeutung ist. Bei einer Milchzuckerunverträglichkeit sollten milchzuckerbefreite Milch und Milchprodukte mit einem geringen Laktoseanteil wie Joghurt und Hartkäse konsumiert werden. Auch einige Gemüse (Brokkoli, Spinat), Hülsenfrüchte und Vollkornprodukte enthalten Kalzium. Bei Mineralwasser ist der Gehalt je nach Produkt unterschiedlich, ebenso beim Trinkwasser. Bei der Gefahr einer unzureichenden Zufuhr ist die Gabe von Kalzium über geeignete Supplemente sinnvoll (in Kombination mit Vitamin D, Vitamin K und Magnesium). |
| **Omega-3-Fettsäuren** | | |
| EPA, DHA | Eine ausreichende Versorgung mit Omega-3-Fettsäuren ist für Senioren besonders wichtig, da dadurch das Risiko für zahlreiche Erkrankungen wie Herz-Kreislauf-Erkrankungen, Diabetes, entzündliche Gelenkerkrankungen, Sarkopenie und Demenz reduziert werden kann. | EPA und DHA kommen vor allem in fetthaltigen Fischen wie Lachs und Hering vor. Empfehlenswert ist die regelmäßige Bestimmung des Omega-3-Index (Anteil von EPA+DHA an den Gesamtfettsäuren der Erythrozyten); dieser sollte zwischen 8 und 11 % liegen. Zur Sicherstellung einer ausreichenden Versorgung empfiehlt sich ein geeignetes Supplement. |

## Der Einfluss von Medikamenten auf die Ernährung

Eine ganze Reihe von Medikamenten übt einen nachteiligen Einfluss auf Ernährungsverhalten und Ernährungsstatus aus – oft wird diese Tatsache vergessen oder unterschätzt. So kann durch Arzneimittel der Stoffwechsel eines Nährstoffes verändert werden, Übelkeit bis hin zu Erbrechen entstehen, der Appetit nimmt ab, die Aufnahme von Nährstoffen wird gehemmt oder deren Ausscheidung wird erhöht. Auch die Menge an Arzneimitteln, die ältere Menschen oft sogar mehrmals täglich schlucken müssen, kann den Appetit dämpfen und die Nahrungsaufnahme hemmen.

## Nachlassende Immunkompetenz

Wie viele Funktionen im menschlichen Körper nehmen auch die schützenden Aktivitäten des Immunsystems im Alter laufend ab. Diese nachlassende Immunkompetenz führt bei vielen älteren Menschen zu einer erhöhten Anfälligkeit für verschiedene Erkrankungen. So nimmt zum Beispiel die Häufigkeit von Krebserkrankungen deutlich zu. Außerdem sind ältere Menschen oft anfälliger für Infekte, zeigen eine geringere Reaktion auf Impfungen und haben eine schlechtere Wundheilung.

Werden ältere Menschen nicht ausreichend mit allen wichtigen Nährstoffen versorgt, ist das Immunsystem geschwächt und die An-

### Arzneimittel und ihre Auswirkungen auf die Nahrungsaufnahme (nach Gröber 2009)

| Medikament | Indikation | Ernährungsrelevante Nebenwirkungen |
|---|---|---|
| Aspirin | Blutverdünnung | Mikroblutungen im Verdauungstrakt (Eisenverlust) |
| Digoxin | Herzinsuffizienz | Übelkeit, Erbrechen (Mineralstoffverluste, verringerte Nahrungsaufnahme) |
| Tetrazykline | Antibiotika | Nieren: erhöhte Ausscheidung von Vitamin C |
| Abführmittel | Verstopfung | Flüssigkeits- und Mineralstoffverluste (Kalium, Magnesium, Kalzium) |
| Antazida | Magenübersäuerung | Störungen der Mineralstoffaufnahme |
| Protonenpumpenblocker | Magenübersäuerung | Hemmung der Zinkaufnahme (auch betroffen: Eisen, Folsäure) |
| Schleifendiuretika (fördern Urinbildung) | Wassereinlagerungen | Mineralstoffverluste (Natrium, Kalium, Kalzium, Magnesium)<br>Übelkeit (verringerte Nahrungsaufnahme) |
| Antiparkinsonmittel (z. B. Madopar) | Parkinson | Mundtrockenheit, Schluckstörungen |
| starke Schmerzmittel (Opioide) | Schmerzen | Übelkeit (verringerte Nahrungsaufnahme)<br>Verstopfung |
| Antidepressiva, Angstlöser | Depressionen, Angst | verstärkter Appetit, Gewichtszunahme |

fälligkeit für Krankheiten steigt. Verschiedentlich konnte in Studien gezeigt werden, dass die gezielte Gabe von geeigneten Nahrungsmittelsupplementen bei mangelhaft ernährten älteren Menschen zu einer besseren Immunantwort und verringerter Infektanfälligkeit führt.

## Gesunde Ernährung im Alter – praktische Tipps

Worauf sollen Senioren achten, um ihre Gesundheit und Selbständigkeit zu erhalten?

- Ältere Menschen sollten abwechslungsreich essen, neue Gerichte ausprobieren und nach Möglichkeit in Gesellschaft essen.
- Über- und Untergewicht sollten durch eine an die Bedürfnisse angepasste Energiezufuhr vermieden werden.
- Senioren sollten regelmäßig körperlich aktiv sein, auch im Freien.
- Ganz wichtig ist die tägliche, ausreichende Versorgung mit Flüssigkeit. Jeden Tag sollten 6–8 Gläser Wasser oder ungesüßter Früchte- oder Kräutertee getrunken werden (ca. 2 Liter). An besonders warmen Tagen oder bei hoher körperlicher Aktivität empfiehlt es sich, noch mehr zu trinken.
- Jeden Tag sollten gute Quellen für qualitativ hochwertiges Protein (z. B. mageres Fleisch, Geflügel, Fisch, Milchprodukte oder Hülsenfrüchte) auf den Tisch kommen. Wichtig ist, dass die proteinhaltigen Lebensmittel auf alle Mahlzeiten (Frühstück, Mittagessen, Abendessen) gleichmäßig verteilt werden (ca. 30 bis 35 g pro Mahlzeit). Fisch ist zudem eine wichtige Quelle für Omega-3 Fettsäuren.
- Milchprodukte (möglichst naturbelassen) sollten täglich konsumiert werden, weil sie

qualitativ hochwertiges Protein und reichlich Mineralien enthalten.

- Möglichst frisches und saisonales Obst und Gemüse gehören mehrmals täglich auf den Menüplan. Dabei sollte auf Abwechslung (verschiedene Farben) geachtet werden. Je nach Verträglichkeit können statt roher auch schonend gegarte oder pürierte Zubereitungen konsumiert werden (Suppen, Püree, frisch gepresste Fruchtsäfte).
- Wenn möglich sollten Kohlenhydrate nicht in einfacher Form (Zucker, Weißmehl) eingenommen werden, sondern aus langsam verfügbaren Quellen wie Vollkornprodukten.
- Um eine gesunde und regelmäßige Darmtätigkeit zu fördern, ist eine ausreichende und regelmäßige Zufuhr von Nahrungsfasern (Ballaststoffe) sehr wichtig. Gute Nahrungsfaserquellen sind Gemüse (auch in Form von Suppen oder Püree), Obst und Vollkornprodukte.
- Als Zwischenmahlzeiten eignen sich zum Beispiel frisches oder gedörrtes Obst, Nüsse, Knäckebrot, Feigenriegel, Hüttenkäse, weiche Lebkuchen oder Joghurt.
- Beim Konsum von Alkohol sollte maßgehalten werden. Dasselbe gilt für stark zucker- und fetthaltige Snacks.
- Bei unregelmäßigem und einseitigem Essverhalten sollte ein ausgewogen dosiert und zusammengesetztes Nahrungsmittelsupplement zum Einsatz kommen, um Mängeln vorzubeugen. Dabei ist die Basis-Supplementation mit einer breit gefächerten Kombination von Nährstoffen der Einnahme einzelner oder hoch dosierter Mikronährstoffe vorzuziehen.

## Literatur

Bischoff-Ferrari HA et al. Fall prevention with supplemental and active forms of vitamin D: a meta-analysis of randomised controlled trials. BMJ 2009;339:b3692.

Bischoff-Ferrari HA et al. Monthly high-dose vitamin D treatment for the prevention of functional decline – a randomized trial. JAMA Intern Med 2016;176(2): 175–183.

Deutz NE et al. Protein intake and exercise for optimal muscle function with aging: recommendations from the ESPEN Expert Group. Clin Nutr 2014;33(6):929–936.

Farsijani S et al. Relation between mealtime distribution of protein intake and lean mass loss in free-living older adults of the NuAge study. Am J Clin Nutr 2016: 104:694–703.

Martineau AR et al. Vitamin D supplementation to prevent acute respiratory tract infections: a systematic review and meta-analysis of individual participant data. BMJ 2017;356:i6583.

Oliveira MR, Fogaça KC, Leandro-Merhi VA. Nutritional status and functional capacity of hospitalized elderly. Nutr J 2009;8:54.

Ruxton CH et al. Role of fatty acids and micronutrients in healthy ageing: a systematic review of randomized controlled trials set in the context of European dietary surveys of older adults. J Hum Nutr Diet 2015. Doi: 10.1111/jhn.12335.

Saka B, Kaya O, Ozturk GB, Erten N, Karan MA. Malnutrition in the elderly and its relationship with other geriatric syndromes. Clin Nutr 2010;29(6):745–8.

Seiler WO. Bedeutung von Mikronährstoffen im Alter – Diskrepanz zwischen Prävalenz und Diagnosehäufigkeit. Der Informierte Arzt 2015;12:42–45.

SGE (Schweizerische Gesellschaft für Ernährung). Merkblatt: Ernährung für ältere Erwachsene. [Online, Zugriff 5.10.2011].

Ter Borg S et al. Micronutrient intakes and potential inadequacies of community-dwelling older adults: a systematic review. Br J Nutr 2015;113:1195–1206.

Walther B et al. Mangelernährung im Alter – eine komplexe Problematik. Schweiz. Zeitschr Ernährung 2016;1:35–37.

Wham CA, Teh RO, Robinson M, Kerse NM. What is associated with nutrition risk in very old age? J Nutr Health Aging 2011;15(4):247–51.

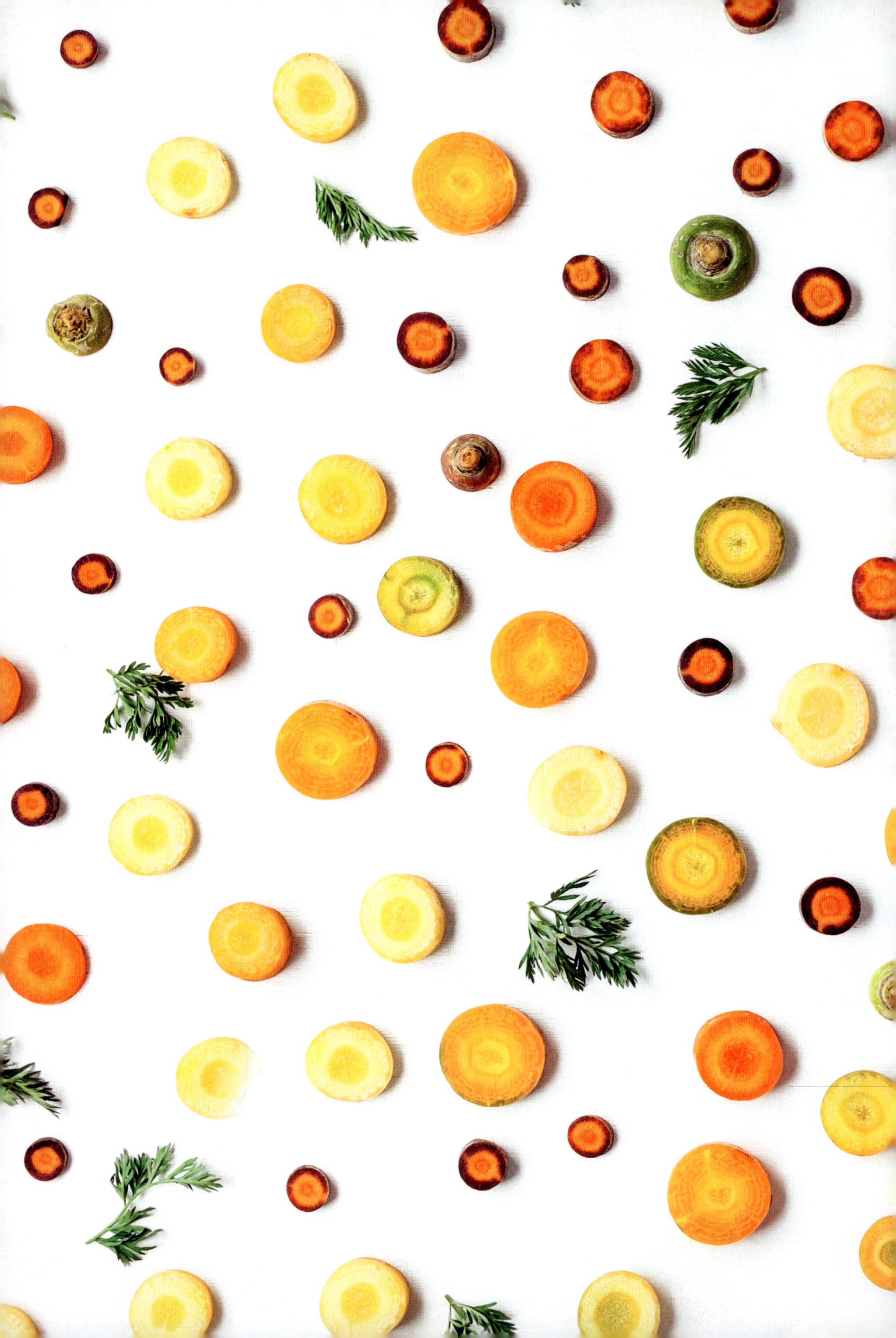

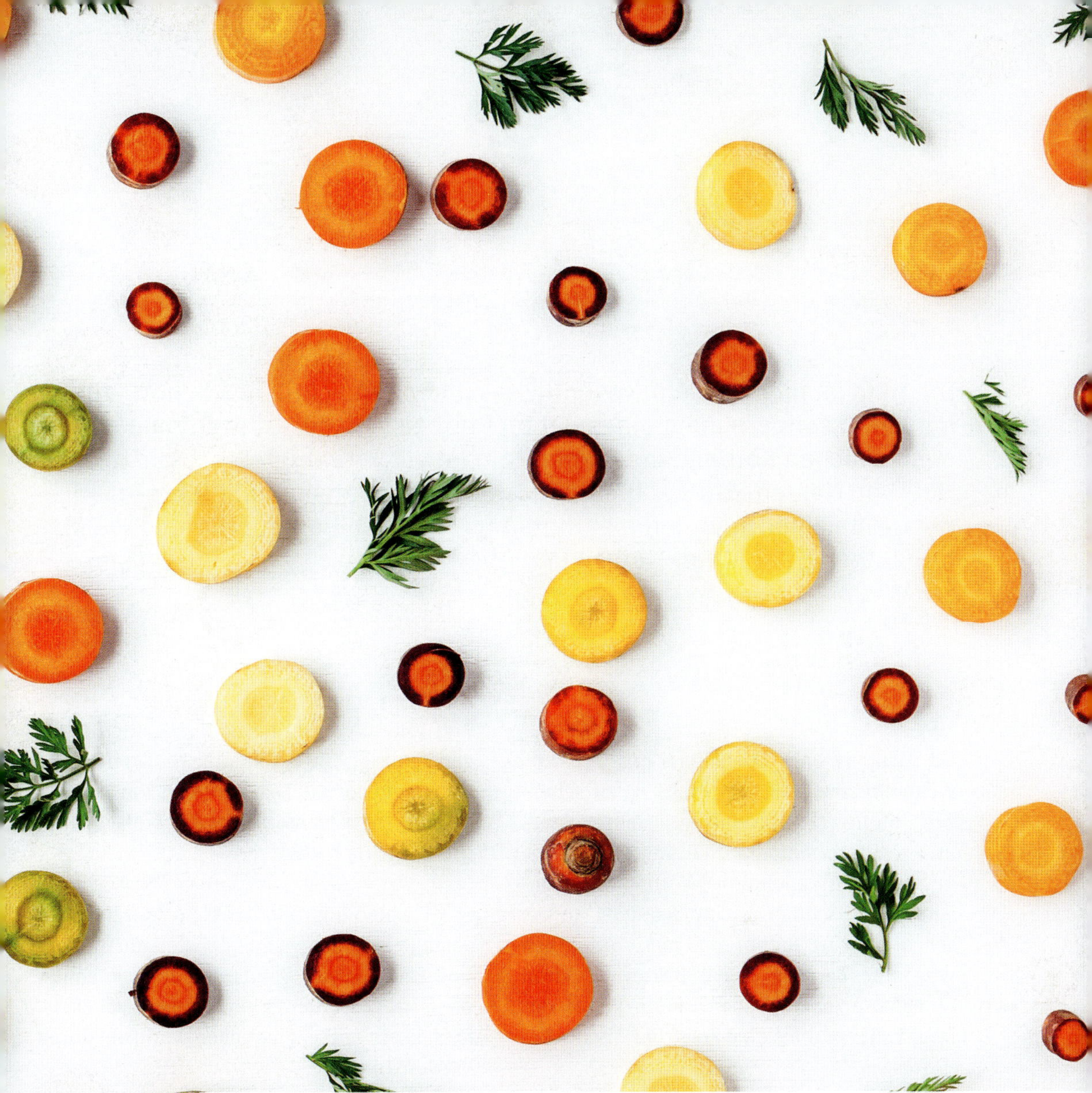

# Prävention und Therapie

Ein ausbalancierter Mikronährstoffhaushalt ist unabdingbar, um die Gesundheit zu erhalten bzw. wieder gesund zu werden. Häufig kann eine gezielte Mikronährstoffgabe entscheidend zum Therapieerfolg beitragen. Die Mittel der ersten Wahl sind in den Nährstoffempfehlungen jeweils fett gesetzt.

# Hauterkrankungen

Die Haut ist nicht nur ein wesentliches und offensichtliches Schönheitsmerkmal, sondern auch eines der funktionell vielseitigsten Organe des menschlichen Körpers. In unserer Haut ist ein verzweigtes und dichtes Netz von Nerven, Blutgefäßen und Drüsen verborgen. Ein Stück Haut von der Größe einer Briefmarke enthält ungefähr 3 Millionen Zellen, einen Meter Blutgefäße, 3 Meter Nerven und über 100 Schweiß- und Talgdrüsen.

## Gesunde Haut

Die Haut ist dazu konzipiert, uns vor Umwelteinflüssen (z.B. UV-Strahlen) zu schützen, Stoffwechselprodukte auszuscheiden, unsere Körpertemperatur zu regeln und Sinnesreize wahrzunehmen (Wärme, Kälte, Berührungen, Schmerz). Eine gesunde, unversehrte Haut ist zudem eine außerordentlich wirksame Barriere gegen Bakterien, Viren und Chemikalien. Daher ist die Pflege der Haut weit mehr als eine Frage der Eitelkeit.

Wegen ihres hohen Nährstoffbedarfs ist die Haut besonders anfällig für Störungen, die eine unausgewogene oder mangelhafte Ernährung mit sich bringt. Hautprobleme sind oft die ersten Anzeichen eines Nährstoffmangels. Sie können als entsprechende Warnsignale aufgefasst werden. Die Haut ist zu einem wesentlichen Teil aus kollagenen Strukturen aufgebaut, was eine ausgewogene Versorgung mit allen Aminosäuren erfordert. Wichtig sind zudem alle Mikronährstoffe, die für die körpereigene Kollagensynthese benötigt werden: Vitamin A, $B_6$, C sowie die Spurenelemente Zink und Eisen. Für die teilungsfreudigen Hautzellen werden auch Folsäure und Vitamin $B_{12}$ in besonders großen Mengen benötigt. Die B-Vitamine $B_6$, $B_{12}$ und Folsäure sind auch deshalb wichtig, weil sie das Homocystein als Störfaktor der Kollagensynthese niedrig halten.

Das Erscheinungsbild der Haut und ihre Unversehrtheit hängen von der stetigen Bildung und Absonderung von Fetten ab – sie halten die Haut geschmeidig und verhindern ebenfalls allzu große Flüssigkeitsverluste durch Verdunstung.

## Trockene Haut

Wenn durch Verdunstung zu viel Feuchtigkeit verloren geht, wird die Haut trocken und spröde. Dies ist besonders im Winter ein Problem, weil dann die trockene Luft die Haut strapaziert und austrocknen lässt. Die wichtigsten Feuchtigkeitslieferanten unserer Haut sind unsere natürlichen Hautfette – sie bilden eine Barriere gegen allzu große Wasserverluste und halten die Haut feucht und geschmeidig. Art und Zusammensetzung der

Fette und Öle, die wir einnehmen, haben dabei einen großen Einfluss. Ein Zuviel an gesättigten Fetten tierischen Ursprungs oder an Transfettsäuren (beim Einkauf der Lebensmittel Deklarationen beachten!) und ein Zuwenig an ungesättigten Fettsäuren, wie Linolsäure und Linolensäure aus Gemüse, Nüssen, Samen und Fisch, können die Bildung von Hautfetten stören.

**TIPP** **Tragen Sie beim Waschen und Saubermachen Gummihandschuhe – starke Reinigungsmittel greifen die Feuchtigkeitsbarriere der Haut an und reduzieren den Säureschutzmantel der Haut. Ideal sind milde, pH-neutrale Hautpflegeprodukte.**

**γ-Linolensäure (GLS).** Besonders wichtig ist γ-Linolensäure (GLS), die vom Körper nur in kleinen Mengen aus Linolsäure aufgebaut werden kann. GLS kann in konzentrierter Form u.a. aus Nachtkerzenöl zugeführt werden. Ohne genügend GLS wird die Haut trocken und faltig und zeigt frühzeitige Alterserscheinungen. Wenn unsere Haut die Linolsäure nicht effizient genug in GLS umwandelt, kann ein GLS-haltiges Supplement vorteilhaft sein. Störfaktoren für die Umwandlung sind u.a. Mängel an Magnesium, Zink und Vitamin $B_6$, Insulinresistenz, zu viel Alkohol, zu viel UV-Bestrahlung, Stress und Schadstoffbelastungen sowie zunehmendes Alter. Zum Schutz dieser wertvollen, ungesättigten Fette in der Haut gegen Oxidation werden ausreichend Vitamin E und Carotinoide benötigt.

## Ernährungsempfehlungen

### Nährstoffempfehlungen bei trockener Haut

| Nährstoff | empfohlene Tagesdosis | Kommentare |
|---|---|---|
| Vitamin E | 200–400 I. E. | schützt die Hautfette und hilft, die Haut feucht und geschmeidig zu halten (zusammen mit 0,5–1 g Vitamin C einnehmen) |
| Carotinoide | 20–30 mg | schützt die Haut vor UV-Strahlen und anderen oxidativen Einflüssen |
| **γ-Linolensäure (GLS)** | 2–6 g Nachtkerzenöl (EPO) | unterstützt die natürliche Feuchtigkeitsbarriere der Haut. |

## Besondere Hinweise

- Vermeiden Sie übertriebene Hautpflege – bei zu häufigem Duschen und Baden mit entsprechenden Hautreinigungsmitteln werden die natürlichen Hautfette ausgewaschen und damit der Säureschutzmantel der Haut zerstört. Vermeiden Sie antiseptische Seifen: Sie verursachen oft trockene Haut und Ausschläge. Sie zerstören darüber hinaus hilfreiche Hautbakterien. Auch häufiges Schwimmen in chlorhaltigem Wasser trocknet die Haut aus.
- Übermäßiger Konsum von raffinierten Kohlenhydraten (Zucker, Weißmehl) sowie Alkohol stört den Fettsäurestoffwechsel der Haut.

## Hautalterung, Falten und Altersflecken

Die Haut, als wesentliches Persönlichkeitsmerkmal, verändert sich im Laufe des Lebens aufgrund äußerer und innerer Faktoren. Neben der natürlichen, genetisch bedingten Hautalterung spielen in erster Linie die externen Beanspruchungen eine wesentliche Rolle. Dazu zählen beispielsweise das UV-Licht, berufliche Expositionen und der Einfluss von freien Radikalen (oxidativer Stress), welche für eine vorzeitige Hautalterung verantwortlich sein können. Ebenso können übertriebene Hautpflege und die Langzeiteinnahme gewisser Medikamente (z.B. Cortison) die Hauteigenschaften negativ beeinflussen.

Auch der Lebensstil hat einen nicht zu unterschätzenden Einfluss auf unsere Haut und deren Beschaffenheit:

- Ernährung und ausreichende Flüssigkeitszufuhr
- Genussmittel (Alkohol, Tabak)
- übermäßige Sonnenexposition
- Stress und psychische Belastungen
- Schlaf und Erholung

Die Hautalterung wird durch verschiedene Faktoren beeinflusst, die meisten davon – wie unser Lebensstil – sind veränderbar.

Wir sind es gewohnt, unsere Haut mit kosmetischen Pflegeprodukten zu verwöhnen. Mit dem äußerlichen Auftragen von pflegenden Substanzen kann man der Haut und den Haaren viel Gutes tun. Aufgrund der limitierten und nicht klar voraussagbaren Eindringtiefe hat die Nährstoffversorgung bei äußerlicher Anwendung jedoch ihre Grenzen. Um den Hautstoffwechsel umfassend zu unterstützen, ist daher eine gute Versorgung über die Blutgefäße der tieferen Hautschichten unabdingbar.

### Ernährungsempfehlungen

Vorsorge ist der Schlüssel zur Erhaltung einer gesunden, jugendlich aussehenden Haut. Viele der altersbedingten Veränderungen der Haut durch Sonne und Umwelteinflüsse werden durch Oxidation verursacht. Altersflecken auf der Haut sind zum Beispiel Ansammlungen von oxidierten Lipidsubstanzen. Eine reichliche Versorgung mit antioxidativen Nährstoffen – wie Vitamin A, C, E, Carotinoiden, Zink und Selen sowie Coen-

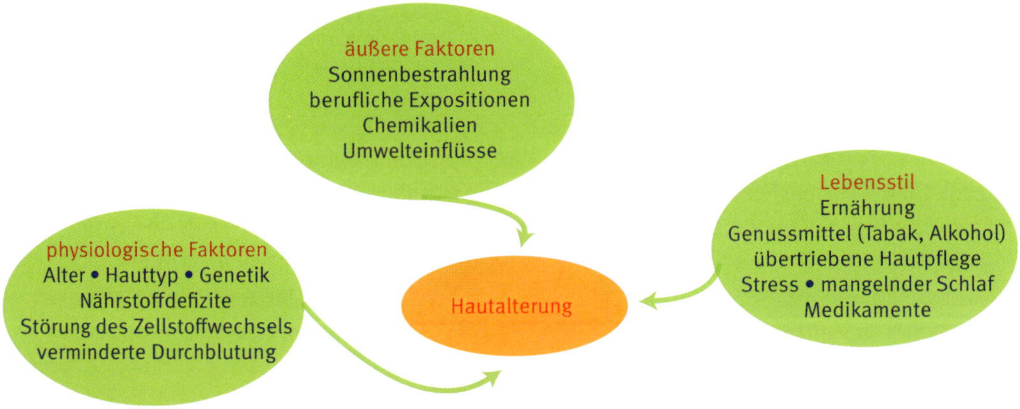

## Nährstoffempfehlungen zum Schutz vor vorzeitiger Hautalterung

| Nährstoff | empfohlene Tagesdosis | Kommentare |
|---|---|---|
| **Antioxidantien-Präparat (mit Carotinoiden, Vitamin C, Vitamin E, Zink, Selen, L-Cystein, Grüntee usw.)** | 20–30 mg Carotinoide (v. a. β-Carotin, Lutein, Lycopin) | schützt die Haut vor Oxidationsschäden, die u. a. Faltenbildung und Altersflecken verursachen können |
| Vitamin A | max. 10 000 I. E. | kann auch in Form von Carotinoiden (z. B. aus der Meeralge Dunaliella salina) genommen werden |
| Vitamin-B-Komplex | 5–25 mg Vitamin $B_1$, $B_2$, $B_6$ sowie 0,4–0,8 mg Folsäure | sollte alle wichtigen B-Vitamine (inkl. Folsäure) enthalten, wichtig für die Spannkraft und für Reparaturprozesse der Haut |
| γ-Linolensäure (GLS) | 2–6 g Nachtkerzenöl (EPO) | unterstützt die natürliche Feuchtigkeitsbarriere der Haut |
| Coenzym $Q_{10}$ | 30–90 mg | Zellschutz; zur Kompensation der verminderten körpereigenen Coenzym-$Q_{10}$-Bildung ab ca. 40 Jahren |

zym $Q_{10}$ und sekundären Pflanzenstoffen, z. B. aus Grüntee, Granatapfel oder Kakao – kann den Oxidationsschutz erhöhen und die Haut vor Schädigungen, Altersflecken und Falten schützen. Die Unterstützung der ständigen Zellerneuerung in der Haut und die Erhaltung der Elastizität und Spannkraft der Haut erfordern ebenso eine gleichmäßige und ausreichende Versorgung der Haut mit Nährstoffen. Für die Bildung der elastischen und kollagenen Hautfasern sind Zink, Eisen, die B-Vitamine sowie Vitamin C unentbehrlich. Der Konsum von guten Pflanzenölen (z. B. Rapsöl, Sojaöl, Nussölen, Olivenöl), ergänzt durch regelmäßige zusätzliche Gaben von GLS (z. B. in Nachtkerzenöl oder Borretschöl), unterstützt den physiologischen Schutzmantel der Haut und beugt einer vorzeitigen Faltenbildung vor. Vitamin A spielt bei der Steuerung der Zellteilung und bei Reparaturprozessen eine wichtige Rolle, weshalb eine optimale Versorgung für die Gesundheit der Haut ebenfalls wichtig ist.

### Besondere Hinweise

- Sich nicht schutzlos und zu lange der Sonne auszusetzen ist eine der besten Vorsorge- und Schutzmaßnahmen. Verwenden Sie einen guten Sonnenschutz mit hohem Lichtschutzfaktor, wenn Sie sich für längere Zeit in der Sonne aufhalten. Kumulierende Schäden, die von einem Zuviel an Sonnenbestrahlung herrühren, sind eine der Hauptursachen für Faltenbildung, vorzeitige Hautalterung und Hautkrebs.
- Sportliche Betätigung und frische Luft regen die Blutzirkulation in der Haut an und helfen, die Gesundheit und das jugendliche Aussehen der Haut zu bewahren.
- Benutzen Sie regelmäßig eine hochwertige Feuchtigkeitscreme.
- Denken Sie an Ihr Vitamin D. Ein guter Sonnenschutz schützt wirksam vor UV-Schäden, verhindert aber auch die körpereigene Vitamin-D-Synthese.

### Laboruntersuchungen

- Oxidativer Stress
- Fettsäurenprofil
- Homocystein (hohe Blutwerte beeinträchtigen die Kollagenstruktur)

### Literatur

Draelos ZD. Aging skin: the role of diet: facts and controversies. Clin Dermatol 2013;31(6):701–706.

Grether-Beck S et al. Molecular evidence that oral supplementation with lycopene or lutein protects human skin against ultraviolet radiation: results from a double-blinded, placebo-controlled, crossover study. Br J Dermatol 2016 Epub ahead of print. Sep 23. doi:10.1111/bjd.15080

Kopcke W et al. Protection from sunburn with beta-Carotene – a meta-analysis. Photochem Photobiol 2008;84(2):284–288.

Marini A. Schönheit von innen. Funktioniert das wirklich? Hautarzt 2011;62(8):614–617.

McCusker MM et al. Healing fats of the skin: the structural and immunologic roles of the omega-6 and omega-3 fatty acids. Clin Dermatol 2010;28(4):440–451.

Rinnerthaler M et al. Oxidative stress in aging human skin. Biomolecules 2015;5(2):545–589.

## Akne

Akne ist eine entzündliche Hauterkrankung, die ihren Ursprung in den winzigen Talgdrüsen der Haut hat. Die Talgdrüsen befinden sich zumeist in den Haarfollikeln und erzeugen Sebum (Talg), ein natürliches Hautfett, das Haut und Haare feucht und geschmeidig hält. Wenn die Drüse verstopft ist, kann dieser Talg nicht abfließen und Bakterien (Propionibacterium acnes) vermehren sich in der geschwollenen Drüse, was zu einer Entzündung führt. Auf der Haut kann dies in verschiedenen Formen in Erscheinung treten – als Papulae (rote Pickel), Mitesser oder Pusteln. Viele Jugendliche und junge Erwachsene sind von Akne betroffen. Schwere Fälle können zu bleibenden Narben führen.

Viele Faktoren tragen zu Akne bei: Erbliche Vorbelastung, fettige Haut, Hormone (besonders die männlichen Androgene), hormonelle Verhütungsmittel, Ernährungsfaktoren, Nahrungsmittel-Unverträglichkeiten sowie Stress können eine ursächliche oder verstärkende Rolle spielen.

### Ernährungsempfehlungen

Der Einfluss der Ernährung auf das Auftreten von Akne ist in der Vergangenheit immer wieder kontrovers diskutiert worden. Schokolade scheint keinen Einfluss auf Akne zu haben. Neuere Studien weisen darauf hin, dass eine Ernährungsweise, die eher arm an Kohlenhydraten und zudem auch arm an zucker- und weißmehlhaltigen Lebensmitteln ist, die Talgbildung und die Akneläsionen positiv beeinflusst. Transfettsäuren sowie ein gestörtes Verhältnis von Arachidonsäure zu Omega-3-Fettsäuren sind ungünstig und för-

#### Pflege bei Akne

Verwenden Sie zur Reinigung Produkte, die speziell für unreine Haut entwickelt wurden. Hilfreich sind auch sanfte Rubbel-Peelings, die außer Schmutz auch überschüssige Lipide, abgestorbene Hautschüppchen und Schweiß gründlich entfernen. Zur Pflege sollten Sie feuchtigkeitsspendende Hydrogels mit Inhaltsstoffen wie Aloe vera, Kamille oder Teebaumöl verwenden, diese beruhigen die Haut und vermindern lokal Entzündungen. Die Einnahme eines Sägepalmen-Extrakts, Grüntee-Extrakts oder eines Weihrauchpräparats könnte günstig wirken.

## Nährstoffempfehlungen bei Akne

| Nährstoff | empfohlene Tagesdosis | Kommentare |
|---|---|---|
| **Vitamin A** | 50 000–100 000 I. E. (nur durch den Arzt) | Vitamin A reduziert die Talgproduktion. Vitamin-A-Blutspiegel korrelieren invers mit der Schwere der Symptome. Solch hohe Vitamin-A-Dosierungen sollten nur unter ärztlicher Kontrolle eingenommen werden. |
| **Zink** | 30–60 mg | Gut belegte Wirksamkeit; annähernd dieselbe Wirkung wie bei Anwendung von Tetrazyklinen (Antibiotika). Zink blockiert die Bildung von Dihydro-Testosteron (DHT) aus Testosteron. Zink wirkt antibakteriell und immunmodulierend. Zink ist nötig für die Mobilisierung von Vitamin A aus der Leber. |
| Selen | 200–400 µg (je nach Selenstatus) | Selen hat sich bei schwerer Akne (v. a. bei niedriger Aktivität des Enzyms Glutathionperoxidase) als hilfreich erwiesen. |
| **γ-Linolensäure (GLS)** | 2–3 g Nachtkerzenöl (EPO) | Bei Akne ist der Linolsäuregehalt im Talg reduziert. Regulierung des Fettsäurestoffwechsels. |
| Omega-3-Fettsäuren (EPA) | 1,5–2 g | Die Hemmung von entzündlichen Vorgängen dürfte bei der Aknebehandlung von zentraler Bedeutung sein; EPA hemmt die talgfördernde Wirkung des Entzündungsmediators Leukotrien $B_4$. |
| Nikotinamid (Vitamin $B_3$) | 50 mg | In Kombination mit Zink gute Daten zur oralen Aknebehandlung |

dern die entzündlichen Prozesse. Man kann auch versuchen, den Milch- und Fleischkonsum in Grenzen zu halten. Diese Lebensmittel enthalten geringe Mengen an Dihydro-Testosteron (DHT) sowie anderen sogenannten 5-α-reduzierten Hormonen (Androstandion, Pregnandion), welche als Stimulanzien der Talgdrüsenaktivität bekannt sind.

### Besondere Hinweise

- Das Ausdrücken der Pickel fördert die Entzündung und Narbenbildung.
- Bei Gesichtsakne: Make-up neigt dazu, die Poren zu verstopfen, und sollte daher so selten wie möglich verwendet werden.

» Akne tritt bei Rauchern häufiger auf als bei Nichtrauchern (Capitanio et al. 2009).

- Rauchen kann zu einer erhöhten Talgbildung und zu einer veränderten Talg-Zusammensetzung führen. Dies ist insbesondere auch von älteren Aknepatienten (nach der Pubertät) zu beachten.

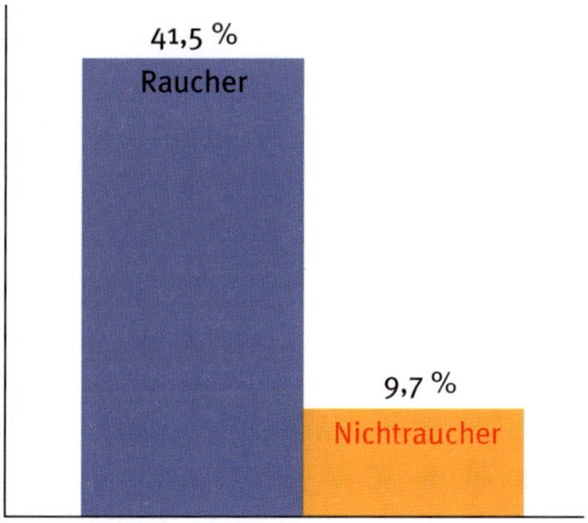


Akne-Patienten in Prozent

### Laboruntersuchungen

- Fettsäurenprofil (Omega-6-/Omega-3-Verhältnis, Arachidonsäure, γ-Linolensäure)
- Stuhldiagnostik (Darmflora, Darmpermeabilität)
- Mineralstoff- und Spurenelement-Screening (Blut, Haare)

### Literatur

Cao H et al. Complementary therapies for acne vulgaris. Cochrane Database Syst Rev 2015;(1):CD009436.

Capitanio B et al. Acne and smoking. Dermatoendocrinol 2009;1(3):129–135.

Danby FW. Nutrition and acne. Clin Dermatol 2010;28(6):598–604.

Decker A et al. Over-the-counter Acne Treatments. J Clin Aesthet Dermatol 2012;5(5):32–40. El-akawi Z et al. Does the plasma level of vitamins A and E affect acne condition? Clin Exp Dermatol 2006;31:430–434.

Kucharska A et al. Significance of diet in treated and untreated acne vulgaris. Postepy Dermatol Allergol 2016;33(2):81–86.

Melnik BC. Linking diet to acne metabolomics, inflammation, and comedogenesis: an update. Clin Cosmet Investig Dermatol 2015;8):371–388.

Reifen R. Vitamin A as an anti-inflammatory agent. Proc Nutr Soc 2002;61(3):397–400.

Saric S et al. Green Tea and Other Tea Polyphenols – Effects on Sebum Production and Acne Vulgaris. Antioxidants 2016;6(1):2. doi:10.3390/antiox6010002.

## Neurodermitis

Unter Neurodermitis (Synonyme: atopisches Ekzem oder atopische Dermatitis) versteht man eine chronische, von Schüben gekennzeichnete, entzündliche Hauterkrankung. Typisch sind heftiger Juckreiz, Hautrötungen und eine schuppige Haut. Die Ursachen der Neurodermitis sind nur teilweise bekannt, wahrscheinlich spielen mehrere Faktoren zusammen – auf Basis einer erblichen Veranlagung. Eine vermehrte Durchlässigkeit der Haut scheint eine große Rolle zu spielen. In vielen Fällen bessert sich die Erkrankung mit zunehmendem Lebensalter, bei einem Teil der Patienten kann sich aber eine andere Erkrankung des atopischen Formenkreises (z. B. Asthma) entwickeln.

Beim Säugling kann die Neurodermitis mit einem Gesichtsekzem, dem Milchschorf, beginnen. Später befällt das Leiden oft Kniekehlen und Ellenbeugen, kann sich aber auch auf alle Körperregionen ausbreiten. Durch das ständige Aufkratzen der unerträglich juckenden Hautpartien kommt es zu Verkrustungen, die sich immer wieder infizieren.

**Provokationsfaktoren:** Bei der Vorbeugung und Behandlung der Neurodermitis sollte beachtet werden, dass neben allergischen Reaktionen auch pseudoallergische Vorgänge als ursächliche Faktoren eine zentrale Rolle spielen. Diese pseudoallergischen Reaktionen werden durch zahlreiche Provokationsfaktoren ausgelöst:

- chronische Metallintoxikationen (Blei, Quecksilber, Aluminium, Cadmium, Zinn, Nickel, Kupfer usw.; Schwermetalle können in der Schwangerschaft via Nabelschnur zum Kind transferiert werden!)
- organische toxische Substanzen (Pestizide, Insektizide, Holzschutzmittel, Lösungsmittel, Formaldehyd, Nikotin, Alkohol, mikrobielle Toxine usw.)
- Lebensmittel-Unverträglichkeiten (insbesondere Kuhmilchprodukte, Laktose, Fruktose, Eier, Weizen/Gluten, biogene Amine wie z. B. Histamin)
- Darmmilieustörungen (erhöhte Durchlässigkeit des Darmes für Allergene, körperfremde Substanzen und toxische Stoffwechselabbauprodukte; markant niedrige Messwerte für Laktobazillen und Bifidus-Bakterien)

- Lebensmittel-Zusatzstoffe (Konservierungsmittel, Farbstoffe usw.)
- Allergene (Gräser, Pollen, Staub, Milben)
- gestörter Fettsäurestoffwechsel, d.h. eine reduzierte Bildung der Omega-3-Fettsäuren EPA und DHA sowie der Omega-6-Fettsäure GLS kann zu Entzündungen und Ekzemen führen (mangelnde Aktivität des Enzyms Delta-6-Desaturase)
- Mineralstoff- und Spurenelementmängel (v.a. Kalzium, Magnesium, Zink, Selen), Vitamindefizite
- psychosomatische Faktoren
- Stress

Das Vermeiden und Ausschalten dieser Triggerfaktoren – bereits bei Kinderwunsch, während der Schwangerschaft und in der

## Nährstoffempfehlungen bei Neurodermitis

| Nährstoff | empfohlene Tagesdosis | Kommentare |
|---|---|---|
| **Kalzium und Magnesium** | 500–1000 mg Kalzium<br>300–450 mg Magnesium | Kalzium kann allergische Reaktionen reduzieren. Magnesiummangel erhöht die Empfindlichkeit gegen Allergien. Basenmischungen können hilfreich sein. Bei Neurodermitis sind Kalzium- und Magnesiumdefizite häufig. |
| Vitamin D | 25–40 µg | Vitamin D unterstützt das Immunsystem und erhöht die Toleranz gegen Allergene. Bei Patienten mit Neurodermitis werden oft niedrige Vitamin-D-Werte im Blut gefunden. Studien zeigen Symptomverbesserung bei Erwachsenen, v.a. aber bei Kindern. |
| Vitamin C | 1–3 g | senkt den Blut-Histaminspiegel; immunmodulierend; reguliert den Fettsäurenhaushalt |
| Vitamin E | 400 (–800) I. E. | antioxidativ; entzündungshemmend; immunregulierend (ideal zusammen mit Vitamin C) |
| **Zink** | 30–60 mg (je nach Zinkstatus) | antiallergische Wirkung (hemmt Histaminfreisetzung aus den basophilen Granulozyten); antientzündlich; immunregulierend |
| **Selen** | Kinder: 7,5–15 µg/kg Körpergewicht<br>Erwachsene: 200–300 µg | deutliche Besserungen nach 3 Monaten; antioxidativ; Kontrolle des Selen-Blut-Spiegels |
| L-Glutamin | 2–4 g | reduziert die Darmpermeabilität |
| **γ-Linolensäure (GLS)** | 3 g Nachtkerzenöl (EPO) | Reduziert Juckreiz, Krustenbildung, Hautrötungen (Erytheme) und Ödeme ca. 4–8 Wochen nach Behandlungsbeginn. Kann Cortisonbedarf reduzieren. Beste Resultate bei erniedrigten GLS-Spiegeln. |
| Omega-3-Fettsäuren | 1,5–2 g EPA in Form von Fischölkapseln | Entzündungshemmend; immunmodulierend. Die Einnahme während der Schwangerschaft/Stillzeit reduziert allgemein das Allergierisiko für das neugeborene Kind (gilt auch für Neurodermitis-Risiko). |

frühen Kindheit – kann die Häufigkeit von atopischen Erkrankungen reduzieren und zu beachtlichen Behandlungserfolgen führen.

## Ernährungsempfehlungen

Aufgrund des sehr individuellen Spektrums von Nahrungsmittel-Unverträglichkeiten und anderer Cofaktoren gibt es keine einheitlichen und für alle Neurodermitis-Patienten gültigen Ernährungsempfehlungen. Es ist sinnvoll, zunächst gezielte Laboruntersuchungen durchzuführen, um dann die Ernährungsrichtlinien darauf abzustimmen. In jedem Fall sollten die Nahrungsmittel möglichst wenig Zusatzstoffe (E-Nummern) enthalten.

## Besondere Hinweise

- Die Anzahl der Bifidus-Bakterien und Laktobazillen ist bei Neurodermitis-Patienten oft sehr gering. Neue Untersuchungen zeigen einen starken Einfluss der Darmbakterien auf die Häufigkeit von Neurodermitis. Probiotika und Präbiotika wirken bei Neurodermitis präventiv, immunmodulierend und können auch die Symptome lindern.
- Stark erhöhte IgG- oder IgG4-Antikörpertiter oder starke immunologische Reaktionen deuten auf eine Störung der Darmdurchlässigkeit hin. Nur eine intakte Darmschleimhaut gewährleistet einen Schutz vor Antigenstress.
- Natürliche (vaginale) Geburten scheinen mit einem geringeren Risiko für Neurodermitis einherzugehen.
- Interessanterweise decken sich nach unseren Erfahrungen die Stoffwechsel-Störungen bzw. Laborergebnisse von Neurodermitis-Patienten weitgehend mit denen von verhaltensauffälligen, hyperaktiven Kindern (ADS/ADHS).

## Laboruntersuchungen

- Screening auf toxische Metalle (Urin/DMPS; Haar-Mineralanalyse)
- Test auf Nahrungsmittel-Unverträglichkeiten. Bluttest: Differenzierung zwischen IgE-, IgG- oder IgG4-vermittelten Immunreaktionen. Erfassung pollenassoziierter Nahrungsmittelallergien und Inhalationsallergien. Atemgastest: Laktose- und Fruktose-Intoleranzen
- Stuhldiagnostik (Darmflora, sIgA, Marker für die Darmdurchlässigkeit: Zonulin, α-1-Antitrypsin, Entzündungsmarker: Calprotectin, EPX)
- Fettsäureprofil (Omega-6-/Omega-3-Verhältnis, Arachidonsäure, γ-Linolensäure)

## Literatur

Dunston JA. Fish oil supplementation in pregnancy modifies neonatal allergen-specific immune responses and clinical outcomes in infants at high risk of atopy: A randomised, controlled trial. J Allergy Clin Immunol 2003;112: 1178–1184.

Ionescu JG. New insights in the pathogenesis of atopic disease. J Med Life 2009;2(2):146–154.

Kim MJ et al. Vitamin D Status and Efficacy of Vitamin D Supplementation in Atopic Dermatitis. Nutrients 2016;8(12).

Reese I et al. Do long-chain omega-3 fatty acids protect from atopic dermatitis? J Dtsch Dermatol Ges 2015;13(9):879–885.

Ranjbar A., Pizulli A. Immunmodulatorische Effekte einer oralen Selentherapie bei Kindern mit atopischem Ekzem. OM – Zsch Orthomol Med 2005;3:5–7.

Jaffary F et al. Effects of oral vitamin E on treatment of atopic dermatitis: A randomized controlled trial. J Res Med Sci 2015;20(11):1053–1057.

## Psoriasis (Schuppenflechte)

Bei der Psoriasis handelt es sich um eine chronisch entzündliche Autoimmunerkrankung. Dadurch erneuert sich die Haut zu schnell und die Hautbarriere ist geschwächt. Charakteristisch sind übermäßige Schuppenbildung und entzündliche Veränderungen. Diese zeigen sich vor allem an Ellbogen, Knien, Rücken und Kopfhaut. Die geröteten scharf begrenzten Hautflächen verursachen häufig Juckreiz und Schmerzen. Die Psoriasis kann sich auch an anderen Körperstellen (als Psoriasis-Arthritis) manifestieren. Als Systemerkrankung führt die Psoriasis auch zu einem deutlich erhöhten Risiko für Herz-Kreislauf-Erkrankungen und Entzündungen. Erbfaktoren spielen eine Rolle. Die Psoriasis verläuft in der Regel schubweise, Ausbrüche können durch verschiedenste Faktoren ausgelöst werden. Die Provokationsfaktoren (Seite 388) sind mit denjenigen der Neurodermitis weitgehend vergleichbar.

### Ernährungsempfehlungen

Bei der Psoriasis liegt in der Regel eine Überproduktion von entzündungsfördernden Substanzen des Fettsäurestoffwechsels vor. Aus der Fettsäure Arachidonsäure werden unter dem Einfluss von freien Radikalen Prostaglandin E2, Leukotrien B4 usw. gebildet, welche das Entzündungsgeschehen und Autoimmunreaktionen fördern. Es ist daher sinnvoll, arachidonsäurereiche Lebensmittel wie Fleisch, Wurst und Eier zu meiden und stattdessen Omega-3-Fettsäuren-reiche Nahrungsmittel wie Kaltwasser-Fische (Lachs, Hering, Sardinen usw.), Fischölkapseln, aber auch Raps-, Soja-, Nuss- und Leinöl zu konsumieren. Psoriasis kommt bei Menschen mit höheren Insulinspiegeln und Insulinresistenz häufiger vor. Eine Ernährung mit eher wenig Kohlenhydraten und einem nied-

### Nährstoffempfehlungen bei Psoriasis

| Nährstoff | empfohlene Tagesdosis | Kommentare |
|---|---|---|
| **Vitamin $D_3$** | 20–30 µg | Vitamin $D_3$ wird in seiner aktiven Form (Calcitriol) sowie auch als Cholecalciferol innerlich als auch äußerlich angewendet. Es sollten 25-OH-Vitamin-$D_3$-Blutspiegel im Bereich von 75 nmol/l angestrebt werden. Immunmodulierend, entzündungshemmend. |
| 1,25-(OH)2-Vitamin $D_3$ (Calcitriol) | 0,5–2 µg | Calcitriol ist das »aktivierte« Vitamin $D_3$. Es ist eine hormonähnliche Substanz, die vom Arzt verordnet werden muss. Der Kalziumhaushalt muss regelmäßig überwacht werden. |
| Selen<br>Coenzym $Q_{10}$<br>Vitamin E | 50 µg<br>50 mg<br>50 I.E. | Selenmangel kommt bei Psoriasis gehäuft vor. Eine kombinierte Gabe von Selen, Coenzym $Q_{10}$ und Vitamin E kann zu klinischen Verbesserungen (Haut, Gelenke) führen. |
| **Omega-3-Fettsäuren** | 2–3 g EPA in Form von Fischölkapseln | weniger Erytheme, Schuppung und Juckreiz; reduziert auch Gelenkbeschwerden; beste Wirkung bei arachidonsäurearmer Ernährung |

rigen glykämischen Index könnte daher vorteilhaft sein. Alkoholkonsum kann die Psoriasis verschlimmern, weshalb nur in Maßen getrunken werden sollte. Eine schwere, rezidivierende Psoriasis kann mit Proteinmangel und Eisen-, Zink- und Magnesiumverlust einhergehen.

## Besondere Hinweise

- Eine kontrollierte Sonnenlichtexposition wirkt günstig auf die Psoriasis-Symptome. Sie fördert die Bildung von Vitamin $D_3$ und verbessert auch den Fett- und Kohlenhydratstoffwechsel (HDL/LDL, $HbA_{1c}$).
- Chronische Belastungen mit toxischen Metallen blockieren die Aktivierung von Vitamin $D_3$, führen zu oxidativem Stress und stören die korrekte Immunantwort.
- Lithiumtherapie verschlimmert die Psoriasis-Symptome.
- Nasskalte Witterung verschlechtert die Symptome.

## Laboruntersuchungen

- Fettsäurenprofil (Omega-6-/Omega-3-Verhältnis; Arachidonsäure, Omega-3-Index)
- nitrosativer Stress
- oxidativer Stress (Malondialdehyd, Katalase, Glutathionperoxidase)
- Screening auf toxische Metalle (Urin/DMPS; Haaranalyse)
- Zucker-Stoffwechsel ($HbA_{1c}$)
- Nahrungsmittel-Unverträglichkeiten (inklusive Gluten)

**TIPP** **Rund 5 % der Psoriasis-Patienten haben eine Zöliakie. Mittels geeigneter Laboruntersuchungen (Blut, Stuhl) sollte eine Glutenunverträglichkeit ausgeschlossen werden. Diese kann sich auch ohne gastrointestinale Symptome manifestieren!**

## Literatur

Barrea L et al. Vitamin D and its role in psoriasis: An overview of the dermatologist and nutritionist. Rev Endocr Metab Disord 2017; doi:10.1007/s11154-017-9411-6

Bhatia BK et al. Diet and psoriasis, part II: celiac disease and role of a gluten-free diet. J Am Acad Dermatol 2014;71(2):350–358

Baz K et al. Oxidant/antioxidant status in patients with psoriasis. Yonsei Med J 2003;44:987–990.

Kharaeva Z et al. Clinical and biochemical effects of coenzyme Q10, vitamin E and selenium supplementation to psoriasis patients. Nutrition 2009;25:295–302.

McCusker MM et al. Healing fats of the skin: the structural and immunologic roles of the ω-6 and ω-3 fatty acids. Clin Dermatol 2010;28:440–451.

Millsop JW et al. Diet and psoriasis, part III: role of nutritional supplements. J Am Acad Dermatol 2014;71(3):561–569.

# Haar- und Nagelerkrankungen

Die Haarqualität hängt wesentlich von der Versorgung des Haarfollikels mit genügend Nährstoffen ab. Aufgrund des Haarwachstums von 1 cm/Monat und der Haarfülle am Körper kann der Nährstoffbedarf für den Aufbau von neuem, gesundem Haarmaterial beträchtlich sein. Auch Fingernägel reagieren empfindlich auf eine verminderte Nährstoffzufuhr.

## Haarausfall

Das Haar besteht aus zwei Bestandteilen: dem sichtbaren Haarschaft und dem Haarfollikel (Haarwurzel), der sich der Haut befindet und diejenigen Zellen enthält, die das Haar aufbauen. Haare sind komplizierter aufgebaut, als man meint: Sie setzen sich aus einem Kern aus Proteinfasern und einer dünnen Schutzschicht aus toten Zellen zusammen, die sich wie Schuppen überlappen. Wie die Nägel sind auch die Haare aus dem stark schwefelhaltigen Protein Keratin aufgebaut. Drüsen, die den Haarfollikel umgeben, sondern ein schützendes Fett ab, das Sebum, welches das Haar geschmeidig und glänzend hält. Gesund erscheinende Haare sind stets ein Zeichen guter Gesundheit und guter Pflege. Jeder erfahrene Friseur wird bestätigen, dass die Haare häufig die Befindlichkeit eines Menschen widerspiegeln können.

Natürlicherweise fallen uns täglich etwa 50–100 Haare aus. Dieser normale Haarausfall kann durch verschiedenste Faktoren verstärkt werden: akuter Stress, Krankheiten, Operationen, Bestrahlung, Umweltgifte, schneller Gewichtsverlust, chronischer und übermäßiger Alkoholkonsum, einseitige Ernährung und Nährstoffmängel gehören dazu.

Insbesondere im Alter sowie bei Verdauungsstörungen (Gastritis, Blähungen, Reizdarm,

### Haar und Kopfhaut pflegen

Ständiges Waschen, Heißluft aus dem Haartrockner und Chemikalien (z. B. Alkohole) in Haarpflegeprodukten können das Haar und die Kopfhaut austrocknen; reduzieren Sie daher die Häufigkeit des Haarewaschens, lassen Sie es lieber an der Luft trocknen und verzichten Sie auf austrocknende Pflegeprodukte. Verbessern Sie die Durchblutung der Kopfhaut, indem Sie sie jeden Tag sanft mit den Fingerspitzen massieren.

chronischen Entzündungen usw.) kommt es zu Störungen des Haarstoffwechsels. Nahrungseiweiße, Fette und Nährstoffe können nicht vollständig verwertet werden oder die Zufuhr ist ungenügend.

Es gibt allerdings auch Formen des Haarausfalls, die mit Ernährung und Mikronährstoffen nicht beeinflussbar sind. Dazu gehört vor allem der vererbte, hormonell bedingte Haarausfall beim Mann.

## Ernährungsempfehlungen

Zu wenig qualitativ hochwertiges Eiweiß (wichtig sind insbesondere die schwefelhaltigen Aminosäuren Cystein und Methionin) oder ein Mangel an B-Vitaminen, Eisen, Zink, Silizium, Kupfer, Vitamin A oder C können die Haarbildung beeinträchtigen. Dies verlangsamt das Wachstum der Haare, schwächt ihre Struktur und kann zu brüchigem, widerspenstigem Haar und Haarausfall führen.

Auf dem Speisezettel sollten in ausreichender Menge und regelmäßig Eier, Milch, Fisch oder mageres Fleisch – sowie nährstoffreiche Lebensmittel (Gemüse, Obst) stehen. Wichtig sind auch gute Pflanzenöle, welche die wichtigen essenziellen Fettsäuren für die Talgdrüsen liefern. Hirseextrakte enthalten schwefelhaltige Aminosäuren (L-Cystein, L-Methionin), die für das Haarwachstum wichtig sind.

## Besondere Hinweise

Chronische Schwermetallbelastungen, z. B. durch Blei oder Cadmium, können Haarausfall begünstigen. Bei unklarer Ursache zie-

### Nährstoffempfehlungen bei Haarausfall

| Nährstoff | empfohlene Tagesdosis | Kommentare |
|---|---|---|
| **Biotin** | 30–60 µg | Verbessert bei Biotinmangel die Haardichte. Die Datenlage für Biotinpräparate mit mg-Dosierungen ist ungenügend. |
| Vitamin-B-Komplex | nutritive Dosierungen | Alle B-Vitamine sind wichtig für die Gesundheit und das Wachstum des Haares. Bei Veganern kann sich u. U. ein Vitamin-$B_{12}$-Mangel auch durch Haarverlust bemerkbar machen. |
| Vitamin C | 0,1–1 g | Essenziell für die Quervernetzung der Keratin-Fasern. Verbessert die Haarstruktur. |
| Multimineral-Supplement | sollte 10–30 mg Zink und 1–3 mg Kupfer enthalten (oder gem. Laborstatus) | Zink- oder Kupfermangel können Haarausfall verursachen. Kupfer ist wichtig für die Stärke der Keratinfasern. |
| Eisen | je nach Eisenstatus | Eisenmangel kann zu Haarausfall führen; Supplementierung bei diagnostiziertem Eisenmangel (niedrige Ferritinwerte im Blut). |
| L-Cystein | 0,5–1,5 g | liefert den für die Bildung von Haaren benötigten organisch gebundenen Schwefel |
| γ-Linolensäure | 2–3 g Nachtkerzenöl (EPO) | verbessert die Geschmeidigkeit des Haares und hilft, brüchigem Haar und Haarausfall vorzubeugen |

hen Sie eine Haarmineralanalyse in Erwägung, um die Schwermetall-Belastung im Körper zu ermitteln. Haarausfall kann auch durch Autoimmunreaktionen bedingt sein (z.B. kreisrunder Haarausfall), ein Mangel an Schilddrüsenhormonen oder Jod kann für spröde Haare verantwortlich sein.

### Laboruntersuchungen

- allgemeiner Ernährungszustand: spezifischer Ernährungsblock mit Albumin, Ferritin etc.
- Mikronährstoff- und Schwermetall-Screening (Blut, Haare)

### Literatur

Finner AM. Nutrition and hair. Deficiencies and Supplements. Dermatol Clin 2013;31:167–172.

Guo EL et al. Diet and hair loss: effects of nutrient deficiency and supplement use. Dermatol Pract Concept 2017;7(1):1–10.

Hanecke E, Baran R. Micronutrients for hair and nails, aus: Krutmann J and Humbert P (eds). Nutrition for Healthy Skin. Springer-Verlag Berlin Heidelberg 2011:149–163.

## Nagelbrüchigkeit

Die Nägel schützen und stützen die empfindlichen Finger- und Zehenspitzen. Sie bestehen vor allem aus Keratin, einem sehr schwefelhaltigen Protein. Je nach Ernährungszustand wachsen die Nägel um 2–3 mm/Monat. Es braucht also etwa 6–9 Monate bis sich ein Nagel vollständig erneuert hat. Die therapeutische Beeinflussung eines Finger- oder Fußnagels mittels Ernährung oder Nahrungsergänzungs-Präparaten benötigt daher in der Regel mehrere Monate.

Ein schlechter Zustand der Nägel kann u.a. auch ein Hinweis auf Leber-, Nieren- oder Schilddrüsenerkrankungen sein. Weiße Flecken auf den Nägeln können eine Folge klei-

### Nährstoffempfehlungen bei brüchigen Nägeln

| Nährstoff | empfohlene Tagesdosis | Kommentare |
|---|---|---|
| **Biotin**/B-Vitamine | 2,5–5 mg Biotin | Mangel an B-Vitaminen führt zu brüchigen Nägeln. Sehr hohe Biotinzufuhr macht Nägel weniger spröde. |
| Vitamin D | 5–20 µg | Vitamin D lässt Nägel schneller wachsen. |
| Zink | 10–30 mg | Zinkmangel kann das Nagelwachstum beeinträchtigen. Zink kann helfen, weiße Flecken auf den Nägeln zu beseitigen. |
| Eisen | gemäß Eisenstatus | Chronischer Eisenmangel kann zu brüchigen, als auch zu flachen und nach oben gebogenen Nägeln führen. |
| **Silizium** | 10–200 mg | Wichtiges Strukturelement; als Ortho-Kieselsäure (10–20 mg/Tag) besonders gut verwertbar |
| **L-Cystein** | 0,5–2 g | Gute Quelle von organisch gebundenem Schwefel. L-Cystein ist die wichtigste Aminosäure im Keratin. Viel L-Cystein ist auch in Knoblauch enthalten. |

ner Verletzungen des Nagelbettes sein oder von Stress, diversen Krankheiten, Protein- bzw. Zinkmangel herrühren.

## Ernährungsempfehlungen

Nägel wachsen schneller und werden stärker, wenn der Körper mit reichlich Eiweiß, im Speziellen mit schwefelhaltigen Aminosäuren wie Cystein und Methionin, Silizium, Eisen, Zink und B-Vitaminen (insbesondere Biotin), versorgt ist. Hochwertiges Nahrungseiweiß – aus Eiern, Milch, Fisch, Hülsenfrüchten oder magerem Fleisch – stellt die Versorgung sicher.

## Besondere Hinweise

- Wiederholter Kontakt der Nägel mit Wasser, starken Reinigungsmitteln oder Chemikalien kann zu Brüchigkeit führen. Schützen Sie Ihre Hände in Beruf und Alltag mit Gummihandschuhen.
- Brüchige Nägel können auch eine Folge von Lösungsmitteln (Toluol, Formaldehyd) sein, die in Nagellack oder Nagelhärtern enthalten sind.

## Laboruntersuchungen

- Ferritin
- Mikronährstoff-Screening (Blut, Haare)
- Albumin

## Literatur

Barel A et al. Effect of oral intake of choline-stabilized orthosilicic acid on skin, nails and hair in women with photodamaged skin. Arch Dermatol Res 2005;297:147–153.

Cashman MW et al. Nutrition and nail disease. Clin Dermatol 2010;28:420–425.

Hanecke E, Baran R. Micronutrients for hair and nails, aus: Krutmann J and Humbert P (eds). Nutrition for Healthy Skin. Springer-Verlag Berlin Heidelberg 2011:149–163.

# Augenerkrankungen

Das Auge ist ein sensibles Organ und der Sehvorgang ein hochkomplizierter Prozess, der an vielen Stellen gestört werden kann. Bei der Entstehung von Augenerkrankungen spielen oxidative Prozesse, die z. B. durch den Einfluss von Licht, UV-Strahlen sowie durch chronische Metall-Belastungen gestartet und unterhalten werden können, aber auch Glykierungsprozesse (Seite 431) eine wichtige Rolle. Antioxidative Nährstoffe bieten Schutz.

## Gesunde Augen

Neben oxidativ bedingten Schäden können auch stoffwechselbedingte Störungen der Mikrozirkulation, allergische Reaktionen oder Infekte zu Krankheiten des Auges führen. Zu den wichtigsten Augenerkrankungen zählen der graue Star (Katarakt), der grüne Star (Glaukom), die Makuladegeneration, Netzhautablösung, Bindehautentzündungen und Gerstenkörner. Bei einigen dieser Krankheiten weiß man recht gut, wie man mittels Ernährung und Mikronährstoffen sinnvoll vorbeugen und die klassischen medizinischen Maßnahmen begleitend unterstützen kann. Dabei spielen antioxidative Nähr- und Pflanzenstoffe (beispielsweise Carotinoide) eine wichtige Rolle.

### Ernährungsempfehlungen

Um sich eine gute Sehkraft zu erhalten, sollten reichlich Lebensmittel, die Carotinoide, Vitamin A, C, und E, Vitamin $B_2$ (Riboflavin), Selen und Zink enthalten, gegessen werden. All diese Nährstoffe sind aus einer nährstoffreichen, fettarmen Ernährung zu beziehen, die reichlich Obst und Gemüse (z. B. Karotten, Melonen, Orangen und Brokkoli) beinhaltet. Eine lebenslange, ausreichende Versorgung mit antioxidativen Nährstoffen kann einen wichtigen Beitrag zur Verminderung des Risikos des grauen Stars sowie der Makuladegeneration leisten. Diese beiden

### Die Augen schützen

Vermeiden Sie es, Ihre Augen zu überfordern und zu ermüden, indem Sie allzu lange am Computer arbeiten oder bei schlechter Beleuchtung lesen. Tragen Sie bei viel Licht eine Sonnenbrille von guter Qualität, um Ihre Augen vor den schädlichen Auswirkungen des Sonnenlichtes zu schützen, vor allem am und auf dem Wasser und im Schnee. Beim trockenen Auge kann die Zufuhr von Omega-3-Fettsäuren (Fischölkapseln) eine Verbesserung bringen.

### Nährstoffempfehlungen für gesunde Augen

| Nährstoff | empfohlene Tagesdosis | Kommentare |
|---|---|---|
| **Kombinationspräparat** | nutritive Mengen (inkl. ≥ 10 mg Lutein) | Speziell für die Bedürfnisse der Augen entwickelte Präparate mit Vitaminen, Zink, Selen, sekundären Pflanzenstoffen (β-Carotin, Lutein, Zeaxanthin, Lycopin) können bei täglicher Belastung präventiv und langfristig eingenommen werden. |
| Vitamin A | 5 000 I. E. | Hält die Retina (Netzhaut) gesund und funktionstüchtig. Ein Mangel kommt vorwiegend in Entwicklungsländern vor sowie auch bei genetischen Polymorphismen. |
| Vitamin-B-Komplex | sollte zusätzlich zu den anderen B-Vitaminen mindestens je 5 mg Vitamin $B_1$ (Thiamin) und $B_2$ (Riboflavin) enthalten | Riboflavin kann die Augenlinse klar und durchsichtig halten, schützt somit vor grauem Star. Thiamin ist für die Gesunderhaltung des Sehnervs wichtig. |
| Vitamin C | 250–500 mg | antioxidative Schutzwirkung |
| Zink | 10–20 mg | Gemeinsam mit Vitamin A unterstützt Zink die optimale Funktion der Netzhaut; antioxidative Schutzwirkung. |

Augenkrankheiten gehören in den Industrieländern zu den häufigsten Ursachen für Sehschwächen bei älteren Menschen. Die regelmäßige Einnahme von ausreichend dosierten Nährstoff-Supplementen ist auch geeignet, kleinere Augenprobleme – z. B. trockene, brennende, juckende und müde Augen – zu vermeiden oder zu beheben.

## Literatur

Adams NA. Nutrition for the eye. Stanley Publishing Co. Ashland (Ohio, USA) 2009. ISBN-10: 0979035058

Bernstein PS et al. Lutein, zeaxanthin, and meso-zeaxanthin: The basic and clinical science underlying carotenoid-based nutritional interventions against ocular disease. Prog Retin Eye Res. 2016;50:34–66.

Chew EY et al. Lutein + zeaxanthin and omega-3 fatty acids for age-related macular degeneration: the Age-Related Eye Disease Study 2 (AREDS2) randomized clinical trial. JAMA. 2013;309(19):2005–2015.

Kang JH et al. Contribution of the nurses' health study to the epidemiology of cataract, age-related macular degeneration, and glaucoma. Am J Public Health 2016;106(9):1684–1689.

Sedaghat et al. Nutrient patterns and risk of cataract: a case-control study. Int J Ophthalmol. 2017; 10(4): 586–592.

# Grauer Star (Katarakt)

Die Augenlinse ist im gesunden Zustand klar und durchsichtig. Sie befindet sich hinter der Pupille des Auges. Bei grauem Star ist die Linse getrübt, sodass die klare Sicht beeinträchtigt ist. Der graue Star entwickelt sich meist langsam über viele Jahre hinweg und ist im fortgeschrittenen Alter sehr häufig – jeder zweite über 75 Jahren leidet darunter. Die Trübungen entstehen durch die Einwirkung von UV-Strahlung und durch Stoffwechselabbauprodukte aus oxidativen Prozessen. Wenn der graue Star allerdings erst einmal besteht, wird ein operativer Eingriff nötig, um die beschädigte Linse durch eine künstliche zu ersetzen. Daher sind langjährige und regelmäßige vorbeugende Maßnahmen von großer Bedeutung. Ob und wann sich ein

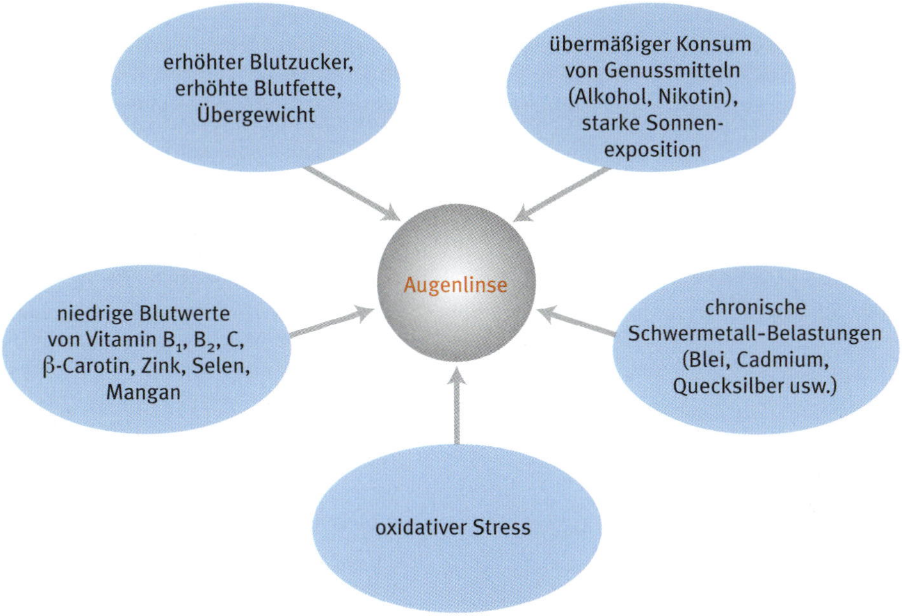


Ernährung, Lebensstil und äußere Faktoren beeinflussen das Risiko für einen grauen Star (modifiziert nach Agte et al. 2010).

grauer Star bildet, kann nämlich wesentlich durch Lebensstil, Ernährung und Nährstoffzufuhr beeinflusst werden.

## Ernährungsempfehlungen

Die antioxidativ wirksamen Vitamine A, $B_2$, C, E, sowie Zink, Selen und Carotinoide sind absolut zentral für den Schutz vor oxidativen Schädigungen. Der Verzehr von Gemüsen, Früchten und Beeren, die reich an diesen Nährstoffen sind, kann das Risiko eines grauen Stars vermindern. Gemäß neueren Daten scheint eine vegetarische Ernährungsweise das Kataraktrisiko zu reduzieren.

Hohe Blutfettwerte, Diabetes und Übergewicht erhöhen das Risiko für einen grauen Star. All diesen Störungen kann durch eine Veränderung der Essgewohnheiten, des Lebensstils und durch Nährstoff-Supplemente begegnet werden.

Kohlenhydrate fördern Glykierungsprozesse (Reaktionen von Zucker bzw. Glukose mit Eiweißstrukturen), welche für Linsentrübungen mitverantwortlich sind. Eine eher kohlenhydratreduzierte Ernährungsweise sowie ein gut eingestellter Zuckerstoffwechsel können das Kataraktrisiko reduzieren helfen.

Der Nutzen von Vitaminen, Spurenelementen oder aber auch von sekundären Pflanzenstoffen zur Vorbeugung gegen eine Katarakt ist in den letzten Jahrzehnten Gegenstand zahlreicher wissenschaftlicher Publikationen gewesen. Die beste Datenlage gibt es bei den antioxidativ wirksamen und detoxifizierenden Mikronährstoffen.

## Nährstoffempfehlungen zur Vorbeugung von Katarakt (grauer Star)

| Nährstoff | empfohlene Tagesdosis | Kommentare |
|---|---|---|
| **Vitamin C** | zur Prävention: 250–500 mg | Vitamin C reduziert das Kataraktrisiko um 50–70 %, sofern die präventive Vitamin-C-Menge über 10 Jahre eingehalten wird. Datenlage nicht einheitlich. Langfristig höhere Gaben (›1 g) erhöhen evtl. leicht das Risiko. |
| Vitamin E | 200–400 I. E. | antioxidative Schutzwirkung; zusammen mit Vitamin C einnehmen; Datenlage nicht einheitlich |
| Vitamin $B_2$ (Riboflavin) | 5–25 mg (kann als Teil eines Vitamin-B-Komplexes eingenommen werden) | Riboflavin spielt bei der Kataraktvorbeugung eine wichtige Rolle. In der Linse hat es hohe FAD- und Glutathion-Spiegel, die Linsenproteine durch Riboflavin-abhängige Glutathionreduktase stabil halten. |
| Zink<br>Selen | 10–40 mg<br>50–200 µg | antioxidative Schutzwirkung; Schwermetall-Gegenspieler (Zink und Selen reduzieren die toxischen Wirkungen von Schwermetallen.) |
| Liponsäure | 200–600 mg | Einsatz bei nachgewiesener Schwermetall-Belastung sinnvoll |
| **Antioxidanzien** | Carotinoide (z. B. auch 10–20 mg Lutein), Vitamin A, $B_2$, C, E sowie Zink und Selen | Langfristige Einnahme von ausgewogenen und gut dosierten Supplementen (über Jahre hinweg) kann das Kataraktrisko senken. |

## Besondere Hinweise

- Es gibt klare Korrelationen zwischen Belastungen mit toxischen Metallen (z.B. Blei, Cadmium, Quecksilber in der Linse von Rauchern, usw.) und dem Kataraktrisiko.
- Um Oxidationsschäden an der Linse zu vermeiden, die von Sonnenlicht herrühren, sollte bei Sonnenexposition (besonders beim Skifahren, am Strand oder auf dem Wasser) eine Sonnenbrille von guter Qualität getragen werden. Die Sonnenbrille sollte 100 % der UV-Strahlung eliminieren und auch das energiereiche blaue Licht nicht komplett durchlassen.
- Eine Zuckerart namens Galaktose, die nur in Milchzucker vorkommt, kann unter Umständen bei Menschen, die erblich bedingte Galaktose-Stoffwechselstörungen haben, einen grauen Star verursachen. Menschen, in deren Familie häufig schon früh grauer Star auftritt, sollten sich auf diese erbliche Vorbelastung hin untersuchen lassen.

## Laboruntersuchungen

- oxidativer Stress, Glutathion
- $HbA_{1c}$, HOMA
- Schwermetall-Screening (Haare, Urin, Blut)

## Literatur


Agte V et al. The importance of nutrition in the prevention of ocular disease with special reference to cataract. Ophthalmic Res 2010;44:166–172.

Appleby PN et al. Diet, vegetarianism, and cataract risk. Am J Clin Nutr 2011;93(5):1128–1135.

Chiu CJ, Taylor A. Nutritional antioxidants, dietary carbohydrate, and age-related maculopathy and cataract, aus: Bendich A, Deckelbaum RJ (eds). Preventive Nutrition, Nutrition and Health. Humana Press 2010:501–543.

Christen WG et al. A multivitamin supplement and cataract and age-related macular degeneration in a randomized trial of male physicians. Ophthalmology 2014;121(2):525–534.

Hashemi K. et al. Katarakt. Schweiz Med Forum 2017;17(23):486–491.

Kang JH et al. Contribution of the nurses' health study to the epidemiology of cataract, age-related macular degeneration, and glaucoma. Am J Public Health 2016;106(9):1684–1689.

Mosad SM et al. Lens cadmium, lead, and serum vitamin C, E, and beta-carotene in cataractous smoking patients. Curr Eye Res 2010;35(1):23–30.

Rautiainen S. Total antioxidant capacity of the diet and risk of age-related cataract: a population-based prospective cohort of women. JAMA Ophthalmol. 2014;132(3):247–52.

Tan J et al. Carbohydrate nutrition, glycemic index, and the 10-y incidence of cataract. Am J Clin Nutr 2007; 86(5):1502–1508.

Yonova-Doing E et al. Genetic and dietary factors influencing the progression of nuclear cataract. Ophthalmology 2016;123(6):1237–1244

## Grüner Star (Glaukom)

Grüner Star ist eine Augenkrankheit, bei der die Zirkulation des Kammerwassers zwischen der Hornhaut und der Iris (Regenbogenhaut) beeinträchtigt ist. Dies hat zur Folge, dass sich im Augapfel ein Überdruck bildet, der den Sehnerv schädigen kann. In Industrienationen ist der grüne Star nach Diabetes der zweithäufigste Grund für eine Erblindung. In der Regel entwickelt er sich langsam über Monate oder Jahre hinweg. Warnsignale sind Lichtkränze, die um Lichtquellen herum erscheinen, trübe Sicht, tränende Augen, Kopfschmerzen und bei fortgeschrittenem grünen Star eine Einengung des Blickfeldes. Ein häufigeres Auftreten findet sich bei erblicher Belastung, bei Kurzsichtigkeit und bei Menschen, die Medikamente gegen Bluthochdruck oder Steroide (Cortison) nehmen.

Die periodische Messung des Augendrucks und die Behandlung eines Glaukoms gehören in die Hände eines Augenarztes, da der grüne Star unbehandelt zur Erblindung führt.

### Ernährungsempfehlungen

Die Möglichkeiten zur Beeinflussung mit der Ernährung sind beschränkt. Vitamin $B_3$ hat sehr positive Ergebnisse in Tierversuchen gezeigt, allerdings müssen noch Humanstudien folgen (auch um die richtige Dosierung zu ermitteln). Eine Erhöhung des Augendrucks wurde bei Nahrungsmittel-Unverträglichkeiten und Koffeinzufuhr (koffeinhaltige Nahrungsmittel, Medikamente) beobachtet. Auch der übermäßige Verzehr von Transfettsäuren und ein zu hohes Verhältnis von Omega-6- zu Omega-3-Fettsäuren korreliert mit einem erhöhten Glaukom-Risiko. Der Verzehr von dunkler Schokolade wird eher günstig beurteilt. Therapieansätze geschehen über die Hemmung der Blutplättchenaggregation. Omega-3-Fettsäuren und Vitamin E verbessern die Fließeigenschaften des Blutes in den Kapillaren.

### Nährstoffempfehlungen bei Glaukom (grüner Star)

| Nährstoff | empfohlene Tagesdosis | Kommentare |
|---|---|---|
| Vitamin C mit Bioflavonoiden | 2–10 g Vitamin C mit 200 mg Rutin | Hoch dosierte Vitamin-C-Supplemente, kombiniert mit Rutin, können bei grünem Star den Augendruck senken (alte Studienergebnisse). |
| L-Arginin | 2 g | Arginin wirkt via NO-Bildung gefäßerweiternd. Schmale Datenlage. |

### Besondere Hinweise

In einer neueren Studie konnte bei Frauen mit dem sogenannten primären Offenwinkel-Glaukom eine signifikant erhöhte Blei-Belastung gefunden werden. Bei Männern kann Cadmium eine Rolle spielen.

### Laboruntersuchungen

- Schwermetall-Screening (Haare, Blut, Urin)

### Literatur


Renard JP et al. Nutritional, lifestyle and environmental factors in ocular hypertension and primary open-angle glaucoma: an exploratory case-control study. Acta Ophthalmol. 2013;91(6):505–13.

Virno M et al. Oral treatment of glaucoma with vitamin C. Eye Ear Nose Throat Mouth 1967;46:1502–1508.

Williams PA et al. Vitamin B3 modulates mitochondrial vulnerability and prevents glaucoma in aged mice. Science 2017;355(6326):756–760.

Yuki K et al. Lead accumulation as possible risk factor for primary open-angle glaucoma. Biol Trace Elem Res 2009;132:1–8.

Lee SH et al. Three Toxic Heavy Metals in Open-Angle Glaucoma with Low-Teen and High-Teen Intraocular Pressure: A Cross-Sectional Study from South Korea. PLoS One. 2016;11(10):e0164983


So sieht ein Mensch mit Makuladegeneration seine Umwelt.

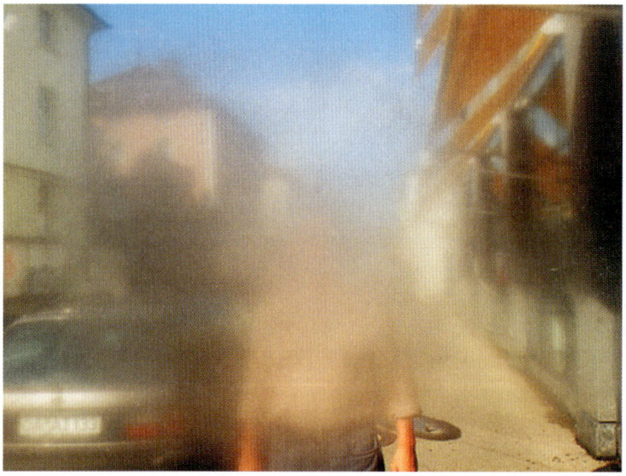

## Makuladegeneration (AMD)

Die altersabhängige Makuladegeneration (AMD) ist die wichtigste Ursache für ein irreversibles Nachlassen der Sehkraft im Alter. Sie kann bis zur Erblindung führen. Betroffen ist die Macula lutea (gelber Fleck), ein Bereich auf der Netzhaut mit der größten Dichte an Sehzellen. Die Makuladegeneration beschreibt den fortschreitenden Funktionsverlust der Sehzellen an der Stelle des schärfsten Sehens. Die Folge ist der Verlust der zentralen Sehkraft. Die Fähigkeit, zu lesen oder Gesichter zu erkennen, verringert sich allmählich, die Empfindlichkeit gegen grelles Licht verstärkt sich. Neben einer genetischen Veranlagung sind Rauchen und hoher Blutdruck die hauptsächlichen Risikofaktoren.

Man weiß, dass oxidative Prozesse (freie Radikale, Schwermetalle, blaues Licht, Stress, Mangel an Antioxidanzien usw.) sowie Glykierungsprozesse an der Entstehung beteiligt sind. Da gewisse Prozesse der Makuladegeneration nicht umkehrbar sind, kommt der Vorbeugung eine besondere Bedeutung zu. Für die Prävention der Makuladegeneration spielt das Gleichgewicht zwischen Antioxidanzien und freien Radikalen eine wichtige Rolle.

Insbesondere zwei spezielle Carotinoide, die natürlicherweise in Gemüse und Früchten vorkommen, nämlich Lutein und Zeaxanthin, haben eine besondere Bedeutung. Ihre Funktion ist äußerst selektiv auf die Macula lutea konzentriert. Hier bilden sie eine Pigmentschutzschicht. Diese wirkt antioxidativ und absobiert das für die Photorezeptoren im Auge schädliche blaue Licht. Menschen mit

### Nährstoffempfehlungen zur Vorbeugung von Makuladegeneration (AMD)

| Nährstoff | Empfohlene Tagesdosis | Kommentare |
|---|---|---|
| Lutein | 10–20 mg | Lutein wird i. d. R. zusammen mit Zeaxanthin eingesetzt, manchmal auch noch mit einem dritten Carotinoid, dem Meso-Zeaxanthin, kombiniert. |
| Zeaxanthin | 0,5–6 mg | Die photoprotektive (vor Licht schützende) Wirkung ist noch höher als die von Lutein. Neuere Studien lassen vermuten, dass Zeaxanthin eine höhere Bedeutung für die Sekundärprävention der Makuladegeneration haben könnte als bisher angenommen. Das richtige Lutein-Zeaxanthin-Verhältnis ist noch nicht klar. |
| B-Vitamine (Vitamin $B_6$, $B_{12}$ und Folsäure) | Vitamin $B_6$: ca 50 mg<br>Vitamin $B_{12}$: ca. 1 mg<br>Folsäure: ca. 2,5 mg | Die WAFACS-Studie zeigt nach Verabreichung hoch dosierter B-Vitamine eine deutlich geringere AMD-Häufigkeit dank einer Reduktion des Homocystein-Blutspiegels. |
| Vitamin C | 0,5–1 g | v. a. in Kombination mit anderen Antioxidanzien |
| Vitamin E | 50–400 I. E. | Antioxidans, v. a. in Kombination mit anderen Antioxidanzien |
| Zink | 15–30 mg | Antioxidans, Schwermetall-ausleitend; die meisten Studien schreiben Zink eine schützende Wirkung gegen AMD zu; v. a. in Kombination mit anderen Antioxidanzien (in der AREDS I-Studie wurden 80 mg Zink eingesetzt). |
| Omega-3-Fettsäuren | EPA: 500–1 000 mg<br>DHA: 800–1 200 mg | DHA kommt in hoher Konzentration in den Photorezeptoren der Netzhaut vor. |

einer dünnen Pigmentschutzschicht haben ein höheres Risiko für Makuladegeneration.

**AREDS-Studien:** In den weltweit viel beachteten AREDS- und AREDS-II-Studien bewirkte eine Kombination mit diversen antioxidativ wirksamen Vitaminen und Spurenelementen (Zink, β-Carotin, Vitamin C und E) eine Verlangsamung des Fortschreitens der altersbedingten Makuladegeneration. Lutein/Zeaxanthin (10 mg/2 mg) statt β-Carotin zeigte eine weitere Verbesserung der Ergebnisse. Omega-3-Fettsäuren (v. a. DHA) zeigten in der AREDS-II-Studie keinen zusätzlichen Benefit, obwohl andere Publikationen den Nutzen von Omega-3-Fettsäuren und B-Vitaminen aufzeigen.

## Ernährungsempfehlungen

Die Carotinoide Lutein und Zeaxanthin schützen gezielt vor Makuladegeneration. Lebensmittel mit einem hohen Gehalt sind: Spinat, Mais, Kiwi, Paprika, Kürbis, Zucchini, Eigelb, Mango, Gurken. Auch die in blauen Trauben, Kirschen, Zwetschgen usw. vorkommenden tief blauen Anthocyane sind aufgrund ihrer antioxidativen Eigenschaften zur Vorbeugung günstig.

## Besondere Hinweise

- Rauchen, hoher Blutdruck, Übergewicht, eine vorausgegangene Kataraktoperation sowie ein früheres Vorkommen von AMD in der Familie erhöhen das Risko für AMD.
- Die Carotinoide Lutein und Zeaxanthin sind wirksamer und sicherer als β-Carotin zur Reduktion des AMD-Risikos.
- Die Erstellung eines Schwermetall-Screenings (Analyse im Haar oder Urin) dient dem Ausschluss der bei AMD häufig beobachteten Schwermetall-Belastungen.

## Laboruntersuchungen

- oxidativer Stress, Glutathion
- $HbA_{1c}$, HOMA (Prävention von Glykierungsreaktionen)
- Schwermetall-Screening (Haare, Urin, Blut)
- Fettsäurenprofil

## Literatur

Akuffo KO et al. Sustained supplementation and monitored response with differing carotenoid formulations in early age-related macular degeneration. Eye 2015;29:902–912.

Chew EY et al. Secondary analyses of the effects of lutein or zeaxanthin on age-related macular degeneration progression: AREDS2 report no. 3. JAMA Ophthalmol. 2014;132(2):142–149

Huang P et al. Homocysteine and the risk of age-related macular degeneration: a systematic review and meta-analysis. Sci Rep. 2015;5:10585.

Stringham JM et al. Serum and retinal responses to three different doses of macular carotenoids over 12 weeks of supplementation. Exp Eye Res. 2016;151:1–8.

Wu J et al. Dietary intakes of eicosapentaenoic acid and docosahexaenoic acid and risk of age-related macular degeneration. Ophthalmology 2017;124(5):634–643

Zhu W et al. Fish Consumption and age-related macular degeneration iIncidence: a meta-analysis and systematic review of prospective cohort studies. Nutrients. 2016;8(11):E743.

# Zähne und Mundschleimhaut

Regelmäßige, richtige Zahnpflege ist die wichtigste Maßnahme, um Karies und Zahnfleischprobleme zu vermeiden. Allerdings spielt die Ernährung – zusammen mit einer bedarfsadaptierten Zufuhr von Mikronährstoffen – ebenfalls eine nicht zu unterschätzende, wichtige vorbeugende Rolle. Bei gewissen Mikronährstoffen gibt es sogar therapeutische Ansätze.

## Zahnfleischentzündung und Parodontose

Zahnfleischprobleme sind weitverbreitet und eine häufige Ursache für Zahnverlust bei Erwachsenen, insbesondere im mittleren Alter sowie bei älteren Menschen. Der Zahnhalteapparat, das periodontale Gewebe, setzt sich aus drei Bestandteilen zusammen: dem Zahnfleisch, dem Kieferknochen, in dem die Zähne verankert sind, und dem periodontalen Ligament, einer dünnen Schicht Bindegewebe, das die Zahnwurzeln fest mit dem Knochen verbindet. Parodontose oder Zahnfleischzerfall beginnt mit einer leichten Entzündung des Zahnfleisches. Verursacht wird diese Zahnfleischentzündung durch einen nahezu unsichtbaren Belag aus Bakterien (Plaque), der sich an den Zahnhälsen ansammelt. Diese Bakterien gefährden sowohl das Zahnfleisch als auch die Zähne selbst, was zu Karies führen kann. Ein frühes Warnsignal für eine Zahnfleischentzündung ist das Zahnfleischbluten beim Zähneputzen und beim Benutzen von Zahnseide. Wird eine Zahnfleischentzündung früh erkannt und behandelt, lässt sie sich rückgängig machen. Unbehandelt kann sich daraus über Monate und Jahre eine Parodontose entwickeln. Parodontose ist durch eine bleibende Schädigung des gesamten Zahnhalteapparates gekennzeichnet, die zu Schwellungen und Rückbildung des Zahnfleisches, Mundgeruch und letzten Endes zu Zahnverlust führt. Die regelmäßige Zahnpflege ist die wichtigste vorbeugende Maßnahme. Eine gute orale Hygiene hat sich auch als protektiv gegen gewisse kardiovaskuläre Erkrankungen gezeigt.

**TIPP** Putzen Sie sich nicht nur jeden Tag die Zähne, sondern benutzen Sie auch täglich Zahnseide. Die gründliche und richtige Pflege von Zähnen und Zahnfleisch kann die Bildung von Plaque verhindern und das Parodontoserisiko erheblich senken. Elektrische Zahnbürsten können Plaque effektiver entfernen als herkömmliche.

## Ernährungsempfehlungen

Der Zusammenhang zwischen Nährstoffdefiziten und Zahnfleischbluten sowie dem daraus resultierenden Ausfallen der Zähne ist schon seit Jahrhunderten bekannt. Der Skorbut, die klassische Vitamin-C-Mangel-Krankheit der alten Seefahrer, denen zu wenig Vitamin-C-haltige Lebensmittel (z.B. Zitrusfrüchte) zur Verfügung standen, kann sich mit genau diesen Symptomen zeigen.

Eine ausreichende Proteinzufuhr ist für die Intaktheit, Elastizität und Funktionalität des u.a. aus Kollagen bestehenden periodontalen Gewebes unabdingbar. Vor allem bei älteren Leuten ist eine Malnutrition, d.h. eine an Kalorien und Proteinen unzureichende Ernährung, häufig (Albumin im Blut bestimmen!). Das bedeutet, dass anabole, gewebeaufbauende und -erhaltende Prozesse zunehmend schwieriger werden, was sich typischerweise auch in einer gestörten Wundheilung sowie auch in periodontalen Läsionen manifestieren kann.

Zucker begünstigt nicht nur Karies, sondern auch Parodontose. Zucker ist nämlich die Energiequelle für die typischen Plaquebakterien. Bei bereits bestehender Parodontose behindert Zucker die weißen Blutkörperchen in ihrer Fähigkeit, schädliche Bakterien zu zerstören, was den Prozess verschlimmert.

Übergewicht – gepaart mit einer Störung des Zuckerstoffwechsels – scheint für Zahnfleischprobleme ein Risikofaktor zu sein. Eine Erklärung hierfür könnte die vermehrte Bildung von entzündungsfördernden Zytokinen durch Adipozyten sein. In der breit angelegten NHANES-III-Studie konnte bei Personen mit einem BMI > 27 und mit einer markanten Insulinresistenz ein um fast 50% erhöhtes Risiko für periodontale Erkrankungen ermittelt werden. In einer neueren Me-

### Nährstoffempfehlungen bei Zahnfleischbluten und Parodontose

| Nährstoff | empfohlene Tagesdosis | Kommentare |
|---|---|---|
| Vitamin C | 0,5–2 g | Vitamin-C-Mangel verursacht Zahnfleischblutungen. Vitamin C kräftigt die Struktur des Zahnfleisches (Kollagensynthese). |
| Zink und Kalzium | 10 mg<br>500–1 000 mg Kalzium | Zink fördert generell die Wundheilung; Kalzium kann den Knochen, in dem die Zähne verankert sind, stärken. |
| **Coenzym $Q_{10}$** | 60–90 mg | Bei Parodontose sinken die $Q_{10}$-Werte im Zahnfleisch und in den weißen Blutkörperchen. $Q_{10}$ wirkt entzündungshemmend und vermindert Zahnfleischbluten. Ideale Darreichungsformen: $Q_{10}$-Lutschtabletten oder -Tropfen. |
| Vitamin D, Omega-3-Fettsäuren (EPA, DHA) | 10–20 µg Vitamin D<br>ca. 1 g EPA/DHA | Vitamin $D_3$ und Omega-3-Fettsäuren wirken allgemein entzündungshemmend. |
| **Lycopin** | 4–8 mg (während 14 Tagen) | Das stark antioxidativ wirkende Carotinoid aus Tomaten (v.a. Ketchup) führte in Studien zu weniger Zahnfleischbluten, weniger Plaquebildung und weniger Zahnfleischentzündungen. |

ta-Analyse zeigte sich ebenfalls ein klarer Zusammenhang zwischen Diabetes Typ 2 und Zahnfleischerkrankungen.

Probiotika, z. B. mit speziellen Bakterienstämmen, die im Rachenraum gesunder Menschen vorkommen, spielen bei der Prävention/Therapie von Zahnfleischerkrankungen eine zunehmende Rolle.

### Laboruntersuchungen

- Ernährungsstatus (inkl. Albumin)
- Vitamin C
- Kalzium, Vitamin $D_3$
- Coenzym $Q_{10}$

### Literatur

Gruner D et al. Probiotics for managing caries and periodontitis: Systematic review and meta-analysis. J Dent. 2016;48:16–25.

Manthena S et al. Effectiveness of CoQ10 oral supplements as an adjunct to scaling and root planing in improving periodontal health. J Clin Diagn Res. 2015;9(8):ZC26–8.

Najeeb S et al. The role of nutrition in periodontal health: An Update. Nutrients. 2016;8(9):E530.

Pérez CM et al. Cross-sectional associations of impaired glucose metabolism measures with bleeding on probing and periodontitis. J Clin Periodontol. 2017;44(2):142–149.

Raut CP et al. Comparative evaluation of co-enzyme Q10 and Melaleuca alternifolia as antioxidant gels in treatment of chronic periodontitis: A clinical study. Contemp Clin Dent. 2016;7(3):377–81.

Varela-López A et al. Role of lipids in the onset, progression and treatment of periodontal disease. A Systematic Review of Studies in Humans. Int J Mol Sci. 2016;17(8):E1202.

Varela-López A et al. A Systematic Review on the implication of minerals in the onset, severity and treatment of periodontal disease. Molecules. 2016;21(9):E1183.

## Kariesprophylaxe

Karies tritt auf, wenn Bakterien im Mund Zucker und Kohlenhydrate verstoffwechseln und die dabei entstehenden Säuren den Zahnschmelz (die harte weiße Schutzhülle der Zähne) angreifen. Obwohl Karies immer noch sehr häufig vorkommt, könnte sie mit vernünftiger Ernährung und Zahnpflege ganz vermieden werden.

### Ernährungsempfehlungen

Bei klebrigen, haftenden Formen von Zucker ist die Wahrscheinlichkeit am höchsten, dass sie Karies fördern. Saccharose (Kristallzucker) hat das höchste Schädigungspotenzial, während Milchzucker und Fruchtzucker Karies weniger begünstigen. Fette und Proteine können, im Gegensatz zu Zuckerarten, nicht von Bakterien in Säure umgewandelt werden. Darüber hinaus können Fette die Zähne mit einer Schutzschicht überziehen, während Proteine die Fähigkeit des Speichels verbessern, Säuren zu neutralisieren. Die Häufigkeit von Zahnfäulnis kann durch Käse oder Milch anstelle von zuckerhaltigen Desserts zum Abschluss einer Mahlzeit vermindert werden.

Eine optimale Ernährung von der Kindheit an kann die Bildung eines widerstandsfähigen Zahnschmelzes fördern. Eine Ernährung, die reich an Gemüse, Früchten und Rohfasern ist, aber auch genügend Protein, Kalzium, Fluor, Vitamin C und D enthält, ist deshalb besonders wichtig. Die richtige Menge Fluor spielt eine Hauptrolle bei der Bildung von starkem, säureresistentem Zahnschmelz. Zu wenig Fluor macht die Zähne kariesanfällig. Zu viel davon kann die Bildung des Zahnschmelzes beeinträchtigen und die Zähne schwächen und verfärben. Aus diesem Grund ent-

### Nährstoffempfehlungen zur Kariesprophylaxe

| Nährstoff | empfohlene Tagesdosis | Kommentare |
|---|---|---|
| Multivitamin-Supplement für Kinder | sollte mind. 5–10 µg Vitamin D und 50–250 mg Vitamin C enthalten | Die Vitamine C und D spielen beim Aufbau der Zähne eine wichtige Rolle. |
| Kalzium | 400–800 mg (bei Kleinkindern 300 – 600 mg) | Eine gute Kalziumversorgung ist speziell in den ersten acht Lebensjahren wichtig, wenn die Zähne aufgebaut und mineralisiert werden. |
| Fluor | 0,25–0,50 mg als Tabletten oder Tropfen während der Kindheit<br>1 mg im Erwachsenenalter | härtet den Zahnschmelz. Der Fluoridgehalt der Zahnpasta und des Speisesalzes muss mitberücksichtigt werden. |

hält Zahnpasta für Kleinkinder (bis 6 Jahre) weniger Fluorid als Erwachsenen-Zahnpasta. In Regionen, wo das Wasser sehr wenig oder gar kein Fluor enthält, ist es zusätzlich ratsam, mit Fluorsupplementen zu arbeiten. Natürlich können Fluorsupplemente eine vernünftige Ernährung nicht ersetzen – sie sollten als Ergänzung einer zuckerarmen Ernährung und einer sorgfältigen Zahnpflege gesehen werden.

### Besondere Hinweise

- Probiotische Bakterien, wie z.B. gewisse Stämme von Lactobacillus acidophilus oder Streptococcus salivarius, vermindern bei regelmäßiger und langfristiger Einnahme das Risiko von Karies.
- Eine schlechte Mundhygiene kann die Häufigkeit von Herz-Kreislauf-Erkrankungen fördern. Bakterien (Streptokokken) aus der Mundhöhle gelangen über winzige Wunden im Zahnfleisch in die Blutbahn. Die Oberfläche dieser Bakterien besitzt Blutgerinnsel fördernde Eigenschaften.
- In neueren Studien zeigt sich der Einfluss einer guten Ernährung und Nährstoffversorgung (z.B. Kalzium) der Mutter in der Schwangerschaft auf die Häufigkeit von Karies bei Schulkindern.

### Literatur

Bergel E et al. Maternal calcium supplementation during pregnancy and dental caries of children at 12 years of age: follow-up of a randomized controlled trial. Obstetic Gynecol Surv 2011;66(3):130–131.

Chapple IL et al. Interaction of lifestyle, behaviour or systemic diseases with dental caries and periodontal diseases: consensus report of group 2 of the joint EFP/ORCA workshop on the boundaries between caries and periodontal diseases. J Clin Periodontol. 2017;44(Suppl 18):S39-S51.

Di Pierro F et al. Cariogram outcome after 90 days of oral treatment with Streptococcus salivarius M18 in children at high risk for dental caries: results of a randomized, controlled study. Clin Cosmet Investig Dent. 2015;7:107–13.

Hujoel PP1,2, Lingström P3. Nutrition, dental caries and periodontal disease: a narrative review. J Clin Periodontol. 2017 Mar;44 Suppl 18:S79-S84.

Rozier RG et al. Evidence-based clinical recommendations on the prescription of dietary fluoride supplements for caries prevention. J Am Dent Assoc 2010;141:1480–1489.

## Aphthen

Aphthen sind entzündete, bläschenförmige Stellen in der Mundhöhle, im Bereich des Zahnfleisches oder der Zunge. Die Ursachen für die Bildung von Aphthen sind vielfältig und oft schwierig zu ermitteln. Stress, Hormonschwankungen bei der Frau, gewisse Arzneimittel (z.B. Antirheumatika) sowie

## Nährstoffempfehlungen bei Aphthen

| Nährstoff | empfohlene Tagesdosis | Kommentare |
|---|---|---|
| **Vitamin-B-Komplex** | Ausgewogenes Supplement, das alle B-Vitamine in großzügigen Mengen enthält. Reichlich Folsäure und Vitamin $B_{12}$ sind besonders wichtig. | Mangel an Vitamin $B_{12}$ und Folsäure kann zu rezidivierenden Aphthen führen. Die tägliche Gabe von 1 mg Vitamin $B_{12}$ während 6 Monaten führte in einer neueren Studie zu recht guten Ergebnissen. |
| Zink | 30–60 mg | bei nachgewiesenem Zinkmangel |
| Eisen | gemäß Laborbefund | bei nachgewiesenen niedrigen Ferritinwerten |

ein Vitamin- oder Mineralstoffmangel (Eisen, Folsäure, Vitamin $B_{12}$ und Zink) scheinen in vielen Fällen mitbeteiligt zu sein. Ob bestimmte Viren (z.B. Herpesviren) einen Einfluss haben, ist nicht genau bekannt. Lebensmittelzusatzstoffe wie Konservierungsmittel, Farbstoffe sowie Natriumlaurylsulfat (ein Tensid, das auch in Zahnpflegeprodukten eingesetzt wird), eine schlechte Mundhygiene und kleinere Verletzungen im Bereich der Mundhöhle können Aphthen ebenfalls auslösen. Bei rezidivierenden Aphthen scheinen antioxidativ wirkende Enzyme eine Rolle zu spielen.

**TIPP** **Probiotika mit lokal im Mund/Rachenraum wirkenden Bakterien (z.B. Streptococcus salivarius $K_{12}$) können die Häufigkeit und den Schweregrad von Aphthen vermindern.**

### Ernährungsempfehlungen

Lebensmittel wie zum Beispiel Nüsse, Schokolade, Käse sowie die säurehaltigen Tomaten und Zitrusfrüchte können die Bildung von Aphthen provozieren. Auch durch Nahrungsmittel-Unverträglichkeiten können Aphthen ausgelöst werden. Lassen Sie durch gezielte Laboruntersuchungen die nicht vertragenen Nahrungsmittel ermitteln und meiden Sie diese nach Möglichkeit.

### Laboruntersuchungen

- Glutenunverträglichkeit
- andere Nahrungsmittel-Unverträglichkeiten

### Literatur

Baccaglini L et al. Urban legends: recurrent aphthous stomatitis. Oral Dis. 2011;17(8):755–70.

Gülseren D et al. Is there a role of food additives in recurrent aphthous stomatitis? A prospective study with patch testing. Int J Dermatol. 2017;56(3):302–306.

Orbak R et al. Effects of zinc treatment in patients with recurrent aphthous stomatitis. Dent Mat J 2003;22(1):21–29.

Piskin S et al. Serum iron, ferritin, folic acid and vitamin $B_{12}$ levels in recurrent aphthous stomatitis. J Eur Acad Dermatol Venereol 2002;16:66–67

Zhang Z et al. Enzymatic antioxidants status in patients with recurrent aphthous stomatitis. J Oral Pathol Med. 2017;doi: 10.1111/jop.12547

# Erkrankungen des Verdauungstraktes

Sehr viele Menschen werden von Verdauungsstörungen geplagt. Ballaststoffarme Ernährung und Bewegungsmangel begünstigen die Verstopfungsneigung. Stress, hastig heruntergeschlungenes Essen und die zunehmenden Nahrungsmittel-Unverträglichkeiten können zu Reizdarmsymptomen, wie Blähungen und Durchfall, führen. Zu fette und üppige Mahlzeiten verursachen Sodbrennen. Die bedeutende Rolle der Darmflora bei Erkrankungen des Verdauungstraktes wird derzeit intensiv erforscht.

## Sodbrennen (gastroösophagale Refluxerkrankung)

Sodbrennen ist ein saurer, brennender Schmerz unter dem Brustbein, der in der Regel nach üppigen Mahlzeiten, insbesondere im Liegen, auftritt. Sodbrennen wird durch einen abnormalen Rückfluss (Reflux) von Mageninhalt und Magensäure in das untere Ende der Speiseröhre verursacht, was Entzündungen und Schmerzen hervorruft. Auch ein unklarer, chronischer Husten ohne die klassischen Symptome des Sodbrennens kann ein Hinweis auf eine Refluxerkrankung sein. Bei unbehandeltem, chronischem Reflux kann es zur Zerstörung der Schleimhaut in der Speiseröhre kommen, was dann zu einer Vernarbung und Folgeerkrankungen führen kann. Bei entsprechender Symptomatik ist eine medizinische Abklärung mit einer Magenspiegelung angezeigt.

### Ernährungsempfehlungen

Sowohl sehr üppige als auch fettige Mahlzeiten verzögern die Magenentleerung, was durch die lange Verweildauer des Speisebreis einen Reflux begünstigt. Falls das Sodbrennen nachts auftritt, kann man die Symptome mildern, indem man mit leicht erhöhtem Oberkörper schläft. Auch Übergewicht verstärkt die Häufigkeit von Sodbrennen. Durch den Druck vom Unterbauch wird der Mageninhalt in die Speiseröhre zurückgedrängt. Bestimmte Mineralstoffe können den Säuregrad im Magen ein wenig senken und das Sodbrennen mildern. Befolgen Sie die Nährstoffempfehlungen, die im Abschnitt »Magengeschwüre« aufgeführt sind.

### Basenmischungen lindern sofort

Versuchen Sie bei Sodbrennen, ob Ihnen eine in Wasser aufgelöste Basenmischung (Pulver) Linderung verschafft. Diese kann zur Besserung der Refluxsymptome auch über einen begrenzten Zeitraum eingenommen werden (z. B. Schwangerschaft). Eine langfristige Einnahme ohne Abklärung der Ursachen und Hintergründe ist aber nicht zu empfehlen.

Lebensmittel, die am häufigsten Sodbrennen verursachen:

- Alkohol
- fettiges Essen
- Kaffee
- Pfefferminze
- scharfe Speisen (Chili, Zwiebeln)
- Schokolade
- Schwarztee
- Tomaten
- Zitrusfrüchte

### Besondere Hinweise

Stress in Beruf und Alltag ist neben dem Übergewicht und den Ernährungseinflüssen einer der wichtigsten auslösenden Faktoren.

Häufig werden bei Sodbrennen sogenannte Protonenpumpenhemmer (PPI) verschrieben. Diese »Säureblocker« machen den Magensaft weniger aggressiv. PPIs zeigen relativ ausgeprägte Interaktionen mit Mikronährstoffen ($B_{12,}$Calcium, Magnesium, Eisen, etc.) und haben entsprechende Mängel zur Folge.

Der deutsche Arzt Kuklinski nennt das Sodbrennen (Refluxösophagitis) als eines der häufigen, typischen Symptome des nitrosativen Stresses. Die Behandlung des Nitrostresses erfolgt v. a. mit Vitamin $B_{12}$, Coenzym $Q_{10}$, Magnesium, L-Carnitin.

### Laboruntersuchungen

- nitrosativer Stress
- Säure-Basen-Haushalt nach Sander
- adrenaler Stressindex

### Literatur

Kuklinski B. Praxisrelevanz des nitrosativen Stresses. OM & Ernährung 2008; Nr. 124:F1–F19.

Saritas Yuksel E et al. Extraesophageal manifestations of gastroesophageal reflux disease: cough, asthma, laryngitis, chest pain. Swiss Med Wkly. 2012;142:w13544.

## Gastritis, Magengeschwüre

Die Magenschleimhaut ist normalerweise durch eine Schutzschicht aus Schleimhautzellen und Schleim vor der Magensäure geschützt. Wenn diese Schutzschicht beschädigt wird, kommt es zunächst zu einer Entzündung (Gastritis), auf deren Boden sich in der Folge ein Geschwür (Ulcus ventriculi) bilden kann. Typische Symptome sind Oberbauchschmerzen und Übelkeit sowie Blutungen (Eisenhaushalt kontrollieren!) im fortgeschrittenen Stadium.

Das Bakterium *Helicobacter pylori* hat bei der Entstehung des Magengeschwürs eine große Bedeutung. So kann dieser Keim bei rund ¾ der Patienten mit einem Ulcus ventriculi nachgewiesen werden – und sollte dann mit Antibiotika (und Säureblocker) behandelt werden. Nicht alle Menschen, die mit *Helicobacter pylori* infiziert sind, entwickeln jedoch ein Magengeschwür. Andere Einflüsse – wie etwa Stress, Rauchen oder übermäßiger Alkoholkonsum – spielen als zusätzliche Triggerfaktoren offenbar eine mitentscheidende Rolle. Umgekehrt können auch Patienten ohne Helicobacter-Infektion ein Magengeschwür entwickeln. Besonders gefährdet sind Menschen, die regelmäßig schmerz- und entzündungshemmende Medikamente aus der Gruppe der nichtsteroidalen Antirheumatika (NSAR) zu sich nehmen.

## Ernährungsempfehlungen

Eine an Antioxidanzien reiche Ernährung (v.a. Gemüse, Früchte) ist zur Erhaltung einer intakten Schleimhaut im Magen und im Zwölffingerdarm von großer Bedeutung. Damit wird auch die Immunabwehr positiv beeinflusst, sodass der Schutz vor Infektionen mit Helicobacter verstärkt wird. In neueren Untersuchungen zeichnet sich auch ab, dass antioxidanzienreiche Lebensmittel das Risiko, dass sich aus einem Magengeschwür später Magenkrebs entwickelt, reduzieren kann.

### Magenschleimhautschäden durch Schmerzmittel

Zahlreiche Medikamente (z. B. Schmerzmittel, Antirheumatika) können zu reduzierter Schleimbildung in der Magenschleimhaut und somit zur Schädigung führen. Bei empfindlichen Personen oder bei unvermeidlicher Langzeiteinnahme empfiehlt sich die Kombination mit einem Säureblocker. Ergänzend haben Vitamin C (1 g/Dosis) und Vitamin E einen schützenden Effekt bei Einnahme von salicylathaltigen Schmerzmitteln.

**Brokkoli:** Brokkoli hat sich bei Entzündungen der Magenschleimhaut und bei Helicobacter-pylori-Infekten als erstaunlich wirksam erwiesen. Das Gemüse enthält wichtige sekundäre Pflanzenstoffe wie z.B. Sulfurophan. Ein regelmäßiger Verzehr kann die Beschwerden deutlich mildern.

**Kohlsaft, Kartoffelsaft:** Der Saft aus rohem Kohl enthält S-Methylmethionin und Glutamin, zwei Aminosäuren, die den Heilungsprozess bei Magengeschwüren unterstützen können. Ebenso wird Kartoffelsaft seit Jahrzehnten bei Gastritis und Magengeschwüren empfohlen.

**Vitamin C:** Vitamin C ist normalerweise im Magensaft in hohen Konzentrationen enthalten und schützt die Magenschleimhaut vor schädlichen Einwirkungen durch oxidative und nitrosative Prozesse. Patienten mit Helicobacter-pylori-Infekten weisen erniedrigte Vitamin-C-Konzentrationen im Magensaft auf. Eine Vitamin-C-Supplementierung kann diese Konzentrationen erhöhen und das Risiko für die Entwicklung eines Magenkarzinoms reduzieren. Vitamin C scheint auch die klassische, antibiotische Behandlung von Helicobacter pylori (Eradikationstherapie) zu unterstützen.

**Cranberries:** Diese können die Überlebensbedingungen des Helicobacter-Bakteriums im Magen negativ beeinflussen.

**Vermeiden:**

- Milch, die gern zum »Neutralisieren« der Magensäure empfohlen wird, vermindert den Säuregrad im Magen in Wirklichkeit

## Nährstoffempfehlungen bei Magengeschwüren

| Nährstoff | empfohlene Tagesdosis | Kommentare |
|---|---|---|
| **Vitamin C** | 1–2 g in retardierter Form oder als Kalzium- oder Natriumascorbat, jeweils mit dem Essen | Mangel an Vitamin C erhöht das Magengeschwür-Risiko. Supplemente können die Heilung beschleunigen. Nehmen Sie es allerdings nicht als Ascorbinsäurepulver, das von Magenpatienten oft nicht vertragen wird. |
| **Zink** | 30–60 mg (bei nachgewiesenem Zinkmangel) | Zinkmangel erhöht das Risiko für Magenschleimhautentzündungen. Zinkgabe kann Reparaturprozesse günstig beeinflussen. |
| **Selen** | 100–200 µg | wichtiges Antioxidans; bei nachgewiesenem Selenmangel supplementieren |
| **Aminosäuren, Eiweiß** | ca. 30–50 g Eiweiß | fördern Reparaturprozesse der Magenschleimhaut; z. B. in Form kurzkettiger Proteinkonzentrate |

nur wenig und nur für kurze Zeit. Kurz darauf folgt eine neuerliche verstärkte Säureausschüttung.

- Sowohl koffeinfreier als auch herkömmlicher Kaffee verschlimmern bei vielen Menschen Sodbrennen und Magengeschwüre, dasselbe gilt für alkoholische Getränke.
- Kochsalz sollte nur eingeschränkt konsumiert werden.

### Besondere Hinweise

- Nahrungsmittel-Unverträglichkeiten (z.B. in Bezug auf Milchprodukte) können in gewissen Fällen zur Bildung von Magenschleimhaut-Entzündungen und Magengeschwüren beitragen. Laboruntersuchungen können hier Klarheit bringen.
- Bei Helicobacter-pylori-Infekten kommt es häufiger zu Eisen-, Vitamin $B_{12}$- und Vitamin A-Mängeln.
- Die oft verordneten Säureblocker (Protonenpumpen-Hemmer) führen zu markanten Vitamin-$B_{12}$-Mängeln.
- Probiotika scheinen die Wirkung und die Nebenwirkungen der klassischen Eradikationstherapie günstig zu beeinflussen.
- Stressmanagement in Beruf und Familie ist von großer Bedeutung.

### Laboruntersuchungen

- Helicobacter pylori (Stuhl, Serum, Atemtest)
- Nahrungsmittel-Intoleranzen
- oxidativer Stress
- nitrosativer Stress
- Vitamin $B_{12}$ bzw. Methylmalonsäure
- Ferritin

### Literatur

Ayala G et al. Exploring alternative treatments for helicobacter pylori infection. World J Gastroenterol. 2014; 20(6): 1450–1469.

Gonzalez CA et al. Helicobacter pylori, nutrition and smoking interactions: their impact in gastric carcinogenesis. Scand J Gastroenterol 2010;45:6–14.

Helaly A et al. Study of some micronutrients in patients with helicobacter pylori infection. Alex J Med 2006;42(4):951–960.

Kafshdooz T. Role of probiotics in managing of helicobacter pylori infection: A review. Drug Res (Stuttg). 2017;67(2):88–93.

Pohle T et al. Role of reactive oxygen metabolites in aspirin-induced gastric damage in humans: gastro-protection by vitamin C. Aliment Pharmacol Ther 2001; 15 :677–687.

Sipponen P. Chronic gastritis. Scand J Gastroenterol. 2015;50(6):657–667.

Schlueter AK et al. Vitamin C: Overview and update. J Evidence-Based Compl Altern Med 2011;16(1):49–57.

# Gallensteine

Die Gallenblase hat die Aufgabe, die kontinuierlich von der Leber gebildete Gallenflüssigkeit zu speichern und bei Bedarf zur Fettverdauung in den Zwölffingerdarm abzugeben. Mit der Galle werden auch Abbauprodukte aus der Leber über den Darm entsorgt. Die Galle besteht aus Gallensäuren, Phospholipiden und Cholesterin. Sinkt in der Gallenblase das Verhältnis der Gallensäure zum Cholesterin auf unter 13 : 1, so kann es zur Ausfällung von Cholesterin und zur Bildung von Gallensteinen kommen. In den meisten Fällen bemerkt dies der Betroffene nicht. Erst wenn die Gallensteine den Abfluss der Galle blockieren, kommt es zu starken, kolikartigen Schmerzen oder einer Entzündung. Der Verschluss der Gallenwege kann einerseits zu einer Gelbsucht führen, andererseits ist die Fettverdauung nicht mehr möglich und es kommt zum klassischen Bild von gelblich-breiigen Fettstühlen.

## Ernährungsempfehlungen

Die Ernährung hat einen großen Einfluss auf die Bildung von Gallensteinen. Zu hohe Kalorienzufuhr in Form von raffinierten Kohlenhydraten und ungesunden Fetten (v. a. gesättigte Fettsäuren und Transfettsäuren) bei zu wenig Ballaststoffen haben sich als klare Risikofaktoren für die Bildung von Gallensteinen erwiesen. Die meisten Studien zeigen auch, dass übermäßiger Alkoholkonsum und Übergewicht (aber auch eine schnelle Gewichtsabnahme) das Risiko für Gallensteine erheblich erhöhen. Kaffee – so der aktuelle Erkenntnisstand – scheint einen eher risikomindernden Einfluss zu haben, ebenso wie Knoblauch, Curcuma und Bockshornklee.

### Nährstoffempfehlungen bei existierenden Gallensteinen

| Nährstoff | empfohlene Tagesdosis | Kommentare |
|---|---|---|
| Vitamin A, $D_3$, E, K | je nach Versorgungszustand in nutritiven oder therapeutischen Mengen | Die ausreichende Versorgung mit allen fettlöslichen Vitaminen sollte wegen der verminderten Aufnahme aus dem Darm stets im Auge behalten werden. |
| Vitamin C | 1 g | Vitamin-C-Supplementierung reduziert die Gefahr einer Gallensteinbildung. Der Körper benötigt Vitamin C, um Cholesterin zu Gallensäuren abzubauen. Wenn Vitamin C fehlt, kann es zu einer erhöhten Cholesterinkonzentration in der Gallenflüssigkeit kommen. |
| Magnesium | 300–450 mg | Magnesiummangel erhöht das Gallensteinrisiko, vermutlich durch erhöhte Insulinresistenz und erhöhte Triglycerid- und LDL-Cholesterin-Werte. |
| Lezithin | 0,5–10 g | Lezithin kann zur Auflösung von Gallensteinen beitragen (emulgierende Wirkung) |

Auf eine ausreichende Versorgung mit Omega-3-Fettsäuren achten (verminderte intestinale Aufnahme).

### Besondere Hinweise

- Sportliche Aktivität reduziert die Wahrscheinlichkeit von Gallensteinen.
- Eine langfristige Einnahme von östrogenhaltigen Präparaten (orale Verhütungsmittel, Wechseljahrpräparate) erhöht die Wahrscheinlichkeit, an Gallensteinen zu erkranken.
- Gewisse Krankheitsbilder wie z.B. metabolisches Syndrom, Leberzirrhose, Infekte (Hepatitis C, Helicobacter pylori), Morbus Crohn gehen mit einem erhöhten Gallensteinrisiko einher.

### Laboruntersuchungen

- Gallensäure, Cholesterin
- Fettsäurenprofil
- fettlösliche Vitamine (A, $D_3$, E, K)

### Literatur


Gaby AR. Nutritional approaches to prevention and treatment of gallstones. Alt Med Rev 2009;14(3): 258–267.

Saito T et al. The preventive effect of vitamin E on gallstone formation. A study of the biliary lipids in patients with gallstones. Arch Jpn Chir 1987;56:276–288.

Simon JA, Hudes ES. Serum ascorbic acid and gallbladder disease prevalence among US adults: the Third National Health and Nutrition Examination Survey (NHANES III). Arch Intern Med 2000;160:931–936.

Srinivasan K. Anti-cholelithogenic potential of dietary spices and their bioactives. Crit Rev Food Sci Nutr. 2017;57(8):1749–1758.

Stokes CS et al. Gallstones: Environment, lifestyle and genes. Dig Dis 2011;29:191–201.

Wang J et al. Alcohol consumption and risk of gallstone disease: a meta-analysis. Eur J Gastroenterol Hepatol. 2017;29(4):e19-e28.


## Reizdarm (Colon irritabile)

Der Reizdarm ist eine sehr weit verbreitete Verdauungsstörung. Er ist durch krampfartige Unterbauchbeschwerden und Blähungen gekennzeichnet, die von Durchfall und/ oder Verstopfung begleitet sind. Typischerweise findet der Arzt beim Reizdarmsyndrom keine krankhaften Organveränderungen. Man vermutet, dass eine durchlässigere Darmbarriere beim Reizdarmsyndrom eine niederschwellige Entzündung verursacht. Ernährungsprobleme (Unverträglichkeiten, Malabsorption, Maldisgestion) und falsches Essverhalten sind oft ursächlich beteiligt und sollten systematisch abgeklärt werden. Kürzere, aber auch andauernde Stresssituationen sind als Einflussfaktoren zu beachten. Die Beschwerden entwickeln sich in der Regel in der Lebensmitte und sind bei Frauen häufiger als bei Männern. Viele Faktoren können die Krankheit verursachen oder negativ beeinflussen.

**Stress:** Der Darm reagiert sehr empfindlich auf Stress. Stress und psychische Faktoren können bei anfälligen Menschen Darmbeschwerden und Krämpfe auslösen. Psychotherapie und Autogenes Training können sehr wertvoll sein, insbesondere wenn sie mit einer Umstellung der Ernährung Hand in Hand gehen. Es zeigt sich, dass Abbauprodukte der Darmbakterien unser Gehirn mehr beeinflussen als bisher angenommen.

**Nahrungsfasern:** Eine Ernährung, die zu viele oder zu wenige Nahrungsfasern enthält, verschlimmert bei vielen Menschen die Symptome. Es ist von Vorteil, den goldenen Mittelweg zu wählen, indem man auf eine ausgeglichene Versorgung mit Vollkornpro-

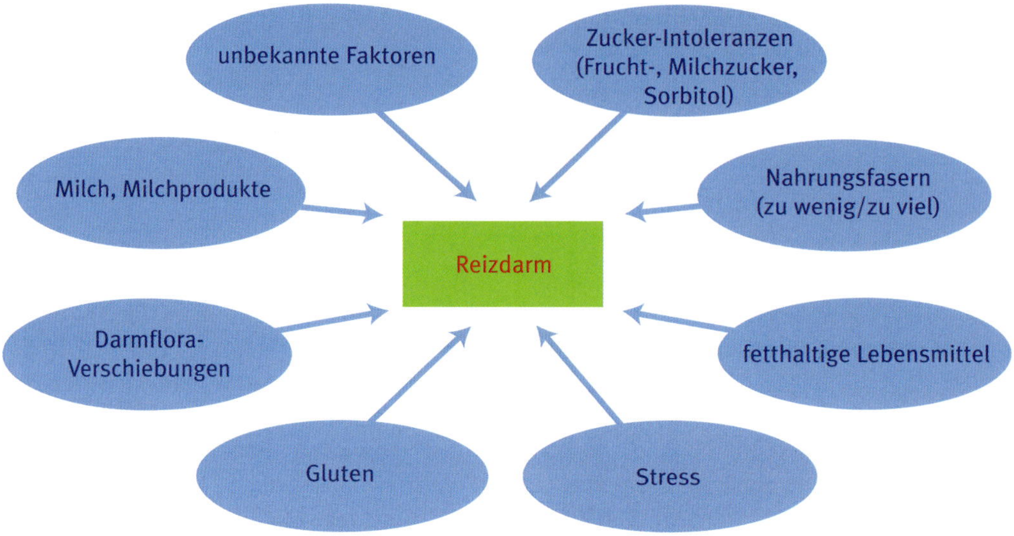


Ursachen und Einflussfaktoren für einen Reizdarm.

dukten, Gemüse, Obst und Hülsenfrüchten achtet. Eine Verschiebung in der Darmflora und übermäßiges Wachstum von Fäulnisbakterien können beim Verzehr von zu wenig Nahrungsfasern und zu viel Fleisch sowie raffiniertem Zucker auftreten (oder als Folge einer Behandlung mit Antibiotika). Oft zeigt auch eine Umstellung der Ernährung (die sogenannte FODMAP-Diät) eine Verbesserung der Symptome. Die umfassende Stuhlanalyse ist deshalb eine der sinnvollsten Abklärungsmöglichkeiten bei Reizdarm.

**Rohkost:** Nicht selten entstehen die Verdauungsprobleme beim Verzehr von Rohkost (frische Salate, Gemüse, komplexe Kohlenhydrate) am Abend. Diese werden dann oft nicht mehr richtig verdaut. Es kommt zu Gärungszuständen, Blähungen oder Durchfall.

**Nahrungsmittel-Unverträglichkeiten:** Nahrungsmittel-Unverträglichkeiten sind eine häufig beobachtete Ursache, insbesondere bei Menschen, die unter Allergien leiden. Die häufigsten Auslöser sind Milch und Milchprodukte, Getreide (Weizen und Mais), Zitrusfrüchte, Kaffee und Lebensmittelzusätze (Farb- und Geschmacksstoffe).

**Zuckerintoleranzen:** Saccharose (Kristallzucker), Milchzucker (Laktose), Fruktose (Fruchtzucker) und Sorbitol (ein Zuckeralkohol, der in kalorienreduzierten Süßigkeiten und Kaugummis verwendet wird) können nicht von allen Menschen gleich gut verwertet werden. Diese Zucker werden üblicherweise dann im Dickdarm von Bakterien verdaut. Da bei vielen Reizdarm-Patienten vermehrt Bakterien auch im Dünndarm nachgewiesen werden konnten, geht man davon aus, dass die Abbauprodukte der Zucker die Symptome verschlimmern kann.

**Zöliakie oder Gluten-Unverträglichkeit:** Dies kann zu Entzündungen und zum Abbau der Schleimhaut im Dünndarm führen. Zöliakie kann neben den typischen Wachstumsstörungen im Kindesalter auch eine Reiz-

### Nährstoffempfehlungen bei Reizdarm (Colon irritabile)

| Nährstoff | Empfohlene Tagesdosis | Kommentare |
|---|---|---|
| **Multivitamin-Mineral-Kombinations-präparat** | nutritive Dosierungen | zur Kompensation der breiten Mängel, die oft durch die Verdauungsstörungen entstehen |
| **Nahrungsfasern** | 10–20 g in Form von Weizenkleie oder aus Flohsamen hergestellten Präparaten | Verbessert die Darmfunktion; vermindert die Symptome. Bis sich der Körper daran gewöhnt hat, kann eine Erhöhung der Nahrungsfasermenge Blähungen und Bauchbeschwerden hervorrufen. Gehen Sie also Schritt für Schritt vor und erhöhen Sie die Dosis je nach Verträglichkeit über einige Wochen hinweg. Nehmen Sie die Nahrungsfaser-Supplemente immer mit reichlich Flüssigkeit ein. |
| **Probiotika** | | gemäß Stuhlanalyse |
| **Melatonin** | 3 mg, abends | kann Beschwerden reduzieren (inkl. Schlafstörungen) |

darmsymptomatik mit Bauchschmerzen und Verstopfung zur Folge haben.

**Fett:** Bei manchen Menschen wird die Störung durch fetthaltige Lebensmittel ausgelöst, die Darmbeschwerden und Krämpfe verursachen können.

### Laboruntersuchungen

- Stufenkonzept Reizdarm, Darmprofil (Stuhl)
- Kohlenhydrat-Intoleranzen
- Zöliakie/Glutenunverträglichkeit

### Literatur

Enck P et al. Irritable bowel syndrome. Nat Rev Dis Primers. 2016;2:16014.

Frühauf H et al. Colon irritabile (Reizdarmsyndrom). CME-Fortbildung. Hausarzt Praxis 2017;12(5):10–13.

McKenzie YA et al. British Dietetic Association systematic review and evidence-based practice guidelines for the dietary management of irritable bowel syndrome in adults (2016 update). J Hum Nutr Diet. 2016;29(5):549–75.

Song GH et al. Melatonin improves abdominal pain in irritable bowel syndrome patients. Gut 2005;54:1402–1407.

Staudacher HM et al. Altered gastrointestinal microbiota in irritable bowel syndrome and its modification by diet: probiotics, prebiotics and the low FODMAP diet. Proc Nutr Soc. 2016;75(3):306–18.

## Verstopfung und Divertikulose

Bei Verstopfung erfordert der Stuhlgang starkes Pressen, weil der Stuhl hart ist. Häufig ist Verstopfung auch durch seltenen Stuhlgang (zwei- bis dreimal die Woche) gekennzeichnet. Chronische Verstopfung ruft häufig eine Erkrankung namens Divertikulose hervor, bei der sich die innere Darmwand in Form von kleinen Ausstülpungen oder Taschen (Divertikel) durch die Muskelwand des Darms hindurch nach außen stülpt. Divertikulose tritt in erster Linie dann auf, wenn durch chronisches Pressen beim Stuhlgang der Druck im Darm ansteigt. Die Divertikel können sich durch lange verweilende

## Nährstoffempfehlungen bei Verstopfung

| Nährstoff | empfohlene Tagesdosis | Kommentare |
|---|---|---|
| Nahrungsfasern | 10–30 g in Form von Weizenkleie oder aus Flohsamen hergestellten Präparaten | Bis sich der Körper daran gewöhnt hat, kann eine Erhöhung der Nahrungsfasermenge Blähungen und Bauchbeschwerden hervorrufen. Gehen Sie also Schritt für Schritt vor und erhöhen Sie die Dosis je nach Verträglichkeit über einige Wochen hinweg. Nehmen Sie die Nahrungsfaser-Supplemente immer mit reichlich Flüssigkeit ein. |
| Vitamin C | 500 mg bis 3 g | Zieht Wasser in den Darm und macht den Stuhl weich. Beginnen Sie mit 500 mg und erhöhen Sie die Dosis langsam auf 2–3 g, bis Sie bei der Dosis angelangt sind, bei der der Stuhl etwas weicher wird. |
| Magnesium | 300–600 mg | Zieht Flüssigkeit in den Darm und macht dadurch den Stuhl weicher; v. a. anorganische Magnesiumverbindungen (Magnesiumchlorid, Magnesiumsulfat usw.) zeigen diesen osmotischen und abführenden Effekt; nur über einige Tage anwenden. |
| Probiotika | (1x täglich) | Oft zeigen Menschen mit Verstopfung eine veränderte Dickdarmbakterienflora. Orale Probiotika (u. a. mit Laktobazillen) können die Darmtätigkeit anregen. |

Stuhl- und Bakterienreste entzünden. Diese Komplikation führt dann zu heftigen Bauchschmerzen und Blutungen. Diese Erkrankungen treten in den Industrienationen wesentlich häufiger auf als in Entwicklungsländern. In Industrienationen leidet jeder fünfte Erwachsene unter chronischer Verstopfung. Bei etwa einem Drittel aller Menschen über 65 Jahre tritt Divertikulose auf.

### Ernährungsempfehlungen

Die Hauptursache für Verstopfung und Divertikulose ist die stark raffinierte und industriell verarbeitete Ernährung, die wenig Nahrungsfasern und Ballaststoffe enthält. Nahrungsfasern sind unverdauliche komplexe Kohlenhydrate, die unversehrt in den Darm gelangen und dort Wasser aufnehmen, was das Volumen des Stuhls vergrößert und ihn weicher macht. Dies regt die Tätigkeit der Muskeln im Darm an, die den Stuhl schneller voranschieben. Nahrungsfasern kommen in großen Mengen in Vollkorn, Mais, Gemüse, Obst, Samen und Hülsenfrüchten vor. Dörrpflaumen, Rosinen und Feigen sind besonders faserreich. Neben der verstärkten Versorgung mit Nahrungsfasern sollte man auch reichlich Flüssigkeit zu sich nehmen (1,5–2 Liter täglich), weil dies die Verstopfung lindern und das Risiko einer Divertikulose senken kann.

### Besondere Hinweise

- Zahlreiche Medikamente bewirken Verstopfung als unerwünschte Nebenwirkung (Antacida, Antidepressiva, entwässernde

Arzneimittel, Eisenpräparate, opiathaltige Schmerzmittel, Codein usw.).

- Verstopfung kann durch tägliche maßvolle sportliche Betätigung (z.B. Gehen, Joggen oder Schwimmen) oft bedeutend gemildert oder behoben werden. Bewegungsmangel verschlimmert Verstopfung.
- Probiotika helfen, die Darmfunktion wieder zu regulieren. Ob Multispezies-Probiotika oder ein Probiotikum mit nur einem Darmbakterium sinnvoller ist, ist individuell verschieden. Wichtig ist, dass ausreichend (in der Regel $1 \times 10^9$) Bakterien enthalten sind und dass die probiotischen Bakterien die Magenpassage überleben.
- Milchzucker-Unverträglichkeit kann zu Verstopfung führen.

### Abführmittel nur kurz einsetzen

Abführmittel sollten nicht über einen längeren Zeitraum hinweg eingenommen werden. Die meisten beeinträchtigen die normale Darmfunktion und die Aufnahme von Nährstoffen. Abführmittel führen oft zu Kaliummangel. Dieser wiederum führt zu Muskelträgheit, was die Verstopfung verstärkt. Um aus diesem Teufelskreis herauszukommen, muss das Kaliumdefizit behoben werden. Abführmittel können auch die Entwicklung von Darmreizungen beschleunigen.

### Literatur

Dimidi E et al. Mechanisms of action of probiotics and the gastrointestinal microbiota on gut motility and constipation. Adv Nutr. 2017;8(3):484–494.

Elisei W et al. Recent advances in the treatment of colonic diverticular disease and prevention of acute diverticulitis. Ann Gastroenterol. 2016;29(1):24–32

Leung L et al. Chronic constipation: an evidence-based review. J Am Board Fam Med 2011;24(4):436–451.

## Colitis ulcerosa und Morbus Crohn

Es gibt zwei wichtige Krankheitsbilder, die mit einer chronischen Darmentzündung einhergehen. Die Colitis ulcerosa manifestiert sich durch einen entzündlichen Befall des Mastdarms und des Dickdarms, bei der sich an der Darmwand Geschwüre bilden. Der Morbus Crohn tritt sowohl im unteren Bereich des Dünndarms als auch im Dickdarm auf, wobei alle Schichten der Darmwand von der Entzündung betroffen sind. Typische Symptome chronisch entzündlicher Darmerkrankungen sind lang andauernde (blutige oder unblutige) Durchfälle, krampfartige Bauchschmerzen, starke Gewichtsabnahme, Abszesse, Fisteln in andere Hohlorgane (Blase, Gebärmutter) oder zur Bauchdecke, Fieber und Gelenkbeschwerden. Diese chronischen Darmentzündungen neigen zu einem Verlauf in Schüben, zwischen denen jeweils längere symptomfreie Phasen liegen. Meistens schädigen sie den Darm mit der Zeit sehr stark.

Die chronisch entzündlichen Darmerkrankungen werden zu den Autoimmunerkrankungen gezählt, das Krankheitsverständnis hat in den letzten Jahren jedoch stark zugenommen. Man weiß heute, welch wichtige Rolle die Darmflora und ihre Interaktionen mit der Darmschleimhaut spielen. Die klassischen schulmedizinischen Maßnahmen (entzündungshemmende und immunsuppressive Medikamente, Operationen) sind wichtig, um das Fortschreiten der Erkrankung zu bremsen. Die Behandlung ist jedoch

Chronisch entzündliche Darmerkrankungen sind stets von zahlreichen Stoffwechselstörungen und breiten Nährstoffdefiziten begleitet (modifiziert nach Lochs 2010)

| Defizite | Morbus Crohn (Häufigkeit in %) | Colitis ulcerosa (Häufigkeit in %) |
|---|---|---|
| Gewichtsverlust | 65–75 | 18–62 |
| Proteinverluste, intestinale | 75 | + |
| Störungen des Knochenstoffwechsels | + | + |
| Blutarmut | 60–80 | 66 |
| niedrige Albuminwerte | 25–80 | 25–50 |
| Folsäuremangel | 54 | 36 |
| Vitamin-$B_{12}$-Mangel | 48 | 5 |
| Vitamin-$D_3$-Mangel | 75 | + |
| Kalziummangel | 13 | + |
| Magnesiummangel | 14–33 | + |
| Eisenmangel | 39 | 81 |
| Zinkmangel | + | + |
| Kupfermangel | + | + |

+ = häufiger als bei Personen ohne chronische Darmentzündungen.

symptomatisch und berücksichtigt nicht die Ursachen und die biochemischen Einflussfaktoren. Dazu gehören: eine abnormale Darmflora, eine abnormale Durchlässigkeit des Darmepithels und eine gestörte Immunantwort, eine systemische Entzündung sowie eine breite Störung des Mikronährstoffhaushaltes. Erfolge zeigen sich u.a. mit einer Stuhltransplantation.

## Ernährungsempfehlungen

Menschen mit einer aktiven chronischen Darmentzündung sind oft schwer mangelernährt, weil sie den Appetit verlieren und aufgrund ihres erkrankten Darms die Nährstoffe schlecht aufnehmen können. Nährstoffmängel (Vitamine, Mineralstoffe, Spurenelemente, Protein, Fettsäuren) sind bei diesen Patienten an der Tagesordnung (siehe Tab.).

Wenn einzelne Darmabschnitte chirurgisch entfernt oder langfristig gewisse Medikamente (Cortisonpräparate, Immunsuppressiva, Schmerzmittel usw.) genommen werden müssen, kann sich die Nährstoffmangelsituation noch weiter akzentuieren. Der Nährstoffhaushalt muss deshalb sorgfältig überwacht werden.

Während eines aktiven Morbus-Crohn-Schubes kann eine Umstellung auf eine flüssige Ernährung, die kurzkettige Proteine enthält, eine wirksame Behandlung darstellen, die mit der medikamentösen Behandlung mit Steroiden vergleichbar ist. Nahrungsfasern (sofern sie vertragen werden) und kleine Mengen an raffinierten Kohlenhydraten (Zucker, Weißmehl) haben eine vorteilhafte Wirkung: Sie vermindern die Heftigkeit von chronischen Darmentzündungen und die Anzahl der Rückfälle. Auch das Risiko chirurgi-

## Nährstoffempfehlungen bei entzündlichen Darmerkrankungen

| Nährstoff | empfohlene Tagesdosis | Kommentare |
|---|---|---|
| **Multivitamin-Mineral-Kombinationspräparat** | nutritive Dosierungen | Zur Kompensation des breiten Mangels, der durch die verminderte Resorptionsleistung des Darmes und durch vielfältige Verluste (Darm, Medikamente usw.) entsteht. Wichtig ist v. a. Eisen. |
| **Vitamin D** | 800 I. E. bzw. gemäß Laborstatus | Vitamin-D-Mangel führt zu zu einem erhöhten Risiko für chron. entzündliche Darmerkrankungen und scheint die Krankheitsprogression negativ zu beeinflussen. Supplementierung zwingend bei Cortisontherapie. |
| **Vitamin E** | 800–1 200 I. E. | kann aufgrund seiner entzündungshemmenden und immunmodulatorischen Wirkung versucht werden (in Kombination mit Vitamin C) |
| **Vitamin-B-Komplex** | sollte mindestens 50 mg Vitamin $B_1$ (Thiamin), $B_2$ (Riboflavin) und Vitamin $B_6$, 0,4 mg Folsäure und 50 µg Vitamin $B_{12}$ liefern | Der Bedarf an B-Vitaminen steigt bei einer chronischen Darmentzündung sprunghaft an. Unterstützt die Heilung der Darmwand. Eine Folsäure-Supplementierung ist speziell bei Therapie mit Methotrexat (Folsäure-Antagonist) und Sulfasalazin wichtig. |
| **Zink** | 30–60 mg | Zinkmangel ist mit einem erhöhtem Risiko für chron. entzündliche Darmerkrankungen verbunden. Zink fördert Reparaturprozesse an der Darmschleimhaut |
| **Curcuma** | 0.5 – 1 g | Verbessert Symptome und Entzündungsmarker. Curcumin, welches schlecht bioverfügbar ist, wählen: Es bleibt im Darm und kann hier entzündungshemmend wirken. |
| **Omega-3-Fettsäuren** | 2g EPA/DHA (in Form von Fischölkapseln) | immunmodulatorische und entzündungshemmende Wirkung. Verbessert das Verhältnis von Omega-6 zu Omega-3. |

scher Eingriffe am Darm wird kleiner, wenn die Ernährungsumstellung langfristig befolgt wird. Zusätzlich bestehende Nahrungsmittel-Unverträglichkeiten können chronische Darmentzündungen ebenfalls ungünstig beeinflussen.

Die Darmflora spielt eine entscheidende Rolle beim Trainieren des Immunsystems, Eigengewebe nicht anzugreifen und die Entzündung einzudämmen. Probiotika können helfen, die symptomfreie Phase zu verlängern, gemäß Studien v. a. bei Colitis ulcerosa.

Die Ernährung sollte wenig Omega-6-Fettsäuren und wenig rotes Fleisch beinhalten.

### Besondere Hinweise

- Mikronährstoff-Präparate sollen bei chronisch entzündlichen Darmerkrankungen eher einschleichend gegeben werden, da die Patienten wegen der geringen Aufnahmekapazität des Darmes erfahrungsgemäß oft mit Durchfällen reagieren.

- Rauchen verdoppelt die Erkrankungshäufigkeit. Rauchende Morbus-Crohn-Patienten haben häufiger Schübe und einen erhöhten Medikamentenbedarf.
- Boswellia-Säuren (Weihrauch), Curcumin und andere pflanzliche Extrakte (z. B. Preiselbeeren) sind dank ihrer entzündungshemmenden Wirkung sinnvoll.

## Laboruntersuchungen

- Nachweis spezifischer, intestinaler Entzündungsmarker (EPX, Calprotectin, Lactoferrin, Lysozym, PMN-Elastase, β-2-Defensin)
- Interleukine, TNF-α, CRP
- oxidativer Stress
- Albumin
- Mikronährstoffprofil (v. a. Ferritin, Kalzium, Selen, Vitamin $B_{12}$, Folsäure, Vitamin $D_3$)
- Knochendichte, n-Telopeptide (bei Cortisontherapie)

## Literatur

Forbes A. ESPEN guideline: Clinical nutrition in inflammatory bowel disease. Clin Nutr. 2017;36(2):321–347.

Ganji-Arjenaki M et al. Probiotics are a good choice in remission of inflammatory bowel diseases: A meta analysis and systematic review. J Cell Physiol. 2017;Mar 15. doi:10.1002

Larussa T et al. Potential role of nutraceutical compounds in inflammatory bowel disease. World J Gastroenterol. 2017;23(14):2483–2492.

Lochs H. Basics in clinical nutrition: nutritional support in inflammatory bowel disease. Eur e-J Clin Nutr Metabol 2010;5:e100–e103.

Rossi RE et al. The role of dietary supplements in inflammatory bowel disease: a systematic review. Eur J Gastroenterol Hepatol. 2016;(12):1357–1364.

Sartor RB et al. Roles for Intestinal Bacteria, Viruses, and Fungi in Pathogenesis of Inflammatory Bowel Diseases and Therapeutic Approaches. Gastroenterology. 2017 Feb;152(2):327–339.

Ulitsky A et al. Vitamin D deficiency in patients with inflammatory bowel disease. J Parenter Enteral Nutr 2011;35(3):308–316.

# Herz- und Gefäß-erkrankungen

Bevor wir uns den Herzerkrankungen im Einzelnen zuwenden, beschreiben wir die zugrundeliegenden arteriosklerotischen Gefäßveränderungen, ihre Risikofaktoren und die damit verknüpften Veränderungen des Stoffwechsels. Anhand von Laborparametern wie z. B. Triglycerid- , Cholesterin-, Homocystein- und CRP-Werten kann man das persönliche Risiko abschätzen. Viele Risikofaktoren, wie Übergewicht und Rauchen, kann man selbst beeinflussen.

## Der arteriosklerotische Prozess

Unter arteriosklerotischen Gefäßveränderungen versteht man einen Prozess, der mit einer Verengung, Verkalkung und letztendlich mit einem Verschluss arterieller Gefäße einhergeht. Die arteriellen Gefäße sind bekanntlich für die Blut- und Sauerstoffversorgung der Organe verantwortlich. Entsprechend fatal ist ein Verschluss in einem zuführenden Gefäß. Zu den arteriosklerotischen Erkrankungen gehören v.a. die koronare Herzkrankheit (KHK) mit der Angina pectoris und dem akuten Herzinfarkt, die peripher arterielle Verschlusskrankheit und der Hirnschlag. Diese schweren Krankheitsbilder führen oft zu früher Invalidisierung und machen den wesentlichen Anteil der Todesursachen bei über 50-Jährigen aus. Es handelt sich um eigentliche Zivilisationskrankheiten, die stark mit unserem Lebensstil zusammenhängen.

### Hauptrisikofaktoren

Hauptrisikofaktoren für die Entwicklung der Arteriosklerose:

- Alter und Geschlecht
- Diabetes mellitus
- Hypercholesterinämie, Dyslipidämie
- chronische Entzündungen (»Silent Inflammation«)
- Glukosetoleranz, Insulinsensitivität, Glykierungsprozesse
- Rauchen (Nikotin)
- Übergewicht
- erhöhter Blutdruck
- genetische Vorbelastung

Mit Ausnahme der genetischen Vorbelastung sowie von Alter und Geschlecht sind die Hauptrisikofaktoren beeinflussbar. Rauchen und Übergewicht sind die beiden wesentli-

## Was sind Triglyceride?

Obwohl erhöhte Cholesterin- und Blutfettwerte sowie ein verändertes HDL/LDL-Verhältnis noch immer zu den wichtigen Risikofaktoren zählen, weiß man heute, dass es sich bei den arteriosklerotischen Gefäßveränderungen um die Überlagerung einer Vielzahl äußerst komplexer Prozesse handelt. Cholesterin wird im Rahmen des arteriosklerotischen Prozesses in die Gefäßwand eingelagert, bevor es zur Verkalkung kommt. Dennoch genügt es nicht, lediglich den Cholesterinspiegel möglichst stark zu senken und die anderen Einflussfaktoren nicht zu berücksichtigen.

Neben Cholesterin spielen v. a. auch die Triglyceride eine wichtige Rolle als Risikofaktoren. Bisher wurde ihre Bedeutung unterschätzt. Während Cholesterin ein kompliziertes Molekülgerüst hat, besteht ein Triglycerid einfach aus einem Glycerol und 3 (deshalb »Tri-«) Fettsäuren. Die meisten Fettsäuren werden als Triglyceride verzehrt und auch so im Blut zu den Zellen transportiert. Auch überschüssige Kalorien werden als Triglyceride im Körper gespeichert und bei Bedarf verbrannt.

chen Übeltäter. Übergewicht ist deshalb so zentral, weil das Diabetesrisiko (Typ 2), der Blutdruck, die Hypercholesterinämie und auch die Entzündungstendenz bei Normalgewicht wesentlich gesenkt werden können. Die moderne Ernährungsweise mit zu vielen Kalorien, oft aus prozessierten Kohlenhydraten und ungesunden Fetten, sowie der Bewegungsmangel sind die Ursachen. Eine fettarme (d.h. kohlenhydratreiche) Ernährung reduziert das LDL-Cholesterin, erhöht jedoch die Triglyceride im Blut. Die aktuellen Ernährungsempfehlungen sehen die exzessive Kohlenhydrat-Zufuhr als ungünstiger an als die hohe Fettzufuhr.

Rauchen ist ein eigenständiger Risikofaktor. Rauchen erhöht das Risiko von Herz-Kreislauf-Erkrankungen markant. Die Inhaltsstoffe des Rauches, insbesondere Kohlenmonoxid, Schwermetalle usw., schädigen die Blutgefäßwände (Endothelzellen). Dadurch wird die Gefäßelastizität vermindert und eine Reihe unerwünschter biochemischer Prozesse unterhalten (Entzündungen, oxidative Prozesse usw.). Die Blutfett- bzw. Cholesterinwerte werden absolut ungünstig beeinflusst.

### Stoffwechselvorgänge

Folgende Stoffwechselvorgänge spielen bei der Arteriosklerose eine wesentliche Rolle:

- Entzündungsprozesse über die Bildung von entzündungsvermittelnden Molekülen wie z.B. NF-κB, Zytokine wie Interleukin-6, Adiponektin usw.
- Glykierungsprozesse (v.a. bei hohen Blutzuckerspiegeln, Insulinresistenz, hohem Kohlenhydratkonsum zu beobachten) und Bildung von AGEs, die vermehrt zu Gefäßablagerungen und zu einer veminderten Gefäßelastizität führen.
- Endotheliale Funktionsstörungen (Schäden an der Gefäßinnenwand), oxidative Prozesse (z.B. oxidiertes LDL).
- Bildung von sogenannten Schaumzellen an der Gefäßinnenwand, Bildung von »klebrigen« Molekülen wie Lipoprotein (a), die im Blutgefäß eine hohe Tendenz zur Bildung von Blutgerinnseln haben.

Der Einfluss von Ernährung und Lebensstil auf die Blutfettwerte und auf das Risiko von kardiovaskulären Ereignissen.

| Ernährung | LDL | HDL | Gesamtcholesterin | Triglyceride | kardiovaskuläre Ereignisse (Primärprävention) |
|---|---|---|---|---|---|
| **Zielsetzung/Soll** | ↓ | ↑ | ↓ | ↓ | ↓ |
| **Zielwert für Primärprävention, leicht erhöhtes Risiko (gemäß dt. Lipidliga, Stand Januar 2012)** | **bis 160 mg/dl (bzw. 4,1 mmol/l)** | **über 40 mg/dl (bzw. 1,03 mmol/l)** | **bis 200 mg/dl (bzw. 5,2 mmol/l)** | **< 150 mg/dl bzw. (< 1,7 mmol/l)** | **keine** |
| gesättigte Fette, v. a. Laurin-, Myristin-, Palmitinsäure | ↑ | – | ↑ | – | – |
| Transfettsäuren (in prozessierten Fetten) | ↑ ↑ | ↓ | ↑ ↑ | – | ↑ |
| Cholesterin (z.B. von Eiern) bei cholesterinempfindlichen Personen | ↑ | ↑ | ↑ | ↓ | – |
| mehrfach ungesättigte Fettsäuren, v. a. langkettige Omega-3-Fettsäuren | – | ↑ | – | ↓ ↓ | ↓ |
| einfach ungesättigte Fettsäuren, z. B. Ölsäure | ↓ | – | ↓ | – | – |
| Nüsse | ↓ | ↑ | ↓ | ↓ | ↓? |
| Phytosterole (z. B. Sitosterol in Samen, Kernen, Weizenkeim usw.) | ↓ | – | ↓ | – | ↓? |
| Kohlenhydrate mit hohem glykämischem Index | ↑ | ↓ | – | ↑ ↑ | ↑? |
| Proteine (pflanzliche und Milchproteine) | ↓ | – | ↓ | ↓? | ↓? |
| Rohfasern (inkl. löslicher Fasern wie β-Glucan) | ↓ | – | ↓ | ↓ | ↓ |
| Alkohol (1–2 alkoholische Getränke/Tag) | ↓ | ↑ ↑ | – | – | ↓ |
| Lebensstil | | | | | |
| körperliche Aktivität | ↓ | ↑ | ↓ | ↓ | ↓ |
| Überernährung | ↑ | ↓ | ↑ | ↑ | ↑ |
| Rauchen | ↑ | ↓ | ↑ | ↑ | ↑ |

↑? = vermutlich erhöhtes Risiko; ↓? = vermutlich erniedrigtes Risiko

- Vermehrte Bildung von unerwünschten Stoffwechselprodukten (z.B. erhöhte Homocystein-Blutspiegel), welche zu Ablagerungen und zur Störung der Gefäßstruktur führen können.
- Vitamin $K_2$-Mangel: Das durch Vitamin $K_2$ aktivierte Matrix-Gla-Protein hemmt Kalzifizierungsprozesse in den Gefäßen.

Es wäre also eine Illusion zu glauben, dass man mit einer einzigen Maßnahme, mit einem einzigen Medikament oder mit einem einzigen Mikronährstoff und mit kurzfristigen Interventionen an diesem komplexen Prozess etwas Wesentliches verändern könnte. Nur ein möglichst frühzeitiges, bewusstes und langfristiges Vorbeugen mit einer Anpassung des Lebensstils und dem Verzicht aufs Rauchen kann das kilometerlange Gefäßsystem im Körper möglichst lange gesund und elastisch halten. Dazu leistet auch die an die Laborresultate und die persönlichen Risikofaktoren angepasste begleitende Gabe von Mikronährstoffen einen wesentlichen Beitrag. Wenn arteriosklerotische Veränderungen einmal stattgefunden haben, sind sie häufig kaum mehr reversibel.

## Cholesterin, Triglyceride, HDL, LDL

Die Regulation des Cholesterinstoffwechsels ist ein komplexer Prozess. Cholesterin selbst ist ein wichtiger Grundbaustein im menschlichen Stoffwechsel, der zum Aufbau von Geschlechtshormonen, Cortison, Vitamin D, Gallensäuren (wichtig für die Fettverdauung), Zellmembranen usw. benötigt wird. Die Aufnahme von Cholesterin über die Nahrung hat bei den meisten Menschen wenig Einfluss auf den Cholesterinspiegel im Blut, weil der Großteil des Cholesterins von der Leber erzeugt wird. Sinkt die Cholesterinzufuhr über die Nahrung, reagiert der Organismus mit einer Erhöhung der körpereigenen Cho-

Vergleichende Gegenüberstellung von biochemischen Risikofaktoren für Herz-Kreislauf-Erkrankungen (modifiziert nach Osiecki et al. 2004).

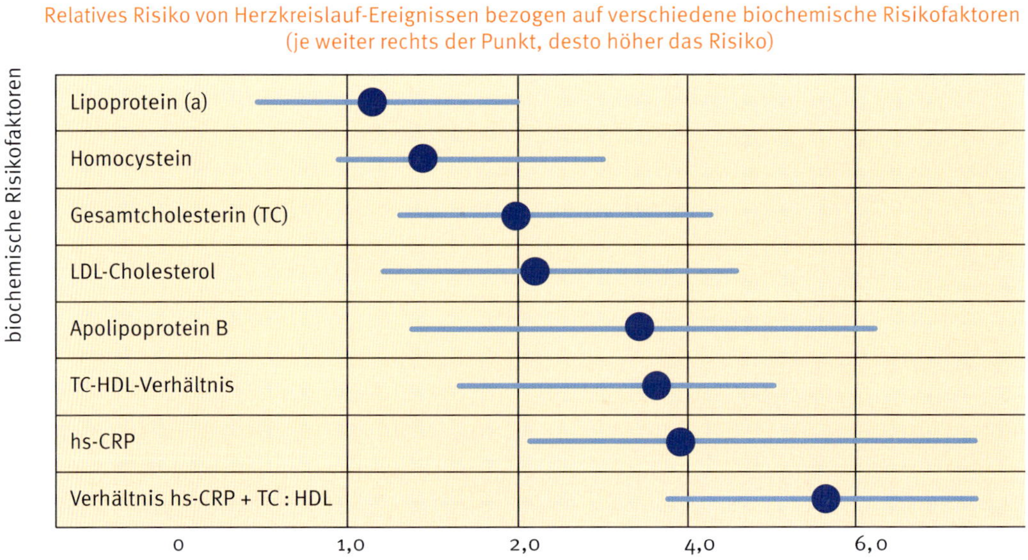

## Nährstoffempfehlungen bei Störungen des Lipidstoffwechsels

| Nährstoff | empfohlene Tagesdosis | Kommentare |
|---|---|---|
| **Niacin, Nikotinsäure** | retardiert: 0,5–2 g<br>nicht retardiert: 1–3 g | Erhöht v. a. das HDL-Cholesterin. Neue Studien stellen die Wirksamkeit in Frage. So hohe Dosen nur unter ärztlicher Kontrolle; kann Flush bewirken; Gefäßerweiterung kann zu Hypotonie führen; Nikotinsäureverbindungen mit Inositol reduzieren den Flush; Retard-Präparate werden häufig angewendet. |
| **Vitamin C** | 0,5–1 g | Vitamin C reduziert LDL und Triglyceride signifikant (Einnahmedauer > 4 Wochen), v. a. bei Risikopersonen. Vitamin C ist wesentlich am Cholesterinabbau (zu Gallensäure) beteiligt. Optional mit Vitamin E (200 – 800 I.E.) kombinieren. |
| **Selen** | je nach Selenstatus, 100–200 µg | Statine können den Selenhaushalt stören; Zielwert des Selenblutspiegels 150 µg/l. |
| **Lezithin** | 2–10 g | Bei sehr hohen Cholesterinwerten zeigte sich eine eindrückliche Senkung durch Sojalecithin (schmale Datenlage). |
| **Omega-3-Fettsäuren (EPA/DHA)** | Primärprävention: 500 mg<br>Sekundärprävention: 1 g<br>Senkung der Blutfette: 2–4 g | Umfangreiche Datenlage; Supplementierung mit Fischöl ergibt signifikante Reduktion der Triglyceride, leichte Erhöhung des HDL. Das Gesamtcholesterin wird nicht beeinflusst. Zusätzlich entzündungshemmende Wirkung |
| **Coenzym $Q_{10}$** | 100 mg | Antioxidans; hemmt LDL-Oxidation. Die körpereigene Synthese von Coenzym $Q_{10}$ wird durch Statine blockiert, daher ist eine parallele Supplementierung angezeigt. |
| **Sojaprotein** | 25 g | reduziert LDL, Triglyceride und Gesamtcholesterin |
| **Spirulina** | 2–8 g | reduzieren in klinisch relevanter Weise die Trigylceride, das LDL und Gesamtcholesterin |

lesterinproduktion. So ist man davon abgekommen, grundsätzlich eine (streng) cholesterinarme Ernährung zu empfehlen. Manche Menschen sind jedoch cholesterinempfindlich. Für sie kann es – vor allem, wenn sie einen hohen Cholesterinspiegel haben – von Vorteil sein, wenn sie möglichst wenig Cholesterin zu sich nehmen.

Da Cholesterin nicht wasserlöslich ist, ist es in der Blutbahn in Lipoproteinen gebunden. Die Low Density Lipoproteine (LDL) transportieren das Cholesterin von der Leber in die Peripherie. Dabei gelangt das LDL auch in Kontakt mit der Gefäßwand, wo es eine wichtige Rolle bei der Entstehung der arteriosklerotischen Ablagerungen spielt. Das LDL-Muster A bezeichnet dabei das »normale« LDL (übliche Form). Daneben gibt es auch noch die Gattung der kleinen und dichten LDL-Teilchen (LDL-Muster B). Diese haben einen verringerten Triglycerid- und Cholesteringehalt. Von ihnen geht ein erhöhtes Risiko für koronare Herzerkrankungen aus. Der Grund ist noch nicht ganz klar, möglicherweise werden die kleinen und dichten LDL-Moleküle schneller oxidiert als das normale LDL oder können sich besser an der Gefäßwand ablagern.

Das HDL (High Density Lipoprotein) nimmt überschüssiges Cholesterin aus den Körperzellen auf und bringt es zurück zur Leber. Hohe HDL-Cholesterin-Werte schützen entsprechend vor Arteriosklerose.

Dem Risikoprofil von LDL und HDL entsprechend verwendet man auch gelegentlich einen Quotienten aus LDL/HDL, um das Risiko zu berechnen.

Das Lipoprotein (a) ist ein weiterer, eigenständiger Risikoindikator für die koronare Herzkrankheit. Es hat »klebrige« Eigenschaften und fördert nicht nur die Bildung von arteriosklerotischen Ablagerungen, sondern auch von Gerinnseln (Thromben) in den Gefäßen.

Triglyceride bezeichnen das eigentliche Blutfett. Der Blutwert der Triglyceride sollte möglichst gering sein, da auch erhöhte Triglyceridwerte ein Risiko für die Ausbildung einer kardiovaskulären Erkrankung darstellen.

Standardmedikamente zur Senkung der Blutfettwerte (v. a. des LDL) sind die Statine. Aber auch Bewegung und Ernährung, sowie eine gezielte Supplementierung von Mikronährstoffen können die Blutfette günstig beeinflussen.

## Ernährungsempfehlungen

In einer Tabelle sind die heute bekannten Einflüsse von Ernährung und Lebensstil auf die Blutfettwerte (Seite 425) gelistet. Eine weitere Tabelle zeigt die Nährstoffempfehlungen (Seite 427) bei erhöhten Blutfettwerten auf.

## Besondere Hinweise

Die bei erhöhten Cholesterin- und Blutfettwerten normalerweise zum Einsatz kommenden Statine haben oft einen direkten, störenden Einfluss auf den Mikronährstoffhaushalt, insbesondere werden Coenzym-$Q_{10}$-, Selen- und Vitamin-$D_3$-Mängel provoziert.

Eine parallele Supplementierung von Coenzym $Q_{10}$ (100 mg/Tag), Vitamin $D_3$ und Selen (gemäß Laborstatus) kann sinnvoll sein, um die Nebenwirkungen der Statine (z. B. Muskelschmerzen, erhöhte LDL-Oxidation usw.) zu vermindern. Ein ausreichend hoher Coenzym-$Q_{10}$-Blutspiegel scheint die lipdsenkende Wirkung von Statinen (z. B. Atorvastatin) positiv zu beeinflussen.

## Laboruntersuchungen

- Lipidprofil (HDL, LDL, Triglyceride usw.)
- Omega-3-Index
- Coenzym $Q_{10}$
- Selen
- Vitamin $D_3$

## Literatur

Ashor AW et al. Systematic review and meta-analysis of randomised controlled trials testing the effects of vitamin C supplementation on blood lipids. Clin Nutr. 2016;35(3):626–37.

Boden WE et al. The therapeutic role of niacin in dyslipidemia management. J Cardiovasc Pharmacol Ther. 2014;19(2):141–58.

Bruckert E et al. Lowering LDL-cholesterol through diet: potential role in the statin era. Curr Opin Lipid 2011;22(1):43–48.

Eslick GD et al. Benefits of fish oil supplementation in hyperlipidemia: a systematic review and meta-analysis. Int J Cardiol 2009;136:4–16.

Kamanna VS et al. Niacin: an old drug rejuvenated. Curr Atheroscler Rep 2009;11:45–51.

Karalis DG et al. A review of clinical practice guidelines for the management of hypertriglyceridemia: a focus on high dose omega-3 fatty acids. Adv Ther. 2017;34(2):300–323.

Koba S et al. Small LDL-Cholesterol is superior to LDL-Cholesterol for determining severe coronary atherosclerosis. J Atheroscler Thrombos 2008;15(5):250–260.

Laclaustra M et al. Serum selenium and serum lipids in US adults: National health and nutrition examination survey (NHANES) 2003–2004. Atherosclerosis 2010;210:643–648.

Langsjoen PH et al. The clinical use of HMG CoA-reductase inhibitors and the associated depletion of coenzyme Q10. A review of animal and human publications. BioFactors 2003;18:101–111.

Lavie CJ et al Omega-3- polyunsaturated fatty acids and cardiovascular diseases. J Am Coll Cardiol 2009;54(7):585–594.

McRae MP et al. Vitamin C supplementation lowers serum low-density lipoprotein cholesterol and triglycerides: a meta-analysis of 13 randomized controlled trials. J Chiropract Med 2008;7:48–58.

Michalska-Kasiczak M et al. Analysis of vitamin D levels in Patients with and without statin-associated myalgia-a systematic review and meta-analysis of 7 studies with 2420 patients. Int J Cardiol 2014;178:111–116.

Moriyama K et al. Non-HDL cholesterol is a more superior predictor of small-dense LDL cholesterol than LDL cholesterol in japanese subjects with TG levels ‹400 mg/dL. J Atheroscler Thromb. 2016; 23(9): 1126–1137.

Mourad AM et al. Influence of soy lecithin administration on hypercholesterolemia. Cholesterol 2010;doi:10.1155/2010/824813Mozzafarian D et al. Health effects of trans-fatty acids: experimental and observational evidence. Eur J Clin Nutr 2009;63:S5–S21.

Nordestgaard BG et al. Triglycerides and cardiovascular disease. Lancet. 2014;384(9943):626–635.

Nordestgaard BG et al. Lipoprotein (a) as a cause of cardiovascular disease: insights from epidemiology, genetics, and biology. J Lipid Res. 2016;57(11):1953–1975.

Ramdath DD et al. Beyond the cholesterol-lowering effect of soy protein: a review of the effects of dietary soy and its constituents on risk factors for cardiovascular disease. Nutrients. 2017;9(4). pii: E324.

Osiecki H et al. The role of chronic inflammation in cardiovascular disease and its regulation by nutrients. Altern Med Rev 2004;9:32–53.

Ranasinghe P et al. Effects of Zinc supplementation on serum lipids: a systematic review and meta-analysis. Nutr Metab (Lond). 2015;12:26

Rosa Cde O et al. Impact of nutrients and food components on dyslipidemias: what is the evidence? Adv Nutr. 2015;6(6):703–711.

Schwartz GG et al. Fasting triglycerides predict recurrent ischemic events in patients with acute coronary syndrome treated with statins. J Am Coll Cardiol. 2015;65(21):2267–2275.

Serban MC et al. A systematic review and meta-analysis of the impact of Spirulina supplementation on plasma lipid concentrations. Clin Nutr. 2016;35(4):842–51.

Skarlovnik A. et al. Coenzyme Q10 supplementation decreases statin-related muscle symptoms. Med Sci Monit 2014;20:2183–2188

Siri-Tarino PW et al. Saturated fat, carbohydrate and cardiovascular disease. Am J Clin Nutr 2010;91: 502–509.

Stroes ES et al. Statin-associated muscle symptoms: impact on statin therapy—European Atherosclerosis Society Consensus Panel Statement on Assessment, Aetiology and Management. Eur Heart J. 2015; 36(17): 1012–1022.

## Homocystein

Homocystein ist ein Stoffwechselabbauprodukt aus dem Methioninstoffwechsel. Homocystein stört die kollagenen Strukturen in den Blutgefäßen. Erhöhte Homocysteinwerte korrelieren daher mit einem erhöhten Arteriosklerose- und Schlaganfallrisiko. Erhöhte Homocysteinspiegel werden dann gefunden, wenn gewisse B-Vitamine, wie Vitamin $B_2$, $B_6$, $B_{12}$ und Folsäure, nicht in ausreichender Menge vorliegen, um das Homocystein zu verstoffwechseln. Die Gabe der entsprechenden B-Vitamine (+ evtl. Betain) führt zu einer zuverlässigen Senkung der Homocysteinblutspiegel innerhalb weniger Wochen und stellt eine wichtige primärpräventive Maßnahme dar. Bei fortgeschrittener Arteriosklerose und bei Herzinfarktpatienten können jedoch die Gefäßveränderungen allein mit der Senkung des Homocysteins nicht ausreichend kontrolliert werden. Homocystein ist ja auch nur einer der kardiovaskulären Risikofaktoren.

Dies stellt aber die wichtige primärpräventive Bedeutung einer regelmäßigen Supplementierung mit den B-Vitaminen nicht infrage. Erhöhte Homocysteinblutspiegel dürften auch Co-Risikofaktoren für andere Krankheitsbilder sein, bei denen kollagene Strukturen oder die Mikrozirkulation eine wichtige Rolle spielen (z.B. Osteoporose, Demenzen usw.).

### Literatur


Spence JD. Homocysteine lowering for stroke prevention: Unravelling the complexity of the evidence. Int J Stroke. 2016;11(7):744–747.

Stanger O et al. DACH-LIGA homocystein (German, Austrian and Swiss Homocysteine Society): consensus paper on the rational clinical use of homocysteine, folic acid and B-vitamins in cardiovascular and thrombotic diseases: guidelines and recommendations. Clin Chem Lab Med. 2003;41(11):1392–1403.

Saposnik G et al. Homocysteine-lowering therapy and stroke risk, severity, and disability: additional findings from the HOPE 2 trial. Stroke. 2009;40(4):1365–1372.

Towfighi A et al. Homocysteine-lowering therapy and risk of recurrent stroke, myocardial infarction and death: the impact of age in the VISP trial. Cerebrovasc Dis. 2014;37(4):263–267.

Wald DS et al. Reconciling the evidence on serum homocysteine and ischaemic heart disease: a meta-analysis. PLOS one 2011;6(2):e16473.


## C-reaktives Protein (CRP)

Das C-reaktive Protein (CRP) ist ein zuverlässiger Laborparameter zum Nachweis von Entzündungszuständen und deren Schweregrad. Im Zusammenhang mit kardiovaskulären Erkrankungen wird das hochsensitive CRP (hs-CRP) als Risikofaktor für niederschwellige Entzündungszustände, wie sie typischerweise bei der Arterioskleroseneigung in den Gefäßen vorliegt, gemessen. Entzündungen spielen bei der Entstehung von Gefäßveränderungen eine äußerst wichtige Rolle. Dies wurde lange Zeit unterschätzt. Diese Mikro-Entzündungen können durch antiinflammatorisch wirksame Substanzen – z.B. durch Omega-3-Fettsäuren sowie durch Vitamin C und E – günstig beeinflusst werden, was anhand der hs-CRP-Werte im Blut nachweisbar ist.

### Literatur


Block G et al. Vitamin C treatment reduces elevated C-reactive protein. Free Rad Biol Med 2009;46:70–77.

Clarke MW et al. Vitamin E in human health and disease. Crit Rev Clin Lab Sci. 2008;45(5):417–450.

Koenig W. High-sensitivity C-reactive protein and atherosclerotic disease: from improved risk prediction to risk-guided therapy. Int J Cardiol. 2013;168(6): 5126–34.

Korantzopoulos P et al. Oral vitamin C administration reduces early recurrence rates after electrical cardioversion of persistent atrial fibrillation and attenuates associated inflammation. Int J Cardiol 2005;102(2): 321–326.

Mazidi M et al. Effects of selected dietary constituents on high-sensitivity C-reactive protein levels in U.S. adults. Ann Med. 2017 May 2:1–14.

Osiecki H et al. The role of chronic inflammation in cardiovascular disease and its regulation by nutrients. Altern Med Rev 2004;9:32–53.


## Lipoprotein(a)

Lipoprotein(a) gilt seit der Publikation der Framingham-Studie (eine der weltweit größten epidemiologischen Studien) als wichtiger Arteriosklerose-Risikofaktor. Bei erhöhten Plasmaspiegeln (> 30 mg/dl) werden vermehrt Ablagerungen in Gefäßwänden und eine Verstärkung der entzündlichen arteriosklerotischen Prozesse beobachtet. Lipoprotein(a) wurde zunächst bei Spezies gefunden, die die Fähigkeit zur endogenen Vitamin-C-Synthese verloren hatten. Es ist nicht klar, ob Statine den Lipoprotein(a)-Spiegel senken können. Die Studien zeigen uneinheitliche Ergebnisse. Niacin und Vitamin C können den Lipoprotein(a)-Spiegel senken. Niacingaben von 2–4 g/Tag (Achtung: Flush; nur unter ärztlicher Kontrolle) vermindern den Lipoprotein(a)-Spiegel um über 30%. Ebenso vermögen folgende Mikronährstoffe den Lipoprotein(a)-Spiegel zu senken: Carnitin (2–3 g/Tag), Omega-3-Fettsäuren (2–3 g EPA/DHA/Tag), Coenzym $Q_{10}$ (100–150 mg/Tag), L-Lysin (2–4 g/Tag) sowie auch Vitamin C verhindern zudem die Ablagerung von Lipoprotein(a) an der Gefäßwand.

## Literatur


Artemeva NV et al. Lowering of lipoprotein(a) level under niacin treatment is dependent on apolipoprotein(a) phenotype. Atheroscler Suppl 2015, May:18:53–58.

Di Angelantonio E et al. Lipoprotein(a) concentration and the risk of coronary heart disease, stroke and nonvascular mortality. JAMA 2009;302(4):412–423.

Nordestgaard BG et al. Lipoprotein(a) as a cardiovascular risk factor: current status. Eur Heart J, 2010;31:2844–2853.

Sahebkar A et al. Supplementation with coenzyme Q10 reduces plasma lipoprotein(a) concentrations but not other lipid indices: a systematic review and meta-analysis. Pharmacol Res 2016;105:198–209.

Serban MC et al. Impact of L-carnitine on plasma lipoprotein(a) concentrations: a systematic review and meta-analysis of randomized controlled trials. Sci Rep 2016;6:Art.Nr. 19188.


## Glykierungsprozesse, AGEs

Bei arteriosklerotischen Veränderungen spielen Glykierungsprozesse eine wichtige Rolle. Dabei führen hohe Zuckerkonzentrationen im Blut (Glukose, Fruktose) zu einer reversiblen Anlagerung von Zuckermolekülen (Glukose, Fruktose) an Proteine. In einem zweiten Reaktionsschritt entstehen Zucker-Crosslinks, wodurch die Struktur und Funktion des Proteins verändert werden kann. Diese chemisch veränderten Proteine, genannt AGEs (Advanced Glycation Endproducts), binden an Rezeptoren der Endothelzellen und der Makrophagen, was zu einer Immunantwort

Glykierungsprozesse – endogene und exogene Einflussfaktoren (Guilbaud et al. 2016)

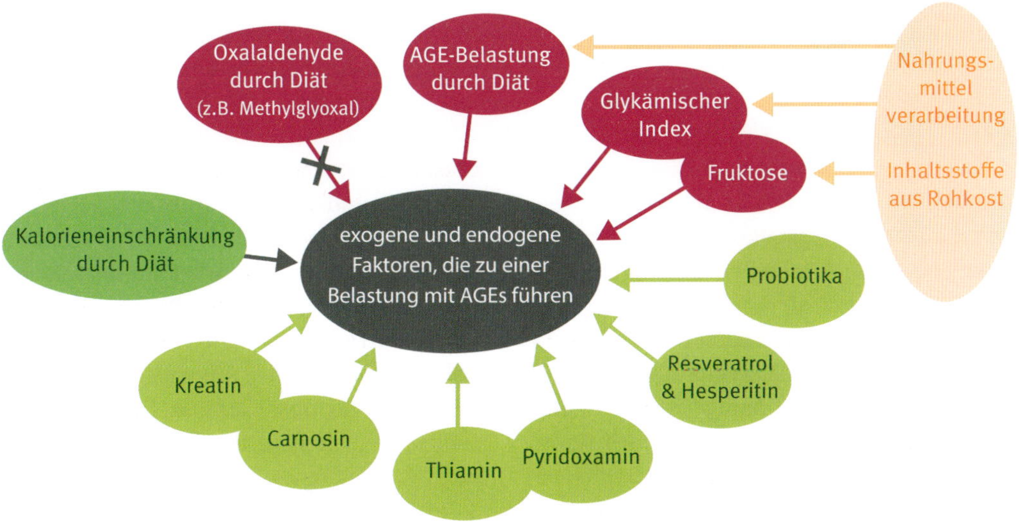

(Interleukine, Leukotriene, Prostaglandine) mit Entzündungsreaktion führt. Je höher der Glukose- und Fruktoseblutspiegel (z. B. durch eine verminderte Glukosetoleranz, Insulinresistenz usw.), desto höher ist das Risiko für Glykierungen. Die Gefäßwände verändern sich in ihrer chemischen Struktur, sie verlieren ihre Elastizität und bieten einen Nährboden für oxidative Prozesse und für das Fortschreiten der Arteriosklerose.

Untersuchungen zeigen, dass sowohl gewisse Lebensmittel wie auch Mikronährstoffe und Pflanzenextrakte Glykierungsprozesse hemmen können, wie z. B. Knoblauch, Tomaten, Zimt, Carnosin, Niacinamid, Vitamin C, Vitamin E, Bioflavonoide, Curcumin, Gingko, Grüntee.

### Literatur

Guilbaud A et al. How can diet affect the accumulation of advanced glycation end-products in the human body? Foods. 2016;5(4).pii:E84.

Wu CH et al. Inhibition of advanced glycation endproduct formation by foodstuffs. Food Funct 2011;2: 224–234.

Yamagishi S et al. Pathologic role of dietary advanced glycation end products in cardiometabolic disorders, and therapeutic intervention. Nutrition. 2016;32(2):157–65.

## Koronare Herzkrankheit

Bei der koronaren Herzkrankheit verengen sich die Herzkranzgefäße, die das Herz mit Sauerstoff und Nährstoffen versorgen. Der Herzmuskel wird nicht mehr ausreichend durchblutet. Die Angina pectoris ist das früheste und häufigste Leitsymptom der koronaren Herzkrankheit. Damit steigt das Risiko für einen Herzinfarkt (Verschluss des Herzkranzgefäßes durch ein Blutgerinnsel). Die koronare Herzkrankheit gehört in den Industriestaaten zu den Hauptursachen für vorzeitige Todesfälle, Invalidität und Verlust von Lebensqualität.

### Ernährungsempfehlungen

**Fett und Cholesterin:** Finden Sie im Abschnitt »Hauptrisikofaktoren« (Seite 423).

**Milchprodukte:** Vollmilchprodukte scheinen das Risiko für die koronare Herzkrankheit zu reduzieren.

**Eier:** Eier erhöhen nach neueren Untersuchungen den Cholesterinspiegel nicht. Eier enthalten nebst Cholesterin zugleich auch große Mengen Lezithin, welches das zugeführte Cholesterin über die Leber vollständig verstoffwechselt.

**Zucker:** Ein übermäßiger Konsum von raffiniertem Zucker erhöht die Wahrscheinlichkeit eines Herzinfarkts bzw. eines Schlaganfalles, weil die Blutfettwerte erhöht, die HDL-Cholesterin-Werte gesenkt und Glykierungsprozesse gefördert werden. Überdies führt ein chronisch hoher Zuckerkonsum zu vermehrten Verlusten von Chrom und anderen Mikronährstoffen (z. B. B-Vitamine, Magnesium), die für die Gesundheit des Herzens unerlässlich sind.

**Obst und Gemüse:** Der regelmäßige Verzehr von Obst und Gemüse schützt vor Herzinfarkt und Schlaganfall. Diese Nahrungsmittel enthalten Vitamine und Mineralstoffe sowie sekundäre Pflanzenstoffe, die das Herz schützen. Darüber hinaus sind sie reich an Nahrungsfasern. Nahrungsfasern, besonders diejenigen aus Obst, Gemüse, Hafer und Hülsenfrüchten, helfen, den Cholesterinspiegel niedrig zu halten, indem sie das Cholesterin

Ernährungsfaktoren zur Reduktion des kardiovaskulären Risikos.

| Ernährungsfaktoren | empfohlene Menge/Tag |
|---|---|
| Früchte und Gemüse | 500–700 g (5-mal am Tag = Menge, die 5 geballten Fäusten entspricht) |
| Kalorien | dem effektiven Bedarf angepasst, Normalgewicht (BMI 20–25) anstreben |
| Kohlenhydrate | v. a. komplexe Kohlenhydrate (Vollkornprodukte) bevorzugen.<br>Kohlenhydrate eher einschränken. Faustregel: Je mehr Bewegung, desto mehr Kohlenhydrate sind möglich. |
| Nahrungsfasern | insgesamt 30 g<br>10 g Nahrungsfasern sind jeweils enthalten in: 100 g Haferflocken, 500 g Äpfeln, 380 g Karotten, 65 g getrockneten Pflaumen, 25 g Leinsamen, 20 g Weizenkleie |
| gesättigte Fette | zirka 9 % der Gesamtkalorien; vor allem in Wurst, Käse, Butter enthalten. Eine geringere Zufuhr würde normalerweise eine Erhöhung des Kohlenhydratanteils zur Folge haben. Dies erhöht wiederum das kardiovaskuläre Risiko. |
| Transfettsäuren | möglichst vermeiden, ‹ 1 % der Gesamtkalorien |
| Nahrungs-Cholesterin | ‹ 200 mg |
| Omega-3-Fettsäuren (EPA/DHA) | Primärprävention: 1–2x fetten Fisch/Woche (z. B. Lachs, Hering, Sardellen, Makrele usw.) oder täglich 500 mg EPA/DHA aus Fischöl-Präparaten<br>Sekundärprävention: 1 000 mg EPA/DHA<br>zur Senkung der Blutfette: 2 000–4 000 mg EPA/DHA aus Fischöl-Präparaten |
| Nüsse, ungesalzen, ungeröstet (enthalten viele ungesättigte Fettsäuren) | 30 g |
| Alkohol | max. ca. 20 g Alkohol/Tag (Äquivalent von 2–3 dl Rotwein) |

im Darm binden und so dessen Aufnahme verhindern.

**TIPP** Wenn Sie täglich zwei bis drei rohe Karotten verzehren, kann das einen hohen Cholesterinspiegel um 10–20 % senken. Knoblauch, Zwiebeln und Ingwer verringern die »Klebrigkeit« der Blutplättchen (Thrombozyten), welche die Blutgerinnung in Gang setzen.

Alkohol: Obwohl übermäßiger Alkoholkonsum der Gesundheit grundsätzlich abträglich ist und das Schlaganfallrisiko erhöht, kann ein gemäßigter Alkoholgenuss (pro Tag etwa die Menge Alkohol, die in 2–3 dl Wein oder 2 Gläsern Bier enthalten ist) das Herzinfarktrisiko senken. Alkohol erhöht die HDL-Werte im Blut. Darüber hinaus enthält Rotwein eine ganze Reihe von Antioxidanzien und sekundären Pflanzenstoffen, die helfen können, eine Oxidation von Blutfetten zu verhindern.

Kaffee: Der Genuss großer Mengen von Kaffee (mehr als vier Tassen pro Tag) kann bei manchen Menschen die Blutfettwerte erhöhen.

## Besondere Hinweise

- Ein aerobes Sportprogramm, mit Maß ausgeübt, kann die HDL-Werte erhöhen und das Herzinfarktrisiko senken. Allerdings sollten Herzkranke nie ohne ärztliche Zu-

## Nährstoffempfehlungen bei Herz- und Gefäßerkrankungen

| Nährstoff | empfohlene Tagesdosis | Kommentare |
|---|---|---|
| **Folsäure**<br>Vitamin $B_6$<br>Vitamin $B_{12}$<br>Vitamin $B_2$ | 0,8 mg<br>10–50 mg<br>10–500 µg<br>10–50 mg | Senken den Homocysteinspiegel und reduzieren somit das Risiko für einen Herzinfarkt bzw. Schlaganfall bei gesunden Menschen. |
| Niacin (in Form von Nikotinsäure) | retardiert: 0,5–2 g<br>nicht retardiert: 1–3 g | Senkt zuverlässig den Gesamtcholesterin-Spiegel, Triglyceride, VLDL, LDL, Lipoprotein(a) und erhöht das HDL-Cholesterin. Nur unter ärztlicher Kontrolle; kann Flush bewirken; Gefäßerweiterung kann zu Hypotonie führen; Verbindungen mit Inositol reduzieren den Flush; Retardpräparate werden häufig angewendet. |
| Vitamin C | 0,5–1 g | Bringt die Blutlipide ins Gleichgewicht und wirkt der Bildung von Blutgerinnseln in den Arterien entgegen. Schützt Fette und Cholesterin vor Oxidationsschäden; reduziert Lipoprotein(a) und den Entzündungsmarker CRP; hemmt Glykierungsprozesse. |
| Vitamin D | je nach Laborspiegel | Bei Vitamin D-Blutwerten unter 60 nmol/l besteht ein erhöhtes Risiko für Herzgefäßerkrankungen (primäres und sekundäres Risiko). |
| Vitamin E | 400 I. E. | In einer Meta-Analyse zeigte sich, dass Vitamin E als Monosubstanz in Tagesdosen ≥ 400 I.E. das Herzinfarktrisiko senken konnte. In Kombipräparaten konnte dies nicht gezeigt werden. |
| **Magnesium** | 400–600 mg | Niedrige Magnesiumblutspiegel korrelieren mit einer erhöhten kardiovaskulären Mortalität. Magnesium vermindert das Herzinfarktrisiko und die Gefahr von Herzrhythmusstörungen und Blutgerinnseln; reduziert Gefäßmuskeltonus und Entzündungen; stabilisiert den Zuckerstoffwechsel. |
| Selen | je nach Selenstatus; 100–200 µg | Ausreichende Selenspiegel scheinen das Risiko für koronare Herzerkrankungen zu reduzieren; hilft, Blutfette und Cholesterin vor Oxidationsschäden zu schützen. Eine langfristige Seleneinnahme zusammen mit Coenzym $Q_{10}$ reduziert kardiovaskuläre Todesfälle bei Senioren um 50 % (mit nachhaltiger Wirkung über Jahre). |
| **Coenzym $Q_{10}$** | 90–120 mg | Vermindert die Anzahl von Brustschmerzanfällen (Angina pectoris) und verbessert die Herzfunktion bei Herzinsuffizienz. Hilft, Blutfette und Cholesterin vor Oxidationsschäden zu schützen. Zwingende Supplementierung bei Statintherapie. Eine langfristige Coenzym-$Q_{10}$-Einnahme zusammen mit Selen reduziert kardiovaskuläre Todesfälle bei Senioren um 50 % (mit nachhaltiger Wirkung über Jahre). |
| L-Carnitin | 1–2 g | Vermindert die Anzahl von Angina-pectoris-Anfällen und verbessert die Herzfunktion bei Herzkranken. Darüber hinaus normalisiert es die Blutlipide. |
| L-Arginin | 2–4 g | Wirkt gefäßerweiternd durch Bildung von NO. Reduktion des Risikofaktors ADMA (asymmetrisches Dimethylarginin). |

| Nährstoff | empfohlene Tagesdosis | Kommentare |
| --- | --- | --- |
| Omega-3-Fett-säuren | Primärprävention: 0,5 g<br>Sekundärprävention: 1 g<br>zur Senkung der Blutfette: 2–4 g | Wirken lipidstoffwechselregulierend, antiarrhythmisch, antithrombotisch sowie entzündungshemmend (hs-CRP), vermindern die Häufigkeit von Angina-pectoris-Anfällen. |

stimmung ein Trainingsprogramm beginnen.
- Eine Reduktion der Natriumzufuhr (v.a. in Kochsalz) um täglich 5 g reduziert das Risiko für einen Schlaganfall um über 20%.

## Laboruntersuchungen

Risikoindikatoren:
- Lipidprofil (Cholesterin, HDL, LDL, MDA-LDL, Triglyceride usw.)
- Fettsäurenprofil, Omega-3-Index
- Homocystein
- hs-CRP, TNF-α, HOMA-IR, $HbA_{1c}$
- ADMA, Histamin

Mikronährstoffe:
- Coenzym $Q_{10}$
- Selen, Magnesium
- L-Carnitin
- Vitamin D

## Literatur


Alehagen U et al. Reduced cardiovascular mortality 10 years after supplementation with selenium and coenzyme $Q_{10}$ for four years: follow-up results of a prospective randomized double-blind placebo-controlled trial in elderly citizens. PLoS One 2015;10(12):e0141641. doi: 10.1371)

Aune D et al. Fruit and vegetable intake and the risk of cardiovascular disease, total cancer and all-cause mortality-a systematic review and dose-response meta-analysis of prospective studies. Int J Epidemiol. 2017 Feb 22. doi: 10.1093

Böger RH et al. L-Arginine improves vascular function by overcoming the deleterious effects of ADMA, a novel cardiovascular risk factor. Altern Med Rev 2005;10:14–23.

Chen GC et al. Vitamin C intake, circulating vitamin C and risk of stroke: a meta-analysis of prospective studies. J Am Heart Assoc. 2013;2(6):e000329.

Di Angelantonio E et al. Lipoprotein(a) concentration and the risk of coronary heart disease, stroke and nonvascular mortality. JAMA 2009;302(4):412–423.

Flores-Mateo G et al. Selenium and coronary heart disease: a meta-analysis. Am J Clin Nutr 2006;84(3): 762–773.

He K. et al. Folate, Vitamin $B_6$ and $B_{12}$ intakes in relation to risk of stroke among men. Stroke 2004;35: 169–174.

Loffredo L et al. Supplementation with vitamin E alone is associated with reduced myocardial infarction: a meta-analysis. Nutr Metab Cardiovasc Dis 2015 ;25: 354-363.

Micha R et al. Etiologic effects and optimal intakes of foods and nutrients for risk of cardiovascular diseases and diabetes: Systematic reviews and meta-analyses from the Nutrition and Chronic Diseases Expert Group (NutriCoDE). PLoS One. 2017;12(4):e0175149.

Padayatty SJ, Levine M. Vitamin C and myocardial infarction: the heart of the matter. Am J Clin Nutr 2000; 71:1027–1028.

Pepe S et al. Coenzyme Q10 in cardiovascular disease. Mitochondrion 2007;7S:S154–S167.

Ramsden CE et al. n-6 fatty acid-specific and mixed polyunsaturate dietary interventions have different effects on CHD risk: a meta-analysis of randomised controlled trials. Br J Nutr. 2010 Dec;104(11):1586–1600.

Reffelmann T et al. Low serum magnesium concentrations predict cardiovascular and all-cause mortality. Atherosclerosis 2011;doi:10.1016/j.atherosclerosis.2011.05.038.

Schnyder G et al. Decreased rate of coronary restenosis after lowering of plasma homocystein levels. N Engl J Med 2001;345:1593–1600.

Strazullo P et al. Salt intake, stroke, and cardiovascular disease: meta-analysis of prospective studies. Brit Med J 2009;339:4567–4575.

Studer M, Briel M et al. Effect of Different Antilipidemic Agents and Diets on Mortality. Arch Intern Med 2005;165:725–730.

Van Horn L et al. The evidence for dietary prevention and treatment of cardivascular disease. J Am Diet Assoc 2008;108:287–331.

Wang L et al. Circulating 25-hydroxy-vitamin D and risk of cardiovascular disease: a meta-analysis of prospective studies. Circ Cardiovasc Qual Outcomes. 2012;5(6):819–829.

Wang ZM et al. Folate and risk of coronary heart disease: a meta-analysis of prospective studies. Nutr Metab Cardiovasc Dis. 2012 Oct;22(10):890–899.

Wojcik OP et al. The potential protective effects of taurine on coronary heart disease. Atherosclerosis 2010;208:19–25.

Yasmin T et al. Toxicological assessment of a novel niacin-bound chromium, known to ameliorate the symptoms of metabolic syndromes. J Am Coll Nutr 2004; 76:272–275.

Yusuf S et al. Obesity and the risk of myocardial infarction in 27 000 participants from 52 countries (Interheart study). Lancet 2005;366:1640–1649.

Zhang X et al. Selenium status and cardiovascular diseases: meta-analysis of prospective observational studies and randomized controlled trials. Eur J Clin Nutr. 2016;70(2):162–169.

## Bluthochdruck (Hypertonie)

Bei der Blutdruckmessung werden jeweils zwei Zahlen ermittelt. Die erste, höhere Zahl bezieht sich auf den höchsten Druck, der erreicht wird, wenn der Herzmuskel das Blut in die Gefäße pumpt (Systole). Die niedrigere Zahl entspricht dem Druck im Blutgefäß während der Ruhepause zwischen den Herzschlägen (Diastole). Bei Bluthochdruck sind die Blutgefäße enger gestellt, der Widerstand für das Herz erhöht sich und es braucht einen höheren Pumpdruck. Ein hoher Blutdruck (Hypertonie) ist unerwünscht, weil dadurch die arteriellen Gefäße über Gebühr belastet werden. Wenn der Blutdruck dauerhaft erhöht ist, verlieren die Blutgefäße an Elastizität und durch die hohen Strömungsscherkräfte kommt es zu Schädigungen der Gefäßinnenwand (Endothel), was die Entwicklung einer Arteriosklerose begünstigt. Durch den erhöhten Pumpwiderstand wird auch der Herzmuskel zu stark belastet, was zu seiner Verdickung führt. Dadurch werden Herzrhythmusstörungen (z.B. Vorhofflimmern) und letztendlich eine Herzinsuffizienz (Pumpschwäche) begünstigt.

Unbehandelt erhöht ein Bluthochdruck das Risiko für Herzinfarkt, Nierenversagen, Hirnschlag und besagte Herzprobleme ganz beträchtlich. Zum Beispiel ist das Risiko eines Todes durch frühe Herzerkrankung für Menschen mit Bluthochdruck doppelt so hoch wie für Menschen mit normalem Blutdruck. Bluthochdruck ist eine stille Erkrankung – die meisten Hypertoniker leben symptomfrei, und viele von ihnen wissen nicht einmal, dass sie unter Bluthochdruck leiden. Diese Symptomfreiheit über Jahre macht die Hypertonie zu einer gefährlichen Krankheit. Daher sollte der Blutdruck regelmäßig (mindestens 1–2-mal im Jahr) überprüft werden, besonders bei Menschen, die zu einer Risikogruppe gehören. Das sind Übergewichtige und Menschen, die sich nicht genügend bewegen oder die noch andere Risikofaktoren für Herz-Kreislauf-Erkrankungen haben, wie Diabetes oder Fettstoffwechselstörungen. Wer nahe Verwandte hat, die unter Hypertonie leiden, sollte ebenfalls regelmäßig zur Kontrolle gehen. Die Grenzwerte für einen Bluthochdruck liegen gemäß der WHO bei 140/90 mmHg. Ein hoher Blutdruck muss durch den Arzt abgeklärt und konsequent behandelt werden.

Da bei Übergewicht auch das überschüssige Fettgewebe gut durchblutet ist und auch diese Gefäße enger gestellt sind, wird der Blutdruck durch diese Zusatzbelastung weiter erhöht. Entsprechend kann ein vernünftiger Lebensstil mit regelmäßiger Bewegung,

Gewichtskontrolle, Stressabbau und ausgewogener Ernährung einen wesentlichen Therapiebeitrag leisten. Durch eine Lebensstilanpassung wird zudem noch das Risiko für Diabetes oder Fettstoffwechselstörungen gesenkt, was bei hohem Blutdruck besonders wichtig ist.

## Ernährungsempfehlungen

Der Bluthochdruck kann erheblich gesenkt werden, indem das Übergewicht reduziert wird. Das Ziel sollte es sein, den BMI unterhalb von 25 zu halten. Zu viel Kochsalz kann bei ca. 25 % der Hypertoniker den Blutdruck erhöhen. Bei empfindlichen Personen lohnt sich entsprechend eine Salzreduktion. Dabei ist vor allem auf das versteckte Salz zu achten, das in den gekauften Lebensmitteln bereits enthalten ist. Wenn ein Kochsalz-sensibler Blutdruckpatient seinen Salzkonsum deutlich reduziert (ca. auf 1,5 g Natrium/Tag) und reichlich frische, kaliumreiche Gemüse und Früchte isst, kann er dadurch seinen Blutdruck um durchschnittlich 12/7 mmHg senken (DASH-Studie). Dies entspricht dem Wirkungspotenzial eines herkömmlichen Blutdruckmedikaments!

**TIPP** **Sellerie sowie auch Knoblauch haben blutdrucksenkende Eigenschaften. Auch der Verzehr von täglich 10–30 g dunkler Schokolade mit hohem Kakaoanteil hat einen nachgewiesen positiven Effekt auf den Blutdruck.**

Ein Zuviel an Alkohol trägt zu Bluthochdruck bei. Hypertoniker sollten sich höchstens ein bis zwei Drinks (entspricht etwa 3,5 dl Bier bzw. 1,5 dl Wein) am Tag genehmigen. Eine mediterrane bzw. eine eher kohlenhydratreduzierte Ernährungsweise scheint den Blutdruck langfristig positiv zu beeinflussen. Wenn verschiedene dieser Ernährungs- und Lifestyle-Faktoren kombiniert werden, ergibt sich gemäß den Erfahrungen aus der Nurses Health Study, bei der über 80 000 Frauen während 14 Jahren beobachtet wurden, ein hohes Vorbeugungspotenzial gegenüber hohem Blutdruck.

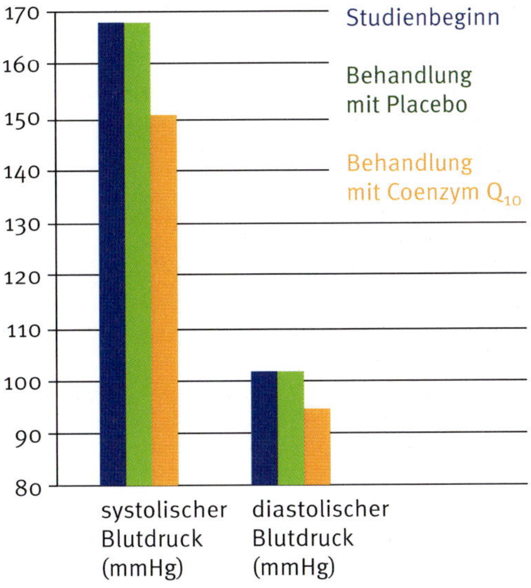


Coenzym $Q_{10}$ senkt den erhöhten Blutdruck signifikant; 100–120 mg/Tag über 8–12 Wochen (Rosenfeld et al. 2007).

Bei Blutdruck-Studien gibt es diverse Fehlerquellen, die die Studienergebnisse positiv oder negativ beeinflussen können, und in vielen Studien wirkt auch ein Placebo-Produkt beachtlich erfolgreich. In der folgenden Tabelle ist aufgeführt, um wie viel besser als Placebo verschiedene Mikronährstoffe auf den Blutdruck wirken. Diese Werte sind bei einer kombinierten Nährstoffsupplementierung allerdings nicht in jedem Fall miteinander addierbar.

## Nährstoffempfehlungen bei Bluthochdruck

| Nährstoff | empfohlene Tagesdosis | Kommentare |
|---|---|---|
| **Vitamin C** | 0,5–1 g | Vitamin C wirkt blutdrucksenkend. Es ist bei Bluthochdruck-Patienten mit einer Reduktion des Blutdrucks um ca. 5/2 mmHg zu rechnen. Bei Blutdruck-Patienten mit ACE-Hemmern kann die Reduktion bis zu 10 mmgHg betragen. |
| **Vitamin D** | je nach Laborstatus | Vitamin-D-Mangel ist sehr weit verbreitet und mit einem erhöhten Risiko für Hypertonie verbunden. Bei 25-(OH)-Vitamin-$D_3$-Spiegeln unter 75 nmol/l liegt das Herzinfarktrisiko rund 2,5-mal höher. Vitamin D (800 I. E./Tag) kann Mangel (und daraus resultierendes Risiko) vermindern. |
| **Magnesium** | 300–600 mg | Magnesium wirkt stark blutgefäßentspannend. Magnesiummangel, der den Blutdruck erhöht, ist in den industrialisierten Ländern weit verbreitet. Die Dosierungen auf 2–3 Tagesportionen verteilen. Blutdruckreduktion bei etwa 4/3 mmHg. In einigen Analysen (bei medikamentös vorbehandelten Hypertonikern › 155 mmHg) wurde eine deutlichere Senkung um bis zu 19/11 mmHg beschrieben. |
| **Kalium** | je nach Laborstatus | Kalium kann den Blutdruck bei Hypertonikern reduzieren (um ca. 4/3 mmHg). Niedrige Kaliumzufuhr und/oder -blutspiegel korrelieren mit einem dreifachen Risiko für Schlaganfälle oder plötzlichem Herztod. Nur unter kontrollierten Bedingungen supplementieren. |
| **Folsäure** | 0,6–0,8 mg | Auswertungen der Nurses Health Study zeigen ein reduziertes Hypertonierisiko bei guter Folsäureversorgung. |
| **L-Arginin** | 4–10 g | Wirkt gefäßerweiternd – via Bildung von NO. Reduktion des kardiovaskulären Risikofaktors ADMA (asymmetrisches Dimethylarginin). Blutdrucksenkung um ca. 5/3 mmHg. Kombination mit Antioxidanzien sinnvoll (zur Vermeidung von nitrosativem Stress). Wird teilweise auch in der Schwangerschaft eingesetzt (4 g). |
| **Taurin** | 1,5–2 g | Taurinsupplemente können den Blutdruck senken. (7/4,5, klinisch gemessen bzw. 4/3,5 mmHg ambulant gemessen). |
| **Coenzym $Q_{10}$** | 90–150 mg | Senkt einen zu hohen Blutdruck bei Hypertonikern zuverlässig – in einigen Studien bis zu durchschnittlich 15/9 mmHg. In anderen Analysen ist der Effekt kleiner (4/2 mmHg). |
| **Omega-3-Fettsäuren** | 1,5–3 g EPA in Form von Fischölkapseln | Es ist eine Senkung des Blutdrucks um durchschnittlich 5/3 mmHg zu erwarten. |

## Besondere Hinweise

- Chronisch toxische Belastungen mit Schwermetallen wie Blei oder Cadmium können den Blutdruck erhöhen.
- Die regelmäßige Ausübung aerober Sportarten kann den Blutdruck senken und dazu beitragen, dass sich Bluthochdruck gar nicht erst entwickelt.
- Chronischer Stress, Anspannung und Angst können den Blutdruck erhöhen. Autogenes Training und andere entspannende Tätigkeiten können helfen, Stress abzubauen und den Blutdruck zu senken.
- Die bei Bluthochdruck normalerweise zum Einsatz kommenden Medikamente haben oft einen direkten, störenden Einfluss auf den Mikronährstoffhaushalt. Eine parallele Supplementierung der betroffenen Vitamine, Mineralstoffe und Spurenelemente ist sinnvoll, um die Nebenwirkungen der Medikamente zu vermindern.

## Laboruntersuchungen

- Klassischer Ausschluss der Auslöser einer sekundären Hypertonie: Schilddrüse, Nebenniere, Stressachse, Elektrolyte
- Lipidstoffwechsel
- Diabetesrisiko: Glukosetoleranz, $HbA_{1c}$
- Nierenschädigung: Kreatinin, Mikroalbumin im Urin
- Schwermetall-Screening (Haare, Urin, Vollblut)

## Literatur

Colussi G et al. Impact of omega-3 polyunsaturated fatty acids on vascular function and blood pressure: Relevance for cardiovascular outcomes. Nutr Metab Cardiovasc Dis. 2017;27(3):191–200.

Duffy SJ et al. Treatment of hypertension with ascorbic acid. Lancet 1999;354:2048–2049.

Dong JY et al. Effect of oral L-arginine supplementation on blood pressure: a meta-analysis of randomized, double-blind, placebo-controlled trials. Am Heart J. 2011;162(6):959–965.

Fleet JC. Bone lead as a risk factor for hypertension in men. Nutr Rev 1996; 54:180.

Forman JP et al. Folate intake and the risk of incident hypertension among US women. JAMA 2005;293: 320–329.

Gröber U et al. Magnesium in prevention and therapy. Nutrients. 2015;7(9):8199–8226.

Ho MJ et al. Blood pressure lowering efficacy of coenzyme Q10 for primary hypertension. Cochrane Database Syst Rev. 2016;3:CD007435.

Houston MC et al. Potassium, magnesium, and calcium: their role in both the cause and treatment of hypertension. J Clin Hypertens 2008;10(7 suppl 2):2–11.

Juraschek SP et al. Effects of vitamin C supplementation on blood pressure: a meta-analysis of randomized controlled trials. Am J Clin Nutr. 2012 May; 95(5): 1079–1088.

Lavie CJ et al. Omega-3-polyunsaturated fatty acids and cardiovascular diseases. J Am Coll Cardiol. 2009;54(7):585–594.

Militante JD et al. Treatment of hypertension with oral taurine: experimental and clinical studies. Amino Acids 2002;23:381–393.

Nahas R. Complementary and alternative medicine approaches to blood pressure reduction. Can Fam Phys. 2008;54:1529–1533.

Neri I et al. L-arginine supplementation in women with chronic hypertension: impact on blood pressure and maternal and neonatal complications. J Mat-Fet Neonat Med 2010;23(12):1456–1460.

Poorolajal J et al. Oral potassium supplementation for management of essential hypertension: A meta-analysis of randomized controlled trials. PLoS One. 2017;12(4):e0174967.

Rosenfeldt FL et al. Coenzyme Q10 in the treatment of hypertension: a meta-analysis of the clinical trials. J Hum Hypertens 2007;21(4):297–306.

Sacks FM et al. Dietary therapy in hypertension. New Engl J Med 2010;362:2102–2112.

Sun Q et al. Taurine supplementation lowers blood pressure and improves vascular function in prehypertension. Hypertension 2016;67(3):541–549.

## Herzrhythmusstörungen

Unter Herzrhythmusstörungen (Arrhythmien) versteht man Veränderungen des Herzschlages in Frequenz und Rhythmus. Man unterscheidet sogenannte Bradykardien (unter 60 Herzschläge/Minute) von Tachykardien (über 100 Herzschläge/Minute). Tachykarde Rhythmusstörungen werden nach ihrem Ursprung noch weiter unterteilt: Ventrikuläre Tachykardien gehen von der Herzkammer, supraventrikuläre Tachykardien vom Herzvorhof aus.

Als Extrasystole bezeichnet man einen Herzschlag, der außerhalb der normalen Herzfrequenz in den normalen Takt einfällt. Extrasystolen sind häufig, auch bei gesunden Menschen. Sie treten aber dann meist nur vereinzelt in besonderen Situationen auf. Eine häufige Rhythmusstörung ist das Vorhofflimmern. Dabei kommt es zur unkoordinierten Auslösung des Herzschlages in den Vorhöfen, außerhalb des Kammertaktes. Durch die mangelnde zeitliche Abstimmung der Vorhofkontraktion mit der Kontraktion der Herzkammer füllt sich diese unregelmäßig mit Blut, was unterschiedliche Auswurfmengen zur Folge hat. Dadurch wird der Körper weniger effizient mit sauerstoffreichem Blut versorgt. Häufig leidet die Leistungsfähigkeit und das Risiko für Hirnschlag steigt beträchtlich. Mit einer Häufigkeit von 5% bei den über 65-Jährigen ist das Vorhofflimmern zu einer eigentlichen Volkskrankheit geworden. Hauptursache ist der Bluthochdruck. Vorhofflimmern wird jedoch auch bei Leistungssportlern in jüngerem Alter gehäuft beobachtet. Die leistungsbedingte Dehnung der Vorhöfe scheint hier als Auslöser verantwortlich zu sein.

### Ursachen

Häufig auftretende oder länger anhaltende Arrhythmien können meist auf folgende Ursachenbereiche zurückgeführt werden:

- Stoffwechselstörungen (z.B. Schilddrüsenüberfunktion, erhöhter Blutdruck, Diabetes, Elektrolytstörungen)
- gewisse Medikamente (Betablocker, Kalziumantagonisten, Schilddrüsenhormone, gewisse Psychopharmaka, Antihistaminika usw.)
- Bluthochdruck
- Herzerkrankungen (z.B. koronare Herzkrankheit, Herzinsuffizienz, Herzmuskelentzündung, Herzklappenfehler, Herzinfarkt)
- Schlafapnoe (kurze Atempausen während des Schlafens), chronische Schlafstörungen
- Übergewicht

### Nährstoffempfehlungen bei Herzrhythmusstörungen

| Nährstoff | empfohlene Tagesdosis | Kommentare |
|---|---|---|
| Vitamin C | 1–2 g | reduziert (außerhalb der USA) deutlich die Häufigkeit von postoperativem Vorhofflimmern nach Herzoperationen und nach Kardioversionen |
| Coenzym $Q_{10}$ | 90–150 mg | scheint Rhythmusstörungen günstig zu beeinflussen |
| Omega-3-Fettsäuren | 2–3 g EPA/DHA in Form von Fischölkapseln | Omega-3-Fettsäuren scheinen eine antiarrhythmische Wirkung zu besitzen. Neuere Studien zeigen allerdings inkonsistente Resultate. |

- übermäßiger Alkoholkonsum
- angeborene Anomalien

### Ernährungsempfehlungen

Die Reduktion von Übergewicht ist zur Senkung des Risikos von Herzrhythmus-Störungen empfehlenswert. Ebenso scheint die Zufuhr von Fisch, der reich an Omega-3-Fettsäuren ist, günstig.

### Besondere Hinweise

Störungen im Elektrolythaushalt (Natrium, Kalium, Magnesium) können zu Arrhythmien führen. Eine Kaliumsubstitution sollte allerdings nur unter ärztlicher Kontrolle durchgeführt werden. Hoher Koffeinkonsum erhöht die Herzfrequenz, erhöht aber nicht die Häufigkeit von Arrhythmien.

### Laboruntersuchungen

- Fettsäurenprofil, Omega-3-Index
- Magnesium, Kalium
- Coenzym $Q_{10}$

### Literatur

Finzi AA et al. Effects of n-3 polyunsaturated fatty acid on malignant ventricular arrhythmias in patients with chronic heart failure and implantable cardioverter-defibrillators. Am Heart J 2011;161:338–343.

Gorenek B et al. European Heart Rhythm Association (EHRA)/european association of cardiovascular prevention and rehabilitation (EACPR) position paper on how to prevent atrial fibrillation endorsed by the Heart Rhythm Society (HRS) and Asia Pacific Heart Rhythm Society (APHRS). European Journal of Preventive Cardiology 2017;24(1):4–40

Hemilä H et al. Vitamin C for preventing atrial fibrillation in high risk patients: a systematic review and meta-analysis. BMC Cardiovasc Disord. 2017;17(1):49.

Lancaster TS et al. Potassium and magnesium supplementation do not protect against atrial fibrillation after cardiac operation: a time-matched analysis. Ann Thorac Surg 2016;102(4):1181–1188.

## Herzinsuffizienz

Von einer Herzinsuffizienz spricht man dann, wenn das Herz nicht mehr in der Lage ist, die geforderte Pumpleistung zu erbringen. Die Herzinsuffizienz ist altersabhängig und stets die Folge einer zugrundeliegenden Herzerkrankung – meist handelt es sich um eine koronare Herzkrankheit, Bluthochdruck oder eine Herzmuskelerkrankung (Kardiomyopathie). Der Schweregrad einer Herzinsuffizienz wird gemäß einer Klassifizierung der New York Heart Association (NYHA) beschrieben. Man unterscheidet 4 Stufen – wobei NYHA I die geringsten körperlichen Limitierungen beinhaltet, und NYHA-Stufe IV bereits in Ruhe mit massiven Atem- und Herzbeschwerden einhergeht. Typisch sind auch Wasseransammlungen (Ödeme) in den Beinen und in der Lunge.

### Ernährungsempfehlungen

Gemäß den vorliegenden Kohortenstudien scheinen folgende Ernährungs- und Lifestyle-Faktoren bei der Beratung von Herzinsuffizienz-Patienten sinnvoll zu sein:

- normales Körpergewicht anstreben
- nicht rauchen
- regelmäßige körperliche Aktivität
- moderater Alkoholkonsum (max. 20 g Alkohol/Tag)
- ausreichend Gemüse und Früchte (5 Portionen pro Tag = 500–700 g)
- Vollkorngetreide zum Frühstück

Bei älteren Menschen mit Herzinsuffizienz ist es besonders wichtig, eine genaue und gut verständliche Vorgabe betreffend die Flüssigkeitszufuhr zu machen. Eine Empfehlung von 1,2–1,5 l/Tag (= 1 große Flasche Mineralwasser) ist meist angemessen.

## Nährstoffempfehlungen bei Herzinsuffizienz

| Nährstoff | empfohlene Tagesdosis | Kommentare |
|---|---|---|
| Vitamin $B_1$ | 200 mg | Schwere Herzinsuffizienz geht mit niedrigeren Vitamin-$B_1$-Blutspiegeln einher. Vor allem bei gleichzeitiger Furosemid-Medikation sinnvoll (massive Vitamin-$B_1$-Ausscheidung) |
| Vitamin D | je nach Laborstatus bis zu 4000 I.E. pro Tag | Niedrige 25-(OH)-Vitamin-$D_3$-Blutspiegel korrelieren mit dem Schweregrad der Herzinsuffizienz sowie mit einem mehrfach erhöhten Risiko für Tod durch Herzversagen und durch plötzlichen Herztod. Hohe Dosierungen (4000 I.E. pro Tag) verbessern die Herzmuskelfunktion. |
| Magnesiumorotat | erster Monat 6 g, dann langfristig 3 g | verbessert die klinischen Symptome, die Lebensqualität und die Lebenserwartung bei schwerer Herzinsuffizienz (MACH-Studie) |
| Selen | bei niedrigen Laborwerten 100–200 µg | Störungen der Herzmuskelfunktion (Kardiomyopathien) gehören zu den klassischen Bildern eines Selenmangels. |
| L-Carnitin | 1,5–3 g | Kann zu Verbesserungen der Leistungsfähigkeit und evtl. der Lebenserwartung bei Herzinsuffizienz führen. |
| Taurin | 3 g | Kann zu verbesserter Leistungsfähigkeit führen; schützt die Herzmuskelzellen vor einer Kalziumüberladung; antioxidative Wirkung. |
| **Coenzym $Q_{10}$** | 100–300 mg | Die Wirkung von Coenzym $Q_{10}$ bei Herzinsuffizienz ist gut dokumentiert. Der Coenzym-$Q_{10}$-Blutspiegel scheint ein wichtiger prognostischer Parameter zu sein, der die Lebenserwartung von Herzpatienten wesentlich mitbestimmt. |
| Omega-3-Fettsäuren | 1–2 g EPA/DHA in Form von Fischölkapseln | Omega-3-Fettsäuren beeinflussen die Herzinsuffizienz sehr günstig. Wenn 56 Menschen mit Herzinsuffizienz 4 Jahre lang täglich 1g Fischöl einnehmen, so kann ein Todesfall vermieden werden. |

Die ausreichende Versorgung mit Coenzym $Q_{10}$ bringt Herzinsuffizienzpatienten einen hohen Nutzen. Dies haben zahlreiche Studien in den letzten 20 Jahren gezeigt. Coenzym $Q_{10}$ verbessert die Pumpleistung des Herzens signifikant und damit auch die Lebensqualität der Patienten. Es konnten Verbesserungen von 1–2 NYHA-Stufen (!) nachgewiesen werden, wobei weder unerwünschte Nebenwirkungen noch Wechselwirkungen mit anderen Medikamenten zu erwarten sind.

### Besondere Hinweise

Die bei Herzinsuffizienz normalerweise zum Einsatz kommenden Medikamente haben oft einen direkten, störenden Einfluss auf den Mikronährstoffhaushalt. Eine parallele Supplementierung der betroffenen Vitamine, Mineralstoffe und Spurenelemente oder die Gabe eines Multivitaminpräparates ist sinnvoll, um die Nebenwirkungen der Medikamente zu vermindern.

## Laboruntersuchungen

- Coenzym $Q_{10}$
- 25-(OH)-Vitamin $D_3$
- Selen
- Vitamin $B_1$
- L-Carnitin

## Literatur


Djoussé L et al. Relation between modifiable lifestyle factors and lifetime risk of heart failure. JAMA 2009;302(4):394–400.

Gissi HF et al. Effect of n-3 polyunsaturated fatty acids in patients with chronic heart failure (the GISSI-HF trial): a randomised, double-blind, placebo-controlled trial. Lancet 2008;372:1223–30

Molyneux SL et al. Coenzyme $Q_{10}$. An independent predictor of mortality in chronic heart failure. J Am Coll Cardiol 2008;52:1435–1441.

Mortensen SA et al. The effect of coenzyme Q10 on morbidity and mortality in chronic heart failure: results from Q-SYMBIO: a randomized double-blind trial. JACC Heart Fail. 2014;2(6):641–649.

Rizos I.Three-year survival of patients with heart failure caused by dilated cardiomyopathy and L-carnitine administration. Am Heart J 2000;139:S120–S123.

Siscovick DS et al. Omega-3 Polyunsaturated Fatty Acid (Fish Oil) Supplementation and the Prevention of Clinical Cardiovascular Disease: A Science Advisory From the American Heart Association. Circulation. 2017;135(15):e867-e884.

Soukoulis V et al. Micronutrient deficiencies. A unmet need in heart failure. J Am Coll Cardiol 2009;54: 1660–1673.

Stepure OB et al. Magnesium orotate in severe congestive heart failure (MACH). Int J Cardiol 2009;134: 145–147.

Witte KK et al. Effects of vitamin D on cardiac function in patients with chronic HF: The VINDICATE Study. J Am Coll Cardiol. 2016;67(22):2593–2603.

# Anämie (Blutarmut)

Menschen mit Blutarmut sind meist blass und leiden oft unter Müdigkeit, Kurzatmigkeit und Herzklopfen bei leichten Anstrengungen (z. B. beim Treppensteigen), Antriebsschwäche, Reizbarkeit, Konzentrationsstörungen, Schwindel, Kopfschmerzen, Mundschleimhaut-Affektionen und Mundwinkeleinrissen.

## Eisenmangelanämie ist die häufigste Form

Der lebensnotwendige Sauerstofftransport zu den Organen und Geweben erfolgt im Blut durch das Hämoglobin in den roten Blutkörperchen (Erythrozyten). Blutarmut beschreibt medizinisch nicht den Mangel an Blut-»Flüssigkeit« per se, sondern zu wenig Hämoglobin (roter Blutfarbstoff) im Blut. Unter einer Anämie versteht man gemäß den WHO-Kriterien eine Verminderung der Hämoglobinkonzentration im Vollblut unter 130 g/l (Männer) und 120 g/l (Frauen). Von einer milden Anämie spricht man bei Hämoglobinwerten von 100–129 g/l (Männer) bzw. von 100–119 g/l (Frauen).

**Ursachen:** Bei den meisten Anämien handelt es sich um eine erworbene (nicht angeborene) Blutarmut. Die Ursachen für eine erworbene Anämie sind vielfältig. Seltenere Anämieformen bedürfen einer differenzierten Abklärung.

**Blutverluste:** Verletzungen, starke Menstruationsblutungen, versteckte Blutungen im

### Störungen des Eisentransports

Aluminium und Blei haben eine hohe Affinität zum Eisentransportprotein (Transferrin) und sind in der Lage, dessen Transportkapazitäten zu blockieren. Daher können chronische Aluminium- und Bleibelastungen dazu führen, dass Eisen (auch parenteral verabreichtes Eisen!) nicht ausreichend zur Zelle weitertransportiert wird. Die Resultate einer Eisentherapie sind in diesen Fällen oft enttäuschend.
Eine Überladung mit Eisen, das auch unerwünschte prooxidative Eigenschaften hat, kann bei einem unzureichenden Eisentransport zu vermehrten Radikalreaktionen, Eisenablagerungen und Gewebeschädigungen führen.

Magen-Darm-Trakt, Geburt etc. Jeder Blutverlust führt zu einem Eisenmangel, was mit der Messung des Ferritinwertes im Blut festgestellt werden kann.

**Erkrankungen des blutbildendenden Systems:** Vitamin- und Spurenelementdefizite, Nierenerkrankungen, Infekte, Hormonstörungen, Tumorerkrankungen oder chronische Entzündungen.

**Eisenmangel:** Eisen ist ein essenzieller Teil des Hämoglobin-Moleküls, ohne den dieses keinen Sauerstoff binden kann. In Europa ist die Eisenmangelanämie mit 80% die häufigste Form der Blutarmut. In über ¾ der Fälle sind Frauen von dieser Anämieform betroffen. Besonders Frauen im gebärfähigen Alter weisen einen Mangel an Eisen auf, da sie über die Monatsblutung immer wieder Blut und damit auch Eisen verlieren. Bei einem Eisenmangel muss auch an »versteckte« Blutverluste, zum Beispiel aus dem Magen-Darm-Trakt, gedacht werden. Als mögliche Ursache sind Magengeschwüre, Darmpolypen oder Darmkrebs auszuschließen. Nach Ermittlung der Ursache lässt sich eine Eisenmangelanämie durch die Verabreichung von Eisenpräparaten gut behandeln.

**Vitamin-B12-Mangel:** Eine weitere häufige Ursache für eine Anämie kann ein Mangel an Vitamin $B_{12}$ und/oder Folsäure sein. Ein Vitamin-$B_{12}$-Mangel kann durch verminderte Zufuhr (v.a. im Alter) oder durch Fehlen des sog. Intrinsic-Faktors zustande kommen. Der Intrinsic-Faktor wird normalerweise in der Magenschleimhaut gebildet und dient der Aufnahme und Verwertung von Vitamin $B_{12}$. Bei älteren Menschen, bei Gastritis, bei Einsatz von Magensäure-hemmenden Medikamenten (z.B. Protonenpumpenhemmern), bei Autoimmunkrankheiten, bei Alkoholismus oder nach bariatrischen Eingriffen (z.B. Magen-Bypass) ist dieser Aufnahmehelfer für das Vitamin $B_{12}$ jedoch häufig reduziert. In diesen Fällen muss das Vitamin $B_{12}$ gespritzt oder in deutlich höheren Dosierungen peroral gegeben werden.

**Folsäuremangel:** Eine ungenügende Folsäurezufuhr oder ein erhöhter Bedarf kann zu einer Folsäuremangel-Anämie führen. Dies ist auch bei der Verabreichung von gewissen Medikamenten (Folsäure-Antagonisten wie z.B. Methotrexat) zu beachten. Auch die Einnahme von östrogenhaltigen Verhütungsmitteln oder Hormonpräparaten in den Wechseljahren kann zu Folsäuredefiziten führen.

## Ernährungsempfehlungen

In einer der größten je zu diesem Thema durchgeführten Studien wurde der Einfluss der Ernährung auf die Entwicklung von Anämien untersucht (Women's Health Study). Dabei zeigte sich, dass insbesondere bei älteren Menschen selten nur ein einziger Nährstoff (z.B. nur Eisen) zur Blutarmut führt, sondern dass in der Regel mehrere Nährstoffdefizite vorliegen. Dies ist auch bei der Wahl der Laboranalysen zu berücksichtigen.

Wenn mit dem täglichen Essen wenig Kalorien, wenig Proteine und wenig rotes Fleisch zugeführt werden, sind Anämien häufiger. Insbesondere Vegetarier, die gänzlich auf tierische Produkte verzichten, laufen Gefahr, eine Anämie zu entwickeln, weil gut verwertbares Eisen insbesondere in Fleisch und Fleischprodukten enthalten ist. Auch Vitamin $B_{12}$ kommt nur in Nahrungsmitteln tierischen Ursprungs (Fleisch, Fisch, Eier und Milchprodukte) vor.

## Nährstoffempfehlungen bei Anämie

| Nährstoff | empfohlene Tagesdosis | Kommentare |
|---|---|---|
| Folsäure | 0,4–0,8 mg; bei schwerem Folsäuremangel bis zu 5 mg/Tag (nur unter ärztlicher Kontrolle) | Folsäure ist direkt an der Blutbildung (Zellteilung) im Knochenmark beteiligt. Achtung: Beim Kochen und Dämpfen von Gemüse wird die sehr temperaturempfindliche Folsäure rasch zerstört. Daher: Folsäure vor allem auch über frische Lebensmittel (Gemüse, Milch, Vollkorn) konsumieren. |
| Vitamin $B_{12}$ | 3–10 µg.; evtl. höhere Dosen (bis zu 1 mg/Tag) | Supplemente zum Einnehmen können von älteren Menschen unter Umständen schlecht verwertet werden. Vitamin $B_{12}$ kann auch nasal, sublingual oder parenteral verabreicht werden. |
| Vitamin $B_6$ | 5–50 mg | Ein Mangel beeinträchtigt die normale Bildung von roten Blutkörperchen und kann so eine Anämie verursachen. |
| Vitamin C | 0,25–1 g | Erhöht sehr deutlich die Aufnahmefähigkeit des Körpers für Eisen; verhindert sogar die Resorptions-Beeinträchtigung durch Pflanzenstoffe (Phytate, Polyphenole) und Kalzium. Vitamin C wird auch für die Bildung roter Blutkörperchen benötigt. |
| Eisen | Oral 15–50 mg; Dosierung je nach Laborwerten; | Oft kombiniert mit Vitamin C, um eine optimale Aufnahme zu ermöglichen. Evtl. mit dem Essen einnehmen, um Übelkeit zu vermeiden. Kaffee, Tee und große Mengen Kalzium können die Eisenaufnahme beeinträchtigen. Bei Dosierungen über 50 mg pro Tag reduziert Hepcidin die Aufnahme. |
| Kupfer | 1–4 mg | Kupfer ist essenziell für die Bildung von Blutzellen und Hämoglobin. Kupfer kann bei hohen Zinkgaben vermindert sein. |

Bei Anämien ist auch immer an das Vorliegen von Resorptionsstörungen und Nahrungsmittel-Unverträglichkeiten (Milchprodukte, Zöliakie) zu denken.

### Besondere Hinweise

- Magengeschwüre sowie auch die mechanische Zerstörung von roten Blutkörperchen bei Ausdauersportarten können zu markanten Blutverlusten via Stuhl führen.
- Vitamin-$B_2$-Mangel kann zu Störungen der Mobilisierung von Ferritin und des Transportes von Eisen führen.
- Personen mit durch Jodmangel bedingtem Kropf sprechen bei gleichzeitiger Eisenmangelanämie schlecht auf die Jodsupplementierung an.
- Auch in der Schwangerschaft genügen meist moderate Eisendosierungen (30–40 mg/Tag).

- tägliche hohe orale Eisengaben hemmen die Aufnahme (Hepcidin) – ab 50 mg besser nur alle 2 Tage einnehmen.

## Laboruntersuchungen

- Eisenmangel: Ferritin, Transferrin, löslicher Transferrinrezeptor (sTfR), Folsäure
- Vitamin-$B_{12}$-Mangel: Methylmalonsäure, Holotranscobalamin
- Homocystein
- Schwermetall-Screening (Haare, Urin, Blut); v. a. bei unbefriedigenden Ergebnissen einer Eisentherapie

## Literatur

Andersson N, Hurrell RF. Prevention of iron deficiency in infancy, childhood and adolescence, Ann Nestlé (Engl.) 2010;68:120–131.

D'Angelo G. Copper deficiency mimicking myelodysplastic syndrome. Blood Res. 2016; 51(4): 217–219.

Haider BA et al. Multiple-micronutrient supplementation for women during pregnancy. Cochrane Database Syst Rev. 2017;13;4:CD004905

Hurrell RF, Egli I. Iron bioavailability and dietary reference values. Am J Clin Nutr 2010;91 (suppl): 1461S–1467S.

Moretti D et al. Oral iron supplements increase hepcidin and decrease iron absorption from daily or twice-daily doses in iron-depleted young women. Blood. 2015;126(17):1981–1989.

Thomson CA et al. Nutrient intake and anemia risk in the Women's Health Initiative Observational Study. J Am Diet Assoc. 2011;111:532–541.

Zimmermann MB, Hurrell RF. Nutritional iron deficiency. Lancet 2007;370:511–520.

# Stoffwechselstörungen

Der Typ-2-Diabetes ist eine Stoffwechselstörung, die häufig vermieden werden kann, wenn man rechtzeitig die Warnzeichen erkennt und dann konsequent die Ursachen bekämpft. Auch wenn die Nüchtern-Blutzuckerwerte noch normal sind, kann ein grenzwertiger $HbA_{1c}$-Wert ein Hinweis auf eine sich anbahnende Glukosestoffwechselstörung sein.

## Zuckerstoffwechselstörungen

Der Blutzuckerspiegel wird normalerweise in engen Grenzen konstant gehalten, was für unseren Stoffwechsel und unsere Gesundheit sehr wichtig ist. Dazu befördert das Insulin aus der Bauchspeicheldrüse den aus der Nahrung aufgenommenen Zucker von der Blutbahn in die Zellen. Es kontrolliert dadurch den Blutzucker (Glukose) und verhindert einen zu starken Anstieg nach den Mahlzeiten. Sowohl eine zu geringe wie auch eine zu starke Insulinausschüttung sind unerwünscht. Zu wenig Insulin führt zu Diabetes, während sich eine hohe Insulinausschüttung als Antwort auf eine Mahlzeit mit einer Unterzuckerung (Hypoglykämie) bemerkbar macht.

### Nutritive Hypoglykämie

Bei einer nutritiven Hypoglykämie lösen Mahlzeiten, die reich an einfachen Zuckern und raffinierten Kohlenhydraten sind, eine zu starke Insulinsekretion aus, was dann zu sehr niedrigen Blutzuckerwerten führt. Raffinierte Kohlenhydrate haben einen hohen glykämischen Index und sie enthalten keine Ballaststoffe, welche den Kohlenhydratabbau verzögern. Auch die Mikronährstoffe (B-Vitamine, Zink, Chrom, Mangan), die den Zuckerstoffwechsel und die Glukosetoleranz regulieren, fehlen bei raffinierten Kohlenhydraten.

Eine Hypoglykämie kommt nicht nur bei Diabetikern vor. Stark schwankende Blutzuckerwerte mit entsprechenden hypoglykämischen Krisen findet man auch bei sonst gesunden Kindern und Erwachsenen. Die Symptome können schon morgens nach dem Aufstehen vorliegen (wenn über Nacht der Blutzuckerspiegel abgefallen ist), sie können bei längerer Nahrungskarenz zwischen den einzelnen Mahlzeiten auftreten – oder eben auch als Reaktion auf eine Mahlzeit. Währenddem die meisten Körpergewebe bei niedrigem Blutzuckergehalt andere Energielieferanten als Glukose verwenden können, ist das Gehirn vollständig auf eine kontinuierliche Glukosezufuhr angewiesen, um seine Aufgaben zu erfüllen. Dies erklärt, warum die meisten Symptome einer Hypoglykämie mit mentalen Funktionsstörungen verbunden sind.

**Begleiterscheinungen:**
Mögliche Begleiterscheinungen einer reaktiven bzw. nutritiven Hypoglykämie:

- Erschöpfung, Müdigkeit
- Kopfschmerzen, Migräne
- Konzentrationsstörungen, Schwindel
- Reizbarkeit, Aggressivität
- Schlaflosigkeit (nächtliches Erwachen)
- starke Lust auf Süßigkeiten
- Stimmungsschwankungen
- Verhaltensstörungen, Hyperaktivität, ADHS

**TIPP** **Wenn Sie zukünftig überwiegend komplexe Kohlenhydrate essen, alle raffinierten Kohlenhydrate wie Haushaltszucker stark einschränken und Nährstoffe einnehmen, welche die Regulation des Zuckerstoffwechsels unterstützen, können Sie den Teufelskreis aus Unterzuckerung und starkem Süßigkeitenkonsum durchbrechen.**

## Gestörte Glukosetoleranz

Unter einer gestörten Glukosetoleranz versteht man einen überdurchschnittlich starken Blutzuckeranstieg nach einer zucker- oder kohlenhydratreichen Mahlzeit. Der Nüchternblutzucker ist meist noch normal. Eine gestörte Glukosetoleranz gilt als Vorstufe zum Diabetes Typ 2, auf der die Empfindlichkeit (und somit die Reaktion) der Zellen auf Insulin nachlässt.

Chrom kann die Wirkung des Insulins auf die Zellen durch Wirkverstärkung am Insulinrezeptor verbessern und so helfen, den Glukosespiegel in einer gewissen Bandbreite konstant zu halten. Der postulierte Glukosetoleranzfaktor (GTF) besteht aus Chrom, Niacin sowie den Aminosäuren Glycin, Glutamin und Cystein. Der GTF kommt beispielsweise in der Bierhefe »pfannenfertig« vor. Bierhefe ist daher ein gutes Begleitsupplement für Diabetiker, aber natürlich auch für Personen mit Störungen der Glukosetoleranz und mit Hypoglykämien.

### Zuckerstoffwechsel im Auge behalten

Es lohnt sich vor allem für Risikogruppen, den Zuckerstoffwechsel im Auge zu behalten. Auch wenn die Nüchtern-Blutzuckerwerte noch normal sind, kann ein grenzwertiger $HbA_{1c}$ (Maß für den mittleren Blutzuckerspiegel über 2–3 Monate) ein Hinweis auf eine sich anbahnende Glukosestoffwechselstörung sein. In diesem Fall bringt der Glukosetoleranztest Klarheit.

## Insulinresistenz

Unter Insulinresistenz versteht man ein reduziertes Ansprechen der Zellen (v.a. Leber, Muskulatur, Fettgewebe) auf Insulin. Von dieser Glukoseverwertungsstörung sind vor allem Übergewichtige betroffen. Der Grund liegt in einer deutlich verminderten Anzahl von Insulinrezeptoren an der Zelloberfläche. Da zu wenig Glukose in die Zellen aufgenommen wird, bleibt der Zuckerspiegel zu hoch, was zu einer vermehrten Ausschüttung von Insulin führt. Da Insulin auch ein adipogener Faktor ist, wird zusätzlich das Risiko für Übergewicht erhöht. Im fortgeschrittenen Stadium führt dieser Teufelskreis zu einer Erschöpfung der insulinproduzierenden Zellen in der Bauchspeicheldrüse und es entwickelt sich ein manifester Diabetes. Eine In-

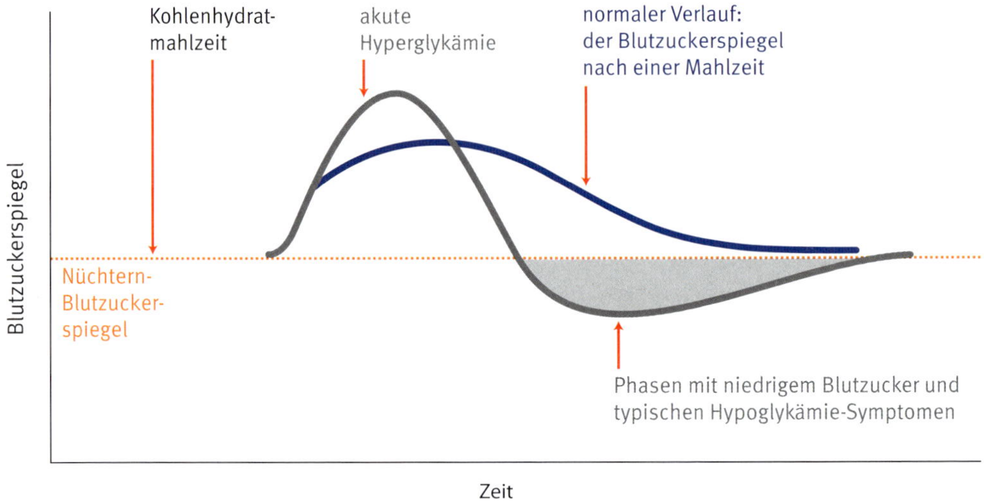


Der Blutzucker sollte in engen Grenzen gehalten werden (blaue Kurve) und weder zu stark ansteigen noch zu tief fallen (graue Kurve).

sulinresistenz ist zudem ein Risikofaktor für die frühzeitige Entwicklung einer Arteriosklerose, bevor der Diabetes klinisch auffällig wird.

## Ernährungsempfehlungen

Speziell bei der Glukosetoleranzstörung lohnt es sich, das Ernährungsverhalten und den Lebensstil anzupassen. In der Regel kann nämlich die Glukosetoleranzstörung durch eine frühzeitige, dauerhafte Gewichtsreduktion sowie durch regelmäßige körperliche Aktivität rückgängig gemacht und somit die Entwicklung eines Diabetes vermieden werden. Mit guter Disziplin kann also mit einfachen Maßnahmen eine Lawine von gesundheitlichen (Spät-)Folgen vermieden werden: Beschränkung der Gesamtenergiezufuhr, der Kaloriendichte, weniger raffinierte Kohlenhydrate sowie mehr Ballaststoffe.

**Empfohlene Lebensmittel:**

- sämtliche Gemüsesorten
- Obst (keine übermäßigen Mengen): Zucker und Fruchtzuckergehalt beachten (v. a. bei Birnen, Pfirsichen, Nektarinen, Bananen usw.)
- Eier, Milch und Milchprodukte
- Nüsse und Samen
- Vollkornprodukte (moderat): Brot und Teigwaren aus Vollkorn, Vollkornreis, Müsli aus gemahlenem Weizen und Haferflocken, Sojabohnen und Sojaprodukte
- alle Fleisch- und Geflügelsorten, Fisch und Schalentiere (Fisch und Geflügel eignen sich besser als rotes Fleisch)
- Wasser, entkoffeinierter Kaffee, schwacher Tee (am besten Kräutertee), verdünnte Fruchtsäfte (hohen Zuckergehalt von Apfelsaft und Schorle beachten).

**Zu meiden:**

- Bananen, Datteln, Feigen und Rosinen enthalten zu viel Zucker, bezogen auf ihren Fasergehalt, und sollten möglichst wenig gegessen werden
- reiner Zucker (weiß, braun oder roh), weißes Mehl und daraus hergestellte Pro-

## Nährstoffempfehlungen bei Hypoglykämie, Störungen der Glukosetoleranz, Insulinresistenz sowie zur Vorbeugung von Diabetes Typ 2

| Nährstoff | empfohlene Tagesdosis | Kommentare |
|---|---|---|
| **Vitamin-B-Komplex** | hoch dosiert | Vitamine des B-Komplexes sind essenziell für den Glukosestoffwechsel. |
| **Vitamin C** | 1–2 g | Hemmt Glykierungsprozesse; der $HbA_{1c}$-Wert korreliert invers mit dem Vitamin-C-Status. Verbessert die Lipidwerte bei Diabetikern. |
| **Vitamin K** | 500 µg | Kann eine Rolle im Insulinstoffwechsel spielen, vermindert die Insulinresistenz (HOMA-IR) in einigen Studien. |
| **Chrom** | 200–800 µg | Chrom führt zur Verbesserung der Insulinsensitivität; verbessert die Glukosetoleranz; reduziert Hypoglykämiesymptome. |
| **Zink** | 10–30 mg | Zink wirkt insulinähnlich; schützt die Beta-Zellen in der Bauchspeicheldrüse; wichtiger Präventivfaktor bei Typ-1- und 2-Diabetes, verbessert Insulinsensitivität. |
| **Magnesium** | 300–600 mg | Magnesiummangel fördert die Insulinresistenz (HOMA-IR); ausreichend Magnesium vermindert das Risiko für einen Typ-2-Diabetes und einen Schwangerschaftsdiabetes; reduziert Entzündungen (hs-CRP). |
| **Kalium** | je nach Laborstatus | Kaliummangel erschwert die Regulation des Zuckerstoffwechsels. Kaliummangel scheint ein Risikofaktor für einen Typ-2-Diabetes zu sein. |
| **Bierhefe** | 5–10 g | Bierhefe ist eine Chromquelle, enthält den natürlichen Glukosetoleranzfaktor (Blutzuckerregulator) |

dukte, Pasteten, Kuchen, Backwaren, Süßigkeiten, Weißmehlteigwaren, geschälter Reis, Fertigmüsli mit Zucker und Zusatzstoffen, Kartoffeln
- Kaffee, starker Tee, jede Art von Alkohol, Cola, gezuckerte Fruchtgetränke

### Besondere Hinweise

Patienten, die Betablocker und wassertreibende Medikamente (Diuretika, wie z.B. Thiazide, Furosemid) nehmen müssen, entwickeln deutlich häufiger Diabetes. Dies vermutlich deshalb, weil diese Medikamente das Zuckerstoffwechsel regulierende Kalium massiv über den Urin ausschwemmen.

### Laboruntersuchungen

- Glukose (nüchtern, postprandial)
- $HbA_{1c}$-Wert
- HOMA-Index (Marker für Insulinresistenz)
- intaktes Proinsulin (Marker für Insulinresistenz; wird in den Beta-Zellen der Bauchspeicheldrüse gebildet und in Insulin und C-Peptid gespalten; unter physiologischen Bedingungen ist intaktes Proinsulin nicht nachweisbar)

- Adiponektin (wird von Fettzellen gebildet; Mangel = Insulinresistenz)
- Mikronährstoffe (Magnesium, Zink, Chrom, B-Vitamine)
- hs-CRP, Homocystein, Lipidstoffwechselprofil, Lipoprotein(a)

## Diabetes Typ 1 (juveniler Diabetes)

Als Ursache für den Diabetes Typ 1 wird heute ein Zusammenwirken von Erbfaktoren, Virusinfektionen (z. B. Grippe, Coxsackie, Masern, Mumps) und Autoimmunerkrankungen angenommen. Der Körper bildet Abwehrstoffe gegen körpereigenes Gewebe – in diesem Fall gegen die Inselzellen der Bauchspeicheldrüse. Die Produktion von körpereigenem Insulin versiegt weitgehend oder vollständig, wodurch der Blutzuckerspiegel stark ansteigt. Sind etwa 80 % dieser Zellen zerstört, kommt es zum Auftreten der typischen Krankheitssymptome: starkem Durst, häufigem Wasserlassen, Gewichtsverlust, Müdigkeit.

Da beim Typ-I-Diabetiker von Anfang an ein echter Insulinmangel bzw. später ein völliges Fehlen von Eigeninsulin vorliegt, muss sofort mit Insulin behandelt werden.

Auch Ernährungsfaktoren wie Kuhmilch, eine kurze Stilldauer sowie ein Vitamin-$D_3$-Mangel in der Kindheit, aber auch eine zu perfekte Hygiene (Bauernhof-Kinder haben weniger Allergien) werden als mögliche Cofaktoren für die Entstehung des Diabetes Typ 1 diskutiert.

Die Ernährung und die sekundäre Prävention des Typ-1-Diabetes ist mit demjenigen des Typ-2-Diabetes vergleichbar (siehe unten).

## Diabetes Typ 2 (Altersdiabetes)

Der Typ-2-Diabetes ist durch einen chronisch fortschreitenden Leistungsabfall der insulinproduzierenden Zellen charakterisiert. Aufgrund der ungenügenden Insulinwirkung kann die Glukose nicht als Energielieferant in die Zellen aufgenommen werden. Das Hauptmerkmal der Krankheit ist ein hoher Blutzuckerspiegel (Glukose). Da die Zellen aber trotzdem mit Energie versorgt werden müssen, werden die Fettreserven mobilisiert. Im Blut zirkulieren in der Folge sehr hohe Fettmengen, welche zusammen mit einem hohen Glukosespiegel die Blutgefäße und die Nerven schädigen.

Wenn der Krankheit nicht von Beginn an genügend Rechnung getragen wird, hat Diabetes massive Spätfolgen. Dazu gehören arteriosklerotische Gefäßveränderungen mit erhöhtem Risiko für kardiovaskuläre Krankheiten (Herzinfarkt, Schlaganfall), Verschlusskrankheiten (z. B. diabetischer Fuß), massive Nervenschädigungen (Neuropathien), Schäden an der Netzhaut des Auges, die oft zur Erblindung führen (Retinopathien) sowie ernsthafte Nierenschäden (Nephropathien).

Der hohe Blutzucker, das Übergewicht, erhöhte Cholesterinwerte und ein erhöhter Blutdruck sind beim diagnostizierten Diabetes-Patienten die entscheidenden Risikofaktoren für die Entwicklung dieser Spätfolgen. Diese gilt es mit aller Konsequenz zu verhindern. Dazu gehören neben der medikamentösen Therapie (mit oder ohne Insulin) eine konsequente Gewichtsreduktion, regelmäßige Bewegung und eine gute Therapieüberwachung. Mithilfe des behandelnden Arztes

### Die wichtigsten Ernährungs- und Lifestyle-Empfehlungen bei Diabetes

| Nahrungsmittel oder Lifestyle-Faktor | Empfehlung | Kommentar |
|---|---|---|
| Kohlenhydrate | Reduktion auf 45 % der Energiezufuhr | verbessert die Blutzuckerkontrolle |
| | Komplexe Kohlenhydrate sind raffinierten Kohlenhydraten (zucker- und weißmehlhaltige Lebensmittel) vorzuziehen. | Nahrungsmittel mit niedrigem glykämischem Index bevorzugen |
| | Zucker sollte max. 10 % der Energiezufuhr ausmachen. | bei befriedigenden Blutzuckerspiegeln können 50 g freie Zucker/Tag gegessen werden |
| Ballaststoffe, Rohfasern, β-Glucane | ca. 30 g täglich, davon die Hälfte als lösliche Fasern | senken das Gesamtcholesterin und erleichtern die Einstellung des Blutzuckers |
| Nahrungsfette und Cholesterin | Fettanteil sollte 30 % der Gesamtkalorien nicht überschreiten. | kann bei Übergewichtigen die Gewichtsreduktion erleichtern |
| | Industriell hergestellte Transfettsäuren wenn immer möglich meiden. | fördern arteriosklerotische Prozesse |
| | max. 10 % der Gesamtkalorien als mehrfach ungesättigte Fettsäuren (v. a. Omega-3-Fettsäuren) | z. B. Rapsöl, Sojaöl, Nussöle, Leinöl |
| | max. 10 % der Gesamtkalorien als gesättigte Fettsäuren | Wurst, Käse, Butter |
| Eiweiß | 10–20 % der Gesamtkalorien | sofern keine Nierenschäden vorliegen; v. a. als Fleisch, Fisch, Milch, Milchprodukte, Hülsenfrüchte |
| Gemüse, Hülsenfrüchte, Obst | 500–700 g/Tag | |
| Kochsalz | Die Kochsalzzufuhr sollte auf 6 g/Tag begrenzt werden. | möglicher Einfluss auf den Blutdruck |
| alkoholische Getränke | max. 20 g Alkohol/Tag (Frauen max. 10 g/Tag) | Kalorien, Übergewicht |
| körperliche Aktivität | 30 Minuten körperliche Aktivität pro Tag (Laufen, Gehen, Radfahren, Schwimmen, leichtes Krafttraining) | reduziert den $HbA_{1c}$-Wert sowie das Herz-Kreislauf-Risiko |
| Körpergewicht | BMI 18,5–24,9 | verbessert die Glukosetoleranz, die Insulinsensitivität sowie die Blutfettwerte |

orientiert man sich an den Glukosewerten nüchtern (< 120 mg/dl) und postprandial (< 180 mg/dl) sowie am $HbA_{1c}$-Wert (< 6,5 %) als Maß für den mittleren Glukosespiegel über 2 bis 3 Monate.

### Ernährungsempfehlungen

Diabetes Typ 2 ist heute keine Alterskrankheit mehr, da bereits Kinder und Jugendliche in einer erschreckend zunehmenden Zahl erkranken. Dies ist sicherlich eine Folge des Le-

## Nährstoffempfehlungen bei Diabetes

| Nährstoff | empfohlene Tagesdosis | Kommentare |
|---|---|---|
| Vitamin C | 1–2 g | hemmt Glykierungsprozesse; der $HbA_{1c}$-Wert korreliert invers mit dem Vitamin-C-Status; verbessert Glukosewerte (bei Einnahme › 90 Tage), LDL-Oxidation und den Blutdruck |
| Vitamin-B-Komplex | Vitamin $B_1$ (300 mg), $B_6$ (100 mg), $B_{12}$ (1 mg) | Nervenschädigungen (Neuropathien) können begleitend mit hoch dosiertem Vitamin $B_1$, $B_6$ und $B_{12}$ behandelt werden. Bei Metformin-Einnahme können u. a. Vitamin $B_{12}$ und Folsäure erniedrigt sein. |
| Chrom | 200–1 000 µg | Chrom führt zur vermehrten Bildung von Insulinrezeptoren und zur Verbesserung der Insulinsensitivität; reduziert Hyperinsulinämie, verbessert die Glukosetoleranz; reduziert Hypoglykämiesymptome, verbessert die Glukose-, Triglycerid- und $HbA_{1c}$-Werte.<br>Von den Chromverbindungen ist Picolinat am besten untersucht. Es zeigt zudem auch Vorteile betr. Gewichtsverlust. |
| Zink | 15–30 mg oder gemäß Laborstatus | Zinkmangel ist beim Diabetes häufig (renale Zinkverluste). Zink verbessert die Nüchternglukose, den $HbA_{1c}$, die Immunfunktionen und die häufigen Wundheilungsstörungen. Schützt die β-Zellen in der Bauchspeicheldrüse. |
| Magnesium | 400–600 mg | Magnesium reduziert den Nüchternblutspiegel, die Insulinresistenz (HOMA-IR) und das Risiko für Diabetes-Spätfolgen (koronare Gefäßveränderungen, Retinopathien, Neuropathien, diabetischer Fuß); verbessert die Kontrolle des Blutzuckers. Entzündungshemmend. |
| Kalium | je nach Laborstatus | Kaliummangel erschwert die Regulation des Zuckerstoffwechsels. |
| L-Carnitin | 2–3 g | L-Carnitin verbessert den Nüchternblutzucker und zeigt Verbesserungen bei den Blutfettwerten (totales Cholesterin, LDL); verbessert Symptomatik von Nervenschädigungen; verbessert Ketonkörperwerte |
| α-Liponsäure | 400–600 mg | Prophylaxe gegen diabetische Neuro- und Nephropathien; erhöht Insulinsensitivität und reduziert die Lipidperoxidation |
| | 600–1 200 mg | Therapie der Polyneuropathie (½ Stunde vor Mahlzeit, evtl. 7–14 Tage als Infusion) |
| Omega-3-Fettsäuren | 1,5–3 g (EPA) | Verbesserung der Lipidwerte und des Blutdrucks. Entzündungshemmend. |
| Bierhefe | 5–10 g | Bierhefe enthält den sog. Glukosetoleranzfaktor (Blutzuckerregulator) und kann bei Diabetikern den Nüchternblutzucker, den $HbA_{1c}$-Wert sowie den Triglycerid- und LDL-Spiegel reduzieren. |

bensstils und der Ernährungsgewohnheiten in den industrialisierten Ländern.

**Vorbeugung:**
Frühere Erfahrungen haben schon gezeigt, dass die Vorbeugung des Diabetes Typ 2 mit den folgenden Änderungen des Lebensstils möglich und äußerst wirksam ist:
- dauerhafte Gewichtsreduktion
- 30 Minuten körperliche Aktivität pro Tag (Laufen, Gehen, Radfahren, Schwimmen, leichtes Krafttraining)
- 15 g faserhaltige Ballaststoffe/1 000 kcal Nahrungsaufnahme
- max. 30% Fettanteil an der täglichen Nahrung
- Anteil von max. 10% gesättigten Fettsäuren an der täglichen Nahrung

Werden 4–5 dieser Änderungen umgesetzt, kann eine beinahe 100%ige Vorbeugung erreicht werden.

**Diabetikerernährung:**
Die Ernährungsempfehlungen, die man heute einem diagnostizierten Diabetiker gibt, unterscheiden sich nicht mehr wesentlich von denjenigen, die man allen gesunden Personen nahelegt. Die frühere Diabetikerdiät mit den vielen Speziallebensmitteln und Produkten mit Zuckeraustauschstoffen, die speziell für den Diabetiker hergestellt wurden, gehören eigentlich der Vergangenheit an. Sie sind häufig fett- und kalorienreicher als herkömmliche Produkte.

Die Hauptziele einer Diabetikerernährung sind:
- ideale Einstellung des Zuckerstoffwechsels
- Normalisierung des Körpergewichts (dauerhafte Ernährungsumstellung, keine Crash-Diäten)
- günstige Beeinflussung des Risikos für Herz-Kreislauf-Erkrankungen (Cholesterinstoffwechsel, Blutdruck, hs-CRP, andere Risikofaktoren)

Vitamine, Mineralstoffe und Spurenelemente spielen eine wichtige Rolle bei der Regulation des Zuckerstoffwechsels und bei der Vorbeugung gegen die Diabetes-Spätfolgen.

## Besondere Hinweise

- Mikronährstoffe haben einen spürbaren Effekt auf den Zuckerstoffwechsel. Es ist daher zu beachten, dass eine begleitende Gabe von Mikronährstoffen den Bedarf an Insulin und oralen Antidiabetika verändern kann. Ein Mangel an Mikronährstoffen (z. B. Vitamin $D_3$) kann das Risiko von diabetischen Komplikationen erhöhen.
- Die bei Diabetes häufig zum Einsatz kommenden Medikamente Metformin, Sulfonylharnstoffe usw. haben zahlreiche Wechselwirkungen mit dem Mikronährstoffhaushalt. Eine parallele Supplementierung der betroffenen Mikronährstoffe ist sinnvoll, um die Nebenwirkungen der Medikamente (Seite 632) zu vermindern.

**TIPP** **Pycnogenol (ein Extrakt aus der Pinienrinde) schützt die Gefäßinnenwände, erniedrigt Blutzuckerspiegel und verlangsamt Glykierungsprozesse und kann begleitend Retinopathien verbessern.**

## Laboruntersuchungen

- Glukose (nüchtern, postprandial), $HbA_{1c}$
- Adiponektin (wird von Fettzellen gebildet; Mangel = Insulinresistenz)
- intaktes Proinsulin (Marker für Insulinresistenz; wird in den Beta-Zellen der Bauch-

speicheldrüse gebildet und in Insulin und C-Peptid gespalten; unter physiologischen Bedingungen ist intaktes Proinsulin nicht nachweisbar)

- HOMA-IR (Marker für Insulinresistenz)
- Mikronährstoffe (Magnesium, Zink, Chrom, B-Vitamine)
- unabhängige Risikofaktoren: hs-CRP, Homocystein, Lipidstoffwechselprofil, Lipoprotein(a)

## Literatur

Alam U et al. Vitamin D and diabetic complications: True or false prophet? Diabetes Ther. 2016;7(1):11–26.

Ashor AW et al. Effects of vitamin C supplementation on glycaemic control: a systematic review and meta-analysis of randomised controlled trials. Eur J Clin Nutr. 2017 Mar 15. doi: 10.1038

Ashor AW et al. Systematic review and meta-analysis of randomised controlled trials testing the effects of vitamin C supplementation on blood lipids. Clin Nutr. 2016;35(3):626–37.

Chatterjee R et al. Potassium measures and their associations with glucose and diabetes risk: the multi-ethnic study of atherosclerosis (MESA). PLoS One. 2016; 11(6): e0157252.

Christie-David DJ et al. Effects of vitamins C and D in type 2 diabetes mellitus. Nutrition and dietary supplements 2015(7):21—28.

Covolo L et al. Nutritional supplements for diabetes sold on the internet: business or health promotion? BMC Public Health. 2013;13:777.

Dakhale GN et al. Supplementation of vitamin C reduces blood glucose and improves glycosylated hemoglobin in type 2 diabetes mellitus: a randomized, double-blind study. Advances in Pharmacological Sciences. (2011), Article ID 195271.

Dalton LM et al. Magnesium in pregnancy. Nutr Rev (2016) 74 (9): 549–557.

Fang X et al. Dose-response relationship between dietary magnesium intake and risk of type 2 diabetes mellitus: a systematic review and meta-regression analysis of prospective cohort studies. Nutrients. 2016;8(11). pii: E739

Guerrero-Romero F et al. Oral magnesium supplementation improves glycaemic status in subjects with prediabetes and hypomagnesaemia: A double-blind placebo-controlled randomized trial. Diabetes Metab. 2015;41(3):202–7.

Haase H, Maret W. Störung des Zinkstoffwechsels bei Diabetes mellitus. Ernährung & Medizin 2005;20: 126–132.

Hyppönen E et al. Intake of vitamin D and risk of type 1 diabetes: a birth-cohort study. Lancet 2001;358: 1500–1503.

Maret W. Zinc in pancreatic islet biology, insulin sensitivity, and diabetes. Prev Nutr Food Sci. 2017;22(1):1–8.

Joergensen C et al. Vitamin D levels, microvascular complications and mortality in type 1 diabetes. Diabetes care 2011;34:1081–1085.

Kim DJ et al. Magnesium intake in relation to systemic inflammation, insulin resistance, and the incidence of diabetes. Diabetes Care 2010: 33(12):2604–2610.

Martini LA et al. Role of vitamins and minerals in prevention and management of type 2 diabetes mellitus. Nutr Rev 2010;68(6):341–354.

Mooren FC et al. Oral magnesium supplementation reduces insulin resistance in non-diabetic subjects – a double-blind, placebo-controlled, randomized trial. Diabet Obes Metab 2011;13:281–284.

Paiva AN et al. Beneficial effects of oral chromium picolinate supplementation on glycemic control in patients with type 2 diabetes: A randomized clinical study. J Trace Elem Med Biol. 2015;32:66–72.

Pereira MA et al. Fast-food habits, weight gain, and insulin resistance (the CARDIA study): 15-year prospective analysis. The Lancet 2005;365:36.

Schindler K, Ludvik B. Ernährung bei Diabetes mellitus. Wiener Med Wochenschr 2010, Heft 1, 9–18.

Suksomboon N et al. Systematic review and meta-analysis of the efficacy and safety of chromium supplementation in diabetes. J Clin Pharm Ther. 2014;39(3): 292–306.

Suksomboon N et al. Effect of vitamin K supplementation on insulin sensitivity: a meta-analysis. Diabetes Metab Syndr Obes. 2017;10:169–177.

Tian H et al. Chromium picolinate supplementation for overweight or obese adults. Cochrane Database Syst Rev. 2013;(11):CD010063.

Valdés-Ramos R et al. Vitamins and type 2 diabetes mellitus. Endocr Metab Immune Disord Drug Targets. 2015;15(1):54–63.

Van Belle TL et al. Type 1 diabetes: etiology, immunology, and therapeutic strategies. Physiol Rev 2011; 91:79–118.

A. Vidal-Casariego A et al. Metabolic effects of L-carnitine on type 2 diabetes mellitus: systematic review and meta-analysis. Exp Clin Endocrinol Diabetes 2013;121(04):234–238.

Wang ZQ et al. Current concepts about chromium supplementation in type 2 diabetes and insulin resistance. Curr Diab Rep. 2010 Apr;10(2):145–151.

Zhang C et al. Vitamin C and the risk of gestional diabetes mellitus. J Reprod Med 2004;49:257–266.

## Schilddrüsenunterfunktion (Hypothyreose)

Die Schilddrüsenhormone enthalten sehr viel Jod. Bei einer Hypothyreose bildet die Schilddrüse nicht genügend Schilddrüsenhormone, sei es aufgrund von Jodmangel oder von Störungen der Hormonsynthese. Schon ein geringfügiger Mangel an Schilddrüsenhormonen führt zu diversen gesundheitlichen Problemen wie:

- Antriebslosigkeit, allgemeiner Schwäche, Müdigkeit
- Gewichtszunahme bei gleichbleibenden Essgewohnheiten
- Kälteempfindlichkeit
- Depressionen und Erschöpfung
- erniedrigtem Herzschlag (Bradykardie)
- trockener, rauer Haut sowie trockenen, spröden Haaren und Nägeln
- Verstopfung
- bei Frauen: langanhaltenden und starken Menstruationsblutungen
- Muskelschmerzen und steifen, schmerzenden Gelenken

Bei entsprechendem Verdacht gibt ein einfacher Labortest Klarheit. Neben Jod spielen Spurenelemente wie Selen und Eisen für eine normale Schilddrüsenfunktion eine zentrale Rolle.

**Jodmangel:** Die bekannteste Schilddrüsenerkrankung, der Kropf, ist das klassische Bild eines Jodmangels. Enthält die Nahrung nicht genügend Jod, versucht der Körper dies zu kompensieren, indem sich die Schilddrüsenzellen vergrößern und vermehren. Damit sollen die geringen Jodmengen besonders effektiv aus der Nahrung »herausgefischt« werden. Übersteigt die Schilddrüsenvergrößerung ein bestimmtes Maß, bezeichnet man dies als Kropf oder Struma. Erfolgt trotz Schilddrüsenvergrößerung keine ausreichende Produktion der Schilddrüsenhormone, kommt es ebenfalls zu einer Unterfunktion der Schilddrüse. Man spricht dann von einem Jodmangelstruma. Jodmangel ist trotz der Jodanreicherung im Kochsalz immer noch bei zahlreichen Menschen vorhanden. Das Essen von importierten Lebensmitteln (die mit nicht jodiertem Salz hergestellt werden) kann zu einer knappen Versorgungslage beitragen.

**Selenmangel:** Die Schilddrüse gehört zu den Organen mit dem höchsten Gehalt an Selen bzw. antioxidativ wirksamen Selenenzymen.

### Hashimoto-Thyreoiditis

Die häufigste Ursache für eine erworbene Schilddrüsenunterfunktion ist die Hashimoto-Thyreoiditis. Hierbei handelt es sich um eine Autoimmunerkrankung, die zu einer allmählichen Zerstörung des Schilddrüsengewebes führt. Zu Beginn der Erkrankung kommt es durch die bei der Zersetzung freigesetzten Schilddrüsenhormone häufig zu einer kurzfristigen Überfunktion. Im weiteren Verlauf nimmt das funktionstüchtige Schilddrüsengewebe durch den Angriff des Immunsystems jedoch immer weiter ab, sodass langfristig eine Unterfunktion (Hypothyreose) entsteht.

Bei der Produktion von Schilddrüsenhormonen entstehen stets große Mengen an aggressivem $H_2O_2$ (Wasserstoffperoxid), das von den Selenenzymen neutralisiert werden muss, um eine Schädigung des Schilddrüsengewebes zu verhindern. Man hat nun beobachtet, dass bereits bei moderatem Selenmangel die Häufigkeit einer Hashimoto-Thyreoiditis, einer Form von Autoimmunreaktionen an der Schilddrüse, zunimmt. Studien zeigen auch, dass bei einer bestehenden Hashimoto-Thyreoiditis mit einer täglichen Gabe von 200 µg Selen während ca. 6 Monaten die entzündliche Aktivität und die Anzahl der Autoantikörper reduziert werden konnte.

Ein Selenmangel ist auch von Bedeutung für den Stoffwechsel der beiden von der Schilddrüse gebildeten Hormone Thyroxin (T4) und Trijodthyronin (T3). Selen sorgt durch das Loslösen eines Jod-Teilchens aus dem T4 für die Bildung von Trijodthyronin (T3). Da T3 im Stoffwechsel wesentlich wirksamer ist, kann aus einem Selenmangel eine Minderproduktion von T3 und somit eine Schilddrüsenunterfunktion resultieren.

**TIPP** **Kaufen Sie unbedingt jodiertes Kochsalz – dank der Jodierung des Salzes kommt in Europa der Kropf quasi nicht mehr vor.**

**Eisenmangel:** Auch ein Eisenmangel kann die Ursache für einen Kropf sein. In diesen Fällen ist eine Behandlung mit Jod aber ohne Wirkung, da das angebotene Jod ohne genügend Eisen nicht für die Schilddrüsenhormonproduktion verwendet werden kann. In Studien konnte gezeigt werden, dass bei Eisenmangel nur eine kombinierte Supplementierung von Eisen und Jod – nicht aber Jod alleine – zu einer Verkleinerung des Kropfes führt.

Normalerweise wird eine Schilddrüsenunterfunktion mit der Gabe eines Schilddrüsenhormonpräparates (L-Thyroxin) behandelt. Es ist allerdings sehr sinnvoll, im Labor stets auch den Status von Jod, Selen und Eisen mitzubestimmen, um Störungen der Schilddrüsenfunktion möglichst ursächlich zu therapieren.

## Ernährungsempfehlungen

Die ausreichende Versorgung mit den drei für die Schilddrüsenfunktion wichtigen Spurenelementen Jod, Eisen und Selen aus der täglichen Ernährung ist alles andere als problemlos. Man könnte zwar meinen, dass mit der Jodierung des Kochsalzes der Jodmangel in der Bevölkerung behoben sei. Dies ist leider nicht der Fall. Man hat in den vergangenen Jahren sogar gesehen, dass durch Änderungen der Essgewohnheiten bei vielen Personen die Jodzufuhr gesunken ist. Das hat unter anderem auch damit zu tun, dass heute viele Nahrungsmittel aus dem Ausland importiert werden, wo häufig nicht jodiertes Kochsalz eingesetzt wird.

Auch eine ausreichende Selenversorgung durch die tägliche Ernährung ist keineswegs sichergestellt. Dies gilt insbesondere für die Schweiz, Österreich und Süddeutschland, wo die Böden nur wenig Selen enthalten. Als Folge davon sind die hier geernteten Lebensmittel eher arm an Selen und niedrige Selenblutspiegel sind häufig. Eine Supplementierung mit 50–100 µg kann dem Selenmangel vorbeugen.

Bei einer Schilddrüsenunterfunktion ist der gesamte Stoffwechsel eher verlangsamt und damit ist die Wahrscheinlichkeit einer Gewichtszunahme erhöht. Daher sollte man in diesen Fällen bewusst weniger Kalorien zu-

## Nährstoffempfehlungen bei Schilddrüsenunterfunktion (Hypothyreose)

| Nährstoff | empfohlene Tagesdosis | Kommentare |
|---|---|---|
| Vitamin A | je nach Laborstatus | Schilddrüsenhormone sind für die Umwandlung von Carotinoiden in Vitamin A mitverantwortlich; ggf. können bei einer Schilddrüsen-Unterfunktion Vitamin-A-Mangelerscheinungen auftreten. |
| Jod | 150–300 µg (höhere Dosierungen je nach Jodstatus, unter Kontrolle) | Essenziell für die Produktion von Schilddrüsenhormonen; Unterversorgung führt zu Kropfbildung. |
| Selen | 100–200 (300) µg | Unerlässlich für die Produktion des Schilddrüsenhormons T3, Unterversorgung kann zu Schilddrüsenunterfunktion führen; Mangel ist bei der Hashimoto-Thyreoiditis häufig; verbessert diese Erkrankung (Zielwert von Selen im Plasma: › 120 µg Selen/l; signifikante Ergebnisse nach ca. 1 Jahr). Dosierungen über 200 µg pro Tag sollten nicht ohne Kontrolle des Laborstatus über mehrere Monate eingenommen werden, da sie evtl. das Risiko für Typ-2-Diabetes erhöhen. |
| Zink | je nach Laborstatus | Niedrige Zinkspiegel korrelieren mit der Schilddrüsengröße und der Bildung von Autoantikörpern. |
| Eisen | je nach Laborstatus | Bei Eisenmangel ist eine alleinige Jodtherapie (ohne Eisen) ohne Wirkung auf den Kropf. |

führen und sich regelmäßig bewegen, um einer Gewichtszunahme entgegenzuwirken. Bei einer Schilddrüsenunterfunktion besteht auch ein Risiko für erhöhte Cholesterin- und Blutfettwerte. Daher ist es ratsam, gesättigte Fette (Fette tierischen Ursprungs) und Transfettsäuren, die diesen Vorgang noch beschleunigen, einzuschränken und Omega-3- und Omega-9-reiche Öle sowie auch Meeresfische in den Speiseplan einzubauen.

### Besondere Hinweise

Phytoöstrogene können zu einer Unterfunktion der Schilddrüse führen. Die in Phytoöstrogen-Präparaten enthaltenen Pflanzenstoffe (Isoflavone) haben eine hohe Affinität zum Jod. Sie können dieses binden und so bei bereits knappem Jodstatus zu Jodmangel führen. Dies spielt vor allem in denjenigen Ländern eine Rolle (Binnenländer!), wo wenig jodreiche Nahrungsmittel oder Algen gegessen werden.

Es scheint zudem, dass eine atrophische Magenentzündung und auch Magenkrebs bei Hashimoto-Thyreoiditis vermehrt vorkommen.

### Laboruntersuchungen

- Schilddrüsenhormone (TSH, fT3, fT4)
- Schilddrüsen-Autoantikörper (MAK, TAK, TRAK)
- Jod (Urin)

- Selen (Blut, Haare), Eisen (Ferritin, Blut), Zink (Blut, Haare)
- Schwermetall-Screening (bei Hashimoto-Thyreoiditis; Haare, Urin)

## Literatur


Cellini M et al. Hashimoto's thyroiditis and autoimmune gastritis. Front Endocrinol (Lausanne). 2017;8:92.

Ertek S et al. Relationship between serum zinc levels, thyroid hormones and thyroid volume following successful iodine supplementation. Hormones 2010;9(3):263–268.

Ferrari SM et al. Environmental issues in thyroid diseases. Front Endocrinol (Lausanne). 2017;8:50.

Gärtner R. Wichtige Spurenelemente für die Schilddrüse. Präv Gesundheitsf 2007;2:185–190.

Hu S et al. Multiple nutritional factors and the risk of hashimoto's thyroiditis. Thyroid. 2017;27(5): 597–610.

Rayman MP. Selenium and human health. Lancet. 2012;379(9822):1256–1268.

Sathyapalan T et al. High doses of soy phytoestrogen are a risk factor in the progression of subclinical to clinical hypothyroidism. J Clin Endocrinol Metab 2011;23(5):14–16.

Scheck R, Adler M. Wirksamkeit und Verträglichkeit unterschiedlicher Selendosierungen (200 versus 300 µg Selen) bei Vorliegen einer Autoimmunthyreoiditis. Ernährung & Medizin 2007;22(1):20–25.

Toulis KA et al. Selenium supplementation in the treatment of Hashimoto's thyroiditis: a systematic review and a meta-analysis. Thyroid 2010;20(10):1163–1173.

Wichman J et al. Selenium supplementation significantly reduces thyroid autoantibody levels in patients with chronic autoimmune thyroiditis: a systematic review and meta-Analysis. Thyroid. 2016;26(12): 1681–1692.

Zimmermann MB et al. Iodine-deficiency disorders. Lancet 2008;372:1251–1262

# Oxidativer Stress und Nitrostress

So wie bestimmte Bakterien unsere Gesundheit angreifen können, wenn wir ihnen erlauben, sich in unserem Körper zu vermehren, kann die unkontrollierte Produktion von freien Radikalen unserer Gesundheit schaden. Freie Radikale spielen eine wichtige Rolle bei der Entstehung von vielen Krankheiten und beim Alterungsprozess. Antioxidanzien sind die Gegenspieler, die helfen, den Körper vor Schäden durch freie Radikale zu schützen.

## Was sind freie Radikale?

Freie Radikale sind Moleküle, die gefährlich instabil sind, weil sie ein partnerloses, »freies« Elektron besitzen. (Die meisten Moleküle sind chemisch stabil, weil ihre Elektronen paarweise vorkommen.) Freie Radikale reagieren leicht mit benachbarten Molekülen, indem sie ein Elektron »stehlen«. Das Molekül, dem ein Elektron »gestohlen« wurde, wird selbst wieder zum freien Radikal. Dieses kann wiederum ein Elektron von einem dritten Molekül »stehlen«, wodurch eine Kettenreaktion von zellschädigenden Prozessen gestartet wird. Freie Radikale werden auch Oxidanzien genannt.

### Woher kommen freie Radikale?

Wenn unsere Zellen Sauerstoff zur Energieproduktion nutzen, entsteht als Nebenprodukt eine kleine Zahl von veränderten Sauerstoffverbindungen, von denen viele freie Radikale enthalten. Sport, Stress, Rauchen und Krankheiten erhöhen die sauerstoffabhängigen Reaktionen in unseren Zellen und steigern so die Zahl der entstehenden freien Radikale.

Freie Radikale sind durchaus physiologisch und wichtig für das Funktionieren des Körpers. Unser Immunsystem produziert freie Radikale und gebraucht sie, um beispielsweise Bakterien und Viren angreifen zu können. Die dafür notwendigen Entzündungsreaktionen benötigen die Bildung von freien Radikalen. Es ist also wichtig, freie Radikale nicht nur als Feinde wahrzunehmen. Beim Sport dient eine gewisse Menge an oxidativem Stress als Trainingssignal, bei Krebs sollen entartete Zellen »vor Stress« in die kontrollierte Selbstzerstörung getrieben werden. Für ein optimal funktionierendes Immunsystem benötigen wir freie Radikale. Sie sollen in einem physiologischen Gleichgewicht mit den schützenden Antioxidanzien stehen.

Dieses Gleichgewicht wird heute aber häufig durch unseren Lebensstil und durch die Einflüsse aus der Umwelt gestört, wie:

- Chemikalien (Lösungsmittel, Pestizide, Herbizide)
- Luftverschmutzung, Abgase, Ozonloch
- Strahlen (UV, Röntgen usw.)
- Zigarettenrauch, Alkohol
- Stress

Freie Radikale nehmen dadurch im Stoffwechsel häufig überhand. Im Gewebe bewirken sie verschiedenen Schädigungen. Sie beschädigen Fettverbindungen (besonders ungesättigte Fette und Fettsäuren), indem sie eine Kettenreaktion beginnen, die die Fette »ranzig« werden lässt und weitere freie Radikale freisetzt. Die Aktivität der freien Radikale bewirkt auch chemische Veränderungen von wichtigen Eiweißstrukturen im Körper (z. B. kollagenhaltige Gewebe wie Haut, Gefäße, Knochen), Veränderungen am Ergbut (DNA) und an immunologischen Strukturen (z. B. Immunglobuline) usw. Mit der Zeit verursachen die freien Radikale die Anhäufung von geschädigten Proteinen, Fetten und anderen Zellresten, sodass die gesamte Zellchemie und die Zellfunktionen gestört werden.

Antioxidanzien neutralisieren freie Radikale, indem sie das freie Elektron binden.

## Krankheiten durch freie Radikale

Krankheiten oder Situationen, bei deren Entstehung freie Radikale eine wesentliche Rolle spielen:

- Abnormalität der Spermien
- allgemeiner Alterungsprozess
- Allergie und Überempfindlichkeit
- arthritische Gewebeschäden
- entzündliche Darmerkrankungen (z. B. Dickdarmgeschwür, Colitis ulcerosa, Morbus Crohn)
- Entzündungen im Zusammenhang mit Operationen, Verletzungen oder chronischen Infektionen
- Herz-Kreislauf-Erkrankungen

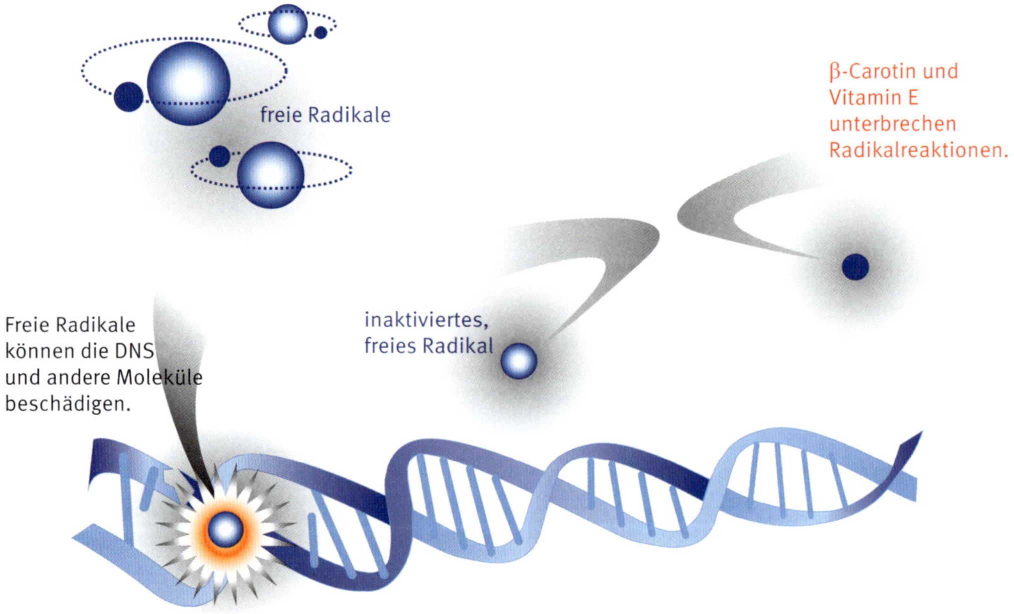

Beispiele von Nähr- und Pflanzenstoffen mit einer eigenständigen antioxidativen Wirkung

| in Zellmembranen und Fettverbindungen (fettlöslich) | in Blut, Körperflüssigkeiten und im Zellkern (wasserlöslich) | fett- und wasserlöslich |
|---|---|---|
| Vitamin E | Vitamin C | Carotinoide |
| Coenzym $Q_{10}$ | Glutathion | Bioflavonoide |
| Vitamin A | Cystein | Anthocyane |

- Katarakt und Makuladegeneration
- Komplikationen bei Diabetes mellitus
- Krebserkrankungen
- Leberschäden
- Nebenwirkungen von Medikamenten
- neurologische Degenerationen (z. B. Multiple Sklerose, Parkinson-Krankheit, Altersdemenz)
- oxidative Schäden durch zu intensives Körpertraining
- Schäden durch Strahlen, toxische Chemikalien und Schwermetalle
- Schädigung durch Ischämie (Blutleere), Reperfusion nach Herzinfarkt oder Schlaganfall

## Antioxidanzien neutralisieren freie Radikale

Indem wir atmen und Sauerstoff aufnehmen, werden stets auch physiologische Mengen an freien Radikalen gebildet. Mit den vor allem in der täglichen Nahrung enthaltenen Antioxidanzien steht dem Körper eine Gruppe an Nährstoffen und Pflanzenstoffen zur Verfügung, die mit freien Radikalen eine Verbindung eingehen und sie »neutralisieren« können. Die freien Radikale werden dabei in stabile, nichttoxische Stoffwechselprodukte umgeformt und damit unnötige oxidative Prozesse und Zellschädigungen verhindert (siehe Abb.).

Mikronährstoffe oder Pflanzenstoffe können in ihrer Originalform als Antioxidanzien wirken (z. B. Vitamin E, Carotinoide usw. siehe Tab.). Zahlreiche Mikronährstoffe funktionieren aber auch als Cofaktor innerhalb eines antioxidativen Enzyms:

- Selen ist Cofaktor der Glutathionperoxidase
- Eisen ist für die Katalase notwendig
- Zink, Mangan, Kupfer sind für die Funktion verschiedener Superoxiddismutasen erforderlich

### Zusammenwirken von Antioxidanzien

Antioxidanzien findet man in jeder Zelle und in größeren Mengen in Körperflüssigkeiten und im Blut. Verschiedene Zellkomponenten werden durch unterschiedliche Antioxidanzien geschützt. Strukturen, die Lipide enthalten (Zellwände, Lipoproteine im Blut, Nervenscheiden), sind besonders reich an Vitamin E und A und dem Coenzym $Q_{10}$. Vitamin C, Cystein und β-Carotin zirkulieren in Körperflüssigkeiten außer- und innerhalb der Zellen. Die meisten dieser Antioxidanzien entgiften freie Radikale, indem sie den »elektronhungrigen« freien Radikalen ein Elektron spenden und diese so in stabile, reaktionsschwache Verbindungen verwandeln. Das Antioxydanzien wird durch diesen Prozess allerdings »aufgebraucht« oder oxidiert. Antioxidanzien können damit potenziell selbst zum freien Radikal werden. Verbrauchte, oxidierte Antioxidanzien können durch andere Antioxidanzien wieder rezykliert werden. Daher ist es wichtig, bei der Ernährung und bei der Supplementierung von Nährstoffen nicht nur mit isolierten Antioxidanzien zu arbeiten, sondern stets für ein Gleichgewicht der verschiedenen Antioxidanzien zu sorgen. Dabei sollten die zugeführten Antioxidanzien möglichst »natürlich« und physiologisch sein und sich chemisch nicht von den in Lebensmitteln enthaltenen Antioxidanzien unterscheiden (Vitamin E, β-Carotin usw.). Diesem Aspekt wurde in vielen in der Vergangenheit durchgeführten Studien (sowohl in der Planung wie auch in der Auswertung) zu wenig Beachtung geschenkt.

## Quellen von Antioxidanzien

Überlegen Sie einmal, warum Pflanzen Antioxidanzien bilden. Sicherlich nicht in erster Linie, damit wir sie für die Medizin nutzen können! Die Pflanzen – und deren Samen und Keimlinge – müssen unter Einfluss von Sauerstoff und Sonnenlicht überleben können und vermehrungsfähig bleiben. So finden wir vor allem im Bereich der Samen- und Fruchtschalen eine Vielzahl von Antioxidanzien. Deshalb ist es wichtig, dass wir wenn möglich das ganze Getreidekorn, den ungeschälten Apfel und die ganze Weintraube essen. Nur so können wir das Optimum aus dem, was uns die Natur anbietet, auch für unsere Gesunderhaltung nutzen. Wenn die Nahrung reich an frischen Früchten und Gemüsen, Vollkornprodukten, Nüssen und Samen ist, kann eine ausgewogene Zufuhr von Antioxidanzien erreicht werden.

Es ist jedoch nicht immer möglich, die z.B. für therapeutische Zwecke benötigten Mengen an Antioxidanzien nur aus Nahrungsquellen zu erhalten. Um beispielweise 200 mg Vitamin E zu erhalten, müsste man 2 kg Erdnüsse oder 300 g Sonnenblumenöl zu sich nehmen. Um 500 mg Vitamin C/Tag zuzuführen, müsste man mehr als 2 kg Orangen oder Brokkoli essen. In diesen Fällen kann die Einnahme von ausreichend und ausgewogen dosierten Antioxidanzienpräparaten sinnvoll sein – natürlich stets zusammen mit einer Ernährung, die möglichst reich an frischen, naturbelassenen Lebensmitteln ist.

### Quellen natürlicher Antioxidanzien

| Lebensmittel | natürliche Antioxidanzien |
|---|---|
| Oliven | Polyphenole |
| Rosmarin, Salbei und andere Gewürze | Karnosinsäure, Rosmarinsäure |
| Rotwein, Trauben (blau) | Phenole, Anthocyane |
| Sojabohnen | Isoflavone, Folsäure |
| Tee | Polyphenole, Katechine |
| Zitrus- und andere Früchte | Bioflavonoide, Chalcone |
| Zwiebeln | Bioflavonoide, Kämpferol |

## Zufuhrempfehlungen

Um einen optimalen Antioxidanzien-Spiegel im Körper zu erhalten, können die folgenden täglichen präventiven Zufuhrmengen für gesunde Erwachsene empfohlen werden:

Da Glutathionsupplemente teuer sind und ihre Resorption ungewiss ist, werden gewöhnlich Cystein-Supplemente empfohlen. Cystein wird im Körper zur Bildung von Glutathion gebraucht. In ähnlicher Weise kann β-Carotin im Körper in Vitamin A umgewandelt werden, sodass β-Carotin-Supplemente auch den Vitamin-A-Spiegel im Körper optimieren können.

Der Benefit einer präventiven Einnahme von Antioxydanzien wird in großen Analysen immer wieder kritisch hinterfragt, jedoch ist es wichtig zu wissen, dass in diesen Analysen oft Studien mit zu geringer Dosierung oder Beobachtungsdauer die Ergebnisse negativ beeinflussen. Ein Mangel an Antioxydanzien ist auf jeden Fall zu vermeiden.

### Antioxidanzienzufuhr (präventiv)

| Nährstoff | Dosis |
|---|---|
| Vitamin C | 0,5–2 g |
| Vitamin E | 50–200 I. E. |
| β-Carotin | 6–15 mg |
| L-Cystein | 0,5–1 g |
| Coenzym $Q_{10}$ | 30–100 mg |
| Selen | 50–100 µg |
| Zink | 10–15 mg |

## Literatur


Biesalski HK et al. Reexamination of a meta-analysis of the effect of antioxidant supplementation on mortality and health in randomized trials. Nutrients 2010;2(9):929–949.

Bisht S et al. Oxidative stress: Major executioner in disease pathology, role in sperm DNA damage and preventive strategies. Front Biosci (Schol Ed). 2017;9: 420–447.

Bjelakovic G et al. Antioxidant supplements for prevention of mortality in healthy participants and patients with various diseases. Cochrane Database Syst Rev. 2012;(3):CD007176.

Conti V et al. Antioxidant supplementation in the treatment of aging-associated diseases. Front Pharmacol. 2016;7:24.

Egea J et al. European contribution to the study of ROS: A summary of the findings and prospects for the future from the COST action BM1203 (EU-ROS). Redox Biol. 2017 May 18;13:94–162.

Fuchs J, Packer L (eds). Environmental stressors in health and disease. Marcel Dekker Inc. New York 2001.

Gupta RK et al. Oxidative stress and antioxidants in disease and cancer: a review. Asian Pac J Cancer Prev. 2014;15(11):4405–4409.

Hemilä H. Vitamin C and Infections. Nutrients. 2017;9(4):339.

Jomova K et al. Advances in metal-induced oxidative stress and human disease. Toxicology. 2011;283 (2–3):65–87.

Meier R. Bedeutung freier Radikale und Antioxidanzien in der Ernährung. Schweiz Zschr GanzheitsMed 2001;13:107–111.

Poljsak B et al. Achieving the balance between ROS and antioxidants: when to use the synthetic antioxidants. Oxid Med Cell Longev. 2013:956792.

Reiter RJ et al. Reducing oxidative / nitrosative stress: a newly-discovered genre for melatonin. Crit Rev Biochem Mol Biol 2009;44(4):175–200.

Showell MG et al. Antioxidants for male subfertility. Cochrane Database Syst Rev. 2014;(12):CD007411.


# Nitrostress schadet der Gesundheit

Genauso wie die freien Radikale spielt auch die Verbindung Stickstoffmonoxid (NO) eine ambivalente Rolle im Stoffwechsel. Im richtigen Maß hat NO eine wichtige physiologische Bedeutung, um die Weite der Blutgefäße zu regulieren, um gegen Bakterien und Viren vorzugehen, um Entzündungen kontrolliert ablaufen zu lassen, und auch als Botenstoff im Nervensystem ist NO wichtig und nützlich. Im Übermaß ist aber auch NO eine sehr reaktive, zellschädigende und entzündungsfördernde Substanz. Man spricht dann von Nitrostress.

### Gesundheitliche Auswirkungen

Folgende gesundheitliche Auswirkungen werden mit Nitrostress in Zusammenhang gebracht:

- Hemmung des mitochondrialen Stoffwechsels. Mitochondrien sind die Energiekraftwerke in den Zellen. Eine Blockade führt zu Müdigkeit, zu physischer und psychischer

Erschöpfung, verminderter Konzentrationsfähigkeit, Infektanfälligkeit, Migräne.
- Anhäufung toxischer Stoffwechselprodukte (z. B. oxidiertes LDL, Homocystein), was zu einem erhöhten Risiko für Herz-Kreislauf-Erkrankungen führen kann.
- Blockade des Abbaus von Cholesterin zu Gallensäuren. Dies führt zu erhöhten Cholesterinwerten im Blut. Ein Mangel an Gallensäuren wiederum führt zu einer gestörten Fettverdauung mit erhöhter Stuhlfrequenz.
- Eisenmangel (NO bindet sich gern an Eisen); Störung der Bildung von roten Blutkörperchen (und damit Störung der Sauerstofftransportkapazität).
- Vermehrter Verbrauch von Vitamin $B_{12}$, das als NO-Fänger fungiert. Daraus resultiert ein Vitamin-$B_{12}$-Mangel: Müdigkeit, Störung der Blutbildung usw.

### Was kann zu Nitrostress führen?

Es gibt zahlreiche Ursachen für nitrosativen Stress:
- cholesterinsenkende Medikamente (Statine)
- blutdrucksenkende Medikamente (ACE-Hemmer, Enalapril, sog. Angiotensin-Blocker)
- Medikamente gegen Herzrhythmusstörungen: Betablocker, Nitratsprays, Nitroglycerin
- Metformin (gegen Diabetes)
- Potenzmittel (Sildenafil, Arginin)
- Halswirbelsäulen-Traumen (Schleudertrauma)
- langanhaltender, als negativ empfundener Stress

- NO erhöht die Entzündungsbereitschaft (Gelenke, Haut usw.) im Stoffwechsel. Die dadurch freigesetzten entzündungsfördernden Zytokine (Interleukine, NF-κB, TNF-α) stimulieren ihrerseits in einem Teufelskreis wieder die Bildung von NO. Es zeigen sich chronische Entzündungen.
- NO erhöht die Histaminbildung.
- Aus NO wird Peroxinitrit gebildet – ein sehr aggressives Molekül mit zell- und gewebeschädigender Wirkung.
  - Peroxinitrit stört den Stoffwechsel der Aminosäuren Tryptophan und Tyrosin und damit die Bildung der Neurotransmitter Serotonin, Dopamin, Adrenalin und Noradrenalin (mögliche Folgen: Depressionen, Angstzustände, Schlafstörungen).
  - Peroxinitrit führt zu einer verminderten körpereigenen Bildung von Sexualhormonen, Schilddrüsenhormonen, des schlafregulierenden Melatonins sowie des Hautpigment bildenden Melanins.
- Zahlreiche weitere Krankheitsbilder können mit nitrosativem Stress und einer Störung des mitochondrialen Stoffwechsels in Zusammenhang gebracht werden:
  - Refluxösophagitis, Multiple Sklerose, Epilepsie, Morbus Parkinson, amyotrophe Lateralsklerose, Restless-Legs-Syndrom, Demenzen, chronisches Müdigkeitssyndrom, periphere Polyneuropathien.

## Ernährungsempfehlungen

Bei nachgewiesenem Nitrostress empfiehlt sich eine Ernährung mit wenig Kohlenhydraten. Da bei Nitrostress eine Pyruvat-Verwertungs-Störung vorliegt, muss vermieden werden, dass der Körper viele Nahrungsmittel erhält, aus denen er sofort Glukose bilden kann und die schnell zu einer Insulin-

Mögliche Nährstoffempfehlungen bei Nitrostress (Stufenkonzept gemäß Kuklinski).

| Nährstoff | empfohlene Tagesdosis | Kommentare |
|---|---|---|
| **Stufe 1** | | |
| Vitamin $B_{12}$ | 1–3 mg | stark erhöhter Verbrauch bei Nitrostress; zur Senkung des NO |
| Vitamin $B_1$ | 200–450 mg | Cofaktor für den gestörten Pyruvatabbau |
| Biotin | 2,5–5 mg | erhöhter Bedarf |
| Vitamin $D_3$ | 50–100 µg (2 000–4 000 I. E.) | entzündungshemmend |
| Magnesiumorotat | | wichtig für den Aufbau des mitochondrialen Stoffwechsels |
| **Stufe 2** | | **bei Mangelzuständen:** |
| Vitamin $B_2$ | 200–400 mg | wichtig für den Aufbau des mitochondrialen Stoffwechsels |
| Coenzym $Q_{10}$ | erste Woche: 200 mg<br>ab 2. Woche: 50 mg | wichtig für den Aufbau des mitochondrialen Stoffwechsels (Laborzielwert: 2,5 mg/l) |
| Eisen, Vitamin C | je nach Ferritinlaborwert | nur bei Eisenmangel (NO blockiert den Eisenstoffwechsel, daher findet man im Labor oft extrem hohe Ferritinwerte, die sich unter der Therapie wieder normalisieren) |
| Niacin, Pantothensäure, Vitamin $B_6$, Folsäure | hoch dosiertes B-Komplex-Präparat | Aktivierung der Neurotransmittersynthese, Aktivierung des Citratstoffwechsels |
| **Stufe 3** | | |
| Misch-Tocopherole | 200–400 mg | γ-Tocopherol ist ein guter NO- bzw. Peroxinitrit-Fänger |
| L-Carnitin | 2 g | wichtig für den Aufbau des mitochondrialen Stoffwechsels |

ausschüttung führen. Zu meiden sind daher alle Weißmehlprodukte und gesüßten Nahrungsmittel und Getränke. Auch sollte man auf nitratreiche Lebensmittel wie gepökeltes Fleisch, Wurstwaren, nitratreiches Gemüse (vor allem im Winter) verzichten. Bei Nitrostress sollten 50% der gesamten Kalorien als Fett konsumiert werden. Besonders geeignet sind Milchfette, fetter Joghurt, Käse, Butter, Sahne, Hochseefisch (Lachs, Hering, Makrele usw.), pflanzliche Öle (Olivenöl, Rapsöl usw.).

Wenn bei Ihnen Nitrostress festgestellt wurde, können Sie bedarfsweise die in der Tabelle genannten Mikronährstoffe nehmen. Gehen Sie dabei stufenweise vor, jede Stufe sollte etwa 3 Monate dauern.

## Laboruntersuchungen

Nitrostressprofil (Citrullin, Methylmalonsäure, Nitrophenylessigsäure, Nitrotyrosin)

## Literatur

Beard JL et al. Iron metabolism: a comprehensive review. Nutr Rev 1996;54:295.

Cousins RJ. Zinc. In: Present knowledge in nutrition. ILSI Press, Washington, D.C. 1997, 293–306.

Friedrichsen HP. Burn-out, chron. Müdigkeitssyndrom (LFS) und oxidativer Stress. OM Zsch Orthomol Med 2005;2:10–12.

Kuklinski B. Praxisrelevanz des nitrosativen Stresses, Mitteilung 1: Diagnostik und Therapie neurologischer Erkrankungen. OM & Ernährung Nr. 124, 2008, F1–F19.

Kurutas EB et al. The importance of antioxidants which play the role in cellular response against oxidative/ nitrosative stress: current state. Nutr J. 2015;15:71

Liaudet L. Biologie oxydative et implications cliniques du peroxynitrite . Rev Med Suisse 2007;3(137): 2840–2843.

Middleman AB et al. Nutritional vitamin B12 deficiency and folate deficiency in an adolescent patient presenting with anemia, weight loss, and poor school performance. J Adolesc Health 1996;19:76.

Pacher P et al. Nitric oxide and peroxynitrite in health and disease. Physiol Rev. 2007; 87(1): 315–424.

Szabó C et al. Peroxynitrite: biochemistry, pathophysiology and development of therapeutics. Nat Rev Drug Discov. 2007;6(8):662–80.

# Muskel-, Knochen- und Gelenkerkrankungen

Bei entzündlichen Erkrankungen ist es besonders wichtig, übermäßigen Fleischkonsum zurückzufahren, um nicht zu viel Arachidonsäure mit der Nahrung aufzunehmen, weil diese das Entzündungsgeschehen unterhält und verstärkt. Den Gegenspieler – Omega-3-Fettsäuren in Form von fettem Fisch oder Fischölkapseln – sollten Sie dagegen häufiger zu sich nehmen.

## Entzündliche Gelenkerkrankungen

**Arthritis:** Bei der Arthritis handelt es sich um eine entzündliche Gelenkerkrankung. Sie wird durch verschiedenste Ursachen ausgelöst und unterhalten. Die häufigste Form ist die meist schubweise verlaufende rheumatoide Polyarthritis. Akute Formen werden oft durch Infektionen (Bakterien, Viren) oder bei der Gicht durch Harnsäurekristalle verursacht. Die Arthritis zeigt sich mit Schmerzen, Schwellung und häufig mit einer Rötung und Überwärmung, was zu einer Bewegungseinschränkung führt. Bei chronischen Arthritiden kommt es langfristig zu einer Zerstörung der Gelenkstrukturen. Die klassische Behandlung erfolgt in der Regel mit nichtsteroidalen Antirheumatika und Cortison zur Schmerzstillung und zur Entzündungshemmung. Diese Medikamente müssen bei der chronischen Arthritis über längere Zeit verabreicht werden und sind oft mit erheblichen Nebenwirkungen (z. B. Magen-Darm-Störungen) verbunden.

Aus diesem Grund ist ein Versuch sinnvoll, mit der Ernährung und mit gezielter, begleitender Nährstoff-Supplementierung die Entzündungsreaktion zu entschärfen. Dies ermöglicht es dem Patienten häufig, die Dosierungen der benötigten Medikamente deutlich tiefer zu halten. Damit kann die Therapie grundlegend optimiert und das Nebenwirkungspotenzial abgeschwächt werden.

**Rheumatoide Arthritis:** Die rheumatoide Arthritis (auch als chronische Polyarthritis bezeichnet) ist neben der Arthrose die häufigste Gelenkerkrankung. Bei dieser Autoimmunerkrankung kommen neben einer genetischen Veranlagung v. a. äußere Faktoren (Rauchen, frühkindliche Ernährung, hoher Zuckerkonsum, Vitaminmangel, gewisse Darmbakterien) als Auslöser in Frage. Auch werden häufig Nahrungsmittel-Unverträglichkeiten als auslösende Faktoren genannt.

Man kann diese Allergien in entsprechenden Laboruntersuchungen nachweisen.

Heute vermutet man, dass immunologisch entartete Zellen, welche normalerweise die Gelenkflüssigkeit (Synovia) bilden sollten, den Gelenksknorpel angreifen. Auf die lokale Zerstörung reagiert der Körper anschließend mit einer entzündlichen Reaktion. Die Schmerzen und Entzündungen beginnen meist schleichend, oft sind die Finger- und Zehengelenke zuerst betroffen. Im Verlaufe der Krankheit werden immer mehr Gelenke betroffen und es kann zu massiven Gelenkdeformationen kommen.

## Ernährungsempfehlungen

**Fasten:** Die entarteten Gelenkszellen sind sehr stark auf Zucker als Nahrungsquelle angewiesen. Mehrtägiges Fasten, gefolgt von einer vegetarischen Ernährung während eines Jahres, zeigte deutlich reduzierte Schmerzen in den Gelenken.

Entzündungsprozesse lassen sich durch eine vegetarisch orientierte Kost sowie die gezielte Zufuhr von Omega-3-Fettsäuren und Antioxidanzien hemmen.

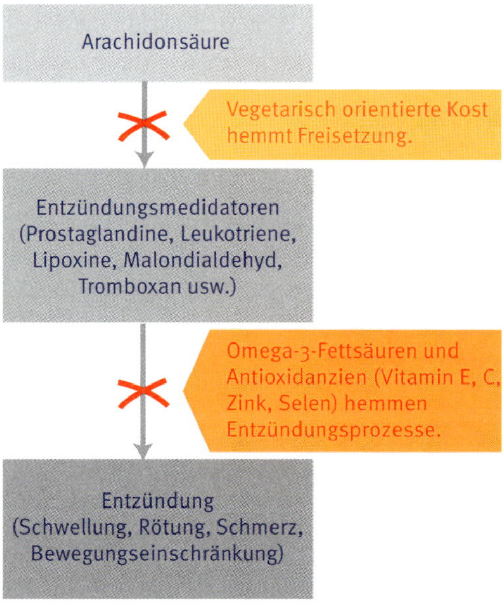


**Arachidonsäure:** Im Mittelpunkt der Entzündungs- und Schmerzhemmung mittels Nährstoffen steht die Arachidonsäure, eine mehrfach ungesättigte Fettsäure. Sie wird natürlicherweise im Stoffwechsel gebildet und vom Körper dazu benötigt, auf physiologische Art und Weise Entzündungen zu provozieren. Dies ist immer dann wichtig, wenn der Körper mittels einer Enzündungsreaktion Bakterien und Viren abwehren oder geschädigtes Gewebe abbauen und ersetzen muss. Durch die Entzündungsreaktion werden die körpereigenen Fresszellen (Makrophagen) angelockt. Sie räumen Gewebereste ab und bereiten somit den Heilungsprozess vor. Bei chronischen Entzündungen ist dieses normale Stoffwechselgefüge nicht mehr im Gleichgewicht. Arachidonsäure liegt in unphysiologisch hohen Mengen in den Zellmembranen vor und wirkt selbst als Vorläufer von stark entzündungsfördernden Substanzen. Dazu gehören die Prostaglandine, Leukotriene, Thromboxane etc. Diese Entzündungsmediatoren werden durch einen enzymatischen Stimulus innerhalb von Sekundenbruchteilen durch eine Oxidation aus der Arachidonsäure gebildet.

Das Hauptziel der Ernährungs- und Nährstoffinterventionen ist es nun,

- die Zufuhr von Arachidonsäure massiv zu reduzieren,
- die Arachidonsäure in den Zellmembranen durch entzündungshemmende Omega-3-Fettsäuren zu ersetzen,
- weitere entzündungshemmende Mikronährstoffe (z.B. Antioxidanzien) ins Spiel zu bringen,

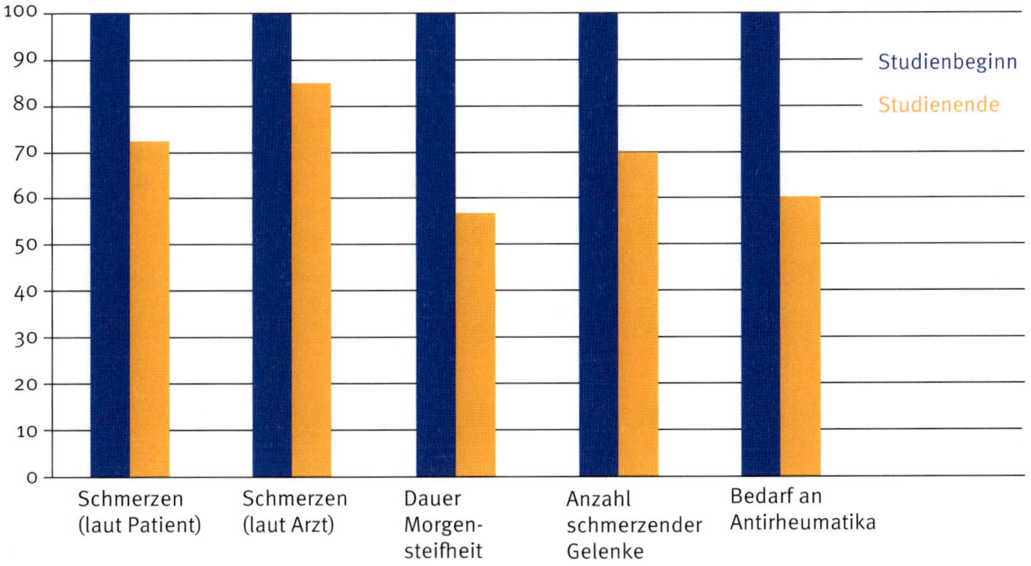


Das therapeutische Potenzial von Omega-3-Fettsäuren bei der chronischen Polyarthritis; durchschnittliche Dosierung 2–4 g EPA + DHA/Tag, Studiendauer meist zwischen 3 und 6 Monaten (Calder 2009).

- die Schmerzempfindlichkeit durch Veränderung des Gewebe-pH (nicht des Blut-pH) zu reduzieren.

Die Arachidonsäure kommt vor allem in Fleisch, Wurstwaren und Innereien in hohen Mengen vor. Da wir im deutschsprachigen Raum durchschnittlich über 50 kg Fleisch pro Kopf und Jahr essen, liegt es auf der Hand, dass eine deutliche Reduktion des Fleischkonsums eine der wichtigsten und effektivsten therapeutischen Interventionen zur Behandlung von chronischen Entzündungen darstellt. Dies haben viele Studien bestätigt.

**Omega-3-Fettsäuren:** Die Omega-3-Fettsäuren aus den Fischölen wurden in den letzten 20 Jahren ausführlich wissenschaftlich untersucht. Es hat sich klar herausgestellt, dass hochkonzentrierte Fischölkapseln (oder/und das regelmäßige Verzehren von Omega-3-Fettsäure-haltigen Fischen wie Lachs, Hering, Makrele usw.) die Schmerzen und Entzündungen in den Gelenken sowie auch die Morgensteife deutlich reduzieren können. In der Regel verringerte sich auch der Bedarf an Antirheumatika. Wenn zusätzlich zur Einnahme der Fischölpräparate die Arachidonsäuremenge aus dem Fleischkonsum reduziert wird, kann der Antirheumatika- und auch der Cortisonbedarf bereits nach 3 Monaten klinisch relevant verringert werden.

**Vitamin E:** Ähnliche Effekte erreicht man auch mit dem entzündungshemmenden und schmerzstillenden Vitamin E.

**Vitamin D:** Sowohl an der Entstehung als auch am Fortschreiten der rheumatoiden Arthritis scheint Vitamin D beteiligt zu sein. Es kann das Immunsystem etwas herunterregulieren und somit das Entzündungsgeschehen eindämmen. Vitamin-D-Mangel kann als Ri-

## Nährstoffempfehlungen bei entzündlichen Gelenkerkrankungen

| Nährstoff | empfohlene Tagesdosis | Kommentare |
|---|---|---|
| Vitamin E | 400 – 1200 I. E. | antioxidative Wirkung; vermindert Entzündungen und Schmerzen; nach durchschnittlich 4 Wochen kann in Absprache mit dem Arzt versucht werden, die Dosierung der Rheumamedikamente allmählich zu reduzieren; parallele Einnahme von Vitamin C ideal |
| Vitamin C | 1 – 2 g | reduziert erhöhte Entzündungsmarker (C-reaktives Protein, CRP) |
| Vitamin D | 2000 – 7000 I.E. | Vitamin D-Spiegel sind bei über 80 % der Patienten mit rheumatoider Arthritis erniedrigt. Hochdosiertes Vitamin D kann den Verlauf günstig beeinflussen. |
| Selen | 200 – 400 µg (Blutspiegel kontrollieren) | antioxidative Wirkung; häufig niedrige Blutspiegel |
| Basenmischungen | je nach Produkt | können Gelenk- und Rückenschmerzen signifikant reduzieren |
| Omega-3-Fettsäuren | 1,5 – 3 g EPA/DHA (in Form von Fischölkapseln) | reduziert Schmerzintensität, Morgensteifheit, Anzahl schmerzender Gelenke, Bedarf an Antirheumatika; ideale Anwendungsdauer: mindestens 3–4 Monate |
| Curcumin | 1000 mg | schmerzlindernd, in einer Pilotstudie gleich stark wie 2×50 mg Diclofenac – auch gut ergänzend zur regulären Therapie mit DMARDs einsetzbar |

sikofaktor für eine rheumatoide Arthritis bezeichnet werden.

**Selen, Zink und Mangan:** Es gibt weitere Mikronährstoffe, die eine wichtige Rolle in der Entzündungskaskade spielen. Dazu gehören die antioxidativ wirksamen Spurenelemente Selen, Zink und Mangan.

### Besondere Hinweise

- Vitamin C kann die Magenschleimhaut-schädigende Wirkung von nicht steroidalen Antirheumatika (z. B. Salicylate, Indomethacin) neutralisieren. Jeweils ca. 1 g Vitamin C (nicht retardiert) gleichzeitig mit dem Antirheumatikum einnehmen.
- Ein »neues« Spurenelement sollte zukünftig noch näher betrachtet werden: Bor scheint bei Arthritis günstig zu wirken.
- Salicylate und andere allgemein verwendete nicht steroidale entzündungshemmende Medikamente, die von Personen mit Arthritis häufig eingenommen werden, erhöhen die Permeabilität (Durchlässigkeit) der Darmschleimhaut. Dadurch wird das Risiko für Nahrungsmittel-Unverträglichkeiten und für rheumatoide Arthritis erhöht.
- Eisenmangel und Anämie treten bei rheumatoider Arthritis häufig auf. Aufgrund der Entzündung findet eine verringerte Eisenaufnahme im Darm statt, zudem können die eingesetzten Medikamente zu ver-

mehrten Blutungen im Magen-Darm-Trakt führen.

- Bromelain, eine aus Ananas gewonnene Substanz, wirkt entzündungshemmend. Die Einnahme in einer darmlöslichen Form (als Schutz vor der Zerstörung im Magensaft) kann Schwellungen der Gelenke reduzieren und die Beweglichkeit verbessern.
- Boswelliaextrakte (Weihrauch) und Curcuma haben eine ausgeprägte entzündungshemmende Wirkung und können bei rheumatischen Entzündungen hilfreich sein.

## Laboruntersuchungen

- Arachidonsäurestoffwechsel und Fettsäuren: Fettsäurenprofil, Omega-3-Index (Blut)
- C-reaktives Protein (CRP, Blut), Rheumafaktor
- Mikronährstoffprofil (Eisen, Selen, Zink, Vitamin C, $D_3$)
- Nahrungsmittel-Unverträglichkeiten (IgE, IgG, IgG4; Blut)
- Säure-Basen-Titration nach Sander (Urin)

## Literatur

Adam O et al. Ernährung bei rheumatischen Erkrankungen. Z Rheumatol 2009;68:549–559

Alpízar-Rodríguez D et al. Environmental factors and hormones in the development of rheumatoid arthritis. Semin Immunopathol. 2017 Apr 27. doi: 10.1007/s00281-017-0624-2.

Bustamante MF et al. Fibroblast-like synoviocyte metabolism in the pathogenesis of rheumatoid arthritis. Arthritis Res Ther. 2017;19(1):110.

Calder PC. Polyunsaturated fatty acids and inflammation: therapeutic potential in rheumatoid arthritis. Curr Rheumatol Rev 2009;5:214–225.

Canter PH et al. The antioxidant vitamins A, C, E and selenium in the treatment of arthritis: a systematic review of randomized clinical trials. Rheumatology (Oxford) 2007;46(8):1223–1233.

Chen L et al. Management of chronic pain using complementary and integrative medicine. BMJ. 2017 Apr 24;357:1284.

Cseuz RM et al. Alkaline mineral supplementation decreases pain in rheumatoid arthritis patients: a pilot study. The Open Nutr J 2008;2:100–105.

De Pablo P et al. Nutrition and nutritional supplements and osteoarthritis. Aus: Coleman LA (ed). Nutrition and Health: Nutrition and rheumatic disease. Humana Press 2008, II,125–158.

Daily JW et al. Efficacy of Turmeric Extracts and Curcumin for Alleviating the Symptoms of Joint Arthritis: A Systematic Review and Meta-Analysis of Randomized Clinical Trials J Med Food. 2016;19(8):717–729.

Edmonds SE et al. Putative and analgesic activity of repeated oral dosages of vitamin E in the treatment of rheumatoid arthritis. Ann Rheum Dis 1997;56:649–655.

Franco AS. Vitamin D supplementation and disease activity in patients with immune-mediated rheumatic diseases: A systematic review and meta-analysis. Medicine 2017; 96(23):e7024

Garcia-Carbonell R et al. Critical Role of Glucose Metabolism in Rheumatoid Arthritis Fibroblast-like Synoviocytes. Arthritis Rheumatol. 2016;68(7):1614–1626.

Jeffery LE et al. Vitamin D in rheumatoid arthritis-towards clinical application. Nat Rev Rheumatol. 2016;12(4):201–210.

Konturek PC et al. Ascorbic acid attenuates aspirin-induced gastric damage: role of inducible nitric oxide damage. J Physiol Pharmacol 2006;57(Suppl 5):125–136.

Nielsen FH et al. Growing evidence for human health benefits of boron. J Evidence-Based Compl Alt Med 2011; DOI: 10.1177/2156587211407638.

Vitetta L et al. Dietary recommendations for patients with rheumatoid arthritis: a review. Nutrition and Dietary Supplements 2012(4):1–15.

Vormann J et al. Supplementation with alkaline minerals reduces symptoms in patients with chronic low back pain. J Trace Elem Med Biol 2001;15:179–183.

# Arthrose

Arthrose (englisch als Osteoarthritis bezeichnet) ist charakterisiert durch den schrittweisen Verlust des Gelenkknorpels, der zusammen mit der Gelenkflüssigkeit (Synovia) die hohe Beweglichkeit im Gelenk ermöglicht. Die Arthrose wird begleitet durch abnorme Veränderungen der darunterliegenden Gelenkknochen und geht mit Entzündungszeichen, Schwellung und Gelenkserguss einher. Mit zunehmendem Krankheitsverlauf kann es zum vollständigen Abbau des Knorpels kommen, sodass die Gelenkflächen nur noch aus der darunterliegenden Knochensubstanz bestehen. In diesem fortgeschrittenen Stadium ist die Arthrose besonders schmerzhaft. Arthrose tritt bei Personen, die über 55 Jahre alt sind, sehr häufig auf und ist nach den Herz- und Gefäßkrankheiten die zweitwichtigste Krankheit, welche schwere chronische Behinderungen verursacht. Das Leitsymptom ist eine schmerzhaft eingeschränkte Beweglichkeit, wobei zu Beginn der Anlaufschmerz typisch ist. Mit zunehmendem Krankheitsverlauf kommt es zu Gelenkdeformationen und Fehl- und Schonhaltung. Man unterscheidet zwischen primären Arthrosen, bei denen keine definierbare Grunderkrankung für den Gelenkverschleiß festgestellt werden kann (also z. B. durch Übergewicht oder eine angeborene Fehlstellung verursacht), und sekundären Arthrosen, die z. B. als Folge von Verletzungen, entzündlichen Prozessen oder Durchblutungsstörungen auftreten. Ernährung und Nährstoffsupplemente können das Arthrosegeschehen wesentlich beeinflussen. Sie können viel zur Erhaltung der Beweglichkeit beitragen und den Bedarf an schmerz- und entzündungshemmenden Medikamenten reduzieren.

## Ernährungsempfehlungen

Übergewicht verursacht eine hohe Belastung der Hüft- und Kniegelenke. Eine Gewichtsreduktion wird sich stets positiv auf den Krankheitsprozess und die Symptomatik der Arthrose auswirken. Es ist auch bei der Arthrose sinnvoll, den Fleischkonsum zu reduzieren. Obwohl bei der Arthrose die mechanische Abnützung der Gelenke im Vordergrund steht, kann man auch hier – wie bei der rheumatoiden Arthritis beschrieben – mit einem geringeren Arachidonsäure-Angebot Gelenkentzündungen und einer aktivierten Arthrose vorbeugen. Um einer Übersäuerung des Gewebes entgegenzuwirken, sollten Gemüse und Früchte in der Alltagsernährung eine wichtige Rolle spielen.

### Schwermetall-Screening durchführen

Bereits 1988 publizierte Milachowski eine aufsehenerregende Arbeit, bei der in operierten nekrotischen Hüftgelenken außerordentlich hohe Schwermetall-Konzentrationen (Blei, Nickel, Cadmium usw.) gemessen wurden, die vermutlich wesentlich am Arthrosegeschehen mitbeteiligt waren. Nun bestätigen neue Studien diese Erkenntnisse. Bei Arthrosepatienten sollte also ein Schwermetall-Screening zur Routine gehören, damit die Schwermetall-Belastung (Seite 601) mit den entsprechenden Maßnahmen möglichst gering gehalten werden kann.

## Besondere Hinweise

- Vitamin C kann die Magenschleimhaut-schädigende Wirkung von nicht steroidalen Antirheumatika (z. B. Salicylate, Indomethacin) neutralisieren. Jeweils ca. 1 g Vitamin C (nicht retardiert) gleichzeitig mit dem Antirheumatikum einnehmen.
- Vitamin K wirkt entzündungshemmend und ist am Knorpelaufbau ebenfalls mitbeteiligt. Antikoagulierte Personen haben in der Regel ausgeprägte Vitamin-K-Defizite, was beispielsweise das Knochenfraktur-Ri-

## Nährstoffempfehlungen bei Arthrose

| Nährstoff | empfohlene Tagesdosis | Kommentare |
|---|---|---|
| Vitamin E | 400–1200 I. E. | entzündungshemmend bei aktivierter Arthrose; blockiert die Bildung von Arachidonsäure; Einnahme zusammen mit Vitamin C ideal |
| Nicotinamid | 2–3 g | verbesserte Gelenkbeweglichkeit, weniger Entzündungen, weniger Schmerzmittelbedarf; besonders wirksam für die Kniegelenke; während der Einnahme Leberwerte beachten; häufigste Nebenwirkung: Schwindel |
| Vitamin C | 1–2 g | Vitamin C kann die Reparatur und Neubildung von Knorpelgewebe fördern (über die Bildung von Kollagen und Glycosaminoglycanen); scheint das Fortschreiten der Arthrose zu verlangsamen und die Schmerzen zu reduzieren. |
| Mangan | 5–15 mg | hemmt die Bildung von knorpelabbauenden Enzymen (Metalloproteasen) |
| S-Adenosyl-Methionin | 1200 mg | S-Adenosyl-Methionin fördert die Bildung und Reparatur von Knorpelgewebe; nach 4 Wochen scheint es Wirkungen zu zeigen, die mit denjenigen der klassischen Antirheumatika (z. B. Celecoxib) vergleichbar sind – aber mit weniger Nebenwirkungen; Vitamin $B_{12}$ und Folsäure optimieren die Aufnahme von S-Adenosyl-Methionin. |
| Omega-3-Fettsäuren | 1,5 – 3 g (in Form von Fischölkapseln) | entzündungshemmend bei aktivierter Arthrose; vermindert das Ausmaß der Knorpelzerstörung. Mind. 3 Monate, derzeitige Daten zeigen, dass das Omega-3-Fischöl mehr EPA als DHA enthalten sollte. |
| Chondroitinsulfat | 800–1200 mg | Chondroitinsulfat ist eine in tierischem Knorpel vorkommende natürliche Substanz. Diese verhindert den beschleunigten Knorpelabbau; die Gabe von Chondroitinsulfat ist der Wirkung von klassischen Antirheumatika (Celecoxib) betreffend Schmerzreduktion und Funktion des Gelenkes ebenbürtig. Wird oft mit Glucosaminsulfat kombiniert. |
| Glucosaminsulfat | 1250–1500 mg | Glucosaminsulfat ist ein im Körper natürlich vorkommender Aminozucker. Glucosaminsulfat verhindert den beschleunigten Knorpelabbau, reduziert Schmerzen und trägt wesentlich zur Erhaltung der Gelenkfunktionen bei; vermindert die Wahrscheinlichkeit für ein künstliches Kniegelenk. Eine kombinierte Gabe von Chondroitinsulfat und Glucosaminsulfat ist der schmerzstillenden Wirkung von klassischen Antirheumatika (Celecoxib) ebenbürtig. |

| Nährstoff | empfohlene Tagesdosis | Kommentare |
|---|---|---|
| Basenmischungen | je nach Produkt | wirken einer Gewebeübersäuerung entgegen und können so das Schmerzempfinden reduzieren |
| Kollagen | 40 mg bzw. 10 g | Einige Studien zeigen, dass 10 g Kollagenhydrolysat die Schmerzen vermindern und die Gelenkbeweglichkeit verbessern. Auch 40 mg natives Kollagen Typ II scheinen (via Immunmodulation) die Symptome zu verbessern |
| Curcumin | 0,2–1 g | Curcuma-Extrakte wirken stark entzündungshemmend und können Beschwerden lindern. In Kombination mit Boswellia gleich wirksam wie Celecoxib. |
| Boswellia-Extrakt | 0,1–0,5 g | Gute Datenlage. Reduziert Schmerzen innerhalb von Tagen und verbessert Gelenkfunktion |

siko erhöhen kann. Daher ist eine moderate Vitamin $K_1$-Supplementierung im nutritiven Bereich sinnvoll. Dies hat keinen negativen Einfluss auf die Blutgerinnung.
- Vitamin-D-Mangel ist bei Arthrose häufig und sollte unbedingt vermieden werden.
- Kupfer (antientzündlich) und Mangan (knorpelaufbauend) können die Wirkung von Glucosamin und Chondroitin zusätzlich steigern.

## Laboruntersuchungen

- COMP, CRP, Schwermetall-Screening
- Fettsäurenprofil, Omega-3-Index (Blut)
- Mikronährstoff-Profil (Selen, Zink, Vitamin C, $D_3$, K)
- Säure-Basen-Titration nach Sander (Urin)

## Literatur

Bello AE et al. Collagen hydrolysate for the treatment of osteoarthritis and other joint disorders: a review of the literature. Curr Med Res Opin 2006;22(11):2221–2232.

Brodziak-Dopierala B et al. The occurrence of nickel and other elements in tissues of the hip joint. Ecotoxicol Environment Safety 2011;74:630–635.

Cameron M et al. Oral herbal therapies for treating osteoarthritis. Cochrane Database Syst Rev. 2014 May 22;(5):CD002947.

Cseuz RM et al. Alkaline mineral supplementation decreases pain in rheumatoid arthritis patients: a pilot study. The Open Nutr J 2008;2:100–105.

Dragos D et al. Phytomedicine in joint disorders. Nutrients. 2017; 9(1):70.

Fiebich B et al. Beitrag von Kupfer und Mangan zur antientzündlichen Wirkung von Nährstoffkombinationen mit Glucosamin und Chondroitinsulfat. Ernährung & Medizin 2007;22:75–79.

Hochberg MC et al. Combined chondroitin sulfate and glucosamine for painful knee osteoarthritis: a multicentre, randomised, double-blind, non-inferiority trial versus celecoxib. Ann Rheum Dis. 2016;75(1):37–44.

Hughes EJ. Nutritional protocol for osteoarthrosis (Degenerative Joint Disease). J Clin Nutr Diet. 2016,2:25.

Jensen NH. Reduced pain from osteoarthritis in hip joint or knee joint during treatment with calcium ascorbate, a randomized, placebo-controlled cross-over trial in general practice. Ugeskr Laeger 2003;165(25):-2563–2566.

Najm WI et al. S-adenosyl methionine (SAMe) versus celecoxib for the treatment of osteoarthritis symptoms: A double-blind cross-over trial. BMC Musculoskelet Disord 2004;5:6–20.

Nelson AE et al. Whole blood lead levels are associated with radiographic and symptomatic knee osteoarthritis: a cross-sectional analysis in the Johnston County Osteoarthritis Project. Arthrit Res 2011;13:R37–R45.

Onakpoya IJ et al. Effectiveness of curcuminoids in the treatment of knee osteoarthritis: a systematic review and meta-analysis of randomized clinical trials. Int J Rheum Dis. 2017. doi: 10.1111/1756–185X.13069.

Reginster J-Y et al. Pharmaceutical-grade Chondroitin sulfate is as effective as celecoxib and superior to placebo in symptomatic knee osteoarthritis: the ChONdroitin versus CElecoxib versus Placebo Trial (CONCEPT). Ann Rheum Dis 2017; Online First, published on May 22, 2017

Senftleber NK et al. Marine Oil Supplements for Arthritis Pain: A Systematic Review and Meta-Analysis of Randomized Trials. Nutrients. 2017; 9(1):42.

Srivastava S et al. Curcuma longa extract reduces inflammatory and oxidative stress biomarkers in osteoarthritis of knee: a four-month, double-blind, randomized, placebo-controlled trial. Inflammopharmacology. 2016;24(6):377–388.

Vormann J et al. Supplementation with alkaline minerals reduces symptoms in patients with chronic low back pain. J Trace Elem Med Biol 2001;15:179–183.

## Osteoporose

Unsere Knochen werden lebenslang umgebaut, verstärkt, abgebaut und an aktuelle Belastungen angepasst. Die Osteoporose ist eine Störung dieses Knochenstoffwechsels. Die Knochenmasse nimmt über das normale Maß hinaus ab und die Elastizität des Knochens wird massiv beeinträchtigt: Ein Sturz, eine schnelle Bewegung oder sogar das Aufheben eines Gegenstandes können zu einer Knochenfraktur (Hüfte, Oberschenkel, Wirbelsäule, Rippe usw.) führen.

Obwohl Osteoporose bei Männern und Frauen auftreten kann, sind ältere Frauen sehr viel häufiger betroffen. Einerseits, weil Männer mit einer höheren Knochenmasse ausgestattet sind und somit mehr »Reserve« aufweisen, und andererseits, weil bei Frauen nach den hormonellen Veränderungen in den Wechseljahren der Knochenabbau gegenüber dem -aufbau überwiegt.

Da äußerst viele Faktoren (siehe Abb.) den normalen Knochenaufbau stören können, sind Knochensubstanzverluste Vorgänge, die oft bereits schon Jugendliche und junge Erwachsene betreffen. Die Osteoporose ist eine Stoffwechselerkrankung, die sich über Jahre und Jahrzehnte leise – ohne Symptome und Schmerzen – entwickeln kann. Daher ist eine möglichst frühzeitige Prävention und Früherkennung extrem wichtig.

Einfluss- und Risikofaktoren für Osteoporose

**Ernährung**
Malnutrition (zu wenig Kalorien u. Proteine) • zu viel proteinhaltige Lebensmittel (v. a. Fleisch, Wurst) erhöhen Säurebelastung u. Ausscheidung von Mineralstoffen u. Spurenelementen • zu wenig Gemüse u. Früchte • zu viel Kochsalz • phosphorsäurehaltige Getränke (z. B. Cola), sulfatreiche Mineralwässer

**Störungen des Mikronährstoff-Haushalts**
Mineralstoffe (Kalzium, Magnesium, Phosphor) • Spurenelemente (Kupfer, Zink, Mangan, Silizium, Bor, Strontium) • Vitamine ($B_6$, $B_{12}$, C, $D_3$, K, Folsäure) • Verhältnis Omega-6-: Omega-3-Fettsäuren (ideal 5:1) • Aminosäuren (L-Arginin, L-Lysin, L-Prolin)

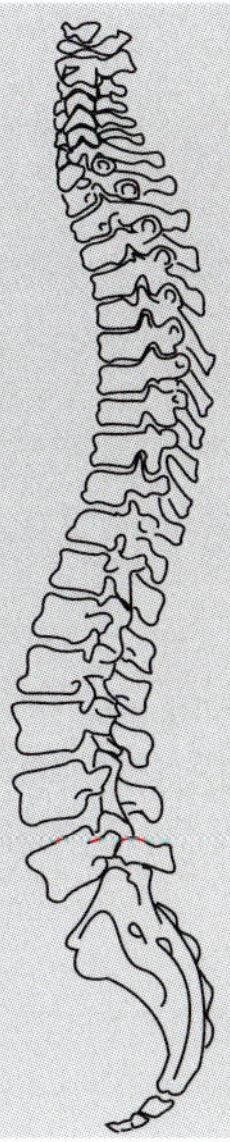

**äußere Einflüsse**
Medikamente (z. B. Cortison, Heparin, Antikoagulanzien, Barbiturate, Antiepileptika, gewisse Lipidsenker, orale Verhütungsmittel usw.) • chronische Schwermetall-Belastungen • chronische Aluminiumbelastungen

**Lebensstil**
Bewegungsmangel, Immobilität • Nikotin • Alkohol • Stress

**andere Faktoren**
Alter, weibliches Geschlecht • Genetik, Familienanamnese • schmaler Körperbau, Untergewicht • Hormonstoffwechsel (inkl. Schilddrüse) • Verdauungs- u. Resorptionsstörungen

Die beste Prävention beginnt bereits im Kindes- und Jugendalter. Der wesentliche Anteil der Knochenmasse wird nämlich in den ersten 30 Lebensjahren aufgebaut. Daher ist eine gute Versorgung mit Kalzium und anderen Nährstoffen, kombiniert mit regelmäßiger Bewegung, in jedem Lebensalter wichtig. Bewegung ist deshalb so wichtig, weil die Knochenneubildung nur unter Belastung stattfindet. So verlieren beispielsweise Astronauten in der Schwerelosigkeit sehr rasch viel Knochenmasse.

Es ist bemerkenswert, dass alle gängigen Empfehlungen zur Osteoporose stets nur auf die Kalziumeinlagerung fokussiert sind (Milch, Vitamin $D_3$, Gabe von Östrogenen usw.), obwohl die wissenschaftliche Datenlage seit langem zeigt, dass diese Strategie nicht sehr effektiv ist. Der Knochen ist eben nicht nur ein »Mineralstoff-Gebilde«. Es handelt sich vielmehr um eine komplexe, elastische Matrix mit kollagenen Strukturen, bei der auch neben Kalzium viele andere Mikronährstoffe zum Grundbauplan gehören.

### Mikronährstoffe für den Knochenaufbau einnehmen

Sie sollten nicht nur ein Kalzium-Vitamin-D-Präparat einnehmen, sondern zusätzlich ein ausgewogenes Multivitaminpräparat – das alle wichtigen Cofaktoren wie Folsäure, Vitamin K, Magnesium, Zink, Kupfer, Mangan usw. enthält. Kombiniert mit etwa 0,5–1 g Vitamin C ergibt sich so eine für den Knochenaufbau ideale Nährstoffmischung, die den neuesten wissenschaftlichen Erkenntnissen entspricht.

Demzufolge sollten bei der Prävention oder Therapie einer Osteoporose nicht nur Kalzium und Vitamin D verordnet werden, sondern Präparate, die alle für den Knochenstoffwechsel notwendigen Vitamine, Mineralstoffe und Spurenelemente berücksichtigen. Neuere klinische Studien unterstützen die umfassende Supplementierung. Es konnte gezeigt werden, dass eine alleinige Kalzium-Supplementierung nicht nur keinen wesentlichen klinischen Nutzen ergibt, sondern auch das Risiko für kardivaskuläre Erkrankungen erhöhen könnte.

Die üblicherweise eingesetzten Bisphosphonate und Hormonpräparate sollen ihren wichtigen Platz in der Therapie behalten – auch wenn man mit ihnen allein keinen physiologischen Knochen aufbauen kann. Der Knochen ist einem ständigen Auf- und Abbau unterworfen. Ein Knochenaufbau ist bis ins hohe Alter möglich und sollte stets gefördert werden, am besten durch ausreichend Bewegung (Sport).

## Ernährungsempfehlungen

Für einen optimalen Knochenaufbau sollte stets eine an Kalorien und Proteinen ausreichende Ernährung sichergestellt werden. Ideal wären zudem etwa 500–750 g Gemüse und Früchte pro Tag. Diese liefern nicht nur wertvolle Vitamine (z. B. Folsäure, Vitamin C, Vitamin K), Mineralstoffe (z. B. Kalzium, Magnesium) und Spurenelemente, sie sorgen auch für den Ausgleich des Säure-Basen-Haushaltes und liefern wichtige sekundäre Pflanzenstoffe (z. B. Phytoöstrogene).

Wenn Milch vertragen wird, können Milchprodukte konsumiert werden. Sie liefern vor allem Kalzium und Eiweiß. Allerdings sind Gemüse, Früchte und Sojaprodukte ebenso

## Nährstoffempfehlungen bei Osteoporose

| Nährstoff | empfohlene Tagesdosis | Kommentare |
|---|---|---|
| Folsäure<br>Vitamin $B_6$<br>Vitamin $B_{12}$ | 0,4–1 mg<br>10–25 mg<br>30–500 µg | reduzieren erhöhten Homocysteinspiegel, der die Knochenstruktur stört und das Frakturrisiko erhöht. Von diesen B-Vitaminen hat Folsäure die stärkste Wirkung auf den Homocysteinspiegel und das Frakturrisiko. |
| Vitamin C | 0,1–0,5 g | wird für die Kollagenbildung in den Knochen benötigt, wichtig für die Knochenelastizität |
| Vitamin D | 20– 30 µg (800–1200 I. E.) bzw. gemäß Laborstatus | Vitamin D unterstützt die Kalziumresorption und den Einbau des Kalziums in das Knochengewebe. Regelmäßige Sonneneinstrahlung (in unseren Breiten v. a. von April bis September) hilft ebenfalls, den Vitamin-D-Spiegel aufrechtzuerhalten. Im Winterhalbjahr sollte Vitamin $D_3$ entsprechend dem Laborstatus auch supplementiert werden, da die Energie der Sonne nicht ausreicht für die Synthese von Vitamin D. Verbesserung der Muskelkraft, daher weniger Stürze mit Frakturen. Tägliche oder wöchentliche Supplementierung ist besser als die monatliche Hochdosis-Therapie. |
| Vitamin $K_2$ | 75–200 µg | Unerlässlich für eine optimale Knochenstruktur (Aktivierung von Osteocalcin). Die bisher vorliegenden Daten zeigen, dass Vitamin $K_2$ das Knochenfraktur-Risiko klinisch sehr relevant – und stärker als Vitamin $D_3$ – senkt (ca. minus 50 %) |
| Kalzium | 800–1200 mg | Grundbaustein für die Knochen (jedoch nicht für die Knochenelastizität). Kalziumreiche Nahrungsmittel sollten täglich konsumiert werden. Ältere Personen haben oft wenig Magensäure und sollten die Einnahme von Kalziumcitrat, -glukonat oder -laktat in Betracht ziehen, da in dieser Form keine Magensäure für die Resorption notwendig ist. Die alleinige Gabe von Kalzium führt zu relativen Mängeln von Magnesium, was wiederum das Risiko für kardiovaskuläre Erkrankungen erhöhen kann. |
| Magnesium | 300–600 mg | Magnesium erhöht wie Kalzium die Knochendichte. Der Hauptpool für Magnesium liegt im Knochen; sollte stets parallel mit Kalzium gegeben werden. Aktiviert Enzyme, welche für die Knochenbildung unerlässlich sind. Bei Osteoporose tritt häufig Magnesiummangel auf. |
| Zink | 10–30 mg | Zink erhöht die Knochenmasse; stimuliert die Osteoblasten-Tätigkeit. |
| Kupfer | 1–3 mg | Das kupferabhängige Enzym Lysyloxidase fördert die Knochenelastizität. |

| Nährstoff | empfohlene Tagesdosis | Kommentare |
|---|---|---|
| Bor | 3 mg | erhöht Östrogenserumspiegel und wirkt daher kalziumsparend |
| Silizium | 20–200 mg | wichtiges Knochenstrukturelement |
| L-Arginin<br>L-Lysin | 1–4 g<br>1–2 g | Verbesserung der Knochenstruktur (Quervernetzung der Kollagenfasern, Förderung der Kollagenbildung) |
| Omega-3-Fettsäuren | 1–2 g | hemmen die entzündungsfördernde Arachidonsäure, die im Übermaß den Knochenmassen-Verlust fördert |

wertvoll für die Erhaltung der Knochenstruktur. In östlichen Kulturen gibt es statistisch weniger Osteoporose – ohne den Konsum von Milchprodukten!

Es muss auch nicht jeden Tag Fleisch sein. Ein Zuviel an Fleisch kann zur Übersäuerung des Gewebes beitragen. Studien mit Kaliumcitrat haben hier gezeigt, dass basische Mineralsalze bei Osteoporose helfen können. Die im Fleisch ebenfalls reichlich enthaltene Arachidonsäure fördert im Übermaß zudem unerwünschte Entzündungs- und Demineralisierungsprozesse.

## Besondere Hinweise

- Mit der Prävention muss früh begonnen werden. Man sollte im Alter von 30 Jahren eine möglichst hohe Knochenmasse und -elastizität haben. Damit schafft man sich eine optimale Ausgangslage für die Jahre, in denen es nicht mehr so leichtfällt, eine ausgeglichene Knochenbilanz aufrechtzuerhalten.
- Um greifbare Resultate beim Knochenaufbau zu erzielen, müssen die Maßnahmen immer langfristig durchgeführt werden.
- Patienten, die blutgerinnungshemmende Medikamente (Antikoagulanzien) vom Cumarin-Typ erhalten, zeigen stark erniedrigte Vitamin-K-Blutspiegel. Dies führt zu einem erhöhten Risiko für Knochenfrakturen. In den neueren Studien wird daher auch antikoagulierten Patienten nicht mehr abgeraten, Vitamin K in moderaten Mengen (75–150 µg/Tag) zuzuführen. Dies beeinflusst die Blutgerinnung nicht resp. nur marginal. Die neuen oralen Antikoagulantien zeigen diese Interaktion mit Vitamin K nicht mehr.
- Phytoöstrogene sind östrogenähnliche, bioaktive Substanzen, die in Lebensmitteln (Soja, Süßkartoffeln, Sellerie, Haferflocken, Gerste usw.) vorkommen. In konzentrierter, isolierter Form werden sie auch in Nahrungsergänzungs-Präparaten als Isoflavone eingesetzt. Da Isoflavone Jod an sich binden können, sollte man bei der Einnahme von solchen Supplementen für eine genügende Jodzufuhr sorgen, um Störungen der Schilddrüsenfunktion zu vermeiden, da diese für den Knochenstoffwechsel wichtig ist.
- Regelmäßiges leichtes Krafttraining ist für den Knochenaufbau wirksamer als Ausdauertraining.

## Laboruntersuchungen

Die regelmäßige Bestimmung der Knochendichte, der Telopeptide (Urin) sowie die Durchführung einer Haar-Mineral-Analyse ermöglichen eine Früherkennung der Störungen im Mikronährstoffbereich und eine optimale Verlaufskontrolle der Osteoporose.

- N-Telopeptide, Crosslinks (Früherkennung von kollagenen Knochensubstanz-Verlusten)
- Knochendichtemessung
- Mikronährstoffprofil (Kalzium, Magnesium, Zink, Kupfer, Vitamin C, $D_3$), untercarboxyliertes Osteocalcin (Vitamin K).
- Haar-Mineral-Analyse: Spurenelementstatus im Gewebe, Screening auf toxische Metalle (Aluminium, Schwermetalle)
- Omega-3-Index (Blut)
- Säure-Basen-Titration nach Sander (Urin)

## Literatur

Avenell A et al. Vitamin D and vitamin D analogues for preventing fractures in post-menopausal women and older men. Cochrane Database Syst Rev. 2014;(4):CD000227.

Bischoff-Ferrari HA et al. Milk intake and risk of hip fracture in men and women: a meta-analysis of prospective cohort studies. J Bone Min Res 2011;26(4):833–839.

Bonjour J-P. Nutritional disturbance in acid-base balance and osteoporosis: a hypothesis that disregards the essential homeostatic role of the kidney. Br J Nutr. 2013;110(7):1168–1177.

Della Pepa G et al. Microelements for bone boost: the last but not the least. Clin Cases Miner Bone Metab. 2016;13(3):181–185.

Gröber U et al. Vitamin K: an old vitamin in a new perspective. Dermatoendocrinol. 2014 Jan-Dec;6(1): e968490.

Harvey NC et al. The role of calcium supplementation in healthy musculoskeletal ageing : An expert Consensus meeting of the European Society for Clinical and Economic Aspects of Osteoporosis, Osteoarthritis and Musculoskeletal Diseases (ESCEO) and the International Foundation for Osteoporosis (IOF). Osteoporos Int. 2017;28(2):447–462.

Huang ZB et al. Does vitamin K2 play a role in the prevention and treatment of osteoporosis for postmenopausal women: a meta-analysis of randomized controlled trials. Osteoporosis Int 2015;26(3):1175–1186.

Knapen MH et al. Three-year low-dose menaquinone-7 supplementation helps decrease bone loss in healthy postmenopausal women. Osteoporos Int. 2013;24(9):2499–2507.

Lambert H et al. The effect of supplementation with alkaline potassium salts on bone metabolism: a meta-analysis. Osteoporos Int. 2015;26(4):1311–1138.

Mogoşanu GD et al. Calcium fructoborate for bone and cardiovascular health. Biol Trace Elem Res. 2016; 172:277–281.

Porter K et al. Causes, Consequences and public health implications of low B-vitamin status in ageing. Nutrients. 2016;8(11):725.

Price CT et al. Silicon: a review of its potential role in the prevention and treatment of postmenopausal osteoporosis. Int J Endocrinol. 2013;2013:316783.

Rosanoff A et al. Essential nutrient interactions: does low or suboptimal magnesium status interact with vitamin D and/or calcium status? Adv Nutr. 2016;7(1): 25–43.

Sahni S et al. Protective effect of total and supplemental vitamin C intake on the risk of hip fracture – a 17-year follow-up from the Framingham Osteoporosis Study. 2009;20:1853–1861.

Schulman RC et al. Nutrition, bone, and aging: an integrative physiology approach. Curr Osteoporos Rep 2011;doi 10.1007/s11914-011-0079-7.

Tankeu AT et al. Calcium supplementation and cardiovascular risk: A rising concern. J Clin Hypertens. 2017;00:1–7

Vacek TP et al. The role of homocysteine in bone remodeling. Clin Chem Lab Med. 2013;51(3):579–90.

Violi F et al. Interaction between dietary vitamin K intake and anticoagulation by vitamin K antagonists: is it really true? Medicine (Baltimore). 2016 Mar; 95(10): e2895

# Muskelkrämpfe

Muskelkrämpfe sind schmerzvolle, plötzlich auftretende, ungewollte Muskelkontraktionen, die während des Tages, während oder nach sportlicher Betätigung und auch nachts auftreten können. Krämpfe können verschiedene Ursachen haben:

- Elektrolytmangel (Natrium, Kalium, Magnesium, Kalzium)
- Carnitinmangel
- Wassermangel, Dehydration, Schwitzen
- unerwünschte Nebenwirkungen von Medikamenten (Diuretika, Betablocker, ACE-Hemmer, Statine, Hormonpräparate,

## Nährstoffempfehlungen bei Muskelkrämpfen

| Nährstoff | empfohlene Tagesdosis | Kommentare |
|---|---|---|
| Vitamin-B-Komplex | hoch dosiert (mit Vitamin $B_1$, $B_2$, $B_6$, $B_{12}$) | Verbessert den zellulären Energiestoffwechsel in den Muskeln. Kleine Studien zeigten Verbesserung bei nächtlichen Wadenkrämpfen. |
| Kalzium | 1 g | Niedrige Kalziumgehalte erhöhen die Empfindlichkeit der Nerven und Muskeln und können zu Muskelkrämpfen führen. Am ehesten wirksam bei schwangerschaftsbedingten Beinkrämpfen. |
| Magnesium | 300–600 mg | Magnesiummangel kann mit Krämpfen verbunden sein. Magnesiumsupplemente können evtl. Krampfhäufigkeit reduzieren, sowie die Krampfdauer und Schmerzintensität |
| Kalium | 1 g (Kontrolle des Kaliumblutspiegels) | Niedrige Kaliumgehalte erhöhen die Empfindlichkeit der Nerven und Muskeln und können zu Muskelkrämpfen führen. |
| Basenmischungen | produktabhängig | Mineralsalzhaltige Basenmischungen (Kalzium, Magnesium, Kalium, Natrium, Zink) können hilfreich sein. |

Neuroleptika, Clofibrat, Vincristin, Salbutamol, Opiate)
- Muskeldysbalancen, verkürzte Muskulatur, Fehlstatik der Wirbelsäule
- Schwangerschaft, Diabetes, Störungen des Schilddrüsenstoffwechsels, periphere Durchblutungsstörungen, Neuropathien
- übermäßigen Alkoholkonsum (stark erhöhte Verluste von Mineralstoffen)
- Schwermetall-Belastungen (z.B. Blei, das den Kalzium- und Magnesiumhaushalt stören kann)

### Ernährungsempfehlungen

Kaliumreiche Nahrungsmittel (Gemüse, Obst, auch Dörrobst, Kartoffeln) können zur Vorbeugung gegen Krämpfe regelmäßig konsumiert werden. Nahrungsmittel, die reich an Kalzium und Magnesium (Milchprodukte, Gemüse, Obst – insbesondere auch Bananen) sind, können das Auftreten von Krämpfen ebenfalls vermindern. Durch Dehydration (Wasserverluste) verursachte Krämpfe können durch ausreichende Flüssigkeitsaufnahme (nicht nur bei warmer Witterung oder sportlicher Betätigung) verhindert bzw. kompensiert werden. Bei starkem Schwitzen können Suppen, Salzstangen usw. den Salzverlust wieder ausgleichen helfen.

### Laboruntersuchungen

- Mineralstoffe, Elektrolyte (Natrium, Kalium, Magnesium, Kalzium)
- Säure-Basen-Titration nach Sander (Urin)
- Schwermetall-Screening (Haare, Urin, Blut), v.a. Blei

### Besondere Hinweise

Die Datenlage zum Einsatz von Mikronährstoffen bei Krämpfen ist – im Gegensatz zur üblichen Meinung – äußerst dürftig. Es existieren quasi keine Studien zu Magnesium und den anderen Mikronährstoffen, und

### Bei Kalzium und Magnesium kommt es auf das richtige Verhältnis an

Gerade die Mineralstoffe Kalzium und Magnesium spielen für ein optimales Funktionieren der Muskulatur eine wichtige Rolle. Kalzium ist für die Muskelkontraktion, Magnesium für die Muskelentspannung verantwortlich. Wichtig für ein optimales Funktionieren ist das Vorliegen beider Mineralstoffe in einem einigermaßen physiologischen Verhältnis (etwa 2–3 Teile Kalzium zu etwa 1 Teil Magnesium) im Körper. Auch Kalium spielt für eine normale Muskeltätigkeit eine wichtige Rolle. Es agiert quasi als Türöffner für Magnesium, das mithilfe von Kalium besser in die Zelle hineingelangt.

diese Studien zeigen meist keine oder sehr geringe Unterschiede im Vergleich mit Placebo. Da keine Nebenwirkungen zu erwarten sind, kann sich ein Therapieversuch dennoch lohnen.

### Literatur

Garrison SR et al. Magnesium for skeletal muscle cramps. Cochrane Database Syst Rev. 2012;(9): CD009402.

Roguin Maor N et al. Effect of magnesium oxide supplementation on nocturnal leg cramps: a randomized clinical trial. JAMA Intern Med. 2017;177(5):617–623.

Supakatisant C et al. Oral magnesium for relief in pregnancy-induced leg cramps: a randomised controlled trial. Matern Child Nutr. 2015;11(2):139–45.

Young G. Leg cramps. BMJ Clin Evid. 2015 May 13. pii: 1113.

Zhou K et al. Interventions for leg cramps in pregnancy. Cochrane Database Syst Rev 2015;(8):CD010655.

## Fibromyalgie

Das Fibromyalgie-Syndrom ist ein Symptomenkomplex, der durch belastungsabhängige, chronische Schmerzen im Bewegungsapparat, vor allem im Bereich der Muskulatur und der Muskelsehnenansätze, gekennzeichnet ist. Dazu kommen rasche Ermüdbarkeit, psychische Auffälligkeiten wie depressive Verstimmungen, Angstzustände, Schlafstörungen sowie Antriebsschwäche, verminderte Stresstoleranz, funktionelle Herzbeschwerden, Verstopfung oder Durchfall, schmerzhafte Blasenentleerung und Menstruationsschmerzen. Die Krankheit entwickelt sich schleichend. Es sind deutlich mehr Frauen als Männer betroffen. Am häufigsten kommt die Fibromyalgie bei Frauen nach den Wechseljahren vor.

Als Ursachen werden mitochonriale Störungen und oxidativer Stress diskutiert. Neuere Studien zeigen eine Schädigung von dünnen Nervenfasern als möglichen Faktor. Das klassische Behandlungskonzept basiert vor allem auf einer Schmerztherapie und auf der Gabe von Antidepressiva (Amitriptylin, Serotonin-wiederaufnahme-Hemmer SSRI) sowie auf Krankengymnastik und Entspannungsübungen.

**TIPP** **Versuchen Sie, ob die Einnahme von Chlorella-Algen (10 g/Tag, während 3 Monaten) Ihnen hilft; bisherige Erfahrungen zeigen eine Verminderung der Schmerzen und positive Resultate bei weiteren Symptomen.**

## Nährstoffempfehlungen bei Fibromyalgie

| Nährstoff | empfohlene Tagesdosis | Kommentare |
|---|---|---|
| Magnesium, Zink, Selen, Eisen | gemäß Laborstatus | häufig erniedrigte Blutspiegel |
| Acetyl-L-Carnitin | 1–1,5 g | Reduktion von Schmerz und Depressionen |
| S-Adenosyl-Methionin | 400–800 mg | Besserungen bei Schmerzen, Müdigkeit, gedrückter Stimmung |
| 5-OH-Tryptophan | 300 mg | verbessert Schmerzen, Müdigkeit, Angstzustände (nicht zusammen mit SSRI geben) |
| Kollagenhydrolysat | ca. 10 g (1 Esslöffel) | deutlich weniger Schmerzen |
| Coenzym $Q_{10}$ | 300 mg | Klinisch relevante Verbesserung von Schmerzen, Erschöpfung, morgendliche Müdigkeit. Reduziert Genexpression von proinflammatorischen Faktoren. |
| D-Ribose | 15 g | Kleine Studien ergaben Verbesserungen bei Schmerz, Schlaf, Energie und Konzentration (nicht in der Schwangerschaft und bei Diabetes einsetzen). |

## Ernährungsempfehlungen

Eine eher vegetarische Ernährung scheint nach den bisherigen Erfahrungen bei der Fibromyalgie günstig. Die in Gemüse und Früchten enthaltenen Antioxidanzien tragen dazu bei, den vermutlich erhöhten oxidativen Stress besser auszugleichen. Ebenso wird mit dieser Ernährungsweise der Säure-Basen-Haushalt positiv beeinflusst. Zudem enthält eine tendenziell vegetarische Ernährung wenig Arachidonsäure, was für das Schmerz- und Entzündungsgeschehen positiv ist.

Auch durch Weglassen von scharfen Gewürzen, Glutamat und Konservierungsmitteln kann bei einigen Betroffenen die Erkrankung positiv beeinflusst werden. Weil eine gewisse Überlappung der Symptome mit denjenigen bei Reizdarm besteht, könnte auch bei Fibromyalgie eine FODMAP-Diät vorteilhaft sein.

Sehr zu beachten ist die Hypothese, dass auch der Nitrostress (Seite 461) bzw. eine Störung des mitochondrialen Stoffwechsels bei der Fibromyalgie eine wesentliche Rolle spielen könnte. Dies wird auch beim chronischen Erschöpfungssyndrom diskutiert, ein Krankheitsbild das viele Parallelen mit der Fibromyalgie aufweist.

## Laboruntersuchungen

- nitrosativer Stress
- oxidativer Stress
- Neurotransmitter (Serotonin, Adrenalin, Noradrenalin)
- Omega-3-Index
- Mikronährstoffprofil (Magnesium, Zink, Selen, Ferritin)
- L-Carnitin, Coenzym $Q_{10}$ (Blut)
- Schwermetall-Screening (Haare, Urin, Blut)

## Literatur

Cordero MD et al. Can coenzyme Q10 improve clinical and molecular parameters in fibromyalgia? Antioxidants + Redox Signaling. Doi:10.1089/ars 2013.5260.

Holton KF et al. The effect of dietary glutamate on fibromyalgia and irritable bowel symptoms. Clin Exp Rheumatol. 2012;30(6 Suppl 74):10–7.

Isasi C et al. Fibromyalgia and non-celiac gluten sensitivity: a description with remission of fibromyalgia. Rheumatol Int. 2014;34(11):1607–12

Joustra ML et al. Vitamin and mineral status in chronic fatigue syndrome and fibromyalgia syndrome: A systematic review and meta-analysis. PLoS One. 2017;12(4):e0176631

Rossi A et al. Fibromyalgia and nutrition: what news? Clin Exp Rheumatol. 2015;33(1 Suppl 88):S117–125.

# Krebserkrankungen

Krebserkrankungen sind in den westlichen Industrieländern nach den Herz-Kreislauf-Erkrankungen die zweithäufigste Todesursache und die häufigste Ursache für vorzeitige Sterblichkeit. Praktisch jedes Organ oder Gewebe im menschlichen Körper kann entarten und unkontrolliert wachsen. Entsprechend gibt es unzählige verschiedene Tumorerkrankungen, die sich bezüglich Entstehung, Therapie und Prognose unterscheiden.

## Wie entsteht Krebs?

Bei der Tumorentstehung geht man davon aus, dass Fehler in der DNA entweder vererbt werden, aufgrund von beeinflussbaren Umweltfaktoren oder einfach zufälligerweise entstehen. Je häufiger sich Stammzellen teilen, desto öfter können Mutationen im Erbgut einer Zelle entstehen. Wenn sich die Mutation an einer irrelevanten Stelle im Erbgut befindet, so ist sie harmlos. Wenn jedoch wichtige Kontrollmechanismen der Zellteilung oder der programmierte Zelltod nicht mehr funktionieren, führt dies zu Krebs. Mutationen entstehen bei vielen Krebsformen aufgrund spontaner, zufällig entstehender Fehler bei der Zellteilung, z.B. bei nicht familiär gehäuftem Brustkrebs. Bei einem Lungenkarzinom eines langjährigen Rauchers ist die Ursache hingegen zu über 90% in kanzerogenen Stoffen im Rauch zu suchen. Als weitere externe mutagene Faktoren neben Rauch gelten chemische Schadstoffe z.B. in der Nahrung, ionisierende Strahlung (inkl. UV-Strahlen im Sonnenlicht) und Onkoviren.

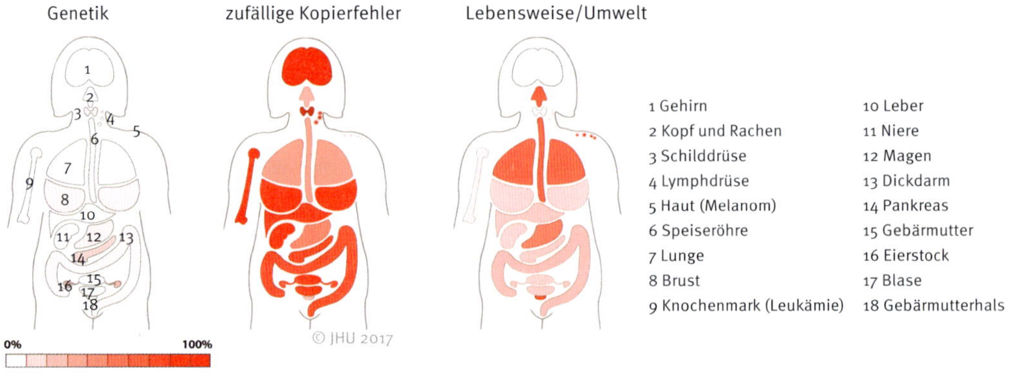


Mögliche Faktoren für die Beeinflussung des Krebsrisikos (John Hopkins University. Illustration by C. Sandone. Alle Rechte vorbehalten.)

Es gibt neben dem Altern auch weitere körperinterne Faktoren, die die Krebshäufigkeit beeinflussen, wie z.B. Übergewicht, chronische Entzündungen. Persönliches Verhalten, Lebensstil und Ernährung spielen somit eine zentrale Rolle bei der Krebsprävention.

Im Stoffwechsel gibt es schützende Verbindungen (v.a. Antioxidanzien, Vitamin A) und die Zellen verfügenzudem über ausgeklügelte Reparaturmechanismen. Die radikalste Form der Reparatur ist der kontrollierte Zelltod, den eine nicht-entartete Zelle dann einleitet, wenn sie übermäßigen Schaden genommen hat. Rund 20% unserer insgesamt 25 000 Gene sind als »Wächtergene« für die sichere Erhaltung und Weitergabe des genetischen Codes von einer Zellgeneration zur nächsten verantwortlich. Viele entartete Zellen werden zudem von unserem körpereigenen Immunsystem inaktiviert und vernichtet. Die Bildung eines klinisch manifesten Tumors erfolgt über verschiedene Entwicklungsstufen, die sich über Jahre bis Jahrzehnte hinziehen können. Die Heilungsaussichten sind besser, wenn der Tumor noch begrenzt ist. Eine möglichst frühzeitige Erkennung spielt daher eine entscheidende Rolle.

### Die am häufigsten von Krebserkrankungen betroffenen Organe

| Frauen | Männer |
|---|---|
| Brust | Prostata |
| Dickdarm | Lunge |
| Lunge | Dickdarm |
| Haut | Haut |
| Ovarien | Harnblase |

Die Essgewohnheiten haben einen großen Einfluss auf das Krebsrisiko. Manche Lebensmittel bzw. Ernährungsgewohnheiten erhöhen das Krebsrisiko, andere reduzieren die Wahrscheinlichkeit einer Krebserkrankung. Dies gilt einerseits für gesunde Menschen, die mit einer entsprechenden Ernährungsweise gewisse Krebsrisiken senken können (Primärprävention). Eine gesunde und angepasste Ernährung ist aber genauso für diagnostizierte und behandelte Krebspatienten von Bedeutung, die damit das Risiko für Komplikationen und Rückfälle verringern können (Sekundärprävention).

## Primärprävention: einer Krebserkrankung vorbeugen

Die weltweiten Forschungsarbeiten zeigen diverse Zusammenhänge zwischen dem Lebenstil und der Ernährung und einem erhöhten Krebsrisiko.

Folgende Einflussfaktoren sollten bei der Krebsvorbeugung stets berücksichtigt werden:

- Rauchen (und Passivrauchen) vermeiden
- Normalgewicht einhalten (BMI 20–25)
- regelmäßige Bewegung und körperliche Aktivität (ca. 30 Minuten/Tag)
- gesunde Ernährung
- möglichst geringe Belastung mit Schwermetallen
- Expositionen (z.B. Beruf, Hobby usw.) gegenüber toxischen Substanzen vermeiden
- übermäßige Bestrahlung vermeiden, z.B. Sonnenbrand, unnötige Röntgenuntersuchungen
- Für Frauen: Stillen reduziert das Krebsrisiko. Hormonersatztherapien erhöhen das Risiko für bestimmte Krebserkrankungen.
- Für Kinder: Impfungen (HPV, Hepatitis B) können das Krebsrisiko durch Onkoviren reduzieren.

- Teilnehmen an Früherkennungsprogrammen
- Vermeiden von langdauernden, als negativ empfundenen Stress-Situationen
- positive Lebenseinstellung

Eine Ernährung, die das Krebsrisiko so weit wie möglich reduziert, sollte generell so viele frische und naturbelassene Lebensmittel enthalten wie möglich. Achten Sie auf frisches Obst und Gemüse. Diese enthalten viele wichtige Pflanzenstoffe mit schützen-

## Beeinflussung des Krebsrisikos durch Ernährung und Lebensstil (modifiziert nach World Cancer Research Fund, 2017)

| Organ | Früchte | Gemüse | Fleisch | Salz | weitere | sekundäre Pflanzenstoffe | Kaffee | Alkohol | Übergewicht | körperliche Aktivität |
|---|---|---|---|---|---|---|---|---|---|---|
| Mund, Rachen, Kehlkopf | ↓ | ↓ | | | | | | ↑↑ | | |
| Speiseröhre | | | | | | | | ↑↑ | ↑↑ | |
| Magen | | | ↑ (verarbeitet) | ↑ | | | | ↑ | ↑ | |
| Dickdarm | | | ↑↑ | | ↓↓ (Ballaststoffe) | ↓ (Knoblauch) | | ↑↑ | ↑↑ | ↓↓ |
| Leber | | | | | | | ↓ | ↑↑ | ↑↑ | |
| Lunge | ↓ | | | | ↑↑ (Beta-Carotin) | | | | | |
| Brust (vor Menopause) | | | | | | | | ↑ | ↓ | ↓ |
| Brust (nach Menopause | | | | | | | | ↑↑ | ↑↑ | ↓ |
| Endometrium | | | | | ↑ (Zuckerbelastung) | | ↓ | | ↑↑ | ↓ |
| Prostata | | | | | | | | | ↑ | |
| Niere | | | | | | | | ↓ (max 2 Drinks/Tag) | ↑↑ | |

↑ = vermutlich erhöhtes Risiko; ↑↑ = erhöhtes Risiko; ↓ = vermutlich erniedrigtes Risiko; ↓↓ = erniedrigtes Risik

den, antioxidativen und immunregulierenden Wirkungen.

Die Weltgesundheitsorganisation WHO geht heute davon aus, dass rund 30% aller Krebsfälle in den westlichen Ländern auf ungünstige Ernährungs- und Bewegungsgewohnheiten zurückzuführen sind, darunter diejenigen Krebsarten, die bei uns am häufigsten sind, wie etwa Brustkrebs, zumindest bei Frauen nach den Wechseljahren, oder Darmkrebs. Übergewicht ist dabei ein ganz entscheidender Risikofaktor für mindestens 13 Krebsarten.

Ob und in welchem Ausmaß einzelne Mikronährstoff-Supplemente das Krebsrisiko senken können, wird immer wieder kritisch hinterfragt. Vermutlich sind es nicht einzelne Mikronährstoffe (wie z.B. hochdosiertes Vitamin C), die hier nützlich sind, sondern eine gute Rundumversorgung mit Vitaminen und Spurenelementen, die Mängel vermeiden und somit das Krebsrisiko senken hilft. So zeigte sich in einer 15 Jahre dauernden Stu-

## Nährstoffempfehlungen zur Primärprävention von Krebs

| Nährstoff | empfohlene Tagesdosis | Kommentare |
|---|---|---|
| Carotinoide | 6–15 mg | Natürliche Carotinoide sind wichtig für DNA-Reparaturprozesse, für die Intaktheit der Schleimhäute und schützen die Zellen und DNS vor oxidativen Schäden.<br>Vorsicht bei Rauchern: Hier zeigen hohe Dosen von Beta-Carotin ein erhöhtes Lungenkrebsrisiko. |
| Vitamin C | 0,5–1 g | Antioxidans, das Zellen und DNA vor Oxidationsschäden schützen kann. Hemmt Nitrosaminbildung; immunmodulierend; entzündungshemmend |
| Vitamin D | je nach Laborstatus | Niedrige 25-OH-Vitamin-$D_3$-Blutspiegel korrelieren signifikant mit einem erhöhten Krebsrisiko und einer erhöhten Krebsmortalität. Dies gilt v. a. für Dickdarm- und Brustkrebs sowie evtl. Prostatakrebs. |
| Vitamin E | 100–400 I. E. | Antioxidans, das Zellmembranen und DNS vor Oxidationsschäden schützen kann. Hemmt Nitrosaminbildung; entzündungshemmend. Ausschließlich natürliches Vitamin E (d-α-Tocopherol) oder Mischtocopherole verwenden. |
| Kalzium | 1 g | Eine ausreichende Versorgung senkt erwiesenermaßen das Darmkrebsrisiko. |
| Selen | 100–200 µg; je nach Selenstatus | Bestandteil von antioxidativen Enzymsystemen (z. B. Glutathionperoxidase), die Zellen und DNS vor Oxidationsschäden schützen können. Der ausreichende Selenstatus sollte v. a. in Ländern mit selenarmen Böden (z. B. Alpenländer) regelmäßig überprüft werden. |

die mit über 13 000 amerikanischen Ärzten, dass die Einnahme eines Multivitamin-Präparates das Krebsrisiko um 6% senken kann.

## Empfehlenswerte Lebensmittel:

Lebensmittel, die als eher »krebsschützend« gelten und daher regelmäßig konsumiert werden sollten:

- Kohlgemüse: Brokkoli, Kohl, Rosen- und Blumenkohl (enthalten Glucosinolate)
- dunkelgrünes und orangegelbes Gemüse, dunkles Blattgemüse, Tomaten (Carotinoide, Lycopin)
- Zwiebeln, Knoblauch, Lauch (Sulfide, Quercetin)
- frische Rote-Bete-, Karotten-, Spargel- und Krautsäfte
- frisches Obst und Obstsäfte (Carotinoide, Bioflavonoide, Polyphenole)
- Lebensmittel, die reichlich Nahrungsfasern enthalten wie Vollkornprodukte, Kleie, Obst, Gemüse, Hülsenfrüchte, Samen (Lignane)
- frische Mandeln und Paranüsse

## Meiden:

Lebensmittel oder Zusätze, die mit einem erhöhten Krebsrisiko in Zusammenhang gebracht werden:

- angeschimmelte Lebensmittel, insbesondere Kartoffeln, Erdnüsse, Pilze und Sprossen
- verbrannte oder dunkel gebräunte Speisen (z.B. stark gebratenes oder gegrilltes Fleisch)
- ranzige (oxidierte) Fette, beispielsweise mehrmals zum Frittieren verwendetes Öl, heiß gepresste und zu lange gelagerte Pflanzenöle
- industriell verarbeitete, gepökelte Fleischwaren (z.B. Wurst, Aufschnitt, geräuchertes, eingelegtes Fleisch)
- künstliche Lebensmittelfarbstoffe (insbesondere Rottöne)
- Nitrite und Nitrate (Lebensmittelkonservierungsstoffe, die auch eingesetzt werden, um den Fleischwaren eine rötliche Farbe zu geben)
- Kochsalzkonsum von > 5 g/Tag
- Lebensmittel mit hoher Kaloriendichte
- regelmäßiger starker Alkoholkonsum (z.B. > 2 Gläser Rotwein/Tag)
- sehr dunkel geröstete Kaffeebohnen
- mit Chlor desinfiziertes Trinkwasser

### Besondere Hinweise

- Chronischer Stress beeinträchtigt das Immunsystems und kann das Krebsrisiko erhöhen.
- Mit regelmäßigen Selbst- und Vorsorgeuntersuchungen beim Arzt kann das Risiko für einige wichtige und häufige Krebsarten deutlich reduziert werden. Das gilt insbesondere für Brust-, Haut-, Prostata- und Gebärmutterkrebs.
- Übermäßige Sonneneinstrahlung verbunden mit einem ungenügenden Sonnenschutz kann das Risiko für Hautkrebs wesentlich erhöhen und sollte unbedingt vermieden werden. Die kumulative Wirkung geringer elektromagnetischer Strahlung, die z.B. von Mobiltelefonen, Stromleitungen, Fernsehern oder Mikrowellenöfen ausgeht, ist bezüglich des Krebsrisikos umstritten.
- Strahlenbelastungen beim Arzt, Zahnarzt (Röntgen) und erhöhte natürliche Strahlung können zu einem erhöhten Krebsrisiko beitragen. Man sollte sich der Strahlung aus diesen Quellen nicht unnötig aussetzen.

- Akute oder chronische Schwermetall-Belastungen erhöhen das Krebsrisiko. Schwermetalle haben kanzerogene Eigenschaften.

**Laboruntersuchungen**

- Kalzium, 25-OH-Vitamin-$D_3$
- Schwermetall-Screening (Haare, Urin, Blut)
- Selen
- oxidativer Stress

## Literatur

Bonithon-Kopp C et al. Calcium and fibre supplementation in prevention of colorectal adenoma recurrence: a randomized intervention trial. Lancet 2000;356:1300.

Cortés-Jofré M et al. Drugs for preventing lung cancer in healthy people. Cochrane Database Syst Rev. 2012 Oct 17;10:CD002141.

Freedman DM et al. Serum 25-hydroxyvitamin D and cancer mortality in the NHANES III study (1988–2006). Cancer Res 2010; 70(21):8587–8597.

Gonzales GA et al. Diet and cancer prevention: contributions from the European prospective investigation into cancer and nutrition (EPIC) study. Eur J Cancer 2010;46:2555–2562.

Hardy ML et al. Multivitamin/multimineral supplements for cancer prevention: implications for primary care practice. Postgrad Med. 2015;127(1):107–116.

Jacobs ET et al. Vitamin D and colorectal, breast, and prostate cancers: a review of the epidemiological evidence. J Cancer. 2016; 7(3):232–240.

Lippman SM et al. Effect of selenium and vitamin E on risk of prostate cancer and other cancers: the Selenium and Vitamin E Cancer Prevention Trial (SELECT). JAMA. 2009;301(1):39–51.

Schüz J et al. European code against cancer 4th Edition: 12 ways to reduce your cancer risk. Cancer Epidemiol. 2015 Dec;39 Suppl 1:S1-S10.

Schwarzman MR et al. Screening for chemical contributions to breast cancer risk: a case study for chemical safety evaluation. Environ Health Perspect. 2015 Dec;(12):1255–64.

Tomasetti C et al. Stem cell divisions, somatic mutations, cancer etiology, and cancer prevention. Science. 2017 Mar 24;355(6331):1330-1334.

Wang L et al. Vitamin E and C supplementation and risk of cancer in men: posttrial follow-up in the Physicians' Health Study II randomized trial. Am J Clin Nutr. 2014;100(3):915–923.

World Cancer Research Fund. http://www.wcrf.org/cupreorts. Assessed June 16, 2017.

# Unterstützung bei Chemotherapie und Bestrahlung

Eine Krebserkrankung ist meist auch mit einer Verschlechterung des Allgemeinzustandes verbunden. Dazu gehören typischerweise das Fatiguesyndrom, der mangelnde Appetit und der Gewichtsverlust sowie psychische Auswirkungen. Zudem kann die Akutbehandlung des Krebspatienten mit starken Medikamenten (Chemotherapie) und Bestrahlung zahlreiche unerwünschte Nebenwirkungen zur Folge haben.

Mögliche Nebenwirkungen der Chemotherapie auf die Nahrungsaufnahme sowie auf den Verdauungstrakt des Krebspatienten:

- Appetitlosigkeit
- Geschmacks- und Geruchsstörungen
- Übelkeit und Erbrechen
- Schleimhautentzündungen
- Verdauungsstörungen
- Leberfunktionsstörungen

Mögliche Nebenwirkungen von Bestrahlung auf die Nahrungsaufnahme sowie auf den Verdauungstrakt des Krebspatienten:

- Übelkeit, Erbrechen
- Verdauungsstörungen
- Geschmacks- und Geruchsstörungen
- Schluckbeschwerden
- Ödeme

Auch diese Nebenwirkungen können sich negativ auf die Ernährungssituation und den Stoffwechsel des Patienten auswirken. Mit gezielten Ernährungsempfehlungen kann der Patient einer Malnutrition entgegenwirken.

Wichtig ist, dass Krebspatienten mit ihrem Onkologen besprechen, in welchem Ausmaß sie Mikronährstoffe einnehmen, wenn sie diese in einer höheren als der für Gesunde empfohlenen Tagesdosis einnehmen wollen.

Bei der Chemo- oder Strahlentherapie sterben die Krebszellen auch aufgrund des sehr hohen oxidativen Stresses, dem sie ausgesetzt werden. Gleichzeitig eingenommene hochdosierte Antioxydanzien, welche den oxidativen Stress reduzieren, könnten hier theoretisch kontraproduktiv wirken.

Es gibt unterdessen aber durchaus auch eine große Menge an wissenschaftlichen Daten und Erfahrungen, die zeigen, wie mit einer laborgestützten Mikronährstoff-Supplementierung, welche die individuelle Krebsbehandlung (Medikamente, Bestrahlung, Stadium) berücksichtigt, viele der unerwünschten Nebenwirkungen reduziert werden können. Die klassischen Therapiemaßnahmen werden damit wirksam unterstützt und die Lebensqualität kann unter Umständen wesentlich verbessert werden.

## Ernährungsempfehlungen

Die Chemotherapie sowie auch Bestrahlungen können aufgrund ihrer Nebenwirkungen das gewohnte Essverhalten des Krebspatienten völlig verändern (siehe Abb.). Ziel ist, dass er in dieser stark belastenden Situation in einer möglichst guten körperlichen Verfassung und Stoffwechsellage verbleibt.

Folgende Empfehlungen haben sich bewährt:

- Essen Sie dann, wenn Sie Lust dazu haben.
- Vermeiden Sie starke Essensgerüche.
- Essen Sie kleine Portionen.
- Achten Sie auf eine gepflegte und appetitliche Präsentation der Speisen.
- Wenn sich Ihr Geschmacksempfinden verändert, passen Sie die Auswahl der Lebensmittel an.
- Bei Schluckbeschwerden keine feste Nahrung, sondern hochkalorische, flüssige Er-

### Beispiele von Auswirkungen von Chemotherapeutika und Bestrahlungen auf den Mikronährstoffhaushalt.

| Chemotherapeutika/ Maßnahmen | Interaktionen und Nebenwirkungen | Supplementierungs-Empfehlungen |
|---|---|---|
| Cis-Platin, Oxaliplatin | massive Carnitin- und Magnesiumverluste über die Nieren | L-Carnitin<br>Magnesium |
| | Nieren- und Nervenschäden (durch freie Radikale) | Selen, Vitamin E, α-Liponsäure |
| Permetrexed, Methotrexat | Folsäure-Antagonist | Folsäure |
| Ifosfamid, Cyclophosphamid | hohe Carnitinverluste über die Nieren, Abbau von aktiviertem 1,25-(OH)-Vitamin D | L-Carnitin, Vitamin D |
| Anthrazykline | Kardiotoxizität | L-Carnitin, Coenzym $Q_{10}$, Selen, Vitamin D |
| Bestrahlungen | Mukositis | Vitamin E, Zink |
| | reduzierte Selenplasmaspiegel durch oxidativen Stress, Schluckbeschwerden | Selen |

gänzungsnahrung häufig und in kleinen Mengen zu sich nehmen.
- Essen Sie bei Entzündungen im oberen Verdauungstrakt keine zu scharfen, zu sauren, zu salzigen oder zu heißen Speisen; keine Kohlensäure.
- Bei Übelkeit, Erbrechen und Durchfall kein frisches Obst, keine blähenden Gemüse oder Salate essen; viel Flüssigkeit und evtl. Elektrolyte und Mikronährstoffe zuführen.

**Bioaktive Stoffe gegen Tumorstammzellen**
In Zellkulturen sind viele bioaktive Substanzen bekannt, meist pflanzlichen Ursprungs, die das Wachstum von Tumorstammzellen bremsen können. Beispiele sind:
- Sulforaphan aus Brokkoli
- Quercetin aus diversen Obst- und Gemüsesorten (darunter Zitrusfrüchte, Äpfel, Zwiebeln, Olivenöl)
- Genistein aus Sojabohnen
- Curcuma (Curcumin, enthalten z. B. in Curry)
- EGCG aus grünem Tee
- Resveratrol, z. B. aus Rotwein
- Vitamin D in hohen Mengen in Fisch, Eigelb und Lebertran

In Studien mit Krebspatienten zeigen diese Substanzen durchaus wachstumshemmende Eigenschaften auf Tumorzellen, es wird aber noch größere Studien brauchen, bis sie routinemäßig eingesetzt werden.

**Krebsdiäten**
Immer wieder werden sogenannte »Krebsdiäten« propagiert, mit denen unglaubliche Erfolge möglich sein sollen. So wird z. B. immer wieder suggeriert, man könne einen Tumor durch Weglassen von fester Nahrung, durch hohe Dosen nicht-existierender Vitamine (»Vitamin $B_{17}$«) heilen oder durch Vermeiden von Zuckern »aushungern«. Die Kohlenhydrat-Restriktion ist Grundlage der sog. Coy-Ernährung. Grundlage der Empfehlung ist die Hypothese, dass Glukose zur Aggressions-Steigerung einer Krebszelle beiträgt, wenn die Energiegewinnung in der Zelle durch Gärung und nicht durch Verbrennung stattfinde. Ein Vorgang, den man bevorzugt in Sauerstoff-mangelversorgten Tumoren bzw. Tumorarealen beobachten könne. Dabei soll das Gen Transketolase-like-1 (TKTL1) eine entscheidende Rolle spielen. Seien Krebszellen TKTL1-positiv, finde die Energiegewinnung durch Vergärung mit dem Endprodukt Milchsäure statt, die u. a. Wachstum und Metastasenbildung des Krebsgeschwürs begünstige. Diese Ernährung nach Coy ist allerdings bei vielen Onkologen ebenso umstritten wie all die anderen Krebsdiäten. Das Wichtigste ist und bleibt, Mangelernährung und Fehlernährung zu vermeiden! Die werden durch viele dieser alternativ-medizinischen Empfehlungen aber leider oftmals verstärkt, sofern keine engmaschige professionelle Begleitung stattfindet.

## Nährstoffempfehlungen

Die ergänzende Gabe von Mikronährstoffen während der Chemotherapie und Bestrahlung verfolgt folgende Ziele:
- Verhinderung der Malnutrition und des drohenden Gewichtsverlustes
- gezielte Reduktion der unerwünschten Nebenwirkungen von Chemotherapie und Bestrahlungen, ohne deren Wirksamkeit zu beeinträchtigen
- Verbesserung des Wohlbefindens und des Allgemeinzustandes
- Verbesserung von Erschöpfungszuständen und Fatigue

Die Nährstoff-Supplementierung in dieser Phase ist schulmedizinisch nicht unumstrit-

## Nährstoffempfehlungen begleitend bei Chemotherapie und Bestrahlungen

| Nährstoff | empfohlene Tagesdosis | Kommentare |
|---|---|---|
| Vitamin C | je nach Vitamin-C-Blutspiegel | Vitamin C wird von spezialisierten Ärzten und Kliniken in hohen Dosierungen per Infusion oder Injektion verabreicht. In diesen hohen Dosierungen funktioniert Vitamin C nicht mehr als Vitamin, sondern wirkt über die vermehrte Bildung von $H_2O_2$, das die Krebszellen selektiv schädigt. Dabei werden Vitamin-C-Blutspiegel von › 1 000 µmol/l als therapeutisch wirksam angegeben. Solche Vitamin-C-Konzentrationen kann man mit oraler Zufuhr nicht erreichen. |
| Vitamin D | 1000–4000 I.E. (Zielwert im Serum 40–60 ng/ml) | Vitamin-D-Mangel ist sehr häufig bei Krebserkrankungen, er kann einen negativen Einfluss auf Krankheitsverlauf und Therapie haben. |
| Vitamin E | 400 I. E. | kann die Nebenwirkungen von Bestrahlungen (z. B. Schleimhautentzündungen, Ödeme) und von gewissen Zytostatika (z. B. Neurotoxizität von Platinverbindungen) deutlich reduzieren |
| Selen | je nach Laborstatus; Zielwerte Selenplasmaspiegel 150 µg/l; 500–1 000 µg/Tag (nur unter ärztlicher Kontrolle) | Selen in Form von Natriumselenit verwenden; kann zahlreiche Nebenwirkungen der Chemotherapie, wie z. B. Haarausfall, Unterdrückung der Blutbildung und Erschöpfungszustände, reduzieren; reduziert Ödeme (auch Lymphödem nach Brustkrebs-Operationen). |
| Omega-3-Fettsäuren | 2–3 g EPA, DHA | Fischölpräparate haben einen Einfluss auf den Erhalt des Körpergewichts und der Muskelmasse von Krebspatienten (Tumorkachexie). Fischöle scheinen die therapeutische Wirkung der Chemotherapie zu unterstützen und die Prognosen bei gewissen Krebsformen zu verbessern. |
| L-Carnitin | 2–3 g, ideal auf 2–3 tägliche Dosen aufgeteilt | Zahlreiche Chemotherapeutika führen zu massiven Carnitin-Verlusten über die Nieren und entsprechend niedrigen Carnitin-Blutspiegeln. Parallele Gabe von L-Carnitin schützt vor Müdigkeit, Erschöpfungszuständen, Sensibilitätsstörungen in den Armen und evtl. vor der Tumorkachexie. |
| Melatonin | 20 mg | Schutz vor Unterdrückung der Blutbildung, Neurotoxizität, Erschöpfung, Durchfällen |
| Coenzym $Q_{10}$ | 100–300 mg (bzw. je nach Coenzym-$Q_{10}$-Blutspiegel, › 2,5 µg/ml) | Wichtig für den mitochondrialen Stoffwechsel; scheint gewisse Nebenwirkungen von Bestrahlungen reduzieren zu können; vermindert Kardiotoxizität (z. B. bei Therapie mit Anthrazyklinen). |

ten. Viele Onkologen haben Bedenken, dass eine Gabe von Mikronährstoffen (z. B. Antioxidanzien) die Wirkung der Chemotherapie und der Bestrahlungen beeinträchtigen könnte. Demgegenüber stehen allerdings eine zunehmende Zahl von Studien sowie Erfahrungswerte gegenüber (siehe Literaturreferenzen am Ende des Kapitels), die zeigen, dass eine gezielte, individualisierte Mikronährstoffgabe tatsächlich in der Lage ist, die obengenannten Ziele zu erreichen.

Viele der zum Einsatz gelangenden Chemotherapeutika haben unerwünschte Nebenwirkungen, die sich biochemisch eindeutig mit Wechselwirkungen mit dem Mikronährstoffhaushalt erklären lassen. Es zeigt sich in der Praxis, dass die Patienten mit einer begleitenden Gabe von entsprechenden Mikronährstoffen (z. B. L-Carnitin bei Müdigkeit und Erschöpfung) deutlich weniger Nebenwirkungen in Kauf nehmen müssen.

## Besondere Hinweise

Vitamin $B_1$ sollte nur in niedrigen, nutritiven Mengen gegeben werden (gilt nur für Krebspatienten). Es gibt biochemische Hypothesen, wonach man zurzeit eine krebsfördernde Wirkung von höheren Vitamin-$B_1$-Dosierungen nicht ausschließen kann (Förderung der Transketolase-Aktivität).

Für eine optimale Wundheilung vor und nach chirurgischen Eingriffen gelten die Empfehlungen im Kapitel Wundheilung (Seite 588) zu.

## Laboruntersuchungen

- Selen
- L-Carnitin, Coenzym $Q_{10}$ (Blut)
- Vitamin C, Vitamin D
- oxidativer Stress, Desoxyguanosin, Glutathion
- Schwermetall-Screening (Haare, Urin, Blut)
- Omega-3-Index

## Literatur


Boss A et al. Evidence to support the anti-cancer effect of olive leaf extract and future directions. Nutrients. 2016; 8(8): 513.

Crew KD. Vitamin D: are we ready to supplement for breast cancer prevention and treatment?

Deutsche Krebsgesellschaft, Stellungnahme zu »Vitamin B17 (Amygdalin)« und »Ketogene und kohlenhydratarme Diäten«. https://www.krebsgesellschaft.de/deutsche-krebsgesellschaft/klinische-expertise/wissenschaftliche-stellungnahmen.html - assessed 19. Juni 2017

Fabian CJ et al. Omega-3 fatty acids for breast cancer prevention and survivorship. Breast Cancer Res. 2015;17(1):62.

Fabiani R et al. Anti-cancer properties of olive oil secoiridoid phenols: a systematic review of in vivo studies. Food Funct. 2016;7(10):4145–4159.

Fritz H et al. Intravenous vitamin C and cancer: a systematic review. Integr Cancer Ther 2014;13(4):280–300.

Gröber U et al. Komplementärer Einsatz von Antioxidantien und Mikronährstoffen in der Onkologie – Update 2013. Onkologe 2013;19:136–143

Gröber U et al. Micronutrients in oncological intervention. Nutrients 2016;8(3):163.

Harvie M. Nutritional supplements and cancer: potential benefits and proven harms. Am Soc Clin Oncol Educ Book. 2014:e478–86.

Klement RJ et al. Kann eine kohlenhydratarme/ketogene Ernährung das Tumorwachstum verzögern? Aktuel Ernahrungsmed 2016; 41(02): 95–102.

Li Y et al. Melatonin for the prevention and treatment of cancer. Oncotarget. 2017 Mar 18. doi: 10.18632/oncotarget.16379

Rezaee R et al. Curcumin: A potentially powerful tool to reverse cisplatin-induced toxicity. Pharmacol Res. 2017;117:218–227.

Vaughan VC et al. Marine polyunsaturated fatty acids and cancer therapy. Br J Cancer. 2013;108(3):486–92.

Yasueda A et al. Efficacy and interaction of antioxidant supplements as adjuvant therapy in cancer treatment: a systematic review. Integr Cancer Ther. 2016;15(1):17–39.

Yun J et al. Vitamin C selectively kills KRAS and BRAF mutant colorectal cancer cells by targeting GAPDH. Science. 2015;350(6266):1391–1396.

## Sekundärprävention nach der Krebstherapie

Nach Abschluss der akuten Krebsbehandlung (Operation, Chemotherapie, Bestrahlung) sollte in erster Linie eine Mangelernährung (Malnutrition) vermieden werden. Hinsichtlich der Mikronährstoff-Versorgung bedeutet dies, dass dem Krebspatienten – in Abhängigkeit von seiner Ernährungssituation – eine moderat dosierte, breit gefächerte und ausgewogene Nahrungsergänzung (Vitamine, Mineralstoffe, Spurenelemente, Fettsäuren, Aminosäuren) empfohlen werden sollte. Viele Krebspatienten haben nach der Chemotherapie Defizite an spezifischen Nährstoffen, v.a. Vitamin D–Mangel erhöht das Risiko für den Verlust von Knochenmasse und ist zu vermeiden.

Es ist das Ziel, markante Nährstoffdefizite und einen Gewichtsverlust zu vermeiden, den Patienten immunologisch (Seite 498) optimal zu unterstützen und für eine möglichst gute Lebensqualität zu sorgen. Dabei sollten spezifische Laborparameter in einer gewissen Regelmäßigkeit überprüft und die Supplementierung auf die Laborwerte abgestimmt werden.

### Laboruntersuchungen

- Selen, 25-OH-Vitamin $D_3$ und Mikronährstoff-Screening
- L-Carnitin, Coenzym $Q_{10}$ (Blut)

### Nährstoffempfehlungen nach Beendigung der Chemotherapie und Bestrahlung

| Nährstoff | empfohlene Tagesdosis | Kommentare |
|---|---|---|
| Multivitamin-Spurenelement-Präparat | moderate, ausgewogene Rezeptur | langfristige Basis-Supplementierung; je nach Situation des Patienten auch in flüssiger Form als bilanzierte Ergänzungsnahrung |
| Vitamin C | 0,5–2 g | Studien zeigen interessante Ergebnisse bei Brustkrebs-Patientinnen nach Chemotherapie. |
| Vitamin D | je nach Laborstatus | immunmodulierend; sehr häufig zu niedrige Blutspiegel bei Krebspatienten, v. a. wenn Chemotherapie in Hormonhaushalt eingreift (Prostata, Brust) |
| Selen | je nach Laborstatus 50–200 µg | wichtiges immunrelevantes Spurenelement; Bestandteil von Enzymsystemen, die wichtig für die Überlebenszeit von Krebspatienten zu sein scheinen (z. B. Thioredoxin-Reduktase, Glutathionperoxidase) |
| Coenzym $Q_{10}$ | je nach Laborstatus 60–120 mg | Ein ausreichend hoher Coenzym-$Q_{10}$-Blutspiegel scheint bei gewissen Krebsformen (z. B. Melanom) den Krankheitsverlauf günstig zu beeinflussen. |
| Omega-3-Fettsäuren | mind. 1–2 g EPA, DHA | Fischölpräparate haben einen Einfluss auf den Erhalt des Körpergewichts und der Muskelmasse von Krebspatienten (Tumorkachexie). |
| L-Carnitin | 2–3 g | bei Müdigkeit und Erschöpfung |

- oxidativer Stress, Desoxyguanosin, Glutathion
- Omega-3-Index
- Albumin

## Literatur

Assi M et al. The janus-faced role of antioxidants in cancer cachexia: new insights on the established concepts. Oxid Med Cell Longev. 2016;2016:9579868.

Biesalski HK. Mikronährstoff-Supplemente bei onkologischen Patienten, Gibt es rationale Gründe? Akt Ernähr Med 2011;36(5):282–285.

Crawford S. Anti-inflammatory/antioxidant use in long-term maintenance cancer therapy: a new therapeutic approach to disease progression and recurrence. Ther Adv Med Oncol. 2014;6(2):52–68.

Fabian CJ et al. Omega-3 fatty acids for breast cancer prevention and survivorship. Breast Cancer Res. 2015;17(1):62.

Greenlee H et al. Antioxidant supplement use after breast cancer diagnosis and mortality in the Life After Cancer Epidemiology (LACE) cohort. Cancer 2012;118(8):2048–58.

Harris HR et al. Vitamin C and survival among women with breast cancer: a meta-analysis. Eur J Cancer. 2014;50(7):1223–1231.

Harvie M. Nutritional supplements and cancer: potential benefits and proven harms. Am Soc Clin Oncol Educ Book. 2014:e478–86.

Hertz N et al. Improved survival in patients with end stage cancer treated with coenzyme Q10 and other antioxidants: a pilot study. J Int Med Res 2009;37(6):1961–1971.

John GM et al. Complementary and alternative medicine use among US cancer survivors. J Cancer Surviv. 2016;10(5):850–864.

Mulpur BH et al. Complementary therapy and survival in glioblastoma. Neurooncol Pract 2015;2(3):122–126.

Rusciani L et al. Low plasma coenzyme Q10 levels as an independent prognostic factor for melanoma progression. J Am Acad Dermatol 2006;54:234–241.

Selenius M et al. Selenium and the selenoprotein thioredoxin reductase in the prevention, treatment and diagnostics of cancer. Antioxidants & Redox Signaling 2010;12(7):867–880.

Ströhle A et al. Ernährung in der Onkologie – die Bedeutung von Mikronährstoffen. Dtsch Z Onkol 2010;42:147–157

Zaorsky NG et al. Men's health supplement use and outcomes in men receiving definitive intensity-modulated radiation therapy for localized prostate cancer. Am J Clin Nutr. 2016;104(6):1583–1593.

# Immunsystem

Das Immunsystem ist nicht wie das Herz oder die Leber ein »greifbares« Organ. Es besteht aus vielfältigen, hochkomplexen Strukturen, die als Netzwerk im ganzen Körper verteilt sind. Dazu gehören immunkompetente Systeme wie das Knochenmark, der Thymus, die Lymphknoten, die Milz, die Darmschleimhaut, die Haut und eine Vielzahl spezialisierter Immunzellen mit Immunbotenstoffen und Immunglobulinen in Blut und Geweben.

## Die Aufgaben des Immunsystems

Das Immunsystem erfüllt unter anderem folgende Aufgaben:

- Aufrechterhalten von Barrieren (Haut, Darm)
- Unterscheidung körpereigen/körperfremd
- Abwehr von körperfremden Substanzen (z. B. Bakterien, Viren, Pilze, Parasiten)
- Erkennen und Neutralisieren von Antigenen – und gleichzeitig Toleranz bei häufigen/bekannten fremden Substanzen
- Erkennen und Abtöten von mutierten Zellen
- Etablierung eines immunologischen Gedächtnisses

Grob gesagt besteht unser Immunsystem aus zwei Teilen. Das unspezifische Immunsystem besteht aus Barrieren (Haut, Darm) und einem Netzwerk von Abwehrzellen, die so aufgebaut sind, dass sie alles, was fremd erscheinende Muster enthält, rasch angreifen und zerstören können. Dieses Abwehrsystem funktioniert ab Geburt und die Antwort auf das »Fremde« fällt immer etwa gleich stark aus. In unserer Tränenflüssigkeit ist z. B. ein Eiweiß enthalten, das antibakterielle Eigenschaften besitzt, und unspezifische Abwehrzellen reagieren auf Strukturen von Hefe- oder Bakterienwänden.

Das spezifische Immunsystem kommt nur bei höheren Lebewesen vor. Diese Zellen müssen zuerst lernen, dass sie körpereigene und häufig vorkommende, ungefährliche Substanzen nicht angreifen dürfen. Diese Eigenschaft ist so zentral, dass hierfür im Kindesalter extra ein Organ besteht, der Thymus. Bei einem Infekt wird nun das »Fremde« von Fresszellen zuerst analysiert und danach eine gezielte Immunantwort darauf eingeleitet, welche einige Tage benötigt, bis sie ausgereift ist. So dauert es z. B. einige Tage, bis die Abwehr gegen Grippeviren voll funktioniert. Vorteil des spezifischen Immunsystems ist, dass sich bei wiederholtem Kontakt auch langlebige Memory-Zellen ausbilden, die ihr immunologisches Gedächtnis behalten. Deshalb schützt uns eine erfolgreiche Impfserie gegen Hepatitis B auf lange Zeit. In unserem Körper arbeiten das unspezifische und das spezifische Immunsystem Hand in Hand.

Die Regulation des Immunsystems ist ein äußerst komplexes Geschehen. Das Ziel muss immer sein, das Immunsystem im Gleichgewicht zu halten, damit stets eine korrekte Immunantwort erfolgt. Weder eine ungenügende Immunantwort (= Infektanfälligkeit, Immundefektsyndrom) noch eine überschießende oder fehlgeleitete Immunantwort (= Überempfindlichkeit, Autoimmunerkrankungen, unerwünschte Entzündung, Allergie) sind sinnvoll.

### Erkrankungen des Immunsystems

Neben den seltenen primären, d.h. angeborenen Immundefekten (z.B. Antikörpermangelsyndrom) gibt es sekundäre bzw. erworbene Immunstörungen. Ursachen für sekundäre Immunschwächen sind u.a.

- chronisch-bakterielle Infektionen sowie einige Viruserkrankungen (HIV, Herpesviren)
- Autoimmunerkrankungen
- Proteinverlustsyndrome
- Mangelernährung oder Fehlernährung
- Stoffwechselstörungen
- Krebserkrankungen, v.a. der blutbildenden Zellen
- durch medizinische Maßnahmen verursachte Immundefizienz, z.B. durch Cortison, Bestrahlungen, Chemotherapie, weitere Medikamente, die das Immunsystem unterdrücken

Überschießende Immunantworten haben in den letzten 50 Jahren deutlich zugenommen.

Es gibt viele Einflüsse, die das Immunsystem verkraften muss.

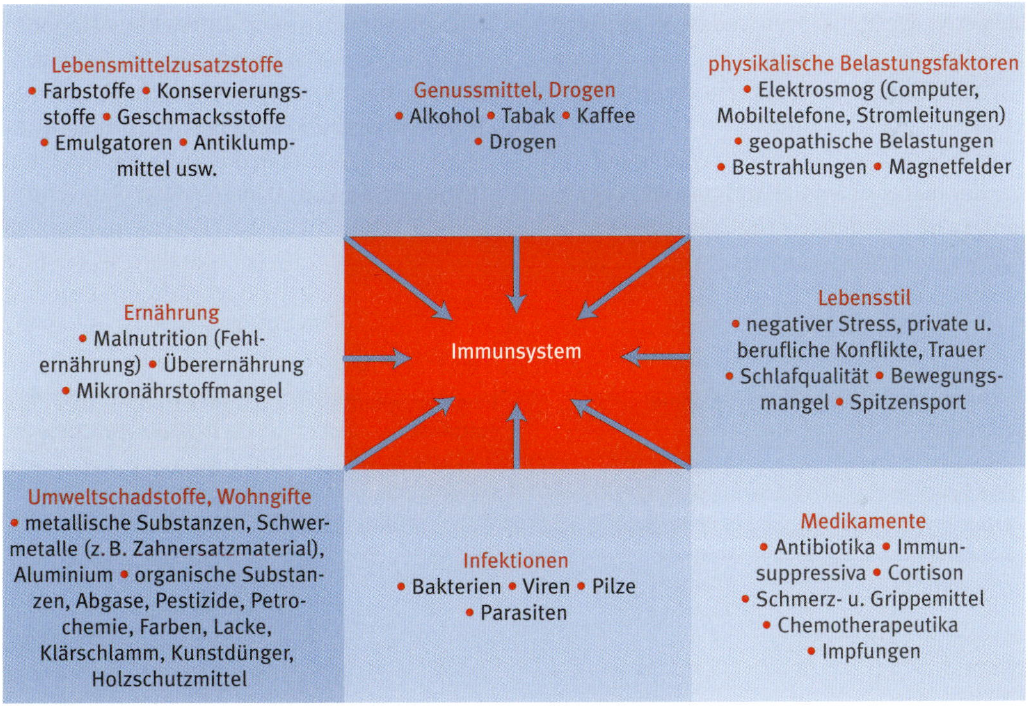

Es ist noch nicht ganz geklärt, aber Umweltfaktoren und übertriebene Hygiene sind sicher mitverantwortlich. Da im Immunsystem derart viele Faktoren zusammenwirken, kommt dies auch leider relativ häufig vor:

Bei einer Allergie reagiert das Immunsystem auf alltägliche fremde Substanzen, hat also keine Toleranz ausgebildet (z. B. Heuschnupfen wegen Birkenpollen).

Bei einer Autoimmunerkrankung meint das Immunsystem, in körpereigenen Strukturen etwas »Fremdes« zu erkennen und angreifen zu müssen (z. B. rheumatoide Arthritis). Dies kann auch der Fall sein, wenn sich körpereigene Gewebe und Strukturen biochemisch verändert haben (z. B. durch Glykierung, oxidativen Stress).

Manchmal passen die abwehrenden Antikörper »dummerweise« genau auch auf gewisse körpereigene Strukturen, sodass es zu Folgeschäden nach einem Infekt kommt (rheumatisches Fieber, gewisse Nierenerkrankungen).

Grundsätzlich sind bei der Vorbeugung und bei der diätetischen Behandlung von Erkrankungen des Immunsystems stets zwei Hauptfaktoren zu berücksichtigen:

- Schutz und Entlastung des Immunsystems vor belastenden, immunsuppressiven Einflüssen
- Stärkung und Regulierung des Immunsystems durch:
  - optimale, dem Bedarf des Immunsystems angepasste Ernährung
  - Vermeiden von Mängeln an Mikronährstoffen
  - Optimierung des Darmmilieus und der Darmflora

## Das Immunsystem regulieren und stärken

Das Immunsystem kann nur dann optimal funktionieren, wenn es stets mit den richtigen Bausteinen versorgt wird. Dafür ist eine vollwertige, ausgewogene Ernährung von entscheidender Bedeutung. Eine Mangelernährung, wie sie in Entwicklungsländern häufig ist oder wie sie auch in den Industrieländern bei einseitiger Ernährung (z. B. bei älteren Menschen) oder bei Essstörungen angetroffen wird, kann zu immunologischen Störungen führen.

### Nährstoffe mit bekannter immunrelevanter Wirkung

| Mineralstoffe, Spurenelemente | Vitamine | lebensnotwendige Fettsäuren | Aminosäuren und sonstige Nährstoffe |
|---|---|---|---|
| Zink | Carotinoide | Omega-3-Fettsäuren | Glutamin |
| Mangan | Vitamin A | Omega-6-Fettsäuren | Lysin |
| Selen | Vitamin $B_6$ | | Arginin |
| Molybdän | Folsäure | | Ornithin |
| Silizium | Vitamin C | | Cystein |
| Jod | Vitamin E | | Carnitin |
| Kupfer | | | |
| Eisen | | | |
| Lithium | | | |

Viel häufiger ist in den Industrieländern jedoch die Überernährung. Dabei führt eine überhöhte Zufuhr von »leeren« Kalorien in Form von zucker- und weißmehlhaltigen Lebensmitteln, versteckten Fetten sowie Alkohol zu einer zu geringen Zufuhr von wichtigen immunrelevanten Mikronährstoffen (z. B. Zink, Selen usw.) und Ballaststoffen und somit zu einer gestörten Immunantwort. Der Verzehr von 100 g Zucker (das ist etwa die Menge, die in einem Liter eines Süßgetränkes enthalten ist) kann beispielsweise die Fähigkeit der weißen Blutkörperchen, Bakterien und Viren zu attackieren, bis zu fünf Stunden lang stark beeinträchtigen!

## Ernährungsempfehlungen

Demgegenüber sollten vor allem frische, wenig prozessierte Lebensmittel, Gemüse (v. a. Lauch- und Kohlarten), Früchte, hochwertige Proteine (möglichst aus verschiedenen Quellen) und nicht raffinierte, kaltgepresste Öle, die das Immunsystem positiv beeinflussen, konsumiert werden.

Von einer Vielzahl von Vitaminen, Mineralstoffen, Spurenelementen, Amino- und Fettsäuren ist bekannt, dass sie bei optimaler Zufuhr regulierend auf das Immunsystem wirken (siehe Tab.).

Für ein funktionierendes Immunsystem ist aber auch die Pflege der Barrieren zwischen Mensch und Umwelt entscheidend. Immerhin sind wir permanent fremden Substanzen, Bakterien und Viren aus der Umgebung ausgesetzt. Eine intakte, gepflegte Haut verhindert, dass sie in unseren Körper eindringen können.

Auch über unseren Verdauungstrakt präsentieren wir dem Immunsystem regelmäßig fremde Substanzen, die es aber meist als »bekannt« klassifiziert und deshalb keine Reaktion einleitet. Zudem leben in unserem Darm $4 \times 10^{13}$ Bakterien. Dieses sogenannte Mikrobiom interagiert mit unserem Körper in vielfältigster Weise.

Eine Ernährung mit präbiotischen Ballaststoffen wie Inulin (in Chicorée enthalten) und andern Fructo- oder Galaktooligosacchariden fördert eine gesunde Vielfalt der Darmbakterien und verhindert, dass sich krankmachende Bakterien im Darm ausbreiten können.

Probiotisch wirksame Keime aus dem natürlichen Bakterienspektrum des Menschen können die Integrität der Darmschleimhaut sicherstellen.

β-Glucane aus Zellwänden der Bierhefe, asiatischen Heilpilzen wie Reishi, Shitake usw. aktivieren einige Rezeptoren des menschlichen Frühwarnsystems gegen Bakterien, Viren und Hefen. Dadurch erhöht sich die Leistungsfähigkeit des Immunsystems.

## Toxische Metalle

Demgegenüber können chronische Belastungen mit toxischen Metallen zu grundlegenden Störungen des Immunsystems führen. Toxische Metalle wie Quecksilber, Blei, Aluminium, Cadmium, Nickel, Platin, Palladium, Silber, Gold, Kobalt, Zinn usw. verdrängen lebensnotwendige Mineralstoffe und Spurenelemente (z. B. Zink, Selen, Eisen usw.) von ihren Transportproteinen und Enzymstellen und führen so zu eigentlichen Stoffwechselblockaden.

Toxische Metalle sind zudem Katalysatoren von Oxidationsreaktionen (Bildung von zellschädigenden freien Radikalen), was zu Veränderungen von Proteinen (z.B. Immunglobuline, genetisches Material, DNA usw.) und Lipiden (z.B. veränderte Eigenschaften von Zellmembranen, LDL usw.) führen kann.

Wichtig ist zu wissen, dass chronische Metallvergiftungen auch zu einer erhöhten Durchlässigkeit der Darmschleimhaut führen können (erhöhte Darmpermeabilität). Dadurch können Substanzen, die normalerweise von einem gesunden Darm zurückgehalten werden, in die Blutbahn gelangen und hier zu immunologischen Reaktionen (Allergien, Hautaffektionen, gastrointestinale In-

Pflanzenwirkstoffe und andere wissenschaftlich anerkannte komplementärmedizinische Maßnahmen modulieren das Immunsystem auf verschiedenen Ebenen.

Tab. 36.2 Nährstoffempfehlungen bei erhöhter Infektanfälligkeit zur Stärkung des Immunsystems (präventiv)

| Nährstoff | empfohlene Tagesdosis | Kommentare |
|---|---|---|
| Vitamin A | 10 000 I. E. zur Vorbeugung gegen Infektionen | Hohe Vitamin-A-Dosierungen nur unter ärztlicher Kontrolle einnehmen. Vitamin-A-Mangel erhöht das Infektionsrisiko. Sogar Menschen mit normalen Vitamin-A-Werten können mit Supplementen ihre Immunfunktion verbessern. Hält die Immunbarrieren der Haut und die Schleimhäute des Verdauungstraktes und der Atemwege gesund. |
| Vitamin C | 0,8–1 g zum Schutz vor Infektionen | Supplemente können gegen Infektionen durch Bakterien, Viren und Parasiten wirksam sein. Vitamin-C-Dosierung der Darmverträglichkeit (weicher Stuhl) anpassen. |
| Vitamin D | 20–40 µg (bei langfristiger Einnahme Blutspiegel kontrollieren) | Die immunologische Bedeutung von Vitamin D wird wieder neu entdeckt. Vitamin-D-Mangel scheint das Risiko für Atemwegsinfekte und Autoimmunerkrankungen zu erhöhen. |
| Vitamin-B-Komplex | den empfohlenen Tagesbedarf sicherstellend | trägt zur Intaktheit der Immunbarrieren von Haut und Schleimhaut des Verdauungstraktes und der Atemwege bei |
| Zink | 10–30 mg zur Vorbeugung gegen Infektionen | Unterversorgung erhöht das Infektionsrisiko. Sogar Menschen mit normalen Zinkwerten können mit Supplementen ihre Immunfunktion verbessern. |
| Selen | 100–200 µg | Selenmangel erhöht die Virulenz eines Erregers und die Komplikationsrate bei Infekten (z. B. Lungenentzündung). Erhöhter Bedarf bei Infekten (Erreger verbraucht Selen des Körpers für eigene Zellteilung). |
| Aminosäuren (L-Arginin, L-Lysin, L-Glutamin, L-Cystein usw.) | im Grammbereich | wichtige immunmodulierende Wirkungen (auch häufig als Aminosäuren-Komplexe in Immunonutrition) |

toleranzen, Autoimmunreaktionen, Immunschwächen usw.) führen.

Zu den Substanzen, die solche immunologischen Reaktionen provozieren können, gehören:
- körperfremde Eiweiße
- Toxine, Umweltschadstoffe
- Stoffe aus Gärungs- und Fäulnisreaktionen im Darm, die in den Kreislauf gelangen und hier zu typischen Symptomen führen können

Chronische Belastungen mit einem oder mehreren Schwermetallen können also eine korrekte Immunantwort grundlegend stören. Die Häufigkeit von chronischen Metallintoxikationen wird in der Humanmedizin noch immer stark unterschätzt!

## Sonstige Prävention und Therapie

Allgemeines Konzept für die Prävention und Therapie einer Immunsystem-Dysregulierung:
- weitestmögliches Ausschalten von immunbelastenden Faktoren bzw. Verhinderung oder Behandlung von chronischen Metallintoxikationen (Seite 607)
- Erhaltung oder Wiederherstellung der gastrointestinalen Funktion bzw. Verhinderung einer erhöhten Darmpermeabilität (Stuhlanalyse kann hilfreich sein)
- Vermeidung von unphysiologischem oxidativem Stress (Rauchen etc.)
- Zufuhr bzw. Abdeckung des persönlichen individuellen Bedarfs an Mikronährstoffen zur Modulierung der Immunantwort
- Förderung von immunregulierenden Maßnahmen aus anderen medizinischen Disziplinen inkl. Bewegung

## Besondere Hinweise

- Bei Erkrankungen des Immunsystems handelt es sich meist um ein multifaktorielles Geschehen.
- Wir brauchen unser Immunsystem nicht nur während des Winters! Sorgen Sie deshalb während des ganzen Jahres dafür, dass das Immunsystem im Gleichgewicht bleibt.
- Maßnahmen zur Verbesserung der Immunsituation und der Immunantwort benötigen stets einige Monate. Kurzfristige Maßnahmen sind deshalb nur bei akuten Erkrankungen (z. B. Erkältungen, akute Allergien) sinnvoll. Für eine langfristige, grundlegende und kausal wirkende Immunregulierung braucht es Zeit.
- Um Infektionen zu vermeiden, muss man für genügend Schlaf und Bewegung sorgen. Schlafmangel schwächt das Immunsystem, während regelmäßige sportliche Betätigung in Maßen die Immunreaktion unterstützt.
- Das Immunsystem reagiert sehr sensibel auf das psychische Befinden. Stress, Angst und Depression schmälern die Immunreaktion und erhöhen die Infektionsanfälligkeit, während positive Gefühlserlebnisse wie Lachen und Gemeinschaftsgefühl die Immunabwehr stärken und aufrechterhalten.
- Rauchen beeinträchtigt die Funktion der weißen Blutkörperchen sehr stark und erhöht das Infektionsrisiko ganz erheblich.

Aus diesen Hinweisen wird ersichtlich, dass es, biochemisch betrachtet, nicht wichtig ist, ob ein Patient an Halsschmerzen, Schnupfen, Allergien oder an einer Autoimmunerkrankung leidet. Das prinzipielle Präventions- und Therapieziel bei diesen Krankheiten ist stets dasselbe, nämlich die Erhaltung oder Wiederherstellung des immunologischen Gleichgewichtes und einer korrekten Immunantwort.

Einfache Maßnahmen können bereits einen deutlichen Nutzen bringen: Schon die einfache Zufuhr eines gut dosierten Multivitamin-Spurenelement-Präparates kann zu einer signifikanten Verbesserung des Immunsystems führen. Daraus ergeben sich auch volkswirtschaftlich signifikante Reduktionen von krankheitsbedingten Arbeitsausfällen.

### Laboruntersuchungen

- Mineralstoff-, Spurenelement-, Schwermetall-Screening (Blut, Urin, Haare)
- Nahrungsmittel-Unverträglichkeiten (IgE, IgG, IgG4; Blut)
- erhöhte Darmdurchlässigkeit (α-1-Antitrypsin; Darmflora; Stuhl)
- oxidativer Stress

## Akute Erkältungen

Eine Erkältung ist eine virale Infektion der oberen Atemwege, wobei als Komplikation auch eine bakterielle Superinfektion folgen kann. Als auslösende Viren dominieren Viren aus den Familien Rhino-, Adeno-, RSV- und Coronaviren. Mit Ausnahme einer Schwächung des Immunsystems bei langandauernder Unterkühlung hat die Infektionsanfälligkeit nichts mit der Umgebungstemperatur zu tun. Ein weiterer Grund ist wahrscheinlich, dass Rhinoviren bei nasskaltem Klima bessere Überlebensbedingungen finden. Die Ansteckung erfolgt überwiegend über Tröpfchen- und auch über Schmierinfektion. Die Wahrscheinlichkeit, an einer Erkältung zu erkranken, steigt also, wenn in der Umgebung viele Menschen erkrankt sind. Obwohl Erkältungen weit verbreitet sind, gibt es große Unterschiede bei der Erkältungsanfälligkeit. Vernünftige Ernährung und Nahrungsergänzung mit Zink und Vitamin C während des gesamten Jahres kann die bestmögliche Immunfunktion erhalten und die Infektanfälligkeit vermindern. Darüber hinaus kann eine höher dosierte Zinksupplementierung nach Krankheitsbeginn die Dauer einer bereits bestehenden Erkältung verkürzen und die Symptome auf ein Minimum reduzieren.

### Ernährungsempfehlungen

Die richtige Ernährung bei einer Erkältung kann den Verlauf der Genesung durchaus positiv beeinflussen. In dieser Zeit sollten Sie eher wenig essen, um den Magen-Darm-Trakt und den Stoffwechsel nicht zu stark mit Verdauungsarbeit zu belasten. Hingegen sollten Sie viel trinken – am besten Wasser, Kräutertees oder verdünnte, frische Fruchtsäfte, die Vitamine und schützende Pflanzenstoffe liefern. Aber auch heiße Suppen sind jetzt sinnvoll – Großmutters Hühnersuppe hat vor Kurzem sogar wegen ihrer offenbar entzündungshemmenden Wirkung wissenschaftliche Unterstützung erhalten. Natürlich sind auch Früchte und frisches Gemüse wegen ihres Vitamingehaltes empfehlenswert. Daneben braucht der Körper zur Erholung auch viel Schlaf und Ruhe.

**Zink:** Bei akuten Infekten wissenschaftlich speziell gut untersucht ist das Spurenelement Zink. Zink in Form von Lutschtabletten kann die Krankheitsdauer bei akuten Infekten im Durchschnitt um 33 % reduzieren. Für diese Wirkung sind ca. Mengen über 75 mg Zink/Tag erforderlich. Diese Dosierung wird während der gesamten Infektdauer aufrechterhalten. Am allerbesten scheint Zink zu funktionieren, wenn mit der Einnahme innerhalb der ersten 24 Stunden nach dem Auftreten der ersten Symptome begonnen wird. Zink selbst hat antivirale, antibakterielle, immunmodulierende und entzündungshemmende Eigenschaften. Es reduziert auch die klassischen Erkältungssymptome (Halsschmerzen, Schnupfen, Husten, Müdigkeit usw.) sehr zuverlässig.

**Vitamin C:** Zur Prävention gegen Erkältungen reichen Dosen von 0,5–1 g für die meisten Menschen, in Stresssituationen (Extremsport, Hitze, Kälte) werden 2 g benötigt, um das Erkältungsrisiko spürbar zu reduzieren.

Während eines akuten Infektes sinkt der Vitamin-C-Gehalt in Abwehrzellen stark ab. Mit sehr hohen Dosen von 6 g und mehr pro Tag kann dies verhindert werden. Im Allgemeinen geht man davon aus, dass es ab Dosierungen von 2–3 g eine spürbare Verkürzung der Erkältungsdauer gibt. Für Dosierungen im hohen Grammbereich werden oft pH-neutrale Vitamin-C-Verbindungen eingesetzt (z. B. Natriumascorbat).

## Nährstoffempfehlungen bei akuten Erkältungen

| Nährstoff | empfohlene Tagesdosis | Kommentare |
|---|---|---|
| Vitamin C | 3–8 g<br>Intravenöse Zufuhr kann noch wirksamer sein. | Dosen von 1–2 g verkürzen die Erkältungsdauer bei Kindern und mildern die Heftigkeit von Erkältungen, für Erwachsene sind höhere Dosierungen nötig, um die Dauer zu verkürzen. Dosierungen ab 3–4 g Vitamin C können bei manchen Menschen Durchfall hervorrufen. Über den Tag verteilt portionenweise zuführen. Für Dosierungen im hohen Grammbereich werden oft pH-neutrale Vitamin-C-Verbindungen eingesetzt (z. B. Natriumascorbat).<br>Eine parallele Gabe von Vitamin C (0,5–1 g, nicht retardiert) kann die bekannten Nebenwirkungen (z. B. Mikroblutungen der Magenschleimhaut) von salicylathaltigen Schmerz- und Grippemitteln (z. B. Aspirin) deutlich vermindern. |
| Vitamin A | bis zu 100 000 I. E. | zur Behandlung massiver Infektionen (nur unter ärztlicher Kontrolle) |
| Zink | ›75 mg | vermindert die Infektdauer und die Intensität der Erkältungssymptome. Mengen ›100 mg/Tag bringen keine weitere Verbesserung, aber reduzieren die Verträglichkeit. Zink kann nicht nur das Immunsystem anregen, sondern wirkt als Lutschtablette auch lokal im Mund- und Rachenbereich. |
| Selen | 100–200 µg | Selenmangel (in der Alpenregion häufig) erhöht die Virulenz eines Erregers; v. a. bei älteren Menschen werden bei Defiziten höhere Komplikationsraten und Superinfekte (z. B. Lungenentzündungen) beobachtet. Selen wirkt antiviral und immunmodulierend. |

**TIPP** Nehmen Sie bei Erkältung alle 2–3 Stunden (tagsüber) 10 mg Zink-Lutschtabletten, um die Erkältungsdauer zu reduzieren. Zusätzlich mehrfach täglich Vitamin C nehmen und wegen der Carotinoide einen frischen Gemüse- oder Fruchtsaft trinken.

## Besondere Hinweise

- Meiden von Menschenansammlungen (Kino, Theater etc.) während Grippewellen.
- Viren werden in der Regel durch Dinge übertragen, die eine erkältete Person berührt hat (dazu gehören Kleidungsstücke, Handtücher, Geschirr, Hände etc.). Vermeiden Sie es, Ihre Augen, Ihre Nase oder Ihren Mund zu berühren, ehe Sie die Hände gewaschen haben, wenn Sie zuvor einer erkälteten Person die Hand geschüttelt haben oder wenn Sie etwas berührt haben, das kurz zuvor von einer erkälteten Person angefasst worden ist.

Es macht Sinn, bereits auch wieder an die Prävention gegen Erkältungen zu denken, wenn der aktuelle Infekt gerade überstanden ist. Es ist nützlich, während der nächsten 3 Monate weiterhin noch täglich 10–15 mg Zink und 1–2 g Vitamin C pro Tag einzunehmen. Einerseits schützt Vitamin C vor Erkältungen bei Belastungssituationen, anderseits füllt man die Zinkspeicher auf.

## Laboruntersuchungen

- Mikronährstoff-Screening (Zink, Selen, Vitamin C, Vitamin $D_3$)
- Schwermetall-Screening (Urin, Haare)
- CRP (Ausschluss einer bakteriellen Infektion)

## Literatur


Barringer TA. et al. Effect of a multivitamin and mineral supplement on infection and quality of life. Ann Intern Med 2003; 138:365–371.

Bhattaram V et al. Effect of dietary minerals on virulence attributes of vibrio cholera. Front Microbiol. 2017;8:911.

Choi R et al. Recommendations for optimizing tuberculosis treatment: therapeutic drug monitoring, pharmacogenetics, and nutritional status considerations. Ann Lab Med. 2017;37(2):97–107.

Cohen S et al. Types of stressors that increase susceptibility to the common cold in healthy adults. Health Psychology 1998;17(3):214–223.

Cohen S et al. Self-rated health in healthy adults and susceptibility to the common cold. Psychosom Med. 2015;77(9):959–968.

De Castro Kroner J et al. Vitamin D every day to keep the infection away? Nutrients. 2015;7(6):4170–4188.

De Luca C et al. Coenzyme Q(10), vitamin E, selenium, and methionine in the treatment of chronic recurrent viral mucocutaneous infections. Nutrition. 2012;28(5):509–14.

El-Kadiki A et al. Role of multivitamins and mineral supplements in preventing infections in elderly people: systematic review and meta-analysis of randomised controlled trials. BMJ. 2005; 330(7496): 871.

Gill H et al. Selenium, immune function and resistance to viral infections. Nutr Diet 2008;65(Suppl 3):S41–S47.

Ginde AA et al. Vitamin D, respiratory infections, and asthma. Curr Allerg Asthma Rep 2009;9:81–87.

Gulani A et al. Zinc supplements for preventing otitis media. Cochrane Database Syst Rev. 2014 Jun 29;(6):CD006639.

Hemilä H. Vitamin E administration may decrease the incidence of pneumonia in elderly males. Clin Interv Aging. 2016 Oct 3;11:1379–1385.

Hemilä H. Vitamin C and Infections. Nutrients. 2017;9(4). pii: E339.

Hemilä H et al. Zinc lozenges and the common cold: a meta-analysis comparing zinc acetate and zinc gluconate, and the role of zinc dosage. JRSM Open. 2017;8(5):2054270417694291.

Kearns MD et al. The impact of vitamin D on infectious disease: a systematic review of controlled trials. Am J Med Sci. 2015 Mar; 349(3): 245–262.

Mora JR et al. Vitamin effects on the immune system: vitamin A and D take centre stage. Nat Rev Immunol 2008;8(9):685–698.

Rubin LP1 et al. Metabolic effects of inflammation on vitamin A and carotenoids in humans and animal models. Adv Nutr. 2017;8(2):197–212.

Steinbrenner H et al. Dietary selenium in adjuvant therapy of viral and bacterial infections. Adv Nutr. 2015;6(1):73–82.

Wu G. Amino acids: metabolism, functions, and nutrition 2009;37:1–17.

## Herpes simplex

Die Infektion mit einer Form des Herpes-simplex-Virus (HSV1) führt zur Bildung von »Fieberbläschen« an Lippen und Mund (in seltenen Fällen sogar am Auge), während die Infektion mit HSV2 meist eine Genitalinfektion nach sich zieht. Herpes-Infektionen sind sehr weit verbreitet: Ein Drittel der Bevölkerung Westeuropas leidet unter wiederkehrenden Infektionen durch eine oder beide Formen. Das Herpes-Virus kann über Jahre hinweg in den Nervenzellen des Körpers überleben und nur dann in Erscheinung treten, wenn die Abwehrkräfte (zum Beispiel durch Krankheit, Stress oder Menstruation) geschwächt sind. Während der Ausbrüche bildet das Herpes-Virus Gruppen von kleinen Bläschen voller klarer Flüssigkeit, die von einer Entzündung mit Hautrötung begleitet sind. Während ein Herpes der Lippen ungefährlich ist, kann Genitalherpes bei Schwangeren während der Geburt auf den Säugling übertragen werden und ernsthafte Schäden verursachen. Nicht alle Menschen, die dem Herpes-Virus ausgesetzt sind, leiden unter wiederkehrenden Infektionen. Ein leistungsfähiges Immunsystem ist der wichtigste Einflussfaktor für die Risikominimierung für manifeste Herpes-Infektionen.

### Ernährungsempfehlungen

Die Ernährung kann die Vermehrung des Virus merklich beeinflussen. Eine gesunde Ernährung, die reich an allen essenziellen Nährstoffen und arm an raffinierten Zuckerarten und tierischen Fetten ist, kann eine optimale Immunfunktion erhalten (Seite 501). Obwohl in großen Analysen unbestätigt, kann eine lysinreiche (Seite 270) Ernährung sowie die Supplementierung von L-Lysin gemäß Erfahrungsberichten eine wirksame Behandlung von akuten Fieberblasen sein und

### Nährstoffempfehlungen bei Herpes simplex

| Nährstoff | empfohlene Tagesdosis | Kommentare |
|---|---|---|
| L-Lysin | 1–1,5 g zur Vorbeugung gegen Rückfälle; 3 g bei den ersten Anzeichen eines Ausbruchs (Lippenjucken). | Bei immer wiederkehrenden Fieberblasen kann eine vorbeugende Einnahme während einiger Monate zu weniger Rückfällen führen. |
| Vitamin C | 0,5–1 g zur Vorbeugung gegen Rückfälle; 3–5 g/Tag bei Ausbrüchen. Kann besonders wirksam sein, wenn Vitamin C in Verbindung mit Bioflavonoiden (z. B. in Vitamin-C-Komplex-Präparaten) genommen wird. | Vermindert Schweregrad und Dauer der Ausbrüche. Kalzium- oder Natriumascorbat-Pulver kann direkt auf die betroffene Stelle getupft werden. |
| Zink | 20–40 mg zur Vorbeugung gegen Rückfälle;<br>50–80 mg/Tag bei Ausbrüchen | Zinkhaltige Cremes, die Sie auf die Fieberbläschen auftragen, können ebenfalls hilfreich sein. |

auch die Häufigkeit und den Schweregrad der Rückfälle mindern.

Es gibt noch weitere Mikronährstoffe, die antivirale Eigenschaften haben. Dazu gehören Vitamin C und Zink. Auch diese können begleitend eingesetzt werden. L-Lysin wirkt aber von allen bei Fieberbläschen am schnellsten und effektivsten.

**TIPP** Nehmen Sie bei den ersten Anzeichen von Lippenbläschen dreimal täglich jeweils 1 g Lysin ein; damit wird die Virenvermehrung gehemmt und die korrekte Immunantwort gefördert. – Je früher, desto besser.

### Besondere Hinweise

- Sobald die ersten Symptome (Kribbeln, Rötung) oder Bläschen auftreten, sollte die betroffene Stelle während einiger Stunden mit Eis behandelt werden. Dies kann die Symptome mildern.
- Intensive Sonnenbestrahlung kann das Herpes-Virus mobilisieren. Ein wirksamer Sonnenschutz, insbesondere auf den Lippen, ist empfehlenswert.
- Die ebenfalls vom Herpes-Virus hervorgerufene Gürtelrose (Herpes zoster) kann mit den gleichen Nährstoffen begleitend behandelt werden. Die Ergebnisse sind aber bei Weitem nicht so eindrücklich wie bei den Lippenblasen. Hoch dosierte B-Vitamine (per Injektion) können bei der Gürtelrose evtl. etwas Schmerzlinderung verschaffen.

### Literatur

Femiano F et al. Recurrent herpes labialis: a pilot study of the efficacy of zinc therapy. J Oral Path Med 2005;34(7):423–425.

Chi CC et al. Interventions for prevention of herpes simplex labialis (cold sores on the lips). Cochrane Database Syst Rev. 2015 Aug 7;(8):CD010095.

Gaby AR. Natural remedies for Herpes simplex. Alt Med Rev 2006;11(2):93–101.

Godfrey HR et al. A randomized clinical trial on the treatment of oral herpes with topical zinc oxide/glycine. Altern Ther Health Med 2001;7(3):49–56.

## HIV-Infektion und AIDS

AIDS ist das voll ausgeprägte Bild einer erworbenen Immunschwäche, bei der HIV (human immunodeficiency virus), ein Retrovirus, die menschliche Immunzellen befällt und schließlich völlig zerstört). HI-Viren werden durch ungeschützten Geschlechtsverkehr, aber auch durch Blut übertragen, wie z. B. bei Drogenabhängigen durch das gemeinsame Benützen von Nadeln, die mit verseuchtem Blut verschmutzt sind, oder von einer infizierten Schwangeren auf ihr Baby. Das HI-Virus verursacht zuerst grippeartige Symptome, dringt dann aber in die Lymphozyten ein, um sich dort zu vermehren. Der Körper erkennt die Virusinfektion und bildet nachweisbare Antikörper. In diesem Stadium ist man »HIV-positiv«. Meist gelingt es dem Immunsystem über einige Jahre, die Anzahl der Viren im Körper gering zu halten, aber das Immunsystem ist immer im Hintertreffen. So fallen immer mehr Immunzellen dem Virus zum Opfer, was das Immunsystem zusehends schwächt. Zum Schluss bricht es völlig zusammen, was verschiedensten Infektionen und bestimmten Formen von Krebs Tür und Tor öffnet. Eine Person, die an diesen Infektionen und Krebsformen erkrankt, hat AIDS.

Auch wenn in entwickelten Ländern eine HIV-Infektion dank des Zugangs zu spezifischen Medikamenten, der sog. HAART-Therapie, meist kein Todesurteil mehr ist, dürfen

## Nährstoffempfehlungen bei HIV-Infektion

| Nährstoff | empfohlene Tagesdosis | Kommentare |
|---|---|---|
| Multivitamin-Mineralstoff-Präparat | das 2- bis 3-Fache der üblichen Tagesdosis | Große Analysen zeigen mögliche Vorteile auf: geringeres Todesrisiko, geringere Anzahl der Hospitalisationen, verbesserte CD4-Zellzahlen und weniger Viruslast im Blut |
| Vitamin C | 2–3 g | Stärkt das Immunsystem und hemmt das Wachstum des Virus. Große Mengen können bei manchen Menschen Durchfall verursachen. Die Dosis sollte je nach Verträglichkeit nach und nach erhöht werden, bis die höchste Dosis ermittelt ist, die noch keinen Durchfall mit sich bringt. Vitamin-C-Einnahme über den Tag verteilen. |
| Vitamin D | je nach Laborstatus | Niedrige 25-OH-Vitamin-$D_3$-Spiegel (‹ 30 ng/ml bzw. 75 nmol/l) sind mit einer erhöhten Progression und Mortalität der Krankheit verbunden. 7000 I.E. / Tag verbessern die Zahl der Immunzellen, weil die Vitamin-D-Spiegel wirkungsvoll erhöht werden. |
| Vitamin E | 400–800 I. E. | erhöhter Verbrauch von Antioxidanzien bei HIV/ unter HAART-Therapie. Stärkt die Widerstandskraft gegen Infektionen. Kann unerwünschte Nebenwirkungen des HIV-Medikamentes AZT (Zidovudin) auf die Muskulatur reduzieren (zusammen mit 1 g Vitamin C/Tag) |
| Vitamin-B-Komplex | je nach Laborstatus, um Mängel zu vermeiden | verlangsamt die Progression der Krankheit. Bei HIV sind schwere Mängel von Vitamin $B_1$ und Niacin häufig. In diesen Fällen muss hoch dosiert werden |
| Zink | 25– 50 mg; zusammen mit 2–5 mg Kupfer nehmen | Zinkmangel bei HIV häufig. Antivirale Wirkung; vermindert Infektanfälligkeit (auch gastrointestinale Infekte), verbessert die Integrität der Darmschleimhaut (weniger Durchfälle) |
| Selen | 200 µg | verlangsamt das Fortschreiten der Krankheit (Selenmangel kann die Aggressivität von Viren erhöhen); stärkt das Immunsystem (z. B. CD4-Zellen); vermindert die Anzahl der Hospitalisierungen und die Anfälligkeit für Durchfallerkrankungen |
| Eisen | gemäß Eisenstatus | verbessert die Immunantwort |
| Glutathion | 50–250 mg | Niedrige Glutathionblutspiegel korrelieren mit der Krankheitsprogression, mit der Häufigkeit von Infekten sowie mit der Gewichtsabnahme; antioxidative Wirkung. |
| Coenzym $Q_{10}$ | 200–300 mg | Antiretrovirale Medikamente reduzieren den mitochondrialen Energiestoffwechsel. Verbessert das immunologisch wichtige CD4-/CD8-Verhältnis (Helferzellen/Suppressorzellen). |

grundlegende Schutzmechanismen (»safer sex«) nicht vernachlässigt werden.

Eine möglichst frühzeitige und konsequente Einnahme der spezifischen Medikamente ist zentral, um die Infektion in Schach zu halten, d.h. die Anzahl der Viren im Körper tief und die Zahl der CD4-Immunzellen hoch zu halten. Die Nebenwirkungen der HAART-Therapie, auch die längerfristigen, sind teilweise gravierend (Lipodystrophie, kardiovaskuläre Komplikationen), die Therapie aber schlussendlich lebensrettend. Es gibt keine Alternativen dazu. Ernährung, sportliche Betätigung, gesundes psychosoziales Umfeld etc. sollten genutzt werden, um das Immunsystem (Seite 498) zusätzlich optimal zu unterstützen.

## Ernährungsempfehlungen

Ein niedriges Körpergewicht und Malnutrition nach dem Start einer antiretroviralen Therapie sind unabhängige prognostische Faktoren für eine frühe Mortalität. Daher muss beim HIV-Patienten in erster Linie für eine ausreichende Ernährung hinsichtlich Kalorien und Proteinen gesorgt werden.

Die Ernährung sollte sehr reich an frischem Obst, Gemüse und Vollkornprodukten sein. Frisch gepresste Zitrus-, Karotten- und Rote-Bete-Säfte sollten täglich getrunken werden. Gemüse sollte roh oder leicht gegart gegessen werden, sodass der volle Nährstoffgehalt zur Entfaltung kommt. Knoblauch und Zwiebeln helfen, das Immunsystem zu stärken, und sollten daher regelmäßig verzehrt werden. Raffinierte Zuckerarten und gesättigte Fette sollte man meiden, weil sie die Immunabwehr schwächen. Alkohol sollte man einschränken (nicht mehr als 20 g Alkohol/Tag), da die erforderlichen Medikamente die Leber stark belasten.

Mikronährstoffdefizite sind bei HIV- und AIDS-Patienten häufig zu beobachten, aufgrund einseitiger Ernährung, von Verlusten durch Durchfälle, Verdauungs- und Resorptionsstörungen, Parasiten und aufgrund der Interaktionen der HAART-Medikamente mit den Mikronährstoffen. Mikronährstoff-Mängel tragen wesentlich zur Progression von HIV-Erkrankungen bei: Vitamin A, $B_6$, $B_{12}$, Folsäure, Vitamin C, D, E, β-Carotin, Zink, Kupfer, Selen, Magnesium und Eisen müssen in genügender Menge zur Verfügung stehen.

## Besondere Hinweise

- Beachten Sie auch die Empfehlungen im Abschnitt »Das Immunsystem (Seite 500) regulieren und stärken«.
- HIV-positive Personen zeigen meist erhöhten oxidativen Stress und ein angeschlagenes Antioxidanziensystem. Durch die HAART-Medikation kann dies noch verstärkt werden.
- Verzichten Sie aufs Rauchen.
- Tägliche sportliche Betätigung kann das Immunsystem unterstützen. Halten Sie jedoch Maß.
- Durchfälle können Mikronährstoff-Mangel (Zink) verursachen, der das Immunsystem schwächen kann.
- Probiotika (z.B. Bifidus-Bakterien, Laktobazillen) verbessern die Darmintegrität und können Verdauungskomplikaktionen, die bei HIV häufig sind, deutlich reduzieren.

## Laboruntersuchungen

- Mikronährstoff-Screening (Zink, Selen, Vitamin A, C, $D_3$)

- oxidativer Stress
- Glutathion
- Coenzym $Q_{10}$

## Literatur


D'Angelo C et al. Microbiota and probiotics in health and HIV infection. Nutrients. 2017;9(6). pii: E615

Gil L et al. Effect of increase of dietary micronutrient intake on oxidative stress indicators in HIV/AIDS patients. Int J Vitam Nutr Res 2005; 75:19–27.

Hummelen R et al. Micronutrients, N-Acetylcysteine, probiotics and prebiotics, a review of effectiveness in reducing HIV progression. Nutrients 2010;2:626–651.

Irlam JH et al. Micronutrient supplementation for children with HIV infection. Cochrane Database Syst Rev. 2013;(10):CD010666.

Itinoseki Kaio DJ et al. Vitamin E concentrations in adults with HIV/AIDS on highly active antiretroviral therapy. Nutrients. 2014;6(9):3641–52.

Kaio DJ et al. Vitamin A and beta-carotene concentrations in adults with HIV/AIDS on highly active antiretroviral therapy. J Nutr Sci Vitaminol (Tokyo) 2013;59(6):496–502.

Siegfried N et al. Micronutrient supplementation in pregnant women with HIV infection. Cochrane Database Syst Rev. 2012;(3):CD009755.

Stallings VA et al. High-dose vitamin D3 supplementation in children and young adults with HIV: a randomized, placebo-controlled trial. Pediatr Infect Dis J. 2015;34(2):e32–40.

Steinbrenner H et al. Dietary selenium in adjuvant therapy of viral and bacterial infections. Adv Nutr. 2015;6(1):73–82.

Visser ME et al. Micronutrient supplementation in adults with HIV infection. Cochrane Database Syst Rev. 2017;5:CD003650.


# Autoimmunerkrankungen

Wie bei Allergien versagt die Toleranz des Immunsystems gegenüber harmlosen, körpereigenen Antigenen. Es wird aber nicht nur eine fehlgeleitete Reaktion auf einen Reiz ausgelöst, sondern körpereigene Strukturen werden mit Autoantikörpern (gegen den eigenen Körper gerichtete Antikörper) wie Krankheitserreger bekämpft. Wo solche Reaktionen stattfinden, kommt es zu

- Gewebezerstörung
- chronischen Entzündungen
- Schmerzen und Schwellungen
- Funktions- und Mobilitätsverlusten

## Häufigkeit / Krankheitsbild

Weltweit sind derzeit ca. 5–8 % der Bevölkerung von ungefähr 80–100 verschiedenen Autoimmunerkrankungen betroffen. Sie bilden nach Herz-Kreislauf- und Tumorerkrankungen die dritthäufigste Erkrankungsgruppe.

Das Immunsystem richtet sich entweder selektiv gegen ein bestimmtes Organ (z. B. Schilddrüse, Pankreas, Darm, Haut, Nerven) und ruft dann eine sogenannte organspezifische Autoimmunerkrankung hervor oder es geht gegen das gesamte System vor und verursacht damit eine nicht-organspezifische, systemische Autoimmunerkrankung. In dem Fall attackiert das Immunsystem verschiedene Körperorgane.

**Beispiele für organspezifische Autoimmunerkrankungen (in Klammern: AAk = Autoantikörper)**

- Multiple Sklerose (AAk gegen die Myelinscheide der Nervenfasern)
- Diabetes mellitus Typ 1 (AAk gegen Inselzellen der Bauchspeicheldrüse)
- Colitis ulcerosa (AAk gegen die Darmschleimhaut)
- Pemphigus vulgaris (AAk gegen die oberste Hautschicht)
- Myasthenia gravis (AAk gegen Acetylcholin-Rezeptoren an motorischen Endplatten)
- Morbus Basedow (AAk gegen TSH-Rezeptoren der Schilddrüse)

## Nährstoffempfehlungen bei Autoimmunerkrankungen

| Nährstoff | empfohlene Tagesdosis | Kommentare |
|---|---|---|
| Vitamin A | je nach Laborstatus | Vitamin A spielt eine wichtige Rolle für die Reifung von Immunzellen. |
| Vitamin E | 400–800 I. E. | Antioxidans; entzündungshemmend; senkt Zytokinspiegel; immunregulierend |
| Vitamin C | 1–3 g | Antioxidans; Schwermetalle ausleitend; involviert in Neurotransmitter- und Steroidsynthese; immunregulierend |
| Vitamin D | je nach Laborstatus, z. B. 2000 I.E. | Vitamin-D-Mangel ist bei Immunerkrankungen häufiger als in der Normalbevölkerung. Immunsuppressive, immunmodulierende, entzündungshemmende Wirkung. Normal/hohe 25-OH-Vitamin-$D_3$-Blutspiegel reduzieren das Risiko für Autoimmunerkrankungen und können den Verlauf verbessern. |
| Selen | 100–400 µg (je nach Laborstatus) | Antioxidans; immunregulierend; Schwermetall-Antagonist. Für Hashimoto-Thyreoiditis therapeutisch eingesetzt. |
| Omega-3-Fettsäuren | 2–3 g EPA, DHA | entzündungshemmend; senkt Zytokinspiegel (Interleukine, IL-1β, IL-6, TNF-α), hemmt Zytokinfreisetzung; immunregulierend. Benötigen mehrere Monate zur Wirkungsentfaltung. Je nach Erkrankung unterschiedliche Ergebnisse in Studien. |
| L-Cystein | 1–2 g | Antioxidans; Glutathionbaustein; Schwermetalle ausleitend; immunregulierend |
| L-Glutamin | 2–6 g | Glutathionbaustein; immunregulierend; Darmschleimhaut aufbauend |

**Systemische Autoimmunerkrankungen:**

- rheumatoide Arthritis (chronische Polyarthritis, »Gelenkrheuma«)
- Lupus erythematodes (SLE) (Reaktionen gegen zahlreiche Organe)
- Polymyositis (Entzündung der Muskulatur)
- Sjögren-Syndrom (AAk gegen exokrine Drüsen)
- Sklerodermie (Bindegewebsverhärtung von Haut, Gefäßen und inneren Organen)
- systemische Vaskulitiden (Entzündung der Gefäße)
- Anti-Phospholipid-Syndrom (Störung in der Blutgerinnung)

## Ursachen

Immunzellen, die vom Immunsystem nicht aussortiert werden, obwohl sie sich gegen körpereigene Strukturen richten, führen zur Erkrankung. Teilweise bekämpft das Immunsystem auch einen Erreger, und die Abwehr richtet sich auch gegen körpereigene Strukturen, sodass diese »versehentlich« (teilweise auch erst Jahre später) angegriffen werden. In anderen Fällen werden körpereigene Proteinstrukturen so weit verändert, dass sie das Immunsystem nicht mehr als körpereigen erkennt und angreift. Ursachen für derart veränderte Proteinstrukturen können sein:

- oxidative Prozesse (z.B. provoziert durch chronische Schwermetall-Belastungen)
- Glykierungsprozesse

Die deutliche Zunahme der Autoimmunerkrankungen in den letzten 50 Jahren kann nicht allein durch die Genetik erklärt werden. Es werden verschiedene Umweltfaktoren diskutiert, zum Beispiel Infektionen mit Viren in einem empfindlichen Zeitfenster, Zigarettenrauch, niedriger Vitamin-D-Spiegel, die Belastung des Körpers mit Schwermetallen, Lösungsmitteln, Pestiziden oder Nitrat. Als ein weiterer Hauptverdächtiger rückte in den letzten Jahren das Darmmikrobiom in den Mittelpunkt der Forschung.

### Medizinische Therapie

Die klassische Medizin verwendet zur Therapie von Autoimmunerkrankungen stark wirksame Medikamente, die u.a. zum Ziel haben, die körpereigene Abwehr und die Symptome der Entzündungsreaktion zu unterdrücken. Dazu gehören Cortison, nichtsteroidale Entzündungshemmer, Immunsuppressiva (z.B. Methotrexat), Aspirin-Abkömmlinge, Immunglobuline, Cyclosporine, Zytokine, monoklonale Antikörper.

### Ernährungsmedizinische Behandlung

Die ernährungsmedizinische Behandlung/Prävention von Autoimmunkrankheiten stützt sich auf folgende Punkte:

- Erkennen und Ausschalten von Faktoren, die zu einer Störung der Immunantwort führen
- Reduktion des oxidativen Stresses bzw. der durch freie Radikale bedingten Schäden (Antioxidanzien über die Ernährung oder mit Supplementen)
- Reduktion der Entzündung bzw. der hohen Zytokinspiegel (mittels Omega-3-Fettsäuren, Vitamin E)
- Kontrolle der Glukosetoleranz und damit Reduktion von Glykierungsreaktionen (z.B. mittels Reduktion der Kohlenhydratzufuhr, Zink, Chrom, Mangan, B-Vitamine, Carnosin)
- Stützung des Glutathionsystems (mitverantwortlich für die Reparatur und Entsorgung von chemisch veränderten Proteinen) mittels Cystein, Glutamin, Glycin, Selen
- Kontrolle der Darmdurchlässigkeit (Darmpermeabilität) und der Darmflora und dadurch verminderte Aufnahme von antigen wirksamen Substanzen ins Blut (Glutamin, Omega-3-Fettsäuren, Pantothensäure, Zink usw.)
- Stressreduktion
- Probiotika zur Erhöhung der Bakterienvielfalt im Darm – je vielfältiger die Darmflora, desto seltener sind Autoimmunerkrankungen und desto besser wird das Immunsystem fit gehalten.

### Ernährungsempfehlungen

- Ernähren Sie sich mit frischen, nicht industriell verarbeiteten Grundnahrungsmitteln mit hoher antioxidativer (Seite 463) Kapazität.
- Reduzieren Sie den Fleischkonsums und somit die Zufuhr von entzündungsvermittelnder Arachidonsäure.
- Senken Sie die Kohlenhydratzufuhr (insbesondere zucker- und weißmehlhaltige Lebensmittel).
- Essen Sie auch mal ungewaschenes Biogemüse und präbiotisch wirksame Ballaststoffe (z.B. Chicorée). Dies erhöht die Bakterienvielfalt im Darm. Zu viel Hygiene gilt als schädlich!

Die Mikronährstoff-Supplemente können langfristig parallel mit den klassischen Medikamenten eingenommen werden. In der richtigen Dosis führen sie nicht zu einer Stimulation des Immunsystems, sondern zu dessen Regulation. Eine laboranalytische Bestimmung des individuellen biochemischen Profils (Spurenelemente, Schwermetalle, Aminosäuren usw. im Blut bzw. den Haaren) ist empfehlenswert.

## Laboruntersuchungen

- Zytokine
- Schwermetall-Screening (Urin, Haare)
- Mikronährstoff-Screening
- oxidativer Stress
- Glutathion
- $HbA_{1c}$
- Stuhldiagnostik
- Fettsäurenprofil

## Literatur

Agmon-Levin N et al. Vitamin D in systemic and organ-specific autoimmune diseases. Clin Rev Allergy Immunol. 2013;45(2):256–66.

Anaya JM et al. The autoimmune ecology. Front Immunol. 2016;7:139.

Calder PC. Marine omega-3 fatty acids and inflammatory processes: Effects, mechanisms and clinical relevance. Biochim Biophys Acta. 2015;1851(4):469–84.

Erkelens MN et al. Retinoic acid and immune homeostasis: a balancing act. Trends Immunol. 2017;38(3):168–180.

Farinotti M et al. Dietary interventions for multiple sclerosis. Cochrane Database Syst Rev. 2012;12: CD004192.

Kang JX et al. Modulation of inflammatory cytokines by omega-3 fatty acids. Aus: Quinn PJ et al. (eds). Lipids in health and disease. Springer Science + Business Media, 2008:133–143.

Lourdudoss C et al. Are dietary vitamin D, omega-3 fatty acids and folate associated with treatment results in patients with early rheumatoid arthritis? Data from a Swedish population-based prospective study. BMJ Open. 2017;7(6):e016154.

Pelajo CF et al. Vitamin D and autoimmune rheumatologic disorders. Autoimmun Rev 2010;9:507–510.

Rosen Y et al. Vitamin D and autoimmunity. Scand J Rheumatol. 2016;45(6):439–447.

Yang CY et al. The implication of vitamin D and autoimmunity: a comprehensive review. Clin Rev Allergy Immunol. 2013;45(2):217–26.

Yosaee S et al. Positive evidence for vitamin A role in prevention of type 1 diabetes. World J Diabetes. 2016;7(9):177–88.

Yu N et al. The association between serum selenium levels with rheumatoid arthritis. Biol Trace Elem Res. 2016;172(1):46–52.

# Allergien

Heuschnupfen kommt in den Industrienationen immer häufiger vor, rund 10–25 % der Menschen leiden darunter. Häufige Auslöser sind Blütenpollen (Bäume, Gräser, blühende Pflanzen) sowie Hausstaub, Milben, Hautschuppen von Haustieren etc. Luftschadstoffe, Rauch, bestimmte Medikamente oder histaminhaltige Nahrungsmittel können die Allergiesymptome verstärken.

## Wie entstehen Allergien?

Eine Allergie ist eine Abwehrreaktion des Immunsystems gegen ein Allergen, das normalerweise nicht schädlich ist. Unser Immunsystem ist dazu da, fremde Substanzen im Körper aufzuspüren und zu zerstören und uns auf diese Weise zu schützen. Bei einer Allergie identifiziert das Immunsystem fälschlicherweise eine harmlose Substanz (das Allergen) als fremd und löst damit eine übereifrige und irregeleitete Reaktion aus. Der Kontakt mit dem Allergen führt zu einer Überreaktion.

Überempfindlichkeit bezeichnet eine Vielzahl von Reaktionen, die im medizinischen Sinne nicht einer typischen Allergieform zugeordnet werden können. Sie können praktisch in jedem System des Körpers vorkommen. Dazu gehört auch das sogenannte MCS (Multiple Chemical Syndrome).

Fast alle Substanzen können Allergene sein. Häufige Allergene sind körperfremde Proteine, Pollen, Staub, Tierhaare, Insektengift, Medikamente (wie Salicylate und Penicillin), Kosmetika, Chemikalien in Seifen und Reinigungsmitteln sowie Nahrungsmittel (z. B. Milch, Eier, Nüsse, Erdbeeren). Niemand weiß, weshalb gewisse Personen gegen bestimmte Substanzen allergisch sind, aber ein gestörtes Immunsystem ist das grundsätzliche Problem. Eine Neigung zu Allergien ist vererbbar. Die häufigsten allergischen Erkrankungen gehören in den atopischen Formenkreis. Es sind dies die allergische Rhinitis (Heuschnupfen), das exogen-allergische Asthma und die Neurodermitis (Ekzem). Ihnen gemeinsam sind die Symptome, die durch eine Histaminausschüttung durch Immunzellen ausgelöst werden. Verschiedene Nährstoffe sind milde und wirksame Antihistaminika. Sie können allergische Symptome vermindern und die Abhängigkeit von synthetischen Antihistaminika reduzieren.

**TIPP** **Die Analyse der Darmpermeabilität ist bei Allergien und Überempfindlichkeiten sehr empfehlenswert (Stuhlanalyse). Probiotika, Omega-3-Fettsäuren und Vitamin D im Frühkindalter können das Allergierisiko vermindern.**

## Allergieprävention beim Kleinkind

Ausreichend hohe Mengen an Vitamin D während der zweiten Hälfte der Schwangerschaft (4000 I.E. pro Tag) reduzieren das Allergie- und Asthmarisiko für Kinder, die ein erhöhtes Allergierisiko aufweisen. Mit der Einnahme von 2,4 g Omega-3-Fettsäuren ab dem 6. Schwangerschaftsmonat konnte das Asthma-Risiko von Kindern bis 5 Jahre um einen Drittel gesenkt werden. Auch Probiotika spielen bei der Prävention gegen Allergien (v.a. Asthma) eine wichtige Rolle, weshalb sie Mütter, deren Kinder ein Risiko für Allergien haben, bereits in der Schwangerschaft empfohlen werden.

Stillen während 6 Monaten gilt als eine der effizientesten Präventionsmaßnahmen gegen die Entwicklung von Allergien beim Kind. Entgegen früheren Konzepten hilft eine sog. hypoallergene Ernährung in den ersten Lebensmonaten nur wenig – im Gegenteil: heute herrscht die Ansicht, dem Immunsystem möglichst früh potentielle Allergene zu präsentieren (z.B. Erdnüsse, Eier). Eine gute Vitamin-D-Versorgung des Kleinkindes ist wichtig, um das Allergierisiko niedrig zu halten – dies kann nur durch Supplementierung sichergestellt werden. Auch Probiotika können für Risikokinder empfohlen werden.

Wichtig ist, auf zu starke Hygiene zu verzichten, damit die Kleinkinder mit genügend »Dreck« in Berührung kommen. Dies verbessert die Vielfalt des Mikrobioms im Darm und gibt dem Immunsystem die Möglichkeit, sich zu trainieren.

### Literatur

Bisgaard H et al. Fish oil-derived fatty acids in pregnancy and wheeze and asthma in offspring. N Engl J Med. 2016;375(26):2530–2539.

Fiocchi A et al. World allergy organization-McMaster university guidelines for allergic disease prevention (GLAD-P): Probiotics. World Allergy Organ J. 2015;8(1):4.

Litonjua AA et al. Effect of prenatal supplementation with vitamin D on asthma or recurrent wheezing in offspring by age 3 years: The VDAART Randomized Clinical Trial. JAMA. 2016;315(4):362–370.

West C. Introduction of complementary foods to infants. Ann Nutr Metab. 2017;70 Suppl 2:47–54.

Yu W et al. Food allergy: immune mechanisms, diagnosis and immunotherapy. Nat Rev Immunol. 2016;16(12):751–765.

## Allergische Rhinitis (Heuschnupfen)

Die allergische Rhinitis ist eine in den Industrienationen häufige Erkrankung. Von ihr sind etwa 10–25 % der Bevölkerung (v.a. auch Kinder und junge Erwachsene) betroffen. Die allergische Rhinits ist keine schwere Erkrankung – sie kann aber dennoch das Wohlbefinden des Patienten empfindlich stören, sei es durch die klassischen Symptome oder durch die Nebenwirkungen der Medikamente.

Bei einem Kontakt mit den entsprechenden Pollen kommt es zur sofortigen Bindung von IgE-Antikörpern, was über die Histamin- und Zytokinausschüttung der Mastzellen zu einer lokalen Entzündung und Schwellung an den Schleimhäuten führt. Dies führt zu den typischen Symptomen wie Juckreiz, brennende Augen, Niesen und wässrigen Ausfluss aus Nase und Augen.

Die Auslöser der allergischen Rhinitis sind Allergene, die über die Atemwege inhaliert werden. Dazu gehören die saisonal auftreten-

## Nährstoffempfehlungen bei allergischer Rhinitis (Heuschnupfen)

| Nährstoff | empfohlene Tagesdosis | Kommentare |
|---|---|---|
| **Vitamin C** | 2–3 g | Vitamin C ist ein orthomolekulares Antihistaminikum, das die Mastzellen stabilisiert, den Histaminblutspiegel senkt (beschleunigt den Histaminabbau) und die optimale Funktion der Immunzellen unterstützt. Wirkt recht schnell. |
| Niacin (Vitamin $B_3$) | 100 mg | Niacin verlangsamt die Histaminfreisetzung. |
| Pantothensäure | 100–500 mg | reduziert allergische Symptome |
| Kalzium | mind. 1 g | Kalziumsupplemente können die allergischen Reaktionen reduzieren. Kalzium stabilisiert die Mastzellen. |
| Mangan | 10 mg | Manganmangel erhöht die Allergieneigung. |
| **Zink** | 15–30 mg, je nach Laborstatus | hemmt Histaminfreisetzung; immunregulierend |
| **γ-Linolensäure (GLS)** | 3 g Nachtkerzenöl (EPO) | reduziert Entzündungen; reguliert die Immunantwort |
| L-Methionin | 1–2 g | orthomolekulares Antihistaminikum, führt über S-Adenosyl-Methionin zur Methylierung von Histamin |

den Blütenpollen (Bäume, Gräser, blühende Pflanzen) sowie ganzjährig auftretende Allergene wie Hausstaub, Milben, Hautschuppen von Haustieren etc.

Luftschadstoffe (Ozon, Stickoxide, Schwefeldioxid), Rauch, Medikamente (sogenannte Histamin-Liberatoren, DAO-Blocker) oder histaminhaltige Nahrungsmittel können eine bestehende allergische Rhinitis verstärken.

### Ernährungsempfehlungen

Beachten Sie bitte die Empfehlungen im Abschnitt »Das Immunsystem regulieren und stärken (Seite 500)« und im Abschnitt »Welche Unverträglichkeiten gibt es?« (Seite 129).

### Besondere Hinweise

Folgende Laboranalysen sind empfehlenswert:

- Allergiediagnostik
  - Diaminooxidase (DAO), Histamin
  - Stuhlanalyse (Darmpermeabilität, sIgA)
  - Spurenelement- und Schwermetallanalyse (Haar- oder Blutanalyse), insbesondere zur Bestimmung von Kalzium, Zink, Mangan und Schwermetallen

### Literatur

Braun-Fahrländer C et al. Environmental exposure to endotoxin and its relation to asthma in school-age children. New Engl J Med 2002;347:869.

Heinitz M. Die therapeutische Bedeutung von Calcium bei akuten und chronischen Erkrankungen des Respirationstraktes. Erfahrungsheilkunde 1999;4:251–254.

Hemilä H. The effect of vitamin C on bronchoconstriction and respiratory symptoms caused by exercise: a review and statistical analysis. Allergy Asthma Clin Immunol. 2014;10(1):58.

Hoff S et al. Allergic sensitisation and allergic rhinitis are associated with n-3 polyunsaturated fatty acids in the diet and in red blood cell membranes. Eur J Clin Nutr 2005;59:1071–1080.

Kim SY et al. High-fat and low-carbohydrate diets are associated with allergic rhinitis but not asthma or atopic dermatitis in children. PLoS One. 2016;11(2):e0150202.

Marone G et al. Physiological concentrations of zinc inhibit the release of histamine from human basophils and lung mast cells. Agents Actions 1986;18:103.

Zajac AE et al. A systematic review and meta-analysis of probiotics for the treatment of allergic rhinitis. Int Forum Allergy Rhinol. 2015;5(6):524–32.

# Asthma

Asthma ist eine chronisch entzündliche Erkrankung der Atemwege, welche meist anfallsweise zu einer Verengung der Luftwege führt. In der Folge kann die bereits verbrauchte, sauerstoffarme Luft nicht genügend ausgeatmet werden und es steht demzufolge auch weniger sauerstoffreiche Luft zur Verfügung. Die Anfälle sind begleitet von Husten und Atemnot.

Man unterscheidet zwischen dem allergischen und dem nicht allergischen Asthma. Meist handelt es sich jedoch um Mischformen. Auslöser bei der allergischen Form sind inhalative Allergene. Bei der nicht allergischen Form kommen Infektionen, Tabakrauch Medikamenten- und Nahrungs-

## Nährstoffempfehlungen bei Asthma

| Nährstoff | empfohlene Tagesdosis | Kommentare |
|---|---|---|
| Vitamin C | 1,5–2 g | Vitamin C wirkt immunmodulierend und antihistaminisch. Viele Asthmatiker haben niedrige Vitamin-C-Spiegel. Häufigkeit und Schweregrad von Asthma können reduziert werden. Reduktion der Bronchoreaktivität. Eher wirksam bei leistungsabhängigem Asthma. |
| Vitamin E | 200–400 I. E. | Unzureichende Zufuhr erhöht das Asthmarisiko. |
| Magnesium | 300–600 mg | Mängel vermeiden. Intravenöse Applikation hilft bei akuten Asthmaanfällen. Salbutamol-haltige Asthmapräparate können zu Magnesiummangel führen. |
| Mangan | 10–15 mg (bei nachgewiesenem Mangel) | Niedrige Zufuhr korreliert mit Asthmahäufigkeit. |
| Zink | 20–40 mg (gemäß Zinkstatus) | Eine unzureichende Zinkzufuhr erhöht das Asthmarisiko; immunregulierend. |
| Selen | Kinder: 7,5–15 µg/kg Körpergewicht<br>Erwachsene: 200 µg | Reduktion der Häufigkeit der Asthmaanfälle. Verbesserung der Symptome und deutliche Reduktion des Bedarfs an Cortisonpräparaten. Selenblutspiegel sind häufig niedrig. |
| Coenzym $Q_{10}$ | 100 mg | Kann zusammen mit Vitamin C und E den Cortisonbedarf reduzieren. Reduziert oxidativen Stress im Lungengewebe beim Asthmatiker. |
| Omega-3-Fettsäuren | 3 g EPA als Fischölkapseln | Bei Leistungsasthma recht gut untersucht. EPA scheint wirkungsvoller als DHA. Eine gute Versorgung der Mutter in der Schwangerschaft scheint das Asthmarisiko bei den Kindern zu reduzieren. |

mittel-Unverträglichkeiten, körperliche Anstrengung, Kälte sowie oxidativer und nitrosativer Stress als Auslöser in Frage.

**TIPP** **Wenn Sie unter Asthma leiden, sollten Sie versuchen, alle immunbelastenden Einflussfaktoren auszuschalten und Ihr Immunsystem optimal zu unterstützen (Seite 500). Dies könnte bereits eine deutliche Entlastung bringen.**

## Ernährungsempfehlungen

Lebensmittel mit zugesetzten Sulfiten (Wein, Dörrobst usw.) meiden, da diese vor allem bei Molybdänmangel Asthmaanfälle auslösen können. Molybdän ist ein Spurenelement, das für den Abbau von Sulfiten wichtig ist.

Asthmatiker sollten ihren Salzkonsum minimieren, da eine Ernährung mit einem hohen Salzgehalt die Atemwege empfindlicher gegen die Histaminfreisetzung macht.

Obwohl die Datenlage nicht eindeutig ist, wird dem Stillen eine wichtige Rolle bei der Vorbeugung gegen Asthma bei Kindern zugesprochen. Ein regelmäßiger Verzehr von Fisch in der Stillzeit wird ausdrücklich empfohlen (reich an Omega-3-Fettsäuren). Der regelmäßige Konsum von Früchten verringert das Asthmarisiko aufgrund der darin enthaltenen Antioxydanzien. Eine Fleisch-lastige Ernährung scheint das Risiko hingegen zu erhöhen.

## Besondere Hinweise

- »Multivitamin-Präparate fördern Asthma und Allergien bei Kindern«. So lautete eine Schlagzeile in der Fach- und Laienpresse. Eine Studie (Milner et al. 2004) hatte ergeben, dass nach der Verabreichung von Multivitamintropfen an Kinder diese vermehrt Asthma und Allergien zeigten. Bei einer nachfolgenden Analyse hat sich herausgestellt, dass das Produkt allergene Farbstoffe und Emulgatoren enthielt. Bei der Auswahl eines Mikronährstoffpräparates sollte daher auch auf die Unbedenklichkeit der enthaltenen Hilfsstoffe geachtet werden.
- Asthmapatienten sollten routinemäßig auf Nahrungsmittel-Unverträglichkeiten und Allergien untersucht werden. Bei diesem umfassenden Bluttest wird zwischen IgE-, IgG- oder IgG4-vermittelten Immunreaktionen differenziert. Auch inhalative Allergien können damit erfasst werden.
- Eine begleitende oder weiterführende Stuhldiagnostik kann in vielen Fällen sinnvoll sein. Findet sich z. B. ein hoch positiver IgG- oder IgG4-Antikörpertiter oder liegen sehr starke immunologische Reaktionen vor, liegt der Verdacht auf eine erhöhte Darmdurchlässigkeit nahe. Nur eine völlig intakte Darmschleimhaut gewährleistet einen Schutz vor Antigenstress.
- Der begleitende Einsatz von Probiotika scheint sinnvoll – insbesondere bei auffälligen Darmflora-Untersuchungen.
- Gewisse Medikamente können bei Asthma unerwünschte Nebenwirkungen haben. Oft stören die Medikamente den Mikronährstoffhaushalt. Beispiele: Cortison (Kalzium, Vitamin $D_3$, Vitamin C), Theophyllin (Vitamin $B_6$) usw. Bei einer parallelen Einnahme der betroffenen Mikronährstoffe kann die Therapie optimiert und die Nebenwirkungen reduziert werden.

**TIPP** **Setzen Sie kombinierte Mikronährstoffe ein, das ist wirkungsvoller als Einzelgaben. So haben sich Kombinationen aus verschiedenen Antioxidanzien (z. B. Vitamin C, E, Selen**

**und Coenzym $Q_{10}$) als erfolgversprechend erwiesen.**

## Laboruntersuchungen

- Nahrungsmittel-Unverträglichkeiten (IgE, IgG, IgG4 im Blut)
- erhöhte Darmdurchlässigkeit (α-1-Antitrypsin; Darmflora; Stuhl)
- T-Helferzellen (Th1/Th2)
- oxidativer Stress (Selen, Coenzym $Q_{10}$, Vitamin C)
- nitrosativer Stress
- Mineralstoff-, Spurenelement-, Schwermetall-Screening (Haare)
- Fettsäurenprofil

## Literatur

Allen K et al. Diet and asthma: nutrition implications from prevention to treatment. J Am Diet Assoc 2011;111:258–268.

Cohen HA et al. Blocking effect of vitamin C in exercise-induced asthma. Arch Pediatr Adolesc Med 1997;151:367–370.

Comhair SA et al. Coenzyme Q in asthma. Am J Respir Crit Care Med. 2015;191(11):1336–1338.

Garcia-Larsen V et al. Asthma and dietary intake: an overview of systematic reviews. Allergy. 2016;71(4):433–42.

Gontijo-Amaral C et al. Oral magnesium supplementation in asthmatic children: a double-blind randomized placebo-controlled trial. Eur J Clin Nutr 2007;61:54–60.

Gvozdjakova A et al. Coenzyme Q10 supplementation reduces corticosteroids dosage in patients with bronchial asthma. Biofactors 2005;25(1–4):235–240.

Hosseini B et al. Effects of fruit and vegetable consumption on risk of asthma, wheezing and immune responses: a systematic review and meta-analysis. Nutrients. 2017;9(4). pii: E341.

Milan SJ et al. Vitamin C for asthma and exercise-induced bronchoconstriction. Cochrane Database Syst Rev. 2013;(10):CD010391.

Milner, JD et al. Early multivitamin supplementation is associated with increased risk for food allergy and asthma. Pediatrics 2004;114:27–32.

Özdemir Ö. Is there any effect of probiotics on allergic airway disease? J Chin Med Assoc 2015;78(10): 627–628.

Rerksuppaphol S et al. Zinc Supplementation in children with asthma exacerbation. Pediatr Rep. 2016; 8(4):6685.

Song WJ et al. Magnesium sulfate for acute asthma in adults: a systematic literature review. Asia Pac Allergy. 2012;2(1):76–85.

Tecklenburg SL et al. Ascorbic acid supplementation attenuates exercise-induced bronchoconstriction in patients with asthma. Respir Med 2007;101(8):1770–1778.

Wilkinson M et al. Vitamins C and E for asthma and exercise-induced bronchoconstriction. Cochrane Database Syst Rev 2014;(6):CD010749.

# Schmerzen

Bestimmte Mikronährstoffe wirken schmerzmildernd (Vitamin E, die Vitamine $B_1$, $B_6$ und $B_{12}$, Phenylalanin usw.) und der zusätzliche Einsatz kann den Bedarf an schmerz- und entzündungshemmenden Medikamenten reduzieren. Ein weiteres Beispiel für den sinnvollen Einsatz von Mikronährstoffen bei Schmerzen ist Vitamin C, das bei gleichzeitiger Einnahme mit Aspirin und ähnlichen Präparaten deren Nebenwirkungen auf die Magenschleimhaut vermindern kann.

## Chronische Schmerzen

Schmerz ist ein unangenehmes Sinneserlebnis, das im Zusammenhang mit einer Gewebeschädigung auftritt. Häufige Ursachen sind Verletzungen, Entzündungen oder Tumorerkrankungen. Der akute Schmerz ist stets ein Warnsignal und somit ein Schutzmechanismus des Körpers vor schädigenden Einflüssen, der Schutz- oder Fluchtreflexe auslöst. Die Schmerzempfindung ist also wichtig, denn sie bewahrt uns vor unnötigen Verletzungen oder Verstümmelungen. Chronische Schmerzen sind ein behinderndes Symptom, das viele Krankheiten begleitet. Oft entstehen chronische Schmerzen, wenn Entzündungen lange fortbestehen. Eine Reduktion der Entzündung (durch Ernährung, Mikronährstoffe oder Medikamente) reduziert oft auch die Schmerzmeldung ans Gehirn. Starke chronische Schmerzen können die Lebensqualität massiv einschränken, Depressionen und Stressreaktionen auslösen sowie auch immunsuppressiv wirken.

Obwohl die Schmerzforschung in den letzten Jahren große Fortschritte gemacht hat, ist im Bereich der Schmerzphysiologie, was die

### Schmerzmildernde Mikronährstoffe

Es gibt Mikronährstoffe mit einer nachgewiesenen, eigenständigen schmerzmildernden Wirkung (z. B. Vitamin E, die Vitamine $B_1$, $B_6$ und $B_{12}$, Phenylalanin usw.). Allerdings darf deren Wirkung nicht direkt mit derjenigen eines herkömmlichen Schmerzmittels verglichen werden. Der Wirkungsgrad ist geringer. Aber mit einem parallelen, begleitenden Einsatz ist es möglich, den Stoffwechsel günstig zu beeinflussen, den Bedarf an schmerz- und entzündungshemmenden Medikamenten und damit auch das Ausmaß unerwünschter Nebenwirkungen zu reduzieren.

Schmerzwahrnehmung und -verarbeitung betrifft, noch vieles unklar. Im Zusammenhang mit chronischem Schmerz ist es wichtig zu wissen, dass – entgegen früheren Meinungen – das möglichst lange Ertragen von Schmerzen ohne adäquate Gegenmaßnahme kontraproduktiv ist. Die für die Wahrnehmung zuständigen Nervenzellen verfügen nämlich über ein »Schmerzgedächtnis«, das die Fixierung der Schmerzen begünstigt. Die unterschiedliche Schmerzempfindlichkeit verschiedener Menschen liegt vor allem in der unterschiedlichen Aktivität des schmerzhemmenden Systems.

## Ernährungsempfehlungen

Aus der Rheumatologie ist bekannt, dass das Schmerzempfinden bei Gewebe-Übersäuerung deutlich erhöht ist. Somit sollte bei der Ernährung den basifizierenden Nahrungsmitteln (v.a. Gemüse, Früchte) der Vorzug gegeben werden. Die ergänzende Zufuhr von Basenmischungen (basifizierend wirkende Mineralsalz-Präparate) kann zusätzlich helfen, die Schmerzen zu reduzieren.

Kaffee kann bei manchen Menschen die Schmerzempfindlichkeit erhöhen. Koffein wirkt den Endorphinen entgegen. Endorphine sind körpereigene, schmerzstillende Substanzen im Gehirn, die normalerweise den Schmerz dämpfen.

Es sollte auf mögliche Nahrungsmittel-Unverträglichkeiten geachtet werden. Diese können unter Umständen chronische, wiederkehrende Schmerzen in Muskeln, Nerven, Gelenken und Unterleib verursachen.

Paprika und orangefarbenes Obst wie Mandarinen, Orangen, Papaya, Nektarinen enthalten neben Vitamin C auch β-Kryptoxanthin und können bei chronischen durch Nerven ausgelösten Schmerzen helfen.

### Nährstoffempfehlungen bei chronischen Schmerzen

| Nährstoff | empfohlene Tagesdosis | Kommentare |
|---|---|---|
| Vitamin $B_1$ | 50–200 mg | Unterdrückt die Impulsübertragung über die Nervenstränge und kann Schmerzen lindern, insbesondere bei chronischen Kopf- und Knochenschmerzen sowie Neuralgien (Nervenschmerzen). Vitamin-$B_1$-Mangel korreliert mit Neuropathien. |
| Vitamin $B_6$ | 50–100 mg | verstärkt im Körper die Produktion von Serotonin, einem Neurotransmitter, der die Schmerzempfindung dämpft; limitierender Faktor bei der Synthese von Sphingosin (Baustein der Myelinscheide der Nervenzelle) |
| Vitamin $B_{12}$ | 1–5 mg | Hat bedeutende schmerzlindernde Eigenschaften und ist bei der Verminderung von Schmerzen in der Wirbelsäule und krebsbedingten Schmerzen wirksam. Ist an der Synthese des Myelinbasisproteins beteiligt. |

| Nährstoff | empfohlene Tagesdosis | Kommentare |
|---|---|---|
| Vitamin B-Komplex | enthält u. a. 25–50 mg Vitamin $B_1$, 25–50 mg Vitamin $B_3$, 25–100 mg Vitamin $B_6$, 1–5 mg Vitamin $B_{12}$ | Die Kombination verschiedener hochdosierter B-Vitamine kann in verschiedenen Schmerzsituationen den Verbrauch von Schmerzmitteln deutlich senken. In Kombination mit Vitamin E noch wirksamer. |
| Vitamin C | 0,5–3 g; evtl. deutlich höher per i. v.-Applikation | 2 g vor operativen Eingriffen können die Schmerzmedikation reduzieren. 1 g täglich empfohlen nach chirurgischen Eingriffen an Armen/Beinen während 50 Tagen. Vermindert Schmerzen bei Knochenkrankheiten, Rücken-, Krebs- und Zahnleiden und viralen Erkrankungen. |
| Vitamin D | 50–125 µg (2 000–5 000 I. E.) | Entzündungshemmende Wirkung (reduziert C-reaktives Protein, Interleukin-6), auch bei Rückenschmerzen, Autoimmunerkrankungen wie Fibromyalgie, Morbus Bechterew usw. einsetzbar. 25-OH-Vitamin-$D_3$-Blutspiegel überprüfen, angestrebt werden i. d. R. Serum-Werte über 40 ng/ml zur Schmerzreduktion. |
| Vitamin E | 800 I. E. | Vitamin E wirkt schmerz- und entzündungshemmend. Wirkung als Antioxidans, Membranstabilisator: wirkt hemmend auf Cyclooxygenase und Lipoxygenase; Regeneration des entzündeten Gewebes; Hemmung von NF-κB. Idealerweise gleichzeitig mit Vitamin C (ca. 1 g) einnehmen, das oxidiertes, verbrauchtes Vitamin E wieder rezykliert. |
| Selen | je nach Selenblutspiegel 100–200(–1 000) µg | Selen vermindert Schmerzen bei Krebs-, Knochen-, Rücken und Zahnleiden. Mangel ist häufig. |
| Magnesium | 300–450 mg | relaxierende, entspannende Wirkung |
| L-Tryptophan | 2,5–4 g | verstärkt die Bildung von Serotonin, einem Neurotransmitter, der die Schmerzempfindung dämpft |
| Omega-3-Fettsäuren | 2–4 g (EPA, DHA) | Entzündungshemmende Wirkung; hemmen die durch Gewebeschädigung freigesetzten Entzündungs- und Schmerzmediatoren Prostaglandin F2, Bradykinin, Leukotriene B4 usw. Können auch bei neuropathischen Schmerzen (z. B. Fibromyalgie) versucht werden. |
| Alpha-Liponsäure | 1–2 g | Starkes Antioxidans, v. a. hilfreich bei diabetischer Neuropathie und Chemotherapie-induzierten Schmerzen, wird derzeit bei in vielen Schmerzzuständen untersucht. |

## Besondere Hinweise

- Schmerz- und Rheumamittel beeinflussen den Stoffwechsel von verschiedenen Mikronährstoffen und erhöhen deren Bedarf. Empfehlung: Supplementierung mit einem ausgewogenen Multivitamin-Mineral-Präparat.
- Vitamin C (in nicht retardierter Form, ca. 0,5–1 g) kann die bekannten Nebenwirkungen von Aspirin und ähnlichen Präparaten auf die Magenschleimhaut (z. B. Mikroblutungen) vermindern – und sollte stets gleichzeitig mit diesen Medikamenten eingenommen werden.
- Mittels paralleler Supplementierung von Vitamin E und/oder Omega-3-Fettsäuren kann die Dosierung von Schmerz- und Rheumamitteln in der Regel innerhalb von 4–6 Wochen reduziert werden.
- Hoch dosierte B-Vitamine (Vitamin $B_1$, $B_6$, $B_{12}$) potenzieren die Wirkung der klassischen Schmerz- und Rheumapräparate (beispielsweise Diclofenac; v. a. auch bei Nervenschmerzen).
- Regelmäßige sportliche Aktivität verbessert die Fähigkeit des Körpers, vermehrt selbst schmerzlindernde Endorphine zu bilden. Damit kann das Schmerzempfinden wesentlich beeinflusst werden.
- Entspannungsübungen oder autogenes Training können hilfreich sein.
- Akupunktur ist bei chronischen Schmerzen gut wirksam.

**TIPP** Kirschen haben eine unterstützende schmerzreduzierende Wirkung bei Muskelschmerzen (z. B. Sport) aber auch bei Gicht. Gichtpatienten sollten daher regelmäßig frische (und auch eingemachte) Kirschen essen.

## Laboruntersuchungen

- Omega-3-Index, Fettsäureprofil
- Säure-Basen-Profil nach Sander (Urin)
- Zytokine
- Cortison (Tagesprofil)

## Literatur

Abdulrazaq M et al. Effect of ω-3 polyunsaturated fatty acids on arthritic pain: A systematic review. Nutrition. 2017;39–40:57–66.

Akyuz G et al. The effect of vitamin D supplementation on pain, quality of life, and nerve conduction studies in women with chronic widespread pain. Int J Rehabil Res. 2017;40(1):76–83.

Barros-Neto JA et al. Selenium and zinc status in chronic myofascial pain: serum and erythrocyte concentrations and food intake. PLoS One. 2016; 11(10): e0164302.

Carr AC et al. The role of vitamin C in the treatment of pain: new insights. J Transl Med. 2017;15(1):77.

Chen S et al. Effect of perioperative vitamin C supplementation on postoperative pain and the incidence of chronic regional pain syndrome: a systematic review and meta-analysis. Clin J Pain. 2016;32(2):179–85.

Costantino M et al. Peripheral neuropathy in obstetrics: efficacy and safety of α-lipoic acid supplementation. Eur Rev Med Pharmacol Sci. 2014;18(18):2766–71.

Li XI et al. Vitamin E slows down the progression of osteoarthritis. Exp Ther Med. 2016;12(1):18–22.

Gilron I et al. Innovations in the management of musculoskeletal pain with alpha-lipoic acid (IMPALA Trial): study protocol for a double-blind, randomized, placebo-controlled crossover trial of alpha-lipoic acid for the treatment of fibromyalgia pain. JMIR Res Protoc. 2017;6(3):e41.

Kuehl KS et al. Efficacy of tart cherry juice in reducing muscle pain after strenuous exercise. Med Sci Sports Exerc 2009;41:99–100.

Magaña-Villa MC et al. B-vitamin mixture improves the analgesic effect of diclofenac in patients with osteoarthritis: a double blind study. Drug Res (Stuttg). 2013;63(6):289–92.

McCabe PS et al. Low vitamin D and the risk of developing chronic widespread pain: results from the European male ageing study. BMC Musculoskelet Disord. 2016;17:32.

Mibielli MA et al. Diclofenac plus B vitamins versus diclofenac monotherapy in lumbago: the DOLOR study. Curr Med Res Opin. 2009;25(11):2589–99.

Park G et al. Daily oral intake of β-cryptoxanthin ameliorates neuropathic pain. Biosci Biotechnol Biochem. 2017;81(5):1014–1017.

Pessoa BL et al. Emerging treatments for neuropathic pain. Curr Pain Headache Rep. 2015;19(12):56.

Pohle T et al. Role of reactive oxygen metabolites in aspirin-induced gastric damage in humans: gastroprotection by vitamin C. Aliment Pharmacol Ther 2001;15: 677–687.

Straube S et al. Vitamin D for the treatment of chronic painful conditions in adults. Cochrane Database Syst Rev. 2015;(5):CD007771.

Vollbracht C, McGregor GP. Vitamin-C-Infusionen bei Gelenkentzündungen und Gewebedegeneration. OM Zsch Orthomol Med 2003;4:7.

# Migräne

Eine Migräne manifestiert sich in der Regel als anfallsartig auftretender, starker, pulsierender halbseitiger Kopfschmerz, der häufig von Übelkeit, Erbrechen, Licht- und Geräuschempfindlichkeit begleitet wird. Oft zeigen sich Stunden bis Tage vorher Vorboten, wie Geräuschempfindlichkeit, Müdigkeit oder Magen-Darm-Beschwerden. Vor der eigentlichen Kopfschmerzphase kann noch eine sogenannte Auraphase mit visuellen Störungen (Gesichtfeldausfälle, Verlust des räumlichen Sehens) oder Sensibilitätsstörungen (Kribbeln, neurologische Ausfälle) auftreten.

Es sind eine ganze Reihe auslösender Faktoren (Trigger) bekannt: Stress, Schlafmangel, Genussmittel (Alkohol), Nahrungsmittel-Unverträglichkeiten, Medikamente, Störungen des Energiestoffwechsels (Mitochondrien), Nitrostress, Histaminintoleranz etc. Was bei einer Migräne genau den Schmerz und die Symptome auslöst, ist noch nicht restlos geklärt. Im Vordergrund stehen die Erweite-

## Substanzen, die Migräne auslösen können

| Substanzen | Lebensmittel, die diese Substanzen enthalten |
|---|---|
| **Vasoaktive Amine** sind Substanzen, die die Blutgefäße erweitern (z. B. sind Tyramin, Theobromin und Phenyläthylamin die am weitesten verbreiteten Formen). | Rotwein, gereifter Käse, Geflügelleber, eingelegte Heringe, Wurst und industriell verarbeitete Fleischwaren, saure Sahne, Schokolade, Bananen, Schweinefleisch, Zwiebeln |
| **Koffein** (sowohl Koffein wie auch der Koffeinentzug können Auslöser von Migräne sein!) | Kaffee, koffeinhaltige Getränke, Tee |
| **Laktose** (Milchzucker), allergene Proteine (Casein) | Milchprodukte |
| **Gluten** | Lebensmittel mit Weizen, Dinkel, Hafer, Gerste |
| **Natriumglutamat** (Geschmacksverstärker) | asiatische Lebensmittel, Snacks |
| **Nitrite** werden als Pökel- und Farbstoffe in Fleischwaren eingesetzt. | Wurst, Salami, industriell verarbeitete Fleischwaren |
| **Aspartam** | Süßstoff in vielen Lebensmitteln |
| **Alkohol** | alkoholische Getränke |
| **Farbstoffe** (Tartrazin) | in vielen industriell hergestellten Lebensmitteln v. a. auch Süßwaren |
| **Sulfite** | Wein, Dörrobst |

rung der Blutgefäße und eine Schwellung im Gehirn. Entsprechend basiert die Wirkung der speziellen Migränemedikamente in erster Linie auf einer Gefäßverengung.

Aus den neuesten Studien stechen drei Nährstoffe heraus, die zuverlässig zur Vorbeugung und Behandlung von Migräneanfällen eingesetzt werden können: Vitamin $B_2$, Magnesium und Coenzym $Q_{10}$. Ihnen ist gemeinsam, dass sie ihren Wirkungsort in den Mitochondrien (das sind die Energiekraftwerke in den Zellen) haben. Es scheint, dass einer der Hauptursachen für das Migränerisiko bei einem ausgeprägten zellulären Energiemangel (Mitochondriopathie) liegt.

Vor allem bei menstuationbedingter Migräne sprechen einige Frauen sehr gut auf Vitamin $B_6$, $B_{12}$ und Folsäure an (Reduktion des Homocysteins).

## Ernährungsempfehlungen

Nahrungsmittel können Migräne auslösen. Die Lebensmittelbestandteile, die am häufigsten Migräne verursachen, sind in der obenstehenden Tabelle aufgeführt. Bei Menschen, die unter Migräne leiden, sollte nach möglichen Nahrungsmittel-Unverträglichkeiten gesucht werden. Eine große Hilfe bietet der Test auf Nahrungsmittel-Unverträglichkeiten. Bei diesem umfassenden Bluttest wird zwischen IgE-, IgG- oder IgG4-vermittelten Immunreaktionen differenziert.

### Nährstoffempfehlungen bei Migräne

| Nährstoff | empfohlene Tagesdosis | Kommentare |
|---|---|---|
| Vitamin E und Selen | 800 I. E. Vitamin E, 200 µg Selen | Vitamin E und Selen können bei regelmäßiger Einnahme die Häufigkeit und den Schweregrad der Migräne vermindern. |
| Magnesium (Vitamin $B_6$) | 400–600 mg oral (50–100 mg) | Sehr wirksam bei Magnesiummangel, der bei Migränepatienten sehr häufig ist. Besonders wirksam bei Frauen, wenn die Migräne in Zusammenhang mit der Menstruation oder mit einer Schwangerschaft auftritt (evtl. mit 25–50 mg Vitamin $B_6$ kombinieren). Weniger Anfälle, weniger Medikamentenbedarf. |
| Vitamin $B_2$ | 400 mg | weniger Anfälle, geringere Schmerzintensität; Einnahmedauer: ca. 3–4 Monate. |
| Vitamin B-Komplex | 25 mg Vitamin $B_6$, 400 µg Vitamin $B_{12}$ 2000 µg Folsäure | Vitamin $B_6$, $B_{12}$ und Folsäure zeigen gute Ansprechraten, v. a. bei Patienten mit hohem Homocystein. Weniger Migräneattacken, geringere Schmerzintensität. Einnahmedauer 6 Monate. |
| Omega-3-Fettsäuren | 2–3 g EPA (aus Fischölkapseln) | Kann die Häufigkeit und den Schweregrad der Migräne vermindern. |
| Melatonin | 3 mg | Vermindert die Häufigkeit von Migräneanfällen um etwa die Hälfte. |
| Coenzym $Q_{10}$ | 200–300 mg | weniger Anfälle, geringere Schmerzintensität; weniger Übelkeit; signifikante Wirkung nach 8–12-wöchiger Einnahme |

Eine begleitende oder weiterführende Stuhldiagnostik kann in vielen Fällen sinnvoll sein. Findet sich z. B. ein hoch positiver IgG- oder IgG4-Antikörpertiter oder liegen sehr starke immunologische Reaktionen vor, liegt der Verdacht auf eine Störung der Darmdurchlässigkeit nahe. Nur eine völlig intakte Darmschleimhaut gewährleistet einen Schutz vor Antigenstress.

Kinder mit Migräne haben öfter an Dreimonatskoliken gelitten und viele Darmerkrankungen führen zu einem erhöhten Risiko für Migräne. Die Rolle von Probiotika bei Migräne wird immer klarer. Die sog. »Gut-Brain-Axis«, die Kommunikation zwischen »Bauchhirn« und »Kopfhirn«, verläuft großteils über Darmbakterien und deren Stoffwechselprodukte.

Niedriger Blutzucker (Hypoglykämie) kann ebenfalls Migräne auslösen. Eine Ernährung, die reichlich komplexe Kohlenhydrate liefert, kann den Blutzucker stabilisieren und so die Gefahr vermindern, dass es zu einer Migräne kommt. Auch beim Fasten können gewisse Personen mit Migräne reagieren, wenn sie in eine Unterzuckerung geraten oder wenn vermehrt Stresshormone freigesetzt werden.

Eine Low-Fat-Ernährung kann dazu beitragen, die Häufigkeit von Migräneanfällen zu vermindern und die Schmerzintensität zu reduzieren.

## Besondere Hinweise

Die schulmedizinische Therapie der Migräne umfasst Triptane, Mutterkornalkaloide, Antidepressiva (Amitriptylin), Betablocker, Kalziumantagonisten, Antiepileptika und cortisonfreie Schmerzmittel. Diese Medikamente (Seite 632) können Wechselwirkungen mit dem Mikronährstoffhaushalt eingehen (Seite 632). Eine parallele Supplementierung der betroffenen Nährstoffe kann unerwünschte Nebenwirkungen dieser Medikamente reduzieren.

Durch die komplementäre Behandlung sowohl mit Migräne-Medikamenten als auch Mikronährstoffen (siehe Tab. oben) lassen sich die Anfallshäufigkeit und -intensität oftmals weiter reduzieren und somit die Therapie optimieren.

Orale Verhütungsmittel können zu hohen Kupferspiegeln führen, was die Anfälligkeit für Migräne erhöhen kann. Auch Lacke, Lösungsmittel, Teppichleim sowie chronische Schwermetall-Belastungen können Migräneanfälle auslösen.

## Laboruntersuchungen

- Nitrostress
- Nahrungsmittel-Unverträglichkeiten (IgE, IgG, IgG4; Blut)
- erhöhte Darmdurchlässigkeit (α-1-Antitrypsin; Stuhl)
- Mineralstoff-, Spurenelement-, Schwermetall-Screening (Haare)
- Coenzym $Q_{10}$, Magnesium, Selen
- Serotonin, Melatonin
- $HbA_{1c}$, Glukosetoleranz

**TIPP** **Wenn Sie Blutdrucksenker einnehmen müssen und häufig Migräne haben, können gewisse Medikamente das Migränerisiko senken. Fragen Sie Ihren Arzt, ob Sie einen ACE-Hemmer oder einen Angiotensin-Rezeptorblocker einnehmen können.**

## Literatur


Alpay K et al. Diet restriction in migraine, based on IgG against foods: a clinical double-blind, randomised, cross-over trial. Cephalgia 2011;30(7):829–837.

Askari G et al. The effects of folic acid and pyridoxine supplementation on characteristics of migraine attacks in migraine patients with aura: A double-blind, randomized placebo-controlled, clinical trial. Nutrition. 2017 Jun;38:74–79.

Cámara-Lemarroy CR et al. Gastrointestinal disorders associated with migraine: A comprehensive review. World J Gastroenterol. 2016;22(36):8149–60.

Chen WW et al. Pain control by melatonin: Physiological and pharmacological effects. Exp Ther Med. 2016;12(4):1963–1968.

Chiu HY et al. Effects of intravenous and oral magnesium on reducing migraine: a meta-analysis of randomized controlled trials. Pain Physician. 2016 Jan; 19(1):E97–112.

Dai YJ et al. Potential beneficial effects of probiotics on human migraine headache: a literature review. Pain Physician. 2017 Feb;20(2):E251-E255.

Gales BJ et al. Angiotensin-converting enzyme inhibitors and angiotensin receptor blockers for the prevention of migraines. Ann Pharmacother. 2010 Feb;44(2):360–6.

Gaul C et al. Improvement of migraine symptoms with a proprietary supplement containing riboflavin, magnesium and Q10: a randomized, placebo-controlled, double-blind, multicenter trial. J Headache Pain. 2015;16:516.

Gelfand AA et al. The relationship between migraine and infant colic: a systematic review and meta-analysis. Cephalalgia. 2015;35(1):63–72.

Martin VT et al. Diet and Headache: Part 1. / Part 2. Headache. 2016 Oct;56(9):1543–1552 / 1553–1562.

Menon S et al. The effect of 1 mg folic acid supplementation on clinical outcomes in female migraine with aura patients. J Headache Pain. 2016; 17(1): 60.

Peres MF et al. Melatonin, 3 mg, is effective for migraine prevention. Neurology 2004;63:757.

Sandor PS et al. Efficacy of coenzyme Q10 in migraine prophylaxis: a randomized controlled trial. Neurology 2005;64:713–715.

Shaik MM et al. Vitamin supplementation as possible prophylactic treatment against migraine with aura and menstrual migraine. Biomed Res Int. 2015;2015:469529.

Thompson DF et al. Prophylaxis of migraine headaches with riboflavin: A systematic review. J Clin Pharm Ther. 2017 May 8. doi: 10.1111/jcpt.12548.

# Konzentration, ADHS, Stress, Burnout

Welche Rolle spielen Ernährung und Mikronährstoffe für den Hirnstoffwechsel? Kann man ein gutes Gedächtnis und gute Prüfungsresultate »essen«? Und was kann man selbst dazu beitragen, dass man in Beruf, Schule und Alltag die volle Hirnleistung erbringen und beim Memory-Spiel noch mit seinen Kindern oder Enkeln mithalten kann?

## Gedächtnis und Konzentration

Die Leistungsfähigkeit des Gehirns ist von vielen Faktoren abhängig. Dazu gehören:

- Braintraining
- körperliche Aktivität
- soziales Netzwerk und Aktivität
- Schlafqualität
- Stress
- Durchblutung, Mikrozirkulation
- momentane und langfristige Ernährungsqualität
- Versorgung mit Mikronährstoffen, die den Hirnstoffwechsel unterstützen
- Verfügbarkeit von Nervenüberträgersubstanzen
- Ernährung der Mutter in der Schwangerschaft
- Belastung mit körperfremden Substanzen (Schwermetalle)

### Ernährungsempfehlungen (kurzfristige Effekte)

**Schnelle Energieversorgung:** Wenn höchste Konzentration und Hirnleistung kurz- und mittelfristig gefragt sind (z.B. bei Prüfungen), kann mit Traubenzucker ein schneller – jedoch nicht anhaltender Effekt – erzielt werden. Auch dunkle Schokolade, Tee (Grüntee, Schwarztee) und Kaffee können die Konzentrationsfähigkeit und kognitive Leistungen kurzfristig verbessern. Das Hirn ist stark auf eine regelmäßige Versorgung mit Glukose (Traubenzucker) angewiesen. Bei Unterzuckerungen, die im Laufe des Tages mehr oder weniger häufig auftreten können, kann man sich nicht mehr gut konzentrieren und die kognitiven Fähigkeiten lassen nach. Um starke Schwankungen im Blutzuckerspiegel zu vermeiden, sollte daher bei der Ernährung auf eine bedarfsgerechte Zufuhr von komplexen Kohlenhydraten und auf eine ausreichende Versorgung mit Mikronährstoffen, die den Zuckerstoffwechsel regulieren, geachtet werden (Chrom, Zink, Mangan, B-Vitamine).

**Nahrungsmenge:** Eine moderate Kalorienreduktion ergibt in Bezug auf die Hirnleistung die besten Ergebnisse, während ein Kalorienexzess für einen »klaren Kopf« eher hinderlich ist. Damit wird die alte Weisheit »Ein voller Bauch studiert nicht gern« auch wissenschaftlich untermauert.

**Aminosäuren:** Gute Ergebnisse (höhere und längere Konzentrationsleistung, z. B. bei Prüfungsvorbereitungen) können auch mit proteinhaltiger Nahrung oder der gezielten Gabe von freien Aminosäuren erzielt werden. Aminosäuren werden vom Körper als Vorstufen zur Bildung von Nervenüberträger-Substanzen benötigt und können somit die Hirnleistung wesentlich beeinflussen (siehe Tab.).

### Aminosäuren als Bausteine für Neurotransmitter

| Mikronährstoff | Neurotransmitter |
|---|---|
| L-Glutamin | GABA (γ-Aminobuttersäure) |
| L-Methionin | Adrenalin |
| L-Arginin | NO (Stickstoffmonoxid) |
| L-Phenylalanin | Dopamin, Noradrenalin, Adrenalin |
| L-Tryptophan | Serotonin |

**Phospholipide:** Kurzfristige Steigerung der Hirnleistung kennt man auch durch natürliche Phospholipide. Lezithin (als natürliche Quelle von Cholin) dient als Vorstufe wichtiger Neurotransmitter. Phosphatidylserin (durch seine Funktion bei der Reizübertragung zwischen Nervenzellen) ist unter anderem für Denkprozesse und Gedächtnisfunktionen wichtig. Beide benötigen einige Tage Anlaufzeit, zeigen dann aber dafür recht nachhaltige Effekte.

**Eisen:** Eisendefizite können insbesondere bei jüngeren Frauen Konzentration und Hirntätigkeit negativ beeinflussen.

## Ernährungsempfehlungen (langfristige Effekte)

Auch langfristig können wir für unser Gedächtnis und die Konzentration Gutes tun. Da die Hirnleistung sehr anfällig auf oxidativen Stress reagiert, sollte beim täglichen Essen stets auf den Konsum von frischen und wenig prozessierten Lebensmitteln (v. a. Gemüse, Früchte, Beeren) geachtet werden. Antioxidanzien wie α-Liponsäure, Zink, Selen, Vitamine A, C und E, Carotinode, Bioflavonoide oder Curcumin haben einen nicht zu unterschätzenden Einfluss auf Gedächtnis und Kognition.

**Omega-3-Fettsäuren:** Diese sind für eine normale Hirnfunktion unerlässlich, benötigen aber für ihre Wirkung etwas mehr Zeit. Bereits zu Beginn eines Lebens spielt eine ausreichende Versorgung mit der Omega-3-Fettsäure DHA (Docosahexaensäure) eine wichtige Rolle. Neugeborene und Kinder, deren Mütter bereits präkonzeptionell und während der Schwangerschaft und Stillzeit gut mit diesen Fettsäuren versorgt waren, zeigen deutlich bessere kognitive Eigenschaften. Auch während des Erwachsenenlebens scheint eine langfristig gute Zufuhr von Omega-3-Fettsäuren sinnvoll zu sein, um die Leistungsfähigkeit des Gehirns zu unterstützen. Man geht davon aus, dass die Omega-3 Fettsäuren als wesentlicher Bestandteil der Nervenzellmembranen deren Fluidität (Beweglichkeit) erhöhen und somit eine gute Signalübertragung unterstützen.

**Vermeiden:** Demgegenüber dürften Transfettsäuren (gehärtete Fette), gesättigte Fette

### Nährstoffempfehlungen zur kurz- und mittelfristigen Verbesserung von Gedächtnis und Konzentration.

| Nährstoff | empfohlene Tagesdosis | Kommentare |
|---|---|---|
| Chrom, Zink, Mangan, B-Vitamine | 200 µg Chrom, 20–30 mg Zink, 5–10 mg Mangan, nutritive Dosierungen der B-Vitamine | Diese Nährstoffe regulieren den Zuckerstoffwechsel und reduzieren damit Unterzuckerungszustände, welche die Gedächtnisleistung hemmen. |
| Eisen | je nach Eisenstatus (Ferritin) | vor allem bei jüngeren Frauen |
| Cholin | 1–3 g (z. B. aus Lezithin) | Cholin ist der Grundbaustein für den Aufbau von Acetylcholin (für das Gedächtnis wichtiger Neurotransmitter); in Lecithin enthalten, auch in Leber, Eiern, Blumenkohl usw. enthalten, ermöglicht präzises feinmotorisches Arbeiten |
| Phosphatidylserin | 300 mg | verbessert kognitive Eigenschaften – benötigt aber einige Wochen |
| Aminosäuren (L-Arginin, L-Glycin, L-Glutamin, L-Methionin, L-Phenylalanin, L-Tryptophan) | je nach Präparat und Zielsetzung (im Grammbereich) | verbessern Gedächtnis und Kognition; erhöhen die Ausdauer beim Lernen |

sowie zu hohe Kohlenhydratmengen den Hirnstoffwechsel eher negativ beeinflussen.

**Folsäure:** Erhöhte Homocystein-Blutspiegel können die kognitiven Fähigkeiten stören. Folsäure reduziert zusammen mit Vitamin $B_6$ und $B_{12}$ erhöhte Homocystein-Blutspiegel und verbessert so die periphere Mikrozirkulation.

**Arterioskleroseprävention:** Um das Gedächtnis und den Hirnstoffwechsel auch in der zweiten Lebenshälfte auf einem guten Stand zu halten, sollten ab einem Alter von 50 Jahren die Empfehlungen zur Prävention gegen die Arteriosklerose (Seite 423) beachtet werden.

## Besondere Hinweise

- Studien zeigen, dass im Magen gebildete Hormone, die sonst vor allem im Zusammenhang mit Appetit und Übergewicht diskutiert werden (Leptin, Ghrelin, Glucagon-like-Peptid GLP1), auch die Lernfähigkeit, das Gedächtnis und die Wahrnehmung direkt beeinflussen können.
- Die Rolle der Darmflora (die Darm-Hirn-Achse) spielt eine Rolle bei der Hirn-Leistungsfähigkeit. Probiotisches Hirndoping ist aber noch Zukunftsmusik, auch wenn erste Studien Effekte von Probiotika bei Depressionen aufzeigen konnten.
- Ginkgoextrakt verbessert die Lernfähigkeit und das Gedächtnis v. a. bei älteren Menschen.
- Schwermetall-Belastungen sind häufig – insbesondere durch Aluminium, Quecksilber und Blei. Sie können den Intellekt und das Erinnerungsvermögen massiv beeinträchtigen. Eine gezielte Untersuchung auf Schwermetalle und Entgiftung ist angebracht.
- Trainieren Sie Ihr Gehirn, indem Sie Spiele spielen, Kreuzworträtsel lösen, eine neue Sprache lernen, zu Vorträgen oder Kursen

## Nährstoffempfehlungen zur langfristigen Verbesserung von Gedächtnis und Konzentration

| Nährstoff | empfohlene Tagesdosis | Kommentare |
|---|---|---|
| Folsäure | ca. 0,6 mg Folsäure | Gemäß neuen Studien kann das Gedächtnis mit einer langfristig guten Folsäurezufuhr länger leistungsfähig erhalten werden. |
| Chrom, Zink, Mangan | 200 µg Chrom, 20–30 mg Zink, 5–10 mg Mangan, | Regulieren den Zuckerstoffwechsel und reduzieren damit Unterzuckerungszustände, welche die Gedächtnisleistung hemmen. Reduktion von durchblutungshemmenden Glykierungsprozessen. |
| Eisen, Jod | 10–20 µg Eisen, 150 µg Jod | Verbesserungen in div. Gedächtnistests, v. a. bei Mangel |
| Cholin | 1–3 g (z. B. aus Lezithin) | Cholin ist der Grundbaustein für den Aufbau von Acetylcholin (für das Gedächtnis wichtiger Neurotransmitter); auch in Leber, Eiern, Blumenkohl enthalten. |
| Lezithin | 5–15 g | liefert wichtige Grundbausteine für den Hirnstoffwechsel (Phosphatidylserin, Phosphatidylcholin) |
| Phosphatidylserin | 300 mg | verbessert kognitive Eigenschaften, verzögert Gedächtnisabbau |
| Aminosäuren (L-Arginin, L-Glycin, L-Glutamin, L-Methionin, L-Phenylalanin, L-Tryptophan) | je nach Präparat und Zielsetzung (im Grammbereich) | verbessern Gedächtnis und Kognition; erhöhen die Ausdauer beim Lernen |
| Omega-3-Fettsäuren | DHA, EPA 1–3 g<br>DHA (Kinderwunsch, Schwangerschaft, Stillzeit): 400 mg | verbessert kognitive Eigenschaften; verzögert Gedächtnisabbau<br>verbessert Gedächtnis, Motorik und Wahrnehmung beim Neugeborenen (erwiesen bis ins Schulalter). |
| Pflanzenstoffe, sekundäre | v. a. aus Gemüse, Früchten und Beeren | Die enthaltenen Bioflavonoide, Carotinoide und Curcumin wirken antioxidativ. |

gehen. Neue Reize halten die Hirnzellen aktiv und das Gedächtnis leistungsfähig.

- Viele Signalmoleküle spielen eine Rolle bei der Wahrnehmung und sind bei psychischen Störungen oft verändert. Darunter auch der Brain-Derived-Neurotrophic-Factor (BDNF), der beispielsweise bei Depressionen mit abnormal niedrigen Spiegeln auffällt und für die Wahrnehmung und für das Gedächtnis äußerst wichtig ist.
  - Sind unsere Muskeln aktiv, wird im Gehirn, aber auch in den Muskeln BDNF gebildet (v. a. bei Männern).
  - BDNF regt den Aufbau neuer Nervenzellen und Synapsenverbindungen im Gehirn an.
  - Gesättigte Fette und Zucker reduzieren den BDNF.
  - Omega-3-Fettsäuren, Zink und Vitamin E erhöhen den BDNF.

### Laboruntersuchungen

- Neurotransmitterprofil
- Schwermetall-Screening (Haare, Urin, Blut)
- oxidativer Stress (Lipidperoxide, Glutathion, Malondialdehyd, Glutathion-peroxidase, Thiole)
- Homocystein
- Nitrostress
- $HbA_{1c}$

## Literatur

Dinoff A et al. The effect of acute exercise on blood concentrations of brain-derived neurotrophic factor in healthy adults: a meta-analysis. Eur J Neurosci. 2017 May 11. doi: 10.1111/ejn.13603

Forbes SC et al. Effect of nutrients, dietary supplements and vitamins on cognition: a systematic review and meta-analysis of randomized controlled trials. Can Geriatr J. 2015;18(4):231–45.

Gareau MG et al. Cognitive function and the microbiome. Int Rev Neurobiol. 2016;131:227–246.

Glade MJ et al. Phosphatidylserine and the human brain. Nutrition. 2015;31(6):781–6.

Lam LF et al. Feeding the brain – The effects of micronutrient interventions on cognitive performance among school-aged children: A systematic review of randomized controlled trials. Clin Nutr. 2017 Aug;36(4):1007–1014.

Lim SY et al. Nutritional factors affecting mental health. Clin Nutr Res. 2016;5(3):143–52.

Naber M et al. Improved human visuomotor performance and pupil constriction after choline supplementation in a placebo-controlled double-blind study. Sci Rep. 2015;5:13188.

Ramakrishnan U et al. Prenatal supplementation with DHA improves attention at 5 y of age: a randomized controlled trial. Am J Clin Nutr 2016; doi.3945/ajcn.114.101071.

# Verhaltensauffälligkeiten, ADHS

Lernschwierigkeiten, Verhaltensstörungen und die Aufmerksamkeitsdefizit-/Hyperaktivitätsstörung (ADHS) gehören zu den vieldiskutierten pädiatrischen Problemen der heutigen Zeit, wobei kaum je in Betracht gezogen wird, dass es sich um eine Stoffwechselerkrankung handelt. Psychosoziale Aspekte stehen im Vordergrund. Zunächst sind die Eltern gefordert, dann schreitet der Lehrer ein, und zu guter Letzt wird der Arzt hinzugezogen. In der Regel werden dann Ritalin® (Methylphenidat) und ähnliche Medikamente verordnet, die den Dopaminstoffwechsel beeinflussen. Diese haben in schwierigen Fällen durchaus ihre Berechtigung. Sie können oft rasch wieder Ruhe in ein gestresstes Familienleben bringen. Diese Präparate sind jedoch nicht in der Lage, die vielfältigen Stoffwechselprobleme alleine und ursächlich zu lösen. Sie ermöglichen es aber, dass in einem ruhigeren Umfeld und parallel dazu mittels Ernährung, Mikronährstoffen und Probiotika die Stoffwechselstörungen angegangen werden können.

### ADHS ist multifaktoriell bedingt

Bei kindlichen Verhaltensstörungen handelt es sich um ein multifaktorielles Geschehen. Medizin, Schule und Psychologie müssen eng zusammenarbeiten. Vor allem müssen die beteiligten Kreise (Schule, Lehrer, Eltern usw.) darüber informiert werden, dass Stoffwechselstörungen eine große Rolle spielen und dass die klassischen Maßnahmen allein nicht genügen. Lernschwierigkeiten und Verhaltensstörungen sind nicht nur auf Kinder beschränkt. Sie können auch bei Erwachsenen festgestellt werden (die häufig bereits als Kind auffällig waren).

## Beteiligte Stoffwechselstörungen

Die folgenden Stoffwechselstörungen prägen das vielschichtige Erscheinungsbild der Verhaltensauffälligkeit/ADHS:

- Der Fettsäurestoffwechsel ist gestört. Die Aktivität des Enzyms δ-6-Desaturase ist vermindert und somit werden zu wenig EPA, DHA (Omega-3-Fettsäuren) sowie auch zu wenig GLS (γ-Linolensäure, Omega-6-Fettsäure) gebildet.
- Es bestehen signifikante Unterversorgungen mit Kalzium, Magnesium und auch mit Zink.
- Der Körper bildet zu wenig Dopamin – nicht zuletzt weil ihm dazu u.a. die Co-Faktoren Kalzium und Magnesium in ausreichender Menge fehlen. Dasselbe gilt auch für Serotonin, wenn B-Vitamine als Co-Faktoren fehlen.

### Ursachen und Begleiterscheinungen von Hyperaktivität und ADHS

| Ursachen, Begleiterscheinungen | Erläuterungen |
|---|---|
| Geschlecht | 4–5-mal häufiger bei Jungen als bei Mädchen |
| psychosoziale Faktoren | Milieu, Schule, Elternhaus |
| Lebensstil | Essen, Schlaf, Genussmittel, Stress |
| Medien | Computer, TV, Smartphones |
| **Ernährungsfaktoren** | |
| körperfremde Eiweiße | Produkte mit Kuhmilch, Weizen, Eier |
| Lebensmittelzusatzstoffe | Farbstoffe, Konservierungsmittel, Süßstoffe, Phosphate, Aromastoffe |
| »normale« Lebensmittelinhaltsstoffe | Salicylverbindungen in Äpfeln, Orangen, Pfirsichen, Trauben, Gurken, Beeren, Mandeln, Pflaumen, Kirschen, Aprikosen usw. (hemmen den Prostaglandinstoffwechsel) |
| Umweltfaktoren | Schwermetalle: Blei, Cadmium, Zinn, Kupfer, Quecksilber, Arsen, Silber, Aluminium; organische Substanzen; physikalische Faktoren, z. B. Elektrosmog |
| Histamin | Etwa die Hälfte der ADHS-Patienten zeigen erhöhte Histaminspiegel. |
| Schwangerschaftseinflüsse | Schwangerschaftskomplikationen, Geburtstraumen, Alkohol, Drogen, Nikotin, Schwermetalle (z.B Amalgamplomben der Mutter), Mangelernährung |
| Arzneimittel | Salicylate, Phosphate, Fluoride |
| **biochemische Folgen** | |
| gestörtes Darmmilieu | erhöhte Darmpermeabilität, Milchzucker-Unverträglichkeit (Laktose-Intoleranz) |
| Mikronährstoffdefizite | Vitamin $B_1$, $B_6$, Pantothensäure, Niacinamid, Vitamin C, Vitamin $D_3$, Kalzium, Magnesium, Zink, Chrom, Mangan, EPA, DHA, GLS. |
| Hypoglykämie | schwankende Blutzuckerspiegel |
| gestörter Säure-Basen-Haushalt | |
| mögliche Begleiterscheinungen | übermäßiger Durst, Ekzeme, Neurodermitis, trockene Haut, Allergien, Asthma |

- Häufig beobachtet man signifikant erhöhte Belastungen mit toxischen Metallen, insbesondere mit Blei, Aluminium, Cadmium und Quecksilber.
- Die Darmschleimhaut ist geschädigt, was zu erhöhter Darmpermeabilität und entsprechend erhöhter Sensibilität für Nahrungsmittel-Unverträglichkeiten (Lebensmittel-Zusatzstoffe, Salicylat-ähnliche Verbindungen usw.) führt. Auch hieraus resultieren Verhaltensauffälligkeiten.
- Der Energiestoffwechsel (ATP-Bildung) ist beeinträchtigt.
- Es liegt eine gestörte Glukosetoleranz vor, die zu immer wiederkehrenden Unterzuckerungen führt; dies hat Konzentrations- und Verhaltensstörungen zur Folge.

## Ernährungsempfehlungen

Das Frühstück stellt für hyperaktive Kinder die entscheidende Mahlzeit dar. Das Auslassen des Frühstücks kann zu einem ungünstigen Absinken des Blutzuckerspiegels führen. Bei vielen Kindern hat ein proteinreiches Frühstück mit komplexen Kohlenhydraten

### Nährstoffempfehlungen bei Verhaltensauffälligkeit und ADHS

| Nährstoff | empfohlene Tagesdosis | Kommentare |
|---|---|---|
| Vitamin $B_6$ | 50–250 mg (für ein Kind, das 50 kg wiegt; entsprechend weniger für kleinere Kinder) | Besonders wertvoll für Kinder, die einen niedrigen Serotoninspiegel im Blut haben (Serotonin ist ein beruhigender Neurotransmitter). |
| Niacinamid | 100–500 mg | reguliert den Zuckerstoffwechsel, wirkt Über Tryptophanstoffwechsel beruhigend |
| Zink, Chrom, Mangan | Zink15–40 mg,<br>Chrom100–200 µg,<br>Mangan 5–15 mg | Zink reduziert die Hyperaktivitätssymptome. Zink hemmtdas Dopamin-Transportprotein (DAT) und erhöht dadurch die Dopamin-Konzentration am synaptischen Spalt). Optimiert Wirkung von Methylphenidat (Ritalin). Zink-, Chrom- und Manganmangel können Hyperaktivität über den Zuckerstoffwechsel verstärken. |
| **Kalzium**<br>**Magnesium** | 1 g<br>300–600 mg<br>(z. B. in Basenmischungen) | ADHS geht sehr oft mit einem Kalzium- und Magnesiummangel einher; in diesen Fällen verbessern Magnesium und auch Kalzium das Verhalten und die Konzentrationsfähigkeit. Es fehlen noch breite kontrollierte Doppelblindstudien. |
| **Phosphatidylserin** | 200–300 mg | Kann die ADHS-Symptome verbessern. Reduziert Stressempfindung. |
| **EPA, DHA, GLS (γ-Linolensäure)** | je nach Alter 1–2 g EPA+DHA in Form von Fischölpräparaten);<br>Nachtkerzenöl, je nach Alter 1–3 g<br>Bei kleinen Kindern können Nachtkerzenöl-Kapseln geöffnet und in die Haut (z. B. Rücken) einmassiert werden. | Fischöl- und Nachtkerzenöl-Präparate können und sollen gemeinsam oder abwechselnd gegeben werden. Die meisten ADHS-Patienten haben markante Defizite von EPA, DHA und GLS. Zuverlässig positive Veränderungen des Verhaltens und der Lernschwierigkeiten (auch bei Kindern, die auf die klassische Medikation nicht ansprechen). |

und reichlich Kalzium eine beruhigende Wirkung und kann die Lernfähigkeit verbessern. Kinder können auf große Mengen Phosphate aus bestimmten Lebensmitteln (z. B. Wurstwaren, industriell verarbeitete Lebensmittel, Milchprodukte – außer Butter und Sahne –, Hülsenfrüchte, Nüsse) sehr empfindlich reagieren. Hyperaktivität kann durch das Vermeiden einer übermäßigen Phosphatzufuhr normalisiert werden. Nahrungsmittel-Unverträglichkeiten sowie künstliche Farb- und Geschmacksstoffe können Hyperaktivität mitverursachen oder verschlimmern. Die Feingold-Diät (benannt nach dem Kinderarzt, der sie entwickelt hat) klammert diese Nahrungsmittel aus. Sie hat sich in der Vergangenheit als sehr hilfreich erwiesen. Generell scheinen gezielte und fachmännisch unterstützte Eliminationsdiäten beim ADHS günstig zu sein.

## Besondere Hinweise

- Neuere Studien zeigen, dass sowohl Fischöl- als auch Nachtkerzenöl-Präparate (Omega-3- und Omega-6-Fettsäuren) in ausreichenden, therapeutischen Dosierungen verabreicht werden müssen, um eine deutliche Verbesserung der ADHS-Symptome herbeizuführen.
- Die Gabe von Probiotika-Präparaten (bei ADHS-Patienten fehlen meist die säurebildenden Bifidus- und Milchsäure-Bakterien) verbessern die Stoffwechsellage (erhöhte Darmpermeabilität) beim ADHS spürbar.

## Laboruntersuchungen

- Die Haar-Mineral-Analyse eignet sich als erste Screening-Methode, um einen Überblick über die bestehenden Mängel und Belastungsfaktoren (toxische Metalle!) zu erhalten.
- Mikronährstoff- und Schwermetallscreening (Haare, Blut)
- Kalzium, Magnesium, Zink, Ferritin (Eisen ist auch ein Co-Faktor für die Dopamin- und Noradrenalin-Biosynthese)
- Nahrungsmittel-Unverträglichkeiten (IgE, IgG, IgG4; Blut)
- erhöhte Darmdurchlässigkeit (Zonulin, α-1-Antitrypsin; Stuhl)
- Fettsäureprofil
- Neurobalance, Neurotransmitter (Dopamin, Serotonin)
- $HbA_{1c}$, Glukosetoleranz
- Nitrostress, Kryptopyrrol, Histamin

## Literatur


Arnold LE et al. Artificial food colors and attention-deficit/hyperactivity symptoms: conclusions to dye for. Neurother 2012;9(3):599–609.

Axelrad DA et al. Dose-response relationship of prenatal mercury exposure and IQ: an integrative analysis of epidemiologic data. Environ Health Perspect 2007;115:609–615.

Barragan E et al. Efficacy and safety of omega-3/6 fatty acids, methylphenidate, and a combined treatment in children with ADHD. J Attent Dis 2017;21(5):433–441.

Feingold BF. Why Your Child is Hyperactive. Random House. New York 1974.

Ghanizadeh A. A systematic review of magnesium therapy for treating attention deficit hyperactivity disorder. Arch Iran Med 2013;16(7):412–417.

Goodlad JK et al. Lead and attention-deficit/hyperactivity disorder (ADHD) symptoms: a meta-analysis. Clin Psychol Rev 2013;33(3):417–425.

Heilskov MJ et al. Diet in the treatment of ADHD in children – a systematic review of the literature. Nord J Psychiatry 2015;69(1):1–18.

Hirayama S et al. The effect of phosphatidylserine administration on memory and symptoms of attention-deficit hyperactivity disorder: a randomised, double-blind, placebo-controlled clinical trial. J Hum Nutr Diet 2013;27(Suppl.2):284–291.

Horsch P, Schurgast H. Verhaltensauffälligkeiten und Hyperaktivität bei Kindern und Erwachsenen. Schweiz Zschr GanzhMed 2006;18:88–93.

Huss M et al. Supplementation of polyunsaturated fatty acids, magnesium and zinc in children seeking medical advice for attention-deficit / hyperactivity problems – an observational cohort study. Lipids in health and disease 2010;9:105.

Johnson M et al. Omega-3/Omega-6 fatty acids for attention deficit hyperactivity disorder. J Att Dis 2009;12(5):394–401.

Kempson IM et al. Hair analysis as a biomonitor for toxicology, disease and health status. Chem Soc Rev 2011;40:3915–3940.

Mikirova NA et al. The orthomolecular correction of metabolic imabalnces found in attention deficit hyperactivity disorder: a retrospective analysis in an outpatient clinic. J Orthomol Med 2013;28(2):1–10.

Moussain-Bosc M et al. Magnesium and vitamin B6 intake reduce central nervous system hyperexcitability in children. J Am Coll Nutr 2004;23:545.

Pelsser LM et al. Effects of a restricted elimination diet on the behaviour of children with attention-deficit hyperactivity disorder (INCA study): a randomised controlled trial. Lancet 2011;377(9764):494–503.

Perera H et al. Combined ω3 and ω6 supplementation in children with attention-deficit hyperactivity disorder (ADHD) refractory to methylphenidate treatment. J Child Neurol 2012;27(6):747–753.

Salehi B et al. Omega-3 and zinc supplementation as complementary therapies in children with attention-deficit/hyperactivity disorder. J Res Pharm Pract 2016;5(1):22–26.

Sarris J et al. Complementary medicines (herbal and nutritional products) in the treatment of attention deficit hyperactivity disorder (ADHD): a systematic review of the evidence. Complement Ther Med 2011;19:216–227.

Stevens LJ et al. Dietary sensitivities and ADHD symptoms: thirty-five years of research. Clin Pediatr 2011;50(4):279–293.

Transler C et al. The impact of polyunsaturated fatty acids in reducing child attention deficit and hyperactivity disorders. J Att Dis 2010;14(3):232–246.

Walsh WJ et al. Reduced violent behaviour following biochemical therapy. Physiol Behav 2004;82:835–839.

## Schlafstörungen

Schlafmangel strapaziert Körper und Seele, und ein guter Schlaf ist enorm bedeutsam für unser Wohlbefinden, für die Leistungsfähigkeit und für unsere Gesundheit. Nicht alle Menschen brauchen gleich viel Schlaf.

### Kryptopyrrol im Urin nachweisen

Kryptopyrrol wird bei verschiedenen Stoffwechselstörungen (v. a. bei psychiatrischen Krankheitsbildern) vermehrt im Urin ausgeschieden. Bei der Pyrrolurie kommt es zu einem vermehrten Anfall der Pyrrole im Organismus, sodass diese nicht mehr wie normalerweise über den Stuhl, sondern als Kryptopyrrol im Urin ausgeschieden werden. Dieser Prozess erfolgt jedoch nur in Form einer Komplexbildung mit Zink und Vitamin $B_6$. Dadurch kommt es zu einem kombinierten Defizit von Zink und Vitamin $B_6$. Dies zieht zahlreiche weitere stoffwechselbedingte Krankheiten sowie psychische und psychosomatische Störungen nach sich.

»Ausgeschlafen« hat, wer morgens erfrischt aufwacht und ausgeruht ist. Manche Menschen brauchen neun bis zehn Stunden Schlaf, während andere nur sechs benötigen. Der Ausdruck »Schlafstörungen« bezeichnet Symptome wie Einschlafstörungen, häufiges Aufwachen, jeweils gefolgt von erneuten Einschlafschwierigkeiten oder schlechtem, unruhigem Schlaf. 25–30% aller Erwachsenen leiden unter Schlafstörungen, wobei diese im Alter tendenziell zunehmen. Es gibt unzählige Ursachen für Schlafstörungen. Stress, Depressionen, Angstzustände, diverse Erkrankungen, Medikamente, Genussmittel oder Ungleichgewichte im Nährstoffhaushalt gehören dazu. Menschen, die unter Schlafstörungen leiden, sollten auf die regelmäßige Einnahme von Schlafmitteln verzichten. Länger andauernde Schlafstörungen müssen schlafmedizinisch abgeklärt werden. Bestimmte physiologische Nährstoffe können einen gesunden, tiefen Schlaf fördern, nicht aber die Ursachen beheben.

## Ernährungsempfehlungen

Eine angepasste Ernährung in der zweiten Tageshälfte kann die Schlafqualität verbessern. Wer unter Schlaflosigkeit leidet, ist auch mit Multivitamin- und Mineral-Supplementen gut beraten, denn Schlafmangel erhöht den Nährstoffbedarf. Man sollte die Abendmahlzeit mindestens drei Stunden vor dem Schlafengehen einnehmen.

Obwohl Alkohol zunächst eine beruhigende Wirkung hat und das Einschlafen erleichtern kann, sorgt er nur für oberflächlichen, unruhigen Schlaf und führt zu nächtlichem Erwachen. Ein Glas warme Milch eignet sich wesentlich besser als Schlummertrunk. Milch enthält viel Tryptophan und Kalzium, was eine beruhigende Wirkung hat und abends eingenommen den Schlafrhythmus verbessert.

Verzichten Sie in den 3–4 Stunden vor dem Schlafengehen auf Kaffee, Schwarztee oder Cola-Getränke. Manche Menschen reagieren empfindlich auf natürliche anregende Stoffe (biogene Amine), die in kleinen Mengen in gereiftem Käse, Speck, Schinken, Wurst, Sauerkraut, Auberginen, Spinat und Tomaten vorkommen. Diese Lebensmittel können zu Schlafstörungen beitragen. Niedrige

### Nährstoffempfehlungen bei Schlafstörungen

| Nährstoff | empfohlene Tagesdosis | Kommentare |
|---|---|---|
| Magnesium | 500–1 600 mg Magnesium, 30–60 Minuten vor dem Zubettgehen | Verkürzt Einschlafzeiten und kann die Schlafqualität und -dauer verbessern. Erhöht nächtliche Melatoninwerte. |
| Melatonin | 3–5 mg, 30–60 Minuten vor dem Zubettgehen | Melatonin ist das körpereigene Hormon, das unseren Biorhythmus bestimmt. Sehr gut wirksam bei Jetlag (Zeitverschiebung) und Kindern, auch positive Wirkung bei Erwachsenen, eher bei langfristiger Einnahme (über Wochen) als kurzzeitig. Entweder Melatonin oder Tryptophan einnehmen – nicht beide auf einmal (überlappender Wirkungsmechanismus). |
| L-Tryptophan | 1–5 g; 30 Minuten vor dem Zubettgehen, im Abstand von mind. 1 Stunde zur letzten Mahlzeit | Abends einnehmen. Hilft, den Schlafrhythmus auszugleichen. Mit Vitamin $B_6$ kombinieren. Bis zu 50 % der Menschen sprechen auf eine Supplementierung mit L-Tryptophan an. Entweder Melatonin oder Tryptophan nehmen. |

nächtliche Blutzuckerwerte können häufiges oder frühes Erwachen hervorrufen, weil ein Absinken des Blutzuckerspiegels die Ausschüttung von Hormonen wie Adrenalin auslöst, die eine anregende Wirkung haben. In solchen Fällen kann es manchmal hilfreich sein, kurz vor dem Schlafengehen noch einen kleinen kohlenhydratreichen Imbiss zu sich zu nehmen und Nährstoffe, die den Zuckerstoffwechsel regulieren helfen (Zink, Chrom, B-Vitamine), zu supplementieren.

### Besondere Hinweise

- Regelmäßiges Training im aeroben Bereich (nicht am Abend) kann den Schlaf fördern.
- Verzichten Sie auf das Rauchen: Nikotin hat eine anregende Wirkung, und starkes Rauchen vermindert die Schlafqualität.
- Meiden Sie die regelmäßige Einnahme von Schlafmitteln: Die natürliche Schlaftiefe wird nicht erreicht, sie können zu »Kater« und Erschöpfungszuständen führen, bei einigen kommt es zur Gewöhnung oder gar zur Abhängigkeit.
- Viele Medikamente und Drogen, darunter die »Pille«, Betablocker, Medikamente zur Gewichtsreduktion und Marihuana, können Schlafstörungen verursachen.
- Erkennen und Ausschalten von Elektrosmog (keine Energiesparlampe und kein Mobiltelefon auf dem Nachttisch).
- Theanin,ein sekundärer Pflanzenstoff aus dem Grüntee, hat eine entspannende Wirkung.
- Baldrian kann ebenfalls zur Schlafregulation verwendet werden (wirkt via GABA-Rezeptoren); Wirkungseintritt benötigt einige Wochen Zeit.
- Gehen Sie tagsüber ans helle Licht – am Abend baut Ihr Körper dann mehr Melatonin auf. Schlafen Sie aber im Dunkeln – und machen Sie möglichst wenig Licht, falls Sie nachts aufstehen. Melatonin ist lichtempfindlich, es wird rasch abgebaut.
- Bei länger anhaltenden Schlafstörungen ist eine schlafmedizinische Abklärung angezeigt.

### Tryptophanreich essen

Bevorzugen Sie bei leichten Schlafstörungen Lebensmittel mit einem hohen Tryptophangehalt. Diese Aminosäure wird zum Aufbau von Serotonin (einem Neurotransmitter, der den Schlaf herbeiführt) und Melatonin benötigt. Ein tryptophanreiches leichtes Abendessen kann evtl. die Schlafqualität verbessern helfen. Tryptophanreich sind: Bananen, Eier, Fisch, Milch und Milchprodukte (Honig – zur Resorptionsverbesserung des Tryptophans), Sojabohnen und Sojaprodukte sowie Walnüsse.

**TIPP** **Wichtig ist die Schlafhygiene mit individuellen Ritualen. Kommen Sie abends zur Ruhe und verzichten Sie auf anregende Aktivitäten (Fernsehen, PC-Arbeit etc.); entwickeln Sie eigene Rituale, die die Entspannung fördern (Tasse Kräutertee, Glas warme Milch; ruhige Musik hören, Entspannungsübungen o.Ä.).**

### Laboruntersuchungen

- TSH (Schilddrüsenüberfunktion)
- Cortison (Tagesprofil), Melatonin
- Neurotransmitter (Serotonin, Noradrenalin, Adrenalin)

## Literatur

Abbasi B et al. The effect of magnesium supplementation on primary insomnia in elderly: A double-blind placebo-controlled clinical trial. J Res Med Sci. 2012;17(12):1161–9.

Cummings C et al. Melatonin for the management of sleep disorders in children and adolescents. Paediatr Child Health. 2012;17(6):331–333.

Ding F et al. Changes in the composition of brain interstitial ions control the sleep-wake cycle. Science. 2016;352(6285):550–5.

Ferracioli-Oda E et al. Meta-analysis: melatonin for the treatment of primary sleep disorders. PLoS One. 2013;8(5):e63773.

Herxheimer A et al. Melatonin for the prevention and treatment of jet lag. Cochrane Database Syst Rev. 2002;(2):CD001520.

Meletis CD. Natural approaches for optimal sleep. Altern Complem Ther 2008;14(4):181–188.

Nagashima S et al. Can tryptophan supplement intake at breakfast enhance melatonin secretion at night? J Physiol Anthropol. 2017;36(1):20.

Silber BY, Schmitt JAJ. Effects of tryptophan loading on human cognition, mood, and sleep. Neurosci Behav Rev 2010;34:387–407.

Tietz G. Stress und seine Folgen. J Orthomol Med 2004;12:81–91.

Yamadera W et al. Glycine ingestion improves subjective sleep quality in human volunteers, correlating with polysomnographic changes. Sleep Biol Rhythms 2007;5(2):126–131.

Zeng Y et al. Strategies of functional foods promote Sleep in Human Being. Curr Signal Transduct Ther. 2014;9(3):148–155.

Zhdanova IV et al. Melatonin treatment for age-related insomnia. J Clin Endocrinol Metab 2001;86:4727–4730.

# Stress und Burnout

Oft wächst uns der tägliche Stress – der finanzielle Druck, der Zeitdruck oder zu große Verantwortung – über den Kopf. Dies ist noch nicht weiter beunruhigend. Wenn jedoch solche Belastungen langfristig bestehen, so kann sich dies auf die Gesundheit auswirken und ernsthafte Probleme hervorrufen. So klagen viele Erwachsene über chronischen Stress mit Erschöpfung, Müdigkeit, Energielosigkeit oder Konzentrationsstörungen. Chronischer Stress wird individuell unterschiedlich gut toleriert und kann zu den unterschiedlichsten Folgeerkrankungen führen. Stress trägt mehr zum Herzinfarkt-Risiko bei als bisher vermutet (Interheart-Studie, 2004). In Geweben und auf zellulärer Ebene ist es der oxidative und der nitrosative Stress, der vielfältige schädliche Auswirkungen haben kann und auch mit frühzeitigen Alterungsprozessen in Verbindung gebracht wird.

Bei Burnout handelt es sich um einen Zustand, der durch körperliche, emotionale und geistige Erschöpfung geprägt ist. Temporär begrenzt ist das nichts Außergewöhnliches, wenn der Zustand aber über längere Zeit besteht, so spricht man von einem Burnout.

### Stressfolgekrankheiten

Krankheiten als mögliche Folgen von psychischem Stress:

- Angina pectoris und Herzattacken
- Angstzustände und Depressionen
- Arthritis
- Asthma
- Bluthochdruck, Herzrhythmusstörungen
- Darmerkrankungen, entzündliche
- Durchfälle
- Ekzeme
- Immunschwäche (häufige Erkältungen, Grippe, andere Infektionen)
- Magengeschwüre
- Migräne und Spannungskopfschmerzen
- Prämenstruelles Syndrom (PMS)
- Schlafstörungen

### Eu-Stress und Dis-Stress

Wenn wir von den Gefahren des Stresses sprechen, dürfen wir nicht vergessen, dass

Stress nicht nur als Negativfaktor gesehen werden darf. Der als positiv empfundene Stress, der sogenannte Eu-Stress, ist für unser Wohlbefinden sogar absolut notwendig (zum Beispiel das Gefühl des Frisch-Verliebtseins …). Eu-Stress beschert uns Motivation, Glücksgefühle, Euphorie, Selbstvertrauen, Tatendrang, Energie und das Streben nach mehr. Überwiegt der als negativ empfundene Dauerstress, der sogenannte Dis-Stress, verändert dieser früher oder später unsere Emotionen, unsere Handlungsweisen, unser Verhalten und vor allem unser körperliches Wohlbefinden.

## Strategien gegen Stress

Das Ziel müsste immer sein, die Stress-auslösenden Faktoren zu erkennen und zu eliminieren, um sich nicht mehr »getrieben« zu fühlen. Leider sind in der heutigen Zeit jedoch viele Leute nicht mehr so selbstbestimmt, wie sie es gerne wären. Entsprechend geht es auch oftmals darum, mit dem Stress leben zu lernen resp. diesen nicht mehr so sehr als Belastung (Dis-Stress) auf sich wirken zu lassen. Welches sind nun die möglichen Strategien, um aus dem Teufelskreis Stress hinauszufinden? Wir unterscheiden grundsätzlich zwischen medikamentösen und nicht medikamentösen Wegen.

### Nichtmedikamentöse Strategien:

- Private und geschäftliche Stressquellen lokalisieren und eliminieren
- Zeitplanung (Tag, Woche, Monat, Jahr) für Arbeit und Freizeit
- Stresskiller aufbauen (Freiräume schaffen für Beziehungen, Partner, Freunde, Haustiere, Lachen, stressfreie Zone, Musik usw.)
- Genussmittelkonsum (Tabak, Alkohol) reduzieren
- Ernährung
- Autogenes Training, Entspannungspraktiken
- sportliche Betätigung

### Medikamentöse Strategien:

- chemische Mittel (Tranquilizer, spannungslösende Mittel)
- Naturheilmittel (pflanzliche und homöopathische Mittel)
- Mikronährstoffe wie Vitamine, Mineralstoffe, Spurenelemente und Aminosäuren

### Was passiert bei einer Stressreaktion?

Der Ausdruck »Stress«, der vom Stressforscher Hans Selye in die Medizin eingeführt wurde, bedeutet übersetzt so viel wie Anstrengung, Druck, Spannung, Beanspruchung, seelische und körperliche Belastung. Selye erkannte aufgrund seiner Studien, dass starke Belastungen oder Anstrengungen Alarmreaktionen im Körper zur Folge haben. Biochemisch betrachtet wird die Stressreaktion durch Hormone wie Adrenalin, Noradrenalin und Cortisol ausgelöst und gesteuert. Dabei steigen Puls und Blutdruck und der Blutzuckerspiegel wird hoch gehalten, um die Reaktionsbereitschaft des Körpers auf die außerordentliche Situation sicherzustellen. Was in Notsituationen sinnvoll und wichtig ist, kann sich bei chronischem Stress als sehr schädlich erweisen.

## Wie zeigt sich ein Burnout?

Burnout ist generell arbeitsbezogen. Unangemessene Erwartungen und hohe emotionale Anforderungen spielen eine wichtige Rolle. Als Warnzeichen der Anfangsphase gelten ein überhöhter Energieeinsatz, gekennzeichnet durch Hyperaktivität, ein Gefühl der Unentbehrlichkeit, das Gefühl nie Zeit zu haben, die Verleugnung eigener Bedürfnisse, die Verdrängung von Misserfolgen und Enttäuschungen. Auch Erschöpfung, im Sinne von »nicht abschalten können«, Energiemangel und Unausgeschlafenheit können Vorboten eines Burnouts sein.

Die Anzeichen und Symptome einer Burnouterkrankung können ganz verschiedenartig sein:

- chronische Müdigkeit und seelische Erschöpfung, die auch nach einer Erholungs-Auszeit (wie z.B. Urlaub) nicht verschwindet
- Distanzierung von der Arbeit, d.h. der Verlust der Freude an der Arbeit, ein vermindertes Bedürfnis nach Erfolg bei der Arbeit, Zynismus und Gleichgültigkeit bei der Arbeit, Distanziertheit gegenüber Kunden und Mitarbeitern, Konzentrationsschwäche (erhöhte Fehlerhäufigkeit)
- körperliche Beschwerden, wie z.B. Schlafstörungen, höhere Anfälligkeit für Krankheiten, Appetitlosigkeit, Verdauungsstörungen, Kopfschmerzen, Gedächtnisprobleme, Schwindel, Rückenschmerzen, Blutdruckschwankungen, fehlende Libido
- psychische Veränderungen, wie erhöhte Gereiztheit, innere Unruhe, Gereiztheit, innere Leere, Angst und Verzweiflung, Gleichgültigkeit oder niedrige Toleranz gegenüber Mitmenschen, Selbstzweifel, Entscheidungsunfähigkeit, Traurigkeit (häufigeres Weinen)
- Änderungen im Sozialverhalten, wie niedrige Toleranz gegenüber Mitmenschen, sozialer Rückzug. Initial wird dies kompensiert durch (inhalslose) Hyperaktivität, Konsum suchtfördernder Substanzen (mehr Alkohol, Kaffee, Tabak, andere Drogen)

Ohne Behandlung können sich die Symptome schrittweise vom Arbeitskontext auf weitere Lebensbereiche ausweiten und letztlich in das Vollbild einer klinischen Depression münden.

Biochemisch betrachtet liegen beim Burnoutsyndrom eine Erschöpfung des Neurotransmitterstoffwechsels (Serotonin, Adrenalin, Noradrenalin) im Gehirn, eine nitrosative Belastung sowie eine Erschöpfung der Nebennierenfunktion vor. Die Nebenniere produziert kaum mehr körpereigenes Cortison, das vom Körper sonst als normale Reaktion in Stresssituationen gebildet wird. Bei einem Burnoutsyndrom treten auch überdurchschnittlich starke Entzündungsreaktionen auf. Im Labor lässt sich diese entzündliche Aktivität mit erhöhten Zytokinwerten (IL-10, TNF-α) nachweisen. Die bei Burnoutpatienten häufig auftretenden Schlafstörungen dürften zudem die Folge einer verminderten nächtlichen Ausschüttung von Melatonin

Die häufigsten Symptome bei langanhaltendem Stress oder beim Burnoutsyndrom.

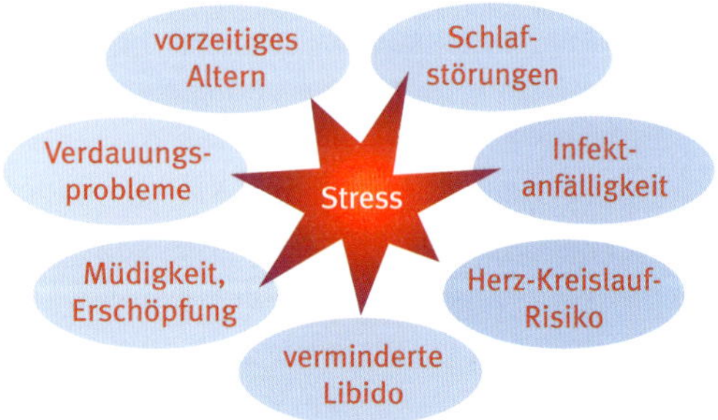

## Nährstoffempfehlungen bei Stress und Burnout

| Nährstoff | empfohlene Tagesdosis | Kommentare |
|---|---|---|
| Vitamin-B-Komplex | komplette Formel mit 10–75 mg Vitamin $B_1$, $B_2$, $B_6$, $B_{12}$, Niacin, Pantothensäure sowie mit Folsäure (0,4–0,8 mg) | In Zeiten von Stress, erhöhter Aktivität und erhöhtem Energieverbrauch steigt auch der Bedarf an B-Vitaminen. Mangel an B-Vitaminen kann zu Müdigkeit und Erschöpfung führen. |
| Vitamin C | 1–2 g | wird bei Stress vermehrt verbraucht; vermag die Stressreaktion des Körpers zu nivellieren (reduzierte Cortisonausschüttung; auch im Sport) |
| Magnesium | 300–600 mg | erhöhter Bedarf; spannungslösende Wirkung. Oft mit 10–50 mg Vitamin $B_6$ kombiniert. |
| Zink | 15–30 mg bzw. gemäß Laborstatus | Erhöhter Verbrauch; Zink ist wichtig für die Modifizierung der Stressantwort; Zinkmangel kann u. a. auch zu vermehrten psychischen Schwankungen führen. Kann das Immunsystem stärken. |
| Coenzym $Q_{10}$ | 60–200 mg | Antioxidans; reguliert Herz-Kreislauf-Funktionen; Energiestoffwechsel |
| L-Ornithin | 400 mg | Senkt Stresshormone und verbessert Schlafqualität bei Erschöpfung und Stress |

sein, die durch einen Mangel an Serotonin erklärt werden kann.

### Was tun bei Burnout?

Die Behandlung des Burnouts muss sehr individuell angegangen werden und gehört in die Hände von Fachleuten. Die erste Ansprechperson ist in der Regel der Hausarzt. Bei einer Burnouterkrankung ist die Hauptkonsequenz, dass der Betroffene seinen gewohnten Lebensstil ändern muss. Der wesentliche Schritt ist eine deutliche Reduzierung der Arbeitszeit, in schweren Fällen muss sogar eine Auszeit genommen werden, da bereits Alltagsbelastungen nicht mehr bewältigt werden können. Außerdem muss mit dem Patienten intensiv an seiner Work-Life-Balance gearbeitet werden. Eine der Grundregeln lautet: Auf seinen Körper hören. Dies bedeutet ausreichend schlafen, gesund essen, sich häufig bewegen, sich Zeit für sich nehmen, Pausen während der Arbeit einlegen und lernen, Nein zu sagen.

Die Regeneration kann unterstützt werden, indem ein gestörter Neurotransmitter- und Cortisonstoffwechsel behandelt und der Nitrostress reduziert wird. All diese Parameter lassen sich im Labor messen. Durch eine gezielte Gabe von natürlichen Neurotransmittervorstufen und Cofaktoren, Mineralstoffen und Vitaminen kann man versuchen, das biochemische Gleichgewicht wiederherzustellen.

### Ernährungsempfehlungen bei Stress und Burnout

Gerade in Stresssituationen räumt man einer gesunden Ernährung und der Zubereitung von frischen Mahlzeiten meist wenig Zeit ein. Es muss schnell gehen. Wie bequem sind doch die Sandwiches vom Takeaway nebenan ... Und wie groß ist die Versuchung, sich nach einem stressigen Tag »zum Trost« noch einen (oder zwei) Drinks und ein üppiges Essen zu gönnen. Gerade in Stresssituationen sollte einer hochwertigen Ernährung mit viel Gemüse, Früchten und ausreichend Flüssigkeit (keine Süßgetränke) Beachtung geschenkt werden.

**TIPP** Genießen Sie täglich 20–30 g (nicht tafelweise!) dunkle Schokolade. Diese liefert ein paar »Glückshormone«, fördert die Konzentration und reduziert den Blutdruck.

Durch das Bevorzugen von wertvollen Eiweißquellen (mageres Fleisch, Fisch, Soja, Hülsenfrüchte usw.) sowie von frischen Früchten und Gemüsen erhält der Körper B-Vitamine, Vitamin C, Mineralstoffe (Eisen, Magnesium) und Aminosäuren. Um den Stress-bedingt höheren Bedarf zu decken, können zusätzlich Nahrungsergänzungs-Präparate hilfreich sein. Schlussendlich ermöglicht dies aber nur ein »längeres Durchhalten« – die Dis-Stress auslösende Ursache ist so nicht beseitigt!

## Besondere Hinweise

- Ginsengextrakt wirkt stressadaptiv.
- Theanin (im Grüntee) wirkt relaxierend.

## Laboruntersuchungen

- Cortisol (Tagesprofil), Melatonin
- adrenaler Stressindex
- nitrosativer Stress
- Neurotransmitterprofil
- GABA, Glutamat
- Mikronährstoffe (B-Vitamine, Magnesium, Zink, Selen, Coenzym $Q_{10}$)
- Zytokine

## Literatur


Aboul-Fotouh S. Chronic treatment with coenzyme Q10 reverses restraint stress-induced anhedonia and enhances brain mitochondrial respiratory chain and creatine kinase activities in rats. Behav Pharmacol. 2013;24(7):552–60.

Bansal Y et al. Mitochondrial dysfunction in depression. Curr Neuropharmacol. 2016;14(6):610–618.

Baumeister J et al. Influence of phosphatidylserine on cognitive performance and cortical activity after induced stress. Nutr Neurosci 2008;11(3):103–110.

Bianchi R et al. Burnout-depression overlap: a review. Clin Psychol Rev. 2015 Mar;36:28–41.

Bitterlich N et al. Has a mixture of amino acids and micronutrients influence on glucose metabolism and dietary fatty acid pattern in chronic psychosocially stressed persons? A pilot study. Int J Food Sci Nutr. 2016;67(2):195–202.

Boyle NB et al. The effects of magnesium supplementation on subjective anxiety and stress: a systematic review. Nutrients. 2017;9(5). pii: E429.

Dettlaff S. Ich kann einfach nicht mehr ... OM&Ernährung 2008, Nr. 122, 1–7.

Markus CR. Dietary amino acids and brain serotonin function; implications for stress-related affective changes. Neuromol Med 2008;10:247–258.

McCabe D et al. The impact of essential fatty acid, B vitamins, vitamin C, magnesium and zinc supplementation on stress levels in women: a systematic review. JBI Database System Rev Implement Rep. 2017;15(2):402–453.

Miyake M et al. Randomised controlled trial of the effects of L-ornithine on stress markers and sleep quality in healthy workers. Nutr J. 2014;13:53.

Morey JN et al. Current directions in stress and human immune function. Curr Opin Psychol. 2015;5:13–17.

Padayatty SJ et al. Human adrenal glands secrete vitamin C in response to adrenocorticotophic hormone. Am J Clin Nutr 2007;86:145–149.

Putics A et al. Zinc supplementation boosts the stress response in the elderly: Hsp70 status is linked to zinc availability in peripheral lymphocytes. Exp Gerontol 2008;43:452–461.

Rasheed N. Stress-associated eating leads to obesity. Int J Health Sci (Qassim). 2017;11(2):1–2.

Stough C et al. Reducing occupational stress with a B-vitamin focussed intervention: a randomized clinical trial: study protocol. Nutr J. 2014; 13: 122.

Toker S et al. Burnout and risk of coronary heart disease: a prospective study of 8838 employees. Psychosom Med. 2012 Oct;74(8):840–847.

# Neurologische Erkrankungen

Bei neurologischen Erkrankungen ist es besonders wichtig, den stark beeinträchtigten Organismus optimal mit Nährstoffen zu versorgen und zu unterstützen. Zum Teil scheinen Mikronährstoffe sogar krankheitsmodifizierend wirken zu können. Es gibt zum Beispiel Hinweise, dass hoch dosierte Vitamin-$D_3$-Gaben die Häufigkeit von MS-Schüben reduzieren können.

## Epilepsie

Jeder Zwölfte hat einmal in seinem Leben einen epileptischen Anfall, rund 1 % der Bevölkerung leidet an Epilepsie. Bei der Epilepsie herrscht im Gehirn ein »elektrischer Sturm«, bei dem sich sehr viele Nervenzellen gleichzeitig elektrisch entladen. Es besteht eine verminderte Reizschwelle oder eine Übererregbarkeit der Nervenzellen, sodass bereits geringe elektrische Impulse zu unkontrollierten Entladungen führen. Je nachdem, in welcher Hirnregion der Anfall stattfindet, sind die Symptome anders: generalisierte Krampfanfälle (z. B. mit Zungenbiss) oder nur Zucken der Backenmuskulatur, audiovisuelle Fehlwahrnehmungen etc. Die Abläufe im Detail sind trotz intensiver Forschung noch nicht restlos geklärt.

Die möglichen Ursachen und die auslösenden Faktoren einer Epilepsie sind zahlreich:

- Unfälle, Hirnverletzungen (Schädel-Hirn-Trauma)
- Hirntumore
- perinatale Hirnschädigung (Sauerstoffmangel), Missbildungen
- Infektionen des Gehirns (z. B. Hirnhautentzündung)
- Stoffwechselerkrankungen (z. B. genetische Enzymdefekte, Nebenschilddrüsenüberfunktion)
- Schlafentzug
- Fieber
- Autoimmunerkrankungen
- übermäßiger Alkoholkonsum und Drogen (Kokain, Ecstasy)
- Drogen- und Medikamenten-Entzug
- Licht- und Geräuscheinflüsse (z. B. Diskotheken, laute Musik)
- Einfluss von Strom- und Magnetfeldern (z. B. Mobilfunkantennen, WLAN, Stromleitungen, Hochspannungsleitungen) – v. a. am Schlaf- und Arbeitsplatz beachten
- Durchblutungsstörungen
- Störungen des Neurotransmitter-Stoffwechsels

- Störungen des Mikronährstoffhaushalts (insbesondere von Elektrolyten und anderen membranstabilisierenden Nährstoffen wie Magnesium, Zink, Mangan, Vitamin $B_6$ usw.)
- Hypoglykämien; die Stabilisierung des Blutzuckerspiegels kann hilfreich sein. (hierzu können sowohl die beschriebene ketogene Diät als auch Mikronährstoffe wie Chrom, Zink, Magnesium und die B-Vitamine einen Beitrag leisten)
- chronische Metallintoxikationen, z. B. durch galvanische Ströme aus verschiedenen Zahnersatzmaterialien, Zahnspangen von Kindern (Lötstellen!), Implantaten, berufsbedingten Expositionen usw.
- Bakterientoxine
- oxidativer Stress (Es scheint, dass freie Radikale wesentlich beitragen zur Zerstörung der Blut-Hirn-Schranke; der schützende Einfluss von Antioxidanzien wie Vitamin E und Selen auf die Blut-Hirn-Schranke ist bei Epileptikern nachgewiesen.)

Das Schwergewicht der klassischen Therapie liegt auf der Erhöhung der Reizschwelle in den Nervenzellen. Damit können etwa zwei Drittel der Patienten gut eingestellt werden.

## Nährstoffempfehlungen bei Epilepsie

| Nährstoff | empfohlene Tagesdosis | Kommentare |
|---|---|---|
| Vitamin E | 400–600 I. E. | Viele Epileptiker haben einen niedrigen Vitamin-E-Spiegel. Vitamin E (zusammen mit 1 g Vitamin C und evtl. anderen Antioxidantien) wirkt neuroprotektiv (schützt die Nervenzellen vor der oxidativen Belastung durch den epileptischen Anfall). |
| Vitamin $B_6$ | 100–300 mg | Einige frühkindliche Epilepsieformen (infolge eines Gendefekts) sprechen nicht auf Medikamente, aber sehr gut auf Vitamin $B_6$- und, L-Arginin-Supplementierung (und Weglassen von L-Lysin) an. |
| Folsäure (ggf. zusammen mit Vitamin $B_{12}$) | Folsäure 0,4–1 mg<br>Vitamin $B_{12}$ 2,5–50 µg | Folsäuredefizite sind häufig (Wechselwirkungen von Medikamenten auf den Folsäurehaushalt), dies erhöht Homocystein; Dosierungen nicht überschreiten, da Folsäure in höheren Dosierungen sonst seinerseits die Wirkungen der Antiepileptika vermindern kann. |
| Magnesium | 400–600 mg | Magnesiummangel verursacht epileptische Anfälle – Epileptiker haben oft niedrige Magnesiumspiegel (Blut, Zerebrospinalflüssigkeit, Haare). Im epileptischen Anfall (v. a. während der Schwangerschaft) kann es intravenös gegeben werden. |
| Zink, Kupfer, Mangan, Selen | (bei nachgewiesenem Mangel) | Epileptiker haben oft niedrige Spiegel (Serum, Vollblut, Haare), z. B. aufgrund von Interaktionen der Epilepsie-Medikamente mit Transportproteinen der Spurenelemente – die niedrigen Spiegel können wiederum Epilepsie auslösen. |
| Omega-3-Fettsäuren (EPA, DHA) | 1,5–2,5 g | kann Häufigkeit von epileptischen Anfällen reduzieren, scheint v. a. bei Kindern zu wirken |

Da das Verletzungsrisiko bei generalisierten Krampfanfällen erheblich ist, müssen eine optimale medikamentöse Einstellung angestrebt und auslösende Faktoren vermieden werden. Die eingesetzten Medikamente hemmen aber zum Teil Hirnfunktionen auf breiter Ebene, sodass auch Nebenwirkungen wie Müdigkeit, Persönlichkeitsveränderungen usw. auftreten können.

## Ernährungsempfehlungen

Mit einer speziellen, kohlenhydratarmen und fettreichen Ernährungsweise (ketogene Diät) zeigte sich in neueren Studien, dass 40–70 % der Patienten mindestens 50 % weniger Anfälle erlitten. Diese Diät ist vor allem bei Kindern sehr gut wirksam, sie sollte jedoch nur unter ärztlicher Aufsicht durchgeführt werden. Derzeit wird sie meist erst eingesetzt, wenn Epilepsiemedikamente nicht ansprechen.

Als Provokationsfaktoren werden in der Literatur auch Nahrungsmittel-Unverträglichkeiten diskutiert. Im Vordergrund stehen Produkte aus Kuhmilch sowie die Gluten-Intoleranz, die bei Epileptikern 4× häufiger vorkommt.

Gebratene und gegrillte Speisen können im Einzelfall wegen der bei der Zubereitung entstandenen Zerfallsprodukte anfallsauslösend wirken, dies gilt auch für Koffein, Nikotin, Glutamat und Aspartam.

Eine frühkindliche Epilepsie muss vom Kinderarzt abgeklärt werden, da diverse Gendefekte oft zu hohen Konzentrationen krampfauslösender Stoffwechselprodukte im Hirn führen. Diese Formen der Epilepsie sprechen oftmals gut an auf gezielte Ernährungsinterventionen (inkl. ketogener Diät).

## Besondere Hinweise

Die klassische medikamentöse Therapie wird mit Valproat, Lamotrigin, Levetiracetam, Carbamazepin, Topiramat, Zonisamid, Phenobarbital, Phenytoin und anderen Antiepileptika durchgeführt. Diese Medikamente können Nebenwirkungen haben, weil sie Ab- und Umbauprozesse im Körper beschleunigen oder abbremsen. So entstehen weitreichende Wechselwirkungen mit anderen Medikamenten und mit den Mikronährstoffhaushalt (Vitamin $D_3$, Vitamin $B_1$, Folsäure, Biotin, Vitamin K, Carnitin usw.). Eine parallele Supplementierung dieser Mikronährstoffe kann die Therapie optimieren und die Nebenwirkungen vermindern.

Verschiedene sekundäre Pflanzenstoffe (u. a. Flavonoide wie Quercetin, Kaempferol etc.) zeigen einen Einfluss auf Neurotransmitter, den Mikronährstoffhaushalt und die Menge an oxidativem Stress bei Epileptikern, aber die Wechselwirkungen sind nicht immer voraussagbar.

## Laboruntersuchungen

- Mikronährstoffprofil (Magnesium, Zink, Kupfer, Selen, Vitamin $B_6$)
- Homocystein
- Glukose, $HbA_{1c}$
- Schwermetall-Screening (Haare, Urin, Blut)
- Neurotransmitterprofil
- oxidativer Stress
- Nitrostress
- Nahrungsmittel-Intoleranzen

## Literatur

Anjum S et al. Maternal outcomes after 12 hours and 24 hours of magnesium sulfate therapy for eclampsia. Int J Gynaecol Obstet. 2016;132(1):68–71.

Coughlin CR 2nd et al. Triple therapy with pyridoxine, arginine supplementation and dietary lysine restriction in pyridoxine-dependent epilepsy: Neurodevelopmental outcome. Mol Genet Metab. 2015;116(1–2):35–43.

Diniz TC et al. The role of flavonoids on oxidative stress in epilepsy. Oxid Med Cell Longev. 2015;2015:171756.

Erbguth F et al. Ernährung und Nahrungsergänzungsmittel bei neurologischen Erkrankungen. Nervenarzt 2014;85:1501–1511.

Felton EA et al. Dietary therapy is the best option for refractory nonsurgical epilepsy. Epilepsia. 2015;56(9):1325–1329.

Martin K et al. Ketogenic diet and other dietary treatments for epilepsy. Cochrane Database Syst Rev. 2016;2:CD001903.

Martinc B et al. Antioxidants as a preventive treatment for epileptic process: a review of the current status. Curr Neuropharmacol. 2014;12(6):527–550.

Ohtahara S et al. Vitamin B6 treatment of intractable seizures. Brain Develop 2011; doi:10.1016 / j.braindev. 2011.01.010.

Raju GB et al. Randomized, double-blind, placebo-controlled, clinical trial of vitamin E as add-on therapy in uncontrolled epilepsy. Epilepsia 1994;35:368.

Rüegg S. Autoimmunity and epilepsies in adults. Epileptologie 2014;31:4–25.

Saghazadeh A et al. Possible role of trace elements in epilepsy and febrile seizures: a meta-analysis. Nutr Rev. 2015 Nov;73(11):760–779.

Sarmento Vasconcelos V et al. Polyunsaturated fatty acid supplementation for drug-resistant epilepsy. Cochrane Database Syst Rev. 2016;(8):CD011014.

Sharma TK et al. Evaluate the effect of valproate monotherapy on the serum homocysteine, folate and vitamin B12 levels in epileptic children. Clin Lab. 2015;61(8):933–940.

Soltani D et al. nutritional aspects of treatment in epileptic patients. Iran J Child Neurol. 2016;10(3):1–12.

Vaccarezza MM et al. Dietary therapy is not the best option for refractory nonsurgical epilepsy. Epilepsia. 2015;56(9):1330–1334.

## Parkinson-Krankheit

Die Parkinson-Krankheit ist eine chronisch fortschreitende, neurodegenerative Erkrankung, von der 1–2% aller Menschen über 60 Jahre betroffen sind. In einer ersten Phase sterben Dopamin-produzierende Nervenzellen im Mittelhirn. So entsteht ein Mangel an diesem wichtigen, aktivierenden Neurotransmitters. Aufgrund des Ungleichgewichts zwischen Dopamin und anderen Botenstoffen (z.B. Glutamat, Acetylcholin), die nun im relativen Überschuss vorhanden sind, kommt es im Gehirn zu einem »Verständigungsnotstand«. Die Erkrankung setzt in der Regel mit einem leichten Zittern der Arme und Hände (Ruhetremor) ein. Gleichzeitig ist die Muskulatur immer ein wenig angespannt und flüssige Bewegungsabläufe wie z.B. Schreiben fallen schwerer. In dieser Phase kann die Krankheit gut mit L-Dopa kontrolliert werden. Dies ist eine Aminosäure, die im Gehirn in Dopamin umgewandelt werden kann. Dadurch erhöht sich die Dopaminkonzentration, wodurch die »Verständigung« teilweise wiederhergestellt werden kann und die Symptome gemildert werden.

Leider sprechen die Patienten mit der Zeit immer schlechter auf die Wirkung von L-Dopa an (Erstarren der Gesichtsmuskulatur, gebückte Haltung, Bewegungsverlangsamung), und da auch andere Nervenzellen absterben, die nicht Dopamin produzieren, kommen weitere Störungen wie Schmerzen, Schlafstörungen, psychisch-kognitive Störungen hinzu. In diesem Stadium werden Wirkstoffe kombiniert, die den Dopaminrezeptor stimulieren (Dopaminagonisten). Die Krankheit kann zurzeit nicht geheilt werden. Lediglich das Fortschreiten kann verzögert werden.

Chronische Intoxikationen mit Herbiziden, Pestiziden, Insektiziden, Lösungsmitteln sowie mit Schwermetallen (Quecksilber, Blei, Cadmium, Aluminium, Zinn, Silber und Kupfer) können für die Entstehung und für das Fortschreiten der Parkinson-Krankheit eine Rolle spielen. Sie führen zu oxidativem und nitrosativem Stress, zur Schädigung von Ner-

### Nährstoffempfehlungen bei der Parkinson-Krankheit

| Nährstoff | empfohlene Tagesdosis | Kommentare |
|---|---|---|
| Vitamin $B_2$, ev. mit anderen B-Vitaminen kombiniert | 25–50 mg | Hinweise, dass die Optimierung des mitochondrialen Energiestoffwechsels die motorischen Fähigkeiten verbessern kann. |
| Vitamin D | 1200 I.E. – ev. höher (nach Labor) | Höhere Vitamin-D-Spiegel führen zu milderen Parkinsonformen. 1200 I.E. verlangsamen das Fortschreiten der Erkrankung. Verbesserte Muskelfunktion. |
| Kreatin | 4–15 g (auf 3 x täglich verteilen) | Als Einzelsubstanz nur wenig wirksam, in Kombination mit 300 mg Coenzym $Q_{10}$ vermutlich besser. Wird im Körper in Phosphokreatin umgewandelt; dessen Phosphoranteil wird im ATP-Stoffwechsel zur Energiegewinnung in den Mitochondrien verwendet. |
| Coenzym $Q_{10}$ | 300 (auf 3 x täglich verteilen) | als Einzelsubstanz nur einen sehr limitierten Nutzen gezeigt, in Kombination mit Kreatin ev. wirksamer. |
| NADH | 10–20 mg | Alte Studien zeigten eine Milderung der Symptome. |

venzellen, zur Blockade von Dopamintransportern und zur Oxidation von Dopamin. Es scheint zudem, dass sowohl Selen- als auch Vitamin-D-Mangel das Parkinson-Risiko erhöhen können.

## Ernährungsempfehlungen

Eine proteinarme Diät kann bei der Parkinson-Krankheit vorteilhaft sein. Während der L-Dopa-Therapie vermindert die Begrenzung des Proteinanteils der Nahrung die »Konkurrenz« durch andere Aminosäuren, was L-Dopa den Zugang zum Gehirn erleichtert. Es wird daher empfohlen, den Hauptanteil der Proteine abends zu konsumieren. Dann können Auswirkungen durch die Nahrungseiweiße (häufig Tremor und motorische Probleme) während der Nacht »verschlafen« werden, ohne dass sich die Symptome negativ bemerkbar machen.

Schäden durch freie Radikale scheinen bei der Entstehung und dem Fortschreiten der Parkinson-Krankheit eine Rolle zu spielen. Eine Ernährung mit viel Gemüse und Obst, die reich an natürlichen Antioxidanzien ist, kann das Erkrankungsrisiko vermindern und bei bestehender Erkrankung das Fortschreiten verlangsamen. Der Genuss von Kaffee (ideal 3 Tassen/Tag) und Grüntee scheint das Risiko für die Entstehung der Parkinson-Krankheit zu reduzieren, vermutlich durch antioxidativ wirkende Substanzen wie Koffein und EGCG.

Demgegenüber scheint eine fettreiche Ernährung ungünstig, da sie die Entstehung von freien Radikalen fördert. Auch der Konsum von Milchprodukten erhöht das Risiko für Parkinson.

Für Parkinson-Patienten ist es wichtig, genügend Kalorien zu sich zu nehmen und mit ausreichender körperlicher Aktivität und mit Probiotika den Darm »in Schwung« zu halten, nicht nur wegen der häufigen Verstopfung, sondern auch, weil das Darmmikrobiom einen Einfluss auf den Krankheitsverlauf haben kann.

## Besondere Hinweise

- Chronische Schwermetall-Belastungen können ursächlich an der Entstehung der Parkinson-Krankheit beteiligt sein.
- Körperliche Aktivität und Nikotin reduzieren das Risiko für Parkinson.
- Eisen und Mangan in hohen Dosen können die Parkinson-Krankheit verschlimmern.
- Koffein hilft bei Parkinson: Eine 6-wöchige Koffeingabe (200 bzw. 400 mg; entspricht 2,5 bzw. 5 Tassen Kaffee) führte in einer placebokontrollierten Studie neben leichten Verbesserungen der Müdigkeit vor allem zu motorischen Verbesserungen.

## Laboruntersuchungen

- Schwermetall-Screening (Haare, Urin, Blut)
- Nitrostress
- oxidativer Stress (Lipidperoxide, Glutathion, Malondialdehyd, Glutathionperoxidase, Thiole)
- Neurotransmitterprofil
- CRP, Zytokinprofil
- Mikronährstoffprofil (Magnesium, Coenzym $Q_{10}$, Vitamin $B_{12}$)

## Literatur


Ascherio A et al. The epidemiology of Parkinson's disease: risk factors and prevention. Lancet Neurol. 2016;15(12):1257–1272.

BirkmayerJ et al. NADH – a new therapeutic approach to Parkinson's disease. Acta Neurol Scand 1993;87 (Suppl. 146):32–35.

Chiurchiù V et al. Is modulation of oxidative stress an answer? The state of the art of redox therapeutic actions in neurodegenerative diseases. Oxid Med Cell Longev. 2016;2016:7909380.

Ellwanger JH et al. Biological functions of selenium and its potential influence on Parkinson's disease. An Acad Bras Cienc. 2016;88(3 Suppl):1655–1674.

Etminan M et al. Intake of vitamin E, vitamin C, and carotenoids and the risk of Parkinson's disease: a meta-analysis. Lancet Neurol 2005;4(6):362–365.

Hang L et al. Nutraceuticals in Parkinson's Disease. Neuromolecular Med. 2016;18(3):306–321.

Li Z et al. The effect of creatine and coenzyme Q10 combination therapy on mild cognitive impairment in Parkinson's disease. Eur Neurol. 2015;73(3–4):205–211.

Mo JJ et al. The effectiveness of creatine treatment for Parkinson's disease: an updated meta-analysis of randomized controlled trials. BMC Neurol. 2017;17(1):105.

Postuma RB et al. Caffeine for treatment of Parkinson disease: a randomized controlled trial. Neurology. 2012;79(7):651–658.

Rimmelzwaan LM et al. Systematic review of the relationship between vitamin D and Parkinson's disease. J Parkinsons Dis. 2016;6(1):29–37.

Sampson TR et al. Gut mcrobiota regulate motor deficits and neuroinflammation in a model of Parkinson's disease. Cell. 2016;167(6):1469–1480.

Schapira AHV. Mitochondria in the aetiology and pathogenesis of Parkinson's disease. Lancet Neurol 2008;7:97–109.

Zhu ZG et al. The efficacy and safety of coenzyme Q10 in Parkinson's disease: a meta-analysis of randomized controlled trials. Neurol Sci. 2017;38(2):215–224.


# Multiple Sklerose

Multiple Sklerose (MS) ist eine Autoimmunerkrankung des zentralen Nervensystems (ZNS), bei der sich die körpereigene Abwehr gegen die Schutzhüllen der Nervenfasern richtet. Sie verläuft meist in Schüben und führt zu fortschreitender Zerstörung der als »weiße Substanz« bezeichneten Myelinscheiden. Dies beeinträchtigt die Erregungsfortleitung und führt zum Funktionsverlust der betroffenen Nervenbahnen. Da diese Entmarkungsherde überall im ZNS auftreten können, manifestiert sich die Krankheit mit den unterschiedlichsten Symptomen. Dazu gehören

- motorische Störungen, Spastik, Lähmungen
- Koordinationsstörungen
- Sprach-, Seh- und Gedächtnisstörungen
- Sensibilitätsstörungen, Neuralgien
- Störungen der Blasen- und Darmfunktion (z. B. Harninkontinenz)

- Depressionen
- Müdigkeit

Die Krankheit tritt in der Regel zwischen dem 25. und dem 40. Lebensjahr in Erscheinung. Frauen sind häufiger von MS betroffen als Männer. Bei optimaler Behandlung kann der Krankheitsverlauf stark verzögert werden, sodass schwere Behinderungen unter Umständen für lange Zeit ausbleiben.

## Ursachen

Man geht heute davon aus, dass bei der Entstehung und dem Fortschreiten der Erkrankung verschiedene Faktoren zusammenwirken (multifaktorielle Entstehung). Dabei sind eine genetische Veranlagung und äußere Einflussfaktoren im Spiel:

- geographische Lage: in Äquatornähe und in Höhenlagen ist das Vorkommen von MS deutlich geringer (UV-Bestrahlung durch die Sonne; Vitamin-D-Haushalt)
- Autoimmunprozesse
- oxidative und entzündliche Prozesse
- Bildung und Freisetzung von Metalloproteinasen (MMP), die wesentlich zur Beschädigung der Myelinschicht der Nervenzellen beitragen
- virale Infekte (Epstein-Barr, Influenza, HIV, Herpes-Virus Typ 6 usw.)
- chronische Schwermetall-Belastungen (z. B. 7,5-fach erhöhte Quecksilberspiegel in der Zerebrospinalflüssigkeit von MS-Patienten)
- Expositionen gegenüber Lösungsmitteln
- Störungen des Hormonhaushaltes

## Ernährungsempfehlungen

MS-Patienten sollten eine an Gemüsen und Früchten reiche Ernährung mit eher wenig Kohlenhydraten und Fleisch bevorzugen.

### Hormonprofil überprüfen

Abnormale Hormonspiegel können eine Rolle bei der Entwicklung der Multiplen Sklerose spielen. MS-Patientinnen zeigen während des gesamten Monatszyklus tiefere Testosteronspiegel als gesunde Probandinnen. MS-Patientinnen mit den niedrigsten Testosteron-Spiegeln zeigten vermehrte Hirngewebeschäden. Bei den Männern zeigten diejenigen MS-Patienten mit den höchsten Östradiolspiegeln die meisten Hirngewebsschäden. Eine Überprüfung des Hormonprofils bei diagnostizierten MS-Patienten ist sinnvoll, um die Progression der Krankheit günstig zu beeinflussen.

Dies kann entzündliche und oxidationsfördernde Prozesse reduzieren. Hoher Salzkonsum gilt als Risikofaktor, die Rolle der Darmbakterien wird untersucht.

**Gesättigte Fette meiden:** Es sollte wenig Fett gegessen werden. Eine 50 Jahre (!) dauernde Langzeitbeobachtungsstudie zeigt, dass eine eher fettarme Ernährung (weniger als 20 g Gesamtfett/Tag), die vor allem wenig gesättigte Fette (aus Fleisch, Wurst usw.) enthält, die Lebenserwartung und die klinischen Symptome der MS günstig zu beeinflussen scheint.

**Omega-3-Fettsäuren:** Wenn Öle verwendet werden, sind Rapsöl, Soja- und Walnussöl empfehlenswert, weil sie reich an Omega-3-Fettsäuren sind. Omega-3-Fessäuren sind vor allem in Fisch enthalten. Diese Fettsäuren sind auch Bestandteil der Myelinschichten der Nervenfasern und wirken entzündungshemmend und das Immunsystem regulierendend. Empfehlenswert ist es daher, 1–2-mal wöchentlich Meerfisch zu essen.

**Nahrungsmittel-Unverträglichkeiten:** Wichtig ist die Elimination von Nahrungsmitteln, auf die der MS-Patient immunologisch sensibel reagiert. Bei epidemiologischen Studien konnte eine starke Korrelation zwischen Milchkonsum und Gluten-Unverträglichkeiten und der Häufigkeit von MS-Erkrankungen nachgewiesen werden. Es ist empfehlenswert, im Labor die entsprechenden Tests durchzuführen.

**Vitamin D3:** Immer mehr Studien zeigen, dass hochdosierte Vitamin-$D_3$-Gaben die Häufigkeit von MS-Schüben reduzieren können. Dabei wurden während einiger Monate tägliche Dosierungen zwischen 100 und 250 µg (4 000–10.000 I. E.) Vitamin $D_3$ verabreicht. Nebenwirkungen (Hyperkalzämie) konnten trotz der hohen Dosierungen nicht beobachtet werden.

## Besondere Hinweise

- Sportliche Betätigung bringt für die Lebensqualität, für die Erhaltung der Beweglichkeit und der Körperfunktionen

### Nährstoffempfehlungen bei Multipler Sklerose

| Nährstoff | empfohlene Tagesdosis | Kommentare |
|---|---|---|
| Vitamin $B_{12}$ | 1 mg täglich, als intramuskuläre Injektion, später 1 Injektion pro Woche | Vitamin $B_{12}$ ist für die Produktion der Fettsäuren, aus denen die Myelinschicht zusammengesetzt ist, hilfreich. Nur wenige Daten aus klinischen Studien. |
| Vitamin D | präventiv: ca. 20–40 µg (800–1 600 I. E.) therapeutisch: 50–100 µg (2 000–4 000 I. E.) (je nach Vitamin-D-Status) | Vitamin D senkt das MS-Risiko. Hochdosiertes Vitamin D (angestrebte Serumspiegel › 100 mmol/l) verbessert bei MS-Patienten die Funktionsparameter und reduziert das Schubrisiko. |
| Vitamin E, C und Selen | 1 200 I. E. Vitamin E, 1 g Vitamin C, 200 µg Selen | Antioxidanzien schützen möglicherweise vor der Beschädigung des Myelins. |
| Vitamin-B-Komplex | 50 mg Vitamin $B_6$, 0,6 mg Folsäure, 1–2 mg Vitamin $B_{12}$ | B-Vitamine wirken neuroprotektiv; Vitamin $B_6$ und $B_{12}$ fördern die Myelinsynthese. MS-Patienten haben häufig erhöhte Homocysteinblutspiegel, die durch Folsäure, Vitamin $B_6$, $B_{12}$ reguliert werden können. |
| Biotin | 100 (– 300) mg | Neue Studien zeigen Verbesserung der Symptome, Gangverbesserung bei primär progredienter MS. |
| Omega-3-Fettsäuren | 2–3 g EPA, DHA | können evtl. den Krankheitsverlauf verlangsamen und die Rückfallquote reduzieren; immunmodulatorisch; entzündungshemmend; stabilisieren Zellmembranen |
| α-Liponsäure | 600 – 1 200 mg | reduziert entzündliche Läsionen beim MS-Patienten (ICAM-1, MMP-9) |

große Vorteile. Schwimmen ist ideal, weil es dabei nicht zu einer Erhöhung der Körpertemperatur kommt, was bei manchen Menschen, die unter MS leiden, die Symptome verschlimmert.
- Proteolytische Enzyme (z.B. Bromelain) können zur Verzögerung der Krankheitsprogression beitragen.
- Zigarettenrauchen, Stress und Alkohol erhöhen den Gehalt an Sauerstoffradikalen und verstärken das Entzündungsgeschehen.

### Laboruntersuchungen

- 25-OH-Vitamin-$D_3$
- Schwermetall-Screening (Haare, Urin, Blut)
- oxidativer Stress (Lipidperoxide, Glutathion, Malondialdehyd, Glutathionperoxidase, Thiole)
- CRP, Zytokinprofil
- Homocystein
- Nitrostress
- Nahrungsmittel-Intoleranzen
  - Typ-III-/Typ-IV-Sensibilisierung für Nahrungsmittel (Serum)
  - Anti-Gliadin-Antikörper und Anti-Transglutaminase sIgA-Antikörper (Stuhl)

### Literatur

Adamczyk B et al. New insights into the role of oxidative stress mechanisms in the pathophysiology and treatment of multiple sclerosis. Oxid Med Cell Longev. 2016;2016:1973834.

Bagur MJ et al. Influence of diet in multiple sclerosis: A systematic review. Adv Nutr. 2017;8(3):463–472.

Cruickshank TM et al. A systematic review and meta-analysis of strength training in individuals with multiple sclerosis or Parkinson disease. Medicine (Baltimore). 2015;94(4):e411.

Erbguth F et al. Ernährung und Nahrungsergänzungsmittel bei neurologischen Erkrankungen. Nervenarzt 2014;85:1501–1511.

Farinotti M et al. Dietary interventions for multiple sclerosis. Cochrane Database Syst Rev. 2012;12: CD004192.

Gupta S. Diet: Changing the recipe. Nature. 2016; 540(7631):S13–S14.

Geginat J et al. The enigmatic role of viruses in multiple sclerosis: Molecular mimicry or disturbed immune surveillance? Trends Immunol. 2017;38(7):498–512.

Kurth F et al. Neuroprotective effects of testosterone treatment in men with multiple sclerosis. Neuroimage Clin. 2014 Mar 6;4:454–460.

Mutter J. Is dental amalgam safe for humans? The opinion of the scientific committee of the European Commission. J Occup Med Toxicol 2011;6(1):2–19.

Pierrot-Deseilligny C et al. Vitamin D and multiple sclerosis: An update. Mult Scler Relat Disord. 2017;14:35–45.

Plemel JR et al. Over-the-counter anti-oxidant therapies for use in multiple sclerosis: A systematic review. Mult Scler. 2015 Oct;21(12):1485–1495.

Tavakol S et al. The level of testosterone, Vitamin D, and irregular menstruation more important than Omega-3 in non-symptomatic women will define the fate of multiple scleroses in future. Mol Neurobiol. 2016 Dec 13. [Epub ahead of print].

Tourbah A et al. MD1003 (high-dose biotin) for the treatment of progressive multiple sclerosis: A randomised, double-blind, placebo-controlled study. Mult Scler. 2016;22(13):1719–1731.

Yadav V et al. Lipoic acid in multiple sclerosis: a pilot study. Mult Scler. 2005;11(2):159–165.

## Demenz und Alzheimer

Demenz ist ein fortschreitender Verlust von kognitiven, emotionalen und später auch sozialen Fähigkeiten. Die Demenz ist eine typische Alterserkrankung. Etwa 3% der über 65-Jährigen und über 30% der über 90-Jährigen sind davon betroffen. Die Krankheit manifestiert sich typischerweise zuerst mit Störungen des Kurzzeitgedächtnisses und des Denkvermögens, was eine verminderte Lernfähigkeit, Orientierungsstörungen, Verwirrung, Sprachstörungen und Persönlichkeitsveränderungen mit sich bringt. Ursache ist ein Verlust funktionstüchtiger Hirnzellen.

Die häufigste Form der Demenz ist die degenerativ bedingte Alzheimer-Krankheit (ca. 50 %). Bei dieser stehen Ablagerungen sowie ein entzündlicher Prozess in den Nervenzellen im Vordergrund des Krankheitsgeschehens. Die Ursache ist noch nicht bekannt.

20 % der Demenzen sind auf eine verminderte Durchblutung des Gehirns zurückzuführen. Ursächlich spielen bei dieser vaskulären Demenz die kardiovaskulären Risikofaktoren, wie Diabetes mellitus, Hypertonie, erhöhte Homocysteinspiegel, Fettstoffwechselstörungen und Adipositas, eine zentrale Rolle. Die Durchblutungsstörungen führen zum Multi-Infarkt-Syndrom, bei dem unzählige kleinste Hirnareale absterben.

## Ursachen

**β-Amyloid-Plaques und Neurofibrilläre Tangles:** Im Hirn von Alzheimer-Patienten können unlösliche Proteinknäuel-Ablagerungen, sogenannte »senile Plaques«, nachgewiesen werden. Diese bestehen aus unkorrekt abgebautem β-Amyloid. Man geht davon aus, dass diese Plaques toxisch auf Nerven und Synapsen wirken.

Das Tau-Protein, das für das Zellskelett wichtig ist, ist überphosphoryliert und bildet bei Alzheimer-Patienten Fibrillen-Aggregate, die sich in den Nerven anlagern.

Weshalb die Plaques und Fibrillen entstehen, ist noch unbekannt. Es wird spekuliert, ob erste falsch gefaltete Proteine eine Fehlfaltung weiterer Proteine fördern können.

**Apolipoprotein E4 (Apo E4):** Das Apolipoprotein E spielt eine Rolle beim Transport von Fettsäuren in die Zellen. Es gibt verschiedene Varianten dieses Proteins; welches ein Mensch hat, ist genetisch bedingt. Diejenigen Menschen, die die Variante Apo E4 haben, zeigen ein erhöhtes Risiko, jünger an Alzheimer zu erkranken als Träger der Varianten Apolipoprotein E2 und E3.

**Insulinresistenz, AGEs:** Auch Störungen im Stoffwechsel der Mitochondrien sowie eine Insulinresistenz der Hirnzellen werden als mögliche Ursachen einer Alzheimer-Krankheit diskutiert. Typ-2-Diabetiker haben ein höheres Alzheimer-Risiko. Die erhöhte Insulinresistenz der Hirnnervenzellen bei Alzheimer (sie haben nicht genug Zucker zur Energiegewinnung und der Energiemangel behindert die Entsorgung von Proteinabfällen) versucht man derzeit mit durch die Nase gegebenen Antidiabetika anzugehen.

Hohe Glukose- und Fruktosekonzentrationen im Blut und im Gehirn reagieren zu AGE-Mo-

### Wann ist der richtige Zeitpunkt zur Vorbeugung?

Dies kann heute so noch nicht gesagt werden. Alle Zeichen deuten jedoch darauf hin, dass es sinnvoll ist, früh und lebenslang entsprechende vorbeugende Maßnahmen zu treffen. Dazu gehören ein gesunder Lebensstil, die Vermeidung der kardiovaskulären Risikofaktoren und die Behandlung einer Depression. Wenn der Gedächtnisabbau einmal spürbar begonnen hat, ist er vermutlich weder mit Ernährung noch mit Supplementen oder Medikamenten wesentlich zu beeinflussen. Die Prozesse sind zu komplex und in der Regel auch nicht mehr reversibel.

### Nährstoffempfehlungen bei Demenz und bei der Alzheimer-Krankheit

| Nährstoff | empfohlene Tagesdosis | Kommentare |
|---|---|---|
| Vitamin E, Vitamin C | 400–2 000 I. E. Vitamin E zusammen mit 1–2 g Vitamin C | Reduzierte Mortalität bei parallelem Einsatz von Vitamin E mit Alzheimer-Medikamenten (Cholinesterase-Hemmern). Es scheint v. a. γ-Tocopherol wirksam zu sein. |
| Vitamin $B_6$, $B_{12}$ und Folsäure | 10 mg Vitamin $B_6$, mind. 10 µg $B_{12}$ und mind. 0,6 mg Folsäure | Regulation des Homocysteinstoffwechsels und Verbesserung der zerebralen Mikrozirkulation (nur in einem frühen, vorbeugenden Stadium) |
| Selen | je nach Laborstatus | Niedrige Plasmaselenspiegel korrelieren mit den kognitiven Defiziten. |
| Chrom | 200–800 µg | Chrom erhöht die Insulinsensitivität und reduziert Glykierungsprozesse. |
| Omega-3-Fettsäuren | 1,5–2 g EPA, DHA | DHA beeinflusst den Hirnstoffwechsel positiv (fördert Neuroprotectin 1 – wichtig zum Schutz der Hirnzellen), EPA reduziert entzündliche Prozesse. Langfristige Einnahme |

lekülen. Diese »verzuckerten« (glykierten) Proteine können einerseits arteriosklerotische Prozesse fördern, andererseits die Bildung von senilen Plaques induzieren oder eine lokale Entzündung mit oxidativem Stress aufrechthalten.

**Metall-Belastungen:** Oxidativer Stress und chronische Belastungen mit toxischen Metallen (Quecksilber, Aluminium, Blei, Zinn, Eisen usw.) sind wahrscheinlich ursächlich an der Entstehung von Demenzen mitbeteiligt. Erhöhte Metallkonzentrationen werden bei verstorbenen Alzheimer-Patienten häufig gefunden. Sie unterhalten oxidative Prozesse und können zur Zerstörung der Blut-Hirn-Schranke führen und zu Veränderungen von Proteinstrukturen und von genetischem Material. Die Schwermetall-Exposition und -belastung sollte aus präventiven Gründen stets überprüft und möglichst niedrig gehalten werden.

## Ernährungsempfehlungen

**Kohlenhydrate:** Unter dem Eindruck der aktuellen Studienlage sollte zur Vorbeugung gegen Demenzen und die Alzheimer-Krankheit der Kohlenhydratanteil der täglichen Nahrung stets dem aktuellen Bedarf angepasst werden. Das bedeutet also, dass bei wenig körperlicher Aktivität entsprechend weniger Kohlenhydrate gegessen werden sollten, um einen »Überschuss« zu vermeiden. Achten Sie auf wenig prozessierte Produkte (Vollkorn, hoher Ballaststoffanteil) und schränken Sie weißmehl- und zuckerhaltige Lebensmittel ein.

**Fette:** Fette (inkl. Cholesterin!), inbesondere auch die in Fisch, Nüssen und hochwertigen Pflanzenölen enthaltenen Omega-3-Fettsäuren, scheinen das Alzheimer-Risiko tendenziell zu reduzieren. Die Studienergebnisse sind nicht einheitlich. Transfettsäuren sollten wegen ihrer arteriosklerotischen Eigenschaften gemieden werden.

**Antioxidanzien:** Da oxidative Prozesse bei der Entstehung von Demenzen eine wichtige Rolle spielen, sind Antioxidanzien für die Vorbeugung von großer Bedeutung. Sie sollten vor allem über Gemüse, Früchte und Beeren ausreichend zugeführt werden.

**B-Vitamine:** Die Zufuhr von B-Vitaminen (Folsäure, Vitamin $B_6$ und $B_{12}$), welche den Homocysteinblutspiegel senken, kann den Rückgang der kognitiven Funktionen verlangsamen und das Demenzrisiko vermindern. Dies scheint allerdings nur in einer frühen Phase der Prävention der Fall zu sein. Die Ergebnisse sind umstritten.

### Galaktose statt Glukose

Galaktose gelangt ohne Hilfe von Insulin in die Zellen, wo es dann in Glukose umgewandelt werden kann. So kann Galaktose den Hirnzellen Energie liefern und der zelluläre Glukosemangel, wie er bei Alzheimer-Patienten und Diabetikern vorkommt, kann beseitigt werden. Galaktose kann nur über ein Konzentrationsgefälle in die Zellen dringen, es werden mindestens 10 g pro Tag benötigt.

Patienten mit Demenzen oder mit einer Alzheimer-Krankheit sind oft unterernährt und haben einen niedrigen BMI. Sowohl aus präventiver Sicht als auch bei der Pflege von Alzheimer-Patienten sollte stets auf eine genügende und entsprechend bilanzierte Ernährung geachtet werden. Chronischer, starker Alkoholkonsum kann das Demenz-Risiko erhöhen: Alkohol wirkt toxisch auf die Gehirnzellen. Weil Multi-Infarkt-Demenz durch kleine Schlaganfälle verursacht wird, haben die Empfehlungen zur Vorbeugung gegen arteriosklerotische Veränderungen auch hier Gültigkeit.

## Besondere Hinweise

- Die Injektion von β-Amyloid-Antikörpern bewirkte im Tierversuch einen Abbau der Plaques. In Humanstudien zeigte sich ein Effekt bei frühzeitiger Verabreichung (milde Alzheimer-Demenz).
- In den Mitochondrien wurden enzymartige Substanzen mit einer lebensverlängernden Wirkung entdeckt. Man nennt sie Sirtuine. Diese werden aktiviert, wenn der Körper speziell gefordert ist, wie z.B. bei Nahrungsknappheit, aber auch bei anderen Stress-Situationen wie Kälte, Hitze, Infektionen, Belastung etc. Wenn man Sirtuine unabhängig vom Stress-Stimulus regelmäßig aktivieren könnte, würde dies zu einer verbesserten Lebensqualität bis ins hohe Alter führen. Sirtuine werden nun auch zur Vorbeugung gegen Demenzen untersucht.
- Menschen mit Down-Syndrom entwickeln Demenzen bereits in jungen Jahren (ab 30–40 Jahren).
- Ginkgoextrakt scheint auch bei diagnostizierten Demenz-Patienten eine moderate Verbesserung der kognitiven Fähigkeiten zu bewirken.

## Laboruntersuchungen

- Apolipoprotein E4
- Neurotransmitterprofil
- Schwermetall-Screening (Haare, Urin, Blut)
- oxidativer Stress (Lipidperoxide, Glutathion, Malondialdehyd, Glutathionperoxidase, Thiole)
- Homocystein
- Nitrostress
- Zuckerwerte: $HbA_{1c}$, Zink, Chrom

## Literatur

Bhatti AB et al. Vitamin supplementation as an adjuvant treatment for Alzheimer's disease. J Clin Diagn Res. 2016;10(8):OE07–11.

Cai W et al. Oral glycotoxins are a modifiable cause of dementia and the metabolic syndrome in mice and humans. Proc Natl Acad Sci U S A. 2014;111(13):4940–4945.

Cardoso BR et al. Nutritional status of selenium in Alzheimer's disease patients. Brit J Nutr 2010;103:803–806

Chandrashekthar K et al. Aluminium and Alzheimer's disease – an overview. Ind J Forens Med Toxicol 2010;4(2): Print ISSN: 0973–9122.

Diehl T et al. Insulin resistance in Alzheimer's disease. Transl Res. 2017;183:26–40.

Hane FT et al. Recent progress in Alzheimer's disease research, Part 3: Diagnosis and treatment. J Alzheimers Dis. 2017;57(3):645–665.

Hoyland A et al. Acute effects of macronutrient manipulations on cognitive test performance in healthy young adults: a systematic research review. Neurosci Biobehav Rev 2008;32:72–85.

Kennedy DO. B Vitamins and the brain: mechanisms, dose and efficacy–a review. Nutrients. 2016;8(2):68.

Lam V et al. Antioxidants and dementia risk: Consideration through a cerebrovascular perspective. Nutrients. 2016;8(12). pii: E828.

Mancuso C et al. Natural substances and Alzheimer's disease: from preclinical studies to evidence based medicine. Biochim Biophys Acta 2011 doi;10.1016/j.bbadis.2011.09.004.

Mutter J et al. Does inorganic mercury play a role in Alzheimer's disease? A systematic review and an integrated molecular mechanism. J Alzheimer's Dis 2010;22:357–374.

Lukiw WJ et al. A role for docosahexaenoic acid-derived neuroprotectin $D_1$ in neural cell survival and Alzheimer disease. J Clin Invest 2005;115:2774–2783.

Salkovic-Petrisic M et al. Long-term oral galactose treatment prevents cognitive deficits in male Wistar rats treated intracerebroventricularly with streptozotocin. Neuropharmacology. 2014;77:68–80.

Scheltens P et al. Alzheimer's disease. Lancet. 2016;388(10043):505–517.

Seneff S et al. Nutrition and Alzheimer's disease: the detrimental role of a high carbohydrate diet. Eur J Int Nutr 2011;22(2):134–140.

Torrente M et al. Metal concentrations in hair and cognitive assessement in an adolescent population. Biol Trace Elem Res 2005;104:215–221.

Willette AA et al. Insulin resistance predicts brain amyloid deposition in late middle-aged adults. Alzheimer & Dementia 2015;11(5):504–510.

# Psychiatrische Erkrankungen

Die begleitende Supplementierung von Mikronährstoffen bei psychiatrischen Erkrankungen gehört zu den Kerngebieten der orthomolekularen Medizin. Neben vielen anderen Einflussfaktoren spieltdie Versorgung mit Nährstoffen – und hier insbesondere die Bereitstellung von Bausteinen, aus denen die Neurotransmitter im Gehirn gebildet werden – eine wichtige Rolle für die psychische Gesundheit.

## Orthomolekulare Psychiatrie

Erste Zusammenhänge zwischen Mikronährstoffen und psychischen Erkrankungen wurden von Abram Hoffer bereits vor über 50 Jahren aufgezeigt. Carl C. Pfeiffer beschritt dann seit den 1970er-Jahren völlig neue Wege mit der Eröffnung einer ambulanten psychiatrischen Klinik. Psychiatriepatienten erhielten aufgrund von diversen Laborpara-

### Studie mit verhaltensauffälligen und gewalttätigen Patienten (Walsh et al. 2004)

| **Patienten** | **Anzahl: 207**<br>**verhaltensauffällige und gewalttätige Personen**<br>**85 % der Patienten mit Ritalin-, Antidepressiva- und Tranquilizer-Vorgeschichte**<br>**Alter: 3–55 Jahre** |
|---|---|
| durchgeführte Laboruntersuchungen | Histamin (Blut)<br>Kupfer-Zink-Verhältnis (Blut)<br>Kryptopyrrol (Urin)<br>chronische Schwermetall-Belastungen (Haare)<br>Glukosetoleranzstörungen (Blut)<br>Malabsorption (Stuhl) |
| Maßnahmen | individuelle orthomolekulare Therapie während 4–8 Monaten |
| klinische Resultate | reduzierte tätliche Angriffe: minus 92 %<br>reduzierte Häufigkeit von destruktiven Zwischenfällen: von 42 Ereignissen vor der Behandlung auf 9 Ereignisse danach<br>völliges Verschwinden des gewalttätigen Verhaltens in ca. 55 % der Fälle<br>höchste Therapieerfolgsquote bei Kindern unter 14 Jahren (noch keine Wechselwirkungen, da kein Drogen- und Alkoholabusus) |

### Laborparameter und ernährungsmedizinische Maßnahmen in der orthomolekularen Psychiatrie

| Laborbefund | ernährungsmedizinisch beeinflussbar durch: |
|---|---|
| Histapenie: niedriger Histaminspiegel (Blut) und Kupfer im Haar meist hoch | Zink<br>Folsäure, Niacin, Vitamin $B_{12}$, Pantothensäure, eher eiweißbetonte Ernährung (mit Histidin als Histaminvorstufe) |
| Histadelie: hoher Histaminspiegel (Blut) | Kalzium, Zink, Mangan, Molybdän<br>Methionin<br>Vitamin C<br>evtl. Diphenylhydantoin (Folsäureantagonist) |
| Kryptopyrrol (Urin)<br>Zink- und Vitamin-$B_6$-Mangel | Zink<br>Vitamin $B_6$ |
| Fettsäureprofil, Omega-3-Index | EPA, DHA, γ-Linolensäure (Nachtkerzenöl) |
| Serotonin (Blut) | Vitamin $B_6$<br>Tryptophan<br>Melatonin |
| Glukosetoleranz, nutritive Hypoglykämie (Blut) | Ernährung (Reduktion der raffinierten Kohlenhydrate)<br>Zink, Chrom, Mangan, B-Vitamine, Kalium, Magnesium |
| chronische Schwermetallbelastungen (Haaranalyse oder DMPS [= Dimercaptopropansulfonsäure = Dimaval] im Urin) | Expositionsprophylaxe<br>Zink, Selen<br>schwefelhaltige Aminosäuren (Methionin, Cystein, Taurin)<br>Vitamin C<br>Chlorella, Spirulina, Pektin<br>Knoblauch, Bärlauch |
| Stuhlanalytik | probiotische Therapie<br>Glutamin<br>Lezithin, Fettsäuren |

metern eine individuell abgestimmte Mikronährstoffzufuhr. Diese Arbeiten von Pfeiffer waren bahnbrechend und erfolgreich. Neuere, ebenso erfolgreiche Studien (Walsh 2004) bestätigen die Richtigkeit der Grundlagenarbeit von Pfeiffer bis zum heutigen Tag.

Interessanterweise gab es in der Geschichte der Psychiatrie einen Zeitpunkt, an dem sich die klassische und die orthomolekulare Psychiatrie getroffen haben. Dies war 1952, als eine neue Substanz, Chlorpromazin, einen bahnbrechenden Fortschritt in der Behandlung von Psychiatriepatienten bewirkte. Chlorpromazin war das erste Medikament gegen Schizophrenie. Zahlreiche Patienten reagierten gut auf Chlorpromazin, andere weniger. Auch Nebenwirkungen sind aufgetreten. Chlorpromazin war von seiner chemischen Struktur her ein Antihistaminikum. Geholfen hat Chlorpromazin schizophrenen Patienten mit hohem Histaminspiegel, solchen mit niedrigem Histaminspiegel half es nicht. In der Folge wurde der Einfluss von erhöhten und erniedrigten Histaminblutspiegeln auf die Psyche intensiv untersucht und man konnte zeigen, dass mittels Ernährung und einer Mikronährstoff-Supplementierung der Histaminpegel – und damit auch das psychische Wohlbefinden – gezielt beeinflusst werden konnte.

Die klassische Psychiatrie entwickelte sich dann – symptomorientiert – in verschiedene andere Richtungen (Neurotransmitter, Rezeptoren, Genetik usw.). Die orthomolekulare Medizin konzentrierte sich auf das »biochemische Profil« und auf die Interaktionen exogener, unphysiologischer Störfaktoren. Bei der Behandlung von psychischen Erkrankungen sind Störungen des Mikronährstoffhaushalts offensichtlich. Diese Erkenntnisse werden nun mehr und mehr in die Behandlungsschemen miteingebaut.

### Laborparameter

Wichtige in der orthomolekularen Psychiatrie erfasste Laborparameter sind:

- Histamin
- Kryptopyrrol
- Fettsäureprofil, Omega-3-Index
- Neurotransmitterprofil
- Glukosetoleranz, nutritive Hypoglykämie
- Mikronährstoff-Screening (Magnesium, Mangan, Selen, Kupfer, Folsäure, Vitamin $D_3$)
- Schwermetall-Screening

### Literatur

Walsh WJ. Reduced violent behaviour following biochemical therapy. Physiology & Behaviour 2004;82:835–839.

Hawkins D, Pauling L. Orthomolecular Psychiatry. WH Freemann, San Francisco, 1973.

## Depressionen

Depressionen können von normaler, durch Verlust oder Trauer ausgelöster Traurigkeit bis hin zu einem starken Gefühl der überwältigenden Hoffnungslosigkeit reichen. Wenn Fachleute die Bezeichnung »Depression« verwenden, meinen sie damit ein Syndrom, das sich mit verschiedenen Symptomen manifestiert. Dazu gehören depressive Stimmung, Appetitlosigkeit, Erschöpfung, Schlafstörungen, Konzentrationsschwierigkeiten, niedriges Selbstwertgefühl und die Unfähigkeit, Dinge zu genießen, die einem sonst Vergnügen bereiten. Depressionen können das Alltagsleben für den Betroffenen massiv beeinträchtigen. Ein möglicher Grund für Depressionen ist ein gestörtes biochemisches Gleichgewicht im Hirnstoffwechsel. Niedrige Werte von bestimmten Neurotransmittern, darunter Serotonin und Noradrenalin, können Depressionen hervorrufen. Neurotransmitter sind natürliche Botenstoffe, durch die sich die Nervenzellen miteinander verständigen. Diese Substanzen kann der Körper aus Nährstoffen selbst aufbauen. Daher können die Neurotransmitterwerte im Gehirn durch verstärkte Supplementierung der Vorläufer-Nährstoffe direkt beeinflusst werden. Es macht also biochemisch durchaus sehr viel Sinn, bei der Therapie von Depressionen nicht nur zu entsprechenden Antidepressiva, wie z. B. Serotoninwiederaufnahme-Hemmern (SSRI) zu greifen, sondern auch dem Körper die für die eigene Serotoninproduktion benötigten Bausteine zu liefern.

Zudem weist eine Meta-Analyse (Kirsch et al. 2008) darauf hin, dass Antidepressiva alleine bei moderaten Depressionen nicht zu den erwarteten Verbesserungen der depressiven Symptome führen. Bei schweren Depressionen konnte eine geringe – allerdings nicht signifikante – Wirkung festgestellt werden.

Eine Übersicht über die wichtigsten Prozesse im Stoffwechsel und im Mikronährstoffhaushalt, die bei Depressionen gestört sein können oder die durch Mikronährstoffe günstig beeinflusst werden können:

- niedrige Neurotransmitterspiegel (z. B. Serotonin, Noradrenalin)
- überschießende Produktion von entzündungsfördernden Molekülen (Zytokine, z. B. IL-1, IL-6, TNF-α, γ-Interferon, CRP) – häufig bei Depressionen, die nicht auf Antidepressiva (SSRI) ansprechen. Die Serotonin-Freigabe wird durch entzündungsfördernde Zytokine gehemmt und die Serotonin-Rezeptorendichte wird erhöht.
- Fettsäureprofil (Arachidonsäure, Omega-3-, Omega-6-Fettsäuren)
- Mangel an Methylgruppen-Lieferanten (Folsäure, Methylfolat, Methionin, S-Adenosylmethionin), die für die Methylierung von Neurotransmittern benötigt werden
- Histaminstoffwechsel
- Mangel am sog. Brain-Derived-Neurotrophic-Factor (BDNF). Dieser wird durch Zucker und gesättigte Fette reduziert, durch Antidepressiva, Omega-3-Fettsäuren und Zink erhöht.
- Hormonstoffwechsel (Östrogen, Testosteron, Schilddrüsenhormone)
- Neuroprotektion, Verbesserung der Neuroplastizität
- Glukosestoffwechsel, Störungen der Glukosetoleranz
- toxikologische Einflüsse (Schadstoffe, Schwermetalle). Dadurch u. a. Störung der Synapsenbildung, Enzephalopathie, Interaktion mit dem Kalzium-, Zink-und Vitamin D-Stoffwechsel.
- Nahrungsmittel-Unverträglichkeiten (Fruktose-Intoleranz führt zu Tryptophanmangel)

## Ernährungsempfehlungen

Eine unausgewogene Ernährung kann das Risiko für Depressionen erhöhen, weil sie den Körper nicht mit jenen Nährstoffen versorgt, die er braucht, um wichtige, für eine optimale Hirnfunktion unerlässliche Neurotransmitter aufzubauen. Depressionen können wiederum die Nährstoffmängel vergrößern, da bei Depressionen der Ernährung zu wenig Gewicht beigemessen wird. Die wichtigsten Ernährungsratschläge auf einen Blick:

- viel Gemüse und Früchte
- wenig Lebensmittel mit raffinierten Kohlenhydraten (Weißmehl, Zucker)
- wenig prozessierte Fertignahrungsmittel
- viel Omega-3-Fettsäuren liefernde Fische (Lachs, Hering, Makrele, Sardinen usw.)
- kleine Mengen Koffein können die Stimmung heben, übermäßiger Koffeinkonsum kann jedoch das Nervensystem aus dem Gleichgewicht bringen und zu Depressionen und Angstzuständen beitragen.

## Besondere Hinweise

- Regelmäßiges aerobes Training regt im Gehirn die Produktion von Substanzen an, die das Wohlbefinden steigern. 30 Minuten aerobes Training, 3- bis 4-mal die Woche, vermindert die Gefahr, dass sich eine Depression entwickelt, und kann bei Depressiven die Stimmung heben.
- Curcumin zeigt dank seinen entzündungshemmenden Wirkungen (IL-1β, TNF-α) in den bisher vorliegenden Studien eine gute Wirksamkeit bei Depressionen bei gleichzeitiger Nebenwirkungsfreiheit. Erhöht auch den BDNF.

## Nährstoffempfehlungen bei Depressionen

| Nährstoff | empfohlene Tagesdosis | Kommentare |
|---|---|---|
| Vitamin $B_6$ | 50–200 mg | wichtig für die körpereigene Produktion von Serotonin, anderen Neurotransmittern und Prostaglandin E1 (PGE 1 hat antidepressive Wirkung); auch bei depressiver Stimmungslage rund um die Menstruation; bei niedrigen Kryptopyrrol-Werten |
| Folsäure | 0,5–2 mg | Folsäuremängel finden sich in konsistenter Weise bei Depressionen, insbesondere bei schlechten Respondern auf Antidepressiva. Folsäure – als Methylgruppen-Lieferant (inkl. Methylfolat) – verbessert die Wirkung von Antidepressiva (Fluoxetin, SSRI) und scheint auch den diabetogenen Effekt von Fluoxetin zu reduzieren (schützt Beta-Zell-Funktion). Kann stationären Aufenthalt von Depressiven verkürzen. Gute Datenlage. |
| Vitamin $B_{12}$ | 1 mg wöchentlich, intramuskuläre Injektion | Vitamin $B_{12}$ liefert einen additiven Effekt zur Therapie mit klassischen Antidepressiva (Imipramin, Fluoxetin). Auch wirksam bei älteren Menschen, die unter Erschöpfung und Depressionen leiden. |
| Vitamin D | je nach Laborstatus | bei saisonalen Depressionen; scheint die Wirkung von Antidepressiva (Fluoxetin) verbessern zu können |
| Magnesium | 450–600 mg | Magnesiumzufuhr korreliert invers mit der Häufigkeit und mit dem Ausmaß der Depression. Vergleichbare Wirkung mit dem trizyklischen Antidepressivum Imipramin (mind. 3 Monate). |
| Eisen | je nach Laborstatus | Mangel und niedrige Zufuhr können zu Depressionen beitragen. |
| Zink | 25–30 mg bzw. gemäß Laborstatus | Zink kann als alleinige Intervention zum Zuge kommen. Es verbessert die Wirkung einer klassischen Antidepressivatherapie (Clomipramin, Amitriptylin, Citalopram, Fluoxetin); Wirkmechanismen: Cofaktor der PGE1-Synthese, erhöht BDNF-Wirkung usw. Zinkserumspiegel dient als Marker für den Krankheitsverlauf, die Kontrolle des Therapieerfolgs und zum Erfassen von Patienten mit Therapieresistenz gegen Antidepressiva. |
| Selen | 100 – 200 µg | Mängel und eine niedrige Selenzufuhr können zu Depressionen beitragen. |
| Chrom | 200–600 µg | bei Störungen der Glukose-Toleranz bzw. atypischer Depression |
| L-Tryptophan<br>5-OH-Tryptophan | L-Tryptophan: ≥1–2 g<br>5-OH-Tryptophan: 150–400 mg | Insbesondere 5-OH-Tryptophan besitzt eine robuste Wirkung bei allen Arten von Depressionen. Effizienzstärke wie FluoxetinL-Tryptophanmängel bei Fruchtzucker-Intoleranz; nicht zusammen mit SSRI oder MAO-Hemmern geben. |

| Nährstoff | empfohlene Tagesdosis | Kommentare |
|---|---|---|
| Omega-6-Fettsäuren | 3 g Nachtkerzenöl (EPO) | antidepressive Wirkung (durch höhere Prostaglandin-E1-Spiegel); v. a. bei Stimmungsschwankungen (z. B. rund um die Menstruation oder in den Wechseljahren) |
| Omega-3-Fettsäuren | ≥2 g EPA+DHA (davon mind. 60 % EPA) | Klinisch relevante Verbesserungen auch bei schweren Depressionen (Wirkmechanismen Omega-3-Fettsäuren, Seite 57). Die Kombination von Omega-3-Fettsäuren mit klassischen Antidepressiva (Serotoninwiederaufnahme-Hemmer) scheint wirksamer zu sein als die jeweilige Monotherapie. |

- Eine gute Versorgung der Mutter mit Omega-3-Fettsäuren (v.a. DHA) während der Schwangerschaft reduziert das Risiko für Wochenbett-Depressionen. Auch Zink (reduziert erhöhte Kupferspiegel, die typisch für postpartale Depressionen sind) und Vitamin $D_3$ können begleitend eingesetzt werden.

## Laboruntersuchungen

- Histamin, Kryptopyrrol
- Nitrostress
- Ferritin, Magnesium, Zink, Selen, 25-OH-Vitamin-$D_3$
- Homocystein (Folsäure), Vitamin $B_{12}$ (Methylmalonsäure, Transcobalamin)
- Neurobalance-Profil: Serotonin, Adrenalin, Noradrenalin, Cortison (Tagesprofil)
- Fettsäurenprofil
- Spurenelement-, Schwermetall-Screening (Haare)
- $HbA_{1c}$, Glukosetoleranz
- Fruktose-Intoleranz (nicht verstoffwechselter Fruchtzucker bindet sich an Tryptophan!)
- Nahrungsmittel-Unverträglichkeiten (IgE, IgG, IgG4; Blut)
- Hormonprofil, TSH

## Literatur

Coppen A et al. Enhancement of the antidepressant action of fluoxetine by folic acid: a randomised, placebo controlled trial. J Affect Disord 2002;72(3):297–298.

Davidson K et al. Effectiveness of chromium in atypical depression: a placebo-controlled trial. Bio Psych 2003;53:261–264.

De Long NE et al. Fluoxetine-induced pancreatic cell dysfunction : new insight into the benefits of folic acid in the treatment of depression. J Affect Dis 2014;166:6–13.

DiGirolamo AM et al. Role of zinc in maternal and child mental health. Am J Clin Nutr 2009;89:940S–945S.

Eby GA et al. Magnesium for treatment-resistant depression: a review and hypothesis. Med Hypotheses 2010;74(4);649–660.

Grosso G et al. Role of omega-3 fatty acids in the treatment of depressive disorders: a comprehensive meta-analysis of ranodmized clinical trials. PLOS one 2014;9(5):e96905.doi:10.1371.

Jangid P et al. Comparative study of efficacy of L-5-hydroxytryptophan and fluoxetine in patients presenting with first depressive episode. Asian J Psych 2013;6:29–34.

Khoraminya N et al. Therapeutic effects of vitamin D as adjunctive therapy to fluoxetine in patients with major disorder. Aust NZ J Psychiatry. 2013;47(3):271–275.

Kirsch I et al. Initial severity and antidepressant benefits: a meta-analysis of data submitted to the Food and Drug Administration (FDA). PLoS Med 2008;5(2).

Lai J et al. The efficacy of zinc supplementation in depression: systematic review of randomized controlled trials. J Affect Dis 2012;136(1–2)e31-e39.

Li G et al. Efficacy of vitamin D supplementation in depression in adults : a systematic review. J Clin Endocrinol Metab 2014;99(3)757–767.

Li Z et al. Dietary zinc and iron intake and risk of depression: a meta-analysis. Psych Res 2017;251:41–47.

Mason LH et al. Pb neurotoxicity : neuropsychological effects of lead toxicity. BioMed Res Int. 2014. Doi 10.1155/2014/840547.

Mocking RJT et al. Meta-analysis and meta-regression of omega-3 polyunsaturated fatty acid supplementation for major depressive disorder. Transl Psychiatry 2016;6:e756:doi:10.1038/tp. 2016.29.

Murakami K et al. Dietary intake and depressive symptoms: a systematic review of observational studies. Mol Nutr Food Res 2010;54:471–488.

Ng QX et al. Clinical use of curcumin in depression: a meta-analysis. J Am Med Dir Assoc 2017;18(6):503–508.

Papakostas GI et al. Folates and S-adenosylmethionine for major depressive disorder. Can J Psych 2012;57(7):406–413.

Pasco JA et al. Dietary selenium and major depression: a nested case-control study. Compl Ther Med 2012, doi:10.1016/jctim.2011.12.008.

Sarris J et al. Adjunctive Nutraceuticals for Depression: A Systematic Review and Meta-Analyses. Am J Psychiatry. 2016;173(6):575–587.

Siwek M et al. Zinc supplementation augments efficacy of imipramine in treatment resistant patients. J Aff Disord 2009;118:187–195.

Sparling TM et al. The role of diet and nutritional supplementation in perinatal depression: a systematic review. Maternal & Child Nutr. 2017;13:e12235.

Sublette ME et al. Meta-analysis: effects of eicosapentaenoic acid in clinical trials in depression. J Clin Psych 2011;72(12):1577–1584.

Syed EU et al. Vitamin B12 supplementation in treating major depressive disorder: a randomized controlled trial. The Open Neurol J. 2013;7:44–48.

Tarleton EK et al. Magnesium intake and depression in adults. J Am Board Fam Med 2015;28(2):249–256.

Williams AI et al. The role for vitamin $B_6$ as treatment for depression, a systematic review. Fam Pract 2005;22:532–537.

Wojcicki JM et al. Maternal omega-3 fatty acid supplementation and risk for perinatal maternal depression. J Matern Fetal Neonatal Med 2011;24:680–686.

Zunszain PA et al. Inflammation and depression, aus: Current topics in behavioral neurosciences, Kapitel: Behavioral neurobiology of depression and its treatment. 2012;14:135–151.

# Schizophrenie

Schizophrenie ist eine schwere, chronische Geisteskrankheit, die durch Halluzinationen und den Verlust des rationalen Denkvermögens gekennzeichnet ist. Die Erkrankung schließt oft Depressionen, Paranoia und Persönlichkeitsveränderungen ein. Man geht davon aus, dass ein Ungleichgewicht zwischen den Neurotransmittern sowie auf das Zentralnervensystem einwirkende chemische Substanzen (inkl. Schwermetallen und opiatähnlich wirkender Stoffwechsel-Metaboliten) eine wichtige Rolle spielen. Auch Entzündungen und oxidativer Stress scheinen bei der Entstehung und bei der Therapie mitinvolviert zu sein.

## Ernährungsempfehlungen

Nahrungsmittel-Unverträglichkeiten und Allergien sind bei der Schizophrenie wichtiger als ursprünglich angenommen.

- Gluten-Intoleranz: Bei der Verdauung von in Gluten enthaltenem Gliadin kann Gliadorphin gebildet werden. Dieses opiatähnlich wirkende Peptid wird im Urin von Schizophrenie-Patienten vermehrt gefunden. Eine glutenfreie Ernährung kann die Wirkung der klassischen Schizophrenie-Medikamente (Neuroleptika) verbessern. Sie sollte nur bei Patienten mit einer exzessiven Sensitivität für glutenhaltige Getreide bzw. bei Vorliegen von Gliadin-Antikörpern in Betracht gezogen werden.
- Milchunverträglichkeit: Bei Schizophrenie-Patienten werden vermehrt Caseomorphin-Peptide im Urin gefunden. Diese unvollständig abgebauten Peptide besitzen einen opiatähnlichen Effekt. Das Meiden von Milchprodukten kann bei entsprechender Unverträglichkeit deutliche

## Nährstoffempfehlungen bei Schizophrenie

| Nährstoff | empfohlene Tagesdosis | Kommentare |
|---|---|---|
| Niacinamid | anfangs 500 mg, dann allmähliche Steigerung im Laufe einiger Wochen auf 3–6 g (nur unter ärztlicher Kontrolle) | Niacinamid kann die Überproduktion bestimmter halluzinogener Nebenprodukte verhindern, die im Gehirn beim Aufbau von Neurotransmittern anfallen. Niacinamid antagonisiert die Wirkung von Benzodiazepinen (z. B. Valium). Hemmt die Bildung des von Hoffer postulierten Adrenochroms. |
| Folsäure, Vitamin $B_6$, $B_{12}$ | Folsäure: 0,6–2mg, Vitamin B6: 25–50 mg, Vitamin $B_{12}$: 400–500 µg | Bei der Schizophrenie sind erhöhte Homocysteinwerte (und Folsäure-Mängel) häufig. Die Gabe von Folsäure (plus Vitamin $B_6$ und $B_{12}$) kann das klinische Bild verbessern. Das Behandlungsergebnis wird von genetischen Unterschieden beim Folsäure-Stoffwechsel beeinflusst. |
| Vitamin C | 0.5–3 g | erhöhter Bedarf, kann Symptome verbessern |
| Zink | 20–30 mg (oder gemäß Laborstatus) | Zinkmangel führt zu einem reduzierten Abbau von Gliadorphin, das bei der Glutenunverträglichkeit gebildet wird; reduziert erhöhte Kupferwerte, die häufig mit Schizophrenie einhergehen. Hochdosiertes Zink (150 mg Zn/d) ergab zusammen mit Risperidon einen additiven Effekt. |
| Vitamin $B_6$ mit Zink und Mangan | Vitamin $B_6$: 100–300 mg<br>Zink: 30–40 mg<br>Mangan: 10–15 mg | Konsequenz aus hohen Kryptopyrrolwerten: Gabe von Vitamin $B_6$, Zink und Mangan. Zur Reduktion erhöhter Kupferwerte, die häufig mit Schizophrenie einhergehen. Die Aktivität der manganabhängigen Superoxiddismutase korreliert vermutlich mit dem Schizophernie-Risiko. |
| Selen | 100–200 µg bzw. gemäß Laborstatus | hemmt die Bildung des von Hoffer postulierten Adrenochroms |
| Omega-3-Fettsäuren | 2 g (EPA+DHA) | Evtl. erhöhen Fischöl-Präparate die Wirksamkeit von Antipsychotika. Kann bei Psychose-Hochrisiko-Patienten versucht werden. |
| DHEA | 25–100 mg | verbessert Symptome; nur unter laufender Kontrolle des DHEA-Status |

klinische Besserungen der Schizophrenie erbringen.

Untersuchungen zeigen, dass auch gewisse körperfremde Lebensmittelzusatzstoffe (Farbstoffe, Geschmacks- und Konservierungsstoffe) die Symptomatik der Schizophrenie ungünstig beeinflussen können. Auch vom Genuss von Kaffee und vom Rauchen wird eher abgeraten.

Die Nährstoff-Supplementierung sollte möglichst individuell vor allem aufgrund von Laborresultaten erfolgen.

## Besondere Hinweise

- Chronische Schwermetallvergiftungen, z. B. aufgrund starker Belastung des Körpers mit Quecksilber, Blei oder Aluminium, können schizophrenieähnliche Symptome hervorrufen.Typisch und häufig sind bei Schizophrenie-Patienten erhöhte Kupferwerte (Blut, Haare). Mögliche Ursachen: östrogenhaltige Arzneimittel (Antibabypille, Wechseljahre), Trinkwasser-Leitungen, Pestizide (Kupfervitriol), Kupfergeschirr, Alkohol, hormonelle Veränderungen, Zinkmangel, Amalgam usw.
- Einige Autoren (Foster, Hoffer) bringen Latexallergien (mögliche Quellen: Abrieb von Autoreifen, Gummi-Artikel) in einen kausalen Zusammenhang mit Schizophrenie. Durch Latexkontakt (Lunge, Darm) können aktivierte Leukozyten (weiße Blutkörperchen) die Nervenüberträger-Substanz Adrenalin in erhöhtem Masse zu Adrenochrom oxidieren. Nach Hoffer können erhöhte Adrenochrom-Blutspiegel vermehrt zu Schizophrenien, Verwirrtheit und Halluzinationen führen (ältere Daten). Das Vitamin Niacin/NADH sowie auch Selen (via Glutathionperoxidase) scheinen die Bildung von Adrenochrom verhindern zu können.
- Der Vitamin-$D_3$-Status von Neugeborenen korreliert mit dem späteren Schizophrenie-Risiko.
- Beachten Sie mögliche Wechselwirkungen von Psychopharmaka (Seite 632) mit dem Nährstoffhaushalt.

## Laboruntersuchungen

- Histamin
- Kryptopyrrol
- Zink, Kupfer, Mangan, Selen
- Homocystein (Folsäure), Vitamin $B_{12}$ (Methylmalonsäure, Transcobalamin), Vitamin $D_3$.
- Neurobalance-Profil: Serotonin, Adrenalin, Noradrenalin, Cortison (Tagesprofil), DHEA
- Fettsäurenprofil
- Schwermetall-Screening (Haare, Urin, Blut)
- Nahrungsmittel-Unverträglichkeiten (IgE, IgG, IgG4; Blut), Glutenunverträglichkeit

## Literatur


Amminger GP et al. Longer-term outcome in the prevention of psychotic disorders by the Vienna omega-3 study. Nat Commun 2015;11(6)7934.doi:10.1038/ncomms8934.

Brown HE et al. Vitamin supplementation in the treatment of schizophrenia. CNS Drugs 2014;28(7):611–622.

Cao B et al. Lower folate levels in schizophrenia. Psych Res 2016;245:1–7.

Firth J et al. The effects of vitamin and mineral supplementation on symptoms of schizophrenia: a systematic review and meta-analysis. Psychol Med 2017;47(9):1515–1527.

Foster HD, Hoffer A. Schizophrenia and cancer: the adrenochrome balanced morphism. Med Hypotheses 2004;62:415–419.

Hoffer A. Mechanism of action of nicotinic acid and nicotinamide in the treatment of schizophrenia. In: Hawkins D, Pauling L (Eds). Orthomol Psychiatry. W.H. Freeman, San Francisco 1973.

Jamilian H et al. Randomized, placebo-controlled clinical trial of omega-3 as supplemental treatment in schizophrenia. Glob J Health Sci 2014;6(7):103–108.

Mitra S et al. Antioxidant and anti-inflammatory nutrient status, supplementation, and mechanisms in patients with schizophrenia. Prog Neuropsychopharmacol Biol Psych 2017;78:1–11.

Mortazavi M et al. Efficacy of zinc sulfate as an add-on therapy to risperidone versus risperidone alone in patients with schizophrenia: a double-blind randomized placebo-controlled trial. Iran J Psych Behav Sci 2015;9(3):e853.

Pfeiffer CC. A study of zinc deficiency and copper excess in schizophrenics. Int Rev Neurobiol 1972;1:141.

Pfeiffer CC et al. Treatment of pyroluric schizophrenia with large doses of pyridoxine in a dietary supplement of zinc. J Orthomol Psych 1974;3:292.

Ritsner MS. The clinical and therapeutic potentials of dehydroepiandrosterone and pregnenolone in schizophrenia. Neuroscience 2011 doi: 10.1016/j.neuroscience.2011.04.017.

Roffman JL et al. Randomized multicenter investigation of folate plus vitamin B12 supplementation in schizophrenia. JAMA Psych 2013;70(3):481–489.

Tomaka J et al. Gluten-related disorders and schizophrenia – potential linking mechanisms, diagnostic and therapeutic challenge. Curr Probl Psych 2017;18(1):9–24.

## Angst und nervliche Anspannung

Obwohl Angst an sich ein normales menschliches Gefühl ist, das uns vor Schlimmerem bewahrt, kann sie längerfristig nicht nur unangenehm werden, sondern das Leben eines Menschen sogar belasten und seine Fähigkeiten sowie das Wohlbefinden beeinträchtigen. Sie kann sich in Beunruhigung, Zittern, Schwitzen, Gereiztheit und Schlafstörungen äußern. Selbstverständlich muss in diesem Fall die Ursache angegangen werden, wenn nötig mit professioneller Hilfe. Die Ernährung kann hier höchstens einen kleinen Beitrag leisten, indem wir dem Stoffwechsel diejenigen Nährstoffe zur Verfügung stellen, die für ein ausgeglichenes Profil von Hormonen und Nervenüberträger-Substanzen benötigt werden oder Defizite ausgleichen. 15 % der Menschen haben während ihres Lebens irgendwann mit Angstzuständen zu tun.

### Ernährungsempfehlungen

Bei anfälligen Menschen kann der Verzehr von Zucker oder weißmehlhaltigen Lebensmitteln Schwankungen im Glukoseblutspiegel (Glukosetoleranz, Hypoglykämie) provozieren und Angstgefühle, Reizbarkeit und Nervosität auslösen. Es kann sinnvoll sein, Kohlenhydrate (insbesondere Zucker und Weißmehl) zu reduzieren sowie auch Koffein zu streichen.

Auch Nahrungsmittel-Unverträglichkeiten können psychische Symptome wie Angst, Irritierbarkeit und Spannungszustände verursachen (zerebrale Allergien). In diesen Fällen sollte im Labor nach einer erhöhten Darmpermeabilität (Stuhl) gesucht werden.

### Besondere Hinweise

- Angst hat viele Ursachen, und nur wenige haben direkt etwas mit der Ernährung zu tun. Entspannungs- oder Verhaltenstherapie kann ein wirksames Mittel zur Verminderung der Angst darstellen. Psychotherapie kann ebenfalls wirksam sein, auch in Verbindung mit entsprechender Ernährungstherapie.
- Tägliches aerobes Training (> 30 Minuten) kann die Produktion körpereigener, beruhigender Verbindungen (Endorphine) im Gehirn anregen. Endorphine haben eine entspannende Wirkung und vermindern Angstgefühle.
- Probiotika können Angstzustände und depressive Symptome positiv beeinflussen.

### Laboruntersuchungen

- Histamin, Kryptopyrrol (Urin)
- Kupfer (Haare, Blut)
- Nahrungsmittel-Unverträglichkeiten (IgE, IgG, IgG4; Blut), Glutenunverträglichkeit (Stuhl, Serum)
- erhöhte Darmdurchlässigkeit (Zonulin, α-1-Antitrypsin; Stuhl)
- Hormonprofil (Verhältnis Östrogen/Progesteron; Blut)
- Neurobalance-Profil: Serotonin, Adrenalin, Noradrenalin, Cortison (Tagesprofil), DHEA
- Schwermetall-Screening (Haare, Urin, Blut)

## Nährstoffempfehlungen bei Angst und nervlicher Anspannung

| Nährstoff | empfohlene Tagesdosis | Kommentare |
|---|---|---|
| Niacinamid | anfangs 500 mg, dann allmähliche Steigerung im Laufe einiger Wochen auf 3–6 g (nur unter Kontrolle) | Niacinamid wirkt muskelentspannend, leicht beruhigend und angstdämpfend; Wirkung mit Benzodiazepinen vergleichbar. |
| Vitamin $B_6$ | 50–200 mg; höhere Dosierungen nur unter Kontrolle (auf mögliche reversible, sensorische Neuropathien achten) | Erhöht den Serotoninspiegel im Gehirn. Serotonin ist ein chemischer Botenstoff, der im Gehirn Angst regelt. Besonders wirksam bei der Behandlung von Hyperventilation, die von Angst und Panikattacken herrührt. Auch bei Angstzuständen im Zusammenhang mit dem prämenstruellen Syndrom, PMS. |
| Vitamin $B_1$ | 50–100 mg | Wichtig für die Energieversorgung der Nervenzellen und für die Nervenreizleitung; verbessert die psychische Befindlichkeit auch bei normalen Blutspiegeln; ein Vitamin-$B_1$-Mangel kann den Laktatspiegel im Körper erhöhen. Milchsäure kann bei anfälligen Menschen Angstzustände verstärken. |
| Vitamin C | 0,5 g | Vitamin C reduziert die Stressreaktion des Körpers in Stresssituationen und Angstzuständen. |
| Magnesium | 450–600 mg | Eine Magnesiumsupplementierung moduliert Angstzustände und die Stressantwort über die Hypothalamus-Hypophysen-Achse. Magnesium wirkt auch über die Regulation des Ungleichgewichtes von Glutamat (exzitatorisch) und GABA (relaxierend). Auch bei Angstzuständen rund um das PMS wirksam. |
| L-Tryptophan | 1–3 g | Tryptophan kann den Serotoninspiegel im Gehirn erhöhen. Serotonin ist ein chemischer Botenstoff im Gehirn, der eine beruhigende Wirkung hat. Verwenden Sie auch Lebensmittel, die im Verhältnis zu anderen Aminosäuren viel Tryptophan enthalten. |
| Curcumin | 1 g | Curcumin kann zu signifikanten angstlösenden Effekten führen (v. a. auch bei Übergewichtigen). |
| L-Lysin + L-Arginin | je 3 g | Die Kombination dieser beiden Aminosäuren reduziert Angstzustände und die Konzentration von Cortisol (Stresshormon) im Speichel. |

## Literatur


Bjelland J et al. Folate, Vitamin $B_{12}$, Homocysteine and the MTHFR 677C ⟶ T Polymorphism in anxiety and depression. Arch Gen Psych 2003;60:618.

Boyle NB et al. The effects of magnesium supplementation on subjective anxiety and stress – a systematic review. Nutrients 2017;9:429–450.

De Oilveira IJ et al. Effects of oral vitamin C supplementation on anxiety in students: a double-blind, randomized, placebo-controlled trial. Pak J Biol Sci. 2015;18(1):11–18.

Esmaily H et al. An investigation of the effects of curcumin on anxiety and depression in obese individuals: a randomized controlled trial. Chin J Integr Med 2015;21(5):332–338.

Lakhan SE et al. Nutritional and herbal supplements for anxiety and anxiety-related disorders: systematic review. Nutr J 2010;9:42–55.

Pirbaglou M et al. Probiotic supplementation can positively affect anxiety and depressive symptoms: a systematic review of randomized controlled trials. 2016;36(9):889–898.

Prousky JE. Orthomolecular treatment of anxiety disorders. Townsend letter Feb/Mar 2005:82–87.

# Frauenbeschwerden

Bei Frauenbeschwerden können Sie mit gezielter Ernährung und Mikronährstoffeinnahmen sehr viel bewirken. Die Mikronährstoffe Vitamin $B_6$ und Magnesium spielen beispielsweise eine zentrale Rolle beim prämenstruellen Syndrom und lindern depressive Verstimmungen und Wassereinlagerungen sehr gut. Nachtkerzenöl lindert Menstruationsschmerzen. Vitamin E und Folsäure helfen gegen Hitzewallungen in den Wechseljahren.

## Menstruationsschmerzen (Dysmenorrhö)

Menstruationskrämpfe sind stechende, krampfartige Schmerzen im Unterleib, die auftreten, wenn die Gebärmutter sich zusammenzieht, um mit der Regelblutung ihre Schleimhautauskleidung abzustoßen. Bei manchen Frauen können die Krämpfe sehr stark sein und von Übelkeit, Durchfall, Schwindel und Kopfschmerzen begleitet werden.

In Laboranalysen sieht man bei Frauen mit Dysmenorrhoe häufig eine Überproduktion von Prostaglandin F2. Diese körpereigene, hormonähnliche Substanz hat die Eigenschaft, die Gebärmutter zusammenzuziehen. Hier setzen einige Mikronährstoffe an, die bei starken Menstruationskrämpfen verwendet werden können (Vitamin E, Magnesium).

### Ernährungsempfehlungen

**Magnesium:** Geringe Magnesiumreserven können die Menstruationskrämpfe und ihre Begleitsymptome verschlimmern. Nüsse, Vollkornprodukte und Gemüse liefern viel Magnesium.

**Milch:** Der regelmäßige Konsum von Milchprodukten (täglich 3–4 Portionen) scheint die Menstruationsbeschwerden günstig zu beeinflussen.

**Eisen:** Eisenmangel ist bei Frauen, die starke Monatsblutungen haben, besonders wahrscheinlich. Frauen sollten Nahrungsmittel essen, die reichlich Eisen enthalten (mageres Fleisch, Leber, Rosinen, Muscheln, dunkelgrünes Blattgemüse), um das mit der Menstruationsblutung verlorene Eisen zu ersetzen.

### Besondere Hinweise

- Eine gute Manganzufuhr kann, gleich wie eine gute Kalziumzufuhr, die Beschwerden reduzieren.

## Nährstoffempfehlungen bei Menstruationsschmerzen

| Nährstoff | empfohlene Tagesdosis | Kommentare |
|---|---|---|
| Vitamin $B_1$ | 100 mg | Vitamin $B_1$ kann Menstruationsschmerzen deutlich verringern (Einnahme kontinuierlich während 3 Monaten). |
| Vitamin $B_6$ | 100–200 mg | wirkt krampflösend |
| Vitamin E | 400 I. E. | Keine sofortige Wirkung. Vitamin E führt nach 2–3 Monaten zu guten Ergebnissen (geringere Schmerzintensität und -dauer; weniger Blutverlust). Einnahme jeweils 5 Tage lang, beginnend 2. Tag vor Menstruation. |
| Magnesium | 450–600 mg | reduziert Menstruationsschmerzen und den Bedarf an Schmerzmitteln (hemmt Bildung von Prostaglandin F2-α) |
| Zink | 260 mg Zink (als Sulfat) | 3 x täglich Zinksulfat 220 mg an 4 Tagen pro Monat kann bei jungen Frauen hilfreich sein. |
| Omega-3-Fettsäuren | 1–2 g EPA, DHA (aus Fischöl) | mildern Menstruationskrämpfe und deren Begleitsymptome, allein oder auch in Kombination mit Vitamin $B_1$ gut wirksam ggf. auch zusammen mit 5–10 µg Vitamin $B_{12}$, kontinuierlich einnehmen oder 8 Tage vor bis 2 Tage nach Beginn der Menstruation |
| γ-Linolensäure (GLS) | 2–3 g, in Form von Nachtkerzenöl (EPO) | GLS mildert Menstruationskrämpfe und deren Begleitsymptome; fördert die Bildung von krampf- und entzündungshemmendem Prostaglandin E1. |

- Bei jungen Frauen sind schmerzhafte Menstruationen deutlich häufiger. Rauchen und Alkohol erhöhen das Risiko für eine Dysmenorrhoe.
- In Studien zu Menstruationsbeschwerden wie auch in vielen anderen Studien zu Schmerzen zeigt sich eine sehr hohe Placebo-Ansprechrate. Im Schnitt 20 % der Frauen können mit Placebo ihre Schmerzen sehr deutlich lindern, in einigen Studien werden weit über 50 % der Symptome verbessert.
- Extrakte von Bockshornklee, Ingwer, Baldrian, aber auch Zinksulfat (in sehr hohen Mengen) haben gute Ergebnisse gezeigt.

### Laboruntersuchungen

- Fettsäurenprofil
- Magnesium
- Hormonprofil

### Literatur

Abdul-Razzak KK et al. Influence of dietary intake of milk products on dysmenorrhea. J Obstet Gynaecol Res 2010;36(2):377–383.

Deutch B. Menstrual discomfort in Danish women reduced by dietary supplements of omega-3-PUFA and B12. Nutr Res 2000;20:621–631.

Kashanian M et al. Evaluation of the effect of vitamin E on pelvic pain reduction in women suffering from primary dysmenorrhea. J Reprod Med. 2013;58(1–2):34–38.

Pattanittum P et al. Dietary supplements for dysmenorrhoea. Cochrane Database Syst Rev. 2016;3:CD002124.

Proctor ML et al. Herbal and dietary therapies for primary and secondary dysmenorrhoea. Cochrane Database Syst Rev. 2001;(3):CD002124.

Ziaei S et al. A randomized controlled trial of vitamin E in the treatment of primary dysmenorrhoea. Brit J Obstet Gynecol. 2005;112:466–469.

# Prämenstruelles Syndrom (PMS)

»Prämenstruelles Syndrom« ist ein Oberbegriff, unter dem verschiedene Symptome zusammengefasst werden, die im Allgemeinen vier bis zehn Tage vor der Menstruation auftreten und die zu Beginn der Menstruation häufig ganz plötzlich wieder verschwinden. Häufig unterscheidet man vier PMS-Typen, wobei Kombinationen möglich sind.

### PMS-Typen

| Klassifikation | Dominierende Symptome |
|---|---|
| PMS-A (Anxiety) | Angst, Reizbarkeit, Nervosität, Schlafstörungen |
| PMS-H (Hydratation) | Gewichtszunahme, Brustschwellung, Ödembildung |
| PMS-C (Craving) | Kohlenhydratheißhunger, Appetitsteigerung, Müdigkeit, Migräne |
| PMS-D (Depression) | Depression, Lethargie, Schlaflosigkeit |

Eine Sonderform ist zudem das prämenstruelle dysphorische Syndrom (PMDS), bei dem schwere emotionale Probleme im Vordergrund stehen. Die Zahl der betroffenen Frauen wird auf drei bis fünf Prozent geschätzt.

Die Ursache des Prämenstruellen Syndroms ist multifaktoriell. Stoffwechsel, Ernährung, psychosoziale Faktoren und Genetik spielen sicher eine Rolle. Wie die Schwankungen der weiblichen Geschlechtshormone in der 2. Zyklushälfte bei PMS wirken, ist nicht genau geklärt. Sicher haben die Schwankungen Auswirkungen auf den Neurotransmitter-Stoffwechsel in Gehirn (z.B. Serotonin, das für die Stimmungslage wichtig ist), aber auch auf den Flüssigkeitshaushalt (Beeinflussung des Renin-Angiotensin-Aldosteron-Systems), was sich mit Ödemen und Brustspannen bemerkbar macht.

Das PMS kann verschieden stark ausfallen: Etwa 80 % der Frauen leiden unter prämenstruellen Symptomen in der einen oder anderen Ausprägung.

**TIPP** **Die Mikronährstoffe Vitamin $B_6$, Kalzium und auch Magnesium spielen eine zentrale Rolle beim PMS. Am wirkungsvollsten scheint Vitamin $B_6$ zu sein.**

## Ernährungsempfehlungen

Viele Frauen, die unter PMS leiden, verspüren eine starke Lust auf Süßigkeiten. Kohlenhydrate können kurzfristig die Stimmung verbessern, indem sie den Blutzuckerspiegel anheben und die Bildung des Neurotransmitters Serotonin im Gehirn anregen. Es kann sein, dass Frauen mit PMS unbewusst ihre Kohlenhydratzufuhr erhöhen, um sich besser zu fühlen. Allerdings erhöht das Konsumieren großer Süßigkeitsmengen das Risiko für Übergewicht. Der Verzehr von eher wenig Kohlenhydraten und Lebensmitteln mit einem niedrigen glykämischen Index vermindert die PMS-Symptome und kann helfen, die Glukosetoleranz zu verbessern. Starker Alkoholkonsum kann das PMS ungünstig beeinflussen. Hier muss jede Frau »ihre« individuell gut verträgliche Dosis selbst herausfinden. Wenn eher salzarme Lebensmittel gewählt werden, kann dies die Ödembildung reduzieren.

## Besondere Hinweise

- Die Anwendung von östrogenhaltigen Kontrazeptiva (z.B. Anti-Baby-Pille) oder östrogenhaltigen Präparaten für die Behandlung von Wechseljahresproblemen kann zu diversen Mängeln an B-Vitaminen, Magnesium usw. sowie den damit verbundenen PMS-typischen Symptomen führen.
- Kaffeekonsum scheint keinen Einfluss auf das prämenstruelle Syndrom zu haben.
- Zur Wirkung von Mönchspfeffer beim prämenstruellen Syndrom gibt es eine gute wissenschaftliche Datenlage. Es werden Tagesdosierungen von 30–40 mg Trockenext-

### Nährstoffempfehlungen beim prämenstruellen Syndrom (PMS)

| Nährstoff | empfohlene Tagesdosis | Kommentare |
|---|---|---|
| Vitamin $B_6$ | 50–100 mg | Wirksame Behandlung von PMS, oft in Verbindung mit Magnesium eingesetzt; kann erhöhte Östrogenspiegel ausgleichen. Besserung depressiver Verstimmungen durch Beeinflussung des Serotonin-Stoffwechsels; vermindert Ödeme. Minimale Einnahmezeit bis zum Wirkungseintritt: 3 Monatszyklen, meist kontinuierlich gegeben. Nicht mehr als 200 mg pro Tag einnehmen. |
| Vitamin E | 400–800 I. E. | Vitamin E vermindert wirksam PMS-Symptome. Speziell bei Spannungen und Schmerzen in den Brüsten. |
| Multivitamin-Mineral-Präparat | sollte mind. 10 mg Zink, 200 µg Chrom und 5 mg Mangan enthalten | bei Lust auf Süßigkeiten zur Regulation des Zuckerstoffwechsels und zur Vermeidung eines Mangels an B-Vitaminen (Rolle im Zuckerstoffwechsel, Hormonstoffwechsel) und Vitamin D (verstärkte PMS-Symptome bei Mangel) |
| Kalzium | 500–1 200 mg | vermindert depressive Verstimmungen, Ödeme, Spannungen und Schmerzen in den Brüsten |
| Magnesium | 300–600 mg | Magnesiummangel kann PMS-Symptome verschlimmern. Wirkt entspannend; kann den Wasserhaushalt über den Renin-Angiotensin-Aldosteron-Stoffwechsel beeinflussen. Einnahmedauer: kontinuierlich über mind. 3 Monatszyklen. |
| γ-Linolensäure (GLS) | 3 g Nachtkerzenöl (EPO) | mildert PMS-Symptome, v. a. auch bei Schmerzen und Spannungen in den Brüsten (dank Erhöhung des Prostaglandin-E1-Spiegels; Reduktion der Prolaktin-Sensitivität) |
| Omega-3 Fettsäuren | 2 g | kann PMS-Symptome wie Spannungszustände, Stimmungsschwankungen, Essattacken, Kopfschmerzen mildern |

rakt empfohlen. Die Wirkung von Mönchspfeffer setzt nur langsam ein. Es wird eine Einnahmedauer von wenigstens drei Monaten empfohlen.
- Stressabbau, sportliche Aktivität, Entspannungstherapie, autogenes Training können hilfreich sein.

## Laboruntersuchungen
- Fettsäurenprofil
- Magnesium, Kalzium, Zink
- Hormonprofil
- Neurotransmitterprofil (Serotonin)

## Literatur

Chocano-Bedoya PO et al. Dietary B vitamin intake and incident premenstrual syndrome. Am J Clin Nutr. 2011;93(5):1080–1086.

Ebrahimi E et al. Effects of magnesium and vitamin B6 on the severity of premenstrual syndrome symptoms. J Caring Sci. 2012;1(4):183–189.

Nevatte T et al. ISPMD consensus on the management of premenstrual disorders. Arch Womens Ment Health. 2013;16(4):279–291.

Parazzini F et al. Magnesium in the gynecological practice: a literature review. Magnes Res. 2017;30(1):-1–7.

Purdue-Smithe AC et al. A prospective study of caffeine and coffee intake and premenstrual syndrome. Am J Clin Nutr. 2016;104(2):499–507.

Pruthi S et al. Vitamin E and evening primrose oil for management of cyclical mastalgia: a randomized pilot study. Alt Med Rev 2010;15(1):59–67.

Rocha Filho EA et al. Essential fatty acids for premenstrual syndrome and their effect on prolactin and total cholesterol levels: a randomized, double blind, placebo-controlled study. Reprod Health 2011;8:2–10.

Saeedian Kia A et al. The Association between the risk of premenstrual syndrome and vitamin D, calcium, and magnesium status among university students: A case control study. Health Promot Perspect. 2015;5(3):225–230.

Shamberger RJ et al. Calcium, magnesium, and other elements in the red blood cells and hair of normals and patients with premenstrual syndrome. Biol Trace Elem Res. 2003;94(2):123–129.

Shobeiri F et al. Effect of calcium on premenstrual syndrome: A double-blind randomized clinical trial. Obstet Gynecol Sci. 2017;60(1):100–105.

Sohrabi N et al. Evaluation of the effect of omega-3 fatty acids in the treatment of premenstrual syndrome: »a pilot trial«. Complement Ther Med. 2013;21(3):141–146.


# Wechseljahre (Menopause)

Der Begriff »Wechseljahre« umschreibt die hormonelle Umstellungsphase einer Frau, von der reproduktiven Phase bis zur Postmenopause. Diese Umstellungsphase kann sich bereits mit 40 Jahren bemerkbar machen und endet mit dem definitiven Ausbleiben von Menstruationsblutungen, normalerweise spätestens mit 58 Jahren. Dabei wird die Bildung von Östrogen verlangsamt, die Eisprünge werden immer seltener, bis sie schließlich ganz ausbleiben. Vier Fünftel aller Frauen leiden während der Wechseljahre unter Hitzewallungen, Kopfschmerzen, Erschöpfung, trockenen Schleimhäuten, Stimmungsschwankungen und Depressionen. Diese Symptome können verschieden schwer ausfallen: Etwa jede fünfte Frau hat Hitzewallungen, die so stark sind, dass sie deswegen zum Arzt geht. Die nachlassende Östrogenproduktion führt auch zu einem vermehrten Verlust von Knochensubstanz, was das Osteoporoserisiko und damit die Häufigkeit von Knochenbrüchen im späteren Leben erhöht. Von den Wechseljahren an haben Frauen auch ein erhöhtes Risiko für Herz-Kreislauf-Erkrankungen, das sich aufgrund des wegfallenden »Östrogenschutzes« demjenigen der Männer angleicht. Entsprechende vorbeugende Maßnahmen sind sehr sinnvoll.

## Nährstoffempfehlungen während der Wechseljahre

| Nährstoff | empfohlene Tagesdosis | Kommentare |
|---|---|---|
| Vitamin E | 400 I. E. | kann Hitzewallungen, Erschöpfung, Depression sowie auch Reizungen/Trockenheit in der Scheide bedeutend mildern; kann auch als Vaginalzäpfchen eingesetzt werden (100 IU). |
| Folsäure | 1–5 mg (> 1 mg nur wenn vom Arzt verordnet) | Nach 4 Wochen zeigte sich eine deutliche Abschwächung der Hitzewallungen. |
| Multivitamin-Mineral-Präparat | mit allen B-Vitaminen, Vitamin C, Magnesium, Zink | Zur parallelen Einnahme zusammen mit östrogenhaltigen Medikamenten. Kompensiert die durch die Hormonpräparate verursachten Nährstoffdefizite und reduziert damit auch deren unerwünschte Nebenwirkungen. |

Die Hormonersatztherapie mit Östrogenen/Gestagenen hat sich grundsätzlich als die wirksamste Strategie bewährt. Allerdings werden nicht-hormonelle Behandlungsmöglichkeiten wegen möglicher Risiken, Nebenwirkungen und Anwendungseinschränkungen der Hormonpräparate häufig als Alternative eingesetzt. Dazu gehören ausreichend Bewegung, pflanzliche Präparate (v. a. Soja-Isoflavone) sowie eine gezielte Mikronährstoff-Supplementierung, die über die reguläre Osteoporoseprophylaxe hinausgeht.

### Ernährungsempfehlungen

Es gibt keine speziellen Ernährungsempfehlungen für die Reduktion von Hitzewallungen in den Wechseljahren. Zur Vorbeugung gegen Osteoporose (Seite 477) und Herz-Kreislauf-Erkrankungen (Seite 423), deren Häufigkeit nach den Wechseljahren zunimmt, ist es jedoch sinnvoll, die entsprechenden Ratschläge zu befolgen.

Bei Schlafstörungen, welche in der Menopause auch gehäuft vorkommen, kann Magnesium oder L-Tryptophan (Seite 275) eingesetzt werden.

### Besondere Hinweise

- Für Phytoöstrogene (Soja-Isoflavone – 50–100 mg) liegen zur Reduktion von Hitzewallungen gemischte Studienergebnisse vor, die Mehrheit der Studien weist aber auf eine Wirksamkeit hin.
- Für viele häufig verwendete pflanzliche Präparate wie Rotklee (Genistein, 40–80 mg), teilweise auch für Silberkerzenextrakt (Cimicifuga), gibt es zur Behandlung von Hitzeausbrüchen eine gute Datenlage, die eine Empfehlung rechtfertigt.
- Die Anwendung von östrogenhaltigen Präparaten für die Behandlung von Wechseljahresproblemen kann zu diversen Mängeln an B-Vitaminen, Magnesium und Zink führen. Diese Nährstoffe sollten dem Körper mit einem entsprechenden Supplement wieder zugeführt werden.
- Das Rauchen von Zigaretten scheint Hitzewallungen in den Wechseljahren zu fördern.

**TIPP** **Während der Wechseljahre ist sportliche Betätigung besonders wichtig. Sie baut Stress ab, hält die Knochen stark und die HDL-Werte im Blut hoch.**

### Laboruntersuchungen

- kardiovaskulärer Check-up
- Osteoporoseprofil
- Hormonprofil
- metabolisches Syndrom
- Fettsäurenprofil

### Literatur


Bani S et al. The effect of folic Acid on menopausal hot flashes: a randomized clinical trial. J Caring Sci. 2013;2(2):131–140.

Dietz BM et al. Botanicals and Their Bioactive Phytochemicals for Women's Health. Pharmacol Rev. 2016;68(4):1026–1073.

LeBlanc ES et al. Vitamin D levels and menopause-related symptoms. Menopause. 2014;21(11):1197–1203.

Lethaby A et al. Phytoestrogens for menopausal vasomotor symptoms. Cochrane Database Syst Rev. 2013;(12):CD001395.

Li L et al. Comparative efficacy of nonhormonal drugs on menopausal hot flashes. Eur J Clin Pharmacol. 2016;72(9):1051–1058.

Parnan Emamverdikhan A et al. A survey of the therapeutic effects of Vitamin E suppositories on vaginal atrophy in postmenopausal women. Iran J Nurs Midwifery Res. 2016;21(5):475–481.

Taku K et al. Extracted or synthesized soybean isoflavones reduce menopausal hot flash frequency and severity: systematic review and meta-analysis of randomized controlled trials. Menopause. 2012;19(7):776–790.

Taylor M et al. Complementary and Alternative Approaches to Menopause. Endocrinol Metab Clin North Am. 2015;44(3):619–648.


## Östrogenhaltige Arzneimittel

Östrogenhaltige Arzneimittel werden insbesondere zur Empfängnisverhütung sowie zur Behandlung von Wechseljahresbeschwerden eingesetzt. Es ist bekannt, dass diese Präparate auch diverse unerwünschte Nebenwirkungen haben können. Dazu gehören Thrombosen, Embolien, depressive Verstimmungen, Nervosität, Reizbarkeit, Gewichtszunahme, Störungen des Zucker- und Fettstoffwechsels sowie Ödeme. Es ist wissenschaftlich gut untermauert, dass viele dieser unerwünschten Nebenwirkungen durch Wechselwirkungen der Östrogene mit dem Nährstoffhaushalt verursacht werden (siehe Tab.). Das Nebenwirkungsrisiko von östrogenhaltigen Medikamenten kann mit einer parallelen Einnahme der entsprechenden Mikronährstoffe vermindert werden. Da Mängel an Mikronährstoffen auch an der Entstehung von Übergewicht beteiligt sind, könnte also nicht nur die Migräne, sondern auch die Gewichtszunahme unter der »Pille« durch eine bedarfsgerechte Mikronährstoff-Versorgung reduziert werden.

**TIPP** **Jede Frau, die die Antibabypille oder östrogenhaltige Hormonpräparate anwendet, sollte parallel dazu ein ausgewogenes Multivitamin-Mineral-Präparat einnehmen, um die Wechselwirkungen mit dem Nährstoffhaushalt auszugleichen.**

### Literatur


García OP et al. Impact of micronutrient deficiencies on obesity. Nutrition Reviews 2009;67(10):559–572.

Gröber U. Arzneimittel und Mikronährstoffe – medikationsorientierte Supplementierung. Wissenschaftliche Verlagsgesellschaft WVG. 3. Auflage, Stuttgart 2014.

Palmery M et al. Oral contraceptives and changes in nutritional requirements. Eur Rev Med Pharmacol Sci 2013;17:1804–1813.

Park B et al. Oral contraceptive use, micronutrient deficiency, and obesity among premenopausal females in Korea: The necessity of dietary supplements and food intake improvement. PLoS One. 2016;11(6):e0158177.

Var C et al. Supplementation with vitamin B6 reduces side effects in Cambodian women using oral contraception. Nutrients. 2014;6(9):3353–3362.

Wilson SM et al. Oral contraceptive use: impact on folate, vitamin $B_6$, and vitamin $B_{12}$ status. Nutr Rev. 2011;69(10):572–583.

### Die Auswirkungen von östrogenhaltigen Arzneimitteln (Kontrazeptiva, Wechseljahrespräparate) auf den Nährstoffhaushalt und Nährstoffempfehlungen zum Ausgleich

| Nährstoff | Beeinflussung | empfohlene Tagesdosis |
|---|---|---|
| Folsäure | Um bis 40 % erniedrigte Folsäureblutspiegel (Störung der Folsäureverstoffwechslung und erhöhter Folsäurebedarf). Folsäuremangel ist besonders in den ersten Schwangerschaftswochen für den Embryo gefährlich und kann Geburtsfehler zur Folge haben. Folsäuremangel (zusammen mit Vitamin-$B_6$- und $B_{12}$-Defiziten) kann erhöhte Homocysteinspiegel verursachen. | 0,4–0,8 mg |
| Vitamin $B_1$ (Thiamin), Vitamin $B_2$ (Riboflavin) und Vitamin $B_{12}$ | erniedrigte Blutspiegel | Nehmen Sie einen Vitamin-B-Komplex ein, der mindestens je 5 mg Thiamin und Riboflavin und 5 µg Vitamin $B_{12}$ enthält. |
| Vitamin $B_6$ | Erniedrigte Blutspiegel. Deutlich erhöhter Vitamin-$B_6$-Bedarf. Verschiedene Nebenwirkungen östrogenhaltiger Arzneimittel, darunter Depressionen, Blutzuckerschwankungen, Krämpfe und Ödeme, können durch Vitamin-$B_6$-Mangel (dadurch auch Störung des Tryptophan- und Serotoninstoffwechsels) verursacht werden. | 5–25 mg |
| Vitamin C | erniedrigte Vitamin-C-Blutspiegel, erhöhter Vitamin-C-Bedarf | 250–500 mg |
| Zink und Magnesium | erniedrigte Zink- und Magnesiumblutspiegel | 300 mg Magnesium<br>10–15 mg Zink |
| Kupfer | Der Kupferspiegel im Blut wird bis auf das Doppelte erhöht (ausgelöst durch die östrogenbedingte Vermehrung des kupferabhängigen Bindungsproteins Coeruloplasmin). Hohe Kupferspiegel (auch in Haaranalysen sichtbar) können klinische Nebenwirkungen auslösen (Migräne, Akne, Stimmungsschwankungen, erhöhtes Risiko für Herz-Kreislauf-Erkrankungen). | |
| Vitamin A | Um 40–50 % erhöhte Vitamin-A-Blutspiegel. Frauen, die die Pille nehmen, sollten hohe Dosen von Vitamin A nur unter ärztlicher Kontrolle einnehmen. | |

# Unfruchtbarkeit

Fruchtbarkeit ist die biologische Fähigkeit, Kinder zu zeugen und zu empfangen. Paare werden als unfruchtbar bezeichnet, wenn sich über ein Jahr hinweg trotz regelmäßigen Geschlechtsverkehrs keine Schwangerschaft einstellt. In Europa sind ca. 15 % der Paare ungewollt kinderlos. Hierfür gibt es viele mögliche Ursachen und Einflussfaktoren. In einer Zeit, in der die aufwändige künstliche Befruchtung – innerhalb und außerhalb des Körpers – enorm stark weiterentwickelt und perfektioniert worden ist, ist die Suche nach den Ursachen, wie den gut nachweisbaren Stoffwechselstörungen oder den chronisch-toxischen Einflüssen (Berufsexpositionen, Umwelteinflüsse usw.), in den Hintergrund gerückt. Gemäß der aktuellen wissenschaftlichen Datenlage können öfter als erwartet mit relativ einfachen, kostengünstigen und gut verträglichen Maßnahmen erstaunliche Resultate erzielt werden.

Man sollte nicht vergessen, dass der Körper zur Bildung von Hormonen Mikronährstoffe unabdingbar benötigt und dass die Natur normalerweise in einem entgleisten oder belasteten Stoffwechsel kein neues Leben beginnt.

## Einflussfaktoren

Eine sorgfältige Überprüfung der Störfaktoren und die umfassende Berücksichtigung der Stoffwechselsituation sind wichtig bei Frauen, die Mühe haben, schwanger zu werden. Das biochemische Stoffwechselprofil zeigt oft markante toxische Belastungen und Störungen des Mikronährstoffhaushalts. Vor einem aufwändigen Fertilisierungseingriff sollte auf jeden Fall ein Versuch mit einer gezielten Supplementierung unternommen

### Chronische Schadstoffbelastungen vermindern die Fruchtbarkeit

Chronische Belastungen mit Schwermetallen sind häufig und sollten als eine der ersten Maßnahmen mittels Laboranalysen (Haaranalyse, Urin) ausgeschlossen werden. Auch Pestizide, Herbizide, DDT und andere Schadstoffbelastungen können eine Rolle spielen (diese organisch-chemischen Schadstoffe sind aber laboranalytisch schwierig zu erfassen). Der übermäßige Konsum von Genussmitteln (Alkohol, Tabak, Drogen usw.) kann die Fertilität beträchtlich einschränken. (Dies gilt in gleicher Weise für die Fertilität (Seite 577) des Mannes.)

werden. Neuere Studien zeigen auch, dass chronische Schwermetall-Belastungen (z. B. mit Cadmium) die Ergebnisse von Fertilisationsmaßnahmen massiv negativ beeinflussen können. Einflussfaktoren für Fertilitätsstörungen bei der Frau sind neben anatomischen Veränderungen und hormonellen Störungen:

- Expositionen gegenüber Schwermetallen, Chemikalien am Arbeitsplatz oder Wohnort
- häufig: chronische Belastungen mit Schwermetallen wie Blei, Cadmium, ev. Quecksilber usw.
- übermäßiger und regelmäßiger Konsum von Genussmitteln (Alkohol, Koffein, Nikotin, Drogen). (Starker Alkoholkonsum – mehr als 2–3 Gläser Bier oder Wein am Tag – kann die Fertilität beeinträchtigen.)

- Insektizide, Pestizide, Holzschutzmittel, Lösungsmittel
- Zahnersatzmaterialien
- Stress-Situationen, Psyche
- Lebensqualität (Schichtarbeit)
- Übergewicht (Frauen mit einem BMI zwischen 35 und 40 haben verglichen mit Frauen mit einem BMI unter 29 eine um 23–43 % verminderte Chance, schwanger zu werden.)
- Untergewicht (< 18 % Körperfett oder ein BMI von < 17 erhöhen das Risiko einer Infertilität.)
- Schilddrüsenfunktionsstörungen
- Einfluss von Medikamenten
- Spitzensport
- Störungen des Fettsäure- bzw. Prostaglandinstoffwechsels (Uteruskontraktionen führen zum Abstoßen einer befruchteten Eizelle)
- Mangel an essenziellen Fettsäuren
- Mangel an Zink und Mangan (essenziell für die körpereigene Hormonbildung)
- Mangel an Vitamin $B_6$, $B_{12}$, Folsäure, $D_3$, E, (Cofaktoren für die Hormonbildung und Zellteilung)

## Ernährungsempfehlungen

Bei der Ernährung sollte auf viel frisches Obst und Gemüse, hochwertige, nicht raffinierte pflanzliche Öle sowie auf qualitativ wertvolles Eiweiß und Vollkornprodukte geachtet werden. Zucker- und weißmehlhaltige Lebensmittel, tierische Fette, industriell verarbeitete Lebensmittel und künstliche Nahrungsmittelzusätze sollten nach Möglichkeit eingeschränkt werden.

**TIPP** **Die Mikronährstoff-Supplementierung sollte möglichst individuell aufgrund der Laborbefunde erfolgen. Generelle Nährstoffempfehlungen sind hier nicht sinnvoll.**

## Laboruntersuchungen

- Schwermetall-Screening
- Stressprofil (Neurotransmitter, Cortison)
- Hormonprofil
- Spurenelemente (Zink, Selen)
- Ferritin
- oxidativer Stress
- Fettsäurenprofil

## Literatur

Al-Saleh I et al. Exposure to heavy metals (lead, cadmium and mercury) and its effect on the outcome of in-vitro fertilization treatment. Int J Hyg Environ Health 2008;211:560–579.

Collins GG et al. The impact of lifestyle modifications, diet, and vitamin supplementation on natural fertility. Fertil Res Pract. 2015;1:11.

Firns S et al. The effect of cigarette smoking, alcohol consumption and fruit and vegetable consumption on IVF outcomes: a review and presentation of original data. Reprod Biol Endocrinol. 2015;13:134.

Mínguez-Alarcón L et al. Dietary folate intake and modification of the association of urinary bisphenol A concentrations with in vitro fertilization outcomes among women from a fertility clinic. Reprod Toxicol. 2016;65:104–112.

Pollack AZ et al. Cadmium and reproductive health in women: a systematic review of the epidemiologic evidence. Curr Environ Health Rep. 2014;1(2):172–184.

Skowrońska P et al. The role of vitamin D in reproductive dysfunction in women – a systematic review. Ann Agric Environ Med. 2016;23(4):671–676.

# Männerbeschwerden, Harnwegserkrankungen

Vitamin- und Spurenelemente-Mängel kommen bei Männern häufiger vor als bei Frauen, da Männer weniger auf ihre Ernährung achten. Die Überprüfung und Behebung eventueller Mikronährstoffmängel ist auch bei Männerbeschwerden sinnvoll und kann oft entscheidend zur Verbesserung beitragen. Bei ungewollter Kinderlosigkeit aufgrund mangelnder Spermienqualität lässt sich mit einer Mikronährstoff-Supplementierung über etwa 6 Monate in mehr als 80 % eine Verbesserung der Spermienqualität oder der Schwangerschaftsrate erzielen.

## Erektile Dysfunktion

In den letzten Jahren wurde in zunehmendem Maße hervorgehoben, dass die erektile Dysfunktion ein früher Vorbote einer koronaren Herzerkrankung sein kann. Dies bedeutet, dass in diesen Fällen die ursächliche Behandlung einer erektilen Dysfunktion derjenigen einer endothelialen Dysfunktion (koronare Herzerkrankungen, Seite 432) gleichgesetzt werden kann. Zahlreiche Faktoren können wesentlich zu einer erektilen Dysfunktion beitragen: Alter, Psyche, Stress, Lebensqualität, Diabetes, kardiovaskuläre Erkrankungen, Prostata-Erkrankungen, Parkinson-Krankheit, Multiple Sklerose, diverse Medikamente, Rauchen, Alkohol.

Die Behandlung der erektilen Dysfunktion wurde in den letzten Jahren stark geprägt durch Lifestyle-Präparate wie z. B. Sildenafil (Viagra). Daneben werden aber auch immer wieder pflanzliche Produkte angeboten. Für einige wenige Pflanzen bzw. Wirkstoffe gibt es positive, kontrollierte Studien am Menschen. Ginkgo (uneinheitliche Berichte), Ginseng (einige Studien zeigen positive Effekte, Dosierung?), Granatapfelsaft (eine kleine nicht-signifikante Studie), Yohimbin (uneinheitliche Studienlage, Dosierung?), Maca, Elfenblumen, Bockshornklee, Grüntee-Extrakt – die meisten dieser Substanzen wirken wohl eher psychoaktiv und sind, wenn überhaupt, nur an Ratten untersucht.

### Laboruntersuchungen

- Schwermetall-Screening
- Spurenelemente (Zink, Selen)
- Hormonprofil
- kardiovaskuläre Risikofaktoren
- Stressprofil (Neurotransmitter, Cortison)

### Nährstoffempfehlungen bei erektiler Dysfunktion

| Nährstoff | empfohlene Tagesdosis | Kommentare |
|---|---|---|
| Vitamin D | gemäß Blutserumwert | Vitamin-D-Mangel ist häufiger bei erektiler Dysfunktion. Die Behebung des Mangels verbessert den Hormonhaushalt, die endotheliale Dysfunktion und die Erektion. |
| L-Arginin | 4–8 g | L-Arginin allein ergibt relativ bescheidene Resultate. Nach 2–3 Monaten in Kombination mit Pycnogenol (80–120 mg) Verbesserungen möglich.<br>Auch die Kombination L-Arginin und Adenosinmonophosphat (200 mg) zeigte mögliche Verbesserungen. |
| L-Citrullin | 1,5 g | bei milden bis moderaten Funktionsstörungen gute Wirksamkeit (Einnahmedauer ca. 2 Monate) |
| Propionyl- und Acetyl-Carnitin | jeweils 2 g | Eine Kombination von Propionyl-Carnitin mit Sildenafil ergab deutlich bessere Resultate als Sildenafil allein, sogar dann, wenn die Patienten früher nicht auf Sildenafil angesprochen hatten (kleine Studie, Supplementierungsdauer 6 Monate. Keine Nebenwirkungen). |
| DHEA | 50 mg | deutliche Verbesserungen gegenüber Placebo, wenn Erektionsstörungen auf Testosteron-Mangel basieren |

## Literatur


Aoki H et al. Clinical assessment of a supplement of Pycnogenol® and L-arginine in Japanese patients with mild to moderate erectile dysfunction. Phytother Res. 2012;26(2):204–207.

Barassi A et al. Levels of l-arginine and l-citrulline in patients with erectile dysfunction of different etiology. Andrology. 2017;5(2):256–261.

Canguven O et al. Vitamin D treatment improves levels of sexual hormones, metabolic parameters and erectile function in middle-aged vitamin D deficient men. Aging Male. 2017;20(1):9–16.

Corazza O et al. Sexual enhancement products for sale online: raising awareness of the psychoactive effects of yohimbine, maca, horny goat weed, and ginkgo biloba. Biomed Res Int. 2014;2014:841798.

Cormio L et al. Oral L-citrulline supplementation improves erection hardness in men with mild erectile dysfunction. Urology 2011;77:119–122.

Gandaglia G et al. A systematic review of the association between erectile dysfunction and cardiovascular disease. Eur Urol. 2014;65(5):968–78.

Lee JK et al. Erectile dysfunction treatment and traditional medicine-can East and West medicine coexist? Transl Androl Urol. 2017;6(1):91–100.

Neuzillet Y et al. A randomized, double-blind, crossover, placebo-controlled comparative clinical trial of arginine aspartate plus adenosine monophosphate for the intermittent treatment of male erectile dysfunction. Andrology. 2013;1(2):223–8.


# Spermienqualität

Bei ungewollter Kinderlosigkeit ist eine mangelnde Spermienqualität häufig die zentrale Ursache. Tatsache ist, dass die Spermienqualität in den letzten 50 Jahren kontinuierlich abgenommen hat. Die Spermienqualität wird nach folgenden Kriterien beurteilt: Spermienanzahl, Spermienbeweglichkeit, Spermavolumen. Die Qualität der Spermien wird durch zahlreiche äußere Einflüsse, oft aber auch durch Stoffwechselstörungen negativ beeinflusst:

- organische Störungen (z. B. krampfaderähnliche Gefäßveränderungen im Hodensack)
- enge Kleidung (erhöhte Temperatur hemmt Spermienentwicklung)

- chronische Schwermetallbelastungen (signifikante Beeinträchtigung der Spermienanzahl und -beweglichkeit)
- organisch-chemische Toxine (Pestizide, polyhalogenierte Biphenyle, DDT, Dioxine, Phthalate usw.)
- Stress-Situationen
- oxidativer Stress (Lipidperoxide, SOD, Katalase, Thiole)
- physikalische Einflüsse (Mobilfunk, Röntgen usw.)
- gewisse Medikamente gegen erhöhten Blutdruck, Depressionen, Magengeschwüre, Neuroleptika, Glukokortikoide, Digitalis, Antihistaminika, Parkinson-Präparate, Krebsmittel, Lithium, Betablocker, Lipidsenker

## Nährstoffe, die die Fruchtbarkeit bei Männern erhöhen

| Nährstoff | empfohlene Tagesdosis | Kommentare |
|---|---|---|
| Vitamin C | 1–2 g | verbessert die Qualität und die Beweglichkeit der Samenzellen; erhöht Schwermetall-Ausscheidung. Zusammen mit Vitamin E einnehmen |
| Vitamin $D_3$ | gemäß Laborstatus | erhöht die Menge an freiem und bioaktivem Testosteron |
| Vitamin E | 400 I. E. | antioxidativer Schutz; Verbesserung der Spermienbeweglichkeit. Zusammen mit Vitamin C einnehmen. |
| Folsäure | 0,5 mg | unerlässlich für die Zellteilung bzw. Spermienneubildung; erhöht die Spermienanzahl |
| Astaxanthin | 16 mg | Starkes Antioxidans, kann ev. Spermienbeweglichkeit und Schwangerschaftsrate verbessern. Schmale Datenlage. |
| Zink | 30–60 mg | Zink kann die Qualität, Motilität, die Anzahl der Samenzellen sowie den Testosteronspiegel erhöhen. In den Studien wurden z. T. sehr viel höhere Dosierungen (100–150 mg/Tag) eingesetzt. Dies sollte jedoch nur unter ärztlicher Kontrolle (inkl. Laborstatus) und entsprechender Begleitsupplementierung mit Kupfer (3–4 mg/Tag) erfolgen. |
| Selen | 50 – 200 µg | Zur Vermeidung des Selenmangels. Selen spielt in der Spermienentwicklung eine wichtige Rolle |
| Coenzym $Q_{10}$ | 100 – 300 mg | verbessert Spermienanzahl, Spermienbeweglichkeit und die Spermienstruktur, verbessert die Schwangerschaftsraten |
| L-Carnitin<br>Acetyl-L-Carnitin | 2 – 3 g<br>1 g | Verbessert die Spermienbeweglichkeit. Studien zeigen bessere Ergebnisse bei Kombination von L-Carnitin mit Acetyl-L-Carnitin. |
| N-Acetylcystein | 600 mg | verbessert die Spermienbeweglichkeit, hilfreich bei Schwermetallbelastung |
| Omega-3-Fettsäuren (DHA) | 1,0 – 1,5 g | Verbesserter antioxidativer Zustand der Samenflüssigkeit, weniger Schäden im Erbgut in den Spermien – benötigt 2–3 Monate |

- Infektionskrankheiten mit Störung der Spermienbildung (z. B. HPV)
- Autoimmunerkrankungen

Es lohnt sich, diese Faktoren sorgfältig zu prüfen und ein gezieltes Laborscreening durchzuführen, in dem auch toxikologische Parameter (v. a. Schwermetall-Screening) miterfasst werden. Damit können viele Risikofaktoren ausgeschlossen werden und aufgrund der Befunde kann eine gezielte Mikronährstoff-Supplementierung empfohlen werden.

Die derzeitige wissenschaftliche Datenlage ist sehr ermutigend. Eine statistische Auswertung von bisher publizierten Humanstudien zeigt, dass in 82 % (!) der Fälle entweder eine Verbesserung der Spermienqualität oder der Schwangerschaftsrate nach einer Mikronährstoff-Supplementierung beobachtet werden konnte. Wichtig ist eine Supplementierungsdauer von etwa 6 Monaten.

## Ernährungsempfehlungen

Bei der Ernährung sollte auf viel frisches Obst und Gemüse (Antioxidantien), hochwertige, nicht raffinierte pflanzliche Öle, auf qualitativ wertvolles Protein und Vollkornprodukte geachtet werden. Zucker- und weißmehlhaltige Lebensmittel, tierische Fette, industriell verarbeitete Lebensmittel (trans-Fettsäuren) und künstliche Nahrungsmittelzusätze sollten möglichst eingeschränkt werden.

- Übergewicht (Bei übergewichtigen Männern ist es wahrscheinlicher, dass sie einen niedrigen Testosteronspiegel haben und über weniger Samenzellen verfügen.).
- Starker Alkoholkonsum – mehr als 2–3 Gläser Bier oder Wein am Tag – kann die Fertilität beeinträchtigen. Auch übermäßiger und regelmäßiger Konsum von Genussmitteln (Nikotin, Drogen, ev. auch Kaffee) beeinflusst die Spermienqualität negativ.
- Zinkmangel ist zu vermeiden, ebenso wie Vitamin-D-Mangel. (beide sind essenziell für die Testosteronsynthese).
- In Studien haben Thai-Ingwer und Granatapfel-Extrakt sowie Schwarzkümmel und alpha-Liponsäure Verbesserungen aufgezeigt.

## Besondere Hinweise

- Beim Versuch, mittels künstlicher Befruchtung Kinder zu zeugen, haben diejenigen Männer, die Antioxidantien einnehmen, eine 4-fach höhere Wahrscheinlichkeit für eine erfolgreiche Schwangerschaft der Partnerin.
- Mangelnde Bewegung reduziert den Testosteronspiegel beim Mann. 3-mal wöchentlich 45 Minuten Training zeigt bereits nach einigen Wochen deutliche Effekte auf die Spermienqualität.
- Das väterliche Verhalten (Bewegung, Ernährung, Schadstoffbelastung) beeinflusst über epigenetische Veränderungen des Erbguts die Gesundheit der Nachkommen. So gibt es Hinweise, dass eine fettreiche Ernährung des Vaters das Diabetes-Risiko zukünftiger Töchter erhöht.
- Ob Probiotika einen Benefit zeigen, ist derzeit noch ungeklärt. Erste Daten zeigen, dass sie die Spermienqualität und -menge durchaus beeinflussen können.

## Laboruntersuchungen

- Schwermetall-Screening
- oxidativer Stress
- Spurenelemente (Zink, Selen)
- L-Carnitin (Blut)
- Hormonprofil
- Stressprofil

## Literatur


Ahmadi S et al. Antioxidant supplements and semen parameters: An evidence based review. Int J Reprod Biomed (Yazd). 2016 Dec;14(12):729–736.

Boisen IM et al. Possible influence of vitamin D on male reproduction. J Steroid Biochem Mol Biol. 2016 Sep 28. pii: S0960–0760(16)30259-X.

Giahi L et al. Nutritional modifications in male infertility: a systematic review covering 2 decades. Nutr Rev. 2016;74(2):118–130.

Haghighian HK et al. Randomized, triple-blind, placebo-controlled clinical trial examining the effects of alpha-lipoic acid supplement on the spermatogram and seminal oxidative stress in infertile men. Fertil Steril. 2015;104(2):318–324.

Mehrpour O et al. Occupational exposure to pesticides and consequences on male semen and fertility: a review. Toxicol Lett. 2014 Oct 15;230(2):146–156.

Mora-Esteves C et al. Nutrient supplementation: improving male fertility fourfold. Semin Reprod Med. 2013;31:293–300.

Rosety MÁ et al. Exercise improved semen quality and reproductive hormone levels in sedentary obese adults. Nutr Hosp. 2017 Jun 5;34(3):603–607.

Salas-Huetos A et al. Dietary patterns, foods and nutrients in male fertility parameters and fecundability: a systematic review of observational studies. Hum Reprod Update. 2017;23(4):371–389.

Showell MG et al. Antioxidants for male subfertility. Cochrane Database Syst Rev. 2014;(12):CD007411.

Schagdarsurengin U et al. Epigenetics in male reproduction: effect of paternal diet on sperm quality and offspring health. Nat Rev Urol. 2016;13(10):584–595


# Prostata-Vergrößerung

Die Prostata (Vorsteherdrüse) erzeugt die Samenflüssigkeit, die als Transport- und Nährmedium für die Spermien dient. Die gutartige Prostata-Vergrößerung, als benigne Hyperplasie bezeichnet, ist eine Erkrankung, die bei Männern über 50 beginnt. Mit 70 Jahren sind dann drei Viertel der Männer betroffen. Als Ursache wird eine verminderte Testosteronbildung und damit eine Verschiebung des Testosteron-Östrogen-Verhältnisses diskutiert. Weil die Prostata die Öffnung der Harnröhre umschließt, durch die der Urin die Blase verlässt, behindert eine Vergrößerung den Harnfluss. Dies führt zu lästigen Beschwerden wie häufigem und auch nächtlichem Harndrang, einem abgeschwächten Harnstrahl und der Unfähigkeit, die Blase vollständig zu entleeren. Unbehandelt schreitet die Erkrankung fort und es kommt vermehrt zu Harnwegsinfekten oder Blasensteinen. Da eine Vergrößerung der Prostata jedoch auch die Folge eines Prostatakarzinoms sein kann, müssen die Symptome ärztlich abgeklärt werden.

### Ernährungsempfehlungen

Dank einiger neuer Untersuchungen kann der Einfluss von Ernährungsfaktoren und Lebensstil auf das Risiko einer gutartigen Prostatavergrößerung recht gut abgeschätzt werden:

- Der bekannteste Risikofaktor für eine Vergrößerung der Prostata ist (neben dem Alter) die Menge an Körperfett, v.a. Bauchfett.
- Sehr empfehlenswert ist eine fettarme Ernährung mit viel Gemüse und Früchten, wenig ungesättigten Fettsäuren und wenig rotem Fleisch.
- Interessanterweise reduziert regelmäßiger, moderater Alkohol-Konsum das Risiko.
- Pflanzliche Sterole (v.a. β-Sitosterol), z.B. aus Kürbiskernen oder Sägepalmfrüchten, können dazu beitragen, die Vergrößerung der Prostata zurückzubilden oder zu verlangsamen. Kürbiskerne sind im deutschsprachigen Raum bei Prostatabeschwerden sehr populär.
- Die zurzeit zur Verfügung stehenden Daten zeigen für eine vorbeugende Supplementierung mit Zink, Omega-3-Fettsäuren oder Kalzium keinen zusätzlichen Nutzen. Dies obwohl die Zinkkonzentration

## Nährstoffempfehlungen bei Vergrößerung der Prostata

| Nährstoff | empfohlene Tagesdosis | Kommentare |
|---|---|---|
| Selen | 50 µg | Prostata-Vergrößerung ist häufiger bei Selenmangel. Selen wirkt antioxidativ, kann Zellteilung hemmen. Oft zusammen mit Lykopin und β-Sitosterol untersucht. |
| Lycopin | 15–30 mg | hemmt das Fortschreiten der Prostatavergrößerung; reduziert das PSA (Prostata-spezifisches Antigen; erhöht bei Prostatavergrößerungen und -krebs) |
| β-Sitosterol | 60–320 mg | in Kürbiskernen, Sägepalmfrüchten, nicht raffinierten Pflanzenölen, Brennnesseln enthalten |

in der Prostata natürlicherweise sehr hoch ist und bei einer Prostatavergrößerung erniedrigte Zinkspiegel gemessen werden.

**TIPP** 10 g Kürbiskerne pro Tag: In einer sehr großen Studie in Deutschland zeigten 2 × 5 g Kürbiskerne rund 10 % bessere Ergebnisse als 2 × 500 mg Kürbiskern-Extrakt – der Extrakt war nicht besser als Placebo.

### Besondere Hinweise

- Die gutartige Prostata-Vergrößerung ist mit einer chronischen niederschwelligen Entzündung (silent inflammation) verbunden und das kontrollierte Absterben von Gewebe findet nicht mehr statt (weshalb es zum Größenzuwachs kommt).
- Chronische Cadmiumbelastungen (z. B. bei Rauchern) können zur Vergrößerung der Prostata beitragen.
- Sportliche Betätigung und das Vermeiden von Übergewicht reduzieren das Risiko signifikant.
- Der Extrakt aus Beeren der Sägepalme ist momentan das am besten untersuchte Pflanzenmittel zur Vorbeugung und Behandlung einer gutartigen Prostatavergrößerung. Die typischen Symptome können damit gelindert werden. Gute klinische Ergebnisse liegen vor für die Kombination von 320 mg Sägepalmextrakt, 5 mg Lycopin und 50 µg Selen in einer Dreierkombination. Auch die Wirksamkeit eines α-Rezeptor-Blockers konnte deutlich gesteigert werden durch Kombination mit Sägepalm-Extrakt. Der Sägepalmextrakt hat eine entzündungshemmende, antiöstrogene, antiödematöse Wirkung und hemmt auch das Enzym 5-α-Reduktase, das für die Umwandlung von Testosteron in das biologisch aktivere Dihydrotestosteron sorgt.
- Cranberry-Pulver oder Rindenextrakt des afrikanischen Pflaumenbaums wird auch sehr oft empfohlen. Studien zeigen, dass aber wohl auch ein Extrakt unserer regulären Pflaumenbäume dieselbe Wirksamkeit hat.

### Laboruntersuchungen

- Prostata-spezifisches Antigen (PSA) zum Ausschluss eines Prostatakarzinoms
- Schwermetall-Screening
- hsCRP, andere Entzündungsmarker

### Literatur

Christudoss P et al. Zinc status of patients with benign prostatic hyperplasia and prostate carcinoma. Indian J Urol 2011;27(1):14–18.

Kristal AR et al. Dietary patterns, supplement use, and the risk of symptomatic benign prostatic hyperplasia: results from the prostate cancer prevention trial. Am J Epidemiol 2008;67,925–934.

Jena AK et al. Amelioration of testosterone induced benign prostatic hyperplasia by Prunus species. J Ethnopharmacol. 2016;190:33–45.

Pagano E et al. Phytotherapy of Benign Prostatic Hyperplasia. A Minireview. Phytother Res 2014;28:949–955

Ryu YW et al. Comparison of tamsulosin plus serenoa repens with tamsulosin in the treatment of benign prostatic hyperplasia in Korean men: 1-year randomized open label study. Urol Int. 2015;94(2):187–193.

Russo A et al. Serenoa repens, selenium and lycopene to manage lower urinary tract symptoms suggestive for benign prostatic hyperplasia. Expert Opin Drug Saf. 2016;15(12):1661–1670.

Sebastiano C et al. Dietary patterns and prostatic diseases. Front Biosci (Elite Ed). 2012;4:195–204.

Udensi UK et al. Oxidative stress in prostate hyperplasia and carcinogenesis. J Exp Clin Cancer Res. 2016;35(1):139.

Vahlensieck W et al. Effects of pumpkin seed in men with lower urinary tract symptoms due to benign prostatic hyperplasia in the one-year, randomized, placebo-controlled GRANU study. Urol Int. 2015;94(3): 286–295.

Vidlar A et al. Cranberry fruit powder (Flowens™) improves lower urinary tract symptoms in men: a double-blind, randomized, placebo-controlled study. World J Urol. 2016;34(3):419–424.

# Nierensteine (Männer und Frauen)

Nierensteine entstehen, wenn normalerweise im Harn gelöste Stoffe auskristallisieren. Sie bilden sich in den Nieren und verharren dort oft längere Zeit symptomlos. Wenn sie in den Harnleiter (der die Nieren mit der Blase verbindet) gelangen, können sie den Harnfluss blockieren und Reizungen hervorrufen. Abgehende und im Harnleiter blockierte Nierensteine sind äußerst schmerzhaft: Der typische, kolikartige Schmerz beginnt meist unvermittelt im unteren Bereich des Rückens und strahlt in die Leistengegend aus. Bei der Akutbehandlug stehen die Schmerzlinderung und das Ausschwemmen mittels Trinken oder Infusionen im Vordergrund. Geht der Stein nicht spontan ab, muss er zertrümmert oder chirurgisch entfernt werden. In den Industrienationen treten Nierensteine immer häufiger auf, wobei Männer öfter betroffen sind als Frauen. Die Ursachen für Nierensteine bleiben in den meisten Fällen ungeklärt. Oft sind erbliche Faktoren, die Ernährung und Trinkmenge, aber auch Harnwegsinfektionen und verschiedene Stoffwechselerkrankungen an der Entstehung der Nierensteine beteiligt. Aufgrund der Zusammensetzung unterscheidet man verschiedene Nierensteinarten (siehe Tab.).

### Nierensteine und deren Häufigkeit

| Nierensteinarten | Häufigkeit |
|---|---|
| Kalziumsteine (meist Kalziumoxalat, seltener Kalziumphosphat) | 80–85 % |
| Harnsäuresteine | 5–10 % |
| Infektsteine (Magnesium-Ammoniumphosphat, Carbonatapatit) | 5–10 % |
| Cystinsteine | 1 % |

## Ernährungsempfehlungen

Das Trinkverhalten und die Ernährung spielen eine wesentliche Rolle bei der Entstehung von Nierensteinen. Im Vordergrund steht deshalb ganz klar die Erhöhung der täglichen Trinkmenge. Abgehende Steine sollten unbedingt aufgefangen und untersucht werden. Deren Zusammensetzung gibt wertvolle Hinweise zur Anpassung der Ernährung. Bei den am häufigsten vorkommenden Nierensteinen, den Kalziumoxalat-Steinen, liegt ein zu geringes Harnvolumen gepaart mit einer hohen Konzentration von Kalzium und Oxalsäure in den Nieren und Harnwegen vor. Die folgenden Faktoren können bei Menschen, die zu Nierensteinen neigen, mit gezielten Ernährungs- und Supplementierungs-Maßnahmen wirksam beeinflusst werden:

**Trinken** Damit die Urinmenge hoch genug ist, sollten Sie ausreichend über den ganzen Tag trinken. Dies gilt auch vor dem Schlafengehen, damit auch nachts das Harnvolumen hoch genug ist, um ein Auskristallisieren von Steinen zu verhindern. Insgesamt werden täglich etwa 2,5–3 Liter Flüssigkeit empfohlen. Bevorzugen Sie Wasser (v.a. auch basifizierende, bicarbonatreiche Mineralwässer) sowie verdünnte Zitrussäfte (Citrate behindern die Kristallbildung im Urin). Auch Bier, Kaffee und Orangensaft reduzieren das Risiko, es soll aber immer ein Großteil des Flüssigkeitsbedarfs mit Wasser gedeckt werden. Eine ausreichende Trinkmenge reduziert das Risiko um 60–80%.

**Oxalsäure-haltige und gezuckerte Getränke** Pfefferminz-, Schwarz- und Grüntee sowie Eistee, Kakaogetränkeenthalten enthalten viel Oxalsäure, die in der Niere die Steinbildung fördert. »Grüne Smoothies«, die viel Spinat und sonstige Oxalsäure-reiche Gemüse enthalten, sind auch kritisch. Alle Formen von zuckerhaltigen Süßgetränken erhöhen das Risiko. Nur in geringem Ausmaß erhöhen auch künstlich gesüßte Limonaden das Steinrisiko.

**Fleisch:** Reduzieren Sie den täglichen Konsum von Fleisch und Wurstwaren. Wenn Fleisch, dann scheint Geflügel geeigneter als Rind oder Fisch. Bei höheren Fleischmengen wird der pH des Urins zu sauer, was das

## Nährstoffempfehlungen bei Nierensteinen

| Nährstoff | empfohlene Tagesdosis | Kommentare |
|---|---|---|
| Vitamin $B_6$ | 50 mg | Bei Menschen, die viel Oxalat im Urin haben, mindert Vitamin $B_6$ die Wahrscheinlichkeit einer Steinbildung. Essenzielle Behandlung bei primärer Hyperoxalurie Typ 1. Wird für den Abbau von Oxalat benötigt. |
| Vitamin D | gemäß Serumwert | Vitamin D ist für den Kalziumhaushalt essenziell. Bei hohen Gaben (z. B. 50 000 I.E. pro Woche) können vermehrte Kalziumsteine auftreten. Der Vitamin-D-Mangel ist aber zu kritisch, als dass er nicht behoben werden sollte, ggf. mit Urinkontrolle des Kalziums. Bei nutritiven Dosierungen (bis 1 000 I.E.) zeigt sich kein erhöhtes Risiko. |
| Kalzium | 1 000–1 200 mg | Kalzium bindet Oxalsäure bereits im Magen-Darm-Trakt. Damit sinkt die über den Urin ausgeschiedene Kalzium- und Oxalatmenge, was das Nierensteinrisiko reduziert. Mit den Mahlzeiten einnehmen. Auch in Form von kalzium- und magnesiumhaltigen Basenmischungen. |
| Magnesium | 400–600 mg | Bildet mit Oxalsäure wasserlösliches Magnesiumoxalat. Dieses kristallisiert in der Niere nicht aus. Mit den Mahlzeiten einnehmen. Auch in Form von kalzium- und magnesiumhaltigen Basenmischungen. |

Steinrisiko erhöht, weil Harnsäure bei tiefem pH verstärkt auskristallisiert.

Kalzium: Generell sollte auf eine ausreichend hohe Kalziumzufuhr (Milch, Milchprodukte, usw.) im Bereich von täglich 1 000–1 200 mg geachtet werden. Kalzium ist in der Lage, im Magen-Darm-Trakt Oxalsäure zu binden und direkt über den Stuhl auszuscheiden. Damit gelangt die Oxalsäure gar nicht in den Körper. Aus diesem Grund sollten Kalziumsupplemente mit dem Essen eingenommen werden.

Gemüse, Früchte: Gemüse und Früchte sind grundsätzlich empfehlenswert. Sie erhöhen die Citratmenge im Urin. Allerdings gibt es auch stark oxalsäurehaltige Gemüse und Früchte: Bohnen, Gurken, Karotten, Nüsse, Rhabarber, Rote Bete (Randen), Sellerie, Spinat, Süßkartoffeln. Diese sollten bei erhöhtem Nierensteinrisiko eher zurückhaltend gegessen und wenn möglich gleichzeitig mit kalziumhaltigen Lebensmitteln kombiniert werden, damit die Oxalsäure wiederum direkt gebunden werden kann (z. B. Käsegratin, Joghurt usw.). Vegetarier haben oft höhere Oxalsäure-Werte im Urin, was das Risiko erhöht.

Salz: Verzehren Sie täglich insgesamt ca. 4–6 g (inklusive des Salzgehalts von Brot, Fertigprodukten etc.). Mehr Kochsalz begünstigt die Kalziumausscheidung über den Urin, weniger Kochsalz reduziert das Harnvolumen.

Süßigkeiten Zucker (inkl. Fruktose in Süßgetränken) erhöht das Nierensteinrisiko. Nahrungsfasern und Ballaststoffe können die Ausscheidung von Kalzium über den Urin vermindern.

## Besondere Hinweise

- Vitamin C kann im Körper grundsätzlich zu Oxalat abgebaut werden. Ob dies zu einem erhöhten Nierensteinrisiko führen könnte, ist derzeit noch umstritten. Bei Nierenstein-Risikopatienten kann eine langfristig hohe Vitamin-C-Einnahme (> 1 g/Tag) durch Magnesium und Vitamin $B_6$ ergänzt werden, um die theoretische Möglichkeit eines erhöhten Oxalatspiegels im Urin zu berücksichtigen.
- Übergewicht erhöht das Nierensteinrisiko.

## Literatur


Curhan GC. Intake of vitamins B6 and C and the risk of kidney stones in women. J Am Soc Nephrol. 1999;10(4):840–845.

Dion M et al. CUA guideline on the evaluation and medical management of the kidney stone patient – 2016 update. Can Urol Assoc J. 2016;10(11–12):E347–E358.

Ferraro PM et al. Soda and other beverages and the risk of kidney stones. Clin J Am Soc Nephrol. 2013;8(8):1389–1395.

Ferraro PM et al. Total, dietary, and supplemental vitamin C intake and risk of incident kidney stones. Am J Kidney Dis. 2016;67(3):400–407.

Ferraro PM et al. Vitamin D Intake and the risk of incident kidney stones. J Urol. 2017;197(2):405–410.

Hoyer-Kuhn H et al. Vitamin B6 in primary hyperoxaluria I: first prospective trial after 40 years of practice. Clin J Am Soc Nephrol. 2014;9(3):468–477

Malihi Z et al. Hypercalcemia, hypercalciuria, and kidney stones in long-term studies of vitamin D supplementation: a systematic review and meta-analysis. Am J Clin Nutr. 2016;104(4):1039–1051.

Wang S et al. A meta-analysis of coffee intake and risk of urolithiasis. Urol Int. 2014;93(2):220–228.

Yuvanc E et al. Medical and alternative therapies in urinary tract stone disease. World J Nephrol. 2015; 4(5):492–499.

# Wundheilung, Operationen

Jede Operation und jede größere Verletzung, Erfrierung oder Verbrennung bedeutet für den betroffenen Menschen einen starken körperlichen und metabolischen Stress sowie eine psychische Belastung. Um die Reparaturprozesse des zerstörten Gewebes optimal durchzuführen, benötigt der Körper eine große Menge an Eiweiß und Mikronährstoffen. Er profitiert von gut aufgefüllten Reserven und einer Zufuhr, die dem erhöhten Bedarf Rechnung trägt. Durch gezielte Supplementierung einzelner Stoffe kann die Wundheilung zusätzlich optimiert werden.

## Zur Wundheilung braucht der Körper viele Nährstoffe

Nach einer Verletzung entsteht an der Wunde eine starke Stoffwechselaktivität, der Körper entwickelt eine Entzündungsreaktion – er muss defektes Gewebe abbauen und eine hohe immunologische Aktivität entwickeln, um Infektionen abzuwehren. Beides führt zur Bildung freier Radikale, die man an der verletzten Stelle anhand eines hohen oxidativen Stresses feststellen kann. Zudem wird auch Zink durch Botenstoffe (leukozytäre endogene Mediatoren, LEM) umverteilt und an der verletzten Stelle konzentriert.

Um die Wunde zu schließen oder eine Fraktur zu heilen, muss der Körper neues Gewebe (Kollagen, Muskel, Haut, Schleimhaut, Knochen etc.) bauen. Hierfür benötigt er alle zur Verfügung stehenden Nährstoffe in erhöhtem Maße: Aminosäuren, Kohlenhydrate, Fette, Vitamine, Mineralstoffe und Spurenelemente (siehe Tab.). Stehen sie nicht ausreichend zur Verfügung, besorgt er sie sich aus gesunden Geweben (Muskelabbau).

Störungen der Wundheilung sind nicht selten. Neben dem Diabetes mellitus als häufigste Ursache für Wundheilungsstörungen spielen auch andere Begleiterkrankungen oder -umstände eine Rolle: Stress, Übergewicht, Arteriosklerose, Veneninsuffzienz, Autoimmunerkrankungen, Krebserkrankungen. Auch gewisse Medikamente können zu einer verzögerten Wundheilung führen. Dazu gehören Cortisonpräparate, Antirheumatika, Chemotherapeutika, Immunsuppressiva, Blutgerinnungshemmer, aber auch Rauchen und Drogenkonsum. Sehr häufig führt jedoch – vor allem bei älteren Menschen – eine hinsichtlich Kalorien, Eiweiß und Mik-

## Die Bedeutung der verschiedenen Nahrungsbestandteile für die Wundheilung

| Nährstoff | Funktion, Bemerkung |
|---|---|
| Protein | Aminosäuren als Grundbausteine für neu zu bildende Zellen und Strukturen (extrazelluläre Matrix, inkl. Kollagen):<br>1–1,2 g/kg Körpergewicht statt der üblichen 0,8 g/kg<br>bei Dekubitus 1,2–1,5 g/kg Körpergewicht |
| L-Arginin | stimuliert das Immunsystem vor einem operativen Eingriff, fördert Wundheilung |
| L-Glutamin | deutlich erhöhter Bedarf in Stresssituationen |
| Kohlenhydrate | Energiequelle für die Wundheilung<br>aber: Glukose-Überschuss (z. B. beim Diabetiker) kompliziert den Wundheilungsprozess |
| **Vitamine** | |
| Vitamin C | unerlässlicher Cofaktor für die Kollagenneubildung |
| Folsäure | wichtig für jede Zellteilung |
| Pantothensäure | fördert Wundheilung |
| **Mineralstoffe, Spurenelemente** | |
| Zink | für sehr viele Stoffwechselschritte erforderlich, auch für intaktes Immunsystem |
| Eisen | Neubildung von roten Blutkörperchen nach Blutverlust |
| Kupfer | fördert Kollagenquervernetzung, wichtig für Hämoglobin-Bildung |

ronährstoffen unzureichende Ernährung zu Schwierigkeiten bei der Wundheilung, zu Wundliegen (Dekubitus) und anderen Komplikationen.

Bereits 3–4 Wochen vor einem geplanten Operationstermin sowie auch während 1–2 Monaten nach einem erfolgten chirurgischen Eingriff oder nach einer Verletzung sollten zusätzliche Nährstoffe (z. B. ein gut verwertbares Proteinkonzentrat mit allen Vitaminen, Mineralstoffen und Spurenelementen) eingenommen werden. Studien zeigen, dass die Wundheilung dann schneller und komplikationsloser abläuft. Auch Sportler können von einer schnelleren Rehabilitationsphase nach Verletzungen profitieren, was die Trainingsunterbrechungen verkürzt.

Der bei Operationen unabdingbar notwendige Einsatz von Medikamenten (z. B. Antibiotika, Narkotika, Antikoagulanzien, Schmerzmittel usw.) sowie auch Schlafstörungen und Schmerzreaktionen können den Körper zusätzlich belasten.

### Ernährungsempfehlungen

Für einen optimalen Wundheilungsverlauf ist es wichtig, den Gesamternährungszustand des Patienten möglichst frühzeitig zu erfassen und ihm eine hinsichtlich Kalorien, Eiweiß und Kohlenhydraten ausreichende Ernährung zu empfehlen. Dabei sollten auch frische Nahrungsmittel, also Gemüse, Früchte, Beeren, Nüsse usw., berücksichtigt werden, damit der Körper mit wertvollen Pflanzenstoffen, Antioxidanzien, Vitaminen und Spurenelementen versorgt werden kann.

Während der Wundheilung sollte auch stets auf eine ausreichende Flüssigkeitszufuhr geachtet werden. Dies fördert den Nährstoff-

## Nährstoffempfehlungen bei Operationen und Verletzungen für eine optimale Wundheilung

| Nährstoff | empfohlene Tagesdosis | Kommentare |
|---|---|---|
| Vitamin A | 25 000 I. E. | Hohe Vitamin-A-Dosierungen nur unter ärztlicher Kontrolle einnehmen. Beschleunigt die Wundheilung (auch beim Diabetiker) und unterstützt die Neubildung von Haut und Schleimhaut; verkürzt die Entzündungsphase. |
| Multivitamin-Spurenelement-Präparat | ausgewogene Rezeptur, dem erhöhten Bedarf Rechnung tragen | vor und nach Operation/nach Verletzung: unterstützt eine optimale Gewebereparatur; wichtig für die Zellneubildung; erhöhter Bedarf in Stress-Situationen |
| Vitamin C | 1–2 g | essenziell für den Kollagenaufbau; unterstützt Reparaturprozesse; reduziert Blutungen und das Wundinfektrisiko. 2 g vor operativen Eingriffen können Schmerzmedikation reduzieren. 1 g täglich empfohlen nach chirurgischen Eingriffen an Armen/Beinen während 50 Tagen zur Vermeidung gefürchteter chronischer Schmerzkomplikationen. |
| Vitamin E | 400 I. E. | gute Erfahrungen bei der externen Anwendung von Vitamin E bei der Narbenbehandlung (Kapseln öffnen und Vitamin E ins Narbengewebe einmassieren) |
| Magnesium | 300 mg | essenziell für die Wundheilung; liefert Energie für Wundheilungsprozesse; verbessert die Mikrozirkulation; erhöhter Bedarf in Stress-Situationen |
| Zink | 20–40 mg (bzw. je nach Laborstatus) | beschleunigt Wundheilungsprozesse (v. a. auch bei Diabetikern, bei denen Zinkmangel häufig vorkommt) |
| hochwertiges Proteinkonzentrat | 30–50 g Protein | für die Reparatur und Neubildung von Gewebe; reduziert Muskelverlust während der Immobilität. Idealerweise mit hohem Gehalt an verzweigtkettigen Aminosäuren (L-Leucin, L-Valin, L-Isoleucin), sowie L-Arginin und L-Glutamin |
| L-Arginin | 6 g | L-Arginin wird in Stresssituationen zur essenziellen Aminosäure. Zusätzlich zu eiweißreicher Ernährung einsetzen bei Dekubitus. |
| L-Glutamin | 10–20 g | liefert Energie für Darmzellen, hält die Darmbarriere dicht, reduziert systemische Entzündungsreaktion nach großen Eingriffen. Fördert Wundheilung. |
| Omega-3-Fettsäuren | 1–1,5 g EPA, DHA (aus Fischöl) | regulieren Entzündungsreaktionen und die Immunantwort |

transport in die Zellen, verbessert den Zellaufbau und reduziert das Infektionsrisiko. Die vorliegenden Studien zeigen interessanterweise auch, dass es für den Heilungsverlauf die Nahrungsqualität in den Tagen kurz vor einem operativen Eingriff wesentlich ist.

Dieselben Ernährungsempfehlungen gelten natürlich auch nach Eintreten einer Verletzung oder nach einem chirurgischen Eingriff für die gesamte Dauer der Wundheilung. Insbesondere bei der Überwachung der Wundheilung bei älteren Menschen sollte man die Frage nach ihrem Appetit nie vergessen!

## Besondere Hinweise

- Regelmäßiger Schlaf ist wichtig. Das Hormon Somatotropin (GH, STH) ist etwa nach dem 4. Tag einer Verletzung von Bedeutung. Es wird vom Körper in Tiefschlafphasen gebildet und ist das Regenerationshormon schlechthin. Die Somatotropin-Bildung könnte durch eine hohe Versorgung mit den Aminosäuren Arginin und Ornithin angeregt werden.
- Die verzweigtkettigen Aminosäuren Valin, Leucin und Isoleucin sind für den Muskelneuaufbau und -erhalt sehr wichtig.
- Die frühzeitige Mobilisation nach einer Verletzung stimuliert die Makrophagenaktivität (Immunsystem) und anabole Prozesse in der Muskulatur.
- Eine Immunonutrition (z.B. mit L-Arginin, L-Glutamin, Zink und Vitamin C) rund um die Operationsperiode reduziert die Komplikationsraten nach großen chirurgischen Eingriffen signifikant. Auch gut einsetzbar bei Dekubitus.
- L-Glutamin, L-Arginin und HMB (beta-Hydroxy-beta-Methyl-Butyrat, aus Leucin gebildet) können dem Muskelabbau bei Bettlägrigkeit entgegenwirken.
- Probiotika, ggf. kombiniert mit präbiotisch wirksamen Ballaststoffen, halten die Darmfunktion aufrecht und machen v.a. bei Antibiotikagabe Sinn.
- Zur besseren Heilung bei Knochenfrakturen sollte zusätzlich Kalzium, Magnesium und Vitamin $D_3$ empfohlen werden.

## Laboruntersuchungen

- Albumin, Transferrin, Ferritin, Hämoglobin, Cholinesterase, Cholesterin, Lymphozyten, Vitamin $B_{12}$, Folsäure, Zink.
- Vitamin C
- $HbA_{1c}$

### Honig auf die Wunde streichen

Es gibt spezielle Honigarten, die für die Wundheilung empfohlen werden. Dazu gehört Manuka-Honig aus Neuseeland mit einem UMF-Faktor von 20–25. UMF bedeutet »Unique Manuka Factor«; damit wird der Gehalt eines im Manuka-Honig enthaltenen Enzyms deklariert, das zu einer vermehrten Bildung des antiseptisch wirksamen Wasserstoffperoxids führt.

## Literatur

Blee TH et al. Hemorrhage associated with vitamin C deficiency in surgical patients. Surgery 2002;131:408–412.

Cereda E et al. A nutritional formula enriched with arginine, zinc, and antioxidants for the healing of pressure ulcers: a randomized trial. Ann Intern Med. 2015 Feb 3;162(3):167–174.

Chen S et al. effect of perioperative vitamin C supplementation on postoperative pain and the incidence of chronic regional pain syndrome: a systematic review and meta-analysis. Clin J Pain. 2016;32(2):179–185.

Kim MH et al. The roles of glutamine in the intestine and its implication in intestinal diseases. Int J Mol Sci. 2017;18(5). pii: E1051.

Kinross JM et al. A meta-analysis of probiotic and synbiotic use in elective surgery: does nutrition modulation of the gut microbiome improve clinical outcome? J Parenter Enteral Nutr 2013;37:243–253.

Jonker R et al. Role of specific dietary amino acids in clinical conditions. Br J Nutr. 2012;108 Suppl 2:S139-S148.

Lansdown AB. Zinc in the healing wound. Lancet 1996;347:706.

Liu P et al. Efficacy of arginine-enriched enteral formulas for the healing of pressure ulcers: a systematic review. J Wound Care. 2017;26(6):319–323.

Morris CR et al. Acquired amino acid deficiencies: a focus on arginine and glutamine. Nutr Clin Pract. 2017;32(1_suppl):30S–47S.

Weimann A et al. ESPEN guideline: Clinical nutrition in surgery. Clin Nutr. 2017;36(3):623–650

# Säure-Basen-Haushalt

Eine Übersäuerung des Gewebes ist in unserer Wohlstandgesellschaft mit hohem Fleischkonsum und Bewegungsarmut relativ häufig. Sie lässt sich zwar schwer messen, ist dafür aber deutlich spürbar, z. B. durch Schmerzen und Erkrankungen des Bewegungsapparates (Arthritis, Arthrose, Gicht, Rückenbeschwerden). Mit einer Ernährungsumstellung und der Einnahme von basifizierenden Mineralstoffsalzen können Sie der Gewebeübersäuerung entgegenwirken.

## Übersäuerung des Gewebes (latente Azidose)

Der pH-Wert des Blutes wird vom Organismus in einem sehr engen Normbereich um 7,40 (7,37–7,43) konstant gehalten. Dies setzt eine exakte Regulation des Säure-Basen-Gleichgewichts voraus, an der mehrere Faktoren beteiligt sind. Neben den Puffereigenschaften des Blutes sind der Gasaustausch in den Lungen sowie die Ausscheidungsmechanismen der Niere wesentliche Bestandteile dieses Regulationssystems, die alle miteinander in einem funktionellen Gleichgewicht stehen.

Im medizinischen Alltag ist die Entgleisung des Blut-pH-Wertes eher selten und immer Anzeichen einer schwerwiegenden Gesundheitsstörung (z.B. Ketoazidose bei entgleistem Diabetes mellitus). Hingegen sind pH-Abweichungen bzw. eine Übersäuerung im Gewebe, sogenannte latente Azidosen, weitaus häufiger.

Eine Übersäuerung des Gewebes wird mit Erkrankungen und Schmerzen des Bewegungsapparates (Arthritis, Arthrose, Gicht, Rückenbeschwerden), mit Knochenmasseverlusten, mit brüchigen Haaren und Nägeln, mit Verdauungsstörungen (z.B. Sodbrennen), Störungen des Bindegewebes, Allergien, Konzentrationsstörungen usw. in Verbindung gebracht. Die Auswirkungen einer latenten Azidose auf das Wohlbefinden werden in der Regel unterschätzt. Dies liegt in erster Linie

### Basenmischungen mit Zink und Mangan

Zink- und manganhaltige Basenmischungen wirken nicht nur durch ihre basifizierende Wirkung ausgleichend auf den Säure-Basen-Haushalt, sondern zusätzlich auch durch die Aktivierung von Säure-Base-regulierenden Enzymen. Hier nimmt das Enzym Carboanhydrase eine wichtige Stellung ein. Es ist zinkabhängig.

daran, dass der pH-Wert im Blut trotzdem stabil bleibt und die Gewebeübersäuerung selbst schwierig messbar ist.

Neu entdeckte Rezeptoren (Acid-Sensing Ion Channels) lösen bereits bei geringen pH-Veränderungen im Gewebe Nervenimpulse aus. Meist melden sie dem Gehirn: »Schmerz!« Diese Rezeptoren wurden aber auch im Knochen, Bandscheiben und Innenohr entdeckt – ihr Zusammenwirken bei Entzündung oder weiteren schädlichen Reizen wird derzeit untersucht.

Die Ursachen der Gewebeazidose können vielschichtig sein, und die Behebung der latenten Azidose mag nur Symptome (Schmerz) verbessern – ein klarer Vorteil für das Wohlbefinden kann dennoch erreicht werden, wenn die Azidose besser »abgefedert« werden kann. Hier kann mit ernährungstherapeutischen Maßnahmen viel erreicht werden.

Eine wesentliche Bedeutung bei der Pufferung von Säuren im Gewebe wird den Salzen von Mineralstoffen zugeschrieben. Diese Carbonate, Citrate, Laktate von Kalzium-, Magnesium- oder Kaliumverbindungen können Protonen (»Säuren«) aufnehmen, welche dadurch neutralisiert und zu Wasser und $CO_2$ (über die Atemluft) verstoffwechselt werden.

## Welche Ursachen führen zu einer Übersäuerung?

Die wichtigsten Gründe für eine latente ernährungsbedingte Azidose sind:

- eine Ernährung mit einem hohen Anteil säurebildender Nahrungsmittel (Eiweiß bzw. eiweißreiche Nahrungsmittel wie Fleisch, Wurst, Fisch, Käse, Milch, Eier, Hülsenfrüchte, Fette, Getreide) und eine zu niedrige Zufuhr von mineralstoffreichen, »basischen« Lebensmitteln (Früchte, Gemüse, Kartoffeln)
- zu geringe Flüssigkeitszufuhr (verminderte Säureausscheidung)
- steigendes Alter (reduzierte Säureausscheidungskapazität der Niere)
- Bewegungsarmut (zu geringe Säureausscheidung)
- hohe körperliche Aktivität (Leistungssport); puffernde Mineralstoffe gehen z. B. durch Schwitzen vermehrt verloren und müssen ersetzt werden
- Mangel an Mineralstoffen und Elektrolyten (z. B. Kalzium, Magnesium, Kalium, Zink)

## Ernährungsempfehlungen

Bei einer latenten Azidose sollte in erster Linie die Ernährung umgestellt werden. Bevorzugen Sie Gemüse, Obst und Kartoffeln und konsumieren Sie nur wenig Eiweiß, Fett, Getreide, Kaffee, Alkohol und Zucker.

Ergänzend können basifizierende Mineralstoffsalze wie Carbonate, Bicarbonate, Citrate oder Laktate in Form von Basenmischungen zugeführt werden. Pulverförmige Basenmischungen sollten stets unabhängig von einer Mahlzeit, möglichst auf leeren Magen (z. B. unmittelbar nach dem Aufstehen), eingenommen werden. Eine Neutralisierung des Magensaftes durch die Zufuhr basifizierender Salze mit oder nach einer Mahlzeit könnte sonst zu einem ungenügenden Eiweißabbau und zu entsprechenden Verdauungsstörungen führen. Bei Basenpräparaten mit Magensaft-resistenten Tabletten kann die Einnahme zu einer beliebigen Zeit erfolgen. In diesem Fall werden die säureneutralisierenden Mineralsalze nämlich erst im Dünndarm und nicht schon im Magen freigesetzt.

## Besondere Hinweise

- Basenmischungen können die Ausscheidungsrate (via Urin) von toxischen Metallen (vor allem Aluminium, Blei) erhöhen.
- Bei übersäuerten Patienten werden oft chronische Belastungen mit Aluminium gefunden. Da Citrate die Bioverfügbarkeit von Aluminium aus dem Magen-Darm-Trakt erhöhen, sollten in diesem Fall eher citratfreie Basenmischungen verwendet werden.

## Laboruntersuchungen

Mittels pH-Messungen im Urin kann ermittelt werden, wieviel Säure die Nieren ausscheiden. Dadurch können teilweise Rückschlüsse auf den Säure-Basen-Haushalt erfolgen. Es empfiehlt sich, im Tagesverlauf mehrere Messungen vorzunehmen. Der Säuregehalt des Urins schwankt in Abhängigkeit von Nahrung, Psyche und Tageszeit. Parallel zur Leberaktivität werden in der zweiten Nachthälfte in der Regel mehr Säuren ausgeschieden.

**pH-Streifen:** Die häufig durchgeführte Messung des Urin-pH mit Lackmuspapier oder Universal-Indikatorpapier erfasst nur die freien Säuren – diese machen etwa 1 % der gesamthaft ausgeschiedenen Säuren aus. Die übrigen 99 % der Säuren werden in gebundener Form über die Nieren ausgeschieden und bleiben bei dieser Prüfmethode unberücksichtigt. Eine einmalige Bestimmung des Urin-pH mit pH-Streifen ist daher wenig aussagekräftig. Mehrfache, über den Tag verteilte Messungen mit pH-Papier können orientierenden Charakter haben.

**Säuretitration nach Sander:** Diese pH-Bestimmung wird von einigen Laboren angeboten und ist eine wesentlich genauere und empfehlenswerte Untersuchungsmethode. Hier werden in 5 Urinproben, die im Abstand von 3 Stunden über den Tag verteilt gesammelt werden, die freien und die gebundenen Säuren gemessen.

Mineralstoff- und Spurenelement-Screening (Blut, Haare).

## Literatur


Ekmekcioglu C. Die Theorie der Übersäuerung. Ernährung und Medizin 2004;19:16–20.

De la Roche J et al. Lactate is a potent inhibitor of the capsaicin receptor TRPV1. Sci Rep. 2016;6:36740.

König D, Muser K, Dickhuth HH, Berg A, Deibert P. Effect of a supplement rich in alkaline minerals on acid-base balance in humans. Nutr J 2009;8:23

Namer B et al. Differential sensitization of silent nociceptors to low pH stimulation by prostaglandin E2 in human volunteers. Eur J Pain. 2015;19(2):159–166.

Pizzorno J. Acidosis: An old idea validated by new research. Integr Med (Encinitas). 2015;14(1):8–12.

Remer T et al. Dietary protein's and dietary acid load's influence on bone health. Crit Rev Food Sci Nutr. 2014;54(9):1140–1150.

Rylander R, Remer T, Berkemeyer S, Vormann J. Acid-base status affects renal magnesium losses in healthy, elderly persons. J Nutr 2006;136(9):2374–2377.

Shea MK et al. Food groups associated with measured net acid excretion in community-dwelling older adults. Eur J Clin Nutr. 2017;71(3):420–424.

Vormann J et al. Supplementation with alkaline minerals reduces symptoms in patients with chronic low back pain. J Trace Elem Med Biol 2001;15:179.

# Alkoholkonsum, Rauchen

Geringe Alkoholmengen scheinen gesundheitlich eher positiv zu wirken – eine gute Nachricht für Genusstrinker, die sich abends gern ein Glas Wein gönnen. Werden aber regelmäßig zwei oder drei Gläser Wein getrunken, schlägt die Wirkung bereits um, und die Gesundheitsschäden des Alkohols überwiegen. Bei übermäßigem Alkoholkonsum entstehen neben diversen Organschäden auch breitflächige Defizite im Bereich der Mikronährstoffe.

## Alkohol

Wie die Erfahrungen aus den Mittelmeerländern zeigen, schadet den meisten Erwachsenen ein maßvoller Alkoholkonsum kaum. Im Gegenteil: Untersuchungen bestätigen, dass ein oder zwei Gläser Bier oder Wein am Tag die Lebenserwartung eher positiv beeinflussen und dass sogar Herz-Kreislauf-Patienten dadurch weniger an Herzinfarkten und Schlaganfällen sterben. Es wäre jedoch falsch, jemanden zum Alkoholkonsum zu animieren, da doch ein erhebliches Suchtpotenzial besteht und sich die Toleranzmenge, die gesundheitlich eher positiv wirkt, in engen Grenzen bewegt. Bei Frauen sind dies ca. 15 g, bei Männern 20 g Alkohol/Tag, was 1,5–2 dl Rotwein entspricht.

Regelmäßiges, starkes Trinken hingegen stellt unzweifelhaft ein großes Gesundheitsrisiko dar. Dieses steigt spätestens bei regelmäßig mehr als drei Drinks am Tag (ein »Drink« entspricht etwa 2–3 dl Bier bzw. 1 dl Wein) stark an. Alkohol beeinflusst den Hirnstoffwechsel ganz erheblich. Er wirkt meist entspannend und angstlösend, was als angenehm empfunden wird und Hemmungen abbaut. In der Stimulation der dafür notwendigen Rezeptoren liegt auch das Suchtpotenzial. So wird jeder Zehnte, der regelmäßig Alkohol trinkt, körperlich davon abhängig (Alkoholismus). Starkes Trinken verkürzt die Lebenserwartung im Durchschnitt um 10–15 Jahre. Regelmäßiger Alkoholkonsum verursacht Reizungen und Entzündungen im Magen-Darm-Trakt, was die Entwicklung von Krebserkrankungen fördert. Zudem wird der Nährstoffhaushalt massiv gestört, einerseits weil die Verdauung und die Aufnahme von Nährstoffen (Vitamine, Mineralstoffen und Spurenelemente) behindert wird, und andererseits entstehen mehrfache Nährstoffverlust (z. B. Magnesium, Zink, B-Vitamine usw.) durch erhöhte Urinausscheidung. Alkohol führt auch zu erhöhtem oxidativem Stress. Die Leber, die den Alkoholabbau und generell die Entgiftung übernimmt, ist besonders empfindlich gegen Alkohol. Chronisch starker Alkoholkonsum führt zur Leberschwellung und zur Fettleber, später zur alkoholischen Hepatitis und schlussendlich zur Leberzirrhose.

Durch den narbigen Umbau des Gewebes kommt es so zum vollständigen Funktionsverlust dieses wichtigen Organs.

## Ernährungsempfehlungen

Wer regelmäßig Alkohol konsumiert, muss noch mehr auf eine gesunde Ernährung achten, mit reichlich frischem Obst und Gemüse, Vollkorn, magerem Fleisch, Nüssen und fettarmen Milchprodukten. Erfahrungsgemäß ist allerdings die Ernährung von Menschen mit einem hohen Alkoholkonsum alles andere als ausgewogen und hochwertig. Meist bestehen auch breitflächige Defizite im Bereich der Mikronährstoffe. Daher sollte man zumindest versuchen, mit einem gut dosierten Multivitamin-Mineral-Präparat die aus-

### Nährstoffempfehlungen bei Alkoholkonsum

| Nährstoff | empfohlene Tagesdosis | Kommentare |
|---|---|---|
| **zur Vorsorge oder Behandlung von alkoholbedingten Nährstoffmängeln** | | |
| Antioxidanzien-Supplement (mit den Vitaminen A, C und E, Zink und Selen) | Antioxidanzien (Seite 463) | Der Abbau von Alkohol zu Acetaldehyd verursacht im Körper oxidativen Stress. |
| Vitamin C | 1–2 g | Vitamin C kann den Körper bei der Entgiftung unterstützen. |
| Vitamin-B-Komplex | hoch dosiert; sollte mindestens je 25 mg Vitamin $B_1$, $B_2$, $B_3$ und $B_6$ und 0,4–0,8 mg Folsäure und 25 µg Vitamin $B_{12}$ enthalten | Alkohol beeinträchtigt die Aufnahme und die Aktivierung der B-Vitamine. Die meisten Menschen, die viel trinken, leiden unter Mangel an B-Vitaminen. |
| Magnesium | 300–450 mg | Bei starken Trinkern ist Magnesiummangel weit verbreitet. Er kann u. a. kardiovaskuläre und neuromuskuläre Probleme verursachen. |
| Zink | 10–30 mg (bzw. gem. Laborstatus) | Diejenigen Enzyme, die in der Hauptsache für die Entgiftung von Alkohol verantwortlich sind, sind von Zink abhängig. Daher beeinträchtigt Zinkmangel die Fähigkeit des Körpers, Alkohol abzubauen, was wiederum mögliche Schäden verstärkt. |
| L-Carnitin | 1–2 g | schützt die Leber vor oxidativem Stress (zahlreiche Studien auch mit Acetyl-L-Carnitin) |
| **bei starkem Alkoholkonsum: zur Verminderung von Alkoholgelüsten, -konsum und Entzugserscheinungen** | | |
| L-Glutamin | 2–3 g | L-Glutamin scheint laut älteren Studien Alkoholgelüste und -konsum zu vermindern. |
| Taurin | 2–4 g | Taurin vermindert Alkoholgelüste und Entzugserscheinungen. |
| γ-Linolensäure (GLS) | 2–3 g Nachtkerzenöl (EPO) | GLS stabilisiert die z. T. starken psychischen Schwankungen bei Alkoholpatienten durch Erhöhung der Prostaglandin-E1-Blutspiegel. Dies ist auch beim Alkoholentzug hilfreich. |

geprägtesten Mängel einigermaßen zu kompensieren. Die beste Lösung ist jedoch der maßvolle Konsum oder bei Suchtpotenzial der vollständige Verzicht.

Alkoholische Getränke enthalten sehr viele Kalorien: Ein gewöhnliches Glas Bier (etwa 3 dl) enthält ca. 150 kcal und 1 dl Wein enthält ca. 80 kcal. Mit 3–4 Gläsern Wein oder Bier am Tag erhält man also schon 15–20 % der gesamten täglichen Energiezufuhr. Ansonsten haben alkoholische Getränke kaum einen Nährwert. Sie liefern vor allem »leere Kalorien«. Für Menschen, die ihr Gewicht halten oder abnehmen wollen, stellt eine Einschränkung des Alkoholkonsums eine gute Möglichkeit dar, Kalorien zu sparen.

Der Alkoholkonsum während der Schwangerschaft – insbesondere während der ersten drei Monate – kann beim Säugling zu Geburtsfehlern und geistiger Retardierung führen. Niemand weiß, wie viel Alkohol während der Schwangerschaft unschädlich ist, die Toleranzschwelle liegt aber wohl deutlich niedriger als früher gedacht. Daher sollten Schwangere zur Sicherheit vollständig auf Alkohol verzichten.

### Laboruntersuchungen

- Mikronährstoff-Screening (B-Vitamine, Magnesium, Zink)
- oxidativer Stress
- Fettsäurenprofil
- Nachweis von Alkoholismus (Ethylglucuronid mittels Urin- oder Haaranalyse)

### Literatur

Augustyniak A et al. L-Carnitine in the lipid and protein protection against ethanol-induced oxidative stress. Alcohol 2009;43:217–223.

Bell S et al. Association between clinically recorded alcohol consumption and initial presentation of 12 cardiovascular diseases: population based cohort study using linked health records. BMJ. 2017;356:j909.

Hernández JA et al. Lipids and oxidative stress associated with ethanol-induced neurological damage. Oxid Med Cell Longev. 2016;2016:1543809.

Landgraf MN et al. S3-Leitlinie Diagnose der fetalen Alkoholspektrumstörungen FASD. AWMF-Registernr.: 022–025. (2016), www.awmf.org, assessed 1. Juli 2017

Li XH et al. Association between alcohol consumption and the risk of incident type 2 diabetes: a systematic review and dose-response meta-analysis. Am J Clin Nutr. 2016;103(3):818–829.

Ravel JM et al. Reversal of alcohol toxicity by glutamine. J Biol Chem 1955;214:497.

Rehm J et al. The relationship between different dimensions of alcohol use and the burden of disease-an update. Addiction. 2017;112(6):968–1001.

Reineke C. Alkohol und Nervenstoffwechsel, Welche Rolle spielen B-Vitamine? J Orthomol Med 2002;10;4.

Thoma R et al. Perturbation of the glutamate – glutamine system in alcohol dependence and remission. Neuropsychopharmacol 2011;36:1359–1365.

Van den Berg H et al. Influence of lifestyle on vitamin bioavailability. Int J Vitam Nutr Res 2002;72(1):53–59.

## Rauchen

Rauchen ist lebensgefährlich! Wenn Sie rauchen, verkürzen Sie Ihre Lebenserwartung um zahlreiche Jahre. Rauchen ist für ein Drittel aller Krebserkrankungen sowie der tödlichen Herzinfarkte und Schlaganfälle verantwortlich. 35 % aller 35-Jährigen, die mit dem Rauchen nicht aufhören, sterben an Folgeerkrankungen des Rauchens. Zigarettenrauch enthält eine Menge krebserregender Stoffe, Kohlenmonoxid, Schwermetalle wie Cadmium, Nickel, Arsen und andere Giftstoffe. Mit jedem Atemzug werden Billionen von freien Radikalen inhaliert. Obwohl Rauchen in den meisten Ländern die wichtigste vermeidbare Todesursache darstellt, raucht weiterhin etwa jeder vierte Erwachsene in Europa. Viele Menschen sind zu Hause oder am

Arbeitsplatz dem Rauch in ihrer Umgebung ausgesetzt. Auch dieses Passivrauchen stellt ein gefährliches Gesundheitsrisiko dar. Passivrauchen kann Asthma, Kopfschmerzen und viele andere Gesundheitsprobleme verursachen. Menschen, die ständig dem Rauch anderer ausgesetzt sind, leben mit einem um 50–60 % höheren Krebsrisiko. Kinder sind besonders anfällig für Passivrauchen. Wer unfähig ist, mit dem Rauchen aufzuhören, oder wer durch regelmäßiges Passivrauchen gefährdet ist, sollte wenigstens darauf achten, Mikronährstoffe und Antioxydanzien in ausreichender Menge zuzuführen.

## Ernährungsempfehlungen

Auch die besten Ernährungsempfehlungen können das Schadenpotenzial durch das Rauchen nicht mindern. Das Hauptziel sollte entsprechend immer der Rauchverzicht sein. Wenn jemand mit dem Rauchen aufhört, kann häufig eine markante Gewichtszunahme beobachtet werden. Dies liegt daran, dass Rauchen den Grundumsatz (den Energieverbrauch des Körpers für Funktionen wie die Erhaltung der Körpertemperatur, des Blutdrucks, der Atmung usw.) erhöht. Die Angst vor einer Gewichtszunahme mag dazu beitragen, dass vor allem Frauen sich oft dagegen sträuben, mit dem Rauchen aufzuhören. Eine Person, die mit dem Rauchen aufhört, nimmt allerdings durchschnittlich nur zwei bis drei Kilo zu. Die Hälfte der ehemaligen Raucher nimmt nur ein Kilo oder noch weniger zu. Das ist, gemessen an den enormen Vorteilen, die das Aufhören für die Gesundheit mit sich bringt, z. B. der Halbierung des Herzinfarktrisikos, ein kleines Opfer. Raucher, die versuchen, sich das Rauchen ab-

### Nährstoffempfehlungen für Raucher und Passivraucher

| Nährstoff | empfohlene Tagesdosis | Kommentare |
|---|---|---|
| Antioxidanzien-Supplement (mit reichlich Vitamin C und E, Zink und Selen) | Antioxidanzien (Seite 463) | Zigarettenrauch ist ein starkes Oxidans, das weitläufige Zellschäden und Fettperoxidation verursacht und viele altersbedingte Abnutzungserscheinungen an Haut, Lungen und anderen Organen beschleunigt. Antioxidanzien (v. a. in Früchten und Gemüsen) können allenfalls ein gewisses Gegengewicht darstellen. Sollte kein synthetisches β-Carotin enthalten. |
| Vitamin-B-Komplex | hoch dosiert; sollte mindestens 25 mg Vitamin $B_6$, 0,4–0,8 mg Folsäure und 25 µg Vitamin $B_{12}$ enthalten | Raucher leiden oft unter Mangel an diesen B-Vitaminen, weil der Abbau beschleunigt ist. |
| Vitamin C | 1–3 g | Raucher verbrauchen ihre Vitamin-C-Körperreserven sehr schnell. Eine begleitende Supplementierung kann sinnvoll sein. |
| Kalzium | 600–800 mg | Rauchen beschleunigt den Verlust von Kalzium aus den Knochen, wodurch das Risiko von Osteoporose und Knochenbrüchen ansteigt. |
| Omega-3-Fettsäuren | 1–2 g EPA, DHA (aus Fischöl) | Reduziert Entzündungsreaktionen, 1 g reduzierte in einer kleinen Studie Schäden im Erbgut und verbesserte die antioxidative Kapazität. |

zugewöhnen, sollten also sorgfältig auf ihre Energiezufuhr und regelmäßige Bewegung achten, damit sie ihr Gewicht halten können.

Rauchen erhöht die Blutfett- und Cholesterinwerte, die wichtige Risikofaktoren für Herzinfarkte und Schlaganfälle darstellen. Raucher sollten also besonders genau darauf achten, ihre Blutfettwerte niedrig zu halten. Raucher verbrauchen viel Vitamin C aufgrund des oxidativen Stresses. Man geht davon aus, dass eine Schachtel Zigaretten einen Mehrbedarf von etwa 300 mg Vitamin C zur Folge hat. Darüber hinaus senkt Rauchen die im Körper verfügbaren Mengen an β-Carotin, Vitamin D, Folsäure und Vitamin $B_{12}$. Es beeinträchtigt die Umwandlung von Vitamin $B_6$ in seine aktive Form. Rauchen verstärkt den Verlust von Mineralstoffen in den Knochen und erhöht so das Osteoporoserisiko. Homocystein, ein im Blut messbarer Risikofaktor für kardiovaskuläre Erkrankungen, begünstigt zusätzlich die Knochenbrüchigkeit. Ein Rauchstopp lässt die Homocysteinwerte normalerweise sehr effektiv sinken.

## Hinweis

- Nach dem heutigen Stand des Wissens sollten starke Raucher viel frisches Obst und Gemüse konsumieren, das viele Antioxidanzien und natürliche Flavanoide enthält. Es gibt Hinweise, dass Flavanoide (v. a. Quercetin und Kaempferol) das Risiko für Lungenkrebs bei Rauchern reduzieren können.
- Synthetisches β-Carotin hingegen sollte wegen einer möglichen Förderung der Lungenkrebshäufigkeit nicht regelmäßig in höheren Dosierungen eingenommen werden. 20 mg β-Carotin pro Tag erhöhte bei Rauchern das Lungenkrebsrisiko.
- Nikotin scheint nicht schädlich zu sein – aber stärkere Zigaretten enthalten auch mehr Teerstoffe und weitere krebserregende Substanzen. Sie zeigen ein höheres Risiko für Lungenkrebs als Zigaretten mit geringerem Nikotin- und Teergehalt.
- Da die Tabakpflanze eine hohe Affinität zu Cadmium hat und dieses Schwermetall aus den Böden aufnehmen kann, kann man bei Rauchern oft hohe Cadmiumwerte messen. Dieses kann sich u. a. in der Niere ablagern und hier zu Funktionsstörungen führen (z. B. Bluthochdruck).

## Laboruntersuchungen

- Oxidativer Stress
- Schwermetall-Screening (Urin, Haare)
- Mikronährstoff-Screening
- Crosslinks, N-Telopeptide (früher Marker für Knochensubstanzverluste)
- Knochendichte

## Literatur


Agarwal S et al. Abstract 1032: role of heavy metals in association between smoking and cardiovascular disease: results from NHANES 1999–2006. Circulation 2009;120:S429.

Arnson Y et al. Effects of tobacco smoke on immunity, inflammation and autoimmunity. J Autoimmun 2010;34:J258–J265.

Cortés-Jofré M et al. Drugs for preventing lung cancer in healthy people. Cochrane Database Syst Rev. 2012;10:CD002141.

Ghorbanihaghjo A et al. Protective effect of fish oil supplementation on DNA damage induced by cigarette smoking. J Health Popul Nutr. 2013;31(3):343–349.

Lee PN et al. Systematic review with meta-analysis of the epidemiological evidence in the 1900s relating smoking to lung cancer. BMC Cancer. 2012;12:385.

Mouhamed DH et al. Effect of cigarette smoking on plasma homocysteine concentrations. Clin Chem Lab Med 2011;49(3):479–483.

Northrop-Clewes C et al. Monitoring micronutrients in cigarette smokers. Clin Chim Acta 2007;377(1–2):14–38.

Satia JA et al. Long-term use of β-Carotene, retinol, lycopene, and lutein supplements and lung cancer risk: Results from the VITamins And Lifestyle (VITAL) Study. Am J Epidemiol. 2009;169(7):815–828.

Slatore CG et al. Long-term use of supplemental multivitamins, vitamin C, vitamin E, and folate does not reduce the risk of lung cancer. Am J Respir Crit Care Med. 2008;177(5):524–530.

Sörensen LT et al. Effect of smoking, smoking cessation, and nicotine patch on wound dimension, vitamin C, and systemic markers of collagen metabolism. Surgery 2010;148(5):982–990.

Sugiyama D et al. Impact of smoking as a risk factor for developing rheumatoid arthritis: a meta-analysis of observational studies. Ann Rheum Dis 2010;69:70–81.

Talio MC et al. Cadmium monitoring in saliva and urine as indicator of smoking addiction. Sci Tot Environ 2010;408:3125–3132.

Ulvik A et al. Long- and short-term effects of tobacco smoking on circulating concentrations of B vitamins. Clin Chem 2010:56:755–763.

Woo HD et al. Dietary flavonoid intake and smoking-related cancer risk: a meta-analysis. PLoS One. 2013;8(9):e75604.

Yu N et al. Association of dietary vitamin A and β-carotene intake with the risk of lung cancer: a meta-analysis of 19 publications. Nutrients. 2015;7(11):9309–9324.

# Chronische Belastungen mit toxischen Metallen

Metalle und Schwermetalle sind natürliche Bestandteile der Erdkruste und unserer Böden. Durch Bergbau, Industrie, Landwirtschaft, aber auch zur Gewinnung und Herstellung von alltäglichen Gebrauchsartikeln hat der Mensch diese Metalle aufkonzentriert und teilweise auch in eine chemisch veränderte Form gebracht. Durch die Herstellung, den Gebrauch und durch die Entsorgung von solchen metallhaltigen Bedarfsgegenständen kann die Nahrungskette (also Böden, Wasser, Luft, Pflanzen und Tiere), aber auch der Mensch direkt mit Schwermetallen belastet werden.

## Was sind toxische Metalle?

Als toxische Metalle werden Metalle und deren Verbindungen bezeichnet, die im menschlichen und tierischen Stoffwechsel in den normalerweise vorkommenden Konzentrationen keine lebensnotwendigen, sondern eher schädliche Wirkungen besitzen. Dazu gehören in erster Linie sogenannte Schwermetalle wie Blei, Cadmium, Queck-

### Welche Mengen nehmen wir über das Essen auf?

Eine umfassende Studie des deutschen Bundesamtes für Risikobewertung (BfR) vom Januar 2011 hat Folgendes ergeben:

Cadmium:
Durch den Verzehr von Gemüse und Getreide wird viel Cadmium aufgenommen. Bei Vielverzehrern ist die tolerierbare wöchentliche Aufnahme (sog. TWI-Wert) mit 94 % (!) schon alleine aus diesen Quellen beinahe ausgeschöpft.

Blei:
Den höchsten Beitrag zur Blei-Exposition liefern Getränke und Gemüse (3,7–5,1 µg Blei/kg Körpergewicht); diese Menge stellt gemäß des BfR schon einen wesentlichen Anteil bezüglich Nierentoxizität und hinsichtlich negativer Wirkungen auf den systolischen Bluthochdruck dar.

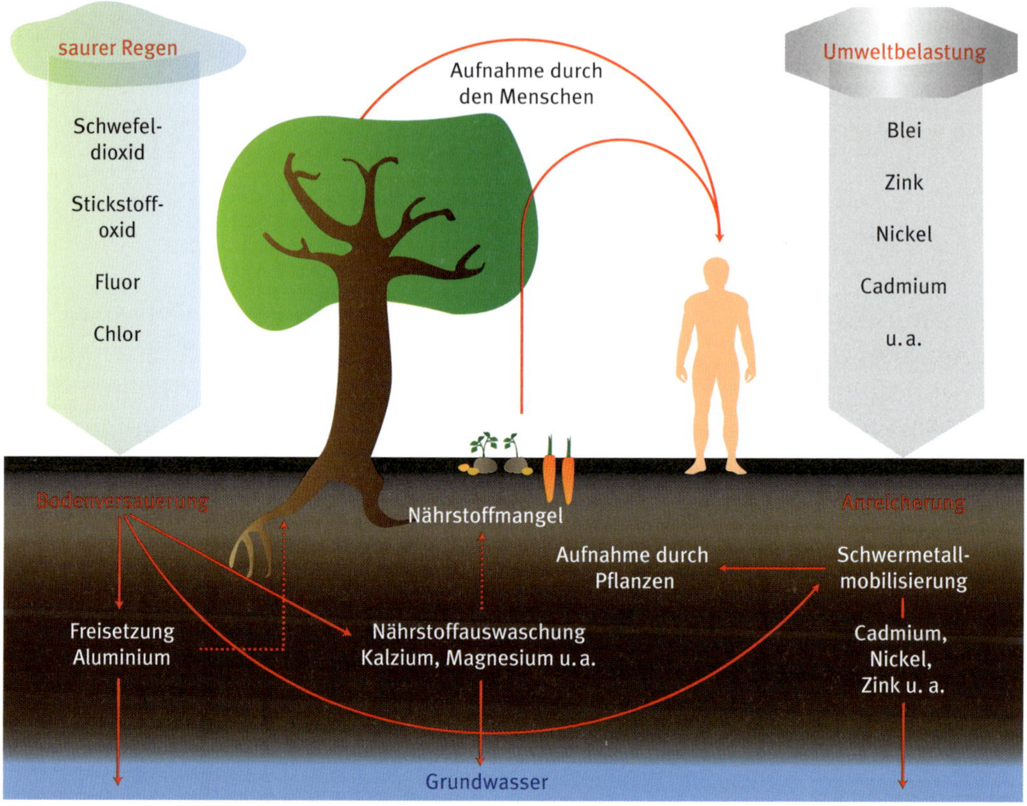


Der Mensch als letztes Glied der Nahrungskette ist direkt abhängig von der Qualität seines Umfeldes: von sauberer Luft und sauberem Wasser sowie von nährstoffreichen Lebensmitteln.

silber, Silber, Arsen, Zinn usw. Darüber hinaus zählt man auch Leichtmetalle wie das in der Natur in hohen Mengen in den Böden vorkommende Aluminium zu den toxischen Metallen. Rein chemisch gesehen gehören auch viele – in der Medizin als Spurenelemente bezeichnete Elemente – zu den Schwermetallen. Dies gilt beispielsweise für Zink, Eisen, Kupfer und Mangan. Diese Spurenelemente besitzen in den Mengen wie sie üblicherweise in der Nahrungskette vorkommen, wichtige lebensnotwendige Funktionen. Dennoch können sich diese Spurenelemente in gewissen Fällen und Belastungssituationen auch als unerwünschte, toxische Schwermetalle zeigen. Dies gilt z. B. für berufliche Expositionen wie im Bergbau, in Verzinkereien oder anderen metallverarbeitenden Betrieben.

Die toxischen Metalle gelangen über verschiedene Wege in den Körper. Hier spielt vor allem die Aufnahme über den Magen-Darm-Trakt (Nahrungskette, Lebensmittel, Wasser) eine wichtige Rolle. Daneben können solche Metalle und Metallverbindungen auch über die Haut (z. B. Schmuck) oder inhalativ über die Atemwege (z. B. als Feinstaub oder in dampfförmigem Zustand – z. B. beim Rauchen) aufgenommen werden.

## Wie wirken sich Schwermetalle im Körper aus?

Gelangen Schwermetalle in den Körper, neigen diese Metalle dazu, sich langsam während Jahren in den verschiedensten Geweben und Organen anzuhäufen. So werden beispielsweise fettlösliche Metallverbindungen im Fettgewebe deponiert. Gerade im Fettgewebe sind Stoffwechselumsatz sowie Ab- und Umbauprozesse gering, sodass die Schwermetalle wegen ihrer zum Teil äußerst langen Halbwertszeit nur sehr langsam wieder ausgeschieden oder abgebaut werden. Als Halbwertszeit bezeichnet man in diesem Fall diejenige Zeit, die der Körper benötigt, um die Hälfte der Menge eines Metalls bzw. einer Metallverbindung wieder auszuscheiden. Je nach Substanz und Depositionsort kann diese Halbwertszeit bis zu 15–20 Jahren betragen!

Schwermetalle stören das Stoffwechselgleichgewicht im Körper auf vielfältige Weise. Dazu gehören die Förderung von oxidativen Prozessen (Bildung freier Radikale), von chronischen Entzündungen, die mögliche Beschädigung von Barrierefunktionen (Blut-Hirn-Schranke, Darmschleimhaut usw.) sowie Beschädigungen des Erbgutes, Störungen der Fertilität sowie direkte Wechselwirkungen (sog. Antagonismus) mit dem Mikronährstoffhaushalt. Schwermetalle (und auch Aluminium) verdrängen die physiologischen Mineralstoffe und Spurenelemente (Zink, Kupfer, Selen, Magnesium, Kalzium, Eisen, etc.) von den aktiven Zentren in den Enzymen. Dies beeinträchtigt den durch das Enzym katalysierten Stoffwechsel und kann entsprechende gesundheitliche Folgen haben.

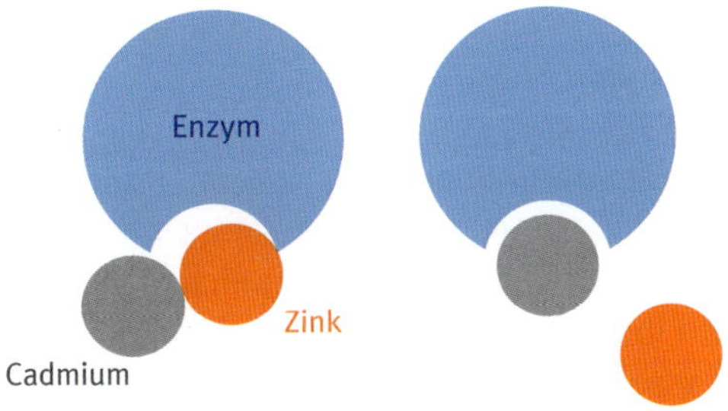


Schwermetalle verdrängen Mineralstoffe und Spurenelemente von den Enzymstellen.

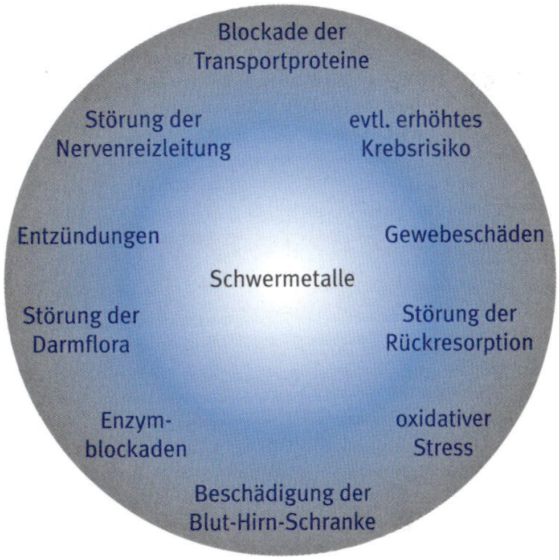


Die schädlichen Auswirkungen von chronischen Schwermetall-Belastungen.

Es ist heute wissenschaftlich klar belegt, dass Schwermetalle als Cofaktoren an der Entstehung der häufigsten Volkskrankheiten beteiligt sind. Dabei können schon kleinste, unsichtbare Mengen ihre schädliche Wirkung entfalten. Da die Schwermetalle meist über ähnliche oder gleiche schädliche Mechanismen wirken (oxidativer Stress, Enzymblockaden usw.), muss bei den häufig anzutreffenden Belastungen mit mehreren Schwermetallen nicht nur die Wirkung des einzelnen Elements, sondern deren additive oder überadditive Wirkung miteinberechnet werden (sog. kumulative toxische Gesamtbelastung).

Welche gesundheitlichen Folgen chronische Metall-Belastungen haben, hängt im Einzelfall sehr stark davon ab, mit welchen Elementen man belastet ist und an welcher Stelle im Körper diese deponiert werden. Die Toxikokinetik und die Toxizität der Metalle – also die Art und Weise wie ein Metall im Körper wirkt, wo es vorzugsweise deponiert wird und die Auswirkungen auf die Gesundheit sind von den wichtigsten Schwermetallen sehr gut bekannt. Sie werden nachstehend in den einzelnen Kapiteln besprochen.

## Es gibt Grenzwerte für Schwermetalle

Die Behörden haben Grenzwerte für Schwermetalle in den Böden, im Dünger, für Trinkwasser, Lebensmittel, Arzneimittel, aber auch für Bedarfsgegenstände wie Schmuck, Keramik, Spielzeug usw. festgesetzt. Unerklärlicherweise werden diese toxischen Schwermetalle aber weder beim gesunden noch beim kranken Menschen kaum je kontrolliert und im Labor analysiert. Dies obwohl der Mensch das letzte Glied in der Nahrungskette ist und doch immerhin durchschnittlich 80 Jahre in einer Welt lebt, die nicht nur aus sauberem Wasser und sauberer Luft besteht …

Wenn man die Schwermetall-Belastung beim einzelnen Menschen im Labor mittels Blut-, vor allem aber mittels Urin- oder Haaranalysen misst, findet man relativ häufig erhöhte Messwerte von einem oder mehreren Schwermetallen. Es ist aber eine Tatsache, dass Schwermetall-Analysen und -Screenings in der ärztlichen Praxis äußerst selten gemacht werden. Schwermetalle werden in der Medizin fälschlicherweise nicht als alltägliche Risiko- und Einflussfaktoren wahrgenommen. Schwermetall-Intoxikationen werden meist nur mit sehr speziellen umweltmedizinischen Fragen in Verbindung gebracht.

Gelangen Schwermetalle in den Körper, können sie oft nur während kurzer Zeit im Blut nachgewiesen werden. Der Grund dafür ist, dass sie meist in tiefer gelegene Kompartimente transportiert und dann im Gewebe deponiert werden – und nur noch da nachgewiesen werden können.

Schwermetall-Screenings sollten vor allem im Urin (z. B. vor und nach Provokation mit Dimaval [= DMPS = Dimercaptopropansulfonsäure]) oder mittels Haaranalysen durchgeführt werden. Hierfür gibt es eine ordentliche wissenschaftliche Datenlage.

Bei gewissen Krankheitsbildern sind auch schon Schwermetall-Grenzwerte im Blut definiert worden, für die ein klarer Zusammenhang zwischen dem Schwermetall-Blutspiegel und dem Auftreten von gesundheitlichen Störungen festgestellt werden konnte. Beispiele hierfür sind

- Bleibelastungen bei Lernstörungen und Verhaltensauffälligkeiten
- Cadmiumbelastungen bei erhöhtem Blutdruck

## Wie kann man sich schützen?

Wir alle leben in einer Welt, in der es nebst nützlichen und lebensnotwendigen Substanzen auch eine kaum überblickbare Zahl von körperfremden, toxischen Substanzen gibt. Da wir im Laufe unseres Lebens häufig in irgendeiner Weise mit diesen Stoffen in Kontakt kommen, müssten die meisten Menschen gewisse toxische Belastungen aufweisen. Dies ist aber nicht der Fall.

Das Ausmaß einer individuellen toxischen Belastung ist das Resultat zahlreicher Einflussfaktoren:

- Wie stark bin ich – im beruflichen oder privaten Umfeld – toxischen Belastungen ausgesetzt?
- Mit welchen Verbindungen und Substanzen bin ich belastet?
- Wie lange dauert die Exposition?
- Auf welchem Weg findet die Exposition statt?
- Wie gut kann mein Körper (v.a. Leber, Niere) toxische Substanzen ausscheiden?

Bei toxischen Metallen ist es zudem mitentscheidend, wie gut die Versorgungslage mit den biochemischen Gegenspielern der toxischen Metalle (bei den Schwermetallen v.a. mit Zink und Selen) ist (siehe Tab.).

Liegen Mängel bei den Mineralstoffen und Spurenelementen vor,

- besetzen die Schwermetalle und Aluminium die stoffwechselaktiven Enzymstellen,
- verdrängen die toxischen Metalle die Mineralstoffe und Spurenelemente von ihren Transportproteinen,
- ist die Aufnahme von Schwermetallen über den Magen-Darm-Trakt erhöht,
- ist das Risiko von chronischen Schwermetall- und Aluminiumbelastungen erhöht.

Eine langfristig gute Versorgung mit den genannten Mineralstoffen und Spurenelemen-

## Metallbelastungen durch Schmuck

Verschiedene in Schmuck enthaltene Metalle wie Cadmium, Nickel, Palladium, Platin, Zinn, Kobalt usw. können mit organischen Schwefelverbindungen, sogenannten Thiolen, lösliche Komplexe bilden. Thiole sind beispielsweise auch im Schweiß enthalten. Beim Schwitzen kann sich daher beim Tragen von Schmuck ein »Belag« auf dem Schmuckstück oder auf der Haut bilden. Dieser metallhaltige Belag bzw. Komplex kann über die Haut aufgenommen und resorbiert werden. Die Resorption von Nickel ist auf gleichem Wege bei häufigem Kontakt mit Geldmünzen möglich.

Dies gilt auch für Goldschmuck, der häufig in Legierungen mit Kupfer, Silber, Zink und Nickel vorkommt. Auch wenn metallisches Gold sehr korrosionsbeständig und chemisch inert ist, heißt dies nicht, dass es bei seiner Verwendung nicht doch chemische Reaktionen eingehen kann. Das Gleiche gilt für Silberschmuck.

Wir haben festgestellt, dass vor allem bei sportlich aktiven Personen und bei Menschen, die häufig schwitzen, durch das Tragen von Schmuck und Piercings erhöhte Metallkonzentrationen in Blut, Urin und Haaren festgestellt werden können.

Es empfiehlt sich daher, v. a. bei sportlichen Aktivitäten und beim Schwitzen auf das Tragen von entsprechenden Schmuckstücken zu verzichten.

ten kann also einen gewissen Schutz vor chronischen Metallbelastungen bieten.

Sicherlich wird man daher – auch wenn toxische Metalle häufig über die Nahrungskette in den Körper gelangen – nicht empfehlen, auf Gemüse, Früchte und Getreide zu verzichten. Vielmehr sollte man versuchen, nebst einer optimalen, auf seine Bedürfnisse abgestimmten, ausgewogenen Ernährungsweise, sich optimal mit den entsprechenden Mineralstoffen und Spurenelementen zu versorgen.

### Toxische Metalle und ihre Gegenspieler im Stoffwechsel

| Toxische Metalle | Gegenspieler (sog. Antagonisten) |
|---|---|
| Schwermetalle | Zink, Selen |
| Aluminium | Kalzium, Magnesium, Zink, Silizium, Eisen |

## Was kann ich bei chronischen Belastungen tun?

Werden in einer Laboranalyse chronische Belastungen mit Schwermetallen oder mit Aluminium festgestellt, können folgende Empfehlungen gegeben werden:

- Expositionsprophylaxe (Erkennen und Ausschalten von möglichen Belastungsquellen). Dies ist nicht immer einfach, da die Ursache oft nicht so offensichtlich ist.
- Supplementierung der erwähnten Gegenspieler Zink, Selen, Kalzium usw. zur Verdrängung bzw. Antagonisierung der toxischen Metalle. Detaillierte Empfehlungen finden Sie in den einzelnen Kapiteln über die toxischen Metalle.
- Supplementierung von Substanzen, die organisch gebundenen Schwefel enthalten. Dazu gehören schwefelhaltige Aminosäuren wie L-Cystein, L-Methionin, Taurin, α-Liponsäure – aber auch schwefelhaltige Pflanzen oder Pflanzenextrakte (z.B. Knoblauch). Der Schwefel ist in der Lage, mit den Schwermetallen (nicht mit Aluminium) eine Komplexbindung einzugehen und somit das Schwermetall schneller aus dem Gewebe zu mobilisieren und dieses über den Stuhl auszuscheiden. Detaillierte Empfehlungen finden Sie in den einzelnen Kapiteln über die toxischen Metalle.
- Gabe von Vitamin C. Vitamin C fördert die Ausscheidung von Schwermetallen – vor allem über die Nieren – und besitzt wichtige antioxidative Eigenschaften. Hierfür werden meist 1–3 g Vitamin C/Tag gegeben.
- Gabe von Algenpräparaten (Spirulina, Chlorella). Nebst einer eigenen schwermetallausleitenden Wirkung sind Algenpräparate auch in der Lage, die mittels der gezielten Nährstoffsupplementierung mobilisierten Schwermetalle im Stuhl zu adsorbieren und damit eine Rückresorption zurück in den Blutkreislauf zu verhindern. Ein vergleichbarer adsorbierender Effekt kann mit Pektin oder ballaststoffreichen Lebensmitteln erzielt werden.

Um Ausscheidungsprozesse weiter zu fördern, ist es natürlich hilfreich, viel zu trinken, zu Schwitzen (Sport, Sauna) sowie Leber und Nieren mit gezielten Pflanzenpräparaten (z.B. Löwenzahn, Goldrute) zu unterstützen.

Wegen der im einzelnen Fall sehr unterschiedlichen Verhältnisse (Quelle ausgeschaltet? Höhe der Depots? Wie funktionieren die Ausscheidungsprozesse? usw.) ist es nicht einfach, eine Standardempfehlung zur

### Einsatz klassischer Komplexbildner

Grundsätzlich stehen auch klassische, schulmedizinische Komplexbildner (EDTA, Deferoxamin, Penicillamin usw.) zur Behandlung von Metallintoxikationen zur Verfügung. Diese können und sollen bei schweren Vergiftungen eingesetzt werden. Diese Komplexbildner wirken schneller als die Mikronährstoffe – haben aber den Nachteil, dass sie wenig selektiv sind. Sie binden neben den Schwermetallen auch die lebensnotwendigen Spurenelemente und Mineralstoffe im Körper und können dementsprechend zu schweren Mangelzuständen und Nebenwirkungen führen. Eine Mittelstellung bezüglich Zeitdauer und Selektivität nimmt das noch recht häufig verwendete Dimaval (DMPS = Dimercaptopropansulfonsäure) ein, das sowohl zu diagnostischen Zwecken (Schwermetall-Untersuchung im Urin) als auch zur Therapie von Schwermetall-Belastungen eingesetzt wird.

Zeitdauer einer Schwermetall-Ausleitung abzugeben. Da die erwähnten Metalle aber z. T. je nach Ort und Höhe der Depots im Gewebe eine recht lange Halbwertszeit besitzen, muss in der Regel mit einer monatebis im Einzelfall jahrelangen Behandlung gerechnet werden. Kontroll-Laboranalysen werden nach einer Supplementierungsdauer von etwa 9–12 Monaten empfohlen.

## Chronische Metallintoxikationen auf einen Blick

- Chronische Metallbelastungen sind sehr häufig und werden im medizinischen Alltag immer noch stark unterschätzt!
- Chronische Metallbelastungen können ursächlich an der Entstehung von alltäglichen Erkrankungen mitbeteiligt sein.
- Schwermetall-Screenings bzw. Laboranalysen (Urin, Haare, Blut) sollten viel häufiger durchgeführt werden. Jedermann sollte sich – auch wenn er sich wohl fühlt – in einer gewissen Regelmäßigkeit über die eigene Belastungssituation mit Schwermetallen ins Bild setzen (z. B. ein Schwermetall-Screening alle 2–3 Jahre).
- Nicht jedermann ist gleich anfällig für Metall-Belastungen. Je besser die Nährstoffdepots (von Zink, Selen, Kalzium, Magnesium usw.) gefüllt und damit auch die Enzymstellen belegt sind, desto weniger haben Metalle eine Möglichkeit, sich im Körper festzusetzen. Selbstverständlich hängt eine Belastung von der Expositionsdauer, von der Dosis und auch vom Expositionsweg ab.
- Toxische Metalle sind nicht nur in der Nahrungskette zu finden, sondern sie kommen auch in normalen Gebrauchsartikeln (z. B. Farben, Kerzen, Schmuck, Piercings usw.) vor.
- In vielen Berufen sind Metallexpositionen sehr typisch und häufig (metallverarbeitende Berufe, Handwerker, Maler, Zahnarzt-Personal usw.)
- Mit einer gezielten Mikronährstoff-Supplementierung über mindestens einige Monate können chronische Schwermetall-Belastungen reduziert werden.
- Jedermann sollte sich über mögliche Schwermetall-Quellen besser orientieren,

um sich im Alltag besser davor schützen zu können.
- Es sollte das generelle Ziel sein, die Gesamt-Schwermetall-Belastung jedes Einzelnen langfristig und in präventiver Hinsicht möglichst niedrig zu halten.

### Literatur

Nordberg GF et al. Handbook on the toxicology of metals. Academic Press, Burlington, San Diego, London. 2014. ISBN 978-0-444-594532-2

## Aluminium

Aluminium ist nach Sauerstoff und Silizium das dritthäufigste Element in unseren Böden. Aluminium kann im Humus, in vielen Gesteinen, in der Luft und im Wasser gefunden werden. Trotz der Allgegenwart von Aluminiumverbindungen enthält unser Körper aufgrund wirksamer Aufnahmebarrieren bzw. Ausscheidungsmechanismen in der Regel nur geringe Aluminiumspiegel. Es wird angenommen, dass der gesamte Aluminiumpool beim Menschen 150–295 mg beträgt.

Insbesondere bei vorliegenden Kalzium-, Magnesium-, Zink- und Siliziummängeln findet man z. B. in Haarmineralanalysen, die für die Beurteilung von Aluminiumbelastungen eine gute Aussagekraft besitzen, recht häufig erhöhte Aluminium-Messwerte. Dies hat damit zu tun, dass Kalzium, Magnesium, Zink und Silizium die natürlichen Gegenspieler von Aluminium sind. Bei einer ausreichenden Versorgung mit diesen Elementen wird vor allem auch die Aufnahme von Aluminium über den Magen-Darm-Trakt stark vermindert.

### Vorkommen und Herkunft

Die zunehmende umweltbedingte Säurebelastung der Böden (hierzu gibt es bei allen öffentlichen Umweltämtern entsprechende ausführliche Daten) führt dazu, dass sich die Löslichkeitsverhältnisse der sonst stabilen, wenig löslichen Aluminiumverbindungen im Boden verändern und steigende Konzentrationen gelöster Aluminiumkationen im Sicker- und Quellwasser gefunden werden können. Diese gelangen dann in die Nahrungskette. Die durchschnittliche Aluminiumaufnahme mit der Nahrung beträgt ca. 25 mg/Tag, wobei die Zubereitung bzw. Aufbewahrung der Speisen in Aluminiumkochgeschirr oder Aluminiumfolie diese Menge um den Faktor 2–3 erhöhen kann. Expositionsprophylaxe ist die erste zu treffende Maßnahme. Die wichtigsten Aluminiumquellen sind:

**Aluminiumbehälter, Aluminiumfolie.** Aufbewahren oder Zubereitung von stark sauren (z. B. Tomaten, Rhabarber, Sauerkraut, Früchte, Kaffee, Essig, Zitronensaft) oder alkalischen Nahrungsmitteln (z. B. Knoblauch, Zwiebeln, Kartoffeln, Rote Bete) in Aluminiumkochgeschirr (z. B. zum Herstellen eines Espressos oder beim Camping), Aluminiumschalen zum Grillieren oder Alufolie.

**Körperpflege und Medikamente:** Deodorants, Kosmetika, Zahnpasta, Medikamente gegen Magenübersäuerung (sog. Antazida), gepuffertes Aspirin®, Heilerde, Durchfallmittel (Kaolin, Attapulgite, Bolus), gewisse Lipidsenker (Aluminiumclofibrat).

**Impfstoffe:** Aluminium (als Aluminiumhydroxid) ist in Impfstoffen als Wirkungsverstärker weit verbreitet. Sofern Alternativen mit Präparaten ohne Aluminiumzusatz vorliegen, sollte Nutzen und Risiko sorgfältig gegeneinander abgewogen werden.

**Industrieemissionen:** Aluminiumherstellung, Papierindustrie, Glas- und Porzellanherstellung, Textilindustrie (Risikogruppen: Arbeiter, Anwohner).

**Lebensmittelzusatzstoff:** Verschiedenen Nahrungsmitteln wie Backpulver, Schmelzkäse, Scheiblettenkäse, sauer eingelegte Gemüsekonserven (z.B. Gurken, Mixed-Pickles), Antiklumpmittel in Kaffeeaufhellern, Salz und Gewürzen kann Aluminium zugesetzt sein.

**Nahrungskette:** Über Nahrungsmittel wie Gemüse, Früchte, Getreide usw.

**Rauchen:** Das Aktiv- und Passivrauchen von Tabak und Cannabis erhöht die Aluminiumbelastung. Tabak und Cannabis enthalten durchschnittlich 1–4 mg Aluminium/g.

## Erkrankungen, bei denen ein ursächlicher Zusammenhang mit einer chronischen Aluminiumbelastung bekannt ist (Exley 2008)

| Erkrankung | Evidenz (niedrig =1, hoch = 10) |
|---|---|
| Alzheimer-Krankheit | 7–8 |
| amyotrophe Lateralsklerose | 3–5 |
| Anämie | 10 |
| Arthritis | 5–7 |
| Asthma | 7–9 |
| Autismus | 4–6 |
| chron. obstruktive Lungenerkrankung | 5–7 |
| Diabetes | 5–7 |
| Down-Syndrom | 5–7 |
| Enzephalopathie (Dialyse) | 10 |
| Epilepsie | 7–8 |
| Erschöpfungssyndrom, chronisches | 5–7 |
| Gallenstau | 6–8 |
| Gefäßerkrankungen, arteriosklerotische | 6–8 |
| Hyperaktivität | 4–6 |
| Hypersensitivität gegenüber Aluminium (nach Impfungen, Immunotherapie) | 8–10 |
| makrophagische Myofasziitis (Impfungen) | 8–10 |
| Morbus Crohn | 7–9 |
| Multiple Sklerose | 4–6 |
| Muskeldystrophie | 4–6 |
| Osteomalazie | 10 |
| Osteoporose | 4–6 |
| Parkinson-Krankheit | 4–6 |
| Sarkoidosis | 7–9 |

## Mögliche Folgen von chronischen Aluminiumbelastungen

**ADHS, Hyperaktivität:** Aluminium-Belastungen verursachen Veränderungen in der Dopamin-Neurotransmission. Zudem geht Aluminium unerwünschte Wechselwirkungen mit dem Kalzium- und Magnesiumstoffwechsel ein. Kalzium und Magnesium sind zwei wichtige Cofaktoren, ohne die der Körper nicht ausreichend Dopamin herstellen kann. Beim ADHS werden Kalzium- und Magnesiummängel häufig festgestellt. Gaben von Kalzium und Magnesium führen zu überraschend guten klinischen Ergebnissen. Auch Curcuma scheint vor unerwünschten Einflüssen von Aluminium am Dopamin-Stoffwechsel zu schützen.

**Anämie (Blutarmut):** Aluminium wird im Plasma an Eisen-Transport-Proteine gebunden und besetzt auch dieselben Speicherproteine wie Eisen (Ferritin, Hämoglobin). Bei Aluminiumbelastungen stehen daher bei Eisengaben (peroral oder parenteral) möglicherweise zu wenig freie Transportkapazitäten zur Verfügung (Yokel et al. 1997), was die ab und zu auftretenden Therapieschwierigkeiten (Non-Responder) zumindest teilweise erklären könnte. In solchen Fällen oder vor hochdosierten Eisengaben (z.B. Infusionen) empfiehlt sich vorsichtshalber eine einfache Bestimmung des Aluminiumstatus (Urin, Haare).

**Alzheimer-Krankheit:** Aluminium ist ein möglicher Cofaktor bei der Entwicklung der Alzheimer-Demenz. Bei vielen Studien hat man bei der Autopsie von Alzheimer-Patienten Aluminiumablagerungen im Gehirn gefunden.

Neuere Arbeiten zeigen auch einen Zusammenhang zwischen Aluminiumbelastungen und Mitochondriopathien (Störungen des Energiestoffwechsels).

## Empfehlungen und Maßnahmen

- Aluminium geht Wechselwirkungen mit folgenden Mikronährstoffen ein: Kalzium, Chrom, Eisen, Fluor, Kupfer, Magnesium, Phosphor, Silizium, Zink, Vitamin $B_6$, Vita-

### Nährstoffempfehlungen zur beschleunigten Ausleitung von Aluminium

| Nährstoff | empfohlene Tagesdosis | Kommentare |
|---|---|---|
| Vitamin $B_6$ | 50–100 mg | Vitamin $B_6$ fördert die Ausscheidung von Aluminium. |
| Vitamin C | 1–3 g | Antioxidans, ausscheidungsfördernd |
| Zink | 30–60 mg | Zink reduziert die toxische Wirkung von Aluminium sowie die oxidativen Zellschädigungen; fördert Ausscheidung |
| Kalzium und Magnesium | ca. 800 mg Kalzium, ca. 400 mg Magnesium | Bei ungenügender Kalzium- oder Magnesiumversorgung steigt die Aluminiumaufnahme aus dem Magen-Darm-Trakt an. Kalzium- und magnesiumhaltige Basenmischungen können Aluminium wirksam zur Ausscheidung bringen. |
| Silizium | 200 mg | Silizium reduziert die Aufnahme von Aluminium aus dem Magen-Darm-Trakt. |

min $D_3$. Der Bedarf an diesen Mikronährstoffen wird durch Aluminium erhöht oder deren Stoffwechsel gestört.

- Das Risiko für chronische Aluminiumbelastungen kann vermindert werden, wenn im Körper eine ausreichende Versorgung mit den biochemischen Gegenspielern vorliegt: dies sind vor allem Kalzium, Magnesium, Zink und Silizium.
- Siliziumverbindungen (z.B. Kieselerde, Kieselsäure usw.) können die Aufnahme von Aluminium aus dem Magen-Darm-Trakt reduzieren.
- Es gibt Hinweise dafür, dass Curcumin vor den neurotoxischen Folgen von Aluminiumbelastungen schützen kann.

## Literatur


Bondy SC. Low levels of aluminium can lead to behavioural and morphological changes associated with Alzheimer's disease and age-related neurodegeneration. Neurotoxicol 2016;52:222–229.

Couette M et al. Long-term persistence of vaccine-derived aluminium hydroxide is associated with chronic cognitive dysfunction. J Inorg Biochem 2009;103(11):1571–1578.

Crisponi G et al. The meaning of aluminium exposure on human health and aluminium-related diseases. Bio Mol Concepts 2012;4(1):77–87.

Exley C. What ist he risk of aluminium as a neurotoxin? Expert Rev Neurother 2014;14(6):589–591.

Exley C. Human exposure to aluminium. Environ Sci Proc Imp 2013;15:1807–1816.

Gherardi RK et al. Aluminium adjuvants of vaccines injected into the muscle: normal fate, pathology and associated disease. Morphologie 2016;100(329):85–94.

Laabdat W et al. The protective effect of curcumin on dopaminergic system after chronic aluminium intoxication: possible link with Parkinson's disease. Parkinson Rel Dis 2016;22:e149-e192 P 6.056.

Mirza A et al. Aluminium in brain tissue in familial Alzheimer's disease. J Trace Elem Med Biol 2017;40:30–36.

Moon J. The role of vitamin D in toxic metal absorption: a review. J Am Coll Nutr 1994;13(6):559–564.

Naumann J, Prävention mit Silizium aus Nahrung, Wasser und Supplementen: ein qualitativer Review. Aktuel Ernährungsmed 2015; 40: 1–5

Peto MV. Aluminium and iron in humans: bioaccumulation, pathology, and removal. Rejuv Res 2010;13(5):589–598.

Pineau A et al. If exposure to aluminium in antiperspirants presents health risks, its content should be reduced. J Trace Elem Med Biol 2014;28:147–150.

Shaw CA et al. Aluminium in the central nervous system (CNS): toxicity in humans and animals, vaccine adjuvants, and autoimmunity. Immunol Res 2013;56(2–3):304–316.

Wang Z et al. Chronic exposure to aluminium and risk of Alzheimer's disease: a meta-analysis. Neurosci Lett 2016;610:200–206.

Yokel RA et al. Research Issues in aluminium toxicity. Taylor & Francis. Washington. 1997.


# Arsen

Arsen hat vor allem als akut wirkendes Gift in der Kriminalistik eine Bedeutung erhalten. Dass Arsen aber auch in der Nahrungskette und im Alltag für chronische Belastungen sorgt, ist weniger bekannt.

### Vorkommen und Herkunft

Arsen kommt natürlicherweise in der Nahrungskette vor. Quellwasser aus arsenhaltigen Gebirgen (z.B. Engadin, Walliser Bergtäler usw.) kann natürlicherweise erhöhte Arsenkonzentrationen enthalten. Arsen ist auch in der marinen Umwelt überall vorhanden. Meeresfrüchte (Fische, Muscheln usw.) enthalten z.T. markante Arsenkonzentrationen und können wesentlich zu erhöhten Messwerten beitragen.

Das Metall findet auch häufig Anwendung in der Industrie. Durch Emissionen aus Kohlefeuerungsanlagen und Metallhütten sowie als Bestandteil von Legierungen und Farbpigmenten und durch die Glasherstellung gelangt es in die Umwelt und schließlich in die Nahrungskette.

Arsenbelastungen sind aus folgenden Quellen zu erwarten:
- Zigarettenrauch
- Trinkwasser (natürliche Quellen in gewissen Alpentälern!, verseuchte Trinkwasser-Brunnen in Entwicklungsländern)
- Lebensmittel wie Vollkornreis, Reiswaffeln, Meeresfische, Meeresfrüchte
- Pflanzenschutzmittel (Rückstände in Obst und Gemüse)
- Industrieemissionen, Autoabgase
- Metallverarbeitung
- Glasherstellung
- Schmelzöfen, Kohleverbrennung
- Holzbehandlung

## Mögliche Folgen von chronischen Arsenbelastungen

Sofern keine übermäßige Exposition (Zusatzbelastung z. B. durch Arbeitsplatz) vorliegt, ist bei Erwachsenen mit einer inhalativen und peroralen Arsen-Gesamtaufnahme von rund 0,5–1 mg/Woche zu rechnen. Die perorale Aufnahme, z. B. über belastetes Trinkwasser oder über den häufigen Verzehr von Meerestieren, überwiegt bei weitem. Meeresfrüchte können jedoch toxikologisch weniger bedenkliche organische Arsenverbindungen enthalten wie das Arsenbetain, welches der Mensch rasch und praktisch vollständig über die Niere ausscheiden kann.

Für den Menschen toxisch wirkt aber vor allem anorganisches Arsen wie z. B. Arsentrioxid (auch Arsenik genannt). Dieses ist auch aus klassischen Kriminalfällen als tödlich wirkendes Gift bekannt.

Im Körper reichert sich Arsen vor allem im Knochen sowie auch in Leber und Nieren an. Mögliche Folgen einer chronischen Arsenbelastung können sein:
- Leber- und Nierenschäden
- Herz-Kreislauf-Erkrankungen, Kardiomyopathien, Hypertonie
- erhöhtes Diabetesrisiko
- Entzündungen, Infektanfälligkeit
- evtl. erhöhtes Krebsrisiko (Leber, Nieren, Blase, Lunge)
- Blutarmut (Anämie)
- Hauterkrankungen (ekzematös, pustulös, geschwulstartig), Haarausfall
- Nervenschädigungen, reduzierter IQ
- Entwicklungsstörungen, Schwangerschaftskomplikationen

## Empfehlungen und Maßnahmen

- Ursachen erkennen und so weit wie möglich ausschalten (Expositionsprophylaxe).
- Bestimmung der Arsenausscheidung im 24-Stunden-Urin oder mittels Haarmineralanalyse.
- Selen scheint die Akkumulation von Arsen im Körper zu reduzieren.

## Literatur

Basu A et al. A review on sources, toxicity and remediation technologies for removing arsenic from drinking water. Res Chem Intermed 2014;40:447–485.

Carlin DJ et al. Arsenic and environmental health: state of the science and future research opportunities. Environ Health Perspect 2016;124(7):890–899.

Fowler BA et al. in: Nordberg GF et al. (eds). Handbook on the toxicology of metals. Academic Press, Burlington, San Diego, London. 2015, 4th edition, diverse Kapitel.

Ghose N et al. Role of folic acid on symptoms of chronic arsenic toxicity. Int J Prev Med 2014;5(1):89–98.

Heck JE et al. Dietary intake of methionine, cysteine, and protein and urinary arsenic excretion in Bangladesh. Environ Health Perspect 2009;117:99–104.

Hojsak I et al. Arsenic in rice : a cause for concern. J Ped Gastroenterol Nutr 2016;60(1):142–145.

Jomova K et al. Arsenic: toxicity, oxidative stress and human disease. J Appl Toxicol 2011;31:95–107.

Molin M et al. Arsenic in the human food chain, biotransformation and toxicology – review focusing on seafood arsenic. J Trace Elem Med Biol 2015;31:249–259.

Naujokas MF et al. The broad scope of health effects from chronic arsenic exposure: update on a worldwide public health problem. Environ Health Perspect 2013;121(3):295–302.

Patrick L. Toxic metals and antioxidants: Part II. The role of antioxidants in arsenic and cadmium toxicity. Alt Med Rev 2003; 8:106–128.

Singh AP et al. Mechanisms pertaining to arsenic toxicity. Toxicol Int 2011;18(2):87–93.

Sun HJ et al. Arsenic and selenium toxicity and their interactive effects in humans. Environm Int 2014;69:148–158.

### Nährstoffempfehlungen

Zufuhr von Vitamin C (1–3 g/Tag), Selen (100–200 µg/Tag), schwefelhaltigen Aminosäuren (Methionin, Cystein – jeweils 1–2 g/Tag), Taurin (1–2 g/Tag), α-Liponsäure (600 mg/Tag), N-Acetylcystein, Knoblauch, Antioxidanzien sowie Folsäure (0,4 mg/Tag) und Vitamin $B_{12}$ reduzieren den von Arsenverbindungen verursachten oxidativen Stress und fördern die Ausscheidung von Arsen über die Nieren.

## Blei

Blei wurde mit der einsetzenden Industrialisierung zunehmend zur weltweiten Umweltgefahr. Messungen in den Schichten des Grönlandeises zeigten, dass bereits im Jahr 1965 die Bleikonzentration in der Atmosphäre 400-mal so hoch war wie im Jahre 800 vor Christus. Entsprechend zeigten Analysen menschlicher Knochen, dass deren Bleigehalt heute in den Industrieländern mindestens 100-mal höher ist als vor 1600 Jahren.

### Vorkommen und Herkunft

Obwohl in den letzten Jahren und Jahrzehnten dank der Einführung von bleifreiem Benzin ein Trend zu niedrigeren täglichen Bleibelastungen festgestellt werden konnte, ist Blei in den Böden entlang von Hauptverkehrsverbindungen in beachtlichen Mengen noch immer nachweisbar. Aus Müllverbrennungsanlagen können staub- und gasförmige Bleiverbindungen in die Luft gelangen. Das freigesetzte Blei führt zu weiträumigen oberflächlichen Belastungen von Pflanzen durch bleihaltige Staubpartikel. Andere wichtige Wege des Eingangs von Blei in landwirtschaftliche Böden waren während langer Zeit schwermetallhaltige Mineraldünger und Klärschlämme. Auch dieses Blei befindet sich natürlich nach wie vor in der Nahrungskette.

Daten des deutschen Bundesgesundheitsamtes weisen auf erhöhte Bleikonzentrationen bei folgenden Lebensmitteln hin (nach abnehmender Belastung geordnet): Tomatenmark, Gemüse und Obst, Fische und Meeresfrüchte, Innereien, Kondensmilch.

Von der insgesamt aufgenommenen Bleimenge werden ca. 75 % über Nahrungsmittel, ca. 15 % mit dem Trinkwasser sowie ca. 10 % mit der Atemluft zugeführt. Als mögliche wichtigste Bleiquellen sind zu beachten:

- Lebensmittel, die in der Nähe von Städten, Industrie oder stark befahrenen Straßen angebaut werden. Bei Obst und Gemüse kann ein Großteil der Belastung durch Waschen und Schälen vermieden werden.
- Milch und Milchprodukte von Tieren, die auf bleibelasteten Weiden grasen. Gärten

und Weiden in der Nähe von Schießplätzen sind besonders gefährdet.
- Kerzen (Bleiverbindungen sind v.a. in den Farbpigmenten und im Docht; beim Abbrennen von Kerzen stets auf eine gute Raumdurchlüftung achten)
- Schwermetalle gelangen bei Kindern auch über die Aufnahme von Dreck und Sand beim Spielen in den Körper. Die Resorptionsrate für Bleiverbindungen beträgt bei Kindern 50%, bei Erwachsenen etwa 10%.
- Schwermetall-Transfer in der Schwangerschaft von der Mutter zum Kind.
- Bleirohre: Ursache der erhöhten Bleikonzentration im Trinkwasser sind in erster Linie Hausanschlussleitungen oder Hausinstallationen aus Blei oder verzinkte Stahlrohre, die vor allem in Altbauten anzutreffen sind.
- Billigschmuck (Resorption über die Haut; Bildung von Metallsulfiden mit dem Schweiß)
- Konservendosen (eher selten; evtl. bei Importen aus Schwellenländern; Blei wird zum Versiegeln verwendet)
- Farben für den Außenbereich (viele ältere Farben enthalten sehr viel Blei)
- Industrieabgase, die bei der Verbrennung von Kohle entstehen
- unsorgfältig glasiertes oder bemaltes Geschirr aus Ton oder Glas
- Autobatterien, Schrott, bestimmte Haarfärbemittel, Tinten, Zigarettenrauch

### Mögliche Folgen von chronischen Bleibelastungen

Auswirkungen einer chronischen Bleibelastung:
- Appetitmangel, Bauchkrämpfe, Durchfall
- Anämie (Blutarmut)
- Angstzustände
- Bluthochdruck
- Depressionen, Erschöpfungszustände, Reizbarkeit
- evtl. erhöhtes Krebsrisiko
- Fertilitätsstörungen
- Gedächtnisstörungen
- Gelenkschmerzen
- verminderte Immunantwort, Infektanfälligkeit
- Katarakt (grauer Star)
- Kognitionsstörungen
- Kopfschmerzen
- Lernschwächen, Hyperaktivität, ADHS, reduzierter IQ
- motorische Störungen
- Nierenfunktionsstörungen

### Bleibelastung beim Schießen

Der beim Schießen entstehende Rauch enthält nebst anderen Schwermetallen auch viel Blei. Eigene Messungen und die Daten aus der Literatur zeigen, dass mehrfach erhöhte Bleibelastungen bei entsprechender Exposition (Schießtraining) entstehen können. Haarmineralanalysen (Kopf- und Schamhaare) zeigen zuverlässige Resultate. Es sind sowohl berufliche Expositionen (z.B. Polizisten) als auch Belastungen bei Sportschützen und Biathleten zu beachten. Insbesondere geschlossene Schießstände sollten gut durchlüftet sein; Atemschutz empfehlenswert. Beim Aufsammeln von leeren Patronen sollten Handschuhe getragen werden. Auch die Bleibelastung von geschossenem Wild kann sehr hoch sein.

## Nährstoffempfehlungen zur beschleunigten Ausleitung von Blei

| Nährstoff | empfohlene Tagesdosis | Kommentare |
|---|---|---|
| Zink | 30–60 mg | Zink als essenzieller Bestandteil verschiedener Enzymsysteme scheint mit Blei um diverse Bindungsstellen kompetitiv zu konkurrieren. |
| Kalzium | 0,5–1 g | Kalzium und Phosphor behindern die intestinale Blei-Resorption. Eine verminderte Kalziumversorgung bzw. Kalziumeinnahme kann zu einer verstärkten Anfälligkeit für Blei-Intoxikationen führen. |
| Vitamin C | 1–3 g | Antioxidans, fördert Ausscheidung |
| schwefelhaltige Aminosäuren (z. B. Cystein, Methionin, Taurin)<br>α-Liponsäure | 1–2 g<br>300–600 mg | Die Zufuhr schwefelhaltiger Aminosäuren erhöht die Mobilisation von Blei aus dem Körper. |
| Vitamin E | 100–400 I. E. | Antioxidans; Vitamin-E-Mangel erhöht die Anfälligkeit für die toxischen Wirkungen (v. a. oxidativer Stress) von Blei. Vitamin E kann die Akkumulation von Blei im Bindegewebe und somit dessen Zelltoxizität vermindern. Ideal zusammen mit Vitamin C. |

- Reaktionsstörungen, Entscheidungsschwäche
- Störungen des Knochenstoffwechsels
- Stress, oxidativer
- Schlaflosigkeit

### Empfehlungen und Maßnahmen

Ursachen erkennen und so weit wie möglich ausschalten (Expositionsprophylaxe).

### Weitere Hinweise

- Blei geht Wechselwirkungen mit folgenden Mikronährstoffen ein, deren Bedarf erhöht oder deren Stoffwechsel dadurch gestört wird:
  - Eisen, Kalzium, Phosphor, Vitamin C, Vitamin D, Zink

### Literatur


Ali F et al. Effect of ascorbic acid against lead (Pb) toxicity. Int J Pharm Sci Res 2010;1(9):81–85.

BfR (Bundesamt für Risikobewertung), Blei, Nickel und allergene Duftstoffe in Kerzen sollten begrenzt werden. Stellungnahme Nr. 004/2014.

Blume K et al. Aufnahme von Umweltkontaminanten über Lebensmittel (Cadmium, Blei, Quecksilber, Dioxine, PCB). Dt. Bundesamt für Risikobewertung BfR. 2010;1–60.

Boucher O et al. Domain-specific effects of prenatal exposure to PCB's, mercury, and lead on infant cognition: results from the environmental contaminants and child development study in Nunavik. Environ Health Perspect 2014;122(3):310–316.

Bradberry S et al. Lead poisoning. Biochemist 2010;32(4):14–17.

Flora G et al. Toxicity of lead: a redview with recent updates. 2012;5(2):47–58.

Gambelunghe A et al. Low-level exposure to lead, blood pressure, and hypertension in a population-based cohort. Environm Res 2016;149:157–163.

Goodlad JK et al. Lead and attention-deficit/hyperactivity disorder (ADHD) symptoms: a meta-analysis. Clin Psychol Rev 2013;33(3):417–425.

Ho G et al. Blood, urine, and hair kinetic analysis following an acute lead intoxication. J Analyt Toxicol 2011;35(1):60–64.

Marcus DK et al. Lead and conduct problems: a meta-analysis. J Clin Child Adolesc Psych 2010;39(2):234–241.

Mason LH et al. Pb Neurotoxicity : neuropsychological effects of lead toxicity. BioMed Res Int 2014:840547. doi:10.1155.

Mazumdar M et al. Low-level environmental lead exposure in childhood and adult intellectual function: a follow-up study. Environ Health 2011;10–16.

Moon J. The role of vitamin D in toxic metal absorption: a review. J Am Coll Nutr 1994;13(6):559–564.

Navas-Acien A et al. Bone lead levels and blood pressure endpoints: a meta-analysis. Epidemiology 2008;19(3):496–504.

Navas-Acien A et al. Lead exposure and cardiovascular disease. Environ Health Perspect 2007;115(3):472–482.

Nelson AE et al. Whole blood lead levels are associated with radiographic and symptomatic knee osteoarthitis: a cross-sectional analysis in the Johnston county osteoarthritis project. Arthritis Res Ther 2011;13:R37–R45.

Sanders T et al. Neurotoxic effects and biomarkers of lead exposure: a review. Rev Environ Health 2009;24(1):15–45.

Torrente M et al. Metal concentrations in hair and cognitive assessment in a adolescent population. Biol Trace Elem Res. 2005;104(3):215–221.

Vaziri ND. Mechanisms of lead-induced hypertension and cardiovascular disease. Am J Physiol Heart Circ Physiol 2008;295:H454–H465.

Weuve J et al. Cumulative exposure to lead in relation to cognitive function in older women. Environ Health Perspect 2009;117(4):574–580.

Zhai Q et al. Dietary strategies for the treatment of cadmium and lead toxicity. Nutrients 2015;7:552–571.

# Cadmium

Cadmium ist eines der bedeutendsten toxischen Elemente in unserer Umwelt. Cadmium wird als reines Metall vor allem als Nebenprodukt bei der Zinkherstellung gewonnen. Cadmium wird beispielsweise als Farbpigment, als Korrosionsschutz, beim Galvanisieren und in Trockenbatterien eingesetzt. Nach dem Gebrauch werden die cadmiumhaltigen Konsumgüter zu Abfällen. Cadmium wird bei der Abfallverbrennung aus Farben, Legierungen und PVC-Kunststoffen freigesetzt, wo es als Hitze- und Verfärbungs-Stabilisator verwendet wird. Cadmium gelangte auch lange Zeit aus der Kompostverwertung und über den Klärschlamm in die Böden. Steigende Cadmiumkonzentrationen führen so automatisch zur Anreicherung in Pflanzen, Tieren und Menschen. Gemäß der Weltgesundheitsorganisation (WHO) beträgt die für den Menschen noch duldbare Menge 0,4–0,5 mg Cadmium/Woche. Gemäß neuesten Erhebungen sollen 60 % der deutschen Bevölkerung diese Zufuhrmenge bereits überschritten haben.

## Vorkommen und Herkunft

In erster Linie Nahrung und Zigarettenrauch, dann Getränke, Trinkwasser und Luft stellen für den Menschen die größte Cadmiumbelastung dar. Getreideprodukte und Kartoffeln sind die wichtigsten Cadmiumquellen in unserer Nahrung. Das Verhältnis der Antagonisten Cadmium und Zink in einem Nahrungsmittel wird zur Beurteilung des Cadmiumrisikos herangezogen. Die industrielle Verarbeitung bewirkt ein verändertes Zink-Cadmium-Verhältnis im Getreide. Im Weizen und im Reis kommt Cadmium vor allem in der inneren Schicht des Korns vor, Zink und Kalzium vor allem im Keim und in der äußeren Samenschale. Beim Mahlen werden daher Zink und Kalzium entfernt und das Zink-Cadmium-Verhältnis ungünstig beeinflusst. Expositionsprophylaxe ist die erste zu treffende Maßnahme. Die Hauptquellen für Cadmium sind:

- die Nahrungskette
- Zigarettenrauch: Zigaretten enthalten hohe Cadmiumkonzentrationen, etwa 20 µg/

## Nährstoffempfehlungen zur beschleunigten Ausleitung von Cadmium

| Nährstoff | empfohlene Tagesdosis | Kommentare |
|---|---|---|
| Zink | 30–60 mg | Die Resorption von Cadmium aus dem Intestinaltrakt wird durch Zink behindert. Eine erhöhte Cadmiumzufuhr bewirkt im Körper eine Blockierung von zinkabhängigen Enzymen. Die Krankheitsbilder einer chronischen Cadmiumintoxikation sind daher oft mit denen eines Zinkmangels identisch. |
| Kalzium | 0,5–1 g | Cadmium stört die intestinale Resorption von Kalzium. Umgekehrt ist Kalzium in der Lage, einen Schutzeffekt gegenüber der Cadmiumtoxizität auszuüben. Bei Kalziummangel kann sowohl eine erhöhte Cadmiumresorption als auch eine erhöhte Cadmiumspeicherung im Körper beobachtet werden. |
| Selen | 100–200 µg | Selen zeigt gegenüber der Cadmiumtoxizität einen Schutzeffekt. |
| schwefelhaltige Aminosäuren (Cystein, Methionin, Taurin)<br>α-Liponsäure | 1–2 g<br>300–600 mg | Eine Modifikation der Cadmiumtoxizität konnte mittels schwefelhaltiger Aminosäuren erzielt werden. Verbesserung der Cadmium-Mobilisation aus dem Körper. |
| Eisen | Multimineral-Präparat mit 10–15 mg Eisen | Cadmium wird auch bei Eisenmangel verstärkt in den Körper aufgenommen. Umgekehrt bewirkt eine Cadmiumbelastung Eisenmangel, was eine Anämie (Blutarmut) zur Folge haben kann. |
| Vitamin C | 1–3 g | Antioxidans. Vitamin C wirkt bei Cadmiumüberbelastungen günstig. Dabei wird vermutet, dass die wegen des Vitamin C verbesserte Eisenresorption eine Rolle spielt. Vitamin C kann mit dem Schwermetall zudem eine Hydroxylierungs-Reaktion eingehen und somit dessen Wasserlöslichkeit und Ausscheidungsrate erhöhen. |

Zigarette. Die Cadmiumbelastung beträgt bei Rauchern etwa das Fünffache.

- bestimmte Nahrungsmittel: Instant-Kaffee, Konservendosen, Gelatine, auch große Fische, Austern und Muscheln aus schwermetallbelasteten Gewässern
- Cadmiumbelastung der Säuglinge und Kleinkinder durch Schwermetallbelastung der Schwangeren
- Schutzbeläge (Rostschutzmittel) auf Metalleimern, Dosen, Eisfächer im Kühlschrank, Wassertanks
- Insektizide
- Sanitäranlagen
- Farben (insbesondere Rot- und Gelbtöne)
- cadmiumhaltiger Modeschmuck (Seite 605)

## Mögliche Folgen von chronischen Cadmiumbelastungen

- Anämie (Blutarmut)
- erhöhter Blutdruck
- Cadmium geht Wechselwirkungen mit folgenden Mikronährstoffen ein, deren Bedarf erhöht oder deren Stoffwechsel dadurch gestört wird: Kalzium, Eisen, Kupfer, Vitamin D, Vitamin E, Zink
- Fertilitätsstörungen, Wachstumsstörungen
- Gelenkentzündungen
- erhöhtes Risiko für Osteoporose, verminderte Knochendichte, erhöhte Kalziumverluste (Urin)
- Haarausfall, trockene, schuppige Haut
- Herzkrankheiten, Herzrhythmusstörungen
- Hyperaktivität, Lernschwächen
- Immunschwäche, Infektanfälligkeit
- erhöhtes Krebsrisiko (Lunge, Harnwege, Prostata)
- Lungenschädigungen: Lungenemphysem, Lungenfibrose, chronische Bronchitis, Kurzatmigkeit
- Nierenschädigungen, Nierensteine
- Störungen des Zinkstoffwechsels

## Empfehlungen und Maßnahmen

Ursachen erkennen und soweit wie möglich ausschalten (Expositionsprophylaxe).

## Literatur

Akesson A et al. Non-renal effects and the risk assessment of environmental cadmium exposure. Environ Health Perspect 2014;122(5):431–438.

Bernhoft RA. Cadmium toxicity and treatment. Scientific World J 2013:394652.doi:10.1155.

Blume K et al. Aufnahme von Umweltkontaminanten über Lebensmittel (Cadmium, Blei, Quecksilber, Dioxine, PCB). Dt. Bundesamt für Risikobewertung BfR. 2010;1–60.

El Heni J et al. Protective effects of selenium (Se) and zinc (Zn) on cadmium (Cd) toxicity in the liver of the rat: effects on the oxidative stress. Ecotoxicol Environ Safety 2009;72(5):1559–1564.

Garcia-Esquinas E et al. Cadmium exposure and cancer mortality in a prospective cohort: the strong heart study. Environ Health Perspect 2014;122(4):363–370.

Haase H et al. Immunotoxicology of cadmium, aus: Parvau RG (ed). Cadmium in the environment. Nova Publishers, New York 2010:447–460.

Hecht EM et al. A cross-sectional survey of cadmium biomarkers and cigarette smoking. Biomarkers 2016;21(5):429–435.

Klaassen CD et al. Metallothionein protection of cadmium toxicity. Toxicol Appl Pharmacol 2009;238(3):215–220.

Lyn P. Toxic metals and antioxidants: Part. II. The role of antioxidants in arsenic and cadmium toxicity. Alt Med Rev 2003;8:106.

Moon J. The role of vitamin D in toxic metal absorption: a review. J Am Coll Nutr 1994;13(6):559–564.

Nawrot TS et al. Cadmium exposure in the population: from health risks to strategies of prevention. Biometals 2010;23(5):769–782.

Nawrot TS et al. Occupational cadmium exposure and calcium excretion, bone density, and osteoporosis in men. J Bone Min Res 2010;25(6):1441–1445.

Peters JL et al. Cadmium exposure in association with history of stroke and heart failure. Environ Res 2010;110(2):199–206.

Poreba R et al. Relationship between chronic exposure to lead, cadmium and manganese, blood pressure values and incidence of arterial hypertension. Med Pr 2010;61(1):5–14.

Satarug S et al. Kidney cadmium toxicity, diabetes and high blood pressure the perfect storm. Tohoku J Exp Med 2017;241:65–87.

Tellez-Plaza M et al. Cadmium exposure and incident cardiovascular disease. Epidemiol 2013;24(3):421–429.

Zhai Q et al. Dietary strategies fort he treatment of cadmium and lead toxicity. Nutrients 2015;7:552–571.

# Gold

Gold ist als Edelmetall chemisch besonders widerstandsfähig und wird deshalb – und wegen seiner guten mechanischen Verarbeitungsfähigkeit – in der Zahnheilkunde und für Schmuck benutzt. Als guter elektrischer Leiter, der auch keinerlei Korrosion aufweist, wird es in der Elektroindustrie bei hochwertigen Schaltungen und Kontaktstellen eingesetzt. Gold selbst hat keine physiologische Funktion im Körper. Goldverbindungen werden aber immer noch als therapeutische Maßnahme bei der Behandlung der chronischen Polyarthritis eingesetzt.

### Vorkommen und Herkunft

- In Form von Nanopartikeln in Kosmetika, Getränken, Zahnpasta usw. Mögliche Exposition bei der Herstellung von Gold-Nanopartikeln.
- Zahnheilkunde: Goldkronen
- Exposition bei Goldschmiedearbeiten
- Strahlentherapie bei Tumoren
- Elektrische Leiter
- Goldschmuck (Seite 605), der häufig in Legierungen mit Kupfer, Silber, Zink und Nickel vorkommt.

### Mögliche Folgen von chronischen Goldbelastungen

- Störung einer korrekten Immunantwort
- Hautentzündungen (Dermatitis), Kontaktallergien
- Entzündungen der Mundschleimhaut (Stomatitis)
- reduziertes sIgA im Stuhl
- schiefergraue bis blauviolette Hautverfärbungen vor allem an lichtexponierten Stellen
- Ablagerung in der Augenhornhaut
- Akkumulierung von Gold-Nanopartikeln in diversen Organen (Leber, Nieren, Lungen)
- Knochenmarkschädigung, Blutbildveränderungen

#### Nährstoffempfehlungen

Zufuhr von Vitamin C (1–3 g/Tag), Selen (100–200 µg/Tag), schwefelhaltigen Aminosäuren (Methionin, Cystein, Taurin – jeweils 1–2 g/Tag), α-Liponsäure (300–600 mg/Tag), N-Acetylcystein, Knoblauch, Antioxidanzien.

#### Chronische Polyarthritis: goldhaltige Medikamente

Goldhaltige Arzneimittel werden zur Therapie der chronischen Polyarthritis eingesetzt, denn Goldverbindungen wirken auf das Immunsystem. Hier verhindern sie z. B. die Ausschüttung von entzündungsvermittelnden Botenstoffen. Goldverbindungen können unerwünschte Nebenwirkungen auf die Leber, Niere oder das blutbildende System haben. Daher muss der Arzt vor der Verordnung stets das Nutzen-Risiko-Verhältnis beurteilen.

### Empfehlungen und Maßnahmen

- Ursachen erkennen und so weit wie möglich ausschalten (Expositionsprophylaxe).
- Bestimmung der Goldausscheidung im 24-Stunden-Urin.

#### Literatur

Fratoddi I et al. How toxic are gold nanoparticles? The state-of-the-art. Nano Res 2015;8(6):1771–1799.

Goyer RA. et al. Metal Toxicology. Academic Press, San Diego, 1995.

Johnston HJ et al. A review of the in vivo and in vitro toxicity of silver and gold particulates: particle attributes and biological mechanisms responsible for the observed toxicity. Crit Rev Toxicol 2010;40(4):328–346.

Lehman AJ et al. A 48-week, randomized, double-blind, double-observer, placebo-controlled multicenter trial of combination methotrexate and intramuscular gold therapy in rheumatoid arthritis. Arthritis Rheum 2005;52(5): 1360–1370.

# Nickel

Nickel ist weltweit das häufigste Kontaktallergen – und die Tendenz ist weiterhin steigend. Wissenschaftler der Universität Zürich stellten fest, dass sich aus Ein- und Zwei-Euro-Münzen 240- bis 330-mal mehr Nickel herauslöst, als die EU-Richtlinie für Bedarfsgegenstände zulässt. Aber Nickel spielt in der Medizin nicht nur als Kontaktallergen eine Rolle. Es gelangt über verschiedene Wege in den Körper (Nahrungskette, Haut, Atemwege usw.). Nickel kann in diversen Organen und Geweben abgelagert werden. Chronische Nickelbelastungen können zahlreiche unerwünschte Folgen haben.

## Nährstoffempfehlungen

Bei erhöhten Nickelmesswerten (Urin, Haare, Blut) können Zink (30–60 mg/Tag), Selen (100–200 µg/Tag, Vitamin C (1–3 g/Tag), schwefelhaltige Substanzen (entweder Methionin, Cystein, oder Taurin – jeweils 1–2 g/Tag) oder α-Liponsäure (300–600 mg/Tag), Knoblauch, Antioxidanzien zur Reduktion der Nickelbelastung eingesetzt werden

## Vorkommen und Herkunft

- Nahrungskette
- Trinkwasser (bei korrodierten Wasserleitungen)
- Zigarettenrauch
- Antiklopfmittel in Treibstoffen, Autoabgase
- Industrieabgase, Kohle- und Ölverbrennung
- Abbrennen von Kerzen
- Abrieb von Chrom-Nickel-Stahl-haltigem Kochgeschirr
- Zahnersatz, Zahnfüllungen
- Haarbleich-, Haarfärbe- und Dauerwellenmittel können äußerlich zu erhöhten Nickelwerten (Haaranalyse) führen.
- metallverarbeitende Industrie (Nickelstaub)
- Herstellung, Entsorgung oder Gebrauch von Nickel-Cadmium-Batterien
- hydrierte, gehärtete Fette (z. B. Margarine) und Öle
- nickelhaltige Körperpflege- und Kosmetikartikel
- Fungizide
- Keramik
- orthopädische und medizinische Implantate
- Brillengestelle
- nickelhaltiger Modeschmuck (Seite 605) und Geldmünzen

## Mögliche Folgen von chronischen Nickelbelastungen

- Kontaktallergien, Hautentzündungen, atopische Dermatitis: Nicht nur der direkte Hautkontakt, sondern auch die Aufnahme von Nickel über Nahrungsmittel und Trinkwasser kann dosisabhängig zu vermehrten, systemischen Kontaktallergien führen.
- Ein erhöhtes Krebsrisiko besteht bei Arbeitern mit Nickelexposition (Lungenkrebs, bei Inhalation von gewissen Nickelverbindungen, z. B. Nickeloxide, Nickelsulfide, bei der Nickelverarbeitung und -herstellung).
- Störung einer korrekten Immunantwort

- Asthma
- Erhöhte Nickelkonzentrationen können auch in Knochengewebe festgestellt werden. Hier kann Nickel zu einer Verdrängung von Kalzium, zu oxidativem Stress und Gewebsschädigungen führen. In arthrotischen Hüftgelenken (Hüftkopf-Nekrosen) können erhöhte Schwermetallkonzentrationen gemessen werden.

### Empfehlungen und Maßnahmen

- Erkennen und Ausschalten möglicher Ursachen (Expositionsprophylaxe).
- Nickelbestimmung durch Haaranalyse, im 24-Stunden-Urin oder im Vollblut zum Ausschluss einer äußeren Nickelkontamination.

### Literatur


Das KK et al. Nickel, its adverse health effects & oxidative stress. Indian J Med Res 2008;128:412–425.

Daunderer M. Handbuch der Umweltgifte. Ecomed-Verlag, Landsberg (Erg. Lfg. 02/2003), Nickel III–3, 1–7.3

De Brouwere K et al. Assessment of indirect human exposure to environmental sources nickel: oral exposure and risk characterization for systemic effects. Sci Total Environ 2012;419(1):25–36.

Lanocha-Arendarczyk N et al. Effect of environmental parameters on the concentration of nickel (Ni) in bones of the hip joint from patients with osteoarthritis. J Pre-Clin Clin Res 2016;10(1):6–11.

Schaumlöffel D. Nickel species: analysis and toxic effects. J Trace Elem Med Biol 2012;26:1–6.

Zelikoff JT, Thomas PT. Immunotoxicology of environmental and occupational metals. Taylor & Francis, London 1998.

Zhao J et al. Occupational toxicology of nickel and nickel compounds. J Environ Pathol Toxicol Oncol 2009;28(3):177–208.


## Palladium

Palladium ist ein Edelmetall der sog. Platingruppe. Es zeichnet sich durch einen hohen Schmelzpunkt und eine leichte Legierbarkeit aus. Es wurde bis 1994 für fast alle Legierungen der zahnärztlichen Metallkeramik verwendet. Der Palladiumgehalt kann bis zu 90% betragen. Charakteristisch für Palladiumlegierungen sind silberfarbene Metallsäume im Kronenrandbereich. Diese Legierungen erwiesen sich als sehr zytotoxisch (zellschädigend) und seit vielen Jahren besteht die Empfehlung, dieses Material nicht mehr einzusetzen.

### Vorkommen und Herkunft

- Herstellung von Auto-Katalysatoren
- Zahnfüllungen (»Spargold«)
- palladiumhaltiger Schmuck (Seite 605)

### Mögliche Folgen von chronischen Palladiumbelastungen

- Kontaktallergien an der Haut oder Entzündungsreaktionen des Zahnfleisches im Be-

#### Nährstoffempfehlungen

Zur Reduktion von erhöhten Palladium-Messwerten kann allenfalls begleitend eine Supplementierung mit Selen (100–200 µg/Tag), Zink (30–60 mg/Tag), Vitamin C (1–3 g/Tag), schwefelhaltigen Substanzen (Methionin, Cystein oder Taurin – jeweils 1–2 g/Tag), α-Liponsäure, Knoblauch(präparaten) versucht werden. Die Datenlage hierfür ist allerdings schmal.

reich von palladiumhaltigen Zahnkronen, Schmuckstücken oder Piercings
- Haarausfall
- Übelkeit
- Kopfschmerzen
- rote, zerklüftete Zunge
- Depressionen, Schlafstörungen
- Herzrhythmusstörungen
- Gesichtslähmungen, Tinnitus
- Leber- und Nierenbeschwerden

### Empfehlungen und Maßnahmen

Expositionsstopp: keine Dentallegierungen mit Palladium oder Entfernung unter Schutzmaßnahmen.

### Literatur

Daunderer M. Handbuch der Umweltgifte. Ecomed-Verlag, Landsberg (Erg.Lfg. 12/2002)), Palladium III–3.

Durosaro O et al. A 10-year retrospective study on palladium sensitivity. Dermatitis 2009;20(4):208–213.

Iavicoli I et al. Palladium: exposure, uses, and human health effects. Encycl Environ Health 2011;online February 23: 307–314.

Muris J. Palladium allergy in relation to dentistry. Contact Derm 2014;71:82–94.

Runow KD. Angewandte Umweltmedizin – Klinische Ökologie; MCS und Allergien durch Umweltchemikalien und Zahnmetalle. Erfahrungsheilkunde 1997;5:262–266.

Theron AJ et al. Harmful interactions of non-essential heavy metals with cells oft he innate immune system. J Clinic Toxicol S3:005. doi:10.4172/2161–0495.S3–005.

Zereini F et al. Palladium emissions in the environment: analytical methods, environmental assessment and health effects. Springer-Verlag, Berlin, Heidelberg. 2005.

## Platin

Während die enterale und parenterale Aufnahme von Platin zu einer relativ unproblematischen Ablagerung von Platin im Fettgewebe (Platinose) führt, sind winzige Teilchen

### Nährstoffempfehlungen

Bei hohen Platinlaborwerten kann zur beschleunigten Elimination von Platin die Zufuhr von Zink (30–60 mg/Tag), Selen (100–200 µg/Tag), Vitamin C (1–3 g/Tag), schwefelhaltigen Substanzen (Methionin, Cystein oder Taurin, jeweils 1–2 g/Tag), α-Liponsäure, Knoblauch sowie Antioxidanzien erwogen werden. Die Datenlage hierfür ist allerdings schmal.

von Platin im pulmonalen Alveolarsystem viel heikler, vor allem, wenn es in löslicher und damit reaktiver Form vorliegt, wie z.B. in schlecht belüfteten Tiefgaragen, wo die Platinkonzentration in der Luft oft viel zu hoch ist.

### Vorkommen und Herkunft

Seit Einführung des Katalysators in Automobilen kann Platin in Straßenstäuben oder entlang von Hauptverkehrsstraßen in den Böden gefunden werden. Das elementare Platin wird zwar im Boden aufgelöst, es ist dort aber offenbar sehr immobil. Es bleibt eine gewisse Zeit in den oberen fünf bis zehn Zentimetern des Bodens liegen, bevor verschiedene Organismen es aufnehmen.
- Fahrzeuge mit Abgaskatalysator sind die Hauptquelle von Platin.
- Rauchgaskatalysatoren
- katalytische Prozesse in der Industrie und Elektroindustrie
- Krankenhäuser: Auf den Krebsstationen ist der Einsatz von platinhaltigen Medikamenten (z.B. Cisplatin als Chemotherapeutikum) häufig. Da die Patienten das Platin

ausscheiden, gelangt dieses ins Abwasser und damit in die Nahrungskette.
- Zahnheilkunde: Bestandteil von Brücken, Kronen, Stiften und Füllungen
- Platinhaltiger Schmuck kann vor allem beim Schwitzen zur Aufnahme über die Haut führen.
- Fotopapier

### Mögliche Folgen von chronischen Platinbelastungen

- Allergien der Atemwege
- Ekzeme, Störung einer korrekten Immunantwort
- Konjunktivitis und Rhinitis
- Fertilitätsstörungen, hormonelle Störungen
- evtl. erhöhtes Risiko für Lungenkrebs, Leukämie
- Muskelkrämpfe durch Hypomagnesämie und Hypokalzämie
- Müdigkeit

### Empfehlungen und Maßnahmen

- Ursachen erkennen und so weit wie möglich ausschalten (Expositionsprophylaxe). Meiden Sie unterirdische, schlecht durchlüftete Parkhäuser. Schalten Sie die Lüftung im Auto in stehenden Kolonnen ab.
- Absaugvorrichtungen in Laboratorien

### Literatur

Bencs L et al. Platinum: environmental pollution and health effects. Encycl Environ Health 2011;online February 23:580–595.

Daunderer M. Handbuch der Umweltgifte. Ecomed-Verlag, Landsberg (Erg. Lfg. 8-1993), Platin III–3.

Goyer RA et al. Metal Toxicology. Academic Press, San Diego 1995.

Petrelli F et al. The value of platinum agents as neoadjuvant chemotherapy in triple-negative breast cancers : a systematic review and meta-analysis. Breast Cancer Res Treat 2014;144(2):223–232.

Reith F et al. Platinum in earth surface environments. Earth Sci Rev 2014;131:1–21.

Wang Y et al. Health risk of platinum group elements from automobile catalysts. Procedia Engine 2012;45:1004–1009.

Zelikoff JT, Thomas PT. Immunotoxicology of environmental and occupational metals. Taylor & Francis, London 1998; 195–206.

## Silber

Silber wird wie Gold zu den Edelmetallen gezählt. Es ist normalerweise nicht im Gewebe von Menschen oder Tieren vorhanden. Silber ist ein nicht lebensnotwendiges Metall und stört bei erhöhten Gewebespiegeln die Stoffwechselfunktionen der Spurenelemente Kupfer und Selen.

### Vorkommen und Herkunft

Man schätzt, dass jährliche Silberverluste an die Umwelt durch industrielle Abfälle ca. 2 500 Tonnen betragen. Davon gelangen ca. 150 Tonnen in den Klärschlamm und 80 Tonnen ins Oberflächenwasser. Neben der Wasserverunreinigung ist das Ausmaß der Silber- und Quecksilberverunreinigung der Luft vergleichbar hoch. Silber kann über die Lunge, den Magen-Darm-Trakt oder die Haut aufgenommen werden.

Silber und Silberverbindungen kommen vor in:

- Amalgam-Zahnplomben
- Wasserfiltern und Tabletten zur Wasserdesinfektion
- Tragen von Silberschmuck (Seite 605)
- Silberbesteck
- berufliche Exposition (z. B. Gold- und Silberschmied)

- chirurgische Implantate
- Industrieemissionen
- Silberfolie (medizinisch zur Wundbehandlung nach Verbrennungen)
- silberbeschichtete Kleidungsstücke (Ob diese Nanopartikel in gesundheitlich relevanten Mengen über die Haut resorbiert werden, ist zurzeit noch nicht klar. Bei der Herstellung von solchen Produkten sollte möglichen Silberbelastungen vorgebeugt werden.)
- kolloidales Silber (sollte nicht unkritisch eingenommen werden!)
- silberhaltige Augentropfen
- Konservierungsmittel
- Fotochemikalien
- Batterien
- Spiegel
- Lötlegierungen
- Münzen, Medaillen

### Mögliche Folgen von chronischen Silberbelastungen

- graublaue Verfärbung von Haut, Augen, Nägeln (Argyrie)
- Störung des Leber- und Nierenstoffwechsels
- Schädigung der Darmschleimhaut
- Neurotoxizität, Vergesslichkeit, Demenzen
- Störung der Immunantwort
- Kopfschmerzen, Schwindel
- Schwäche
- Angstzustände

### Nährstoffempfehlungen

Bei hohen Silberlaborwerten kann zur beschleunigten Elimination von Silber die Zufuhr von Zink (30–60 mg/Tag), Selen (100–200 µg/Tag), Vitamin C (1–3 g/Tag), schwefelhaltigen Substanzen (Methionin, Cystein oder Taurin, jeweils 1–2 g/Tag), α-Liponsäure, Knoblauch sowie Antioxidanzien erwogen werden. Die Datenlage hierfür ist allerdings schmal.

### Empfehlungen und Maßnahmen

- Erkennen und Ausschalten möglicher Ursachen (Expositionsprophylaxe).
- Bestimmung der Silberausscheidung im 24-Stunden-Urin.

Selen und Vitamin E scheinen die Silbertoxizität zu reduzieren. Gabe von Vitamin $B_{12}$ (ein Zusatz von Vitamin $B_{12}$ schützt vor Lebernekrosen, die im Tierversuch durch Silber verursacht werden).

### Literatur

Beer C et al. Toxicity of silver nanoparticles – nanoparticles or silver ion. Toxicol Lett 2012;208(3):286–292.

Hadrup N et al. Oral toxicity of silver ions, silver nanoparticles and colloidal silver – a review. Regulat Toxicol Pharmacol 2014;68:1–7.

Johnston HJ et al. A review of the in vivo and in vitro toxicity of silver and gold particulates: particle attributes and biological mechanisms responsible for the observed toxicity. Crit Rev Toxicol 2010;40(4):328–346.

Larese FF et al. Human skin penetration of silver nanoparticles through intact and damaged skin. Toxicol 2009;255(1–2):33–37.

Mijnendonckx N et al. Antimicrobial silver: uses, toxicity and potential for resistance. BioMetals 2013 ;26(4) :609–621.

## Quecksilber

Die chronische, schleichende Intoxikation unseres Körpers mit Quecksilber ist aus zwei Gründen in den Mittelpunkt des Interesses gerückt: Einerseits gelangen trotz großer Anstrengungen nach wie vor riesige Mengen dieses Schwermetalls in die Luft, in Böden, in das Grundwasser und somit in die Nahrungskette. Andererseits gibt es die Kontroverse um die Schädlichkeit bzw. Unbedenklichkeit von Amalgamplomben.

### Vorkommen und Herkunft

Es ist seit langem bekannt, dass Quecksilberverbindungen bereits in niedrigen Konzentrationen toxisch sind. Aufsehenerregende Unglücksfälle ereigneten sich in der japa-

## Amalgam-Zahnfüllungen: Ursache von Quecksilber-Vergiftungen?

Die Diskussion über gesundheitliche Risiken von Amalgamfüllungen (diese Füllungen enthalten Quecksilber in unterschiedlichem Mischverhältnis zusammen mit Silber, Zinn und Kupfer) wird seit Jahren mit großen Emotionen geführt. Während viele Zahnärzte nach wie vor der Meinung sind, dass »schädliche Auswirkungen des Quecksilbers mit Ausnahme seltener Fälle von Quecksilber-Überempfindlichkeit wissenschaftlich nicht nachgewiesen sind«, häufen sich viele wissenschaftliche Berichte, wonach Zusammenhänge zwischen den Amalgamplomben und entsprechenden Intoxikationserscheinungen klar ersichtlich sind. Die Daten zeigen, dass Amalgamfüllungen eine häufige Ursache für chronische Quecksilbervergiftungen sind. Als Konsequenz davon hat Schweden bereits vor längerer Zeit als erstes europäisches Land beschlossen, die Verwendung von Amalgam in Füllungen zu verbieten.

Es muss allerdings festgehalten werden, dass es viele Amalgamplomben gibt, die nie objektivierbare Probleme verursachen. Kleine Mengen Quecksilber können aus Amalgamfüllungen freigesetzt werden und sich im Körper verteilen. Personen, die heiße oder saure Speisen bevorzugen, starke Kauer (Kaugummikauen kann die Quecksilberdampf-Konzentrationen im Mund um ein Mehrfaches erhöhen), Fluorzahnpasten-Benutzer (Fluor vermag Quecksilber vermehrt aus den Füllungen zu lösen!) sind besonders gefährdet. Zahlreiche Studien zeigen, dass viele Menschen mit Amalgamplomben oder auch kürzlich entfernten Füllungen eine signifikant erhöhte Quecksilber-Ausscheidung im Urin aufwiesen. 1% von ihnen litt unter starken Intoxikationserscheinungen.

Zahnärzte und insbesondere ihre Helferinnen zeigen ein erhöhtes Risiko für chronische Quecksilberbelastungen. Messungen bei Zahnärzten und Personen, die berufsmäßig mit Quecksilber in Berührung kamen, ergaben deutlich erhöhte Quecksilberkonzentrationen im Gehirn.

Da Quecksilberdämpfe durch die Nasenschleimhaut direkt zum Gehirn transportiert werden können, ist es in Zahnarztpraxen wichtig, stets für eine gute Lüftung des Behandlungsraumes zu sorgen und mit den modernsten Apparaturen zu arbeiten, um die Schwermetall-Emissionen für Personal und Patienten möglichst gering zu halten. Die in der Mundhöhle entstehenden Quecksilberdämpfe können ebenfalls auf direktem Wege ins Gehirn gelangen. Dieser Transportweg mag ein Grund dafür sein, dass viele Patienten bereits bei Gewebekonzentrationen (z. B. Haarmineralanalyse), die sich noch im »tolerierbaren« Bereich befinden, Quecksilber-Intoxikationssymptome zeigen können.

nischen Stadt Minimata im Jahre 1956, als Alkyl-Quecksilber-Verbindungen über Industrieabwässer ins Meer geleitet wurden. Der Verzehr der Fische und Meeresfrüchte führte bei der Bevölkerung zu schweren neurologischen Störungen sowie auch zu geistigen Behinderungen der neugeborenen Kinder. Industrieemissionen und Mülldeponien bewirken, dass ansehnliche Konzentrationen von Quecksilber in den Böden und Sedimenten sowie in den Gewässern vorliegen. Durch mikrobiologische Vorgänge in der Natur wird das Quecksilber in die fettlösliche Form (Methylquecksilber) umgewandelt, welches über die Nahrungskette – der Verzehr von Fischen fällt dabei besonders ins Gewicht – in unseren Körper gelangt. Zielorgane sind in erster Linie die Nerven. Sowohl durch die in der Mundhöhle (Zahnstein, Speichel) vorhandenen Streptokokken als auch durch Bakterien und Gärung im Verdauungskanal können Quecksilber-Ionen auch in unserem Körper in das hochtoxische Methylquecksilber umgewandelt werden. Expositionsprophylaxe ist die erste zu treffende Maßnahme. Die Hauptquellen von Quecksilber sind:

- Nahrungsmittel: große Fische (Thunfisch, Haifisch, Schwertfisch), Austern und Muscheln aus belasteten Gewässern – sie neigen dazu, Quecksilber anzusammeln, auch andere Meeresfrüchte und Pilze
- Pestizide und Fungizide (Getreide, Wiesen, Bäume)
- Konservierungsmittel in Impfstoffen (Thiomersal – nur noch in wenigen Impfstoffen enhalten), Nutzen-Risiko-Verhältnis abwägen.
- Industrieabfall: Chlorherstellung, Druckerschwärze, Müllverbrennungsanlagen, Neonröhren-, Papier-, Tinte- und Spiegelherstellung, Barometer- und Thermometer-Herstellung, wo noch vorhanden: zerbrochene Barometer und Thermometer
- Energiesparlampen (defekte Lampen als Sondermüll fachgerecht entsorgen resp. in Verkaufsstelle zurückbringen)
- Gebrauchsgegenstände: Batterien, Desinfektionsmittel, Porzellanmalfarben, Konservierungsmittel (Augentropfen, Kontaktlinsenflüssigkeiten, Nasentropfen), Kosmetika, Medikamente
- Zahnfüllungen aus Amalgam

## Mögliche Folgen von chronischen Quecksilberbelastungen

- Atemschwierigkeiten
- Gastrointestinale Störungen, Störungen der Leber und der Bauchspeicheldrüse
- Hautaffektionen (Dermatitis, Ekzeme)
- Hirnstoffwechselstörungen, Neurotoxizität, Tremor
- Störung des Hormonstoffwechsels (Hemmung der 21α-Hydroxylase, das in die Bildung von Progesteron, Cortisol und Aldosteron involviert ist), Fertilitätsstörungen
- Immunschwäche und Infektanfälligkeit
- Konzentrationsschwäche, Kopfschmerzen Müdigkeit, Schlaflosigkeit
- evtl. erhöhtes Krebsrisiko
- MS-ähnliche Nervenschäden, Hemmung der Myelin-Synthese
- Netzhautentzündungen, Augentrockenheit, Sehstörungen, Gehörschwäche
- Nierenschäden
- Schwangerschaft: geistige Zurückgebliebenheit des Kindes, Geburtsfehler

## Empfehlungen und Maßnahmen

Erkennen und Ausschalten möglicher Ursachen (Expositionsprophylaxe).

## Nährstoffempfehlungen zur beschleunigten Ausleitung von Quecksilber

| Nährstoff | empfohlene Tagesdosis | Kommentare |
|---|---|---|
| Selen | 100–200 µg | Die toxische Wirkung des Quecksilbers sowie die oxidativen Schädigungen (Verminderung der Glutathionperoxidase-Aktivität) können durch Selen vermindert werden. Sowohl Selenhefe als auch Natriumselenit-Präparate (bei Natriumselenit: 3–4 Stunden Abstand zur Vitamin C-Einnahme) sind für den Einsatz geeignet. |
| Zink | 30–60 mg | Zink modifiziert die Quecksilbertoxizität und erhöht dessen Ausscheidung. |
| Vitamin C | 1–3 g | Antioxidans. Vitamin C ist in der Lage, die Ausscheidung von Quecksilber zu fördern. |
| Vitamin E | 400 I. E. | Antioxidans. Vitamin E kann die neurotoxischen Wirkungen von Quecksilber vermindern. Ideal zusammen mit Vitamin C. |
| schwefelhaltige Aminosäuren (z. B. Cystein, Methionin, Taurin)<br>α-Liponsäure | 1–2 g<br>300–600 mg | Quecksilber besitzt eine hohe Affinität zu schwefelhaltigen Aminosäuren wie Methionin oder Cystein. Die Zufuhr schwefelhaltiger Aminosäuren erhöht die Mobilisation von Schwermetallen aus den Depots. Schwefelverbindungen mit schwermetallbindenden Eigenschaften finden sich übrigens auch in Kohl, Knoblauch, Zwiebeln und Hülsenfrüchten. |
| Pektine, niedermolekulare | esslöffelweise | Binden Schwermetalle in Darm und Blut; Ausscheidung über den Stuhl und Urin (ohne Schädigung des Nierengewebes). Mit ca. 3–4 Stunden Abstand von Mikronährstoffen einnehmen (wegen möglicher adsorptiver Effekte). |

## Weitere Hinweise

- Quecksilber geht Wechselwirkungen mit folgenden Mikronährstoffen ein, deren Bedarf erhöht oder deren Stoffwechsel dadurch gestört wird: Eisen, Kupfer, Vitamin $B_1$, $B_2$, $B_6$, E, Selen, Zink.

## Literatur

Bjorklung G et al. Molecular interaction between mercury and selenium in neurotoxicity. Coordin Chem Rev 2017;332:30–37.

Bose-O'Reilly S et al. Mercury exposure and children's health. Curr Prob Pediat Adolesc Health Care 2010;40(8):186–215.

Carocci A et al. Mercury toxicity and neurodegenerative effets. Rev Environ Contam Toxicol. 2014;229:1–18.

Diez S. Reviews of environmental contamination and toxicology. Human health effects of methylmercury 2009;198:111–132.

Genchi G et al. Mercury exposure and heart diseases. Int J Environ Res Publ Health 2017;14(1):74.

Kall J et al. What is the risk ? Dental amalgam, mercury exposure, and human health risks throughout the life span. Aus: Epigenetics, the environment, and children's health across lifespans. 2016, 159–206. ISBN:978-3-3192-5325-1

Kern JK et al. The relationsship between mercury and autism: a comprehensive review and discussion. J Trace Elem Med Biol. 2016;37:8–24.

Khan MA et al. Mercury-selenium compounds and their toxicological significance: toward a molecular understanding of the mercury-selenium antagonism. Environ Toxicol 2009;28(8):1567–1577.

Mercola J et al. Mercury toxicity and systemic elimination agents. J Nutr Environ Med 2001;11:53–62.

Mutter J et al. Does inorganic mercury play a role in Alzheimer's disease? A systematic review and an integrated molecular mechanism. J Alzheimer's Dis 2010;22:357–374.

Mutter J. Is dental amalgam safe for humans? The opinion of the scientific committee of the European Commission. J Occup Med Toxicol 2011;6:2–18.

Oliveira VA et al. Zinc and N-acetylcysteine modify mercury distribution and promote increase in hepatic metallothionein levels. J Trace Elem Med Biol. 2015;32:183–188.

Rice KM et al. Environmental mercury and its toxic effects. J Prev Med Publ Health 2014;47:74–83.

Schoeman K et al. Defining a lowest observable adverse effect hair concentration of mercury for neurodevelopmental effects of prenatal methylmercury exposure through maternal fish consumption: a systematic review. Ther Drug Monitor 2009;31(6):670–682.

Sheehan MC et al. Global methylmercury exposure from seafood consumption and risk of developmental neurotoxicity: a systematic review. Bul World Health Organ 2014;92:254–269F.

# Zinn

Neben metallischem Zinn gibt es anorganische sowie fettlösliche, organische Verbindungen. Die Toxizität organischer Zinnverbindungen ist gemäß Daunderer (Daunderer 1999) etwa 100-mal höher als die der organischen Quecksilberverbindungen.

## Vorkommen und Herkunft

Die wichtigsten Zinnquellen sind:

- Konservendosen: werden aus verzinntem Stahlblech hergestellt. Lebensmittel, denen Zitronensäure zugesetzt wurde oder die natürliche Fruchtsäuren enthalten, können das Zinn aus dem Dosenmaterial herauslösen. Daher sollten beim Kauf kunststoffbeschichtete Dosen oder Gläser bevorzugt werden.
- Das Zinn in gewissen Nahrungsmitteln kann auch von Stabilisatoren des Verpackungsmaterials (PVC) stammen.
- Zinnhaltige Gefäße: Essen und Trinken aus zinnhaltigen Gefäßen, die innen nicht lackiert wurden; besonders bei sauren Speisen und Fruchtsäften.
- Amalgamlegierungen enthalten neben Quecksilber und Kupfer oft auch Zinn (Anteil bis zu 32 %).
- Farbkonservierungsmittel (z.B. Heizkörperfarben)
- Präparate für die Kariesprophylaxe (Zinnfluorid)
- Fungizide, Pflanzenschutzmittel
- Bronzelegierungen, Lötmetalle
- Katalysatoren

## Mögliche Folgen von chronischen Zinnbelastungen

Anorganisches Zinn wird von den Magen-Darm-Bakterien in organisches Zinn umgewandelt. Anorganische Zinnverbindungen können zu gastrointestinalen Reizungen führen. Inhalation von Zinndioxid kann nach jahrelanger, berufsbedingter Exposition zu einer gutartigen Pneumokoniose (sog. Staublunge) ohne Funktionseinschränkung führen.

Organische Zinnverbindungen sind hoch toxisch. Sie werden den sogenannten endokrinen Disruptoren zugeordnet. Dies sind Substanzen, die eine hormonähnliche Wirkung besitzen (»Umwelthormone«) und so das empfindliche Gleichgewicht des Hormonsystems von Menschen und Tieren stören können.

Sie können ferner zu zentralnervösen Schäden in Form von Lähmungen und Erregungen führen. Außerdem treten Reizungen der Haut und der Schleimhäute auf. Bei chronischen Zinnbelastungen kann es zudem zu folgenden weiteren Symptomen kommen:

- Störung einer korrekten Immunantwort
- neurotoxische Störungen: Verwirrtheit, Verhaltensstörungen, epileptische Anfälle
- Neurodermitis, Psoriasis
- Amalgamlegierungen mit hohem Zinngehalt können nebst lokaler Symptomatik und einem ausgeprägten metallischen Geschmack zu Übelkeit, Kopfschmerzen, Erbrechen, Koliken und evtl. Durchfällen führen
- Störungen des Leberstoffwechsels
- Fertilität
- erhöhte Tumorrate von Adenokarzinomen der Mamma bei Tieren
- erhöhte Kalzium- und Phosphorblutspiegel
- Störung der Nierendurchblutung (Kalkablagerungen)

## Empfehlungen und Maßnahmen

- Expositionsprophylaxe: Erkennen und Eliminieren von möglichen Zinnquellen.
- Eingelagertes Zinn eventuell mobilisieren mit nicht orthomolekularen Komplexbildern wie Dimaval.

### Nährstoffempfehlungen

- Zufuhr von Zink, Selen und Vitamin C.
- Bei hohen Zinnlaborwerten kann zur beschleunigten Elimination die Zufuhr von Zink (30–60 mg/Tag), Selen (100–200 µg/Tag), Vitamin C (1–3 g/Tag), schwefelhaltigen Substanzen (Methionin, Cystein oder Taurin, jeweils 1–2 g/Tag), α-Liponsäure, Knoblauch sowie Antioxidanzien erwogen werden.
- Wenn nötig Korrektur des Kalzium-, Magnesium- und Phosphorgleichgewichts.

## Literatur

Bundesamt für Risikobewertung BfR. Organozinnverbindungen in verbrauchernahen Produkten. Aktualisierte Stellungnahme Nr. 034/2011.

Daunderer, M.: Handbuch der Umweltgifte. Ecomed-Verlag, Landsberg, Zinn III–3, (Erg.-Lfg. 6-1999) 1 f.

Ionescu G. Schwermetallbelastung durch Dentallegierungen. Ausleitungsverfahren bei Neurodermitis- und Psoriasis-Patienten. Ztg f Umweltmed 1997;3:163–171.

Nath M. Toxicity and the cardiovascular activity of organotin compounds: a review. Appl Organometal Chem. 2008;22(10):598–612.

Okoro HK et al. Human exposure, biomarkers, and fate of organotins in the environment. Rev Environ Contam Toxicol 2011;213:27–54.

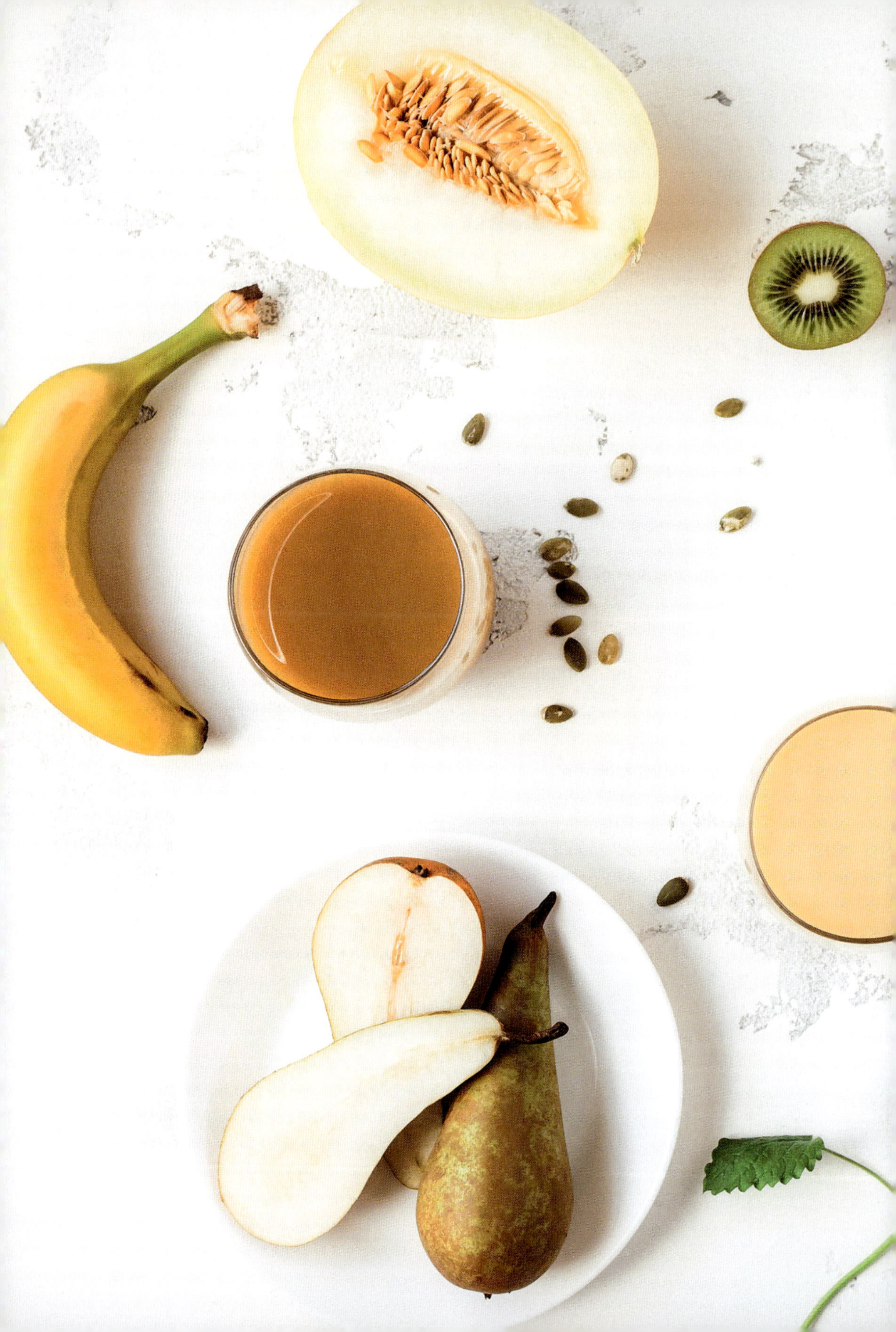

# Anhang

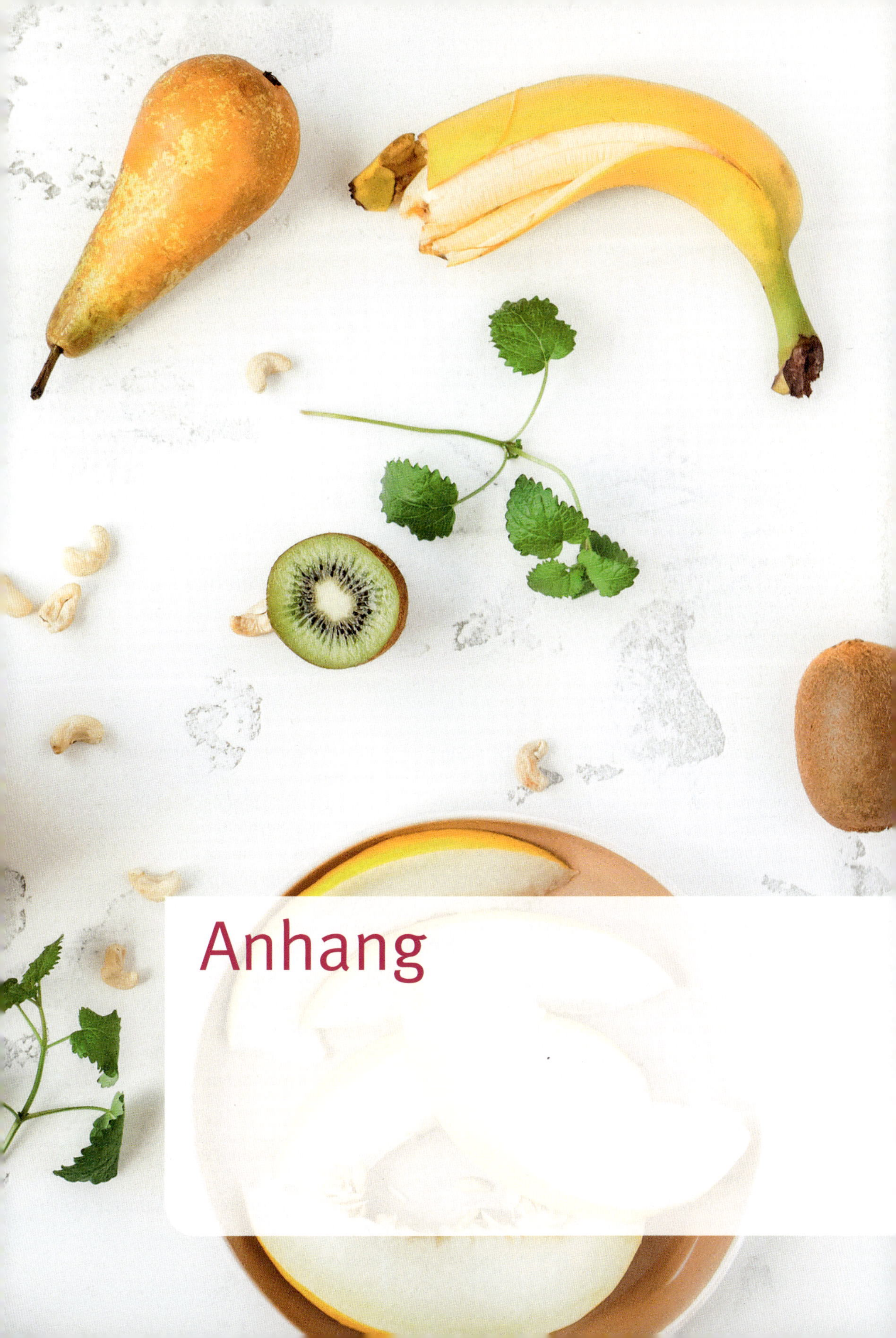

# Wechselwirkungen zwischen Medikamenten und Mikronährstoffen

Dass die Einnahme von Medikamenten zu Wechselwirkungen mit Mikronährstoffen führen kann, ist nicht erstaunlich. Arzneimittel greifen auf vielfältige Weise in den Stoffwechsel ein. Zudem nutzen Mikronährstoffe und Arzneimittel im Organismus dieselben Transportwege, was Aufnahme, Verteilung und Ausscheidung betrifft. In der medizinischen und pharmazeutischen Praxis wird man sich dieser Problematik nun mehr und mehr bewusst.

Durch Arzneimitteleinnahme entstandene Störungen im Mikronährstoffhaushalt können maßgeblich an der Entstehung von unerwünschten Arzneimittel-Nebenwirkungen beteiligt sein. Ein typisches Beispiel sind die Elektrolytverluste, die durch den Einsatz bestimmter Diuretika entstehen und die zu kardiovaskulären Komplikationen führen können.

Solche Wechselwirkungen können auf verschiedenen Mechanismen basieren, wie der Benutzung der gleichen Transport- oder Resorptionssysteme, der Komplexbildung, erhöhter Ausscheidung oder einem beschleunigten Stoffwechsel.

Eine medikamentenorientierte Supplementierung mit Mikronährstoffen kann daher:

- das Wirkprofil eines Arzneimittels optimieren,
- eine Beeinträchtigung des Mikronährstoffhaushaltes verhindern,
- das Risiko von unerwünschten Arzneimittel-Nebenwirkungen reduzieren,
- die Lebensqualität der Patienten verbessern.

Verschiedene Faktoren haben einen Einfluss auf das Risiko einer Arzneimittel-Mikronährstoff-Wechselwirkung:

- Mikronährstoff-Status vor Beginn der Medikamenteneinnahme
- Einnahmedauer und Dosierung eines Arzneimittels
- pharmakologische Eigenschaften des Arzneimittels
- Einnahme mehrerer Medikamente gleichzeitig

Als besonders gefährdet gelten daher ältere Menschen, da sie oft an mehreren Krankheiten leiden und gleichzeitig mehrere Arzneimittel als Dauermedikation einnehmen müssen. Sie haben zugleich aufgrund häufiger Fehlernährung ein erhöhtes Risiko für Mangelversorgung mit Mikronährstoffen sowie einen eingeschränkten Stoffwechsel.

In der folgenden Tabelle ist eine Auswahl von praxisrelevanten Wechselwirkungen zwischen pharmakologisch aktiven Substanzen und Mikronährstoffen aufgeführt. Bei einer Langzeiteinnahme dieser Medikamente und Wirkstoffe empfiehlt es sich, die betroffenen Mikronährstoffe im Labor zu messen, um dann gezielt zu supplementieren.

## Auswahl Arzneimittel-Mikronährstoff-Wechselwirkungen (modifiziert nach Gröber 2014, Gröber, Holzhauer 2016; Stargrove 2008)

| Substanz | Betroffener Mikronährstoff | Art der Wechselwirkung | Mögliche Folgen |
|---|---|---|---|
| **Analgetika (Schmerzmittel), Antirheumatika** | | | |
| Acetylsalicylsäure | Vitamin C | erhöhte renale Ausscheidung | Vitamin-C-Spiegel in der Magenschleimhaut vermindert, erhöhtes Risiko für Magenschleimhautschäden durch Acetylsalicylsäure |
| | Vitamin E | bei hoher Dosierung (800 I.E./Tag): additiver Effekt bei Antikoagulation | verlängerte Blutgerinnungszeit |
| nicht steroidale Entzündungshemmer | Eisen | verstärkte schleimhautreizende Wirkung<br>Eisenverlust durch gastrointestinale Mikroblutungen | verstärkte gastrointestinale Unverträglichkeit<br>Eisenbedarf erhöht |
| **Antazida und Säureblocker** | | | |
| Antazida mit Aluminium- und Magnesium-Hydroxid | Eisen, Kalzium, Kupfer, Zink, Phosphor | Absorption vermindert (Bildung schwerlöslicher Komplexe) | verminderte Verfügbarkeit von Wirkstoffen und Mikronährstoffen (nach Möglichkeit Einnahmeabstand von 2–3 Stunden einhalten!) |
| Protonenpumpen-Hemmer | Vitamin $B_{12}$, C, Eisen, Magnesium, Kalzium, Zink | Unterdrückung der Magensäuresekretion, dadurch verminderte Absorption | Mängel an $B_{12}$, C, Eisen, Magnesium, Kalzium und Zink |
| **Antiadiposita** | | | |
| Orlistat | fettlösliche Vitamine (A, D, E, K), Carotinoide | Absorption vermindert<br>Ausscheidung mit Stuhl erhöht | Versorgung mit fettlöslichen Vitaminen vermindert |
| **Antiasthmatika** | | | |
| Salbutamol | Magnesium | erhöhter Magnesiumbedarf | Korrektur des Magnesiummangels kann Salbutamol-bedingte Tachykardien verbessern. |

| Substanz | Betroffener Mikronährstoff | Art der Wechselwirkung | Mögliche Folgen |
|---|---|---|---|
| Theophyllin | Vitamin $B_6$ | Umwandlung in aktive Form von Vitamin $B_6$ wird gehemmt. | Vitamin-$B_6$-Bedarf deutlich erhöht |
| **Antibiotika** | | | |
| Cephalosporine | Vitamin K | Störung des Vitamin-K-Stoffwechsels | Vitamin K vermindert, dadurch verstärkte Wirkung von Blutverdünnern |
| Tetrazykline, Gyrasehemmer | Kalzium, Magnesium, Eisen, Zink | Komplexbildung, Aufnahme von Antibiotika vermindert | reduzierte Wirksamkeit der Antibiotikatherapie (Einnahmeabstand 2–3 Stunden!) |
| **Antidepressiva, Neuroleptika** | | | |
| selektive Serotoninwiederaufnahme-Hemmer (SSRI, z. B. Fluoxetin, Escitalopram) | Folsäure | Folsäure wichtig für Neurotransmitterstoffwechsel (Serotonin etc.) | ausreichender Folsäure- und Zinkstatus wichtig für gute Ansprechrate auf SSRIs, |
| Lithium | Jod | Jodaufnahme in Schilddrüse gehemmt<br>reduzierte Synthese der Schilddrüsenhormone | erhöhtes Risiko für Schilddrüsenhormonmangel, Kropfentwicklung |
| trizyklische Antidepressiva (z. B. Imipramin) | Vitamin $B_2$ | Absorption vermindert<br>reduzierte Synthese des Flavinmononukleotids (FMN, Riboflavin-5-Phosphat) und des Flavin-Adenin-Dinukleotids (FAD) | Vitamin-$B_2$-Bedarf während der Therapie erhöht |
| **Antidiabetika** | | | |
| Metformin | Vitamin $B_{12}$ | Hemmung der kalziumabhängigen Aufnahme des Vitamin-$B_{12}$- Intrinsic-Faktor-Komplexes | verminderte $B_{12}$-Aufnahme, Vitamin-$B_{12}$-Bedarf erhöht |
| **Antiepileptika** | | | |
| Antiepileptika (z. B. Phenobarbital, Phenytoin, Carbamazepin) | Vitamin D, Vitamin K, Vitamin $B_2$ | Enzyminduktion (Cytochrom P 450): beschleunigter Abbau der Mikronährstoffe | Vitamin-D-Mangel (erhöhtes Risiko Osteopenie, Osteoporose)<br>Vitamin-K-Mangel: klinische Relevanz v. a. in der Schwangerschaft durch erhöhte Blutungsgefahr<br>Vitamin-$B_2$-Bedarf erhöht |
| | Folsäure | Phenytoin beschleunigt den Folatstoffwechsel und Folsäure (> 1 mg/Tag) beschleunigt den Phenytoinstoffwechsel | Folsäuremangel<br>Folsäure-Supplementierung nicht über 1 mg/Tag! |

| Substanz | Betroffener Mikronährstoff | Art der Wechselwirkung | Mögliche Folgen |
|---|---|---|---|
| Phenobarbital, Phenytoin | Biotin | Hemmung der Biotinaufnahme im Darm | erhöhter Biotin-Bedarf |
| Phenobarbital, Phenytoin | Vitamin $B_6$ | Hohe Dosen Vitamin $B_6$ erhöhen den Stoffwechsel der Antiepileptika. | verminderte antiepileptische Wirkung |
| Phenytoin und verwandte Substanzen | Vitamin $B_1$ | gesteigerter Stoffwechsel von Vitamin $B_1$ im Gehirn | erhöhter Vitamin-$B_1$- Bedarf |
| Valproinsäure und verwandte Substanzen | L-Carnitin | erhöhter Carnitinverlust über die Nieren | Carnitinbedarf erhöht |
| | Vitamin E | erhöhte Lipidperoxidation | erhöhter Vitamin E-Bedarf |
| | Selen | Mechanismus unklar | Selenbedarf erhöht |
| | Zink, Kupfer | Störungen des Zink- und Kupferhaushaltes | Zink- und Kupferstatus vermindert |
| **Antihypertensiva (Blutdrucksenker)** | | | |
| ACE-Hemmer | Kalium<br>Zink | verminderte renale Kaliumausscheidung<br>Komplexbildung, renale Zink-Ausscheidung erhöht | Risiko für Hyperkaliämie<br>Leerung der Zinkspeicher, Zinkmangel |
| AT1-Blocker (Sartane) | Kalium<br>Magnesium<br>Zink | reduzierte renale Kalium- und Magnesiumausscheidung<br>renale Zinkausscheidung erhöht | Risiko für Hyperkaliämie<br>Risiko für Magnesium- und Zinkmangel |
| **Antikoagulanzien (Gerinnungshemmer)** | | | |
| Vitamin-K-Antagonisten (Warfarin, Phenprocoumon) | Vitamin K | direkter Antagonismus | blutgerinnender Effekt der Medikamente vermindert |
| **Antiöstrogene** | | | |
| Tamoxifen | Coenzym $Q_{10}$, Vitamin $B_2$, Vitamin C, Vitamin E | Hemmung mitochondrialer Atmungsketten-Komplexe<br>Hemmung der Fettsäure-β-Oxidation | erhöhter Bedarf |
| **Antituberkulotika** | | | |
| Isoniazid, Rifampicin | Niacin | Durch Vitamin-$B_6$-Mangel wird weniger Niacin synthetisiert. | Niacinmangel, Bedarf erhöht |
| | Vitamin $B_6$ | Inaktivierung der aktiven Form von Vitamin $B_6$ durch Komplexbildung | Vitamin-$B_6$-Mangel, Bedarf erhöht |
| | Vitamin D | Hemmung der Aktivierung von Vitamin D3 | Vitamin-D-Mangel, reaktive Hypokalzämie |

| Substanz | Betroffener Mikronährstoff | Art der Wechselwirkung | Mögliche Folgen |
|---|---|---|---|
| **Kortikosteroide** | | | |
| z. B. Betamethason, Dexamethason, Prednison | Vitamin D, Kalzium, Vitamin C | komplexe Wechselwirkungen:<br>Kalzium: u. a. verminderte Absorption, erhöhte Ausscheidung<br>Vitamin D: verminderte Aktivierung; verminderte Knochenbildung etc.<br>Vitamin C: erhöhte Ausscheidung | Vitamin D-, Vitamin C- und Kalziumspiegel vermindert, Risiko für Osteoporose und Knochenfrakturen erhöht |
| **Diuretika** | | | |
| Schleifendiuretika (z. B. Furosemid, Torasemid) | Kalium, Magnesium<br>Zink | erhöhte renale Ausscheidung | Risiko für Hypomagnesiämie und Hypokaliämie (Wadenkrämpfe, Muskelkrämpfe, Obstipation, Arrhythmien etc.), Zinkmangel |
| | Vitamin $B_1$ | erhöhte renale Ausscheidung | Vitamin-$B_1$-Mangel, Verschlechterung der Herzmuskelfunktion |
| Thiazide und Analoga (z. B. Hydrochlorothiazid, Indapamid) | Magnesium Kalium, Zink | erhöhte renale Ausscheidung | Risiko für Hypomagnesiämie und Hypokaliämie (Wadenkrämpfe, Muskelkrämpfe, Obstipation, Arrhythmien etc.) sowie Risiko für Zinkmangel |
| | Kalzium | reduzierte renale Ausscheidung | Risiko für Hyperkalzämie |
| kaliumsparende Diuretika (z. B. Spironolacton, Amilorid, Triamteren) | Kalium | reduzierte renale Ausscheidung | Risiko einer Hyperkaliämie mit neuromuskulären und kardiovaskulären Störungen |
| | Zink | Amilorid: reduzierte renale Ausscheidung<br>Triamteren: erhöhte renale Ausscheidung | Amilorid (dosisabhängig): Zinkakkumulation<br>Triamteren: Zinkdepletion |
| **Immunsuppressiva** | | | |
| Cyclosporin A | Kalium | verminderte renale Ausscheidung | Risiko für Hyperkaliämie |
| | Magnesium | erhöhte renale Ausscheidung | hohes Risiko für Magnesiummangel (Kardio- und Neurotoxizität) |
| **Kardiaka (Herzmittel)** | | | |
| Herzglykoside (z. B. Digoxin) | Kalium | gestörte Aufnahme von Kalium in die Zellen | vermindert die Wirkung und erhöht die Toxizität der Herzglykoside |
| | Magnesium | erhöhte renale Ausscheidung | Risiko für Magnesiummangel, erhöht die Toxizität der Herzglykoside |

| Substanz | Betroffener Mikronährstoff | Art der Wechselwirkung | Mögliche Folgen |
|---|---|---|---|
| **Laxantien (Abführmittel)** | | | |
| z. B. Bisacodyl, Natriumpicosulfat | Kalium, Kalzium, Magnesium, Natrium | erhöhter intestinaler Verlust | Obstipation (Tonusverlust der glatten Darmmuskulatur), Muskelschwäche,<br>bei langfristiger Einnahme erhöhte Osteoporosegefahr |
| **Lipid- und Cholesterinsenker** | | | |
| Colestyramin | fettlösliche Vitamine: A, D, E, K; Carotinoide | verminderte Aufnahme im Darm (Bindung Gallensäuren) | Risiko für Vitaminmangel |
| Ezetimib | Vitamin E | verminderte Aufnahme im Darm | Vitamin-E-Mangel |
| Fenofibrat | Coenzym $Q_{10}$, Vitamin E | Leerung der körpereigenen Speicher | Vitamin-E-Mangel, reduzierter Coenzym-$Q_{10}$-Pool |
| Statine (z. B. Pravastatin, Atorvastatin) | Coenzym $Q_{10}$ | reduzierte körpereigene Coenzym-$Q_{10}$-Synthese | Coenzym-$Q_{10}$-Status vermindert, Mitochondriopathien, nitrosativer Stress |
| | Vitamin $D_3$ | niedriger Vitamin-$D_3$-Status | Vitamin $D_3$ verbessert Statin-induzierte Myalgien |
| | Selen | hemmen die Bildung von Selenoproteinen | Symptome eines Selenmangels |
| **Osteoporosemittel** | | | |
| Biphosphonate (z. B. Alendronat, Risedronat) | Eisen, Kalzium, Magnesium, Zink | verminderte Aufnahme (Komplexbildung) | Bioverfügbarkeit der Biphosphonate vermindert (Einnahmeabstand von 2–3 Stunden einhalten) |
| **Parkinsonmittel** | | | |
| L-Dopa und Kombinationspräparate mit L-Dopa | Vitamin $B_6$ | erhöhter peripherer Abbau (Decarboxylierung) von L-Dopa vor Aufnahme ins Gehirn | verminderte Verfügbarkeit von L-Dopa im Gehirn<br>verminderter Antiparkinsoneffekt: keine hohen $B_6$-Gaben bei Therapie mit L-Dopa-Präparaten! |
| **Sexualhormone** | | | |
| orale Kontrazeptiva und Hormonersatztherapie (Menopause) | Vitamin $B_1$, $B_2$, $B_6$, $B_{12}$<br>Folsäure | v. a. bei älteren, hoch dosierten Präparaten und gleichzeitig niedrigem Vitaminstatus<br>Vitamin $B_6$: Störungen im Tryptophanstoffwechsel durch Verminderung des aktiven Vitamin $B_6$ (Pyridoxalphosphat) | Bedarf an den entsprechenden B-Vitaminen erhöht |

| Substanz | Betroffener Mikronährstoff | Art der Wechselwirkung | Mögliche Folgen |
|---|---|---|---|
| | | Folsäure: verminderte Bioverfügbarkeit<br>$B_1$, $B_2$, $B_{12}$: Mechanismen unklar | |
| | Vitamin C | erhöhter Vitamin-C-Stoffwechsel | verminderte Vitamin-C-Konzentrationen in Plasma, Leukozyten, Blutplättchen |
| | Magnesium | Umverteilung Magnesium: erhöhte Magnesiumaufnahme in Gewebe und Knochen | niedriger Magnesiumblutspiegel |
| | Zink, Selen | Reduktion der Serumspiegel | Zink- und Selenmangel |
| | Eisen, Kupfer | Sättigung des Coeruloplamins<br>verminderter Blutverlust während der Menstruation. | erhöhte Eisen- und Kupfer-Serumspiegel |
| **Virustatika** | | | |
| NRTI (nukleosidische Reverse-Transkriptase-Inhibitoren), z. B. Zidovudin (AZT), Lamivudin, Stavudin | L-Carnitin, Vitamin $B_2$, Vitamin $B_{12}$ | genaue Mechanismen unbekannt, HIV-Patienten weisen oft niedrige Spiegel von L-Carnitin und Vitamin $B_2$, $B_{12}$ auf | Die mitochondriale Toxizität der antiretroviralen Medikamente ist erhöht. Dadurch werden Nebenwirkungen wie Neuropathien, Myopathien, Anämie verstärkt. |
| Ribavarin<br>Peg-Interferon | Vitamin $B_{12}$ | stört Vitamin-$B_{12}$-Haushalt | guter Vitamin-$B_{12}$-Status ist Voraussetzung für gute Therapie-Response |
| **Zytostatika** | | | |
| Zytostatika, generell | Antioxidanzien (Vitamin C, E, Carotinoide, Selen etc.) | Die Verabreichung von Antioxidanzien während einer Chemotherapie wird immer wieder kontrovers diskutiert. Einerseits sollen Antioxidanzien gesunde Zellen vor Schäden durch Zytostatika schützen und synergistisch mit der Chemotherapie wirken. Andrerseits bestehen Bedenken, dass der Effekt einzelner Chemotherapeutika durch die Gabe hoher Dosen von Antioxidanzien beeinträchtigt werden könnte. Allerdings konnten verschiedene Studien zeigen, dass keine Wirkungsverminderung erfolgt. Der überwiegende Teil der Zytostatika wirkt zudem über sehr spezifische Mechanismen und nicht über freie Radikale.<br>Trotzdem soll die Anwendung hoch dosierter Antioxidanzien bei Tumorpatienten erfahrenen Spezialisten vorbehalten bleiben! | |
| Anthrazykline (z. B. Doxorubicin, Epirubicin) | L-Carnitin | Carnitin-Depletion in Herzmuskelzellen, reduzierte ß-Oxidation der Fettsäuren | erhöhte mitochondriale Toxizität, Kardiotoxizität (erhöhtes Risiko für anthrazyklinbedingte Kardiomyopathien) |

| Substanz | Betroffener Mikronährstoff | Art der Wechselwirkung | Mögliche Folgen |
|---|---|---|---|
| | Coenzym $Q_{10}$ | hemmender Effekt auf Synthese und Funktion von Coenzym $Q_{10}$ | verminderter Coenzym-$Q_{10}$-Status, erhöhte oxidative Schäden, erhöhte Kardiotoxizität |
| | Vitamin $B_2$ | Komplexbildung<br>Hemmung der Aktivierung von Vitamin $B_2$ zu FMN und FAD | verminderte Verfügbarkeit eventuell beider Moleküle<br>Funktionsminderung des Vitamin $B_2$ |
| Cisplatin | Magnesium, Kalium | Nierentoxizität von Cisplatin führt zu erhöhter renaler Ausscheidung durch verminderte Rückresorption (z. T. monatelang andauernd nach Therapieende) | Magnesiummangel, Störungen des Magnesium- und Kaliumstoffwechsels |
| | L-Carnitin | erhöhte renale Ausscheidung | Carnitinmangel, Fatigue |
| Cyclophosphamid | Vitamin D | Vermehrter enzymatischer Abbau (24-Hydroxylase) von Calcitriol zu inaktiven Metaboliten. | Vitamin-D-Mangel |
| 5-Fluoruracil (5-FU) | Vitamin $B_1$ | verminderte Umwandlung in aktive Vitamin-$B_1$-Form (gehört zum Wirkmechanismus von 5-FU) | Risiko für Laktatazidose erhöht, Neurotoxizität<br>keine hohen Vitamin-$B_1$-Dosen während der akuten Therapie mit 5-FU (Gefahr der Wirkungsverminderung der Chemotherapie) |
| Ifosfamid | L-Carnitin | erhöhte renale Ausscheidung | Carnitinmangel, Fatigue |
| Methotrexat | Folsäure | Folsäure-Antagonismus: Hemmung folsäureabhängiger Enzyme | Folsäuremangel, Homocysteinämie |
| Paclitaxel | Vitamin D | Vermehrter enzymatischer Abbau (24-Hydroxylase) von Calcitriol zu inaktiven Metaboliten. | Vitamin-D-Mangel |

## Literatur

Dante G et al. Vitamin and mineral needs during the oral contraceptive therapy: a systematic review. Int J Repr Contracept Obstet Gynecol 2014;3(1):1–10.

Gröber U. Arzneimittel und Mikronährstoffe, medikationsorientierte Supplementierung. Wissenschaftliche Verlagsgesellschaft WVG. 3. Auflage, 2014.

Gröber U, Holzhauer P et al. Micronutrients in oncological intervention. Nutrients 2016;8:163–192.

Heidelbaugh JJ. Proton pump inhibitors and risk of vitamin and mineral deficiency: evidence and clinical implications. Ther Adv Drug Saf 2013;4(3):125–133.

Stargrove MB, Treasure J, McKee DL. Herb, Nutrient and Drug Interactions. Mosby Elsevier. 1st Edition, 2008.

# Weiterführende Literatur

## Bücher


Biesalski HK, Bischoff SC, Puchstein C. Ernährungsmedizin. Thieme Verlag, Stuttgart. 4. Auflage, 2017.

Biesalski HK. Vitamine und Minerale: Indikation, Diagnostik, Therapie. Thieme Verlag, Stuttgart. 1. Auflage, 2016.

Deutsche Gesellschaft für Ernährung, Österreichische Gesellschaft für Ernährung, Schweizerische Gesellschaft für Ernährung (Hrsg.). Referenzwerte für die Nährstoffzufuhr. Neuer Umschau Buchverlag, Neustadt a. d. Weinstraße. 2. Auflage, 2015.

Elmadfa I, Leitzmann C. Ernährung des Menschen. Verlag Eugen Ulmer, Stuttgart. 5. Auflage, 2015.

Gröber U. Orthomolekulare Medizin – ein Leitfaden für Apotheker und Ärzte. Wissenschaftliche Verlagsgesellschaft WVG, Stuttgart. 3. Auflage, 2008.

Gröber U. Arzneimittel und Mikronährstoffe – medikationsorientierte Supplementierung. Wissenschaftliche Verlagsgesellschaft WVG, Stuttgart. 3. Auflage, 2014.

Hahn A, Ströhle A, Wolters M. Ernährung – Physiologische Grundlagen, Prävention, Therapie. Wissenschaftliche Verlagsgesellschaft WVG, Stuttgart. 3. Auflage, 2016.

Life Extension Foundation. Disease, Prevention and Treatment. Life Extension Publication. 5. Auflage, 2013.

Martin M. (Hrsg.). Das Standardlabor in der naturheilkundlichen Praxis. Urban & Fischer / Elsevier, München. 4. Auflage, 2014.

Nordberg GF, Fowler BA, Nordberg M. Handbook on the Toxicology of Metals. Academic Press (Elsevier). 4. Auflage, 2014.

Pietrzik K, Golly I, Loew D. Handbuch Vitamine: Für Prophylaxe, Therapie und Beratung. Urban & Fischer / Elsevier, München. 1. Auflage, 2008.

Ross AC et al (eds.). Modern Nutrition in Health and Disease. Wolters Kluwer / Lippincott Williams & Wilkins, Philadelphia. 11. Auflage, 2014.

Schmiedel V. QuickStart: Nährstofftherapie. Verlag Karl F. Haug, Stuttgart. 2. Auflage, 2014.

Thomas L. Labor und Diagnose, Indikation und Bewertung von Laborbefunden für die medizinische Diagnostik. TH-Books GmbH, Frankfurt 8. Auflage, 2012.

Vaupel P, Schaible HG, Mutschler E. Anatomie, Physiologie, Pathophysiologie des Menschen, Wissenschaftliche Verlagsgesellschaft WVG, Stuttgart. 7. Auflage, 2015.

Walsh WJ, Nutrient Power – Heal Your Biochemistry And Heal Your Brain. Skyhorse Publishing, New York. Revidierte Auflage, 2014.


## Zeitschriften


Aktuelle Ernährungsmedizin. Georg Thieme Verlag, Stuttgart / New York.

Ernährung & Medizin. Haug Verlag in MVS Medizinverlage Stuttgart.

Journal of Orthomolecular Medicine. Internat. Schizophrenia Foundation, Toronto (online).

OM & Ernährung. Collect Publishing & Medical AG, Zürich.

OM-Newsletter. Burgerstein Foundation Micronutrients for Health, Rapperswil, Schweiz.

The American Journal of Clinical Nutrition. The American Society for Clinical Nutrition, Bethesda, Maryland, USA.

Schweizerische Zeitschrift für Ernährungsmedizin, Verlag Rosenfluh Publikationen, Neuhausen, Schweiz.

Zeitschrift für Orthomolekulare Medizin, Haug Verlag in MVS Medizinverlage Stuttgart.

# Stichwortverzeichnis

## C

## D

## G



## H

## L

## O

## T



## U

## W



## X



## Z

**Bibliografische Information der Deutschen Nationalbibliothek**
Die Deutsche Nationalbibliothek verzeichnet diese Publikation in der Deutschen Nationalbibliografie; detaillierte bibliografische Daten sind im Internet über http://dnb.d-nb.de abrufbar.

Programmplanung: Uta Spieldiener
Redaktion: Dr. Sabine Klonk, Stuttgart
Bildredaktion: Christoph Frick, Nadja Giesbrecht

Umschlaggestaltung und Layout: CYCLUS Visuelle Kommunikation, Stuttgart

Bildnachweis:
Umschlagfoto: fotolia/iStock (Montage)
Fotos im Innenteil: fotolia: S. 12/13, 28/29, 136/137, 326/327, 380/381, 630/631
Thieme Verlagsgruppe: S. 402
Zeichnungen: Susanne Tischewski, Marburg; Grafikbüro Schaaf, Karlsruhe

13. aktualisierte und erweiterte Auflage 2018



Printed in Germany

Satz und Repro: Fotosatz Buck, Kumhausen
Gesetzt in Adobe InDesign CS6
Druck: Westermann Druck Zwickau GmbH, Zwickau

Gedruckt auf chlorfrei gebleichtem Papier

ISBN 978-3-432-10657-1

Auch erhältlich als E-Book:
eISBN (ePub) 978-3-432-10661-8

1 2 3 4 5 6





## Liebe Leserin, lieber Leser,

hat Ihnen dieses Buch weitergeholfen? Für Anregungen, Kritik, aber auch für Lob sind wir offen. So können wir in Zukunft noch besser auf Ihre Wünsche eingehen. Schreiben Sie uns, denn Ihre Meinung zählt!

Ihr TRIAS Verlag

E-Mail-Leserservice
kundenservice@trias-verlag.de

Lektorat TRIAS Verlag
Postfach 30 05 04
70445 Stuttgart
Fax: 0711 89 31-748